常见心血管疾病临床诊疗学

（下）

胡玲爱等◎主编

吉林科学技术出版社

第五章　高血压

第一节　原发性高血压

大多数高血压患者病因不明，称为原发性高血压(又称高血压病)，占高血压患者的95%以上，除了高血压本身有关的症状以外，长期高血压还可成为多种心血管疾病的重要危险因素，并影响重要脏器如心、脑、肾的功能，最终可导致这些器官的功能衰竭；在不足5%患者中，血压升高是某些疾病的一种临床表现，本身有明确而独立的病因，称之为继发性高血压。

一、高血压定义、分类、测量

(一)定义

目前成人高血压的定义是收缩压≥18.7kPa(140mmHg)或舒张压≥12.0kPa(90mmHg)。正常血压和血压升高的划分并无明确界线，因此，高血压的标准是根据临床及流行病学资料人为界定的。但由于血压变化很大，在确定一个患者为高血压和决定开始治疗之前，必须在数周内多次测量核实血压水平升高。对于轻度或临界高血压范围内的血压值，监测应延续3～6周，对血压明显升高或有并发症者，所需观察期就短一些。

(二)高血压分类

高血压可以用三种方式分类，即血压、器官损害程度和病因学。目前，我国采用国际上统一的血压分类标准，根据血压升高水平，又进一步将高血压分为1、2、3级。下面所列的是《1999年WHO/ISH高血压治疗指南》的分类标准。它将18岁以上成人的血压，按不同水平分类(表5－1)。

表5－1　血压水平的定义和分类(WHO/ISH)

类别	收缩压(mmHg)	舒张压(mmHg)
理想血压	<120	<80
正常血压	<130	<85
正常高值	130～139	85～89
1级高血压("轻度")	140～159	90～99
亚组：临界高血压	140～149	90～94
2级高血压("中度")	160～179	100～109
3级高血压("重度")	≥180	≥110
单纯收缩性高血压	≥140	<90
亚组：临界高血压	140～149	<90

注：1kPa＝0.133mmHg，患者收缩压与舒张压属不同级别时，应按两者中较高的级别分类；患者既往有高血压史，目前正服用抗高血压药，血压虽已低于140/90mmHg，亦应诊断为高血压

高血压与总体心血管危险：在有心血管病史的老年患者中，每年100人中至少有3～5人将出现一次更严重的疾病。值得注意的是，中国和俄罗斯的脑卒中发病率高，是美国和西欧

的4倍，但平均血压仅稍微增高。因此，在我国进行轻度高血压的治疗可能尤为有益。

（三）血压测量

这里只是在一般的测量技术基础上提出几点值得注意的地方。①根据WHO的建议，首先听到声响时的血压为收缩压（SBP），舒张压（DBP）则是声音消失（第五期）时刻的血压。多数主要研究均采用这一点，即以声音消失点确认舒张压；采用声音突然变小而低沉（第四期）来确认舒张压则导致舒张压值明显升高，这是应该避免的；②多数首次就诊者，还建议应测量坐位和站立位时的双臂血压。另外，老年患者的直立性低血压可能更多见，应定期测量站立位血压；③医生在场，即使影响程度稍小一些的护士在场，均能导致一些情绪性的血压升高（白大衣效应，可以更恰当地描述为单纯性诊室高血压）；④应当注意，家庭和动态血压读数较临床值平均要低数个毫米汞柱，老年人尤其如此，并且应把高血压的分界值和治疗的目标血压设定在较低的水平，以避免漏诊和漏治。

二、流行病学

流行病学研究不断发现高血压与多种疾病，尤其是冠心病、脑卒中、充血性心力衰竭和肾功能损害有某种重要的独立的关联。患高血压或糖尿病的中年人的认知能力与未患此病的中年人相比有明显的下降。

高血压患病率和发病率在不同国家、地区或种族之间有差别，工业化国家较发展中国家高，美国黑人约为白人的2倍。高血压患病率、发病率及血压水平随年龄增加而升高，高血压在老年人较为常见，尤其是收缩期高血压。

我国高血压患病率总体上呈明显上升趋势，估计现有高血压患者超过1亿人。流行病学调查显示，我国高血压患病率和流行存在地区、城乡和民族差别，北方高于南方；沿海高于内地，城市高于农村；高原少数民族地区患病率较高。男、女性高血压患病率差别不大。

由于高血压的危险性会因其他危险因素如吸烟、血清胆固醇升高和糖尿病的存在和程度增高而大大增加。当危险因素组合不同时，同等血压水平会带来不同的危险性。评估总体的心血管疾病危险性对确定高血压个体的干预阈值具有重要意义。

需要重视在整个人群而不是仅高危人群降低血压，研究血压分布也是有价值的。不论以何种标准判断，血压增高的群体构成一个危险性金字塔，基底部的人数最多，相对危险性增加但并不太高，顶部人数最少而相对危险性最大。因此，高血压所致的并发症大多数发生在金字塔基底部，也就是分布在轻度高血压的那部分。

三、病因

原发性高血压的病因复杂，是遗传易感性和环境因素相互作用的结果，亦受其他因素的影响。

（一）影响血压的一般因素

1.年龄　横断面调查以及前瞻性观察序列分析，都证明了在不同地理、文化和社会经济特征的多数群体中，年龄和血压存在正相关关系。在大多数西方人群中，收缩压有从儿童、青少年到成年人逐渐增高的倾向，至70或80岁达到18.7kPa（140mmHg）的平均值。舒张压也倾向于随年龄增加而增加，但速度较收缩压要慢，且平均值在50岁以后倾向于保持原水平或下降。这就导致了脉压的增加，而随年龄增长单纯收缩压增高更为常见。

但是在某些与外界隔绝的人群这种年龄相关的血压增高并不明显。低盐摄入的人群这点更突出。另外还观察到在未开化的社会，当他们接纳西方生活方式时易获得年龄相关的血压增高倾向，体现了环境的影响（尤其是饮食改变）。可见年龄相关的血压增高既不是不可避免的，也不是一个正常衰老过程的生物学伴随现象。

2. 性别　从青春期开始，男性血压倾向于一个较高的平均水平。这种差异在青年人和中年人中最为明显。中年后，女性高血压发生所占比率的改变，部分是由于中年高血压男性的过早死亡率较高所致。

3. 种族　黑人群体血压水平高于其他种族。非洲裔美国黑人被证实比非洲黑人血压要高，提示种族易感性的放大效应。

4. 体育活动　规律的至少中等水平体格强度的需氧体育活动对预防和治疗高血压均有益处。

5. 心率　高血压患者的心率均较快。

6. 社会心理因素　急性精神应激、噪声污染、空气污染和软水都被视为高血压的危险因素。精神应激、城市脑力劳动者高血压患病率超过体力劳动者，从事精神紧张度高的职业者发生高血压的可能性较大，长期生活在噪声环境中听力敏感性减退者患高血压也较多。休息后往往症状和血压可获得一定改善。新的研究结果支持关于蓄积性铅暴露与高血压危险性增高有关的假设，骨铅（而非血铅）水平与高血压的发病率增高有关，这表明铅对高血压的影响很可能是一个缓慢的过程而非一种急性现象。

（二）遗传因素

可能存在主要基因显性遗传和多基因关联遗传两种方式。在遗传表型上，不仅血压升高发生率体现遗传性，而且在血压高度、并发症发生以及其他有关因素方面（如肥胖），也有遗传性。高血压有明显的家族聚集性，父母均有高血压，子女的发病概率高达 46%，约 60%高血压患者可询问到有高血压家族史。

（三）环境因素

1. 饮食　不同地区人群血压水平和高血压患病率与钠盐平均摄入量显著相关，摄盐越多，血压水平和患病率越高，但是同一地区人群中个体间血压水平与摄盐量并不相关，摄盐过多导致血压升高主要见于对盐敏感的人群。钾摄入量与血压呈负相关。多数人认为饮食低钙与高血压发生有关。高蛋白质摄入属于升压因素，动物和植物蛋白质均能升压。饮食中饱和脂肪酸或饱和脂肪酸/不饱和脂肪酸比值较高也属于升压因素。饮酒与血压水平呈线性相关，尤其与收缩压，每天饮酒乙醇量超过 50g 者高血压发病率明显增高。

2. 其他因素

（1）体重：体重常是衡量肥胖程度的指标，高血压患者约 1/3 有不同程度肥胖。超重或肥胖是血压升高的重要危险因素。一般采用体重指数（BMI），即体重（kg）/身高$(m)^2$（以 20～24 为正常范围）。血压与 BMI 呈显著正相关。肥胖的类型与高血压发生关系密切，腹型肥胖者容易发生高血压。

（2）避孕药：服避孕药妇女血压升高发生率及程度与服用时间长短有关。35 岁以上易出现血压升高。口服避孕药引起的高血压一般为轻度，可逆转，在终止避孕药 3～6 个月后血压常恢复正常。

（3）阻塞性睡眠呼吸暂停综合征（OSAS）：是指睡眠期间反复发作性呼吸暂停。OSAS 常伴有重度打鼾，其病因主要是上呼吸道咽部肌肉收缩或狭窄、腺样体和扁桃体组织增生、舌根部脂肪浸润后垂以及下腭畸形。OSAS 患者 50%有高血压，血压高度与 OSAS 病程有关。

四、发病机制

从血流动力学角度，血压主要决定于心排血量和体循环周围血管阻力，平均动脉血压(MBP)＝心排血量(CO)×总外周血管阻力(PR)。高血压的血流动力学特征主要是总外周血管阻力相对或绝对增高。从总外周血管阻力增高出发，目前高血压的发病机制较集中在以下几个环节。

(一)交感神经系统活性亢进

各种病因因素使大脑皮质下神经中枢功能发生变化，各种神经递质浓度与活性异常，包括去甲肾上腺素、肾上腺素、多巴胺、神经肽、5－羟色胺、血管加压素、脑啡肽、脑钠肽和中枢肾素－血管紧张素系统，导致交感神经系统活性亢进，血浆儿茶酚胺浓度升高，阻力小动脉收缩增强。

(二)肾性水钠潴留

各种原因引起肾性水钠潴留，机体为避免心排血量增高使组织过度灌注，全身阻力小动脉收缩增强，导致外周血管阻力增高，压力－利钠机制可将潴留的水钠排泄出去。也可能通过排钠激素分泌释放增加，例如内源性类洋地黄物质，在排泄水钠同时使外周血管阻力增高。这个学说的理论意义在于将血压升高作为维持体内水钠平衡的一种代偿方式，而水钠潴留是其基本的病理生理变化。

有较多因素可引起肾性水钠潴留，例如亢进的交感活性使肾血管阻力增加；肾小球有微小结构病变；肾脏排钠激素(前列腺素、激肽素、肾髓质素)分泌减少，或者肾外排钠激素(内源性类洋地黄物质、心房肽)分泌异常，或者潴钠激素(18－羟脱氧皮质酮、醛固酮)释放增多等。

(三)肾素－血管紧张素－醛固酮系统(RAAS)激活

肾小球入球动脉的球旁细胞分泌肾素，激活从肝脏产生的血管紧张素原，生成血管紧张素Ⅰ，然后经肺循环的转换酶(ACE)生成血管紧张素Ⅱ(AngⅡ)，AngⅡ是 RAAS 的主要效应物质，作用于血管紧张素Ⅱ受体(ATⅡ)，使小动脉平滑肌收缩，刺激肾上腺皮质球状带分泌醛固酮，通过交感神经末梢突触前膜的正反馈使去甲肾上腺素分泌增加。这些作用可使血压升高，参与高血压发病并维持。近年来发现很多组织，例如血管壁、心脏、中枢神经、肾脏及肾上腺，也有 RAAS 各种组成成分。组织 RAAS 对心脏、血管功能和结构的作用，可能在高血压发生和维持中有更大影响。

(四)细胞膜离子转运异常

血管平滑肌细胞有许多特异性的离子通道、载体和酶，组成细胞膜离子转运系统，维持细胞内外钠、钾、钙离子浓度的动态平衡。遗传性或获得性细胞膜离子转运异常，包括钠泵活性降低，钠、钙离子协同转运缺陷，细胞膜通透性增强，钙泵活性降低，可导致细胞内钠、钙离子浓度升高，膜电位降低，激活平滑肌细胞兴奋－收缩耦联，使血管收缩反应性增强和平滑肌细胞增生与肥大，血管阻力增高。

(五)胰岛素抵抗

胰岛素抵抗(IR)是指必须以高于正常的血胰岛素释放水平来维持正常的糖耐量，表明机体应用胰岛素处理葡萄糖的能力减退。约 50%原发性高血压患者存在不同程度的 IR，在肥胖、血三酰甘油升高、高血压与糖耐量减退同时并存的四联征患者中最为明显。近年来认为IR是2型糖尿病和高血压发生的共同病理生理基础，但是IR是如何导致血压升高，尚未明确。多数认为是IR继发性高胰岛素血症引起的，因为IR主要影响胰岛素对葡萄糖的利用效应，胰岛素的其他生物学效应仍然保留，继发性高胰岛素血症使肾脏水钠重吸收增强，交感神经系统活性亢进，动脉弹性减退，从而血压升高。IR所致交感活性亢进使机体产热增加，是对肥胖的一种负反馈调节，这种调节以血压升高和血脂代谢障碍为代价。

上述从总外周血管阻力增高出发的机制尚不能解释单纯收缩期性高血压和脉压明显增大。大动脉弹性和外周血管的压力反射波是收缩压与脉压的主要决定因素，因此，近年来重视动脉弹性功能在高血压发病中的作用。覆盖血管内膜面的内皮细胞能生成、激活和释放各种血管活性物质，例如一氧化氮(NO)、前列腺素(PGI_2)、内皮素(ET－1)、内皮依赖性血管收缩因子(EDCF)等，调节心血管功能。随着年龄增长以及各种心血管危险因素，例如血脂异常、血糖升高、吸烟、高同型半胱氨酸血症等，氧自由基产生增加，NO灭活增强，氧化应激反应等均影响动脉弹性功能和结构。由于大动脉弹性减退，脉搏波传导速度增快，反射波抵达中心大动脉的时相从舒张期提前到收缩期，出现收缩期延迟压力波峰，可以导致收缩压升高，舒张压降低，脉压增大。阻力小动脉结构(血管数目稀少或壁/腔比值增加)和功能(弹性减退和阻力增大)改变，影响外周压力反射点的位置或反射波强度，也对脉压增大起重要作用。

五、临床表现及并发症

(一)症状

一般无特殊临床表现，多起病缓慢。常见症状有头晕、头痛、颈项板紧、疲劳、心悸等，呈轻度持续性，在紧张或劳累后加重，不一定与血压水平有关，多数可自行缓解。也可出现视力模糊、鼻出血等较重症状。约1/5无症状，仅在测量血压时或发生心、脑、肾等并发症时才被发现。

(二)体征

血压随季节、昼夜、情绪等因素有较大波动。冬季血压较高，夏季较低；血压有明显昼夜波动，一般夜间血压较低，清晨起床活动后血压迅速升高，形成清晨血压高峰。患者在家中的自测血压值往往低于诊所血压值。体格检查听诊时可有主动脉瓣区第二心音亢进、收缩期杂音或收缩早期喀喇音，少数在颈部或腹部可听到血管杂音。

(三)恶性或急进型高血压

发病较急骤，血压显著升高，舒张压持续≥17.3kPa(130mmHg)；头痛、视物模糊、眼底出血、渗出和视盘水肿；肾脏损害突出，表现为持续蛋白尿，血尿及管型尿，并可伴肾功能不全；进展迅速，如不给予及时治疗，预后不佳，可死于肾衰竭、脑卒中或心力衰竭。

(四)并发症

1.高血压急症　是指原发性或继发性高血压在病情发展过程中或在某些诱因的作用下，血压急剧升高，病情迅速恶化，常伴有心、脑、肾功能障碍。除考虑血压升高的水平和速度外，靶器官受累的程度也很重要，当合并有急性肺水肿、心肌梗死、主动脉夹层动脉瘤及急性脑血管病变时，即使血压仅中度升高，也视为高血压急症。

(1)高血压危象：在高血压病程中，由于周围血管阻力突然上升，血压明显升高，出现头痛、烦躁、眩晕、恶心、呕吐、心悸、气急及视力模糊等症状。伴靶器官病变者可出现心绞痛、肺水肿或高血压脑病。以收缩压显著升高为主，也可伴舒张压升高。发作一般历时短暂，控制血压后病情可迅速好转，但易复发。危象发作时交感神经活动亢进，血中儿茶酚胺升高。

(2)高血压脑病：是指在高血压病程中发生急性脑血液循环障碍，引起脑水肿和颅内压增高而产生的临床征象。发生机制可能为过高的血压突破了脑血管的自身调节机制，脑灌注过多，液体渗入脑血管周围组织，引起脑水肿。临床表现有严重头痛、呕吐，甚至神志改变，较轻者仅有烦躁、意识模糊，严重者可发生抽搐、昏迷。

2.高血压相关靶器官损害　未治的高血压增加血管损害的危险，累及小动脉(阻力血管)、中等动脉及大动脉(传输血管)。这些损害导致心、肾、脑血管致残致死。在中国，脑血管意外仍是高血压最常见的表现，恶性及急进型高血压也常观察到。常见的高血压并发症包括左心室肥大、冠状动脉疾病、充血性心力衰竭、脑血管病(包括脑出血、脑血栓形成、腔隙性脑梗死、短暂性脑缺血发作)、视网膜病变、颈动脉粥样硬化、肾功能不全及主动脉和周围动脉疾病等。

3.主动脉夹层　血液渗入主动脉壁中层形成的夹层血肿，并沿着主动脉壁延伸剥离的严重心血管急症，也是猝死的病因之一。高血压是导致本病的重要因素。突发剧烈的胸痛易误诊为急性心肌梗死。疼痛发作时心动过速，血压更高。可迅速出现夹层破裂(如破入心包引起急性心脏压塞)或压迫主动脉大分支的各种不同表现。

(五)老年人的高血压

由于老年人口的增多，高血压的患病率随年龄而增长，60 岁以上的老年人中 40%～45%有高血压。流行病学提示，老年高血压患者的糖尿病、主动脉钙化、心肌梗死、脑卒中、间歇性跛行的发病率和心血管病病死率以及老年人总死亡率高于同龄血压正常人。美国高血压检测和随访结果表明，60～69 岁老年收缩期高血压患者，收缩压每增加 0.1kPa(1mmHg)，每年死亡率增加 1%。这说明，老年人的抗高血压治疗的绝对利益特别高。由 Dahlof 等开展的 STOP－高血压研究表明，更老的患者(≥80 岁)接受治疗也有显著益处。然而对老年患者的药物应用应当谨慎，应当注意，小剂量药物治疗通常能控制老年患者的高血压。

老年高血压病的临床特点：①单纯收缩期高血压，动脉粥样硬化是其主要原因；②血压波动大，易发生直立性低血压，由于老年人存在不同程度的器官退行性变，体内各种血压调节机制敏感性降低，这些障碍影响对血压波动的缓冲能力，导致老年人血压波动大，尤其是收缩压，且易发生直立性低血压；③并发症多且严重；④假性高血压：由于老年人肱动脉僵硬，以致不能被血压计袖带所压迫而得出了错误的高读数。因此，当患者周围动脉僵硬，血压很高，而又无明显的靶器官损伤时，应考虑“假性高血压”的可能性。这类患者不易耐受降压治疗，服用降压药物会出现严重症状或并发症。

六、高血压诊断

全面而正确的高血压诊断非常重要，因为临床状况的严重程度取决于患者心血管危险状况和靶器官损害情况，特别是后者。

(一)血压测量

高血压诊断主要根据门诊测量的血压值，必须以未服用降压药物情况下≥2 次非同日多次血压测定所得的平均值为依据。采用经核准的水银柱或电子血压计，测量静息坐位时上臂肱动脉部位血压。必要时还应测量平卧位和站立位血压。

(二)病史采集

应注意危险因素、继发性高血压征象以及器官损害的症状等病史资料的收集。

（三）体格检查

应重视发现器官损害的可能体征及支持继发性高血压的体征。

（四）实验室检查

包括尿分析、血肌酐、血钾、血糖、血胆固醇和心电图。

（五）高血压诊断的分期、分级和危险分层

基础 SBP 每升高 1.3kPa(10mmHg)，DBP 每增加 0.7kPa(5mmHg)，脑卒中发病危险分别增高 49%及 46%。我国冠心病危险因素的前瞻性研究显示 SBP16.0～18.5kPa(120～139mmHg)，冠心病发病的相对危险比＜16.0kPa(120mmHg)者增高 40%，SBP18.7～21.2kPa(140～159mmHg)者增高 1.3 倍。

高血压的治疗决策不仅根据其血压水平，还要根据下列诸方面：①其他危险因素的存在情况；②并存的临床情况如糖尿病，心、脑、肾、血管病；③靶器官损害；④患者的个人医疗情况等。为便于危险性分层，WHO/ISH 指南委员会根据“弗明汉心脏研究”观察对象(年龄 45～80 岁，平均 60 岁)的 10 年心血管病死亡、非致死性脑卒中和非致死性心肌梗死的患者资料，计算出年龄、性别、吸烟、糖尿病、胆固醇、早发性心血管病、靶器官损伤及心血管病和肾脏病史中某几项合并存在的对日后心血管事件绝对危险的影响，列于表 5－2、表 5－3。因此，确立高血压后，应根据影响预后的因素对高血压患者进行危险性分层，将其量化为低危、中危、高危和极高危 4 组。

表 5－2　影响高血压预后的因素

心血管疾病的危险因素	靶器官损害(TOD)	并存的临床情况
Ⅰ，用于危险性分层的危险因素，收缩压和舒张压的水平(1～3 级)；男性＞55 岁，女性＞65 岁，吸烟总胆固醇＞5.72mmol/L(220mg/dL)，糖尿病早发心血管疾病家族史(发病年龄男＜55 岁，女＜65 岁) Ⅱ，加重预后的其他危险因素，高密度脂蛋白胆固醇降低，低密度脂蛋白胆固醇升高，糖尿病伴微白蛋白尿，葡萄糖耐量减低，肥胖，以静息为主的生活方式，血浆纤维蛋白原增高	左心室肥厚(心电图、超声心动图或 X 线)； 蛋白尿和(或)血浆肌酐浓度轻度升高 106～177pmol/L(1.2～2.0mg/dL)； 超声或 X 线证实有动脉粥样斑块(颈、髂、股或主动脉)； 视网膜普遍或灶性动脉狭窄	①脑血管疾病、缺血性卒中、脑出血、短暂性脑缺血发作(TIA)； ②心脏疾病、心肌梗死、心绞痛、冠状动脉血运重建、充血性心力衰竭； ③肾脏疾病、糖尿病肾病、肾功能衰竭[血肌酐浓度＞177μmol/L(2.0mg/dL)]； ④血管疾病、夹层动脉瘤、症状性动脉疾病； ⑤重度高血压性视网膜病变、出血或渗出、视盘水肿

从以上可看出：①靶器官损害相当于以前 WHO 制定的 2 期高血压；②与高血压有关的临床疾病相当于以前 WHO 的 3 期高血压

表 5－3　按危险分层，量化地估计高血压预后

其他危险因素和病史	血压(mmHg)		
	1 级 SBP140～159 或 BP90～99	2 级 SBP160～179 或 DBP100～109	或 3 级 SBP≥180 或 DBP≥110
Ⅰ，无其他危险因素	低危中危	高危	
Ⅱ，1～2 个危险因素	中危中危	极高危	
Ⅲ，≥3 个危险因素或靶器官损害或糖尿病	高危高危	极高危	
Ⅳ，并存临床情况	极高危极高危	极高危	

注：1mmHg＝0.133kPa

表 5－3 按危险因素、靶器官损伤及并存临床情况的合并作用将危险量化为低危、中危、高危、极高危四档。每一档既反映疾病的绝对危险。各档内又因患者的危险因素的数量与严

重性还有程度的不同。

(1)低危组:男性年龄<55 岁、女性年龄<65 岁,高血压 1 级、无其他危险因素者,属低危组。典型情况下,随后 10 年随访中发生主要心血管事件的危险<15%。临界高血压患者的危险尤低。

(2)中危组:高血压 2 级或 1～2 级同时有 1～2 个危险因素,应否给予药物治疗,开始药物治疗前应经多长时间的观察,医生需予十分缜密的判断。典型情况下,该组患者随后 10 年内发生主要心血管事件的危险为 15%～20%,若患者属高血压 1 级,兼有一种危险因素,10 年内发生心血管事件的危险约 15%。

(3)高危组:高血压危险因素、兼患糖尿病或靶器官损伤或高血压 3 级而无其他危险因素者属高危组。典型情况下,随后 10 年间发生主要心血管事件的危险为 20%～30%。

(4)极高危组:高血压 3 级同时有 1 种以上危险因素或 TOD,或高血压 1～3 级并有临床相关疾病,典型情况下,随后 10 年间发生主要心血管事件的危险最高(≥30%),应迅速开始最积极的治疗。

患者收缩压与舒张压属于不同级别时,应按两者中较高的级别分类。高血压分类中将"期"改为"级",认为术语"期"有疾病随时间进展的含义,这一点不完全适宜判断高血压程度,应以"级"为佳。原来应用的"临界高血压"概念不肯定,现改为 1 级高血压亚组,明确为高血压。因此,完整的高血压诊断应包括高血压水平分级和危险性分层。

七、治疗

(一)降压药物治疗原则

药物治疗降低血压可有效地降低心血管并发症的发病率和病死率,防止脑卒中、冠心病、心力衰竭和肾病的发生和发展。应采取以下原则。

1.采用最小的有效剂量以获得可能的疗效而使不良反应减至最小。如有效,可以根据年龄和反应逐步递增剂量以获得最佳的疗效。

2.为了有效地防止靶器官损害,要求 1d 24h 内降压稳定,并能防止从夜间较低血压到清晨血压突然升高而导致猝死、脑卒中和心脏病发作。要达到此目的,最好应用 1d 1 次给药而有持续 24h 降压作用的药物。其标志之一是降压谷峰比值>50%,即给药后 24h 仍保持 50%以上的最大降压效应,这还可增加治疗的依从性。

3.提高降压效果而不增加不良反应,用低剂量单药治疗疗效不够时可采用 2 种或 2 种以上药物联合治疗。

4.判断某一种或几种降压药物是否有效以及是否需要更改治疗方案时,应充分考虑该药达到最大疗效所需的时间。在药物发挥最大效果前过于频繁的改变治疗方案是不合理的。

5.高血压是一种终身性疾病,一旦确诊后应坚持终身治疗。应用降压药治疗时尤为如此。

(二)治疗策略

全面评估患者的总危险性后,判断患者属低危、中危、高危或极高危。高危及极高危患者:无论经济条件如何,必须立即开始对高血压及并存的危险因素和临床情况进行药物治疗;中危患者:先观察患者的血压及其他危险因素数周,进一步了解情况,然后决定是否开始药物治疗。低危患者:观察患者相当一段时间,然后决定是否开始药物治疗。监测患者的血压和各种危险因素。改变生活方式:所有患者,包括须予药物治疗的患者均应改变生活方式。

(三)高血压的控制与治疗

1.改善生活方式　改善生活方式是抗高血压的重要措施,同时应加强对健康保健价值的认识,作为医生,要担负随访和部分的教育责任。

(1)降低血压的生活方式措施：能明显降低血压的干预包括减轻体重，减少酒精摄入，加强体育活动和减少钠盐摄入。作用有限或未能证明效应的干预措施包括微量元素改变，饮食补充钾、鱼油、钙、镁和纤维素。如在人群中平均体重下降5kg，高血压患者体重减少10%，则可使胰岛素抵抗、糖尿病、高脂血症和左心室肥厚改善。超重大于10%的高血压患者，减轻体重能降低其中大多数人的血压，同时对相关的危险因素也有有益的效应。饮酒和血压水平以及高血压患病率之间呈线性关系，提倡高血压患者应戒酒。建议男性每日饮酒的酒精量应少于20～30g，女性则应少于10～15g。规律的锻炼对高血压的预防和治疗可能是有益的。运动降低收缩压和舒张压0.7～1.3kPa(5～10mmHg)。每个参加运动特别是中老年人和高血压患者在运动前最好了解一下自己的身体状况，以决定自己的运动种类、强度、频度和持续时间。可选择步行、慢跑、太极拳、门球、气功、迪斯科等。动态的等张运动如步行较静态的等长运动如举重更为有效。运动强度需因人而异，常用运动强度指标可用运动时最大心率达到180(或170)减去平时心率，如要求精确则采用最大心率的60%～85%作为运动适宜心率，需在医师指导下进行。运动频度一般要求每周3～5次，每次持续20～60min即可，可根据运动者身体状况和所选择的运动种类以及气候条件等确定。减少钠盐摄入，我国膳食中约80%的钠来自烹调或含盐高的腌制品，WHO建议每人每日摄入量不超过6g。注意补充钾和钙：MRFIT(multiple risk factor intervention trial)资料表明钾与血压呈明显负相关，这一相关在INTERSAL研究中被证实。中国膳食低钾、低钙，应增加含钾多含钙高的食物，如绿叶菜、鲜奶、豆类制品等。

(2)治疗相关危险因素的生活方式：①戒烟：吸烟是一个主要的心血管病危险因素。吸烟的高血压患者脑卒中和冠心病的发病率是不吸烟者的2～3倍。虽然尼古丁只使血压一过性地升高，但它降低服药的顺应性并增加降压药物的剂量。控制吸烟是心血管疾病一级预防的一个不可分割的部分；②减少脂肪摄入：高血胆固醇，高LDL和低HDL可增加高血压动脉粥样硬化并发症的危险。高三酰甘油血症是一个更值得探讨的心血管病危险因素，常与胰岛素依赖或非胰岛素依赖型糖尿病及胰岛素抵抗有关。改善动物性食物结构，减少含脂肪高的猪肉，增加含蛋白质较高而脂肪较少的禽类及鱼类。蛋白质占总热量15%左右，动物蛋白占总蛋白质20%。③控制糖尿病：糖尿病需要综合的保健计划，包括具体的营养指导和恰当地应用胰岛素及口服降糖药物。改善生活方式(规律锻炼，适度地减轻体重及低脂肪、低糖、高纤维素饮食)能改善胰岛素敏感性及有助于降低胰岛素抵抗对血压增高的作用；④减轻精神压力，保持心理平衡长期精神压力和心情抑郁是引起高血压和其他一些慢性病重要原因之一，对于高血压患者，这种精神状态常使他们较少采用健康的生活方式，如酗酒、吸烟等，并降低对抗高血压治疗的顺应性。

2.抗高血压药物治疗　治疗目标应该是可耐受的最大限度降低血压。收缩压和舒张压在正常范围时，血压越低，发生脑卒中和冠脉事件的危险就越小。近年来明确提出高血压治疗的主要目标是最大程度地减少心血管发病和死亡的危险。由于心血管事件的危险与血压之间呈连续性相关，因此，控制血压的目标应是和血压诊断标准一致，即将血压降到“正常”甚至降到“理想”水平。临床实验观点建议对已有肾炎表现的患者当尿白蛋白0.25～1.00g/d，理想血压为＜17.3/10.7kPa(130/80mmHg)；尿白蛋白＞1g/d时，理想血压为＜16.7/11.3kPa(125/75mmHg)，这样才能延缓和逆转肾实质损害，明显降低心血管病的危险性。老年患者收缩压降至＜18.7kPa(140mmHg)，舒张压＜12.0kPa(90mmHg)比较理想。而对于纯收缩期高血压患者，应使收缩压至少降到18.7kPa(140mmHg)，舒张压＜12.0kPa(90mmHg)但不低于8.7～9.3kPa(65～70mmHg)，舒张压降得过低可能抵消收缩压下降得到的益处。

当前用于降压的药物主要为以下 6 类，即利尿药、β一受体阻滞剂、血管紧张素转换酶抑制剂(ACEI)、血管紧张素Ⅱ受体阻滞剂(ARB)、钙拮抗剂(CCB)和 α 受体阻滞剂(已较少应用)，见表 5—4。

表 5—4　口服降压药物种类及用法和不良反应列表

药物分类	每天剂量分服次数	主要不良反应
利尿药		血钠下降，尿酸升高
氢氯噻嗪	12.5～25.0mg，每日 1 次	血钾下降，血钙升高，血胆固醇、血糖升高
吲达帕胺	1.25～2.50mg，每日 1 次	血钾下降
布美他尼	0.5～4.0mg，每日 2 次或 3 次	血钾下降
呋塞米	40～240mg，每日 2 次或 3 次	血钾下降
螺内酯	20～100mg，每日 1 次	血钾升高，男性乳房发育
交感神经阻滞剂		
利血平	0.05～0.25mg，每日 1 次	鼻充血，抑郁，心动过缓，消化性溃疡
中枢性阻滞剂		
可乐定	0.2～1.2mg，每日 2 次或 3 次	低血压
α 受体阻滞剂		直立性低血压
哌唑嗪	2～30mg，每日 2 次或 3 次	
特拉唑嗪	1～20mg，每日 1 次	
β一受体阻滞剂		支气管痉挛，心功能抑制
普萘洛尔	30～90mg，每日 2 次或 3 次	
美托洛尔	50～100mg，每日 1 次	
阿替洛尔	12.5～50.0mg，每日 1 次或 2 次	
倍他洛尔	5～20mg，每日 1 次	
比索洛尔	2.5～10.0mg，每日 1 次	
α、β一受体阻滞剂		直立性低血压，支气管痉挛，心功能抑制
拉贝洛尔	200～600mg，每日 2 次	
卡维地洛	12.5～25mg，每日 1 次或 2 次	支气管痉挛，直立性低血压
血管扩张药		
肼屈嗪	50～200mg，每日 2 次	狼疮综合征
钙拮抗剂		
二氢吡啶类		水肿，头痛，颜面潮红
硝苯地平缓释片、胶囊	10～20mg，每日 2 次	
控释片、胶囊	30～120mg，每日 1 次	
尼群地平	20～60mg，每日 2 次或 3 次	
非洛地平缓释片	2.5～20mg，每日 1 次	
拉西地平	4～6mg，每日 1 次	
氨氯地平	2.5～10mg，每日 1 次	
非二氢吡啶类		
地尔硫䓬缓释片、胶囊	90～360mg，每日 3 次	心脏传导阻滞，心功抑制
血管紧张素转换酶抑制剂		咳嗽，血钾高，血管性水肿
卡托普利	25～150mg，每日 2 次或 3 次	
依那普利	5～40mg，每日 2 次	
贝那普利	5～40mg，每日 1 次或 2 次	
赖诺普利	5～40mg，每日 1 次	
福辛普利	10～40 每日 1 次或 2 次	
血管紧张素Ⅱ受体阻滞剂		血管性水肿(罕见)、高血钾
氯沙坦	50～100mg，每日 1 次	
缬沙坦	80～160mg，每日 1 次	
依贝沙坦	150～130mg，每日 1 次	

降压药的选择应根据治疗对象的个体状况参考以下各点做出决定：①治疗对象是否存在

心血管病危险因素;②治疗对象是否已有靶器官损害,心血管疾病(尤其是冠心病)、肾病、糖尿病的表现;③治疗对象是否合并有受降压药影响的其他疾病;④与治疗合并疾病所使用的药物之间有无可能发生相互作用;⑤选用的药物是否已有降低心血管病发病率与病死率的证据及其力度。⑥所在地区降压药物品种供应与价格状况及治疗对象的支付能力。首先提高治疗率,然后在此基础上逐步提高控制率。因此,可先用一类药物,如达到疗效而不良反应少,可继续应用;如疗效不满意,则改用另一类药物,或按合并用药原则加用另一类药物;如出现不良反应而不能耐受,则改用另一类药物,如果几种降压药物中任何一类的某个药物对某一特定患者降压无效,那么就应从另一类中选择某一药物代替。如果单独使用某一种药物治疗,仅部分有效,最好是从另一类中择用某一药物作为第二种治疗用药,且小剂量联合使用,而不是增加原来用药的剂量。这样,使不同药物的主要疗效叠加,同时降低了限制血压下降的内环境代偿作用。通过鼓励小剂量、联合用药治疗就减少了药物的不良反应。

(1)利尿剂:主要用于轻中度高血压,尤其在老年人高血压或并发心力衰竭时。痛风患者禁用,糖尿病和高脂血症患者慎用。小剂量可以避免低血钾、糖耐量降低和心律失常等不良反应。可选择使用氢氯噻嗪 12.5mg,每日 1～2 次;吲达帕胺 1.25～2.50mg,每日 1 次。呋塞米仅用于并发肾功能衰竭时。

(2)β一受体阻滞剂:主要用于轻中度高血压,尤其在静息时心率较快(>80 次/min)的中青年患者或合并心绞痛时。心脏传导阻滞、哮喘、慢性阻塞性肺疾病与周围血管病患者禁用。1 型糖尿病患者慎用。可选择使用美托洛尔 25mg,每日 1～2 次;阿替洛尔 25mg,每日 1～2 次;比索洛尔 2.5～5.0mg,每日 1 次;倍他洛尔 5～10mg,每日 1 次。β一受体阻滞剂可用于心力衰竭,但用法与降压完全不同,应加注意。

(3)钙拮抗剂:可用于各种程度高血压,尤其在老年人高血压或合并稳定型心绞痛时。心脏传导阻滞和心力衰竭患者禁用非二氢吡啶类钙拮抗剂。不稳定性心绞痛和急性心肌梗死时禁用速效二氢吡啶类钙拮抗剂。优先选择使用长效制剂,例如非洛地平缓释片 5～10mg,每日 1 次;硝苯地平控释片 30mg,每日 1 次;氨氯地平 5～10mg,每日 1 次;拉西地平 4～6mg,每日 1 次;维拉帕米缓释片 120～240mg,每日 1 次。一般情况下也可使用硝苯地平或尼群地平普通片 10mg,每日 2～3 次。慎用硝苯地平速效胶囊。

(4)血管紧张素转换酶抑制剂:主要用于高血压合并糖尿病或者并发心脏功能不全、肾脏损害有蛋白尿的患者。妊娠和肾动脉狭窄、肾功能衰竭(血肌酐>265μmol/L 或 3mg/dL)患者禁用。可以选择使用以下制剂:卡托普利 12.5～25.0mg,每日 2～3 次;依那普利 10～20mg,每日 1～2 次;培哚普利 4～8mg,每日 1 次;西拉普利 2.5～5.0mg,每日 1 次;贝那普利 10～20mg,每日 1 次;雷米普利 2.5～5.0mg,每日 1 次;赖诺普利 20～40mg,每日 1 次。

(5)血管紧张素Ⅱ受体(ATⅡ)拮抗剂:例如氯沙坦 50～100mg,每日 1 次,缬沙坦 80～160mg,每日 1 次。适用和禁用对象与 ACEI 同,目前主要用于 ACEI 治疗后发生干咳的患者。

降压药的联合应用:联合用药时每种药物的剂量不大,药物的治疗作用应有协同或至少相加的作用,其不良反应可以相互抵消或至少不重叠或相加。联合用药时药物种数不宜过多,过多则有复杂的药物相互作用。现今认为比较合理的配伍为:①ACEI(或 ARB)与利尿剂;②CCB 与 β一受体阻滞剂;③ACEI 或 ARB 与 CCB;④利尿剂与 β一受体阻滞剂;⑤α 受体阻滞剂与 β一受体阻滞剂。合理的配伍还应考虑到各药作用时间的一致性。合并用药可以采用各药的按需剂量配比，其优点是易根据临床调整品种和剂量，另一种是采用固定配比的复方，其优点是方便，有利于提高患者的依从性。

3.其他药物治疗　对高血压患者的其他危险因素和临床疾病进行治疗也同样重要，如糖尿病、高胆固醇血症、冠心病、脑血管病或肾脏疾病合并存在时，应对上述疾病制定适宜的生活方式和药物治疗。

(1)抗血小板治疗：阿司匹林或其他抗血小板药物的应用已被证明可减少冠心病和脑血管患者的致死性和非致死性冠心病事件、脑卒中和心血管病死亡的危险。根据 HOT 研究，如果血压已得到严格的控制，或者是高危冠心病的高血压患者，无胃肠道和其他部位出血危险，可推荐较小剂量的阿司匹林治疗。

(2)降脂治疗：高血压伴脂质代谢紊乱，使冠心病和缺血性脑卒中的危险增加。对伴脂质代谢紊乱者，应积极进行降脂治疗。

4.降压治疗的效果评估　抗高血压治疗对心血管病危险的绝对效益：据国外临床试验结果，收缩压每降低 1.3～1.9kPa(10～14mmHg)和舒张压每降低 0.7～0.8kPa(5～6mmHg)，脑卒中减少 2/5，冠心病减少 1/6，人群总的主要心血管事件减少 1/3。据我国 4 项临床试验的综合分析，收缩压每降低 1.2kPa(9mmHg)和舒张压每降低 0.5kPa(4mmHg)，脑卒中减少 36%，冠心病减少 3%，人群总的主要心血管事件减少 34%。患者的危险分层高低不同，治疗的绝对益处亦大小不一。越高危者受惠于治疗越大。极高危组患者获益最大，每治疗 1000 例患者一年至少防止 17 例事件发生。低危组患者获益最少，每治疗 1000 例患者一年仅防止 5 例以下事件发生。治疗对脑卒中及冠心病的绝对效益因心力衰竭及肾脏疾病的绝对效益较小而显得更为突出。

(四)治疗随诊

1.随诊目的及内容　开始治疗后的一段时间，为了评估治疗反应，使血压稳定地维持于目标水平须加强随诊，随诊相隔时间须较短。密切监测血压及其他危险因素和临床情况的改变并观察疗效，向患者进行宣教：让患者了解自己的病情及控制血压的重要性和终生治疗的必要性。应强调按时服药，让患者了解可能出现的不良反应，解释改变生活方式的重要性，长期坚持。

若患者血压升高仅属正常高值或 1 级，危险分层属低危，仅服一种药物治疗，可每 6 个月随诊 1 次；较复杂病例随诊间隔应较短，经治疗后血压降低达标，其他危险因素得到控制，可减少随诊次数。若治疗 6 个月后血压仍未达标，可将患者转至高血压专科门诊。

减药：高血压患者一般须终生治疗，若自行停药，其血压(或迟或早)终将回复到治疗前水平。但血压若已长期控制，可小心、逐步地减少服药数或剂量。在“逐步减药”时，应仔细地监测血压。

2.剂量的调整　重症或急症高血压，不宜降压太快，开始可给小剂量药物，1 个月后如疗效不够而不良反应少或可耐受，可增加剂量；如出现不良反应不能耐受，则改用另一类药物。随访期间测定血压应在每天的同一时间，对重症高血压，须及早控制血压，可较早递增剂量和联合用药。随访时还要做必要的化验检查，以了解靶器官状况和有无不良反应。对于非重症或急症高血压，血压长期稳定达 1 年以上，可考虑减小剂量，以减小药物的不良反应，但以不影响疗效为前提。

(五)高血压的社区防治

国内外经验表明控制高血压最有效的方法是社区防治。社区防治应采用“高危人群策略”(只对高血压患者进行检出、治疗减少并发症)和“全人群策略”(对全体人群进行预防,减少发病)相结合的方法。社区高血压防治计划的根本目的是:在社区人群中实施以健康教育和健康促进为主导,以高血压防治为重点的干预措施,提高整个人群的健康水平和生活质量。其主要目标是在一般人群中预防高血压的发生;在高危人群中降低血压水平,提高高血压患者的管理率、服药率和控制率,最后减少并发症的发生。社区控制计划成功的三个关键因素是:公众教育、专业人员教育和高血压患者教育。

(徐林)

第二节　继发性高血压

继发性高血压是指由一定的疾病或病因引起的高血压,约占所有高血压的其重要性在于部分继发性高血压可以通过手术或其他方法得到根治或病情明显改善。

临床上遇到以下情况时,要进行全面详尽的筛选检查:①中、重度血压升高的年轻患者;②症状、体征或实验室检查有怀疑线索,例如近期明显怕热、多汗、消瘦,血尿或明显蛋白尿,肢体脉搏搏动不对称性减弱或缺失,腹部听到粗糙的血管杂音;③急进性或恶性高血压;④降压药联合治疗效果差或治疗过程中血压曾经控制良好但近期内又明显升高。

一、肾实质性高血压

其是最常见的继发性高血压,包括急、慢性肾小球肾炎,糖尿病肾病、慢性肾盂肾炎,多囊肾和肾移植后等多种肾脏病变引起的高血压。其发生是由于肾单位大量丢失,水钠潴留和细胞外容量增加以及肾脏 RAAS 激活与排钠激素减少。另一方面,高血压也可增高肾小球内囊压力,形成恶性循环,加重肾脏病变。

肾实质性高血压与原发性高血压伴肾脏损害有时难以鉴别。肾实质性高血压在发现血压升高时已有蛋白尿、血尿和贫血,肾小球滤过功能减退,肌酐清除率下降;而原发性高血压(除了恶性高血压)很少出现明显蛋白尿,血尿罕见,肾功能减退首先从肾小管浓缩功能开始,肾小球滤过功能仍可长期保持正常或增强,直到最后阶段才有肾小球滤过降低,血肌酐上升。肾穿刺活检有助鉴别诊断。

治疗:须严格限钠盐摄入降压药物联合治疗,常需大于或等于 3 种,将血压控制在 17.3/10.7kPa(130/80mmHg)以下;联合方案应包括 ACEI 或 ARB,有助于减少尿蛋白,延缓肾功能恶化。

二、肾血管性高血压

其是单侧或双侧肾动脉主干或分支狭窄引起的高血压。病因有多发性大动脉炎、肾动脉纤维肌性发育不良和动脉粥样硬化,前两者常见于青少年,后者见于老年人。肾血管性高血压的发生是由于肾血管狭窄,导致肾缺血,激活 RAAS。早期解除狭窄,能使血压恢复正常;后期解除狭窄,因已有高血压维持机制参与或肾功能减退,血压也不能恢复正常。

进展迅速或突然加重的高血压,均应疑及本症。大多有舒张压中、重度升高,查体时在上腹部或背部肋脊角处可闻及血管杂音。大剂量快速静脉肾盂造影、多普勒超声、放射性核素肾图有助于诊断。肾动脉造影可明确诊断并提供具体狭窄部位等信息。

治疗方法包括经皮肾动脉成形术、手术和药物治疗。治疗目的：既降低血压，又保护肾功能。经皮肾动脉成形术较简便，对单侧非开口处局限性狭窄效果较好。手术治疗包括血运重建术、肾移植术和肾切除术，适用于不宜经皮肾动脉成形术患者。不适宜上述治疗的患者，可采用降压药联合治疗。双侧肾动脉狭窄、肾功能已受损或非狭窄侧肾功能较差患者禁忌使用ACEI或ARB，因这类药物解除了缺血肾脏出球小动脉的收缩作用，使肾小球内囊压力下降，肾功能恶化。

三、原发性醛固酮增多症

其是肾上腺皮质增生或肿瘤分泌过多醛固酮所致，以长期高血压伴低血钾为特征。少数患者血钾正常，常忽视了对本病的进一步检查。可有肌无力、周期性麻痹、烦渴、多尿等症状。血压大多为轻、中度升高，约1/3表现为顽固性高血压。化验检查有低血钾、高血钠、代谢性碱中毒、血浆肾素活性减低、血浆及尿醛固酮增多。血浆醛固酮/血浆肾素活性比值增大有较高诊断敏感性和特异性。超声、放射性核素、CT可确定病变性质和部位。若本症是肾上腺皮质腺瘤或癌肿所致，手术切除是最好的治疗方法。如果是肾上腺皮质增生，也可做肾上腺大部切除术，但效果相对较差，一般仍需使用降压药物治疗，选择醛固酮受体拮抗剂螺内酯和长效CCB。

四、嗜铬细胞瘤

起源于肾上腺髓质、交感神经节和体内其他部位嗜铬组织，肿瘤间歇或持续释放过多肾上腺素或去甲肾上腺素与多巴胺。临床表现变化多端，典型的发作表现为阵发性血压升高伴心动过速、头痛、出汗、面色苍白。在发作期间可测定血或尿儿茶酚胺或其代谢产物3－甲氧基－4－羟基苦杏仁酸（VMA），如有显著增高，提示嗜铬细胞瘤。超声、放射性核素、CT或磁共振成像等检查可作定位诊断。

本症大多为良性，约10％嗜铬细胞瘤为恶性，手术切除效果好。手术前或恶性病变已有多处转移无法手术者，选择α和β－受体阻滞剂联合降压治疗。

五、皮质类固醇增多症

该症又称库欣综合征，由于促肾上腺皮质激素分泌过多导致肾上腺皮质增生或肾上腺皮质腺瘤，引起糖皮质激素过多。80％患者有高血压，表现为向心性肥胖、皮肤紫纹、毛发增多、血糖增高等。24h尿中17－羟和17－酮类固醇增多，地塞米松抑制试验和肾上腺皮质激素兴奋试验有助于诊断。颅内蝶鞍X线检查，肾上腺CT，放射性核素肾上腺扫描可确定病变部位。治疗主要采用手术、放射和药物方法根治病变本身，降压治疗可采用利尿剂或与其他降压药物联合应用。

六、主动脉缩窄

该病症多数为先天性，少数是多发性大动脉炎所致，表现为上臂血压增高，下肢血压不高或降低。在肩胛间区、胸骨旁、腋部有侧支循环的动脉搏动和杂音，腹部听诊有血管杂音。胸部X线检查可见肋骨受侧支动脉侵蚀引起的切迹。主动脉造影可确定诊断。可采用血管手术方法治疗。

（胡玲爱）

第三节　高血压药物治疗

卫生部心血管病防治研究中心发布的《中国心血管病报告，2007》中提到近半个世纪来，我国人口高血压患病率快速上升，目前每年新增加高血压病患1000万人，估计高血压患者人数已达2亿，每5个成年人中就有1个是高血压患者。高血压是中国人群心血管病的第一位危险因素，血压升高与心脑血管疾病、糖尿病、慢性肾病发生和总死亡密切相关。

前瞻性的大规模随机临床试验及荟萃分析表明，高血压是可控制的危险因素，降压治疗可显著减少心、脑血管疾病的发生率和死亡率。据国际大量随机化对照的降压临床试验结果，收缩压每降低10～14mmHg或（和）舒张压每降低5～6mmHg，脑卒中危险减少2/5，冠心病减少1/6，总的主要心血管事件减少1/3。因此，近年来多个高血压指南均指出血压控制达标是降压治疗策略的核心，治疗高血压的主要目的是最大限度地降低心血管发病和死亡的危险。然而，目前我国人群高血压患者的高血压知晓率（30.2%）、服药率（24.7%）和控制率（6.1%）都很低，临床医务工作者面临着艰巨的任务来提高我国高血压人群的“三率”。

一、高血压的治疗目标

心血管病危险与血压之间的相关呈连续性，在正常血压范围内并无最低阈值。因此，抗高血压治疗的目标是将血压恢复至“正常”血压水平。在治疗高血压的同时，需要干预患者检查出来的所有可逆性危险因素（如吸烟、高胆固醇血症或糖尿病），并适当处理患者同时存在的各种临床情况。危险因素越多，其程度越严重，若还兼有临床情况，主要心血管病的绝对危险就更高，治疗这些危险因素的力度应越大。大量研究说明，经降压治疗后，在患者能耐受的前提下，血压水平降低，危险亦降低得越多。

我国2005年修订并颁布的《中国高血压防治指南》对降压目标提出了如下的要求：普通高血压患者血压降至<140/90mmHg，年轻人或糖尿病及肾病患者降至<130/80mmHg，老年人收缩压降至<150mmHg，如能耐受，还可进一步降低；2009年加拿大高血压教育计划则指出对于采用家庭自测血压一般患者，其降压目标值应<135/85mmHg，对于合并糖尿病或慢性肾病高血压患者目标值则尚未确定；而2009年日本高血压指南则根据诊室血压与家庭血压自测的关系提出对于合并糖尿病、慢性肾病、心肌梗死后这类高血压患者其家庭血压降压目标值应<125/75mmHg。

二、高血压的治疗策略

（一）按低危、中危、高危或极高危分层

高血压患者的治疗决策不仅根据血压水平，还要根据以下诸方面：合并的其他危险因素；靶器官损害；并存临床情况如心、脑血管病，肾病及糖尿病；患者个人情况及经济条件等。在检查患者及全面评估其总危险谱后，对患者进行危险分层，不但有利于决定什么样的患者应开始给予抗高血压治疗，还有助于确定患者的降压目标及达到此目标所要求的治疗力度，采取不同的治疗策略:低危患者,观察患者相当一段时间,然后决定是否开始药物治疗;中危患者,先观察患者的血压及其他危险因素数周,进一步了解情况,然后决定是否开始药物治疗;高危和极高危患者,无论经济条件如何,必须立即开始对高血压及并存的危险因素和临床情况进行药物治疗。

治疗方针既定,医师应为每例患者制订具体的全面治疗方案,监测患者的血压和各种危险因素。所有患者,包括需给予药物治疗的患者均应改善生活方式,药物治疗则可以更好的降低血压,控制其他危险因素和临床情况。

(二)非药物治疗是降压达标的基础

虽然目前可采用的降压药物有多种,但是高血压患者的血压控制率仍处于较低水平,这一现状可能有多种因素所致,其中之一就是在降压治疗中仅仅重视药物的治疗作用却忽视了非药物治疗措施,事实上非药物治疗是安全、有效、经济的手段,是降压达标的基础,对于提高高血压患者降压控制率大有裨益,这点得到不同国家或组织制定的高血压治疗指南的肯定。非药物治疗措施包括提倡健康生活方式,消除不利于心理和身体健康的行为和习惯,达到减少高血压以及其他心血管病的发病危险,主要包括减重、调整饮食结构合理膳食、增加体力活动、减轻精神压力、保持平衡心理以及戒烟等其他措施。许多轻症高血压患者通过上述措施即可使血压降至理想范围,从而避免应用抗高血压药物。对于较重的患者,在药物治疗的同时辅以有效的非药物治疗亦可改善降压效果,同时减少降压药物的剂量及种类等。表5－5列出了高血压治疗常用的非药物措施。

表5－5　防治高血压的非药物措施

措施	目标	收缩压下降范围
减重	减少热量,膳食平衡,增加运动,BMI保持20～24。	5～20mmHg减重10kg
膳食限盐	北方首先将每人每日平均食盐量降至8g,以后再降至6g;南方可控制在6g以下。	2～8mmHg
减少膳食脂肪	总脂肪小于总热量的30%,饱和脂肪＜10%,增加新鲜蔬菜每日400～500g,水果100g,肉类50～100g,鱼虾类50g,蛋类每周3～4个,奶类每日250g,每日食油20～25g,少吃糖类和甜食。	—
增加及保持适当体力活动	一般每周运动3～5次,每次持续20～60min。如运动后自我感觉良好,且保持理想体重,则表明运动量和运动方式合适。	4～9mmHg
保持乐观心态,提高应激能力	通过宣教和咨询,提高人群自我防病能力。提倡选择适合个体的体育、绘画等文化活动,增加老年人社交机会,提高生活质量。	—
戒烟、限酒	不吸烟;不提倡饮酒;如饮酒,男性每日饮酒精量不超过25克,即葡萄酒＜100～150mL(2～3两),或啤酒＜250～500mL(0.5～1斤),或白酒＜25～50mL(0.5～1两);女性则减半量,孕妇不饮酒。不提倡饮高度烈性酒,高血压及心脑血管病患者应戒酒。	2～4mmHg

(三)高血压的药物治疗

随着血压的增高,单纯采用非药物治疗已难以控制血压水平低于靶目标,此时降压药物便需采用而发挥作用。近40多年来降压药不断问世,大大丰富了降压治疗方案的内容,为临床医师提供了更多选择。对各种降压药的临床应用来自科学的评估,主要是大规模随机临床试验。通常以致死和非致死性心血管事件的发生率作为终点予以衡量。在临床试验中将一种降压药与安慰剂比较以了解该药的疗效与安全性,或进行不同降压药的比较以了解不同治疗方法的收益。受试人群数量大、随访时间长的试验价值较大,常成为药物治疗和选择的依据。此外，以中间终点（如左心室肥厚、动脉壁动脉粥样硬化、肾功能减退、新发糖尿病）为基础的临床试验也提供了有价值的信息。

1. 降压药物治疗原则　从当前的认识，高血压时的降低血压应采取以下原则。

（1）采用较小的有效剂量以获得可能有的疗效而使不良反应最小，如有效而不满意，可逐步增加剂量以获得最佳疗效。

（2）为使降压效果增大而不增加不良反应，用低剂量单药治疗疗效不满意的可以采用 2 种或多种降压药物联合治疗。事实上，大多数高血压患者（＞70％）为达到目标血压常需 2 种或 2 种以上的降压药联合治疗。

（3）为了有效地防止靶器官损害，要求每天 24h 内血压稳定于目标范围内，如此可以防止从夜间较低血压到清晨血压突然升高而致猝死、卒中或其他心血管事件。要达到此目的，最好使用 1d 一次给药而持续 24h 作用的药物，其标志之一是降压谷峰比值（T/P）＞50％，此类药物还可增加治疗的依从性。

2. 降压药物的种类　当前常用于降压的药物主要有以下 6 类，即利尿药、β 受体阻滞药（包括受体阻滞药）、血管紧张素转化酶抑制药（ACEI）、血管紧张素Ⅱ受体阻滞药（ARB）、钙拮抗药（CCB）、α 受体阻滞药等。单独应用其中之一抗高血压药物治疗 1 级高血压多数能降低收缩压约 10mmHg，舒张压约 5mmHg；2. 3 级高血压患者，可能使血压持续降低 20/10mmHg 或更多，尤其是药物联合治疗时。

各类降压药物选用的临床参考如表 5－6 所示。

表 5－6　主要降压药物选用的临床参考

类别	适应证	禁忌证	
		强制性	可能
利尿药（噻嗪类）	心力衰竭，老年单纯收缩期高血压	痛风，低血钾	代谢综合征，糖耐量减低，妊娠
利尿药（襻利尿药）	终末期肾病，心力衰竭	低血钾	
利尿药（抗醛固酮药）	心力衰竭，心肌梗死后	肾衰竭，高血钾	
β 受体阻滞剂	心绞痛，心肌梗死后，心力衰竭，快速性心律失常，青光眼，妊娠	哮喘，二～三度房室传导阻滞	周围血管病，代谢综合征，糖耐量减低，经常运动者，慢性阻塞性肺病
钙拮抗药（CCB）（二氢吡啶）	老年单纯收缩期高血压，心绞痛，左心室肥厚，颈动脉/冠状动脉粥样硬化，妊娠，周围血管病		快速心律失常，充血性心力衰竭
钙拮抗药（CCB）（维拉帕米，地尔硫䓬）	心绞痛，颈动脉粥样硬化，室上性心动过速	二～三度房室传导阻滞，充血性心力衰竭	
血管紧张素转化酶抑制药（ACEI）	心力衰竭，左心室功能不全，心肌梗死后，糖尿病肾病，非糖尿病肾病，左心室肥厚，颈动脉粥样硬化，蛋白尿/微量清蛋白尿，心房颤动，代谢综合征	妊娠，血管性水肿，高血钾，双侧肾动脉狭窄	
血管紧张素Ⅱ受体拮抗药（ARB）	心力衰竭，心肌梗死后，糖尿病肾病，蛋白尿/微量清蛋白尿，左心室肥厚，心房颤动，代谢综合征，ACEI 所致咳嗽	妊娠，高血钾，双侧肾动脉狭窄	
α 受体阻滞药	前列腺增生，高血脂	直立性低血压	充血性心力衰竭

3.降压治疗的策略　大多数慢性高血压患者应该在几周内逐渐降低血压至目标水平，这样对远期事件的减低有益。强调长期有规律的抗高血压治疗，达到有效、平稳、长期控制的要求。持久的血压达标有助于最大程度的降低高血压对患者的危害，而良好的治疗依从性是保证患者血压长期达标的关键。推荐应用长效制剂，其作用可长达24h，每日服用1次，这样可以减少血压的波动、降低主要心血管事件的发生危险和防治靶器官损害，并提高用药的依从性。医师应采取各种可行措施改善患者对非药物治疗以及药物治疗的依从性，包括使用长效药物或(和)固定复方制剂、加强随访监测等。另外鼓励患者使用经过认证的血压测量仪器在家自行监测血压。

根据基线血压水平、有无靶器官损害和危险因素，选用单药治疗或联合治疗。

(1)单药治疗：起始时用低剂量单药，如血压不能达标，增加剂量至足量或换用低剂量的另一种药物，如仍不能使血压达标，则将后一种药物用至足量，或改用联合药物治疗。起始用低剂量单药的优点是可以了解患者对各种药物的疗效和耐受性的反应，但需要时间。

(2)联合治疗：不论何种降压药物，单药治疗仅仅在少数高血压患者中可以达到目标血压水平。因此多数患者起始即应低剂量联合应用2种药物，如血压不能达标，可将其中药物的剂量增至足量，或添加低剂量第3种药物，如血压仍不能达标，将3种药物的剂量增加。多种药物联合时为保证有更好的降压效果，建议选用作用机制不同的药物，从多方面打破血压维持机制，如减少血容量、降低交感神经兴奋性、降低血管阻力、舒张血管平滑肌等，联合用药的目的是希望有药物协同治疗作用而相互抵消不良作用，固定的复方制剂虽不能调整个别药物的剂量，但使用方便，有利于提高治疗依从性。

(3)一些患者经过2种甚至3种及以上的降压药物联合治疗仍不能使血压达标，此时应对患者进行评估，重新审视过去的治疗经历，如是否发生继发性高血压，是否坚持了有效的非药物治疗措施，是否坚持规律性服用降压药及剂量是否充分，是否同时应用了可能导致血压升高的药物(如非甾体抗炎药、激素等)，排除这些因素后则应重新调整降压策略。

4.降压治疗的选择　降压治疗的收益主要来自降压本身，要了解各类降压药在安全性保证下的降压能力，不同类别降压药除降低血压外，有不同的其他作用。同一类药物有其共同的作用，即类作用，同一类药的各药物之间作用有不同，即个体作用。对于不同患者药物的疗效或耐受性会有差别，正是药物的不同作用为针对不同临床情况的患者的选用提供了依据。

目前除α受体阻滞药外的5类主要降压药，即利尿药、β受体阻滞药、ACEI、ARB、CCB，都可以作为降压治疗的起始用药和维持用药。

降压药的选用应根据治疗对象的个体状况，药物的作用、代谢、不良反应和药物相互作用，参考以下各点做出决定：对象有否心血管危险因素；对象有否靶器官损害、心血管疾病、肾病、糖尿病；对象有否受降压药影响的其他疾病；与治疗其他并存疾病的药物之间有无相互作用；选用的药物是否有减少心血管病发病率和死亡率的证据及其力度；所在地区降压药物品种供应与价格状况及治疗对象的支付能力；患者以往用药的经验和意愿等。

5.降压药的联合应用　为了最大程度取得治疗高血压的效果，就要求更大程度降低血压，要做到这一点单药治疗常力不能及，单药增大剂量易出现不良反应。随机临床试验证明，大多数高血压患者为控制血压须用2种或2种以上降压药，合并用药有其需要和价值。合并用药时每种药的剂量不大，药物间治疗作用应有协同或至少相加的作用，其不良反应可以相互抵消或至少不重叠或相加。合并使用的药物品种数不宜过多，以避免复杂的药物相互作用。合理的配方还要考虑到各药作用时间的一致性，配比成分的剂量比优选。因此，药物的配伍应有其药理学基础。

2007 年发布的欧洲心脏病协会(ESC)高血压治疗指南推荐以下类别降压药的组合(图 5—1)，由该图可以看出 α 受体阻滞药与其他 5 类药物间为虚线相连，表明其在药物联用方面地位及重要性下降，因此在 2009 年发布的日本高血压指南中将其略去，变为 5 类药物间的两两联合(图 5—2)。

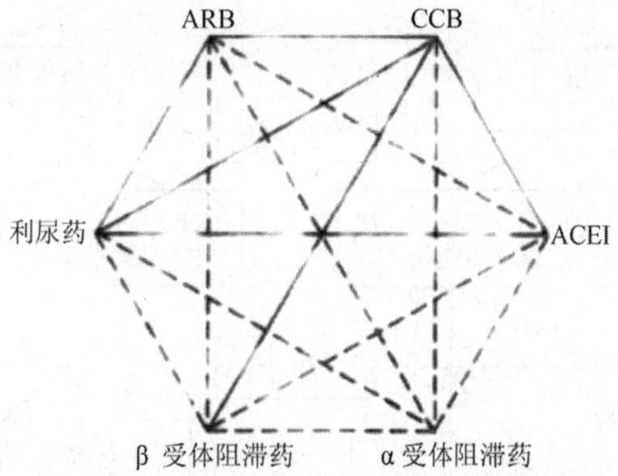

注：实线为首选的药物联合，虚线为次选的药物联合

图 5—1　ESC 6 类降压药的联合应用

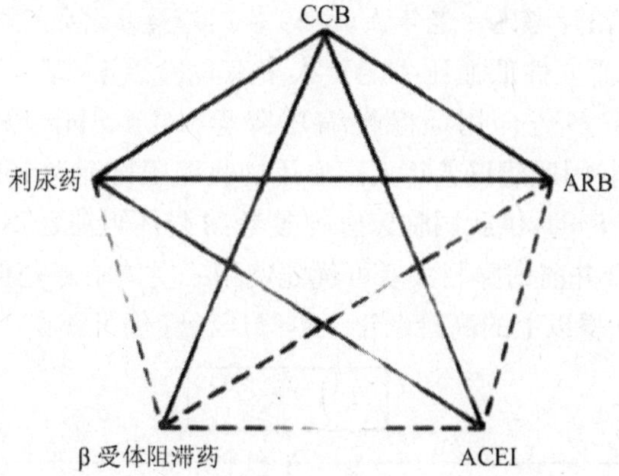

注：实线为首选的药物联合，虚线为次选的药物联合

图 5—2　2009 年日本高血压指南推荐 5 类降压药物的联合应用(不包含 α 受体阻滞药)

目前合并用药有以下 2 种方式：①采取各药的按需剂量配比处方，其优点是可以根据临床需要、血压水平、患者实际情况灵活调整品种和剂量；②采用固定配比复方，其优点是方便，有利于提高患者的依从性。20 世纪 50 年代末以来，我国研制了多种复方制剂，如复方降压片、北京降压 0 号、珍菊降压片、常药降压片、复方罗布麻片等，选用当时常用的利舍平、可乐定、肼屈嗪(肼苯哒嗪)、氢氯噻嗪(双氢氯噻嗪)、氢氯噻嗪(双氢克尿塞)等 2 种或多种药物为主要成分。这些传统复方制剂因其降压效果明确且服药方便、价格低廉而在低收入人群和基层广泛应用。这些药物是我国基层高血压治疗的重要组成部分，但降低心血管终点事件的循证医学证据较少，也缺乏对不良反应的评价。

近年来多类新型复方降压药问世，如利尿药＋利尿药(噻嗪类利尿药＋阿米洛利/螺内酯/氨苯蝶啶)、ACEI/ARB＋利尿药、ACEI＋钙拮抗药、β 受体阻滞药＋利尿药等，这类固定复方制剂既有不同作用机制药物对降压的协同作用，同时也使剂量依赖性不良反应最小化，并且可简化治疗药品降低治疗费用，提高长期治疗的依从性。

6. 高血压单药与联合药物治疗流程　见图 5－3。

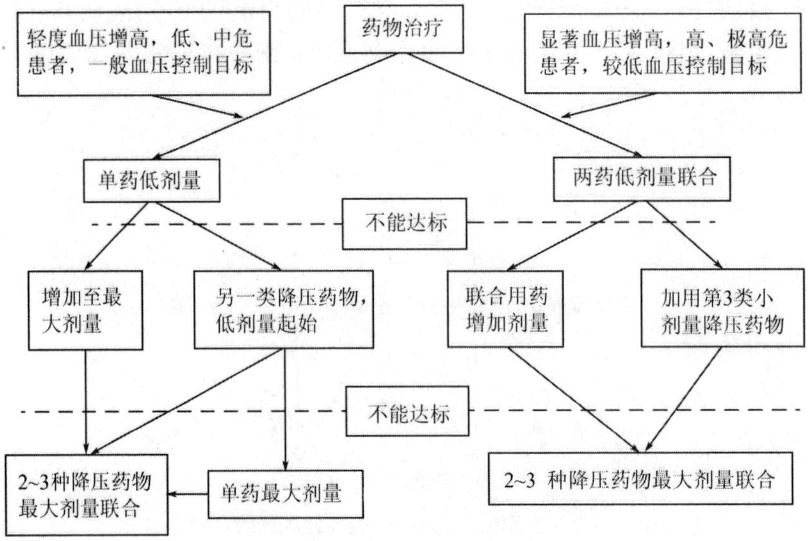

图 5－3　高血压单药与联合药物治疗流程

7. 特殊人群的降压治疗考虑　老年人(＞60 岁)：应逐步降低，尤其体质较弱者，注意原有的和药物治疗后出现的直立性低血压。老年人多有危险因素、靶器官损害和心血管病，须结合考虑选用药物，常需多药合用。将收缩压降至 140mmHg 以下较困难，舒张压降至 70mmHg 以下可能不利，因此建议老年人高血压的收缩压目标为 150mmHg。2009 年日本高血压治疗指南流程见图 5－4，供我国临床医师参考：β 受体阻滞药不适于 60 岁以上老年高血压患者首选治疗；对于合并前列腺肥大者可优先使用 α 受体阻滞药但须注意逐渐增加剂量以避免直立性低血压。80 岁以上的高龄老年人群降压治疗仍可获益。

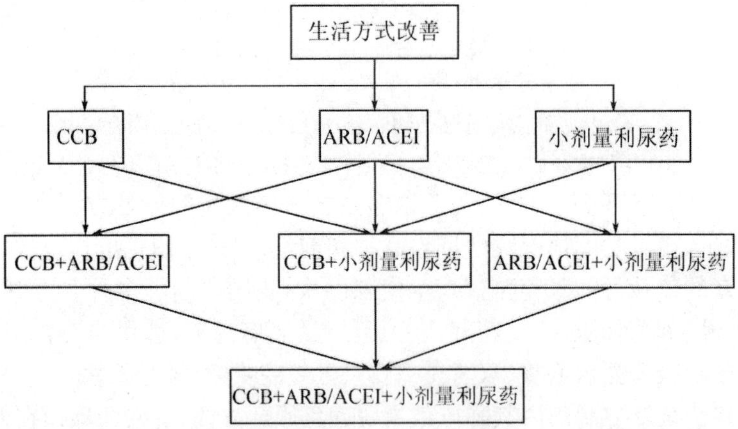

图 5－4　老年高血压患者降压流程(根据 2009 年日本高血压指南绘制)

(1)冠心病：稳定性心绞痛时首选 β 受体阻滞药或长效钙拮抗药或 ACEI；急性冠状动脉综合征时选用 β 受体阻滞药和 ACEI；心肌梗死后患者用 ACEI、β 受体阻滞药和醛固酮拮抗药。

(2)心力衰竭：症状较轻者用 ACEI 和 β 受体阻滞药；症状较重的将 ACEI、β 受体阻滞药、ARB 和醛固酮受体拮抗药与榉利尿药合用。

(3)糖尿病高血压：为避免肾和心血管的损害，要求将血压降至 130/80mmHg 以下；如其 24h 尿蛋白排泄量达到 1g，则血压控制应低于 125/75mmHg。首选 ACEI 或 ARB，必要时用钙拮抗药、噻嗪类利尿药、β 受体阻滞药。ACEI 对 1 型糖尿病防止肾损害有益。需注意的是 β 受体阻滞药加利尿药的联合不应用于代谢综合征或有发展为糖尿病的高危患者。

(4)慢性肾病：ACEI、ARB 有利于防止肾病进展，重度患者可能须合用襻利尿药。

8. 降压药物剂量的调整　对大多数非重症或急症高血压，要寻找其最小有效耐受剂量药物，也不宜降压太快。故开始给小剂量药物，经 1 个月后，如疗效不够而不良反应少或可耐受，可增加剂量；如出现不良反应不能耐受，则改用另一类药物。随访期间血压的测量应在每天的同一时间，对重症高血压，须及早控制其血压，可以较早递增剂量和合并用药。随访时除患者主观感觉外，还要做必要的化验检查，以了解靶器官状况和有无药物不良反应。对于非重症或急症高血压，经治疗血压长期稳定达 1 年以上，可以考虑减少剂量，目的为减少药物的可能不良反应，但以不影响疗效为前提。

三、特殊类型的高血压处理

根据血压水平的不同，可分为正常血压、白大衣高血压、隐性高血压、持续性高血压等。

(一)白大衣高血压

白大衣高血压(white coat hypertension)定义为患者门诊平均血压>140/90mmHg，但是家庭自测平均血压≤135/85mmHg，或 24h 动态血压监测平均值≤130/80mmHg。白大衣高血压在 15%～30%的高血压人群中可以观察到，老年人中更为常见，同时白大衣高血压有较高可能发展为持续性高血压以及导致心血管事件的风险。白大衣高血压的治疗需要积极调整生活方式、密切随访，如果靶器官损害风险增高、合并高危心血管事件、糖尿病或代谢综合征，抗高血压药物亦应考虑。

(二)隐性高血压

当患者门诊平均血压≤140/90mmHg，而家庭自测白日平均血压≥135/85mmHg 或 24h 动态血压监测平均值≥130/80mmHg 可诊断为隐性高血压。隐性高血压在正常血压人群中有 10%～15%的发生率。隐性高血压患者发生心血管事件的风险较正常血压人群增高 2～3 倍，接近于持续性血压增高患者。隐性高血压同时包括有晨起高血压、压力应激性高血压、夜间高血压等。隐性高血压与其他类型的高血压比较可用图 5－5 来表示。

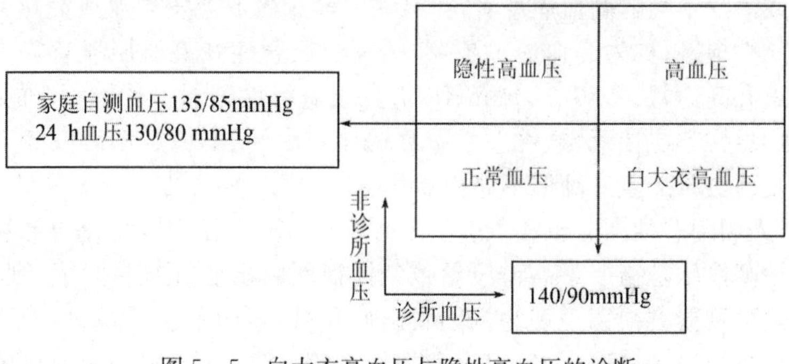

图 5－5　白大衣高血压与隐性高血压的诊断

出现隐性高血压的高风险人群包括有接受降压治疗的高血压患者、正常高值血压人群130～139/85～89mmHg、吸烟、重度饮酒、高压力紧张心理状态、高强体力活动、心率增快、直立性血压异常(直立性高血压、直立性低血压)、肥胖、代谢综合征或糖尿病、靶器官损害(尤其左心室肥厚、颈动脉内膜增厚)或合并其他心血管疾病等,对于这类高风险人群家庭自我血压测定或动态血压监测是非常重要的。臆性高血压的治疗要点包括控制 24h 血压在正常范围,晨起血压＜135/85mmHg。

四、治疗相关危险因素

(一)降脂治疗

高血压伴有血脂异常可增加心血管病发生危险。据 2002 年全国营养和健康状况调查,我国成年人血脂异常患病率为 18.6%,估算现患人数近 2 亿。ALLHAT 和 ASCOT 两项大样本随机临床试验评估了他汀类调脂药治疗高血压的效果。前者调脂治疗效果与常规治疗相似,后者表明调脂治疗明显降低了血管事件。HPS(20000 例患者,大多为血管病,高血压占 41%)及 PROSPER(大多为血管病,62%为高血压)研究也评估了调脂疗效。这些试验的亚组分析表明,高血压或非高血压者调脂治疗对预防冠状动脉事件的效果是相似的。一级预防和二级预防分别使脑卒中危险下降 15%和 30%。我国完成的 CCSPS 研究表明,调脂治疗对中国冠心病的二级预防是有益的。

(二)抗血小板治疗

对于有心脏事件既往史或心血管高危患者,抗血小板治疗可降低脑卒中和心肌梗死的危险。对高血压伴缺血性血管病或小血管高危因素者血压控制后可给予小剂量阿司匹林。

(三)血糖控制

高于正常的空腹血糖值或糖化血红蛋白(HbA1c)与心血管危险增高具有相关性。UKPDS 研究提示强化血糖控制与常规血糖控制比较,虽对预防大血管事件不明显,但却明显减低微血管并发症。治疗糖尿病的理想目标是空腹血糖≤6.1mmol/L 或 HbA1c≤6.5%。

(徐林)

第四节　高血压急症

一、定义

未经治疗或治疗不当的高血压患者,在某些因素刺激下会发生血压突然、严重的增高,伴或不伴靶器官急性损害,称为高血压危象,包括高血压急症和高血压亚急症。高血压急症的特点是血压严重升高达常＞180/120mmHg,并伴发进行性靶器官功能不全的表现,如高血压脑病、颅内出血、急性心肌梗死、急性左心室衰竭伴肺水肿、不稳定型心绞痛、主动脉夹层等。高血压亚急症是高血压严重升高但不伴靶器官急性损害。

长期以来,人们用恶性高血压和急进型高血压来描述血压严重增高导致靶器官急性损害这种病症。恶性高血压是指严重高血压导致急性视网膜出血、渗出和(或)视盘水肿,肾功能不全可有或无。当靶器官损害表现为视网膜出血和渗出,而不包括视盘水肿时,称为急进型高血压。恶性高血压患者出现头痛,惊厥和神经系统缺陷时,又称为高血压脑病。目前这些术语不再常用，而由高血压急症所代替。

二、病因

虽然正常血压者也可能发生高血压危象，但绝大多数发生在血压控制不当或既往高血压史不明的患者。估计高血压患者中约有1%发生高血压危象。

高血压危象发生的原因很多(表5－7)。缺乏医疗保健和治疗的依从性无疑是最重要的原因。娱乐性吸食可卡因等毒品目前已成为高血压危象的常见危险因素。安非他明，盐酸苯己哌啶和减肥药丸等具有拟交感神经活性，因此会发生严重血压增高。一些脑、肾、血管、内分泌等器官的器质性病变以及某些药物都可能诱发高血压危象。

表5－7　高血压危象的病因

未控制的原发性高血压
急性脑血管病变
子痫，pre－eclampsia
肾疾病
急性肾小球肾炎
肾血管性高血压
肾移植术后
肾畸形
内分泌疾病
嗜铬细胞瘤
库欣综合征
原发性醛固酮综合征
主动脉夹层
主动脉缩窄
药物诱发的高血压
可卡因
安非他明
选择性5－HT重摄取抑制药
单胺氧化酶抑制药与某些药物或食物同服
反跳性高血压
可乐定，ACEI或β受体阻滞药突然撤药
术后高血压
烧伤
头外伤和中枢神经系统损伤
血管炎

三、病理生理

血压的调节对生命器官血液供应至关重要。这种调节作用决定于心排血量和周围血管阻力间的平衡，并且有赖于心血管、肾、神经和内分泌系统之间的相互作用。

高血压危象时交感肾上腺素系统活性增强，进一步激活肾素－血管紧张素－醛固酮(RAAS)系统，使血管紧张素Ⅱ及醛固酮分泌增加。病理学检查可见血管内膜、平滑肌增生和纤维素样坏死。其增生的程度与高血压的严重程度和持续时间相平行。小动脉的纤维素样坏死可表现痉挛和被动扩张。在血压急骤增高的过程中，大动脉和细小动脉发生收缩和增生，以限制到达细胞水平的压力。长时间的血管平滑肌收缩导致内皮功能异常，一氧化氮生成减少，后者又进一步加重内皮细胞的损害。

另外，作用在血管壁上的机械应力会诱发炎症反应，也加重内皮功能的异常。细胞因子、内皮黏附分子，内皮素－1 等炎症标志物可能增加内皮的通透性，抑制纤溶作用，促进凝血活性。

血压严重增高时，液体溢出血管外引起出血或水肿，从而导致靶器官损害。

四、临床表现

在高血压急症造成的靶器官损害中，最常见的是中枢神经系统，脑梗死见于 24%的患者，高血压脑病 16%，颅内或蛛网膜下腔出血 4%，急性左侧心力衰竭或肺水肿 36%，急性心肌梗死或不稳定性心绞痛 12%，主动脉夹层 2%，惊厥见于 4.5%的患者。其他靶器官损害还包括视网膜病变和肾功能不全。

（一）高血压脑病

平均动脉压波动在 60～120mmHg 时，脑血管床可通过调节其血管阻力以达到相对恒定的脑血流量。健康人群约为 50mL/(100g · min)。血压进一步增高时，其自身调节机制失去作用，脑血流明显增加，影响血脑屏障的功能，损伤内皮功能，从而导致脑水肿。脑血管的这种变化主要见于顶一枕叶区域，可能的原因是该区域的血管交感神经分布减少。但也有累及脑干的报道。临床表现为严重头痛、恶心、呕吐、视觉障碍、精神错乱，以及局部或全身无力。体征包括定向力障碍、局部神经缺陷、眼球震颤、癫痫样发作等。经适当治疗，病情可完全恢复，否则可能导致脑出血，昏迷、甚至死亡。

（二）急性肾功能不全

平均动脉压波动在 80～160mmHg 时，肾可通过自身调节保证较为恒定的肾血流和肾小球滤过率。长期高血压患者，肾小动脉，包括入球小动脉，发生一系列病理改变，导致内皮功能异常，舒张功能受损，因此自身调节功能明显减退。此外，肾小球前血管管腔的变窄也导致肾缺血损伤，肾小管萎缩和纤维化。由于自身调节功能障碍，肾小球内压力直接随体循环压力变化而变化。在血压严重增高时，过高的肾小球内压力导致急性肾损伤而发生急性肾功能不全。表现为少尿、血尿素氮和肌酐增高等。

（三）视网膜病变

动脉血压持续性升高，造成血一视网膜屏障破坏、血浆渗漏、血管内有形成分渗出，产生视网膜水肿、出血、缺血或渗出斑等病变，严重者可出现视网膜脱离。急性高血压患者有视物模糊、怕光或复视等症状。经恰当治疗，大多数患者可以恢复正常视力。但是，当因视网膜脱离而发生视网膜色素改变或由于长期视盘水肿而造成视神经萎缩时，可导致视功能的显著降低或丧失。

（四）急性冠状动脉综合征

高血压危象时，动脉粥样硬化斑块受到高切应力的作用，使斑块容易发生破裂、溃疡或腐蚀，加上体内的高凝状态，容易导致不稳定性心绞痛和心肌梗死的发生。冠状动脉痉挛也是导致急性冠状动脉综合征发生的重要因素。

（五）主动脉夹层

高血压危象最致命的并发症，严重增高的血压将血管内膜撕裂，使血流进入血管壁内，在血流冲击下，动脉壁被分成两层。患者诉剧烈胸骨后疼痛，并向后背放射。若撕裂向近端扩展，会导致主动脉瓣关闭不全，或心包积液。夹层会导致主动脉大分支严重狭窄或闭塞，造成相应器官的缺血。可能的体征包括两侧脉搏强弱不一，主动脉反流杂音。

（六）急性左侧心力衰竭和肺水肿

高血压患者心肌代偿性增厚，但在高血压危象时，增厚的心肌不足以克服严重增高的血管阻力，因而导致心排血量降低。此外，神经内分泌系统的激活导致钠水潴留，以及左心室充盈异常也是心力衰竭的原因之一。左心房压力增高逆行性致肺血管压力增高而发生急性肺水肿。患者严重憋喘，大汗，端坐呼吸。

五、诊断

对于血压严重增高的患者血压＞180/120mmHg，必须详细询问病史和全面物理检查。病史包括既往高血压情况，如患病时间和严重程度；服用降压药物情况，如依从性和效果；服用其他药物情况，如糖皮质激素，娱乐性毒品等；既往伴发疾病情况，如甲状腺疾病，库欣综合征，系统性硬化等。对慢性高血压患者，还需了解以往高血压对靶器官的损害情况，如稳定型心绞痛，慢性心功能不全，慢性肾疾病等。

严重头痛、恶心、呕吐、视觉障碍及精神错乱等症状提示高血压脑病。应仔细进行神经系统检查以发现脑缺血或脑出血的体征。眼底镜检查对于发现视网膜水肿、出血、缺血或渗出斑等病变非常有价值，并可提示高血压脑病的存在。需要与卒中，蛛网膜下腔出血，癫痫等鉴别。脑磁共振成像或脑 CT 检查对确定脑梗死或脑出血至关重要。

长时间的剧烈胸痛提示急性心肌梗死或主动脉夹层，要注意测定双侧上肢血压。心电图检查和心肌酶谱测定是鉴别两者的关键手段。但应注意，少见的情况下，主动脉夹层可累及冠状动脉，导致冠状动脉急性闭塞而同时表现急性心肌梗死的特征。主动脉近端夹层，经胸心脏彩色多普勒检查简便而有用，否则，主动脉夹层的确诊有赖于经食管超声，磁共振成像或高分辨率 CT 检查。

伴随血压的严重增高，患者突然发作憋喘，端坐呼吸，大汗，口唇发绀，双肺闻及干、湿性啰音，是急性左侧心力衰竭伴肺水肿的表现，根据临床表现往往可以确定诊断。与急性哮喘发作难以鉴别时，测定血液中脑钠肽或 N－末端脑钠肽前体对两者鉴别有很大价值，急性左侧心力衰竭时会明显增高。

根据少尿（24h 尿量少于 400mL）或无尿（24h 尿量少于 100mL）；血尿素氮和血肌酐浓度增高；尿液检查见蛋白、各种管型、红细胞和上皮细胞，可诊断急性肾功能不全。未控制的长期高血压患者可引起慢性肾损害，表现为蛋白尿、血尿素氮和血肌酐水平增高，但常为轻度增高，而且无少尿或无尿症状，除非发展到了肾衰竭阶段。另外，高血压急症导致的急性肾功能损害，还需要与急性肾小球肾炎、肾动脉狭窄或肾移植术后应用环孢素致肾器质性病变而导致的严重高血压相鉴别。

六、治疗

对血压突然严重增高的患者，治疗前应对其进行认真评估。临床症状比血压本身更重要。若有容量负荷过重的证据，如心力衰竭，或患者诉胸痛，可在入院前给予呋塞米（速尿），或硝酸酯类药物和吸氧。高血压急症时舌下含化或口服硝苯地平是绝对禁忌的，因为其降压效果不可预测，可能并发心、脑缺血。

高血压急症患者应进入加强监护室，持续监测血压和尽快应用适合的降压药。主要目的是逆转靶器官损害。应给予静脉输注降压药，1h使平均动脉血压迅速下降但不超过25%，在以后的2～6h血压降至160/100～110mmHg。血压过度降低可引起肾、脑或冠状动脉缺血。如果这样的血压水平可耐受并且临床情况稳定，在以后24～48h逐步降低血压达到正常水平。一旦患者病情稳定，可改用口服降压药。下列情况应除外：急性缺血性卒中一没有明确临床试验证据要求立即抗高血压治疗；主动脉夹层应将SBP迅速降至100mmHg左右（如能耐受）。

高血压亚急症患者应根据病情决定静脉用药或口服用药。多数情况下口服药物有效。

（一）常用静脉降压药

1.硝普钠　对绝大多数高血压急症患者是首选药物。该药即降低前负荷，也降低后负荷，并且减少心肌耗氧。静脉滴注后数秒即发挥作用，降压效用持续时间短，因此非常方便滴注。由于该药对光敏感，因此容器和输液管都必须避光。主要适应证是高血压脑病，急性左侧心力衰竭，主动脉夹层，肾上腺素危象。主要不良反应是硫氰酸盐中毒。持续应用超过48～72h容易发生，尤其是肝、肾功能异常患者。硫氰酸盐中毒表现为恶心、呕吐、耳鸣、肌肉痉挛、神经反射亢进、定向力障碍、精神错乱。治疗措施包括给予羟钴胺素和硫代硫酸钠。需要注意的是，大剂量的硝普钠会增加颅内压，因此会部分抵消其对中枢神经系统并发症的效果，血管外渗出会造成局部组织坏死。

2.硝酸甘油　是强力的静脉扩张药，大剂量时也扩张动脉血管。可减轻前负荷，通过扩张冠脉动脉侧支血管而增加冠状动脉血流，抑制冠状动脉痉挛，减少心肌耗氧。

高血压危象并发缺血性心脏病时和冠状动脉旁路移植术后患者，硝酸甘油是最佳选择。连续应用24～48h会产生耐药。必须用玻璃容器，因为聚氯乙烯容器和输液管会不明原因的吸收该药。脑出血和闭角型青光眼患者禁用。

3.尼卡地平　是二氢吡啶类钙拮抗药。起效时间中等，作用持续时间长。主要用于心脏手术围术期高血压患者。该药也改善脑缺血。主要不良反应包括反射性心动过速，头痛、恶心、呕吐。禁忌证包括急性心肌梗死和肾衰竭。

4.非诺多泮(fenoldopam)　是选择性多巴胺－1受体激动药。可扩张动脉，增加肾血流，增加排钠，对肾衰竭患者有益。该药不能弹丸式注入，而应静脉滴注。剂量增加每20min不能超过0.1μg/(kg·min)，最大剂量不能超过0.7μg/(kg·min)。该药不引起血压反跳，因此即可逐渐停药，也可突然停药。其效用与硝普钠相似，但不需要监测动脉血管内压力。主要适应证是严重高血压伴肾衰竭和急性左侧心力衰竭。禁忌证是青光眼。不良反应包括头痛、面红、头晕、心动过速或过缓、低钾血症和局部静脉炎。

5.拉贝洛尔　是非选择性β和α_1受体阻滞药（比例为3～7：1）。起效快，作用时间长，毒性低。能降低周围血管阻力而不反射性增加心脏收缩期排血量。主要适应证是高血压脑病和肾上腺素危象。心力衰竭，心脏传导阻滞和慢性阻塞性肺病患者禁用。

6.艾司洛尔　是超短效、起效超快的选择性β_1受体阻滞药，无内源性拟交感神经活性。美国FDA仅批准用于围术期高血压急症患者。需要血管内压力监测。不良反应包括血栓性静脉炎和血管外渗出造成局部坏死。禁用于可卡因中毒，心力衰竭，慢性阻塞性肺病/哮喘和房室传导阻滞患者。

7.肼屈嗪(肼苯哒嗪)　是直接动脉血管扩张药。不良反应包括显著的反射性交感神经兴奋、钠水潴留、面红、头痛和颅内压增高。仅用于先兆子痫和子痫。禁用于冠状动脉粥样硬化患者。

8.酚妥拉明　是竞争性、非选择性 α_1 受体阻滞药。仅用于肾上腺素危象(药物诱发的或继发于嗜铬细胞瘤)。静脉推注 5～10mg 后，血压几分钟后即下降。

9.乌拉地尔　为苯唑嗪取代的尿嘧啶。具有外周和中枢双重降压作用。外周主要阻断突触后 α_1 受体，显著降低外周阻为。同时也有较弱的突触前 α_2 阻滞作用，阻断儿茶酚胺的收缩血管作用(不同于哌唑嗪的外周作用)；中枢作用主要通过激动 5－羟色胺－1a(5－HT1a)受体，降低延髓心血管中枢的交感反馈调节而降压(不同于可乐定的中枢作用)。适应证与酚妥拉明相同，但在降血压同时，一般不会引起反射性心动过速。

各静脉降压药物的应用见表 5－8。

表 5－8　常用静脉降压药物的应用

	药物剂量	起效时间	作用持续时间
硝普钠	0.25～10μg/(kg·min)静脉滴注，最大剂量只用 10min	数秒到 2min	1～3min
硝酸甘油	5～100μg/min 静脉滴注	2～5min	5～10min
尼卡地平	5～15mg/h 静脉滴注	1～5min	2～4h
肼屈嗪	10～20mg 弹丸式静脉或肌内注射。每 4～6h 重复。最大剂量 40mg	10～20min	3～8h
Fenoldopam	0.1μg/(kg·min)。每 15～20 分钟，增加 0.05～0.1μg/(kg·min)，最大剂量 0.6μg/(kg·min)	5～15min	10～15min
艾司洛尔	1min 内弹丸式静脉注入 500μg/kg，随之 25～100μg/(kg·min)滴注 4min，最大剂量 300μg/(kg·min)	1～2min	10～20min
拉贝洛尔	2min 内弹丸式静脉注入 20mg，0.5～2.0mg/min 静脉滴注维持	5～10min	3～6h
乌拉地尔	缓慢静注 10～50mg，静脉滴注，维持速度为 9mg/h	3～5min	2～8h
甲基多巴	0.25～1.0g 弹丸式静脉注入，每 6h 一次	3～6h	24h

(二)高血压急症的降压药物选择

1.高血压脑病　通常选择硝普钠，但若脑血管存在固定狭窄，有可能发生窃血现象，导致局部缺血；另外，怀疑颅内压增高时，也应慎重。拉贝洛尔和尼卡地平不增加颅内压，也不减少脑血流，可以作为一线用药。非诺多泮和硝酸甘油作为二线药物，也可以用于高血压脑病患者。

2.主动脉夹层　应尽快将血压降至 100mmHg 左右。最佳方案是先用艾司洛尔，随之用硝普钠，使心率维持在 60～80/min。也可单用拉贝洛尔。

3.急性冠状动脉综合征　首选药物是硝酸甘油。若血压控制不理想，可选用硝普钠，但两者均可引起反射性心率增快，此时应加用艾司洛尔。

4.急性左侧心力衰竭　硝酸甘油或硝普钠都是首选用药。应使血压降至正常或大致正常。需要与吗啡，襻利尿药，吸氧等措施联用。

5.急性肾衰竭　肾衰竭患者需要在降低周围血管阻力时不减少肾血流或肾小球滤过率。由于非诺多泮增加肾血流，增加排钠，对肾衰竭患者有益，因此应作为首选用药。但要注意

48h 后会产生耐药。硝酸甘油、硝普钠、艾司洛尔等都可应用于肾衰竭患者。

6.围术期高血压急症　可选用硝普钠、硝酸甘油、非诺多泮、尼卡地平、艾司洛尔、拉贝洛尔。

7.嗜铬细胞瘤　是诱发高血压危象的罕见原因。首选药物是酚妥拉明或乌拉地尔。拉贝洛尔作为二线药物也可选用，但需密切观察，因为其对 β 受体阻滞的作用远大于 α 受体。禁用艾司洛尔，因为会使受体活性增强而使病情恶化。

8.可卡因中毒、肾上腺素危象　其导致高血压危象的机制与嗜铬细胞瘤相似，均是因为兴奋 α 受体(可卡因，安非他命等具有拟交感神经活性)，因此首选药物是酚妥拉明或乌拉地尔。

9.缺血性脑卒中　一般认为不应给予降压治疗，但下列情况除外：①患者拟行溶栓治疗，应使血压≤180/105mmHg；②舒张压过高，＞140mmHg，应在 12～24h 使舒张压下降 10%～15%。可选择的药物是硝普钠或拉贝洛尔。

10.子痫和先兆子痫　甲基多巴或肼屈嗪(肼苯哒嗪)可安全地用于妊娠患者。硝普钠、硝酸甘油、乌拉地尔，拉贝洛尔也可选用。

(徐林)

第五节　肺动脉高压

肺动脉高压是由多种原因，包括基因突变、药物、免疫性疾病、分流性心脏畸形、病毒感染等侵犯小肺动脉，引发小肺动脉发生闭塞性重构，导致肺血管阻力增加，右心室肥厚扩张的一类恶性心脏血管疾病，患者多因难以控制的右侧心力衰竭而死亡。肺动脉高压病因谱广，预后差，目前已成为国内外医学界公认的公共健康问题。

一、概念与分类

术语：主要有肺高血压、肺动脉高压、特发性肺动脉高压等 3 个概念。

肺高血压是指肺内循环系统发生高血压，包括肺动脉高压、肺静脉高压、混合性肺高压。整个肺循环，任何系统或者局部病变而引起的肺循环血压增高均可称为肺高血压(简称：肺高压，pulmonary hypertension)。

肺动脉高压是指孤立的肺动脉血压增高，而肺静脉压力正常，主要原因是肺小动脉原发病变或其他的原发疾病而导致的肺动脉阻力增加，表现为肺动脉压力升高而肺静脉压力在正常范围内，所以需要肺毛细血管楔压(PCWP)正常才能诊断，对应英文为“pulmonary arterial hypertension”。目前被划分为肺高压的第一大类。

特发性肺动脉高压是肺动脉高压的一种，指没有发现任何原因，包括遗传、病毒、药物而发生的肺动脉高压，也需要排除肺静脉压力增高，对应英文为“idiopathic pulmonary arterial hypertension”。

定义：肺高压是由多种病因引起肺血管床受累而肺循环阻力进行性增加，最终导致右侧心力衰竭的一类病理生理综合征。目前肺高血压的诊断标准是：在海平面状态下，静息时右心导管检查肺动脉收缩压>30mmHg 和(或)肺动脉平均压>25mmHg,或者运动时肺动脉平均压>30mmHg。此外,诊断肺动脉高压除了上述肺高压的标准之外,尚需包括 PCWP≤15mmHg,以及肺血管阻力>3Wood 单位。

需要强调,严格的诊断标准应参照右心导管检查数据,并非无创检查手段估测的数据。

二、肺高压的诊断分类

1998 年以前,肺高压仅分为原发性肺高压和继发性肺高压 2 大类。1998 年法国 Evian 会议,将肺高压分为 5 个大类,2003 年威尼斯会议对 Evian 诊断分类标准进行修订,将肺高压共分为 5 大类,17 个亚类(表 5－9)。

表 5－9 2003 年威尼斯会议肺高压临床诊断分类

一、肺动脉高压
1. 特发性肺动脉高压
2. 家族性肺动脉高压
3. 相关因素所致
胶原血管病
先天性体－肺分流性心脏病
肝门静脉高压
HIV 感染
药物和毒物
其他:甲状腺疾病,糖原贮积症,戈谢病(高雪病),遗传性出血性毛细血管扩张症,血红蛋白病,骨髓增生性疾病,脾切除
4. 肺静脉闭塞病与肺毛细血管瘤
5. 新生儿持续性肺动脉高压
二、左心房、左心室疾病相关的肺高压
1. 主要累及左心房或左心室的心脏疾病
2. 左心房、左心室瓣膜病
三、与呼吸疾病或缺氧相关的肺高压
1. 慢性阻塞性肺病
2. 间质性肺病
3. 睡眠呼吸障碍
4. 肺泡低通气综合征
5. 慢性高原病
6. 肺泡－毛细血管发育不良
四、慢性血栓和(或)栓塞性肺高压
1. 血栓栓塞近端肺动脉
2. 血栓栓塞远端肺动脉
3. 非血栓性肺栓塞[肿瘤、虫卵和(或)寄生虫、外源性物质]
五、混合性肺高压
肉类瘤样病,组织细胞增多症,淋巴血管瘤病,肺血管压迫(腺瘤、肿瘤、纤维性纵隔炎)

2008年2月在美国加州Dana point举行了第4次世界卫生组织世界肺动脉高压会议，分类再次发生变化。其中家族性肺动脉高压被新定义为遗传性肺动脉高压(家族型/散发型)，慢性血栓栓塞性肺动脉高压将不再强调栓塞性质和部位。

三、流行病学

由于特发性肺动脉高压发病率较低，而其他类型肺动脉高压诊断分类十分复杂，加之早期临床症状隐匿，不易发现，而且确诊依赖右心导管检查，因此普通人群流行病学方面资料较少。

(一)成年人肺动脉高压流行病学

根据1987年公布的美国国立卫生研究院(NIH)注册登记研究结果，人群中原发性肺高血压(PPH)年发病率为1～2/100万。2006年公布的法国肺动脉高压注册登记研究表明，法国成年人群中肺动脉高压年发病率和患病率分别为2.4/100万和15.0/100万，其中特发性、家族性以及食欲抑制药、结缔组织病、先天性心脏病、肝门静脉高压、HIV感染相关肺动脉高压所占比例分别为39.2%、3.9%、9.5%、15.3%、11.3%、10.4%和6.2%。虽然普通人群肺动脉高压发病率较低，但服用食欲抑制药人群中年发病率可达到25～50/100万。而尸检研究得到的患病率更高达1300/100万。

(二)儿童肺动脉高压流行病学

根据苏格兰注册登记研究结果，新生儿特发性肺动脉高压和先心病相关性肺动脉高压的年发病率分别为1.3/100万和4.5/100万。中国儿童肺动脉高压注册登记研究初步结果表明，儿童肺动脉高压患者中特发性、家族性以及结缔组织病、先天性心脏病相关性肺动脉高压所占比例分别为31%、3%、8%、59%。

特发性肺动脉高压可发生于任何年龄，但平均诊断年龄为36岁，男性确诊时年龄略高于女性。我国特发性和家族性肺动脉高压注册登记研究表明，女性发病率高于男性，女性/男性约为2.4∶1，与国外报道的(1.7～3.5)∶1相似，儿童特发性肺动脉高压性别比为女性/男性1.8∶1，目前研究未发现特发性肺动脉高压发病率存在种族差异。

四、危险因素

肺动脉高压的危险因素是指在肺动脉高压发展过程中可能起促进作用的任何因素，包括药物、疾病，年龄及性别等。

2003年第三次WHO肺高血压会议上对肺动脉高压危险因素进行了系统阐述(表5—10)。

表 5－10　2003 年威尼斯会议上确定的肺动脉高压危险因素

A. 药物和毒物
1. 已明确有致病作用
阿米雷司
芬氟拉明
右芬氟拉明
毒性菜籽油
2. 非常可能有致病作用
安非他明
L－色氨酸
3. 可能有致病作用
甲基－安非他明
可卡因
化疗药物
4. 不太可能有致病作用
抗抑郁药
口服避孕药
治疗剂量的雌激素
吸烟
B. 有统计学意义的相关因素
1. 明确的相关因素
性别
2. 可能的相关因素
妊娠
高血压
3. 不太可能的相关因素
肥胖
C. 疾病
1. 已明确的疾病
HIV 感染
2. 非常有可能的疾病
肝门静脉高压/肝病
胶原血管病
先天性体－肺分流性心脏病
3. 可能的疾病
甲状腺疾病
血液系统疾病
脾切除术后
镰刀细胞性贫血
β－珠蛋白生成障碍性贫血(地中海贫血)
慢性骨髓增生性疾病
少见的遗传或代谢疾病
1a 型糖原贮积症
戈谢病(高雪病)
遗传性出血性毛细血管扩张症

五、肺动脉高压发病机制

2000年明确BMPR2基因突变是肺动脉高压发病遗传学基础，是分子生物学机制研究取得的里程碑式进展。随后研究发现肺动脉高压与肺动脉平滑肌细胞钾通道、5－羟色胺转运系统异常有关，并且证实肺动脉内皮细胞和平滑肌细胞存在过度增殖和凋亡抵抗等问题，以及炎症因素参与肺血管重构等。

（一）基因突变

1954年Dresdale首次报道了1例家族性原发性肺动脉高压家系，提示某些肺动脉高压可能与基因突变有关。1997年发现染色体2q31～32有1个与家族性肺动脉高压有关的标记，2000年明确该区域中编码骨形成蛋白Ⅱ型受体（BMPR2）基因突变是肺动脉高压重要的遗传学机制。最近发现，ALK1/Endoglin基因突变与遗传性出血性毛细血管扩张症合并特发性肺动脉高压的发病有关，可引起内皮细胞增殖（血管新生）和肺动脉平滑肌细胞增生，引起肺动脉高压特征性病理改变。各种类型肺动脉高压可能均有遗传因素参与。

（二）钾通道

缺氧可抑制小肺动脉平滑肌细胞的电压门控钾通道（Kv），导致钙通道开放增加，从而引起缺氧性肺血管收缩反应及血管重构。研究表明肺动脉高压以肺动脉平滑肌细胞的$KV_{1.5}$表达下调为主，慢性缺氧性肺高压则$KV_{1.5}$、$KV_{2.1}$表达均下调；食欲抑制药如芬氟拉明、阿米雷司则可直接抑制$KV_{1.5}$和$KV_{2.1}$；二氯乙酸甲酯（DCA）和西地那非可增加钾通道的表达及活性。因此钾通道功能异常在肺动脉高压发病机制中起重要作用。

（三）增殖和凋亡

小肺动脉重构与内皮细胞过度增殖及凋亡抵抗有关。目前从为缺氧、机械剪切力、炎症、某些药物或毒物及遗传易感性均可导致内皮细胞的异常增殖。病理学研究发现，丛样病变是由异常增殖的内皮细胞和成纤维细胞构成的通道。而特发性肺动脉高压丛样病变为单克隆起源内皮细胞构成，与生长抑制基因如转化生长因子β（TGF－β）2型受体和凋亡相关基因Bax缺陷有关。另外特发性肺动脉高压及先心病相关性肺动脉高压丛样病变中还存在内皮细胞凋亡抵抗，导致不可逆性小肺动脉重构。

（四）5－羟色胺转运系统

肺动脉高压患者血液中5－羟色胺（5－HT）水平升高，而最主要储存库－血小板中的含量却是下降的。多种类型肺动脉高压患者血浆中5－HT水平升高，即使肺移植或前列环素治疗也不能纠正；食欲抑制药阿米雷司、芬氟拉明与5－HT载体相互作用促使血小板释放5－HT，并抑制其再摄取，导致血浆5－HT水平升高，因此也是一种钾通道拮抗药。临床及动物实验均证实，肺动脉平滑肌细胞中5－HT载体的表达和（或）活性升高均可引起小肺动脉重构。

（五）炎症机制

部分系统性红斑狼疮合并肺动脉高压患者经免疫抑制药治疗后病情明显改善，某些肺动脉高压患者体内可检测到循环自身抗体如抗核抗体及炎性细胞因子如IL－1和IL－6表达升高，肺组织学检查发现巨噬细胞和淋巴细胞炎性浸润，趋化因子RANTSE和fractalkine表达增加，提示炎症机制在肺动脉重构机制中起重要作用。

六、病理学

肺动脉高压患者各级肺动脉均可发生结构重建，且严重程度和患者预后有一定相关性。肌型和弹性肺动脉、微细肺动脉的主要病理改变是中膜肥厚、弹性肺动脉扩张及内膜粥样硬化。各级肺小叶前或小叶内肺动脉主要表现为狭窄型动脉病变和复合型动脉病变：狭窄型病变包括肺动脉中膜平滑肌肥厚、内膜及外膜增厚；复合病变则包括丛样病变、扩张性病变和动脉炎性病变。对临床表现复杂、诊断困难的肺动脉高压患者，尽量争取行肺动脉病理解剖学检查。

七、病理生理学

肺动脉高压的病理生理学特征是肺动脉压力和肺血管阻力进行性升高，右心排血量逐渐下降，最终导致右心室扩张和肥厚甚至右侧心力衰竭。

肺动脉高压无症状期，安静状态下肺动脉压力正常，活动后明显升高，但是心排血量基本正常；有症状期，安静状态下肺动脉压力、肺血管阻力升高，心排血量下降是症状出现的主要原因，此期可出现右心室扩张和肥厚；恶化期，肺阻力进一步升高，心排血量继续下降，导致肺动脉压力也开始下降，此期肺循环血流动力学改变超过右室代偿范围，发生右侧心力衰竭（图5－6）。

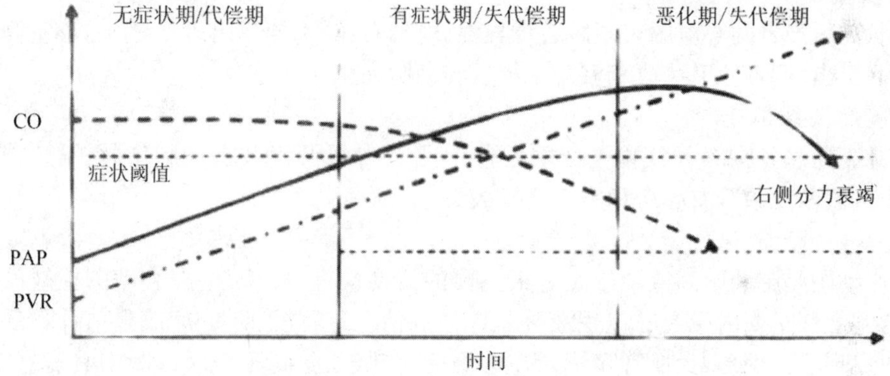

图 5－6　肺动脉高压不同时期病理生理学变化特点

八、临床表现

（一）症状

肺动脉高压早期无明显症状，往往病情发展至心功能失代偿才引发症状。我国注册登记研究结果表明，患者首发症状至确诊时间为（26.4±27.6）个月。首发就诊症状是活动后气短，发生率高达98.6%。其后依次为胸痛、晕厥、咯血、心悸、下肢水肿及胸闷，发生率分别为29.2%、26.4%、20.8%、9.7%、4.2%和2.8%。

（二）既往史

采集病史时应注意询问：减肥药服用史，习惯性流产史，鼻出血，慢性支气管炎，HIV感染史，肝病，贫血，甲状腺疾病，打鼾史及深静脉血栓史等。上述病史可以提示一些病因诊断，对患者进行准确的诊断分类有重要价值，例如：鼻出血需要考虑患者是否合并遗传性出血性毛细血管扩张症。

（三）体格检查

肺动脉高压的体征没有特异性，肺动脉第 2 心音（P_2）亢进最为常见，发生率为 88.9%。其他常见体征有三尖瓣收缩期杂音；右侧心功能不全时可出现颈静脉充盈或怒张，下肢水肿；先天性心脏病合并肺动脉高压可出现发绀，杵状指（趾）等。另外还需对背部仔细听诊，如发现血管杂音应考虑肺动静脉畸形可能。

（四）WHO 肺动脉高压功能评级

1998 年第二次世界卫生组织肺高压专题会议就已提出肺动脉高压患者的心功能分级标准，即 WHO 功能分级。该分级与 NYHA 心功能分级的差别在于增加了晕厥的分级指标（表 5－11）。功能分级不但是治疗策略的依据，也是判断患者预后的重要资料。

表 5－11　世界卫生肺动脉患者功能分级评价标准

分级	描述
Ⅰ	患者体力活动不受限，日常体力活动不会导致气短、乏力、胸痛或黑矇
Ⅱ	患者体力活动轻度受限，休息时无不适，但日常活动会出现气短、乏力、胸痛或近乎晕厥
Ⅲ	患者体力活动明显受限，休息时无不适，但低于日常活动量时即出现气短、乏力、胸痛或近乎晕厥
Ⅳ	患者不能进行任何体力活动，有右侧心力衰竭的征象，休息时可有气短和（或乏力），任何体力活动都可加重症状

九、辅助检查

（一）心电图

肺动脉高压患者的心电图表现缺乏特异性，电轴右偏、Ⅰ导联出现 S 波、右心室高电压及右胸前导联可出现 ST－T 波改变有助于提示肺动脉高压。

（二）胸部 X 线检查

肺动脉高压患者胸部 X 线检查征象可能有：肺动脉段凸出及右下肺动脉扩张，伴外周肺血管稀疏一“截断现象”，右心房和右心室扩大。

（三）超声心动图

超声心动图是肺动脉高压疑诊患者最主要的无创检查手段。超声心动图检查的右心房大小、左心室舒张末期内径及心包积液等是评估病情严重程度、评价疗效和估计预后的重要参数，还可发现心内畸形、大血管畸形及左心病变，在肺动脉高压病因诊断中具有重要价值。但由于超声心动图检查易受操作者的经验、仪器型号等因素影响，并且不能准确测量肺动脉平均压、肺毛细血管楔嵌压及心排血量等参数，因此不能用于确诊肺动脉高压。

（四）肺功能检查

特发性肺动脉高压、先天性心脏病相关性肺动脉高压和结缔组织病相关性肺动脉高压均存在不同程度的外周气道通气功能障碍和弥散功能障碍。其中结缔组织病相关性肺动脉高压患者的上述功能下降最为明显。

（五）睡眠监测

大约 15%睡眠呼吸障碍患者可发生肺高压。

（六）胸部 CT、肺灌注扫描

胸部 CT 和肺灌注扫描是诊断肺栓塞，肺血管畸形等肺血管疾病重要的无创检查手段。高分辨率胸部 CT 也是鉴别特发性肺动脉高压和肺静脉闭塞病的重要方法。

（七）心脏 MRI 检查

心脏 MRI 可以测量右心室舒张末期容积、右心室壁厚度、右心室射血分数等参数，是评价右心功能的重要检查手段。

(八)右心导管检查

右心导管检查是诊断肺动脉高压唯一的金标准，也是指导确定科学治疗方案必不可少的手段。对病情稳定、WHO 肺动脉高压功能分级Ⅰ～Ⅲ级、没有明确禁忌证的患者均应积极开展标准的右心导管检查。右心导管检查时测定的项目包括：心率、右心房压、右心室压、肺动脉压(收缩压、舒张压和平均压)、肺毛细血管楔嵌压、心排血量、体循环血压、肺血管阻力和体循环阻力及导管径路各部位的血氧饱和度等。

(九)急性肺血管扩张试验

部分肺动脉高压尤其是特发性肺动脉高压的发病机制可能与肺血管痉挛有关，急性肺血管扩张试验是筛选这些患者的有效手段。国内急性肺血管扩张试验常选择腺苷或伊洛前列素。急性肺血管扩张试验阳性标准为：肺动脉平均压下降至 40mmHg 之下，且下降幅度超过 10mmHg，心排量增加或至少不变。必须同时满足此 3 项标准，才可将患者诊断为试验结果阳性。初次检查阳性的患者服用足量的钙通道阻滞药治疗 12 个月时应及时随访，如果患者心功能稳定在Ⅰ～Ⅱ级，而肺动脉平均压基本或接近正常，则认为该患者符合钙通道阻滞药长期敏感者的诊断标准。

(十)肺动脉造影

肺动脉造影是诊断肺栓塞、肺血管炎、肺血管肿瘤的金标准，在肺动脉高压诊断分类中具有重要价值。肺动脉造影显示的肺血管末端血液充盈状况对于判断患者肺动脉高压是否小动脉闭塞具有重要临床实用价值。需要注意，肺动脉造影并非肺动脉高压常规检查项目。血流动力学不稳定肺动脉高压患者进行肺动脉造影可能导致右心功能衰竭加重，甚至猝死。

(十一)六分钟步行距离试验

肺动脉高压患者首次入院后常规进行 6min 步行距离试验。(6 minutes walk test，6MWT)6min 步行距离试验是评价患者活动耐量的客观指标，也是评价疗效的关键方法。另外首次住院的 6min 步行距离试验结果与预后有明显相关性。进行 6MWT 还应同时评价 Borg 呼吸困难分级，具体分级方法见表 5－12。

表 5－12　Borg 分级

分级	描述
0 级	没有任何呼吸困难症状
0.5 级	呼吸困难症状非常非常轻微(刚刚能觉察到)
1 级	呼吸困难症状非常轻微
2 级	呼吸困难症状轻微(轻)
3 级	有中等程度的呼吸困难症状
4 级	呼吸困难症状稍微有点重
5 级	呼吸困难症状严重(重)
6 级	
7 级	呼吸困难症状非常重
8 级	
9 级	
10 级	呼吸困难症状非常非常严重(最重)

十、诊断及鉴别诊断

根据2004年美国胸科医师学院(ACCP)肺高血压最新诊断分类标准,肺高血压共分为5大类,21亚类,30余小类,因此只有遵循根据规范的诊断流程才能对肺高血压患者进行准确的诊断分类(图5—7)。肺动脉高压的诊断和鉴别诊断要点:①首先提高肺动脉高压的诊断意识,尽量早期诊断,缩短确诊时间;②判断是否存在肺动脉高压的危险因素;③完善常规实验室检查,对肺动脉高压进行详细分类诊断;④右心导管检查及急性血管扩张试验确诊;⑤对患者心肺功能进行评估,确定治疗策略。

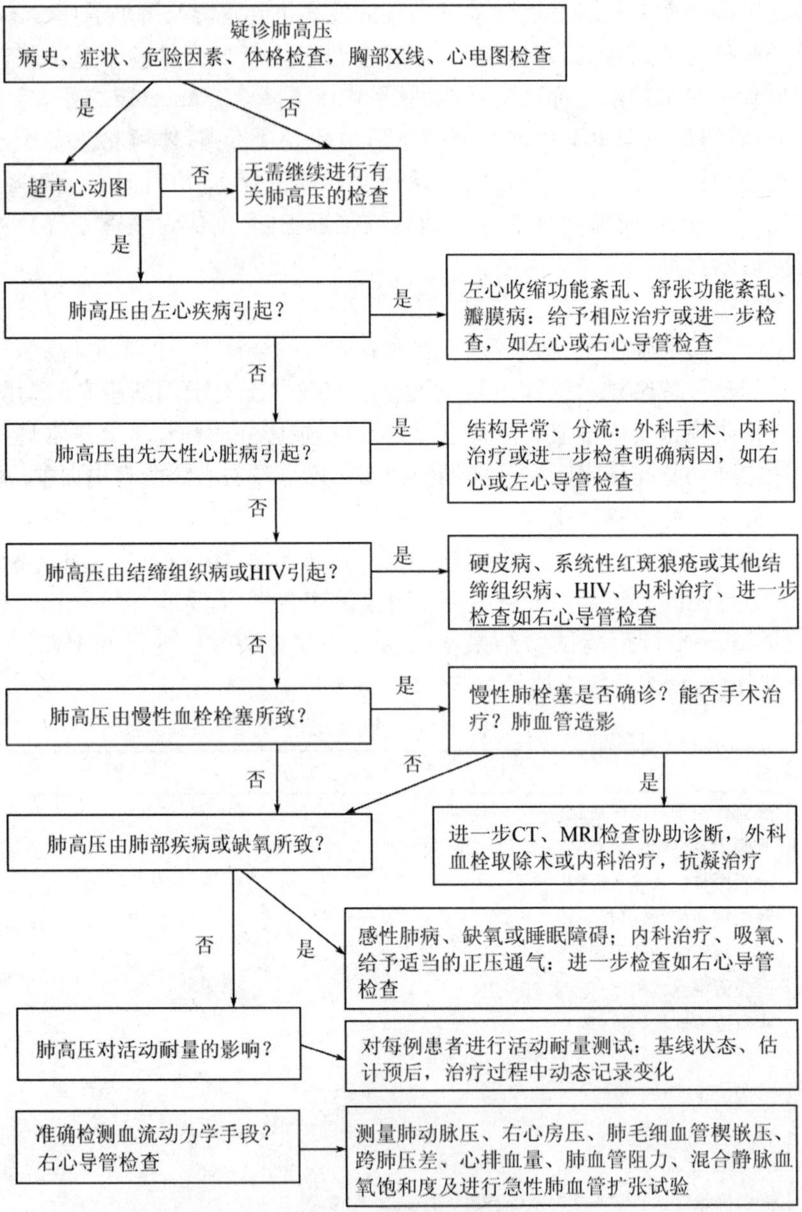

图5—7　肺高血压诊断流程

十一、治疗

（一）概论

肺动脉高压的治疗大体分为 3 个不同阶段，第 1 个阶段通常称为“传统治疗时代”，也叫做“零靶向治疗时代”。第 2 个阶段称为“不充分靶向治疗时代”。第 3 个治疗时代称作“多元化时代”。

传统治疗时代指 1992 年以前。这个阶段的治疗实际上是针对肺动脉痉挛，右侧心力衰竭和肺血管原位血栓形成。药物有钙离子通道拮抗药（CCBs），氧气，地高辛和利尿药，华法林。

1992 年起，随着依前列醇（epoprostenol，商品名 FLOLAN）进入临床，肺动脉高压患者的预后发生了革命性改变。一直到 1999 年波生坦（bosentan，商品名全可利）的出现，这期间依前列醇是唯一靶向治疗肺动脉高压药物，因此称为不充分靶向治疗时代，也有专家称为“FLOLAN 时代”。

1999 年以后，波生坦、曲前列素、西地那非等药物逐渐进入临床使各类肺动脉高压患者预后得到更好的改善，球囊扩张等介入治疗方法使慢性血栓栓塞性肺高压患者多了治疗的选择。药物治疗无效的危重患者可以选择房间隔打孔技术或者肺移植技术也成为全球性的专家共识，因此这个阶段称为“多元化新时代”。下面将着重强调治疗中几个重要部分。

（二）传统治疗

首先，除了合并房性心动过速，心房颤动等快速性心律失常，地高辛被推荐仅能应用于心排血量和心脏指数小于正常值的患者。利尿药应谨慎使用，短期改善患者症状之后，即应减量并逐渐停用，因右心室充盈压对于维持足够心排血量非常关键。华法林应用之前需评估患者有无禁忌证。如无禁忌，则部分凝血酶原活动度的国际标准比值（INR）应该控制在 1.5～2.5. 主要是对抗肺血管原位血栓形成和发展。

其次需要着重强调急性肺血管反应试验结果是患者能否服用 CCBs 的唯一根据，因为试验阳性往往提示大量小肺动脉痉挛。而试验阴性，则提示血管重塑而闭塞是主要病理基础，此时使用 CCBs 则有导致体循环血压下降、矛盾性肺动脉压力升高、心功能衰竭加重、诱发肺水肿等危险。

服用 CCBs 之后的 1 年随访结果又是患者是否 CCBs 长期敏感者的唯一证据，只有 CCBs 长期敏感者

才能长期服用 CCBs 并能显著获益。服用 CCBs 之前应该根据 24h HOLTER 的结果评估患者的基础心率，基础心率较慢的患者选择二氢吡啶类（Fluazifop）；基础心率较快的患者则选择地尔硫䓬（Dilitazem）。

原则上对于各类肺动脉高压患者，禁忌使用血管紧张素转化酶抑制药，血管紧张素Ⅱ受体拮抗药和硝酸酯类等血管扩张药。

（三）靶向治疗

对急性肺血管扩张试验结果阴性，病情稳定的肺动脉高压患者，建议采用前列环素类药物、内皮素受体拮抗药、5 型磷酸二酯酶抑制药等新型血管扩张药进行靶向治疗或联合治疗。

目前国内可以使用的靶向治疗药物有波生坦、西地那非和万他维等。

1. 内皮素受体拮抗药　波生坦是非选择性内皮素受体拮抗药，是临床应用时间最长的口

服靶向治疗药物，也是除了 FLOLAN 之外，目前唯一有 5 年生存率随访结果的治疗方法。目前国外大量的研究报道已经证实，该药物可以明确治疗特发性肺动脉高压，结缔组织病相关肺动脉高压，先心病相关肺动脉高压，艾滋病毒感染相关肺动脉高压，慢性血栓栓塞性肺高压，儿童肺动脉高压，右侧心力衰竭早期心功能Ⅱ级的肺动脉高压患者。该药可改善患者的临床症状和血流动力学指标，提高运动耐量，改善生活质量和生存率，推迟到达临床恶化时间。国内研究也初步证实，波生坦可以安全有效治疗肺动脉高压患者。

目前推荐用法是初始剂量 62.5mg，2/d，4 周，后续 125mg，2/d，维持治疗。如无禁忌，是治疗心功能Ⅱ级，Ⅲ级肺动脉高压患者的首选治疗。需要注意以下 2 点。

(1)如患者是儿童，或体重<40kg，则用药剂量需要根据体重而调整为半量。如是体重<20kg 的婴幼儿患者，则建议剂量继续减半。

(2)由于具有潜在肝酶学指标升高作用。建议治疗期间，至少每月 1 次监测肝功能。如转氨酶增高小于等于正常值高限 3 倍，可以继续用药观察；3～5 倍，可以减半剂量继续使用或暂停用药，每 2 周监测 1 次肝功能，待转氨酶恢复正常后再次使用；5～8 倍，暂停用药，每 2 周监测 1 次肝功能，待转氨酶恢复正常后可考虑再次用药；达 8 倍以上时，需要停止使用，不再考虑重新用药。转氨酶恢复正常后再次使用波生坦，大多数患者肝功能会保持正常。

目前欧洲和美国分别有西他生坦和安贝生坦等选择性内皮素受体 A 拮抗药上市，也可以有效治疗肺动脉高压，但是长期预后资料尚需时日。

2.5 型磷酸二酯酶抑制药　西地那非已被美国 FDA 批准用于肺动脉高压治疗，在国外上市的商品名为 Revatio。目前该药治疗患者的 2 年生存率已经在 2008 年美国胸科年会上公布，与传统治疗对比，确实明显延长了患者的生存时间，是值得推荐治疗肺动脉高压的重要方法。我国虽然还未批准治疗肺动脉高压的适应证，但是目前国内已有大量患者在接受或自发购买相同成分的“艾万可”用于治疗肺动脉高压，使用方法很不规范，甚至错误。因此亟待强调该药物正确的临床使用方法。

根据 SUPER 研究结果以及国内外专家共识，西地那非被推荐的标准剂量是 20mg，3/d，且增加剂量不能增加疗效，但却增加不良反应发生率。

使用西地那非需要注意以下不良反应：腹泻、视觉障碍、肌肉疼痛、儿童发育增快以及头痛和潮红。

同类药物伐地那非虽然在国内外都没有适应证，但随机双盲安慰剂对照多中心临床试验(EVALUA－TION－1)正在进行，且前期开放对照研究结果证明伐地那非可以有效安全地治疗肺动脉高压，研究结果已经被 HEART 杂志接收。因该药服用方便，5mg，2/d 即可，价格相对低廉，因此对于我国经济情况相对较差患者，是可以考虑尝试的方法。其不良反应与西地那非类似。

3.前列环素以及结构类似物　我国目前唯一上市药物是伊洛前列素(ILOPROST，商品名万他维)，短期内吸入伊洛前列素可降低肺动脉压力和肺血管阻力，提高运动耐量，改善生活质量。但伊洛前列素是否可长期单独应用治疗肺动脉高压，目前还没有很好的研究来证实。目前大多数有经验专家建议，对于心功能较差患者可短期应用，病情缓解之后应及时替换为口服制剂如 5 型磷酸二酯酶抑制药或内皮素受体拮抗药波生坦。另外，对于急诊室或者重症监护病房以及手术中遇到肺动脉高压危象，或者急性和(或)重度右侧心力衰竭患者，伊洛前列素吸入或者静脉泵入是非常重要的治疗选择。

曲前列素在欧美上市多年,可以经皮下注射,静脉注射和吸入途径等多种方法给药,方便安全有效。在治疗肺动脉高压药物中是目前公认最好的前列环素类药物。

4.治疗目标　对于肺动脉高压这类恶性疾病,国内外专家倾向于“以目标为导向的靶向治疗”,意即治疗之前,先预设治疗目标,随后给予靶向治疗方案。3个月为1个周期,检查患者是否达到治疗目标,如达到,继续治疗。如没有达到目标,更换方案或者联合治疗。

一般来说,预先设定的治疗目标是下列生理指标至少50%改善,而其他指标没有恶化:6min步行距离,WHO功能分级,Borg呼吸困难指数,动脉氧饱和度,左心室舒张末内径,右心室内径,肺功能,平均肺动脉压,肺血管阻力,心指数,右心室射血分数,右心房平均压,右心室舒张末压,临床恶化事件等。

5.联合治疗方案　如果患者经单药治疗,没有达到预先设定的治疗目标或者病情仍进行性加重,建议采用联合治疗。目前尚无公认最佳联合治疗方案。根据专家经验,波生坦+西地那非或波生坦+伐地那非可能疗效最佳。

一般情况下,根据患者经济状况可以首选波生坦,或西地那非,或伐地那非来启动治疗。3个月后评估,如达标,则继续治疗。如没有达标,则联合治疗。国内联合治疗,PDE5抑制药一般不变动剂量,而波生坦先用62.5mg,2/d。如再次评估达标,继续治疗,如没有达标,则波生坦可以增加剂量至125mg,2/d。如仍未达标,可以考虑适当增加伊洛前列素,或者贝前列素。再不达标或继续恶化,考虑静脉使用伊洛前列素,择机进行肺移植或房间隔打孔。

6.介入治疗　对于肺血管炎或者血栓栓塞而导致的肺血管局部狭窄相关的肺动脉高压,可以考虑介入治疗。球囊扩张和支架置入可以明显改善患者的肺血液灌注,从而改善通气血流比值,提高动脉血氧饱和度,降低肺动脉阻力。

7.肺移植　药物治疗无效的肺动脉高压患者,可以考虑单侧,双侧,或者部分肺叶肺移植。国外经验表明,可有效纠正右侧心力衰竭。国内经验有限。

8.其他新技术　血管活性肠肽,弹性蛋白酶抑制药等都是初步证实有效的靶向治疗药物;而基因治疗,细胞移植治疗肺动脉高压的研究报道也初步显示其希望。同步起搏技术研究初步显示也可有效改善肺动脉高压患者右心功能。但上述方法尚未成熟,仍处在研究阶段,目前尚不能临床应用。

十二、小结

肺血管疾病往往牵涉到心血管、呼吸、血液、风湿免疫、肝胆、病毒感染及儿科等多个医学学科。因此,要全面了解肺动脉高压发病机制,提高早期诊断意识,熟悉肺动脉高压诊断流程,准确干预其发生发展的关键环节,开展靶向药物治疗,介入治疗,甚至基因筛查诊断和治疗技术。提高诊断治疗水平,就必须多学科合作,成立以心血管内科为主的综合性诊治中心,建立以预防为主的综合诊疗模式。

（徐林）

第六节　中西医结合治疗高血压

高血压是以体循环动脉压增高为主要表现的临床综合征。根据目前采用的国际统一标准,收缩压≥140mmHg和(或)舒张压≥90mmHg就可以确定为高血压。高血压可分为原发性高血压和继发性高血压。原发性高血压称高血压病，占高血压的95%以上，继发性高血压为某些疾病的临床表现，有明确病因，占高血压的5%以下。高血压是多种心、脑血管疾病的重要病因和危险因素，影响重要脏器，如心、脑、肾的结构与功能，最终导致这些器官的功能衰竭，迄今仍是心血管疾病死亡的主要原因之一。

本病属于中医学“眩晕”、“头痛”、“中风”等范畴。国家标准《中医临床诊断术语·疾病部分》将高血压如为“风眩”病，定义为“风眩是以眩晕，头痛，血压增高，脉弦等为主要表现的眩晕类疾病”。

一、病因和发病机制

(一)病因

高血压的病因尚不十分清楚，公认的是，高血压是遗传易感性和环境因素相互作用的结果。一般认为在比例上，遗传因素约占40%，环境因素约60%。

1.遗传因素　高血压具有明显的家族聚集性，父母均有高血压，子女的发病概率高达46%，约60%高血压患者可询问到有高血压家族史。在遗传表型上，不仅血压升高发生率体现遗传性，而且在血压高度、并发症发生以及其他有关因素方面，如肥胖，也有遗传性。

2.环境因素

(1)高钠、低钾膳食：高钠、低钾膳食是我国大多数高血压患者发病最主要的危险因素。人群中，钠盐(氯化钠)摄入量与血压水平和高血压患病率成正相关，钾盐摄入量与血压水平成负相关，而膳食钠/钾比值与血压的相关性甚至更强。

我国大部分地区，人均每天盐摄入量12～15g以上。我国14组人群研究表明，膳食钠盐摄入量平均每天增加2g，收缩压和舒张压分别增高2.0mmHg和1.2mmHg。在盐与血压的国际协作研究中，反映膳食钠/钾量的24小时尿钠/钾比值，我国人群在6g以上，而西方人群仅为2～3g。

(2)饮酒过量：饮酒是高血压发病的危险因素，人群高血压患病率随饮酒量增加而升高。虽然少量饮酒后短时间内血压会有所下降，但长期少量饮酒可使血压轻度升高，过量饮酒则使血压明显升高，可诱发急性脑出血或心肌梗死发作。如果每天平均饮酒>3个标准杯(1个标准杯相当于12g乙醇，约合360g啤酒，或100g葡萄酒，或30g白酒)，收缩压与舒张压分别平均升高3.5mmHg与2.1mmHg，且血压上升幅度随着饮酒量增加而增大。

(3)精神紧张：长期精神过度紧张也是高血压发病的危险因素，长期从事高度精神紧张工作的人群高血压患病率增加，城市脑力劳动者高血压患病率超过体力劳动者，长期生活在噪声环境中，听力敏感性减退者患高血压也较多。高血压患者经休息后往往症状和血压可获得一定改善。

3.其他因素

(1)肥胖：超重和肥胖将成为我国高血压患病率增长的又一重要危险因素。体重常是衡量肥胖程度的指标，人群中体重指数与血压水平成正相关。衡量超重和肥胖最简便和常用的生理测量指标是体质指数[计算公式为：体重(千克)/身高(米)^2]和腰围。前者通常反映全身肥胖程度，后者主要反映中心型肥胖的程度。肥胖类型与高血压发生关系密切，腹型肥胖更容易发生高血压，腰围男性≥90cm或女性≥85cm，发生高血压的风险是腰围正常者的4倍以上。

(2)避孕药:服避孕药妇女血压升高发生率及程度与服用时间长短有关。35 岁以上妇女容易出现血压升高。口服避孕药引起的高血压一般为轻度,并且可逆转,在终止避孕药后 3～6 个月血压常恢复正常。

此外,高血压发生还与缺少运动、低钙、低镁等有关。

(二)发病机制

1. 血压调节机制失代偿 诸多因素可以影响血压的调节,其中主要是心排血量及体循环的周围阻力。心排血量与体液容量、心率、心肌收缩力成正相关。总外周阻力与阻力小动脉结构的改变、血管壁的顺应性、血管的舒缩状态、血液黏稠度等因素也都与血压有关。血压的急性调节主要通过压力感受器及交感神经活动来实现,而慢性调节主要通过 RAAS 及肾脏对体液容量的调节来完成。如上述调节机制失去平衡即会导致高血压。

2. 肾性水钠潴留 由于亢进的交感活性使肾血管阻力增加,或肾小球有微小结构病变,或肾脏排钠激素(前列腺素、激肽酶、肾髓质素)分泌减少,或肾外排钠激素(内源性类洋地黄物质、心房肽)分泌异常,或潴钠激素(18－羟去氧皮质酮、醛固酮)释放增多等因素导致水钠潴留,通过以下机制使血压升高:

(1)外周血容量增加导致心排血量增加。

(2)细胞膜钙泵活性降低,可导致细胞内钠、钙离子浓度升高,血管收缩反应性增强。

(3)心钠素增高,影响钠排出,加重钠潴留。

3. RAAS 激活 经典的 RAAS 包括:肾小球入球动脉的球旁细胞分泌肾素,激活从肝脏产生的血管紧张素原(AGT),生成血管紧张素Ⅰ(AⅠ),然后经肺循环的血管紧张素转换酶生成血管紧张素Ⅱ(AⅡ)。AⅡ是 RAAS 的主要效应物质,AT_1、AT_2 是 AⅡ的受体,作用于 AT_1 可使小动脉平滑肌收缩,刺激肾上腺皮质球状带分泌醛固酮,通过交感神经末梢突触前膜的正反馈使去甲肾上腺素分泌增加。这些作用均可使血压升高,参与高血压发病并维持。近年来发现 RAAS 对心脏、血管的功能和结构的作用,可能在高血压发生和维持中有更大影响。

4. 血管内皮功能受损 血管内皮细胞具有调节血管收缩、影响血流、调节血管重建的功能。血管内皮细胞生成的活性物质对血管舒缩等有调节作用。高血压时,血管平滑肌对收缩因子(内皮素、血管紧张素Ⅱ等)反应增强,舒张因子(前列环素、内皮源性舒张因子等)反应减弱,致使血压升高。

5. 细胞膜离子转运异常 血管平滑肌细胞有许多特异性的离子通道、载体和酶,组成细胞膜离子转运系统,维持细胞内外钠、钾、钙离子浓度的动态平衡。遗传性或获得性细胞膜离子转运异常,包括钠泵活性降低,钠－钾离子协同转运缺陷,细胞膜通透性增强,钙泵活性降低,可导致细胞内钠、钙离子浓度升高,膜电位降低,激活平滑肌细胞兴奋收缩耦联,使血管收缩反应性增强和平滑肌细胞增生与肥大,血管阻力增高。

6. 胰岛素抵抗 胰岛素抵抗(IR)是指必须以高于正常的血胰岛素释放水平来维持正常的糖耐量,表示机体组织对胰岛素处理葡萄糖的能力减退。近年来认为胰岛素抵抗(IR)是 2 型糖尿病和高血压发生的共同病理生理基础。多数认为是胰岛素抵抗造成继发性高胰岛素血症引起的。因为胰岛素抵抗主要影响胰岛素对葡萄糖的利用效应,胰岛素的其他生物学效应仍然保留,继发性高胰岛素血症使肾脏水钠重吸收增强,交感神经系统活性亢进,动脉弹性减退,从而血压升高。

二、病理

高血压早期无明显病理改变。随着病情发展,长期高血压引起的全身小动脉病变,主要是壁腔比值增加和管腔内径缩小,导致重要靶器官如心、脑、肾组织缺血。长期高血压及伴随的危险因素可促进动脉粥样硬化的形成及发展,该病变主要累及体循环大、中动脉。同时,高血压还可出现微循环毛细血管稀疏、扭曲变形,静脉顺应性减退。

(一)心

长期压力负荷增高,儿茶酚胺与血管紧张素Ⅱ等生长因子都可刺激心肌细胞肥大和间质纤维化。发生心脏肥厚或扩大时(以左心室为主),称为高血压心脏病,高血压心脏病常合并冠状动脉粥样硬化和微血管病变,最终可导致心力衰竭或严重心律失常,甚至猝死。

(二)脑

长期高血压使脑血管发生缺血与变性,形成微动脉瘤,从而发生脑出血。高血压促使脑动脉粥样硬化,粥样斑块破裂可并发脑血栓形成。脑小动脉闭塞性病变,引起针尖样小范围梗死病灶,称为腔隙性脑梗死。脑中型动脉硬化有利于血栓形成而产生脑梗死,颅外动脉粥样硬化斑块脱落可造成脑栓塞。高血压的脑血管病变部位,特别容易发生在大脑中动脉的豆纹动脉、基底动脉的旁正中动脉和小脑齿状核动脉。这些血管直接来自压力较高的大动脉,血管细长而且垂直穿透,容易形成微动脉瘤或闭塞性病变。因此,脑卒中通常累及壳核、丘脑、尾状核、内囊等部位。

(三)肾

长期持续高血压使肾小球内囊压力升高,肾小球纤维化、萎缩,以及肾动脉硬化,进一步导致肾实质缺血和肾单位不断减少。慢性肾衰竭是长期高血压的严重后果之一,尤其在合并糖尿病时。恶性高血压时,入球小动脉及小叶间动脉发生增生性内膜炎及纤维素样坏死,可在短期内出现肾衰竭。

(四)视网膜

视网膜小动脉早期发生痉挛,随着病程进展出现硬化改变。血压急骤升高可引起视网膜渗出和出血。

三、临床表现

(一)症状

大多数起病缓慢、渐进,一般缺乏特殊的临床表现。约 1/5 患者无症状,仅在测量血压时或发生心、脑、肾等并发症时才被发现。一般常见症状有头晕、头痛、颈项强直、疲劳、心悸等,呈轻度持续性,多数症状可自行缓解,在紧张或劳累后加重。也可出现视力模糊、鼻出血等较重症状。典型的高血压头痛在血压下降后即可消失。高血压患者可以同时合并其他原因的头痛,往往与血压高度无关,例如精神焦虑性头痛、偏头痛、青光眼等。如果突然发生严重头晕与眩晕,要注意可能是短暂性脑缺血发作或者过度降压、直立性低血压,这在高血压合并动脉粥样硬化、心功能减退者容易发生。高血压患者还可以出现受累器官的症状,如胸闷、气短、心绞痛、多尿等。另外,有些症状可能是降压药的不良反应所致。

(二)体征

血压随季节、昼夜、情绪等因素有较大波动。冬季血压较高,夏季较低;血压有明显昼夜波动，一般夜间血压较低，清晨起床活动后血压迅速升高，形成清晨血压高峰。

高血压时体征一般较少。注意听诊颈动脉、胸主动脉、腹部动脉和股动脉有无杂音，血管杂音往往表示管腔内血流紊乱，与管腔大小、血流速度、血液黏度等因素有关，提示存在血管狭窄、不完全性阻塞或者代偿性血流量增多、加快，例如肾血管性高血压、大动脉炎、主动脉狭窄、粥样斑块阻塞等。同时，还应注意有些体征常提示继发性高血压可能，如库欣面容，肾脏增大(多囊肾)或肿块，检查四肢动脉搏动等。

(三)并发症

1. 靶器官的损害 血压持续升高，可导致重要靶器官如心、脑、肾组织损害。于心，可形成高血压心脏病，最终导致充血性心力衰竭，部分患者还可并发冠状动脉粥样硬化，诱发心绞痛、心肌梗死、心力衰竭及猝死；于脑，由于长期高血压致使小动脉微动脉瘤形成及脑动脉粥样硬化，可并发急性脑血管病，包括脑出血、短暂性脑缺血、脑血栓等；于肾，早期可无表现，病情发展可出现肾功能损害，如肾动脉硬化、慢性肾衰竭等。

2. 恶性或急进型高血压 少数患者病情急骤发展，舒张压持续≥30mmHg，并有头痛、视力模糊、眼底出血、渗出和乳头水肿，肾脏损害突出，持续蛋白尿、血尿与管型尿。病情进展迅速，如不及时有效降压治疗，预后很差，常死于肾衰竭、脑卒中或心力衰竭。病理上以肾小动脉纤维样坏死为特征。发病机制尚不清楚，部分患者继发于严重肾动脉狭窄。

3. 高血压危象 在高血压早期与晚期均可发生。因交感神经活动亢进，小动脉发生强烈痉挛，血压急剧上升(收缩压可达 260mmHg，可伴舒张压高达 120mmHg 以上)，影响重要脏器血液供应而产生危急症状，如头痛、眩晕、恶心、呕吐、心悸及视力模糊等，同时可伴有痉挛动脉(椎基底动脉、颈内动脉、视网膜动脉、冠状动脉等)累及相应的靶器官缺血症状。

4. 高血压脑病 发生于重症高血压患者，由于过高的血压突破了脑血流自动调节范围，脑组织血流灌注过多引起脑水肿。临床表现以脑病的症状与体征为特点，表现为弥散性严重头痛，呕吐，意识障碍，精神错乱，甚至昏迷、局灶性或全身抽搐。

四、实验室及其他检查

(一)规范测量血压

血压测量是评估血压水平、诊断高血压以及观察降压疗效的主要手段，分为诊室血压、动态血压和家庭血压。诊室血压目前仍是临床诊断高血压和分级的常用方法。电子血压计测量时应注意：测定前 30 分钟不要吸烟、进餐、饮咖啡和剧烈运动，测定前至少安静休息 5 分钟，测 2 次相隔至少 1 分钟，取 2 次平均值。家庭血压测量，有利于了解常态下的血压水平，有利于改善高血压患者治疗的依从性及达标率。

(二)常规项目

尿常规、血糖、血胆固醇、血三酰甘油、肾功能、血尿酸和心电图等。必要时可进一步检查眼底、超声心动图、血电解质、低密度脂蛋白胆固醇与高密度脂蛋白胆固醇。

(三)特殊检查

为了更进一步了解高血压患者病理生理状况和靶器官结构与功能变化，评估靶器官损害情况，可以有目的地选择一些特殊检查，例如 24 小时动态血压监测，检查顽固难治性高血压的原因以及评估血压升高程度、短时变异和昼夜节律，指导降压治疗以及评价降压药物疗效；经颅多普勒超声对诊断脑血管痉挛、狭窄或闭塞有一定帮助；脉搏波传导速度增快是心血管事件的独立预测因素；踝/臂血压指数能有效筛查外周动脉疾病，评估心血管风险；检测24小时尿清蛋白排泄量或晨尿清蛋白/肌酐比值，微量清蛋白尿，已被证实是心血管事件的独立预测因素等。

五、诊断与鉴别诊断

（一）诊断

1.诊断标准　在未使用降压药物的情况下，非同日3次测量血压，收缩压≥140mmHg和（或）舒张压≥90mmHg。患者既往有高血压史，目前正在使用降压药物，血压虽然低于140/90mmHg，也诊断为高血压。根据血压升高水平，又进一步将高血压分为1级、2级和3级。目前国内诊断标准采用2010年中国高血压联盟的诊断标准（表5－13）。

表5－13　血压水平分类和定义

分类	收缩压（mmHg）		舒张压（mmHg）
正常血压	120	和	80
正常高值	120～139	和（或）	80～89
高血压	≥140	和（或）	≥90
1级高血压（轻度）	140～159	和（或）	90～99
2级高血压（中度）	160～179	和（或）	100～109
3级高血压（重度）	≥180	和（或）	≥110
单纯收缩期高血压	≥140	和	90

注：当收缩压和舒张压分属于不同级别时，以较高的分级为准

（二）心血管风险水平分层

根据2010年中国高血压联盟公布指南，将高血压患者按心血管风险水平分为低危、中危、高危和很高危四个层次，但对影响风险分层的内容作了部分修改，如由于糖尿病已经列为冠心病的等危症，故将糖耐量受损和（或）空腹血糖异常列为影响分层的心血管危险因素；将判定腹型肥胖的腰围标准改为：男性≥90cm，女性≥85cm，估算的肾小球滤过率降低[<60ml/(min・1.73m^2)]、颈一股动脉脉搏波速度12m/s和踝/臂血压指数0.9等列为影响分层的靶器官损害指标。

注：SBP：收缩压；DBP：舒张压

（三）鉴别诊断

1.肾实质性高血压　包括急、慢性肾小球肾炎，糖尿病肾病、慢性肾盂肾炎，多囊肾和肾移植后等多种肾脏病变引起的高血压，是最常见的继发性高血压，其中以肾小球肾炎多见。急性肾小球肾炎以青少年多见，有发病急，有链球菌感染病史，以水肿、血尿、蛋白尿为特点，尿常规检查可见蛋白、红细胞及管型，血压升高为一过性；慢性肾小球肾炎多由急性肾小球肾炎转变而来，有反复水肿、慢性贫血、低血浆蛋白、氮质血症、蛋白尿等，血压升高呈持续性。但是临床上有时难以将肾实质性高血压与原发性高血压伴肾脏损害区别开来。一般而言，除了恶性高血压，原发性高血压很少出现明显蛋白尿，血尿罕见，肾功能减退首先从肾小管浓缩功能开始，肾小球滤过功能仍可长期保持正常或增强，直到最后阶段才有肾小球滤过降低，血肌酐上升；肾实质性高血压往往在发现血压升高时已经有蛋白尿、血尿和贫血，肾小球滤过功能减退，肌酐清除率下降。如果条件允许，肾穿刺组织学检查有助于确立诊断。

2.肾血管性高血压　肾血管性高血压是单侧或双侧肾动脉主干或分支狭窄引起的高血

压。常见病因有多发性大动脉炎、肾动脉纤维肌性发育不良和动脉粥样硬化，前两者主要见于青少年，后者见于老年人。凡进展迅速或突然加重的高血压，均应怀疑本症。本症大多有舒张压中、重度升高，体检时在上腹部或背部肋脊角处可闻及血管杂音。大剂量快速静脉肾盂造影、多普勒超声、放射性核素肾图有助于诊断，肾动脉造影可明确诊断并提供具体狭窄部位。分侧肾静脉肾素活性测定可预测手术治疗效果。

3.嗜铬细胞瘤 嗜铬细胞瘤起源于肾上腺髓质、交感神经节等嗜铬组织，肿瘤间歇或持续释放过多肾上腺素、去甲肾上腺素与多巴胺。临床表现变化多端，典型的发作表现为阵发性血压升高伴心动过速、头痛、出汗、面色苍白。在发作期间可测定血或尿儿茶酸胺或其代谢产物3－甲氧基－4－羟基苦杏仁酸，如有显著增高，提示嗜铬细胞瘤。超声、放射性核素、CT或MRI等可做定位诊断。

4.原发性醛固酮增多症 原发性醛固酮增多症是肾上腺皮质增生或肿瘤分泌过多醛固酮所致。临床上以长期高血压伴低血钾为特征，少数患者血钾正常，可伴有肌无力、周期性瘫痪、烦渴、多尿等症状。血压大多为轻、中度升高，约1/3表现为顽固性高血压。实验室检查有低血钾、高血钠、代谢性碱中毒、血浆肾素活性降低、血浆及尿醛固酮增多。血浆醛固酮/血浆肾素活性比值增大有较高诊断敏感性和特异性。超声、放射性核素、CT、MRI可确定病变性质和部位。选择性双侧肾上腺静脉血激素测定，对诊断确有困难的患者，有较高的诊断价值。

5.皮质醇增多症 皮质醇增多症又称库欣综合征，主要是由于促肾上腺皮质激素分泌过多导致肾上腺皮质增生或者肾上腺皮质腺瘤，引起糖皮质激素过多所致。80%患者有高血压，同时有向心性肥胖、满月脸、水牛背、皮肤紫纹、毛发增多、血糖增高等表现。24小时尿中17－羟和17－酮类固醇增多，地塞米松抑制试验和肾上腺皮质激素兴奋试验有助于诊断。颅内蝶鞍X线检查、肾上腺CT、放射性核素肾上腺扫描可确定病变部位。

6.主动脉缩窄 主动脉缩窄多数为先天性，少数是多发性大动脉炎所致。临床表现为上臂血压增高，而下肢血压不高或降低。在肩胛间区、胸骨旁、腋部有侧支循环的动脉搏动和杂音，腹部听诊有血管杂音。胸部X线检查可见肋骨受侧支动脉侵蚀引起的切迹。主动脉造影可确定诊断。

六、中医病因病机

高血压属于中医学“眩晕”、“头痛”、“中风”等范畴。高血压早、中期或尚无并发症时，多表现为头晕、视物旋转等症状，但当高血压多年，控制不理想，伴头痛，或并发脑血管意外时，即可辨为“头痛”、“中风”。此处对眩晕进行分析。

（一）脑髓空虚，清窍失养

肾为先天之本，藏精生髓，若先天不足，肾精不充，或者年老肾亏，或久病伤肾，或房劳过度，导致肾精亏虚，不能生髓，而脑为髓之海，髓海不足，上下俱虚，而发生眩晕。或肾阴素亏，肝失所养，以致肝阴不足，阴不制阳，肝阳上亢，发为眩晕。大病久病或失血之后，虚而不复，或劳倦过度，气血衰少，气血两虚，气虚则清阳不展，血虚则脑失所养，皆能发生眩晕。《灵枢·海论》：“脑为髓之海，其输上在于其盖，下在风府……髓海有余，则轻劲多力，自过其度；髓海不足，则脑转耳鸣，胫酸眩冒，目无所见，懈怠安卧。”

（二）风火痰瘀，扰动清窍

素体阳盛，加之恼怒过度，肝阳上亢，阳升风动，发为眩晕；或因长期忧郁恼怒，气郁化火，使肝阴暗耗，肝阳上亢，阳升风动，上扰清空，发为眩晕。或嗜酒肥甘，饥饱劳倦，伤于脾胃，健运失司，以致水谷不化精微，聚湿生痰，痰湿中阻，浊阴不降，引起眩晕。或头部外伤或手术后，气滞血瘀，痹阻清窍，发为眩晕。

眩晕的病理因素以风、火、痰、瘀、虚为主，其基本病理变化，不外虚实两端。虚者为气血亏虚，肾精不足，致脑髓空虚，清窍失养；实者为风、火、痰、瘀扰动清窍。本病的病位在于头窍，其病变脏腑与肝、脾、肾三脏关系密切。病机性质为本虚标实，尤以虚证多见，故"张介宾谓虚者居其八九"。眩晕虚证如肝肾阴虚，肝风内动，或气血亏虚，清窍失养，或肾精亏虚，脑髓失充；实证多由痰浊阻遏，升降失常，痰火气逆，上犯清窍，瘀血停着，痹阻清窍而成。由于阴虚无以制阳，或气虚则生痰酿湿等，可因虚致实，而转为本虚标实之证；另一方面，肝阳、肝火、痰浊、瘀血等实证日久，也可伤阴耗气，而转为虚实夹杂之证。中年以上眩晕由肝阳上扰、瘀血阻窍眩晕者，由于肾气渐衰，若肝肾之阴渐亏，而阳亢之势日甚，阴亏阳亢，阳化风动，血随气逆，夹痰夹火，上蒙清窍，横窜经络，可形成中风病，轻则致残，重则致命。

七、中医诊断及病证鉴别

本病多有情志内伤、饮食不节、外伤手术、体虚劳倦、久病失血过度等病史，多慢性起病，反复发作，逐渐加重。也可见急性起病者。

病证鉴别

（一）头痛

眩晕之病因多与内伤有关，其病机是虚者为髓海不足，或气血亏虚，清窍失养，实者为风、火、痰、瘀扰乱清空；其主症为昏眩，轻者闭目自止，重者如坐车船，旋转不定。头痛发病与外感六淫、饮食劳倦、情志失调，或病后体虚等有关，其病机为经脉绌急或失养，清窍不利；其主症为疼痛，以实证居多。

（二）中风

中风以猝然昏仆，不省人事，伴有口舌歪斜，半身不遂，失语；或不经昏仆，仅以歪斜不遂为特征。中风昏仆与眩晕之仆倒相似，且眩晕可为中风病先兆，但眩晕患者无半身不遂、口舌歪斜及舌强语謇等表现。

（三）厥证

厥证以突然昏仆，不省人事，或伴有四肢厥冷为特点，发作后一般在短时间内逐渐苏醒，醒后无偏瘫、失语、口舌歪斜等后遗症。严重者也可一厥不醒而死亡。眩晕发作严重者也可有眩晕欲倒的表现，但一般无昏迷不省人事的表现。

（四）痫证

痫证以突然昏仆，不省人事，口吐涎沫，两目上视，四肢抽搐，或口中如作猪羊叫声，移时苏醒，醒后一如常人，重证眩晕虽可仆倒，但无四肢抽搐、两目上视、不省人事、口吐涎沫、口中异样叫声等。

八、治疗

（一）治疗思路

高血压是一种以动脉血压持续升高为特征的进行性"心血管综合征"，常伴其他危险因素、靶器官损害或临床疾患，需要进行综合干预，一经确诊就必须给予长期不间断治疗。治疗前应做综合评估以便制订个体化方案，个体化制订不同高血压人群的降压目标值。西医治疗高血压的药物很多，只要正确选择、正规治疗，就能有效地控制血压，但是降压药物需要终身服用，由此引发的不良反应不容忽视。对于低、中危组的早期患者可以考虑用中医治疗，中危组后期及高危组的患者，则应给予中西医结合的方法治疗。对部分患者在有效控制血压后，血压稳定期间可予中药维持治疗以减轻西药产生的不良反应。本病中医治疗原则主要是补虚而泻实，调整阴阳。虚者填精生髓，滋补肝肾；实证则以潜阳、泻火、化痰、逐瘀为主要治法，虚实夹杂，或由虚致实，或由实致虚，当扶正以祛邪，或祛邪以安正，临床分类施治当建立在辨证要点的基础上，权衡标本缓急轻重，随证论治。中西医结合治疗高血压，一方面可以有效地控制血压，另一方面还可以有效地预防靶器官损害或减缓疾病的进程，改善临床症状，提高生活质量。需注意的是，服药期间，应动态监测血压和靶器官损害情况，适时调整降压方案，同时加强对高血压危险因素的控制和辅助治疗。

（二）西医治疗

原发性高血压目前尚无根治方法，但大规模临床试验证明，收缩压下降 10～20mmHg 或舒张压下降 5～6mmHg，3～5 年内脑卒中、心脑血管病病死率与冠心病事件分别减少 38%、20%与 16%，心力衰竭减少 50%以上。高血压患者发生心、脑血管并发症往往与血压高度有密切关系，且常常与其他心、脑血管病的危险因素合并存在，如肥胖、高胆固醇血症、糖尿病等，协同加重心血管危险，决定了治疗措施必须是综合性的。

1.降压治疗对象

（1）高血压 2 级或以上患者（>160/100mmHg）。

（2）高血压合并糖尿病，或者已经有心、脑、肾靶器官损害和并发症患者。

（3）凡血压持续升高，改善生活行为后，血压仍未获得有效控制患者。从心血管危险分层的角度，高危和很高危患者必须使用降压药物强化治疗。

2.治疗目标

（1）主要目标：高血压患者的主要治疗目标是降低心血管并发症发生与死亡的总体危险。需要治疗所有可逆性心血管危险因素、亚临床靶器官损害以及各种并存的临床疾病。

（2）降压目标：一般高血压患者，应将血压（收缩压/舒张压）降至 140/90mmHg 以下；65 岁及以上的老年人的收缩压应控制在 150mmHg 以下，如能耐受还可进一步降低；伴有肾脏疾病、糖尿病，或病情稳定的冠心病或脑血管病的高血压患者治疗更宜个体化，一般可以将血压降至 130/80mmHg 以下。伴有严重肾脏疾病或糖尿病，或处于急性期的冠心病或脑血管病患者，应按照相关指南进行血压管理。舒张压低于 60mmHg 的冠心病患者，应在密切监测血压的情况下逐渐实现降压目标。

3.治疗策略　应全面评估患者的总体危险，并在危险分层的基础上作出治疗决策。

很高危组患者：立即对高血压及并存的危险因素和临床情况进行综合治疗。

高危组患者：立即开始对高血压及并存的危险因素和临床情况进行药物治疗。

中危组患者：先对患者的血压及其他危险因素进行为期数周的观察，评估靶器官损害情况，然后，决定是否以及何时开始药物治疗。

低危组患者：对患者进行较长时间的观察，反复测量血压，尽可能进行 24 小时动态血压监测，评估靶器官损害情况，然后，决定是否以及何时开始药物治疗。

4.非药物治疗（生活方式干预）　非药物治疗主要指生活方式干预，即去除不利于身体和心理健康的行为和习惯。它不仅可以预防或延迟高血压的发生，还可以降低血压，提高降压药物的疗效，从而降低心血管风险。在任何时候，对任何高血压患者(包括正常高值血压)都适用。

主要措施包括：

(1)减少钠盐摄入，增加钾盐摄入：目前世界卫生组织(WHO)推荐每日钠盐摄入量应少于6g，而钾盐摄入则严重不足。

(2)控制体重：尽量将体重指数控制在<25。体重降低对改善胰岛素抵抗、糖尿病、高脂血症和左心室肥厚均有益。

(3)不吸烟：吸烟可导致血管内皮损害，显著增加高血压患者发生动脉粥样硬化性疾病的风险。

(4)不过量饮酒：每日乙醇摄入量男性不应超过25g；女性不应超过15g。不提倡高血压患者饮酒，如饮酒，则应少量，如白酒、葡萄酒(或米酒)与啤酒的量分别少于50ml、100ml、300ml。

(5)体育运动：建议每天应进行适当的30分钟左右的体力活动，每周则应有1次以上的有氧体育锻炼。

(6)减轻精神压力，保持心理平衡。

5.药物治疗

(1)降压治疗的目的：对高血压患者实施降压药物治疗的目的是，通过降低血压，有效预防或延迟脑卒中、心肌梗死、心力衰竭、肾功能不全等并发症发生；有效控制高血压的疾病进程，预防高血压急症、亚急症等重症高血压发生。较早进行的以舒张压(≥90mmHg)为入选标准的降压治疗试验显示，舒张压每降低5mmHg(收缩压降低10mmHg)，可使脑卒中和缺血性心脏病的风险分别降低40%和14%；稍后进行的单纯收缩期高血压(收缩压≥160mmHg，舒张压<90mmHg)降压治疗试验显示，收缩压每降低10mmHg(舒张压每降低4mmHg)，可使脑卒中和缺血性心脏病的风险分别降低30%和23%。

(2)降压达标的方式：将血压降低到目标水平(140/90mmHg以下，高风险患者130/80mmHg，老年人收缩压150mmHg)，可以显著降低心脑血管并发症的风险。但在达到上述治疗目标后，进一步降低血压是否仍能获益，尚不确定。有研究显示，将老年糖尿病患者或冠心病患者的舒张压降低到60mmHg以下时，可能会增加心血管事件的风险。

应及时将血压降低到上述目标血压水平，但并非越快越好。大多数高血压患者，应根据病情在数周至数月内(而非数天)将血压逐渐降至目标水平。年轻、病程较短的高血压患者，降压速度可快一点；但老年人、病程较长或已有靶器官损害或并发症的患者，降压速度则应慢一点。

(3)降压药物治疗的时机：高危、很高危或3级高血压患者，应立即开始降压药物治疗；确诊的2级高血压患者，应考虑开始药物治疗；1级高血压患者，可在生活方式干预数周后，血压仍≥140/90mmHg时，再开始降压药物治疗。

(4)降压治疗药物应用：应遵循以下4项原则，即小剂量开始，优先选择长效制剂，联合应用及个体化。常用降压药物包括利尿剂、β受体阻滞剂、CCB、ACEI和血管紧张素受体阻滞剂类，此外，α受体阻滞剂或其他种类降压药有时亦可应用于某些高血压人群。

(5)血管紧张素受体阻滞剂(ARB)：降压作用主要通过阻滞组织的血管紧张素Ⅱ受体亚

型 ATI,更充分有效地阻断血管紧张素Ⅱ的水钠潴留、血管收缩与重构作用。欧美国家进行了大量较大规模的临床试验研究,结果显示,ARB 可降低高血压患者心血管事件危险,降低糖尿病或肾病患者的蛋白尿及微量清蛋白尿。尤其适用于伴左室肥厚、心力衰竭、心房颤动预防、糖尿病肾病、代谢综合征、微量清蛋白尿或蛋白尿患者,以及不能耐受 ACEI 的患者。不良反应少见,偶有腹泻,长期应用可升高血钾,应注意监测血钾及肌酐水平变化。双侧肾动脉狭窄、妊娠妇女、高钾血症者禁用。

(6)α 受体阻滞剂:不作为一般高血压治疗的首选药,适用高血压伴前列腺增生患者,也用于难治性高血压患者的治疗,开始用药应在入睡前,以防体位性低血压发生,使用中注意测量坐立位血压,最好使用控释制剂。体位性低血压者禁用。心力衰竭者慎用。常用药物有哌唑嗪等。

此外,在降压药发展历史中还有一些药物,包括交感神经抑制剂(利血平、可乐定等);直接血管扩张药(肼屈嗪等),因不良反应较多,目前不主张单独使用。肾素抑制剂为一类新型降压药,其代表药为阿利吉伦,可显著降低高血压患者的血压水平,但对心脑血管事件的影响尚待大规模临床试验的评估。

6. 降压药物的合理应用　我国临床主要推荐的优化联合治疗方案是:CCB+ARB;CCB+ACEI;ARB+噻嗪类利尿剂;ACEI+噻嗪类利尿剂;CCB+噻嗪类利尿剂;CCB+β 受体阻滞剂。次要推荐的可接受联合治疗方案是:利尿剂+β 受体阻滞剂;α 受体阻滞剂+β 受体阻滞剂;CCB+保钾利尿剂;噻嗪类利尿剂+保钾利尿剂。

7. 高血压急症和亚急症的治疗　高血压急症和高血压亚急症曾被称为高血压危象。高血压急症是指原发性或继发性高血压患者,在某些诱因作用下,血压突然和显著升高(一般超过 180/120mmHg),同时伴有进行性心、脑、肾等重要靶器官功能不全的表现。高血压急症包括高血压脑病、颅内出血(脑出血和蛛网膜下隙出血)、脑梗死、急性心力衰竭、肺水肿、急性冠状动脉综合征(不稳定型心绞痛、急性非 ST 段抬高和 ST 段抬高性心肌梗死)、主动脉夹层动脉瘤、子痫等应注意血压水平的高低与急性靶器官损害的程度并非成正比。

高血压亚急症是指血压显著升高但不伴靶器官损害。患者可以有血压明显升高造成的症状,如头痛、胸闷、鼻出血和烦躁不安等。相当多数的患者有服药顺从性不好或治疗不足。

血压升高的程度不是区别高血压急症与高血压亚急症的标准,区别两者的唯一标准是有无新近发生的急性进行性的严重靶器官损害。

(1)高血压急症的处理:一般情况下,初始阶段(数分钟到 1 小时内)血压控制的目标为平均动脉压的降低幅度不超过治疗前水平的 25%。在随后的 2～6 小时内将血压降至较安全水平,一般为 160/100mmHg 左右,如果可耐受这样的血压水平,临床情况稳定,在以后 24～48 小时逐步降低血压达到正常水平。降压时需充分考虑到患者年龄、病程、血压升高的程度、靶器官损害和合并的临床状况,因人而异地制订具体的方案。如果患者为急性冠脉综合征或以前没有高血压史的高血压脑病(如急性肾小球肾炎、子痫所致等),初始目标血压水平可适当降低。若为主动脉夹层动脉瘤,在患者可以耐受的情况下,降压的目标应该低至收缩压 100～110mmHg,一般需要联合使用降压药,并要重视足量 β 受体阻滞剂的使用。降压的目标还要考虑靶器官特殊治疗的要求,如溶栓治疗等。一旦达到初始靶目标血压,可以开始口服药物,静脉用药逐渐减量至停用。在处理高血压急症时,要根据患者具体临床情况作其他相应处理,争取最大程度保护靶器官,并针对已经出现的靶器官损害进行治疗。

(2)高血压亚急症的处理:对高血压亚急症患者,可在 24～48 小时将血压缓慢降至 160/100mmHg。没有证据说明此种情况下紧急降压治疗可以改善预后。许多高血压亚急症患者可通过口服降压药控制,如 CCB、ACEI、ARB、α 受体阻滞剂、β 受体阻滞剂,还可根据情况应用袢利尿剂。初始治疗可以在门诊或急诊室,用药后观察 5～6 小时。2～3 天后门诊调整剂量,此后可应用长效制剂控制至最终的靶目标血压。到急诊室就诊的高血压亚急症患者在血压初步控制后,应给予调整口服药物治疗的建议,并建议患者定期去高血压门诊调整治疗。许多患者因为不明确这一点而在急诊就诊后仍维持原来未达标的治疗方案,造成高血压亚急症的反复发生,最终导致严重的后果。具有高危因素的高血压亚急症如伴有心血管疾病的患者可以住院治疗。

(3)降压药物的选择与运用

1)硝普钠:能同时直接扩张动脉和静脉,降低前后负荷。开始时以 50mg/500ml 浓度每分钟 10～25μg 的速率静脉滴注,立即发挥降压作用。使用硝普钠必须密切观察血压,根据血压水平仔细调节滴注速率,稍有改变就可引起血压较大波动。停止滴注后,作用仅维持 3～5 分钟。硝普钠可用于各种高血压急症。在通常剂量下不良反应轻微,有恶心、呕吐、肌肉颤动。滴注部位如药物外渗,可引起局部皮肤和组织反应。硝普钠在体内红细胞中代谢产生氰化物,长期或大剂量使用应注意可能发生硫氰酸中毒,尤其在肾功能损害者。

2)硝酸甘油:可扩张静脉和选择性扩张冠状动脉与大动脉。开始时以每分钟 5～10μg 的速率静脉滴注,然后每 5～10 分钟增加滴注速率至每分钟 20～50μg。降压起效迅速,停药后数分钟作用消失。硝酸甘油主要用于急性心力衰竭或急性冠脉综合征时高血压急症。不良反应有心动过速、面部潮红、头痛和呕吐等。

3)尼卡地平:为二氢吡啶类 CCB,作用迅速,持续时间较短,降压作用同时改善脑血流量。开始时从每分钟 0.5μg/kg 静脉滴注,逐步增加剂量到每分钟 6μg/kg。尼卡地平主要用于高血压危象或急性脑血管病时高血压急症。不良作用有心动过速、面部潮红等。

(4)地尔硫䓬:为非二氢吡啶类 CCB,降压同时具有改善冠状动脉血流量和控制快速性室上性心律失常作用。配制成 50mg/500ml 浓度,以每小时 5～15mg 的速率静脉滴注,根据血压变化调整速率。地尔硫䓬主要用于高血压危象或急性冠脉综合征。不良作用有头痛、面部潮红等。

(5)拉贝洛尔:兼有 α 受体阻滞作用的 β 受体阻滞剂,起效较迅速(5～10 分钟),但持续时间较长(3～6 小时)。开始时缓慢静脉注射 50mg,以后可以每隔 15 分钟重复注射,总剂量不超过 300mg,也可以每分钟 0.5～2mg 的速率静脉滴注。拉贝洛尔主要用于妊娠或肾衰竭时高血压急症。不良反应有头晕、体位性低血压、心脏传导阻滞等。

(三)中医治疗

1.肝阳上亢

证候:头晕头痛,口干口苦,面红目赤,烦躁易怒,大便秘结,小便黄赤,舌质红,苔薄黄,脉弦细有力。

治法:平肝潜阳,滋补肝肾。

方药:天麻钩藤饮加减。

若肝阳化火明显者,可选用龙胆草、丹皮、菊花、夏枯草等清肝泻火;便秘者可选加大黄、芒硝以通腑泻热;眩晕剧烈,呕恶,手足麻木者,有肝阳化风之势,尤其对中年以上者,要注意是否有引发中风病的可能，可加珍珠母、生龙骨、生牡蛎等镇肝息风。

2.痰湿内盛

证候：头晕头痛，头重如裹，胸闷作恶，呕吐痰涎，脘腹痞满，舌体胖大，边有齿痕，苔白腻，脉弦滑。

治法：燥湿祛痰，健脾和胃。

方药：半夏白术天麻汤加减。

头晕头胀，多寐，苔腻者，加藿香、佩兰、石菖蒲等醒脾化湿开窍；呕吐频繁加代赭石、竹茹和胃降逆止呕；脘闷，纳呆，腹胀者，加厚朴、白蔻仁、砂仁等理气化湿健脾；耳鸣，重听者，加葱白、郁金、石菖蒲等通阳开窍。

3.瘀血阻窍

证候：眩晕时作，头痛如刺，经久不愈，固定不移，口唇紫黯，肌肤甲错，舌紫，脉弦细涩。

治法：活血化瘀，通窍活络。

方药：通窍活血汤加减。

若见神疲乏力，少气自汗等气虚证者，重用黄芪以补气固表，益气行血；若兼有畏寒肢冷，感寒加重者，加附子、桂枝温经活血；若天气变化加重，或当风而发，重用川芎，加防风、白芷、荆芥穗、天麻等理气祛风之品。

4.肝肾阴虚

证候：头晕眼花，头痛耳鸣，两目干涩，咽干，盗汗，腰酸膝软，少寐多梦，舌红苔少，脉细数。

治法：滋补肝肾，平潜肝阳。

方药：左归丸加减。

若阴虚生内热，表现咽干口燥，五心烦热，潮热盗汗，舌红，脉弦细数者，可加炙鳖甲、知母、青蒿等滋阴清热；心肾不交，失眠，多梦，健忘者，加阿胶、夜交藤、酸枣仁、柏子仁等交通心肾，养心安神；若水不涵木，肝阳上亢者，可加清肝镇肝之品，如龙胆草、柴胡、天麻等。

5.肾阳虚衰

证候：头晕眼花，头痛隐发，形寒肢冷，心悸气短，遗精阳痿，夜尿频多，大便溏薄，舌淡胖，脉沉弱。

治法：温补肾阳。

方药：肾气丸加减。

若大便溏薄者，加用四神丸以温肾之泻；小便短少，下肢水肿者，加葶苈子以驱逐水气。

（白永江）

第六章　心肌病

第一节　扩张型心肌病

扩张型心肌病(dilated cardiomyopathy，DCM)是一类以左心室扩大和收缩功能减低为特点的心肌疾病，1995年由世界卫生组织(WHO)命名，临床上以心力衰竭为主要表现，是目前我国心力衰竭的第3位或第4位病因。本病可发生于任何年龄段，但以20～50岁青壮年男性较为多见。美国对晚期扩张型心肌病进行流行病学调查发现扩张型心肌病患病率为36.5/10万。北京阜外心血管病医院采用超声心动图的方法调查全国9个地区8080例患者，发现我国扩张型心肌病患病率约为19/10万。我国资料，扩张型心肌病的年发病率约1.5/10万人。

一、发生机制

(一)病因

2007年中华医学会制定的“心肌病诊断与治疗建议”指出扩张型心肌病的病因分为3类。

1.家族遗传性扩张型心肌病　由于基因突变所造成心肌结构蛋白质或功能蛋白质的异常，使得心脏的整体结构和功能异常。

2.特发性扩张型心肌病　患者找不到明确的病因。

3.继发性扩张型心肌病　由其他疾病，免疫或环境等因素引起。一般认为，扩张型心肌病是多种因素长期作用引起心肌损害的最终结果，其主要发病因素见表6－1。

表6－1　扩张型心肌病的发病因素

类型	发病因素
特发性	特发性扩张型心肌病、特发性致心律失常性右心室发育不良
家族性(遗传性)	常染色体显性遗传、X性连锁遗传、多态性遗传
中毒性	乙醇、可卡因、亚德里亚毒素、儿茶酚胺过量、吩噻嗪类、抗抑郁药、钴、一氧化碳、铅、环磷酰胺、美西麦角
炎症性	传染性因素：病毒(柯萨奇病毒、细小病毒属、腺病毒、埃可病毒、流感病毒、人类免疫缺陷病毒)、螺旋体(钩端螺旋体病、梅毒)、原虫(美洲锥虫病、弓形体病、旋毛虫病)；非传染病因素：胶原血管病(硬皮病、红斑狼疮、皮肌炎、风湿性关节炎)、川崎病、过敏性心肌炎
获得性	产后心肌病、肥胖症
代谢性或营养性	硫胺素缺乏、恶性营养不良病、坏血病、维生素D过多症、硒缺乏、肉碱缺乏病
内分泌性	糖尿病、肢端肥大症、甲状腺毒症、黏液性水肿、尿毒症、库欣病、嗜铬细胞瘤
电解质失衡	低磷血症、低钙血症
生理性因素	心动过速、中暑、低温、辐射

(二)发病机制

扩张型心肌病的发病机制主要与持续性病毒感染和自身免疫反应有关。业已发现，病毒性心肌炎可以演变为扩张型心肌病，在心肌炎和扩张型心肌病患者心内膜心肌活检标本中均可发现肠道病毒基因；扩张型心肌病患者血清中可检测出多种抗心肌的自身抗体，如抗ADP/ATP载体抗体、抗β_1肾上腺素能受体抗体、抗M_2胆碱能受体抗体和抗肌蛋白重链抗体等，也可以检测出肠道病毒基因片段。

研究表明，20%～25%的扩张型心肌病患者有家族史，甚至更高(35%)。遗传学研究发现，这些患者有基因突变的证据，其遗传规律有：常染色体显性遗传、常染色体隐性遗传和X染色体连锁遗传和线粒体遗传。目前在扩张型心肌病的家系中采用候选基因筛查和连锁分析策略已经定位了至少26个染色体位点与本病有关，并已经从中成功鉴定出22个致病基因，包括抗肌营养不良蛋白基因、心肌肌动蛋白基因、结蛋白基因、核纤层蛋白基因及血管紧张素转化酶(ACE)基因、ZASP基因等。

此外，细胞凋亡、营养代谢障碍等在扩张型心肌病的发生和发展中也起到一定的作用。

(三)病理生理

扩张型心肌病在病理上显示心脏普遍增大，重量可为正常心脏的2～3倍；左、右心室腔均增大，以左心室增大更为显著；扩张的心肌牵拉瓣环，可出现二尖瓣和三尖瓣关闭不全；部分可见附壁血栓。扩张型心肌病组织病理学改变多呈非特异性，光镜下可见体积增大的心肌纤维散在分布，伴细胞增大、畸形，肌原纤维数量减少，细胞空泡样变；间质纤维组织增生，可有少量炎性细胞浸润，心肌细胞坏死严重的部位可完全被纤维瘢痕组织替代。电镜下可见线粒体数目增大，线粒体嵴部分或全部消失，肌质网结构扩张，糖原增多。

二、临床诊断

(一)临床表现

扩张型心肌病在早期常无临床症状，通常起病缓慢，常以心力衰竭为首发症状。可在任何年龄发病，但以30～50岁多见。

1. 无症状期　为无症状阶段，体格检查可以正常。X线检查心脏可以轻度增大，心电图有非特异性改变；超声心动图左心室内径50～65mm，左心室射血分数40%～50%；有时可闻及第四心音。

2. 有症状期　主要以极度疲劳、乏力、气促、心悸为主要临床表现。听诊常闻及第三心音、第四心音，也可出现二尖瓣及三尖瓣反流性杂音和心律失常。超声心动图左心室内舒张期内径为65～75mm，左心室射血分数降低，多为20%～40%。

3. 病情晚期　出现肝大、水肿、腹水等心力衰竭的表现，其病程长短不一，有的可相对稳定，但可反复出现心力衰竭达数年至十数年之久：也可能心力衰竭进行性加重短期内死亡。患者可出现心律失常，部分患者有体循环栓塞或肺栓塞甚至猝死。

(二)辅助检查

1. 心电图　扩张型心肌病患者心电图检查几乎均有异常，但无特异性。可见各种心律失常及传导阻滞，合并心房颤动者占40%；还常见左心房和左心室扩大的表现及非特异性ST－T改变。有些患者可出现病理性Q波或胸前导联R波递增不良。1994年Momiyama提出扩张型心肌病心电图三联征，具有较高的特异性，对诊断扩张型心肌病有重要价值，这三联征是指左胸导联高电压、肢体导联低电压、心前导联R波递增不足，其中以$R_{V6}/R_{max}\geqslant 3$最具特征($R_{max}$是指$R_{Ⅰ}$、$R_{Ⅱ}$、$R_{Ⅲ}$导联最高值)。

2. 胸部X线　呈以左心室扩大为主的心影增大，心胸比大于0.5。可有肺瘀血、肺水肿、胸腔积液等征象。

3.超声心动图　显示左心室扩大，弥漫性室壁运动减弱，左心室射血分数降低，常小于45%。常见左心房扩大、二尖瓣轻中度关闭不全。有些患者右心室和右心房亦扩大。部分患者可见左心室附壁血栓。有些患者合并心肌致密化不全。

4.心脏磁共振成像　主要表现为以左心室扩大为主的心脏扩大，左心室壁厚度变薄，左心室射血分数减低。有助于明确一些与扩张型心肌病有类似表现的心肌疾病如心肌致密化不全。

5.核素心肌显像　可见心脏扩大，室壁运动均匀性减弱，整体射血分数及各阶段局部射血分数下降。静息核素心肌显像有助于区分是否为心肌梗死。

6.冠状动脉CT和造影　有冠心病危险因素的40岁以上男性或绝经后女性，冠状动脉CT或造影有助于明确是否为冠心病或合并冠状动脉病变。

7.心力衰竭和心肌损伤标志物　血浆脑钠肽或NT－proBNP在心力衰竭加重时明显升高。肌钙蛋白在急性加重期可呈阳性，提示心肌急性损伤和坏死。

（三）诊断与鉴别诊断

1.诊断　扩张型心肌病主要采用排除性诊断，诊断参考如下标准：①临床表现为心脏扩大，心室收缩功能降低，伴有或不伴有慢性心力衰竭和心律失常。②超声心动图示左心室舒张末内径（LVEDD）＞55mm（男性）或＞50mm（女性）；左心室射血分数（LVEF）＜45%和（或）左心室缩短率（FS）＜25%。若考虑到身高和体重的影响，可采用LVEDD＞2.7cm/m^2为诊断标准，体表面积（m^2）＝0.0061×身高（cm）＋0.0128×体重（kg）－0.1529。③在进行扩张型心肌病诊断时需要排除引起心肌损害的其他疾病，如高血压、冠心病、心脏瓣膜病、先天性心脏病、酒精性心肌病、心动过速心肌病、心包疾病、系统性疾病、肺心病和神经肌肉性疾病等。临床上主要以超声心动图作为诊断依据，胸部X线片、心脏放射性核素显像、心脏CT有助于诊断，磁共振检查对于一些心脏局限性肥厚的患者具有确诊意义。

家族遗传性扩张型心肌病的诊断，要求符合扩张型心肌病的诊断标准，同时具有家族性发病的特征。家族性发病是依据在一个家系中包括先证者在内有两个或两个以上扩张型心肌病患者，或在扩张型心肌病患者的一般亲属中有不明原因的35岁以下猝死者。

2.鉴别诊断

（1）冠心病：冠心病所致的左心室扩大和收缩功能减退多有心肌梗死和（或）心绞痛病史，以及各种冠心病易患因素，此时冠心病诊断较易。在部分患者，可无明确的心肌梗死和心绞痛病史，但有严重的冠状动脉病变，主要见于那些有冠心病易患因素的患者，此时应行冠状动脉CT或造影检查，以明确是否合并冠心病。

（2）瓣膜性心脏病：主动脉狭窄或关闭不全、二尖瓣关闭不全是引起左心室扩大和收缩功能不全的主要病变类型，一般可通过超声心动图检查做出明确诊断。但对于左心室扩大合并单纯性二尖瓣关闭不全的患者，需区分是二尖瓣关闭不全引起的左心室扩大，还是扩张型心肌病合并的相对性关闭不全。

（3）高血压：是引起左心室扩大的常见原因之一，多数患者先有左心室壁肥厚，再发展为左心室扩张，少数患者在初诊时即表现为左心室扩大和收缩功能不全。对于有明确的高血压史，或虽无明确的高血压病史，但就诊时血压仍明显升高（≥140/90mmHg）的患者，则可诊断高血压性心力衰竭。

(4)继发性扩张型心肌病:有些类型的扩张型心肌病患者,其发病与一些特殊发病条件有关,如大量饮酒、围生期、心动过速等,称为继发性扩张型心肌病,详细询问相关病史,有助于鉴别。

三、治疗策略

(一)药物治疗

1.心力衰竭的药物治疗　在扩张型心肌病早期阶段,仅仅是心脏结构的改变,超声心动图显示心脏扩大,收缩功能损害,但尚无心力衰竭的临床表现。此阶段应积极地进行早期药物干预治疗,包括β受体拮抗药、血管紧张素转化酶抑制药(ACEI)或血管紧张素Ⅱ受体拮抗药(ARB),可减少心肌损伤和延缓病变发展。当出现心力衰竭临床表现时,则应按慢性心力衰竭治疗指南进行治疗。

(1)利尿药:能有效改善胸闷,气促和水肿等症状。通常从小剂量开始,如呋塞米每日20mg或氢氯噻嗪每日25mg,并逐渐增加剂量至尿量增加,体重每日减轻0.5～1.0kg。心力衰竭急性加重时,利尿药应静脉给药,常用呋塞米20～40mg或托拉塞米10～20mg、布美他尼0.5～1.0mg静脉注射。利尿药使用时应注意补钾,防止电解质紊乱。托拉塞米的不良反应相对较小,剂量易控制,且有研究发现托拉塞米可逆转心力衰竭患者心肌纤维化并降低心脏胶原蛋白Ⅰ的合成,在临床中可适当采用。托伐普坦为新型血管升压素受体拮抗药,其最大特点是在利尿的同时不增加钠的排出,对严重水肿又伴有低钠血症的心力衰竭患者是一种较好的选择,建议剂量从每日7.5～15.0mg开始,疗效欠佳者逐渐加量至每日30mg。

(2)血管紧张素转化酶抑制药或血管紧张素Ⅱ受体拮抗药的应用:可减少心肌损伤,改善心肌重构和延缓病变发展,无禁忌证者应积极使用血管紧张素转化酶抑制药,不能耐受者使用血管紧张素Ⅱ受体拮抗药。从小剂量开始,逐渐递增,直到达目标剂量,滴定剂量和过程需个体化(表6－2和表6－3)。

表6－2　常用的血管紧张素转化酶抑制药及其剂量

药物	起始剂量	目标剂量
卡托普利	6.25mg,每日3次	50mg,每日3次
依那普利	2.5mg,每日2次	10mg,每日2次
福辛普利	5mg,每日1次	20～30mg,每日1次
赖诺普利	5mg,每日1次	20～30mg,每日1次
培哚普利	2mg,每日1次	4～8mg,每日1次
雷米普利	2.5mg,每日1次	10mg,每日1次
贝那普利	2.5mg,每日1次	10～20mg,每日1次

表6－3　常用的血管紧张素Ⅱ受体拮抗药及其剂量

药物	起始剂量	目标剂量
坎地沙坦	4mg,每日1次	32mg,每日1次
缬沙坦	20～40mg,每日1次	80～160mg,每日2次
氯沙坦	25mg,每日1次	100～150mg,每日1次
厄贝沙坦	75mg,每日1次	300mg,每日1次
替米沙坦	40mg,每日1次	80mg,每日1次
奥美沙坦	10mg,每日1次	20～40mg,每日1次

注:所列药物中坎地沙坦、缬沙坦和氯沙坦已有临床试验证实可降低心力衰竭患者病死率

(3)β受体拮抗药:长期应用可改善心功能,提高左心室射血分数,还能改善心肌重构,降低再住院率和猝死率。无禁忌证者都应使用β受体拮抗药,包括卡维地洛、美托洛尔和比索洛尔。起始剂量要小,一般为目标剂量的1/8(表6—4),每隔2~4周剂量递增1次,滴定剂量和过程需个体化。通常心率降至55~60/min的剂量为β受体拮抗药应用的目标剂量或最大可耐受剂量。

表6—4 常用的β受体拮抗药及其剂量

药物	初始剂量	目标剂量
琥珀酸美托洛尔	11.875~23.750mg,每日1次	142.5~190.0mg,每日1次
比索洛尔	1.25mg,每日1次	10mg,每日1次
卡维地洛	3.125~6.250mg,每日2次	25~50mg,每日2次
酒石酸美托洛尔片	6.25mg,每日2或3次	50mg,每日2或3次

(4)伊伐布雷定:是窦房结起搏电流特异性抑制药,能减慢窦性心律,但并不减慢心房颤动时的心室率。适用于窦性心律的心力衰竭患者,在使用血管紧张素转化酶抑制药或血管紧张素Ⅱ受体拮抗药、β受体拮抗药、醛固酮受体拮抗药,已达到推荐剂量或最大耐受量,心率仍然≥70/min,并持续有症状或不能耐受β受体拮抗药者,可使用伊伐布雷定。起始剂量2.5mg,每日2次,最大剂量7.5mg,每日2次,患者静息心率宜控制在60/min左右,不宜低于55/min。

(5)醛固酮受体拮抗药:包括依普利酮和螺内酯。适合于LVEF≤35%、NYHAⅡ－Ⅳ级的患者或已使用血管紧张素转化酶抑制药(或血管紧张素Ⅱ受体拮抗药)和β受体拮抗药治疗,但仍持续有症状的患者。从小剂量起始,逐渐加量,尤其是螺内酯不推荐用大剂量。依普利酮开始剂量12.5mg,每日1次,目标剂量25~50mg,每日1次;螺内酯,初始剂量10~20mg,每日1次,目标剂量20mg,每日1次。

(6)正性肌力药:强心苷正性肌力药在扩张型心肌病并发心力衰竭时的应用有重要作用,在使用时应注意其禁忌证及不良反应。非强心苷正性肌力药(如多巴胺、多巴酚丁胺、米力农等)在急性期的应用也有明显改善作用,但不应长期应用。推荐剂量为多巴酚丁胺2~5μg/(kg·min),米力农50μg/kg负荷量,继以0.375~0.75μg/(kg·min)。左西孟旦对于急性加重期的心力衰竭也有较好疗效,不增加心肌耗氧,也不会引起新的心律失常,对于收缩压<100mmHg的患者,应用时通常不用负荷量而直接用维持量,以防发生低血压。

(7)血管扩张药:血管扩张药仅用于心力衰竭急性加重期的患者。常用的药物有硝酸酯类和硝普钠。重组脑钠肽(奈西立肽和新活素)是一种新型血管扩张药,可通过减轻心脏前负荷、降低心房心室的舒张末期压起到利尿、强心的作用,另外还有抑制心肌重构的作用,对于心力衰竭加重的患者应尽早应用。若患者血压升高或正常应先予负荷剂量然后静脉维持,对血压偏低者不用负荷剂量。对血压≤90/60mmHg患者及肾功能明显受损的患者应慎用。

2.免疫治疗　自身免疫被认为是扩张型心肌病的主要病因之一,因此免疫治疗近年来一直是研究的热点。免疫抑制药理论上可以通过抑制自身免疫而减少对心肌损伤,但由于其疗效不够理想和不良反应较多,并不主张常规应用,仅对那些有明显免疫功能异常的患者可以使用。抗线粒体ADP/ATP抗体与心肌线粒体ADP/ATP载体结合,干扰ATP转运,使细胞质内能量传递和供求失衡而损害心肌细胞;同时,它与心肌细胞钙通道蛋白具有交叉反应性,可直接作用于心肌细胞膜钙通道,使钙通道通透性增加和细胞内钙超负荷,引起扩张型心肌病的重要病理生理变化。钙通道阻滞药可阻断扩张型心肌病患者心肌细胞的钙通透性增加和细胞内钙超负荷而起治疗作用，但钙通道阻滞药的负性肌力作用限制了其临床应用，目前仅有氨氯地平没有明显的负性肌力作用。中和体内抗原或抗体是免疫治疗的又一种重要方法，最常用的方法是静脉注射大剂量免疫球蛋白，能中和体内的自身抗体而保护心肌，目前推荐用于早期(6 个月内)或急性炎症期的扩张型心肌病患者。由于免疫球蛋白的静脉注射而引起的发热、皮疹等不良反应，以及价格昂贵也限制这一方法的推广使用。免疫球蛋白用法，1g/kg，于 12h 静脉输入，连续 2d。己酮可可碱具有抑制肿瘤坏死因子(TNF)产生的作用，扩张型心肌病患者在利尿药、地高辛、血管紧张素转化酶抑制药(或血管紧张素Ⅱ受体拮抗药)和 β 受体拮抗药治疗的基础上，加用己酮可可碱(40mg，每日 3 次)治疗，可显著改善患者的临床症状和心功能，提高运动耐量。

3. 改善心肌代谢药物　这类药物有：①果糖－1，6－双磷酸(FDP)，是一种新型能量代谢赋活剂，可改善心肌能量代谢，纠正缺血性代谢紊乱，减少组织过氧化，抑制心律失常及抗血小板聚集作用。②泛癸利酮，作用于线粒体氧化磷酸化及电子传递过程的重要成分，参与氧化磷酸化及能量代谢的生成过程，并有抗氧自由基及膜稳定作用，能改善心肌能量代谢。常用 10mg，每日 3 次。③曲美他嗪，是 3－酮酰基辅酶 A 硫酐酶抑制药，抑制脂肪酸氧化和刺激葡萄糖氧化，显著改善心肌能量代谢，对缺血心肌细胞有一定程度的保护作用。常用 20mg，每日 3 次。

4. 抗凝治疗　血栓栓塞是常见的并发症，对于已有心房颤动或已经有附壁血栓形成或有血栓栓塞病史的患者须长期服用华法林等抗凝治疗。

5. 生长激素　近年来发现生长激素替代治疗能使心肌收缩力增强，外周阻力降低。阜外心血管病医院用重组人生长激素 4.5U，隔日双臀部交替肌内注射治疗扩张型心肌病 10 例，3 个月后患者左心室收缩末期内径、胸部 X 线片比例较用药前缩小，左心室射血分数、心排血指数均较用药前显著提高。

6. 中药黄芪制剂　中药黄芪具有免疫调节和抗病毒及正性肌力作用，常规应用黄芪制剂治疗扩张型心肌病是必要的。黄芪口服液(每支含生黄芪 15g)1 支每日 2 次；静脉滴注为 250～500mL 液体内加黄芪注射液(每支含黄芪 4g/mL)4～5 支，每日 1 次，3 周为 1 个疗程。

(二)非药物治疗

1. 基因治疗　随着细胞分子水平上对扩张型心肌病发病机制认识的深入，基因治疗已成为治疗扩张型心肌病的一个新领域。基因治疗是在分子水平上纠正致病基因的结构或表达缺陷。目前基因治疗的主要策略包括调控 β 受体转基因治疗，增加心肌细胞 β 受体表达；增强心肌肌质网 Ca^{2+}－ATP 酶活性；调节心肌肥厚相关基因如胎儿收缩蛋白(β－MHC)的表达水平；质粒为载体转染单核细胞趋化因子－1 等基因；向心肌细胞内导入 Bcl2 等细胞凋亡抑制因子等。但目前基因治疗扩张型心肌病尚处于临床前研究阶段。

2. 心脏再同步化治疗(CRT)　扩张型心肌病中到重度心力衰竭(NYHAⅢ－Ⅳ)患者应用 CRT，或兼其 CRT 和置入埋藏式心脏复律除颤器(ICD)两者功能的心脏再同步化治疗除颤器(CRT－D)的临床研究，均证实可降低全因死亡率和因心力衰竭恶化住院的风险，改善症状，提高生活质量和心室功能。最近对轻到中度(主要为 NYHAⅡ级)心力衰竭患者所做的研究(MADIT－CRT、REVERSE 和 RAFT 试验)及对这三项研究所做的荟萃分析表明，CRT 或 CRT－D 可使此类轻度心力衰竭患者获益，可延缓心室重构和病情进展。所有这些研究都是在药物治疗基础上进行的，提示这一器械治疗可在常规、标准和优化的药物治疗后进一步改善慢性心力衰竭的预后。适用于窦性心律，经标准和优化的药物治疗至少3～6个月仍持续有症状、LVEF降低，根据临床状况评估预期生存超过1年，且状态良好，并符合以下条件的患者。

(1)NYHAⅢ或Ⅳa级患者：①LVEF≤35%，且伴有左束支传导阻滞及QRS≥150ms，推荐植入CRT或CRT－D(Ⅰ类，A级)。②LVEF≤35%，并伴以下情况之一：伴左束支传导阻滞且120ms≤QRS<150ms，可置入CRT/CRT－D(Ⅱa类，B级)；非左束支传导阻滞但QRS≥150ms，可置ACRT/CRT－D(Ⅱa类，A级)。③有常规起搏治疗指征，但无CRT适应证的患者，如LVEF≤35%，预计心室起搏比例>40%，无论QRS时限，预期生存超过1年，且状态良好，CRT(Ⅱa类，C级)。

(2)NYHAⅡ级患者：①LVEF≤30%，伴左束支传导阻滞及QRS≥150ms，推荐置入CRT，最好是CRT－D(Ⅰ类，A级)。②LVEF≤30%，伴左束支传导阻滞且130ms≤QRS<150ms，可置入CRT或CRT－D(Ⅱa类，B级)。③LVEF≤30%，非左束支传导阻滞但QRS≥150ms，可置入CRT或CRT－D(Ⅱb类，B级)。非左束支传导阻滞且QRS<150ms，不推荐(Ⅲ类，B级)。

(3)NYHAⅠ级患者：LVEF≤30%，伴左束支传导阻滞及QRS≥150ms，缺血性心肌病，推荐置入CRT或CRT－D(Ⅱb类，C级)。

永久性心房颤动、NYHAⅢ或Ⅳa级，QRS≥120ms、LVEF≤35%，能以良好的功能状态预期生存大于1年的患者，以下3种情况可以考虑置入CRT或CRT－D：固有心室率缓慢需要起搏治疗(Ⅱb类，C级)；房室结消融后起搏器依赖(Ⅱb类，B级)；静息心室率≤60/min，运动时心率≤90/min(Ⅱb类，B级)。但需尽可能保证双心室起搏，否则可考虑房室结消融。

3.埋藏式自动复律除颤器　埋藏式自动复律除颤器(AICD)对于预防心力衰竭患者的猝死非常重要，推荐应用于全部曾有致命性快速心律失常而预后较好的心力衰竭患者。

(1)二级预防：慢性心力衰竭伴低LVEF，曾有心脏停搏、心室颤动或室性心动过速伴血流动力学不稳定(Ⅰ类，A级)。

(2)一级预防：LVEF≤35%，长期优化药物治疗后(至少3个月以上)NYHAⅡ或Ⅲ级，预期生存期>1年，且状态良好。①缺血性心力衰竭，心肌梗死后至少40d，AICD可减少心脏性猝死和总死亡率(Ⅰ类，A级)。②非缺血性心力衰竭，AICD可减少心脏性猝死和总死亡率(Ⅰ类，B级)。

四、预后

扩张型心肌病的发病呈增长趋势，年发病率19/10万，男性多于女性(2.5∶1)，平均发病年龄约40岁。病死率高，年死亡率25%～45%，5年病死率为15%～50%，死亡原因主要为进行性心力衰竭和猝死。

但临床上不同患者之间的实际生存期差别很大，有些患者在发生初次急性失代偿心力衰竭时即迅速恶化，而有些患者可能维持稳定的生活达20年以上，这可能与不同患者的初始心肌损伤的机制和程度不同，以及能否进行长期规范有效的治疗有关。大规模临床研究已经证实，血管紧张素转化酶抑制药/血管紧张素Ⅱ受体拮抗药、β受体拮抗药、CRT和AICD等治疗已经显著改善了扩张型心肌病患者的预后。

(金慧)

第二节　肥厚型心肌病

心肥厚型心肌病(hypertrophic cardiomyopathy，HCM)是一种较为常见的原发性心肌病，是以不能解释的、无心室腔扩张相关的左心室肥大(心脏彩超提示左心室壁厚度≥15mm)为特征并且无其他导致心室肥大的心脏疾病或系统性疾病证据，或基因阳性但可能无明显心室肥大的表型阴性的疾病。肥厚型心肌病同时是一种常见的遗传性疾病，通常为常染色体显性遗传。肥厚型心肌病与编码肌节蛋白的基因发生突变有关，肌节基因突变见于60%～70%具有家族史的儿童和成年患者，以及30%～40%的散发病例。

肥厚型心肌病是一种全球性疾病，男女均可发病，可发生于各年龄段，在普通人群中的患病率为0.2%。肥厚型心肌病发病率在男性中更高，且男性发病早于女性。

我国学者王志民等于2001—2002年开展了一项全国多中心调查。调查采用整群分层抽样的方法，在全国9省市(区)进行，共调查18～74岁的研究对象8080名，其中男性4064例，女性4016例。此次调查共确诊13名肥厚型心肌病患者(男性9例，女性4例)，其年龄在33～66岁，患病率为0.16%，男性患病率为0.22%，女性为0.10%。北京安贞医院统计700例肥厚型心肌病患者的性别分布为男∶女=2∶1，男多于女。青壮年是发病的主体，60岁以前随年龄的增加，不同年龄但患者的比例也在增加，且男性患者明显多于女性；而65岁之后，患者占全发病率的12.4%左右，女性患者的比例都显著增加。女性患者中梗阻性明显高于非梗阻性者：而男性患者中却没有肥厚型心肌病类型的明显差别。

一、发生机制

(一)发病机制

目前肥厚型心肌病的发病机制仍不明了，一般认为其病因与遗传有关，属常染色体显性遗传。迄今已经证实，至少25个基因，超过1400个位点的突变与肥厚型心肌病的发病有关。这些突变基因编码的蛋白质主要累及心肌肌节中的肌球蛋白、肌动蛋白或肌钙蛋白组分，即属于肌节装置相关的基因突变。导致肥厚型心肌病最常见的基因突变累及β肌球蛋白重链[MYH7(14号染色体)]、肌球蛋白结合蛋白C[MYBPC3(11号染色体)]，共同构成了超过半数的肥厚型心肌病基因表型。然而具有肥厚型心肌病基因表型并不一定预示患者表现出肥厚型心肌病的显性特征。外显率存在差异，环境因素及修饰基因均可影响到某一特定患者是否表现出肥厚型心肌病的显性特征。在临床上有明显遗传家族史者仅占肥厚型心肌病患者的30%～55%，而其他40%～50%却无遗传家族史。有认为这一部分可能属于亚临床型，如通过基因分析则可证实。

近年来还发现有非肌节基因的两种基因突变形式，患者也可表现为类似肥厚型心肌病的室壁增厚，称为非肌节基因肥厚性心肌病样改变。这两种基因分别是溶酶体相关膜蛋白2a半乳糖苷酶($LAMP_2$)基因和腺苷单磷酸激活蛋白激酶($PRKGA_2$)基因，其主要与心肌代谢改变有关，表现为心肌能量储存异常，导致心室壁异常增厚和传导障碍。

基因突变引起肥厚型心肌病的机制仍不明确，有以下几个学说：①"毒肽"学说，突变基因合成功能异常的蛋白质，这些蛋白质作为"毒肽"，渗入到肌节成分蛋白质内，改变了野生型蛋白质的结构，功能并影响了肌节、肌丝的正常装配合成。②单倍体不足学说，基因突变产生无效等位基因，该基因不能表达蛋白质，促使肌节某一成分蛋白质缺乏，致粗细肌丝组分在化学浓度或者活性上不足，从而引起肌小节结构功能改变，不能发挥正常作用。③心肌能量缺乏学说，Ashrafian 等提出，突变增加了 Ca^{2+} 的敏感性和 ATP 酶活性，最终导致能量缺乏和钙触发改变，通过共同的信号传导通路，导致解剖上的心肌肥厚、纤维化、肌纤维排列紊乱，以及舒张功能改变。④其他：一般情况下认为肥厚型心肌病的心肌收缩力是增高的，有学者推测实际上肥厚型心肌病状态下心肌收缩力下降，这种收缩力下降刺激心脏“变力性”因子的高表达，从而导致心肌肥厚、心肌纤维化等心脏表现。

除遗传因素外，肥厚型心肌病的发病机制还与内分泌紊乱、血管紧张素受体异常、钙的内环境变化等多种因素有关。比如遗传缺陷可引起儿茶酚胺与交感神经系统异常，研究发现肥厚型心肌病易伴发神经嵴组织疾病、甲状腺功能亢进症或胰岛素分泌过多、高血压，用β受体拮抗药有效。高儿茶酚胺血症可导致心肌肥厚和心肌坏死。

（二）病理生理

肥厚型心肌病的主要病理表现为心脏异常肥大和心室壁增厚。60％的肥厚型心肌病患者表现为非对称性肥厚，其主要累及主动脉瓣下的室间隔，也可以局限于室间隔的其他部位，以及左心室游离壁或心尖部。甚至少数报道为右心室肥厚或两个心室均有局限性肥厚。另外，有 10％的肥厚型心肌病患者表现为对称性肥厚。心室厚度多在 15～30mm（平均 21～22mm），文献报道最厚的达到 60mm。

肥厚型心肌病的病理生理改变主要包括左心室流出道梗阻、左心室舒张功能障碍、心肌缺血和心律失常。几种改变常同时存在并相互作用，故使临床表现呈多样化。①左心室流出道梗阻的心室收缩时，肥厚的室间隔凸向左心室腔，位于流出道的二尖瓣前叶与室间隔靠近而向前移位，引起左心室流出道狭窄和二尖瓣关闭不全。流出道梗阻在收缩期造成左心室腔与流出道之间的压力阶差，而流出道与主动脉间无压力阶差。此种现象在梗阻性肥厚型心肌病较非梗阻性肥厚型心肌病更为明显。有些患者在静息时无明显流出道梗阻，而运动后梗阻明显。②舒张功能障碍，肥厚的心肌顺应性减低，使舒张末压升高，心室舒张期充盈障碍，快速充盈期延长，充盈速率与充盈量均减小，故心搏量减少。③心肌缺血，由于心肌肥厚，心肌需氧量超过冠状动脉血供，室壁内冠状动脉受压狭窄或肌桥压缩，加之舒张期过长，心室壁内张力增高等多种因素导致冠状动脉血流减少，引起心肌缺血，继而发生心绞痛或心肌梗死。

二、临床诊断

（一）临床表现

肥厚型心肌病起病多缓慢，约 1/3 有家族史。症状大多出现于 30～40 岁以前，多数患者无症状或仅有轻微症状，随年龄增加，症状日趋明显。某些患者首发症状可以是猝死。

1. 主要症状

（1）呼吸困难：90％有症状患者出现呼吸困难，多在劳累后出现，严重者呈端坐呼吸或夜间阵发性呼吸困难。其原因为左心室顺应性减低，舒张末期压升高，继而肺静脉压升高，肺瘀血所致。如合并二尖瓣关闭不全可加重肺瘀血。

（2）胸痛：约 70％患者出现心前区疼痛。常于劳累后出现，类似心绞痛，可典型或不典型，含服硝酸甘油后无效，甚至症状加重。主要由于肥厚心肌需氧增加而冠状动脉供血相对不足，以及心室壁内张力增加，室壁内冠状动脉受压、冠状动脉血流减少等多种因素所致。

(3)头晕与晕厥：多在活动时发生，是由于心率加快，使原已舒张期充盈欠佳的左心室舒张期进一步缩短，加重充盈不足，心排血量减少，致血压下降所致。交感神经兴奋使肥厚的心肌收缩加强，加重流出道梗阻，也可引起症状。

(4)乏力、心择：患者感心跳剧烈，可能由于心功能减退或心律失常所致。

(5)心力衰竭及猝死：心力衰竭多见于晚期患者，由于心肌顺应性减低，心室舒张末期压力显著增加，继而心房压升高，且常合并心房颤动。晚期患者心肌纤维化广泛，心室收缩功能也减弱，易发生心力衰竭与猝死。肥厚型心肌病是儿童及青年人猝死的常见原因。

2. 常见体征　在无压力阶差的无症状患者，或者心肌轻度肥厚，或心尖肥厚者可无异常体征。临床常见的异常体征有：①心浊音界向左扩大，心尖搏动向左下移位，有抬举性搏动，或有心尖双搏动。②胸骨左缘下段心尖内侧可闻及收缩中期或晚期喷射性杂音，向心尖而不向心底传导，可伴有收缩期震颤，见于心室流出道梗阻的患者。凡使心肌收缩力增加或减轻心脏负荷时，如给予洋地黄类、异丙肾上腺素、亚硝酸异戊酯、硝酸甘油、做瓦尔萨尔瓦动作、体力劳动或期前收缩后均可使杂音增强；凡减弱心肌收缩力或增加心脏负荷时，如给予血管收缩药、β受体拮抗药、下蹲时均可使杂音减弱。部分患者可听到二尖瓣关闭不全的杂音。③第二心音呈反常分裂，是由于左心室射血受阻，主动脉瓣延迟关闭所致。第三心音常见于伴有二尖瓣关闭不全的患者。

(二)辅助检查

1. 心电图　80%以上患者出现非特异性 ST－T 改变，心尖肥厚型心肌病可有巨大倒置 T 波。左心室肥厚及左束支传导阻滞也较常见。20%～50%的患者有深而窄的异常 Q 波，常涉及 V_2～V_6 或Ⅱ、Ⅲ、aVF 导联，或两者均有。也可有各种类型的心律失常，包括心房颤动、心房扑动、室性期前收缩及室性心动过速等。

2. 胸部 X 线检查　心脏大小正常或增大。心脏增大以左心室肥厚为主，主动脉不增宽，肺动脉段多无明显突出，肺瘀血大多较轻，可见二尖瓣钙化。

3. 超声心电图　是肥厚型心肌病最常用的诊断手段，主要改变为：①室间隔呈不对称性肥厚，室间隔厚度与左心室后壁厚度之比＞(1.3～1.5)∶1，室间隔厚度至少＞15mm。②二尖瓣前叶在收缩期前移，CD 段呈“驼峰”样改变。③左心室腔缩小，流出道狭窄。④左心室舒张功能障碍，包括顺应性减低、快速充盈时间延长、等容舒张时间延长。运用多普勒法可以计算梗阻前后的压力差。非梗阻性肥厚型心肌病主要为室间隔明显增厚，也可有前侧游离壁增厚；心尖肥厚型心肌病左心室舒张末期呈“黑桃”样改变，心尖部肥厚＞12mm。

4. 磁共振成像　心血管磁共振(CMR)诊断肥厚型心肌病的敏感性高于超声心动图，尤其适用于非典型部位和心尖部肥厚型心肌病的诊断。通过延迟的 MRI 增强扫描还可发现心肌的瘢痕组织。主要改变为：①室间隔和(或)室壁肌局限性或普遍性肥厚，收缩末期厚度在 15mm 以上，与其同层面左心室后壁或正常心肌厚度的比值＞1.5∶1。②肥厚的室间隔和室壁肌与正常心肌的磁共振信号相同，呈均匀一致的中等信号强度。③肥厚心肌块向左心室腔内突出，致心室腔缩小、变形和(或)流出道梗阻。④肥厚心肌收缩期增厚率下降(T＜30%)。

5. 核素心肌扫描　可直接确定室间隔和游离壁的相对厚度。核素心血池心室显影不仅可评估室间隔和左心室形状，也可评估其运动。可显示室间隔增厚左心室腔缩小。

6. 心导管检查和心室造影　心导管检查并非必须。可显示左心室舒张末期压增高，有左心室流出道梗阻者在心室腔与流出道之间有收缩期压力阶差。左心室造影显示心室肥厚、二尖瓣反流、左心室缩小、乳头肌增粗肥大，并在收缩晚期可充填左心室腔。

7. 心内膜心肌活检　心内膜心肌活检具有确诊意义，病理可见心肌细胞肥大、形态异常、心肌排列紊乱、坏死、纤维化。心肌紊乱排列面积超过5％对诊断肥厚型心肌病具有较高的敏感性（86％）和特异性（92％），荧光免疫法发现肥厚心肌内儿茶酚胺含量较高。

8. 基因检查　有望成为新的诊断标准的重要依据。现已证实20多个基因的数百种突变与肥厚型心肌病有关，其中大多数为MYH7和MYBPC3突变，可通过DNA测序进行基因筛查，但目前仍有小部分肥厚型心肌病患者未能找到相应的基因突变。此外，携带基因突变患者并不一定出现肥厚型心肌病的临床表现，仅凭基因诊断对肥厚型心肌病进行危险分级和预后判断的作用有限。

（三）诊断与鉴别诊断

1. 诊断　2007年中华医学会心血管病学分会等制订了成年人肥厚型心肌病临床诊断标准，包括主要标准、次要标准和排除标准。

（1）主要标准：①超声心动图左心室壁和（或）室间隔厚度超过15mm。②组织多普勒、磁共振发现心尖、近心尖室间隔部位肥厚，心肌致密或间质排列紊乱。

（2）次要标准：①35岁以内患者，心电图Ⅰ、aVL、V_4～V_6导联ST段下移、深对称性倒置T波。②二维超声心动图室间隔和左心室壁厚11～14mm。③基因筛查发现已知基因突变或新的突变位点与肥厚型心肌病连锁。

（3）排除标准：①系统性疾病、高血压病、风湿性心脏病二尖瓣病变、先天性心脏病及代谢性疾病伴发心肌肥厚。②运动员心脏肥厚。

符合以下任何一项者可临床确诊肥厚型心肌病：1项主要标准＋排除标准；1项主要标准＋次要标准③（即阳性基因突变）；1项主要标准＋排除标准②；次要标准②和③；次要标准①和③。

2. 鉴别诊断　肥厚型心肌病需与左心室负荷增加引起的心室肥厚包括高血压心脏病、主动脉瓣狭窄、先天性心脏病、运动员心脏肥厚等相鉴别；同时还需与淀粉样变、糖原贮积症、法布里病、线粒体肌病等引起的心肌肥厚相鉴别。

3. 临床分型　肥厚型心肌病临床分型有多种，按国际著名学者Maron BJ早年根据心肌肥厚的形态可分为4型：Ⅰ型，肥厚局限于室间隔基底段；Ⅱ型，室间隔弥漫肥厚，但其他心室壁不累及；Ⅲ型，室间隔弥漫性肥厚，且累及其他心室壁（前壁、侧壁、下壁等）；Ⅳ型，不规则型。按有无左心室流出道梗阻可分为静息性梗阻、隐匿性（潜在性）梗阻与非梗阻。根据梗阻在左心室流出道的位置不同，通常可分为室间隔基底部梗阻、室间隔中部梗阻、心尖部梗阻等。按心肌肥厚的部位，可分为心尖肥厚型、乳头肌肥厚型、双心室肥厚型及肥厚扩张型。

4. 危险分层　预防肥厚型心肌病患者发生心源性猝死的第一步是高危患者的识别，鉴别出哪些肥厚型心肌病患者存在猝死的高风险。因此，所有肥厚型心肌病患者均应评价是否存在以下传统危险因素：①既往发生过心室颤动、持续性室性心动过速或猝死。②猝死家族史。③不能解释的晕厥。④非持续性室性心动过速（连续出现3个或3个以上，频率≥120/min，发作时间小于30s的室性期前收缩）。⑤最大室壁厚度≥30mm。⑥运动中不正常的血压反应（运动期间收缩压升高＜20mmHg，不升高或降低＞20mmHg或者运动后即刻血压不相称降低）。另外，其他一些因素也被认为与猝死有关，包括：①心尖部室壁瘤。②心脏病终末期。③静息时左心室流出道压差＞30mmHg。④心脏磁共振晚期延迟增强显像。⑤合并冠心病。

⑥遗传性肥厚型心肌病的恶性基因型，如 α－MHC，cTnT 和 cTnI 的某些突变位点。

三、治疗策略

（一）药物治疗

1. β受体拮抗药　20 世纪 60 年代开始 β 受体拮抗药即应用于肥厚型心肌病，现仍为临床一线治疗药物之一，其机制是抑制心脏交感神经兴奋性、减慢心率、降低左心室收缩力和室壁张力、降低心肌需氧量，从而减轻左心室流出道梗阻，增加舒张期心室扩张及心排血量，可以缓解肥厚型心肌病的劳力性呼吸困难和胸痛症状及预防猝死。但临床上 β 受体拮抗药的效应差异较大，仅 1/3～2/3 的患者症状得以改善。普萘洛尔应用最早，开始每次 10mg，每日 3 或 4 次，逐步增大剂量，最多可达每日 200mg 左右。也可选用美托洛尔和阿替洛尔。目前主张使用 β 受体拮抗药应达到完全的 β 受体阻断作用。

2. 钙通道阻滞药　钙通道阻滞药选择性地抑制细胞膜钙离子内流降低细胞内钙离子利用度和细胞膜 Ca^{2+} 结合力，减少心肌细胞内 ATP 的消耗，干扰兴奋收缩耦联过程，从而降低左心室收缩力和左心室流出道梗阻，改善左心室顺应性。对 β 受体拮抗药无效的患者，钙通道阻滞药对改善症状常常有效，其中维拉帕米最为常用，每日 120～480mg，分 3 或 4 次口服，可使症状长期缓解。近年来发现地尔硫䓬除具有钙通道阻滞作用外，还可降低血管紧张素敏感性，抑制血管紧张素引起早期心肌增殖反应，且没有维拉帕米和硝苯地平的不良反应，可优先选用，用量为 30～60mg，每日 3 次。血压过低、窦房结功能或房室传导功能障碍者钙通道阻滞药应慎用；有重度流出道梗阻者应用钙通道阻滞药要警惕可能会出现严重低血压，甚至猝死。β 受体拮抗药和钙通道阻滞药联合应用，可产生协同作用，以减少不良反应而提高疗效。

3. 丙吡胺　是一种具有较强负性肌力作用的Ⅰa 类抗心律失常药，可减轻流出道梗阻，降低流出道压力阶差，并可抑制梗阻肥厚型心肌病患者常出现的心房颤动，维持窦性心律，增加心室充盈。对于服用 β 受体拮抗药或钙通道阻滞药后，症状无明显改善的重症梗阻性肥厚型心肌病患者，单用或联合丙吡胺进行治疗，可有效改善症状。初始剂量为 100～200mg，每日 3 次，适应后可加至 200mg，每日 4 次。不良反应主要有口干和尿潴留。

4. 血管紧张素转化酶抑制药（ACEI）和血管紧张素Ⅱ受体拮抗药（ARB）　血管紧张素转化酶抑制药和血管紧张素Ⅱ受体拮抗药能有效阻止心室肥厚与心肌纤维化，还可增加激肽含量，促进一氧化氮和前列腺素生成，它们均具有抗有丝分裂作用，有助于阻止心肌肥厚，降低左心室流出道梗阻。但对于在静息或药物诱发下存在重度流出道梗阻者应慎用。

5. 抗心律失常药　主要用于控制快速室性心律失常与心房颤动，常用药物为胺碘酮，可改善症状，增加运动耐量。还有报道胺碘酮可改善梗阻性肥厚型心肌病患者的预后。

6. 抗心力衰竭药　近来发现，随着年龄增长，约 5％的肥厚型心肌病患者可进展为终末期肥厚型心肌病，表现为收缩功能受损并常伴有左心室壁变薄（持续纤维化所致）和心脏扩大，逐渐呈扩张型心肌病的症状和体征，故也称为“肥厚型心肌病的扩张型心肌病相”（HCM with DCM like features）。这些患者应按照标准心力衰竭药物治疗方案治疗，包括使用血管紧张素转化酶抑制药、利尿药、β 受体拮抗药和强心苷等。

7. 生长抑素类药物　有报道，应用生长抑素八肽治疗此类患者 4 周后左心室后壁、室间隔厚度明显降低、左心室舒缩末内径均增加，心功能明显改善。其机制可能是生长抑素八肽通过激活特殊蛋白质的酪氨酸磷酸化酶抑制生长因子的刺激作用，抑制去甲肾上腺素诱导的心肌细胞钙摄入，增加胰岛素样生长因子结合蛋白合成，而具有抗增殖作用。

8. 其他药物　通常应避免使用强心苷，除非合并心房颤动或收缩功能障碍。以往认为利尿药可加重流出道压差，应禁忌使用，但新近研究显示，谨慎使用利尿药有助于减轻肺充血症状，特别是当β受体拮抗药或钙通道阻滞药合用时。硝苯地平类药物和硝酸甘油类药物应慎用，尤其是存在流出道梗阻的患者，其血管扩张作用可能导致血压下降，加重左心室与流出道间的收缩期压力阶差。心房颤动患者若无禁忌证应给予抗凝治疗。约5%的患者可发生感染性心内膜炎，应积极预防或抗感染治疗。出于致心律失常作用考虑，应该尽量避免丙吡胺与胺碘酮或索他洛尔的联合用药。β受体激动药(如异丙肾上腺素)等可使左心室流出道梗阻加重，应避免应用。

(二)非药物治疗

1. 避免运动　肥厚型心肌病患者应避免劳累、激动、突然用力。对高危患者，应严格控制患者活动，尤其是避免竞技类体育活动和高强度体力劳动。

2. 双腔起搏治疗　植入双腔起搏器(DDD)可能有助于治疗某些有流出道压力阶差和严重症状患者，尤其是老年人。症状通常得以改善，压力阶差平均减少了大约25%。最近，DDD治疗的随机双盲、交叉试验(M－PATHY)证实，除在大于65岁的年龄组中DDD起搏治疗显示出疗效外，其他患者的疗效与安慰剂一致，且长期主观症状改善并不伴有客观指标改善。Jeanrenaud等指出，临床上DDD起搏治疗适应证：①内科药物治疗无效、症状严重，或出现不良反应。②梗阻严重且血流压差＞50mmHg。③房室传导阻滞、交界性逸搏伴或不伴有心功能不全者。④基因筛选，恶性突变的首选DDD治疗。

3. 经皮腔内室间隔心肌化学消融术　该项技术主要机制是通过在冠状动脉左前降支的第一间隔支内缓慢匀速的注入96%～99%的无水乙醇0.5～3.0mL，使其产生化学性闭塞，导致前间隔基底段心肌梗死，使该处心肌变薄，以达到减少或消除左心室流出道狭窄，左心室肥厚及缓解症状。据文献报道，该方法近期和中期疗效肯定，但尚缺乏多中心研究及远期疗效观察，仍应严格掌握适应证：①有明显临床症状如晕厥、心绞痛或心功能不全病史。②药物或其他方法治疗效果不佳，愿意接受经皮腔内室间隔心肌化学消融术治疗者。③超声提示有明显的主动脉瓣下梗阻，二尖瓣前叶收缩期前向运动征阳性。④导管测压显示左心室流出道压力阶差≥50mmHg，应激时压力阶差≥70mmHg者。

4. 埋藏式心脏复律除颤器(ICD)置入术　在高危患者，尤其是有持续性单形性室性心动过速的大多数患者，或有猝死危险者应置入ICD，可有效预防猝死。

5. 心内膜间隔心肌射频消融术　2004年6月，德国Lawrenz等首次报道了这种方法，他们通过射频消融肥厚的间隔的左心室心内膜面而达到消除流出道压力差和改善患者运动耐力的目的。不过，这种新术式还有待临床进一步研究。

四、预后

不同研究报道的肥厚型心肌病患者死亡率有所不同，但报道的主要致死原因基本相同，即猝死、心力衰竭和卒中是肥厚型心肌病最常见的死因。有研究表明，年龄＜30岁的肥厚型心肌病患者发生猝死的风险较高。有超过半数年龄＜25岁的肥厚型心肌病患者容易发生猝死。早期国外的研究报道肥厚型心肌病患者年病死率在3%～6%，而近20年来欧洲和美国一些临床研究中心报道的肥厚型心肌病总年病死率为10%左右。

Maron对744例成人肥厚型心肌病患者进行跟踪随访，平均随访(8.0±7)年，结果显示肥厚型心肌病死亡患者是以下3种原因：猝死(51%)、进展性心力衰竭(36%)及肥厚型心肌病相关心房颤动导致的脑卒中(13%)。该研究报道的肥厚型心肌病患者年死亡率为1.4%。Elliott随访研究了956例成人肥厚型心肌病患者，共有120例(12.6%)患者死亡，其中猝死的年均死亡率为1.02%，心力衰竭致死年均病死率为0.55%，卒中年均死亡率为0.07%；生存分析显示，5年和10年存活率分别为91.2%和80.3%。日本一项对1605例肥厚型心肌病患者随访研究也显示，5年生存率为86%，年死亡率为2.2%～3.0%。我国学者对199例肥厚型心肌病患者进行(31.7±22.6)个月的临床随访结果显示，确诊后5年生存率为89%。

（胡玲爱）

第三节　限制型心肌病

限制型心肌病(restrictive cardiomyopathy，RCM)是一种由于心肌僵硬度升高导致以舒张功能严重受损为主要特征的心肌病，表现为心室舒张末容积正常或缩小，心室壁厚度正常或轻度增加而收缩功能大多正常或仅有轻度受损。2008年欧洲心脏病学会的定义为：在收缩容积正常或降低(单/双心室)、舒张容积正常或降低，以及室壁厚度正常的情况下发生的限制性左心室生理学异常。限制性左心室生理异常的特点为由心肌僵硬度增加所致的左心室充盈状态，表现为心室压力显著升高而心室容积仅轻度增加。

限制型心肌病的发病率较扩张型心肌病和肥厚型心肌病少见，但并非罕见。上海心肌病10年回顾性研究显示，339例心肌病中，限制型心肌病占16例(4.7%)。日本报道限制型心肌病发病率为0.2/10万。

一、发生机制

(一)病因及发病机制

1.遗传性因素　有数据表明，约30%病例有家族发病倾向，提示遗传因素参与限制型心肌病的发病。家族性限制型心肌病与常染色体显性遗传有关。现已发现编码心脏肌节蛋白(包括肌钙蛋白I和肌钙蛋白T)的基因突变是限制型心肌病的重要原因；而另一些家族中，限制型心肌病与编码结蛋白基因突变有关，患者通常合并有肌肉的受累。

需要注意的是，一些继发性的限制型心肌病也与遗传相关，如家族性心肌淀粉样变、糖原贮积症等。

2.特发性　很多患者找不到任何原因，称为特发性限制型心肌病。

3.继发性　限制型心肌病最常继发性全身性疾病。全身因素累及心肌[包括浸润性和贮积性疾病(淀粉样变、结节病、血色病)]、心内膜(心内膜纤维化、嗜酸性细胞性心内膜炎、心内膜弹性纤维增生症)，以及心肌和心内膜同时受累(放射线损害)均可导致限制型心肌病。

限制型心肌病的病因在成人和儿童有一定区别，成人病因多为心肌淀粉样变及心内膜纤维化，另外特发性和(或)遗传性也不少见。在儿童常见的仍然是特发性和遗传性。

（二）病理生理

限制型心肌病以单侧或双侧心室充盈受限和舒张容量下降为特征，但心室壁厚度正常或接近正常。心内膜与心肌纤维化使心室舒张功能发生障碍，还可伴有不同程度的收缩功能障碍；心室腔缩小，使心室充盈受限；心室顺应性下降，回心血流障碍，随之心排血量也减少，造成类似缩窄性心包炎时的病理生理变化。房室瓣受累时可以出现二尖瓣或三尖瓣关闭不全。心肌纤维变性、心肌浸润或心内膜心肌瘢痕组织形成是限制型心肌病的基本病理特征。常伴附壁血栓。

二、临床诊断

（一）临床表现

限制型心肌病的临床表现与受累心室和病变程度相关。早期可有发热，逐渐出现乏力、头晕、水肿、气促等临床症状。右心病变主要表现为颈静脉压升高、颈静脉怒张、肝大、腹水及下肢水肿等右心衰竭的表现，酷似缩窄性心包炎。左心病变有咳嗽、呼吸困难等左心衰竭的表现，有时伴有肺动脉高压，类似二尖瓣病变。体征以下肢水肿、腹水、肝大为突出表现。可有颈静脉怒张、库斯莫尔（Kussmaul）征阳性（吸气时静脉压升高）、血压偏低、脉压小、心尖冲动减弱、心浊音界轻度扩大、心律失常、可闻及第三心音、第四心音。当合并二、三尖瓣关闭不全时，常常听到二尖瓣、三尖瓣反流性杂音。双肺可闻及湿啰音，也可有栓塞的表现。

（二）限制型心肌病的分类

限制型心肌病可分为心肌疾病和心内膜心肌病两大类。其中心肌疾病可分为：①非浸润型心肌病包括特发性和家族性心肌病等。②浸润型心肌病指心肌细胞间有异常物质沉积，如淀粉样变性、戈谢（Gaucher）病等。③贮积性心肌病指心肌细胞内贮积异常物质，如血色素沉着病、尼曼匹克病、法布里病等。心内膜心肌病又可分为闭塞性心肌病（心内膜心肌纤维化、嗜酸性细胞增多综合征）和非闭塞性心肌病（类癌、恶性浸润、医源性射线或药物）。

（三）辅助检查

1. 胸部X线检查　可见到心房扩大和心包积液导致的心影扩大，并可显示肺瘀血和胸腔积液的情况。

2. 心电图　心电图改变无特异性。P波增宽、切迹、QRS波群低电压、ST段压低、T波低平或倒置、少数可见异常Q波。可有各类心律失常，以窦性心动过速、心房颤动、右束支传导阻滞等为多见。

3. 超声心动图　超声心动图是诊断限制型心肌病最重要的检查手段。常见双心房明显扩大、心室壁厚度增厚、室壁运动幅度明显降低，有时可见左心室心尖部内膜回声增强，甚至血栓使心尖部心腔闭塞。房室瓣膜增厚，回声增强。典型的多普勒征象如下。①二尖瓣（M）和三尖瓣（T）血流：E峰升高（M>1m/s，T>0.7m/s）；A峰降低（M<0.5m/s，T<0.3m/s）；E/A≥2.0；二尖瓣舒张早期充盈时间（EDT<160ms）和等容舒张时间（IVRT<70ms）缩短。②肺静脉和肝静脉血流：收缩期速度低于舒张期速度；吸气时肝静脉舒张期逆向血流增加；肺静脉逆向血流速度和持续时间增加。③二尖瓣环间隔部组织多普勒显像：收缩速度下降；舒张早期速度下降。如果二尖瓣瓣环间隔和侧壁平均的收缩期及舒张早期速度峰值均小于

8cm/s,对诊断限制型心肌病的敏感度为93%,特异度为88%。

4.CT和磁共振检查　CT扫描、磁共振成像能够准确测定心包厚度,可以用来鉴别限制型心肌病和缩窄性心包炎。心脏磁共振成像(MRI)能够提供有关心肌和心包结构的较为精确的空间分辨率,提供了更为全面准确的解剖和组织学信息,是诊断限制型心肌病中非常有用的无创检查方法。通过延迟增强扫描MRI(DE－MRI)可以直观判断和评价心内膜心肌的纤维化程度;DE－MRI提供较为特征的心内膜下广泛强化(斑马征)将有助于心肌淀粉样变的诊断。

5.心导管与心血管造影　舒张期心室压力曲线呈现早期下陷,晚期高原波形的"平方根"样压力曲线,与缩窄性心包炎相似。限制型心肌病患者左右两侧心脏血流动力学改变不完全平衡,左心房平均压增高超过右心房,左心室舒张末压多高于右心室,肺动脉压增高明显。舒张早期心室压力常不能降至零。左心室造影可见心内膜肥厚及心室腔缩小,多呈闭塞状,心尖部钝角化,可见二尖瓣反流。流入道狭小,流出道反而扩张。

6.放射性核素检查　限制型心肌病患者心脏射血分数、心排血量均减小,心室腔缩小,心室舒张期松弛性明显下降。

7.心内膜心肌活检　是确诊限制型心肌病的重要手段。根据心内膜心肌病变的不同阶段,可有坏死、血栓形成、纤维化3种病理改变。心内膜可附有血栓,血栓内偶有嗜酸性粒细胞;心内膜可呈炎症、坏死、肉芽肿、纤维化等多种改变;心肌细胞可发生变性坏死并可伴间质性纤维化。

8.实验室检查　限制型心肌病早期,部分患者可见嗜酸性粒细胞增多,免疫球蛋白IgM、IgG异常增高,抗心肌抗体多呈阳性。通常血清脑钠肽水平升高,有心肌坏死时肌酸激酶同工酶和心肌肌钙蛋白也可升高。

(四)诊断与鉴别诊断

限制型心肌病的诊断目前没有公认的标准,一般要求诊断限制型心肌病的患者具有心力衰竭的表现,同时心室并无明显扩张或者肥厚,左心室收缩功能正常而舒张功能下降。心电图表现为各种非特异性的ST－T改变,心房增大可以出现显著的P波异常或者心房颤动。超声心动图检查提示双心房增大,左心室收缩功能正常或轻度下降。二尖瓣血流频谱提示严重的左心室舒张功能异常,瓣环组织多普勒提示限制性舒张功能障碍。CT扫描及磁共振成像有助于诊断和鉴别诊断。

限制型心肌病在临床上与缩窄性心包炎表现相似,应注意进行鉴别。对有急性心包炎、心脏手术、放疗病史、X线示心包钙化、胸部CT或磁共振检查示心包增厚(>4mm时有价值)而室壁不厚的患者,支持缩窄性心包炎;而对有多发骨髓瘤、淀粉样变性、心脏移植等病史或限制型心肌病家族史,心电图上有心房或心室肥大、束支传导阻滞、房室传导阻滞,辅助检查提示室壁增厚而心包不厚,心房明显扩大的患者,支持限制型心肌病的诊断。超声心动图、CT和MRI对两者的鉴别有较大帮助。

此外,限制型心肌病尚需与扩张型心肌病、肥厚型心肌病、埃布斯坦(Ebstein)畸形和各类继发性限制型心肌病相鉴别。

三、治疗策略

（一）药物治疗

目前对限制型心肌病尚缺乏经得起验证的有效药物。临床主要采用利尿药、血管扩张药、钙通道阻滞药及营养心肌药物等。硝酸酯类药物、利尿药可以有效地降低前负荷，减轻肺循环和体循环瘀血，降低心室充盈压，减轻症状，改善患者生活质量和活动耐量，但不能改善患者的长期预后。应当注意的是，限制型心肌病患者的心肌僵硬度增加，血压变化受心室充盈压的变化影响较大，过度地减轻前负荷会造成心排血量下降，血压下降，病情恶化，故硝酸酯类药物和利尿药要根据患者情况酌情使用。当有腹水或水肿时，最好选用抗醛固酮类利尿药。应用血管紧张素转化酶抑制药或血管紧张素Ⅱ受体拮抗药也应倍加小心，因为限制型心肌病患者几乎没有增加心搏的能力，急性血管扩张极有可能导致低心排血量和低血压。β受体拮抗药能够减慢心率，延长心室充盈时间，降低心肌耗氧量，有利于改善心室舒张功能，可以作为辅助治疗药物，但在限制型心肌病治疗中的作用并不肯定。因心内膜增厚并纤维化，心腔几近闭塞，心脏舒张功能障碍，故洋地黄类强心药物作用不大，若伴有心房颤动可试用毛花苷C或地高辛治疗。有快速心律失常者，可使用胺碘酮转复。限制型心肌病易发生附壁血栓或栓塞可给予抗凝治疗。对嗜酸性粒细胞增多者，可试用肾上腺皮质激素和免疫抑制药。

（二）非药物治疗

1. 埋藏式心脏复律除颤器（ICD）　对于有明显心脏缺血和（或）晕厥的限制型心肌病患者，可考虑置入ICD，可能有利于猝死高危病例。

2. 外科手术　对严重的心内膜心肌纤维化可行心内膜剥脱术，切除纤维状心内膜。此手术即时疗效较满意，可延长生命，但长期疗效尚不肯定。若有瓣膜病变也可同时做瓣膜置换术。对已有心源性肝硬化者不宜手术治疗。心脏移植有效，但需在恶病质出现前进行。

四、预后

限制型心肌病的预后较差，尤其是儿童阶段发病的限制型心肌病，有文献报道儿童发病的限制型心肌病在诊断数年之内有60%～100%患儿死亡或接受了心脏移植。而成年发病限制型心肌病在诊断后5年内的心血管相关病死率为32%～44%。判断成人限制型心肌病预后的重要指标或危险因素包括NYHA心功能分级、是否存在肺瘀血和左心房直径>60mm。如果患者存在肺瘀血、左心房直径>60mm，其10年的生存率低于10%。此外，有学者认为，舒张末压严重升高、低龄（<5岁）、晕厥发作、反复肺栓塞、进行性肺动脉高压、左心室受累等也是预后不良的指标。

（徐林）

第四节　致心律失常性心肌病

一、致心律失常性右心室心肌病

致心律失常性右心室心肌病（ARVC），又称致心律失常性右心室发育不良/心肌病

(ARVD/C)。2006年新颁布的心肌病分类将致心律失常性右心室心肌病归属于遗传性原发性心肌疾病，是一种以心律失常、心力衰竭及心源性猝死为主要表现的非炎性、非冠状动脉性心肌疾病，患者右心室常存在功能及结构异常，以右心室心肌逐渐被脂肪及纤维组织替代为特征。

根据临床研究和参加体育运动前的筛查资料，估计致心律失常性右心室心肌病在一般人群中的患病率为1/5000～1/1000。在青年人群中男女患病率之比约为2.7∶1。我国尚缺乏大样本流行病学资料。家族性致心律失常性右心室心肌病占50%以上，由于疾病表型的多样性及年龄相关的外显率，使该病的诊断比例降低，导致许多家族性疾病误认为散发性。

(一)发生机制

目前已经明确致心律失常性右心室心肌病是一种遗传性疾病，至少50%的病例表现为典型的常染色体显性遗传。也有常染色体隐性遗传的报道。目前已发现了与之相关的8个基因，这些基因大多为细胞连接蛋白基因。盘状球蛋白和桥粒斑蛋白是细胞间黏着连接中细胞桥粒的关键成分，基因突变造成桥粒蛋白功能不全。在机械负荷下，突变细胞黏着蛋白质作用的减弱，导致心肌细胞的分离和死亡。活检或尸检的组织学检查发现弥漫性或节段性右心室心肌的丧失、脂肪组织局灶或弥漫性浸润，其间残存条状心肌组织和散在纤维组织，斑片状心肌炎症、局灶性心肌细胞坏死和炎症细胞浸润并存。

纤维脂肪替代性修复是致心律失常性右心室心肌病的特征。纤维脂肪组织替代心肌组织呈进行性，开始于心外膜下或中层心肌，后进展为全层心肌，出现右心室壁变薄和室壁瘤。典型部位为下壁、心尖和漏斗部的右心室发育不良三角。纤维脂肪组织替代干扰了心电传导，是形成ε(epsilon)波、右束支传导阻滞、晚电位和折返性心律失常的病理基础。

(二)临床诊断

1.临床表现　致心律失常性右心室心肌病患者临床表现包括心悸、晕厥甚至猝死，多在运动或精神紧张时出现。常发生于青少年和年轻成人。病程发展分为4个时期：①隐匿期，右心室结构仅有轻微改变，室性心律失常可以存在或不存在，突发心源性猝死可能是首次表现，且多见于剧烈运动或竞技性体育比赛中年轻人群。②显性电紊乱期，可见症状性室性心律失常，伴有明显的右心室形态和功能的异常，心律失常典型的表现为左束支传导阻滞图形，提示起源于右心室，可为孤立的室性期前收缩、非持续性或持续性室性心动过速。③右心室衰竭期，疾病进一步进展，发生右侧心力衰竭，此期左心室功能相对保持正常。④双室衰竭期，疾病晚期阶段，显著累及左心室，发生双心室衰竭，导致类似于扩张型心肌病的表现。

2.辅助检查

(1)心电图：心电图改变包括ε波、右胸导联QRS时间延长(≥110ms)、右胸导联终末激动时间≥55ms(测量自S波底至QRS波终末)、右束支传导阻滞及V_1～V_3导联T波倒置(偶见V_1～V_6导联广泛T波倒置)。ε波是位于QRS波群终末与T波之间的任何位置的不规则小棘波或呈凹缺状、碎裂状或梳齿状的低电位信号(图6－1A)。室性期前收缩、非持续或持续性室性心动过速呈左束支传导阻滞形态(图6－1B)，心室晚电位可呈阳性。

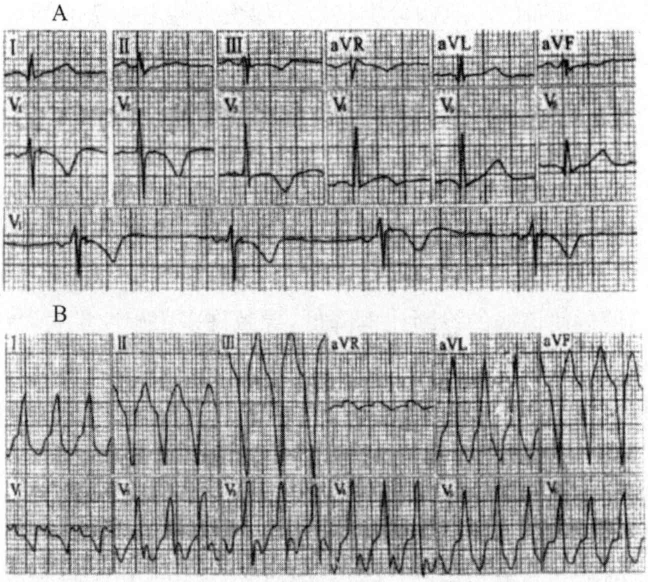

图 6－1　致心律失常性右心室心肌病

A. 窦性心律时 V_1 导联可见 ε 波；B. 左束支传导阻滞形室性心动过速

(2)心电生理学检查：有自发性室性心动过速史的患者，大多数程序刺激可诱发单形性或多形性持续性室性心动过速，呈左束支传导阻滞图形。部分可见碎裂电位。

(3)胸部 X 线检查：心影正常或增大，轮廓可呈球形，心胸比率≥0.5。

(4)超声心动图：右心室扩大，流出道增宽；右心室运动异常或障碍，舒张期呈袋状膨出或呈室壁瘤样改变；右心室肌小梁紊乱；左心室亦可受累。

(5)心导管检查：心导管检查左心房和左、右心室压力正常或升高。右心房压可升高，重者可超过肺动脉舒张压。心排血指数减小。造影显示右心室扩大，伴收缩功能降低或运动障碍，室壁膨出，造影剂排泄缓慢，射血分数降低。

(6)电子束 CT 和磁共振显像：CT 和磁共振具有较高的分辨率，是目前理想的无创检查手段，可以显示心肌脂肪浸润、肌小梁稀薄化，以及右心室室壁齿状表现等致心律失常性右心室心肌病的特征性表现。

(7)心内膜心肌活检：是确诊致心律失常性右心室心肌病的有效方法。活检取材部位应是病变最常累及的右心室游离壁。但有发生心肌穿孔的危险。

3. 诊断与鉴别诊断　致心律失常性右心室心肌病的临床特征趋于非特异性，单一检查很少能作出诊断。为提高临床诊断并使其标准化，1994 年国际专家工作组制定了第一个诊断标准，此标准主要适合于典型病例的诊断，对于致心律失常性右心室心肌病的隐匿期和疾病表现不全的家族患者缺乏敏感性。因此，2002 年和 2006 年国际专家组对诊断标准进行了两次补充修改。2009 年国际专家组又做了修改，2010 年再次更新了诊断标准(表 6－5)。

表 6－5　2010 年修改后的致心律失常性右心室心肌病的诊断标准

项目	条件	内容
整体和(或)局部运动障碍和结构改变	主要条件	二维超声： 右心室局部无运动，运动障碍或室壁瘤 伴有以下表现之一：①右心室流出道胸骨旁长轴(PLAXRVOT)≥32mm[体表面积校正后(PLAX/BSA)≥19mm/m^2]。②右心室流出道胸骨旁短轴(PSAXRVOT)≥36mm[体表面积校正后(PSAX/BSA)≥21mm/m^2]。③面积变化分数≥0.33 MRI： 右心室局部无运动、运动障碍或右心室收缩不协调伴有以下表现之一：①右心室舒张末容积/BSA≥110mL/m^2(男)；≥100mL/m^2(女)。②右心室射血分数(RVEF)≤0.40 右心室造影： 右心室局部无运动、运动减低或室壁瘤
	次要条件	二维超声： 右心室局部无运动或运动障碍 伴有以下表现之一：①29mm≤PLAXROT＜32mm[16mm/m^2≤体表面积校正后(PLAX/BASA)＜19mm/m^2]。②32mm≤PSAXROT＜36mm[18mm/m^2≤体表面积校正后(PSAX/BASA)＜21mm/m^2]。③0.40＜右心室射血分数(RVEF)≤0.45
室壁组织学特征	主要条件	至少一份活检标本形态学分析显示残余心肌细胞＜60％(或估计＜50％)，伴有右心室游离壁心肌组织被纤维组织取代，伴有或不伴有脂肪组织取代心肌组织
	次要条件	至少一份活检标本形态学分析显示残余心肌细胞 60％～75％(或估计 50％～65％)，伴有右心室游离壁心肌组织被纤维组织取代，伴有或不伴有脂肪组织取代心肌组织
复极障碍	主要条件	右胸导联 T 波倒置(V_1、V_2、V_3)，或 14 岁以上，不伴右束支传导阻滞，QRS≥120ms
	次要条件	V_1 和 V_2 导联 T 波倒置(14 岁以上，不伴右束支传导阻滞)，或 V_4、V_5 或 V_6 导联 T 波倒置 V_1、V_2、V_3 和 V_4 导联 T 波倒置(14 岁以上，伴有完全性右束支传导阻滞)
心律失常	主要条件	持续性或非持续性左束支传导阻滞型室性心动过速，伴电轴向上(Ⅱ、Ⅲ、aVF QRS 负向或不确定，aVL 正向)
	次要条件	持续性或非持续性右心室流出道型室性心动过速，左束支传导阻滞型室性心动过速，伴电轴向下(Ⅱ、Ⅲ、aVF QRS，aVL 负向)，或电轴不明确 Holter 显示室性期前收缩 24h 超过 500 个
家族史	主要条件	一级亲属中有符合专家组诊断标准的致心律失常性右心室心肌病的患者 一级亲属中有尸检或手术病理确诊为致心律失常性右心室心肌病的患者 经评估明确患者具有致心律失常性右心室心肌病致病基因的有意义的突变
	次要条件	一级亲属中有可能致心律失常性右心室心肌病的患者但无法证实患者是否符合目前诊断标准 可疑致心律失常性右心室心肌病引起的早年猝死家族史(＜35 岁) 二级亲属中有病理证实或符合目前专家组诊断标准的致心律失常性右心室心肌病患者

致心律失常性右心室心肌病诊断标准：具备 2 项主要条件，或 1 项主要条件加 2 项次要条件，或 4 项次要条件；临床诊断：具备 1 项主要条件和 1 项次要条件，或 3 项不同方面的次要条件；可疑诊断：具备 1 项主要条件或 2 项不同方面的次要条件。

PLAX：胸骨旁长轴；RVOT：右心室流出道；BSA：体表面积；PSAX：胸骨旁短轴。

致心律失常性右心室心肌病应与特发性右心室心律失常(右心室流出道室性心动过速)、Brugada 综合征、羊皮纸样右心室(Uhl 畸形)等相鉴别。

（三）治疗策略

1.药物治疗　抗心律失常药治疗的目的除了抑制室性心动过速的再发或减少急诊住院次数外，主要还是预防猝死的发生。但抗心律失常药的应用缺乏循证医学证据，故药物治疗仍然是经验性的。

（1）索他洛尔：一般认为索他洛尔效果好，疗效高达68%～82.8%，可作为首选药物。用量为每日320～640mg。服药期间需监测Q－T间期。但在北美研究中都发现，在剂量为每日320mg时，能增加致心律失常性右心室心肌病患者临床相关室性心动过速和埋藏式自动复律除颤器电击的危险性，故不主张使用索他洛尔。

（2）胺碘酮：过去认为胺碘酮或联合β受体拮抗药的疗效并不优于索他洛尔，而且当长期使用胺碘酮时，其不良反应发生率较高，因此在年轻患者中并不主张将其作为一线治疗用药。但是，Marous等的研究发现服用胺碘酮的患者，其发生埋藏式自动复律除颤器电击和临床相关的室性心律失常的危险性较低，提示胺碘酮的疗效优于索他洛尔和β受体拮抗药。

（3）Ⅰ类抗心律失常药：Ⅰ类抗心律失常药对致心律失常性右心室心肌病的疗效结果不一致。Wichte等研究认为，使用Ⅰ类抗心律失常药能有效地控制室性心律失常的再发，而Fontaine的研究则认为其疗效欠佳。江苏省人民医院心脏中心的经验是$Ⅰ_c$类抗心律失常药普罗帕酮效果较好，适用心脏功能良好、没有血流动力学障碍的患者。

（4）β受体拮抗药：β受体拮抗药既不增加也不减少患者埋藏式自动复律除颤器休克和室性心律失常发生，但其中阿替洛尔可以减少任何与临床相关的室性心动过速，因此，无症状者的基因携带者可以使用本品。

（5）血管紧张素转化酶抑制药：心肌梗死和扩张型心肌病患者血管紧张素转化酶抑制药可能改善或逆转心室重塑。但对致心律失常性右心室心肌病患者尚缺乏临床试验资料，小规模的经验用药显示，该药对致心律失常性右心室心肌病患者的临床结果没有产生影响。

（6）抗栓治疗：致心律失常性右心室心肌病患者年血栓发生率为0.5%，主要为肺栓塞，右心室流出道血栓和脑血栓。因此，如无禁忌证，主张使用抗栓药物。如出现心房颤动、心室明显扩张或室壁瘤时，应予抗凝治疗。

（7）心力衰竭的药物治疗：对合并严重的右心室或双心室功能不全的致心律失常性右心室心肌病患者，可以使用利尿药、血管紧张素转化酶抑制药和β受体拮抗药治疗，并可使用螺内酯或依普利酮治疗。

2.非药物治疗

（1）置入埋藏式自动复律除颤器：埋藏式自动复律除颤器是目前唯一明确可有效预防心脏性猝死的治疗措施，可显著提高致心律失常性右心室心肌病患者的生存率。下列情况应置入埋藏式自动复律除颤器：①电生理检查诱发室性心动过速。②心电监护的非持续性室性心动过速。③男性。④严重右心室扩大，广泛右心室受累。⑤发病很早（＜5岁）。⑥累及左心室。⑦心脏停搏。⑧不能解释的晕厥。

（2）射频消融治疗：射频消融可以用于治疗致心律失常性右心室心肌病室性心动过速，但成功率多数不到50%，往往易复发或形成新的室性心动过速。目前，主要对高危患者在安装埋藏式自动复律除颤器下行射频消融，以减少除颤器放电次数，延长除颤器使用寿命。

（3）外科手术治疗：适用于药物治疗无效的致死性心律失常患者。视病情，并结合术中标测的室性心动过速起源部位，可施行右心室局部病变切除术、心内膜电灼剥离术；对病变广泛者还可以进行完全性右心室离断术。

对难治性反复发作的室性心动过速和顽固性慢性心力衰竭患者，心脏移植是最后选择。

（四）预后

致心律失常性右心室心肌病发病年龄80%在40岁之前，男性占60%，年病死率3%，为运动猝死中常见的病因，占年轻猝死者占20%，大多数死亡时间在40岁以下，有些发生于儿童。

年轻患者（年龄<35岁），有青少年心脏猝死家族史、T波电交替、经超声心动图或磁共振证实严重右心室扩张或累及左心室、伴血流动力学障碍的快频率室性心动过速、晕厥，以及有心源性猝死事件发生的患者预后不良。

置入埋藏式自动复律除颤器可有效预防心脏性猝死。

二、致心律失常性左心室心肌病

致心律失常性左心室心肌病（arrhythmogenic left ventricular cardiomyopathy，ALVC）是指左心室正常心肌组织被局灶性纤维脂肪替代，而右心室形态正常，临床上主要表现为起源于左心室的室性心律失常，甚至发生猝死的心肌病。

1995年，Okabe等曾报道过1例多年来存在起源于左心室的室性心律失常而发生猝死的男性患者，尸检可见正常心肌组织被局灶性纤维脂肪替代，而右心室形态正常，不同于已认识的致心律失常性右心室心肌病。2001年，De Pasequale和Heddle报道了1例32岁既往无任何病史突发心源性猝死的病例，尸检显示冠状动脉正常，左心室心肌中外1/3周围有1～2mm厚纤维脂肪浸润，组织学表现与致心律失常性右心室心肌病（arrhythmogenic right cardiomyopathy，ARVC）的特征相似，但右心室无明显病灶，分析猝死原因可能与左心室发育不良所致心律失常有关，病变仅仅累及左心室。

Norman等报道了一个大家族。先证者是19岁的白种人男性，表现为心源性猝死，尸检见左心室部分心肌细胞丧失和心包下局灶性纤维化。对其家族的27名成员进行了筛查评估，其中10名符合修订的左心室为主导的致心律失常性右心室心肌病的诊断标准。7例12导联心电图侧壁T波倒置，信号平均心电图晚电位阳性，8例室性心律失常，多数表现为左心室起源的右束支传导阻滞型的期前收缩，3例晕厥患者可记录到自发性室性心动过速。所有患者超声心动图检查左心室壁厚度正常，其中8例左心室扩张，仅1例有右心室扩张，无心力衰竭的症状和体征，也无皮肤及毛发异常的临床表现。4例进行心血管磁共振（CMR），左心室可见心肌纤维化的特征性的钆显像延迟增强（LGE）和右心室局部扩张、运动功能低下和（或）室壁瘤的形成。认为可能是一种不同于经典的致心律失常性右心室心肌病的心肌病，一种新型桥粒珠蛋白的显性突变所致的、以往被认为以左心室变化为主导的致心律失常性右心室心肌病。因此，首先命名这种新发现的桥粒珠蛋白移码突变引起的疾病为致心律失常性左心室心肌病，诊断基于以下几点：①左心室起源的心律失常。②孤立的侧壁导联的T波倒置（V_4～V_6）。③在右心室功能严重受损之前就有左心室功能的异常，尤其病史与致心律失常性右心室心肌病不同。

随后Ilaria等研究分析了一组连续的致心律失常性左心室心肌病先证者及亲属的发病机

制和临床基因学资料。针对致心律失常性左心室心肌病是家族性还是散发性发病进行了对比。纳入研究对象80例，包括27例左心室病变所致心律失常患者及53例家族成员。除常规心血管评估外，所有先证者均接受了造影剂增强心血管磁共振检查、电生理检查、心导管及心肌内膜活检、桥粒蛋白免疫组化分析和桥粒基因突变筛查。27例先证者的心电图显示为心室下壁(4例)、侧壁(9例)或下侧壁(14例)导联T波倒置和右束支传导阻滞，其中14例(52%)出现额面导联QRS波低电压和晚电位。超声心动图显示左心室下侧壁异常运动，不伴或伴轻度左心室球形扩张及功能异常。所有先证者左心室出现大面积(3节段)心肌瘢痕，未发现心肌炎、结节病及桥粒蛋白免疫组化异常。除4例家族筛查结果阳性及血小板亲和蛋白-2基因变异先证者外，其他先证者基因表型为非家族性，并与桥粒基因缺陷无关。因此，进一步确定这是不同于以往所认识的致心律失常性右心室心肌病，而是病变主要累及左心室的致心律失常性左心室心肌病，是诱发左心室心律失常及特异性左心室下侧壁钆延迟增强的年轻患者发生心脏骤停的原因之一。家族性致心律失常性左心室心肌病的表型与散发变异致心律失常性左心室心肌病特点重合，其特征可能为获得性炎症性心肌病。

(一)发生机制

1.分子遗传学说　在常染色体显性遗传和常染色体隐性遗传的以左心室改变为主导的致心律失常性右心室心肌病家族中，已分离出桥粒蛋白的基因突变。Norman等从全血中提取DNA，仅在受累的个体中发现了桥粒珠蛋白的基因标志物(D6S2975)及在桥粒珠蛋白中单腺嘌呤插入物(2034insa)。经蛋白质印记分析，证实1个移码介导了桥粒珠蛋白顶段和羧基端缺失的未成熟终止密码子。桥粒珠蛋白羧基端截头和由此产生黏合的中间丝分裂占主导的左心室表型。桥粒珠蛋白参与细胞间的连接，心脏正常的组织结构和功能依赖于心肌桥粒、黏附连接，以及闰盘缝隙连接的完整性。缝隙连接构成细胞间通路负责心肌间电偶联和重要信息的传递，如细胞的生长、分化和发育。基因突变导致桥粒蛋白表达减少，造成心肌细胞间通道连接破坏，不适当的细胞粘连对细胞膜有损害，导致心肌细胞凋亡和破坏、纤维脂肪组织修补替代。

2.炎症学说和退行性变学说　有研究提示致心律失常性左心室心肌病的表现可能是慢性心肌炎的结果，首先，在研究中有1/3的患者都有反复发作的胸痛，有4例患者之前因发作性胸痛行冠状动脉造影正常而诊断过心肌炎(病毒性)；其次，符合心肌心内膜活检的Dallas诊断标准的患者中，在心外膜下和心肌中层都有钆显像延迟增强(LGE)，伴有胸痛和肌钙蛋白升高而冠状动脉正常。认为心肌炎是致心律失常心肌病自然病史的一部分，是遗传而非感染的基础，尸检中发现>67%的致心律失常性右心室心肌病有局灶性淋巴细胞浸润和心肌坏死，进步支持了这一观点。Bauce等也报道了2例患者继发于桥粒蛋白突变的家族性致心律失常心肌病的临床表现，包括胸痛、ST段抬高和心肌酶升高，但冠状动脉正常。桥粒模型为此病提供了分子水平的解释，桥粒是特异的细胞连接，其可将相互比邻的细胞膜以中间丝相互锚定，可增加细胞间粘连和连接复合体及细胞骨架中的传递力。桥粒基因的突变可能依赖于细胞间粘连和中间丝的作用。随着炎性反应及其后的纤维组织的修复，必然导致心肌细胞的丧失，可导致短暂的电活动不稳定和心源性猝死，尸检可见心脏中被纤维脂肪替代部位的心肌坏死和炎性浸润。

（二）临床诊断

1. 临床表现　临床表现呈多样化特点，从青年到 80 岁都有发病，可表现为无任何病史的心悸，冠状动脉血管造影正常伴左心室运动功能异常。引起疾病的本质为心肌纤维化，其中心源性猝死的发生率为 1%～3%，不同程度的特征性心肌纤维化主要分布在左心室的下侧壁。有的患者首发症状就为室性心动过速或心室颤动引起的阿一斯综合征发作，心脏停搏可以是初次或最终表现，猝死者生前可无症状，于休息时或睡眠中均可发生，也可因情绪激动、体力活剧烈运动所诱发。

2. 辅助检查

（1）心电图：心室下壁、侧壁或下侧壁导联 T 波倒置和右束支传导阻滞，额面导联 QRS 波低电压和晚电位。左心室起源的右束支传导阻滞型室性心动过速或频发的右束支传导阻滞型室性期前收缩。

（2）超声心动图：左心室下侧壁异常运动，不伴或伴轻度左心室球形扩张及功能异常。左心室室壁瘤形成。

（3）心血管磁共振：心血管磁共振在室间隔心肌中层和其他部位心外膜下可见提示心肌纤维化的特征性钆显像延迟增强和轻度左心室球形扩张、局部运动功能低下和（或）室壁瘤形成，而无右心室形态大小及组织学异常的特征。

（4）心内膜心肌活检：组织病理学发现左心室有心肌细胞的丢失和纤维脂肪组织的替代。

3. 诊断与鉴别诊断

（1）诊断：有下列表现应考虑致心律失常性左心室心肌病的诊断：①心电图表现有致心律失常性右心室心肌病不能解释的 V_4～V_6、Ⅰ和 aVL 或Ⅱ、Ⅲ、aVF 导联的 T 波倒置，左心室起源的 RBBB 型室性心动过速或频发的 RBBB 型室性期前收缩；信号平均心电图晚电位阳性。②心血管磁共振在室间隔心肌中层和其他部位心外膜下可见提示心肌纤维化的特征性 LGE 和轻度左心室球形扩张、局部运动功能低下和（或）室壁瘤形成，而无右心室形态大小及组织学异常的特征。③组织病理学发现左心室有心肌细胞的丢失和纤维脂肪组织的替代，纤维脂肪组织的替代很可能是一个非特异性的心肌修复过程。

（2）鉴别诊断：致心律失常性左心室心肌病的诊断须结合病史、心电图及影像学检查等。“金标准”是心肌心内膜活检，但因受到取材的限制，目前影像学检查是重要的诊断手段。多层螺旋 CT 和磁共振成像为鉴别诊断提供重要信息。因冠状动脉正常而左心室收缩功能异常，并伴有左心室起源的心律失常、侧壁导联 T 波倒置，酶学升高，约 50%的患者被误诊为病毒性心肌炎、扩张型心肌病（DCM）、肥厚型心肌病（HCM）或孤立性的室性心动过速。因此，临床上需进行鉴别诊断。

1）与致心律失常性右心室心肌病的鉴别：致心律失常性右心室心肌病和致心律失常性左心室心肌病均是具有家族遗传性的桥粒珠蛋白基因突变相关的遗传性疾病。致心律失常性右心室心肌病以右心室流出道、右心尖和右心室下壁为多发部位，心内膜下心肌和室间隔很少受累。而致心律失常性左心室心肌病的组织病理学为左心室及室间隔外膜下到心肌中层被纤维脂肪组织替代致纤维化。两者鉴别，见表 6－6。

表6—6 致心律失常性右心室心肌病与致心律失常性左心室心肌病临床诊断特点比较

项目	致心律失常性左心室心肌病	致心律失常性右心室心肌病
心电图/动态心电图	不能解释的 V_4～V_6、Ⅰ和aVL或Ⅱ、Ⅲ、aVF导联的T波倒置	V_1～V_3 导联的T波倒置
	持续性或非持续性右束支传导阻滞型室性心动过速或频发的右束支传导阻滞型室性期前收缩	持续性或非持续性左束支传导阻滞型室性心动过速或频发的左束支传导阻滞型室性期前收缩
超声心动图	左心室室壁瘤形成、左心室轻度扩张和(或)收缩功能低下	右心室室壁瘤形成、轻度扩张和(或)收缩功能低下或右心室无运动
尸检/心血管磁共振	病变部位:左心室、室间隔心内膜下心肌中层	病变部位:右心室流出道、右心尖和右心室下壁
	组织学:纤维脂肪组织取代心肌细胞	组织学:右心室心肌细胞丢失被纤维脂肪组织取代
	广泛心外膜下/心肌中层分布LGE	广泛心外膜下/心肌中层分布LGE

2)与扩张型心肌病鉴别:在临床上区分致心律失常性左心室心肌病与扩张型心肌病(DCM)对进行危险分层和家族性评估至关重要。扩张型心肌病患者室性心律失常较形态学异常和功能损害更易发生。在扩张型心肌病中也可观察到心肌中层的LGE,可作为室性心动过速、心源性猝死及肉眼改变相关的预测因子。当发生严重的左心室功能异常时,快速复杂的心律失常是扩张型心肌病的重要特征。此外,尽管扩张型心肌病中有相当比例的患者心功能为NYHAⅠ、Ⅱ级的代偿期,但心源性猝死发生仍占全部死亡的30%左右。尽管致心律失常性心肌病的部分患者,在疾病进展的晚期才可能出现这些并发症,但心律失常的控制和预防是致心律失常性左心室心肌病治疗最重要的目标,而正常的左心室功能可能会掩盖恶性事件发生的潜在危险。

(三)治疗策略

1.药物治疗

(1)抗心律失常药治疗:可抑制室性心动过速的再发或减少急诊住院次数、预防猝死的发生。一般认为索他洛尔效果好,可作为首选药物。用量为每日320～640mg。服药期间需监测Q—T间期。但也有认为索他洛尔疗效不佳而不主张使用索他洛尔。文献认为胺碘酮的疗效优于索他洛尔和β受体拮抗药。但长期使用胺碘酮时,其不良反应发生率较高,因此在年轻患者中并不主张将其作为一线治疗用药。β受体拮抗药既不增加也不减少患者埋藏式自动复律除颤器休克和室性心律失常发生,但其中阿替洛尔可以减少任何与临床相关的室性心动过速,因此,无症状者的基因携带者可以使用本品。

(2)心力衰竭的药物治疗:对合并严重的心室功能不全的致心律失常性左心室心肌病患者,可以使用利尿药、血管紧张素转化酶抑制药和β受体拮抗药治疗,并可使用螺内酯或依普利酮治疗。

2.非药物治疗

(1)置入埋藏式自动复律除颤器:埋藏式自动复律除颤器是目前唯一明确可有效预防心脏性猝死的治疗措施,可显著提高致心律失常性右心室心肌病患者的生存率。下列情况应置入埋藏式自动复律除颤器:①电生理检查诱发室性心动过速。②心电监护的非持续性室性心动过速。③男性。④严重左心室扩大,右心室受累。⑤心脏停搏。⑥不能解释的晕厥。

(2)射频消融治疗:射频消融可以用于治疗致心律失常性左心室心肌病室性心动过速,但成功率不高,主要对高危患者在安装埋藏式自动复律除颤器下行射频消融,以减少除颤器放电次数，延长除颤器使用寿命。

(3)外科手术治疗：对难治性反复发作的室性心动过速和顽固性慢性心力衰竭患者，心脏移植是最后选择。

(四)预后

致心律失常性左心室心肌病心源性猝死的发生率为1%～3%，是青少年心脏猝死的原因之一。

置入埋藏式自动复律除颤器可有效预防心脏性猝死。

(李梅)

第五节　未定型心肌病

一、心内膜弹性纤维增生症

心内膜弹性纤维增生症(endocardial fibroelastosis，EFE)曾称胎儿心内膜炎、硬化性心内膜炎等，是指在心内膜存在着弥漫的弹性纤维组织，临床上表现为心脏扩大，心室壁增厚，心内膜增厚，心脏收缩功能与舒张功能下降的心脏疾病。心内膜弹性纤维增生症是一种常见的婴儿心肌病，其发病率较低，占先天性心脏病的1%～2%，10%为家族性发病。20世纪70年代心内膜弹性纤维增生症的发病率为1/6000～1/5000，男女比率约为1∶1.5，近来其发病率呈明显下降趋势。心内膜弹性纤维增生症起病年龄较早，70%～80%发生于1岁以下婴儿，特别是6个月内的婴儿发病更多见，少数见于年长儿和儿童，偶见于成人。

1995年世界卫生组织及国际心脏病协会在心肌病分类中把心内膜弹性纤维增生症列为原发性心肌病中未分类心肌病，而2006年美国心肌病协会制定的心肌病分类中，心内膜弹性纤维增生症属于原发性心肌病中的获得型心肌病。

(一)发生机制

1.病因及发病机制　心内膜弹性纤维增生症的病因及发病机制至今未明，目前有多种学说。

(1)感染学说：1899年Simmod首先提出心内膜弹性纤维增生症的病因可能是宫内感染。1964年Fruhing提出宫内或宫外病毒感染，特别是柯萨奇B组病毒感染的可能性最大，并由尸检的心肌中分离到病毒而证实。北京儿童医院102例尸检中，有71例均有不同程度心肌炎性表现，从组织演变过程看，急性心肌炎经较长时间可演变成心内膜弹性纤维增生症，心内膜弹性纤维增生症可能和病毒性心肌炎是同一种疾病的不同阶段。1993年，王惠玲通过收集临床免疫抑制药治疗取得的明显疗效及实验室资料，证明心内膜弹性纤维增生症是由于胎儿感染病毒性心肌炎时，也可能同时有病毒性心内膜炎，加上心室腔面临增高的舒张末期压力刺激了胶原纤维及弹性纤维增生。1997年，Nim等采用聚合酶链反应或反转录聚合酶链反应方法，对29例经病理组织学确诊为心内膜弹性纤维增生症的患者心肌进行病毒基因检测，其90%的样本中检测到病毒基因，以腮腺炎病毒及腺病毒感染为多见，其次还有巨细胞病毒、柯萨奇B病毒、肠道病毒及流感病毒A。最近大量诊断为心内膜弹性纤维增生症的患儿中发现疱疹病毒基因组。

(2)遗传学说：本病10%病例呈家族性发病，研究显示心内膜弹性纤维增生症符合性连锁隐性遗传疾病特点，Sjoberg 等和 Yinon 等研究提示心内膜弹性纤维增生症为 X 连锁心肌病：随着生物学技术的发展，证实 G4.5 基因、心肌肌球蛋白 β 重链等 442 位精氨酸被组氨酸替代的错义突变与心内膜弹性纤维增生症有关，表明心内膜弹性纤维增生症与遗传有关。也有常染色体显性和隐性遗传方式的报道。国外报道两位母亲是亲姐妹，共有 15 个婴儿，其中 7 例患有心内膜弹性纤维增生症。国内曾发现一个家庭，生育的 2 个孩子均为心内膜弹性纤维增生症；还有一对双胞胎男孩，均在 3 个月时患心内膜弹性纤维增生症。

(3)免疫学说：许多研究显示，自身抗体阳性母亲可娩出心内膜弹性纤维增生症患儿。Nield 等通过对 13 例心内膜弹性纤维增生症患儿的研究发现，心内膜弹性纤维增生症与自身免疫有关，与先天性心脏传导阻滞相关的母亲抗 R_0 相关抗体和抗 La 相关抗体在免疫反应中有重要作用，有先天性传导阻滞存在时母亲自身抗体诱导的心内膜弹性纤维增生症就可能发生，胎儿或新生儿免疫系统对母亲自身抗体在心肌上沉淀物的反应更易发展为心内膜弹性纤维增生症。有学者认为，母亲有红斑狼疮可能和心内膜弹性纤维增生症有关。有报道，心内膜弹性纤维增生症合并肾病综合征，认为两种病先后发生在同一患儿是自身免疫紊乱基础上发生，还是同一基因位点异常所致，亦或同一病毒引起的不同时期改变，有待进一步研究。

(4)遗传代谢疾病学说：Miller 等报道，心内膜弹性纤维增生症与黏多糖病有关；1996 年 Bennett 等研究发现心内膜弹性纤维增生症与肉毒碱缺乏有关；2000 年 Ito 等研究显示心内膜弹性纤维增生症心脏的病变与糖原贮积症Ⅱ型有一定联系。

(5)心肌超微结构异常：据报道，同种先心病患儿可发生相同部位的弹性纤维增生，多发生于压力或血流分布增高区域，这是因为心室壁承受张力增加，刺激具有引起微结构的心内膜，使胶原组织和纤维组织增生。这种情况可见于先天性主动脉狭窄、主动脉缩窄，当心室高度扩大时，心室壁及心脏内膜承受压力增加，刺激心内膜增厚，弹性纤维增生。

(6)其他：如宫内缺氧致心内膜发育障碍，胎儿流出道机械性梗阻，淋巴管阻塞，妊娠早期服用某些药物等均可引起心内膜弹性纤维增生症。

2. 病理与病理生理　心内膜弹性纤维增生症的基本病理改变为心内膜弹性纤维及胶原纤维增生。大体形态观察主要表现为心脏扩大，增重，心尖钝圆，心壁增厚，整个心脏略呈球形，心腔扩张，以左心室和左心房更明显；心内膜呈弥漫性珠白色增厚，表面较光滑，尤以左心内膜受累严重，腱索、乳头肌、瓣膜也可受累。镜下，增厚的内膜主要由致密的弹性纤维及胶原平行排列构成，其中可见少量平滑肌细胞，血管稀少，无明显炎细胞浸润。弹性纤维染色阳性。内膜下心肌细胞一般不受累，但有非特性退行性改变。电镜下，弹性纤维核心粗大，平均直径 10μm，周围并有许多微丝。心肌细胞膜断裂，细胞间隙消失；胶原纤维排列不整，紊乱，断裂呈束状，Z 带模糊，肌带消失，线粒体大小不等，线粒体嵴断裂消失，空泡变性；胞质内糖原颗粒丰富或胞质内容物消失，空泡化。

心内膜弹性纤维增生症病理上分为扩张型及缩窄型，95%以上为扩张型，左心室扩大室壁轻度肥厚；缩窄型少见，主要见于新生儿，左心室腔小，发育差，右心房室扩大，左、右心室内膜增厚。

(二)临床诊断

1. 临床表现　心内膜弹性纤维增生症主要见于婴儿，发病年龄在 1 岁以内的占 2/3。常在发病之前或同时有呼吸道或消化道感染史。主要表现有发热、咳嗽，呼吸困难，气促，发绀，哭闹或烦躁不安，喂养困难，拒奶或不进食，体重增加缓慢，心界扩大，心动过速和心音低钝，舒张期奔马律，心尖部闻及收缩期杂音；肺部湿啰音，肝大；颜面及足背部轻度水肿，等不同程度的心力衰竭。

2.辅助检查

(1)超声心动图：超声心动图对心内膜弹性纤维增生症的诊断有重要价值，主要表现为心内膜增厚，回声增强，厚度大多为 2mm 以上，与心肌界限明显，左心房室腔扩大，二尖瓣环相对缩小，前后瓣叶增厚，前叶活动幅度明显减弱，二尖瓣关闭不全并反流，左心室显著扩大，呈球形，室间隔和左心室后壁运动幅度减弱，心脏收缩及舒张功能降低。

(2)X 线检查：胸部 X 线示心脏增大，以左心室增大为明显，心影普遍增大，近似主动脉型心影，心脏搏动多明显减弱而弥散，特别是在透视下左前斜径观察时左心室搏动消失而右心室搏动正常者，更有诊断意义。缩窄型者多出现左心房明显增大和(或)右心室增大，肺纹理增多，双肺明显瘀血。

(3)电子束 CT：有诊断价值，主要表现为心内膜回声增强，左心室心内膜增厚，心室特别是心尖部的纤维化、钙化。心肌钙化范围和纤维化严重程度与心内膜弹性纤维增生症预后相关。可协助超声心动图以早期诊断。

(4)心脏 MRI：可明确心内膜弹性纤维增生症的程度，灌注和心肌延迟增强 MRI 对心内膜弹性纤维增生症诊断较超声更有价值。心内膜表面的灌注序列为低信号，在心肌延迟增强序列为高信号。

(5)心电图：多数呈左心室肥大，ST－T 改变，表现为深 Q 波，高 R 波，左心前导联及下壁导联 T 波倒置或低平。新生儿可表现为电轴右偏，右心室大，病史长者可有肺动脉高压和双室肥厚。1/3 有左心房大，部分呈右心房或双房肥大，可伴有房室传导阻滞、左束支传导阻滞、室上性或室性心律失常、预激综合征。心力衰竭的早期和终末期可有低电压。缩窄型者呈右心室肥厚及电轴右偏。

(6)心导管检查：可显示左心室舒张末压和肺动脉压及左心房压力增高。左心室造影可见左心腔增大，室壁不增厚，腔壁光滑，射血分数减低，左心室收缩运动障碍，二尖瓣反流。缩窄型显示右心室、右心房扩张，肺动脉造影剂消除减慢。

(7)心内膜心肌活检：主要表现为心内膜弹性纤维增生，心内膜下心肌变性或坏死，伴有心肌纤维空泡形成。是确诊心内膜弹性纤维增生症的金标准，但由于心内膜弹性纤维增生症多见于婴儿，心肌活检取材困难，其临床应用受到限制。

(8)其他：血常规可见贫血，白细胞计数增高；血尿素氮及肌酐增高；抗 R_0 及抗 La 自身抗体可呈阳性；部分病例心肌酶可轻度升高；血浆中降钙素基因相关肽显著降低；内皮素显著升高。但这些指标均无特异性。

3.诊断与鉴别诊断

(1)诊断：心内膜弹性纤维增生症一般起病急，发病年龄小，多因肺炎、心力衰竭就诊，临床表现缺乏特异性，使本病临床诊断比较困难。有学者综合国内 9 省市心肌炎协作组制定的诊断标准主要要点及 1988 年 Ino 提出的诊断标准，总结的诊断参考标准如下：①婴儿期发生心力衰竭，多因呼吸道感染诱发，心力衰竭较顽固，容易反复加重，强心苷治疗尚敏感。②心脏无明显杂音，少数伴有二尖瓣反流引起较轻的收缩期杂音。③胸部 X 线片示心影扩大，多数以左心为主，胸部 X 线透视下左心搏动减弱，肺瘀血。④心电图提示左心室肥厚伴心肌劳损，常有倒置 T 波和 ST－T 改变，左心前导联电压增高，可伴有期前收缩，心房颤动或房室传导阻滞。⑤超声心动图显示左心室增大或心房腔增大，室壁运动减弱，左心重量指数增高，可见心内膜增厚。⑥组织学确诊需行心内膜心肌活检组织学检查。⑦排除其他心血管疾病。具有上述①～⑤项加上第⑦项可临床诊断心内膜弹性纤维增生症，同时具有第⑥项可作为病理学确诊。有少数患儿以咳嗽、气喘、脑梗死、声音嘶哑等为首发症状，必须注意，应及时行超声心动图检查以及早发现心内膜弹性纤维增生症。

(2)临床分型

1)暴发型：起病急骤，突然出现呼吸困难，口唇发绀，面色苍白，拒食，呕吐，烦躁不安；心动过速，心音低钝，部分患儿可闻及奔马律，肺部常有干、湿啰音，肝大；少数出现心源性休克，甚至数小时内死亡。此型多见于6个月内婴儿。

2)急性型：起病亦较快，但心力衰竭不如暴发型急剧，可合并肺水肿，两肺可闻及细湿啰音。常合并支气管炎或支气管肺炎。有些患儿因附壁血栓的脱落而发生脑栓塞等。此型发病年龄同暴发型。病情常有反复，正确长期治疗，多数可治愈。

3)慢性型：症状同急性型，但进展较缓慢，患儿生长发育落后，经正确长期治疗多数可治愈。

(3)鉴别诊断

1)肺炎合并心力衰竭：肺炎并发心力衰竭与心内膜弹性纤维增生症的临床表现极为相似，临床上心内膜弹性纤维增生症经强心苷治疗后心功能改善，肺部体征可改善或消失；而肺炎合并心力衰竭，肺部体征随肺部炎症被控制而减轻，这是两者的鉴别要点。

2)病毒性心肌炎：流行病学调查显示病毒性心肌炎在6个月内婴儿中少见，多有病毒感染史，心电图以ST－T改变，低电压和心律失常为主，仅1/10患儿有左心室增大图形且超声心电图无心内膜增厚表现，而且心力衰竭控制后心脏扩大恢复，可与心内膜弹性纤维增生症相鉴别。

3)先天性心脏病：先天性心脏病左冠状动脉起源于肺动脉干，可有冠状动脉灌注不足表现，患儿因心肌缺血而极度烦躁不安、哭闹，心电图显示前壁心肌梗死图形，超声心动图显示左冠状动脉起源于肺动脉。

4)心型糖原贮积症：本病可表现为心脏增大，无杂音，在婴儿期甚至新生儿期发病，出现喂养困难，呼吸急促，心率快，类似于心内膜弹性纤维增生症。但心型糖原贮积症心室壁增厚而心内膜不增厚，而且尚有发育营养障碍史、舌大、肌张力低下等可与心内膜弹性纤维增生症相鉴别。

5)扩张型心肌病：多见于3岁以上患儿，病情进展较缓慢，超声心动图示左心室扩大，但心内膜不增厚、无回声增强表现。心内膜弹性纤维增生症经洋地黄、泼尼松治疗有明显好转，扩张型心肌病虽经治疗但效果不明显。

6)心肌致密化不全：心内膜弹性纤维增生症主要见于婴儿，多因心力衰竭死亡，成人少见，而心肌致密化不全则可为成人发病；心内膜弹性纤维增生症超声心动图主要表现为心内膜回声增强，而心肌致密化不全存在厚而致密化不全的内膜层和薄而致密的心外膜，彩色多普勒超声检查显示小梁间隙血流与心室腔相通。

7)维生素B_1缺乏症：可出现急性心力衰竭，当婴儿有明显维生素B_1缺乏史，有脚气病的症状伴声音嘶哑，呛奶，肌张力低下，抗心力衰竭治疗无效，而用维生素后症状能够迅速消失，可资鉴别。

（三）治疗策略

1. 药物治疗　目前比较一致的意见是长期小剂量地高辛并用泼尼松辅以血管紧张素转化酶抑制药（ACEI）是治疗心内膜弹性纤维增生症的基本方法。

（1）正性肌力药：急性心力衰竭时可用去乙酰毛花苷，小于 2 岁，0.03～0.04mg/kg，大于 2 岁，0.02～0.03mg/kg；首次给总量的 1/2，6～8h 后给总量的 1/4，再过 6～8h 后给总量的 1/4；维持量为总量的 1/8，每 12h 1 次。也可短期应用多巴胺或多巴酚丁胺或米力农等正性肌力药物。病情缓解后改为地高辛口服。地高辛开始剂量 40～60μg/kg，以后以此剂量的 1/4，每日 1 次或分次小剂量维持 2～3 年，过早停药会导致心力衰竭复发造成死亡。地高辛维持量应依据患儿体重增加而增加其维持量，长期服用应注意其治疗量与中毒量比较接近，应定期检测强心苷浓度，理想的地高辛血清浓度是 0.5～0.8ng/mL，超过 1.0ng/mL 有潜在中毒危险。停用强心苷指征：一般用药至心电图正常，X 线接近正常可逐渐停药，而以超声心电图检查示左心室大小基本正常，左心室射血分数、心排血指数等收缩功能和二尖瓣舒张早期快速充盈峰值流速、舒张晚期充盈峰值流速、等容收缩时间等舒张功能恢复正常可停药。

（2）肾上腺糖皮质激素及免疫抑制药：在正性肌力药物治疗的同时加用肾上腺糖皮质激素，可减轻心内膜、心肌的炎症反应，减少心肌坏死及自身免疫损害，可防止和减轻瓣膜损害并能改善心脏功能。治疗方案为抢救时用静脉滴注氢化可的松，一般病例用泼尼松口服。泼尼松口服剂量为 1.5mg/（kg · d），6～8 周后逐渐减量，每隔 2 周每日减 1.25～2.5mg，减至每日 2.5～5mg 作为维持量至心电图正常，X 线片心脏接近正常逐渐停药，通常疗程 1～1.5 年。在治疗过程中还应高度注意激素不良反应（如骨质疏松、电解质紊乱等），注意补充钾、维生素 D 等有一定预防作用。

部分患者应用泼尼松 3～4 周后，心影缩小仍不明显，可加用免疫抑制药环磷酰胺 200mg/m^2 静脉滴注，间隔 10～15d 重复一次，连用 5 次，同时小剂量泼尼松维持至心影正常；或环磷酰胺 2mg/（kg · d），早餐后一次顿服，服用 3 个月，停 2 个月，再开始第 2 个疗程，一般需要 3～4 个疗程。

（3）血管紧张素转化酶抑制药：心内膜弹性纤维增生症患儿肾素－血管紧张素系统明显激活，心胸比例和左心室心肌重量指数（LVMI）较正常儿童显著增高，且 LVMI 与血管紧张素Ⅱ（AngⅡ），左心室射血分数呈正相关。血管紧张素转化酶抑制药可扩张小动脉和静脉系统，还可抑制血管紧张素转化酶活性，阻断血管紧张素Ⅱ、内皮素对循环和心脏的有害作用，改善心内膜弹性纤维增生症患者收缩、舒张功能。心内膜弹性纤维增生症患儿早期诊断并在常规治疗基础上加用长疗程（一般需应用 1～2 年）血管紧张素转化酶抑制药可提高本病疗效及治愈率。常用贝那普利，初始剂量为 0.1mg/kg，每日 1 次，1 周左右加至 0.2～0.4mg/（kg · d）。也可选用卡托普利、依那普利等。

（4）β 受体拮抗药：β 受体拮抗药在治疗心内膜弹性纤维增生症时可以起到以下作用：①抑制过高的交感神经系统活性。②抑制肾素－血管紧张素－醛固酮系统（RAAS）。③使 β 受体密度上调。④保护心肌，减低心肌耗氧量。⑤预防和治疗心室重构。由于 β 受体拮抗药具有负性肌力作用，对急性心力衰竭和重度心力衰竭不宜使用。近几年来发现卡维地洛有较强的抗氧自由基作用，有利于心力衰竭的恢复。卡维地洛开始剂量为口服 0.1mg/（kg · d），分 2 次服用；1 周加 1 次剂量，一直到最大耐受量 0.4mg/（kg · d），分 2 次服用，再用 6 个月。也可选用美托洛尔，但美托洛尔无抗自由基作用。β 受体拮抗药剂量应缓慢增加，以免心动过缓或加重心力衰竭；停药也应逐渐减量停药，避免病情反跳。

(5)丙种球蛋白冲击治疗：有学者认为心内膜弹性纤维增生症为自身免疫性疾病，故可在激素治疗的基础上给予丙种球蛋白(IVIG)冲击治疗。匹兹堡大学的研究人员报道一组10例中、重度心力衰竭的心内膜弹性纤维增生症患者，给予大剂量丙种球蛋白冲击治疗(2g/kg)，9例恢复，经1年随访左心室射血分数由平均基线值0.24增加到0.41。北京安贞医院小儿心脏科，应用大剂量丙种球蛋白治疗患儿24例(每次2g/kg，分2d使用，每月1次连用3次，以后每3个月重复1次)；未使用大剂量丙种球蛋白治疗患儿29例作为对照。对比两组治疗前后1年的临床疗效。结果两组患者发病月龄、发病时左心室射血分数、舒张末径之间差异无统计学意义，治疗后1年左心室射血分数、舒张末径的改善情况，两组之间差异无统计学意义，但丙种球蛋白组的环磷酰胺的使用率明显低于非丙种球蛋白组，差异有统计学意义。他们认为，虽然丙种球蛋白是血液制品，价格昂贵，但较环磷酰胺安全性高，不良反应小，主张使用丙种球蛋白冲击治疗。

(6)其他药物治疗：急性心力衰竭时可用呋塞米，维持治疗可用氢氯噻嗪和螺内酯交替或联合使用。还可使用磷酸肌酸钠、二磷酸果糖、泛癸利酮、门冬氨酸钾镁等营养剂改善心肌代谢药。有家族史或活检心内膜增厚者常有血清肉毒碱水平过低，可予L－肉毒碱治疗。有栓塞者需抗凝治疗。

2.非药物治疗

(1)心肺联合支持治疗：心内膜弹性纤维增生症伴心力衰竭、呼吸衰竭患者，采用心肺联合支持治疗，能显著改善心功能与肺功能，安全可靠，疗效显著。有经鼻持续气道正压(NCPAP)和机械通气[间歇性正压通气＋呼气末正压(IMV＋PEEP)]心肺支持，以NCPAP为优。

(2)外科治疗：对于药物难以控制的因瓣膜反流造成的心力衰竭，应进行瓣膜置换手术。心内膜弹性纤维增生症终末期应行心脏移植。

(四)预后

本病预后较差，过去几年100％死亡。近年来随着治疗进展，病死率已降低至20％～25％，治愈率可达到52％。部分患者临床症状改善，但仍存在胸片、心电图和超声心动图的改变。早期诊断，早期治疗，坚持长期规律治疗，是决定预后的重要因素之一。一般认为，有舒张功能障碍和房室瓣大量分流者，病情反复者，发病年龄较小(小于3个月)，有家族心肌病病史者预后不良，多于发病早期死亡。持续心脏扩大和严重心律失常也提示预后欠佳。对洋地黄治疗反应良好而又能长期坚持服药者预后较好。

二、心肌致密化不全

心肌致密化不全(noncompaction of the ventricular myocardium，NVM)是以心室内异常粗大的肌小梁和交错的深隐窝为特征的一种与基因相关的心肌病。过去，心肌致密化不全也被称为海绵状心肌，心肌窦状隙持续状态等。

1995年WHO关于心肌病定义与分类报告中将此类病例归为未分类心肌病。2006年3月美国心脏协会对心肌病的新定义和分类标准中将心肌致密化不全归属于遗传性心肌病。2008年欧洲心脏病学会将其归类为未分型心肌病。根据有无并发症，可将心肌致密化不全分为两类，即不并心脏畸形的孤立性心室致密化不全(INVM)和并有其他先天性心脏病(如房或室间隔缺损，以及其他复杂的发绀性先天性心脏病、心脏瓣膜畸形等）的心肌致密化不全。根据致密化不全发生的部分不同，心肌致密化不全还可分为左心室型、右心室型及双心室型，以左心室型为最多。

国外应用超声心动图诊断心肌致密化不全，其患病率为0.014%～0.032%。在心力衰竭患者中，心肌致密化不全的发生率为3%～4%。我国尚缺乏心肌致密化不全发病率方面的确切资料，2000年国内首次报道以来，据不完全统计，截至2008年，共100余例。随着超声成像质量及对此病的警惕性提高，心肌致密化不全的发病率可能会明显提高。心肌致密化不全在任何年龄均可发生，确诊的平均年龄45岁左右，性别尚无差异，但也有文献认为男性的发病率高于女性。非洲人心肌致密化不全与白种人及亚洲人存在差异，更多地表现为左、右心室同时受累及孤立的右心室受累。

（一）发生机制

1.病因及发病机制　心肌致密化不全的病因和发病机制尚不清楚。

（1）胚胎发育异常：正常人胚胎发育的第1个月，心肌组织由“海绵样”的疏松网织状肌纤维构成，这些肌纤维形成肌小梁和深陷的隙。胚胎发育的第2个月，心室肌开始致密化，致密化过程是从心外膜向心内膜，从基底部向心尖部。心肌致密化不全可能是由于胚胎正常致密化过程失败导致心腔内隐窝持续存在，肌小梁发育异常粗大，而相应区域的致密化心肌减少。但目前尚没有心肌致密化停止的直接证据。遗传工程鼠模型试验表明，心肌致密化不全中过度肌小梁化是由于心室壁形成过程中细胞增殖、分化、成熟的调控异常引起的。

（2）遗传因素：本病有家族遗传倾向，12%～50%的患者都有家族史，多数符合常染色体显性遗传，少数病例符合X染色体连锁隐性遗传及线粒体遗传。在一些家系，患者家族成员的表型一致，或具有典型的肥厚型心肌病，扩张型心肌病或限制型心肌病表型。心肌致密化不全具有显著的遗传异质性。目前报道的参与心肌致密化不全的基因突变有MYBPC3、FK-BP－12、mtDNA、TAZ/G4.5、DTNA、LMNA、ZAsP/LDB3、SCN5A、MYH7、ACTC、TNNT2、11p15、lg43、lg36位点的致病基因，5号染色体长臂（5q）末端缺失，13三体综合征等。

（3）继发性因素：先天性心脏病，如发绀性心脏病，左心室或右心室梗阻性病变等，由于心室压力负荷过重和心肌缺血阻滞了正常胚胎心肌窦状隙的闭合，使心内膜形成障碍，发生心内膜缺如，从而引起心腔内的血液直接对肌小梁产生高压机械效应，使窦状隙持续存在而不消退。据报道，高达82%的心肌致密化不全患者合并神经肌肉疾病，其中以线粒体疾病和Bath综合征最为常见，可能与心肌致密化不全患者致病基因（Xq28区段）和系统性肌病相关基因位置较近有关。

2.病理生理　心肌致密化不全病变最常累及左心室，亦可同时累及右心室，极少数只累及心尖部、心室侧壁，室间隔和心底部极少累及。心室壁呈两层结构，外层为较薄的发育不良心肌，由致密化心肌组成；内层为过度肥大的肌小梁组成的心内膜带，较厚，由非致密化心肌组成，表现为无数突出于心室腔的肌小梁和深陷的小梁隐窝，小梁隐窝深达心室壁外1/3，并与心室腔相交通。可伴或不伴心室腔的扩大，冠状动脉仍为正常分布，心脏表面一般无异常。但有报告，心肌致密化不全可合并房间隔瘤和室间隔瘤，甚至左心室室壁瘤。采用心内膜活检、活组织检查或尸检等方法进行心肌致密化不全的病例组织学检查，发现其特点为不同程度的心内膜下纤维化、纤维弹性组织变性、心肌纤维化、心肌结构破坏、心肌肥大、心肌瘢痕和炎症现象。

心力衰竭、心律失常和血栓形成是心肌致密化不全的主要病理生理特征。心力衰竭多呈缓慢进展过程，舒张功能减退时由于粗大的肌小梁引起的室壁主动弛张障碍和室壁僵硬度增加，顺应性下降引起心室舒张末压增加所致。收缩功能障碍的主要原因是慢性心肌缺血，多个异常突起的肌小梁对血液的需求增加和心脏血供不匹配是造成心肌缺血的重要原因。心律失常大多是致命性的室性心律失常，也可有房性心律失常，少数可发生传导阻滞。心律失常的机制尚不十分清楚，可能与肌束基部不规则的分支和连接、等容收缩时室壁张力增加，造成组织损伤和激动延迟等有关。有报道，在此病类似于假腱索的肥大肌小梁中发现有心脏的传导束浦肯野纤维，这可能是心律失常的解剖学基础之一。心脏血栓形成和血栓栓塞事件是由于心肌小梁深陷隐窝中的缓慢血流和并发的心房颤动易于形成壁内血栓，栓子脱落所致。

（二）临床诊断

1.临床表现　心肌致密化不全的起病隐匿，临床表现无特异性。儿童和成人均可发生，发病年龄差异大，从出生即发病或到中年才出现症状，也可终生无症状。多数中年开始发病，以渐进性的心力衰竭、心律失常和血栓栓塞为主要表现。

(1)心力衰竭：常缓慢进展，主要为左侧心力衰竭，亦可合并右侧心力衰竭。常为患者就诊的主要原因，约66.2%的患者存在不同程度心力衰竭，表现为心悸，胸闷，呼吸困难，心脏扩大，双下肢水肿，腹水等。

(2)心律失常：大多为致命性的室性心律失常，如室性心动过速，部分可呈尖端扭转性。房性心律失常如房性期前收缩、房性心动过速及心房颤动也较多见。传导阻滞亦较常见，包括房室或束支传导阻滞。儿童常合并预激综合征，且多为右侧前间隔旁道，可并发室上性心动过速。患者可表现反复心悸，头晕，晕厥，甚至猝死。

(3)血栓栓塞：主要为体循环栓塞，脑栓塞和肢体末端较多。既往报道血栓栓塞发生率高达21%～37.5%，但意大利一项229名心肌致密化不全患者随访7.3年，仅4名患者发生缺血性卒中事件。

(4)其他：心肌致密化不全可伴有其他先天性心脏畸形、重度肺动脉高压；也可并发瓣膜脱垂。儿童患者还可有心脏以外畸形，如发育迟缓、面容异常、腭裂、白内障、脊柱侧弯、生殖器小等，以发育迟缓、面容异常为多见。面容异常主要表现为前额突出，眼球震颤，耳位低下及上腭弓高。部分病例可有肌无力与肌痉挛。

2.辅助检查

(1)超声心动图检查：超声心动图对诊断心肌致密化不全有重要价值，不仅能显示心肌致密化不全心肌结构的异常特征，而且可显示非小梁化区域的心肌结构与功能，还可同时诊断并存的心脏畸形。其特征为心室腔内可探及大量突出的肌小梁和深陷的小梁间隐窝，突起的肌小梁呈较规则的锯齿状改变，主要分布于左心室心尖部及前侧壁，可波及心室壁中段，但一般不累及基底段心室壁。横切面可见心室内部轮廓呈蜂窝状改变。病变区域心室壁外层的心肌明显变薄，呈中低回声；而内层强回声的心肌疏松增厚，肌小梁组织丰富。彩色多普勒显示小梁间隙内可见血流充盈、流速减低并与心室腔相通。受累心室不同程度扩大，室壁运动减低。超声学造影可清晰显示心腔与心内膜边界，而造影剂可完全充盈肌小梁隐窝，有利于提高心肌致密化不全诊断的准确性。

(2)磁共振检查：磁共振检查可见心肌增厚并分层，非致密化心肌和致密化心肌在舒张末期的最大比值大于2.0。双反转恢复快速自旋回波序列二腔心和四腔心可清楚显示心腔内多发粗大、交错排列呈网状或海绵状的肌小梁结构，其内信号呈流空信号或显示信号不均匀。三反转自旋回波序列可显示小梁隐窝内的血流信号。还可显示病变区域心室壁运动减弱。

(3)超高速电子计算机X线断层扫描：可将病变心肌分别显示为致密不同的两层，即外层变薄的致密化心肌及内层增厚的非致密化心肌。增强造影显示造影剂充盈于肌小梁隐窝间。

(4)铊心肌显像检查：表现为相关区域低灌注改变。

(5)心导管检查：显示左心室舒张末容量正常而压力增加，左心室运动功能减退，无左心室流出道梗阻；左心室造影可见心室舒张期心内膜边界不清，呈羽毛状，收缩期造影剂残留在隐窝内，心内膜心肌活组织检查病变区心内膜为增厚的纤维组织，心肌纤维粗短，周围可见多量胶原纤维，其间可见炎症细胞浸润。

(6)心电图检查：88%～94%的心肌致密化不全患者有心电图异常，但无特异性。常见的有各类心律失常、束支传导阻滞、异常Q波、ST－T改变、心室肥大等。

3.诊断与鉴别诊断　心肌致密化不全临床表现及心电图等检查均无特异性，主要依据超声心动图诊断本病。然而并没有一个明确的世界通用的超声心动图诊断标准，不同的研究中心提出的诊断标准不尽相同。

(1)Jenni标准：是目前应用最广的诊断标准，敏感度好。①典型的两层不同的心肌结构，外层即致密化层、较薄，内层即非致密化层、较厚，其间可见深陷隐窝。心室收缩末期内层与外层比值>2.0(幼儿为>1.4)。②病变区域主要位于心尖部，左心室侧壁和下壁。③彩色多普勒血流显像可探及深陷隐窝之间有血流灌注并与心腔交通，而不与冠状动脉相通。④排除其他心脏畸形。

(2)Chin标准：该标准采用左心室不同水平的肌小梁基底部至心外膜的间距与肌小梁顶部至心外膜的间距之比值进行定量分析，X/Y≤0.5，X代表心外膜到小梁基底部的间距，Y代表心外膜至小梁顶部的距离。

(3)Stollberger标准：从心尖水平至乳头肌水平，如有1个平面见到3个以上不与乳头肌相延续的粗大肌小梁(肌小梁定义为与心肌回声相同且与心室收缩同向运动)突出于左心室室壁，且周围存在充满血流的小梁间隙，即可诊断心肌致密化不全。

(4)Puteriek标准：在心室不同水平多切面评估非致密层和致密层心肌，应用左心室短轴中部和心尖部切面，以及心尖两腔心、四腔心和心尖长左心室轴切面识别非致密层和致密层心肌，在左心室短轴舒张末期测量这两层心肌的厚度，如厚度比值>2可诊断心肌致密化不全，此外存在心室和心肌功能异常。该标准对非致密层和致密层心肌的测量更容易，但其准确度尚需要更多研究证实。

近几年来，随着磁共振(MRI)的应用，MRI也已作为心肌致密化不全的诊断措施，但MRI尚无公认的诊断标准，主要参考超声心电图的标准。然而，在心脏收缩末期，不利于MRI观察非致密化心肌和肌小梁间隐窝，难以测量心肌的厚度，因此MRI检查应选择在左心室舒张末期测量，其标准为舒张末期左心室心肌非致密层/致密层≥2.3时有诊断意义，敏感度和特异度分别为86%和99%。MRI检查对检出隐藏在肌小梁中的血栓、心肌纤维化及室壁瘢痕有价值。2010年Jacquier等提出MRI的另一诊断标准，MRI在舒张期测量左室肌小梁质量，如超过总质量20%以上诊断心肌致密化不全具有很高的敏感度和特异度，均为93.7%。

此外，左心室造影可发现心肌致密化不全的典型征象，舒张期病变区域心内膜边界多呈羽毛状，收缩期可见隐窝内残余造影剂显影。

虽然心肌致密化不全是一种遗传相关的心肌病，但研究表明一部分收缩功能不全的患者及8.3%的正常对照组患者也符合心肌致密化不全的超声诊断标准，表明显著的肌小梁不是一种少见的现象。非洲人及运动员中使用心肌致密化不全的以上诊断标准需非常谨慎。MRI在鉴别诊断方面具有一定优势。

诊断心肌致密化不全时应注意与下列疾病相鉴别。①肥厚型心肌病：肥厚型心肌病虽可有粗大的肌小梁，但无深陷的隐窝且可见左心室壁与室间隔不对称性肥厚，故可与心肌致密化不全鉴别。②扩张型心肌病：扩张型心肌病也可有多突起的肌小梁，但数量比心肌致密化不全少，且有心腔扩大，室壁多均匀变薄等，可与心肌致密化不全鉴别。③缺血性心肌病：心肌致密化不全可有异常Q波，甚至可形成室壁瘤，故常误诊为缺血型心肌病，但无典型心绞痛及心肌梗死病史，冠状动脉造影正常等有利于鉴别。

（三）治疗策略

1.药物治疗

（1）治疗心力衰竭：可根据相应的慢性心力衰竭治疗指南，选择包括利尿药、血管紧张素转化酶抑制药/血管紧张素Ⅱ受体拮抗药、β受体拮抗药、洋地黄、醛固酮受体拮抗药等。

（2）治疗心律失常：胺碘酮是安全有效的抗快速心律失常药物，对于心肌致密化不全发生的室上性或室性心律失常均可使用，β受体拮抗药可减少猝死的发生率。

（3）防治血栓栓塞：心肌致密化不全患者是否需要抗凝治疗尚无共识。对于发生栓塞、合并心房颤动的患者建议长期使用华法林抗凝治疗。也有学者建议，对收缩功能不全者或非致密层范围广的患者进行抗凝治疗，但尚需进一步研究确定。

（4）营养心肌：如二磷酸果糖、泛癸利酮、B族维生素、左卡尼汀和曲美他嗪等改善心肌能量代谢。特别是曲美他嗪能使衰竭的心肌能量代谢由脂肪为主转变为葡萄糖为主，可减少心肌氧耗，减轻心脏负担。

（5）其他：国内有报道使用肾上腺糖皮质激素及人血丙种球蛋白静脉注射后心功能有明显改善，但资料较少。

2.非药物治疗

（1）器械治疗：心肌致密化不全合并下列情况时可考虑置入ICD：①曾经反复发生过室性心动过速或心脏停搏。②左心室射血分数＜35%。③出现晕厥。④存在家族性心脏停搏。存在心室不同步的心力衰竭患者可行心脏再同步治疗（CRT），也可行具有双心室起搏并ICD功能的CRT－D治疗。

（2）外科手术治疗：合并其他先天性心脏病时可手术治疗。重症心肌致密化不全患者终末期唯一的选择是进行心脏移植治疗。值得注意的是，心肌致密化不全主要并发症是瓣膜脱垂，可造成瓣膜反流，甚至重度反流。在这种情况下，应慎重行瓣膜修复术或瓣膜置换术，因为心肌致密化不全心肌严重受损，处于衰竭状态，手术会加重心肌损害，导致术后顽固型低心排血量心力衰竭，可能会导致患者术后死亡。

（四）预后

心肌致密化不全的预后差异较大，有症状者较无症状者预后差。Mayo医院报告的一组17例18～71岁的心肌致密化不全患者，在6年随访期间，8例死亡，2例进行心脏移植、Oechslin 等对 34 例有症状成人心肌致密化不全患者随访(44±39)个月，18 例因心力衰竭住院，12 例死亡(心力衰竭死亡和猝死各 6 例)，14 例出现室性心律失常，8 例发生血栓栓塞事件。

（徐林）

第六节　应激性心肌病

应激性心肌病(stress cardiomyopathy，SCM)又称为 Tako－Tsubo 心肌病、心尖球形综合征、短暂左心室心尖部气球样变综合征、破心综合征、伤心综合征、“章鱼篓”心肌病等。2006 年，美国心脏协会将其归类为原发性获得性心肌病，并正式命名为应激性心肌病。2008 年欧洲心脏病学会也将其命名为应激性心肌病，但归类为非家族性未定型心肌病范畴。

应激性心肌病女性多见，尤其好发于绝经后女性，年龄大于 55 岁的女性患者发病风险是年龄小于 55 岁女性患者的 1.8 倍。Shao 等，对 7621 例应激性心肌病患者研究发现，89%为女性患者，发病年龄 0～97 岁，大部分患者为绝经后女性。青少年应激性心肌病也有报道。

一、发生机制

(一)诱发因素

机体应激是发生应激性心肌病的关键性诱发因素，且应激距发病时间数分钟到数小时不等。心理应激因素主要来自于患者相关的外界环境的刺激，如亲属的死亡、车祸、惊喜聚会、剧烈争吵、法庭诉讼、持械抢劫等；生理应激因素可以包括多种疾病或原有疾病的突然加重，如脑血管意外、癫痫、甲状腺功能亢进危象、哮喘发作、急腹症、外科手术等。

(二)发病机制

1.交感神经过度兴奋和儿茶酚胺增多　应激性心肌病的确切机制尚不明确，但交感神经过度兴奋和儿茶酚胺是目前公认的主要机制。绝大部分患者发病之前存在强烈的应激状况，导致血浆儿茶酚胺浓度比急性心肌梗死患者高 2～3 倍，比正常成人甚至高出 20 倍。儿茶酚胺增高可能是通过 β_2 肾上腺受体在刺激性 G 蛋白心脏兴奋和抑制性 G 蛋白心肌抑制的通路上的多样性来介导的心肌顿抑。β_2 肾上腺受体的数量和活性在心尖更明显，使得心尖部更容易受到儿茶酚胺的影响。

2.葡萄糖、脂肪酸代谢障碍　Yilmaz 等认为，应激性心肌病是继发于以心肌细胞代谢功能障碍为特点，在累及葡萄糖或脂肪酸代谢，或涉及线粒体紊乱后，导致心肌顿抑的一种疾病。Kurisu 等研究显示，心肌脂肪酸代谢受损较心肌灌注受损更为严重。脂肪酸的 β 氧化被抑制，可减少心肌供能后，累及心肌收缩功能。Bybce 等报道，葡萄糖代谢受损可能与高浓度儿茶酚胺引发胰岛素抵抗有关。

3.内皮和微血管功能不全　在应激性心肌病急性期进行冠状动脉造影、单光子发射计算机断层扫描或者正电子发射体层摄影术可发现患者冠状动脉大血管血流基本正常而微血管功能不全。Martin 等发现，应激性心肌病患者内皮功能及血管反应性受损。

4.雌激素水平降低　应激性心肌病患者中绝经期后的女性占绝大多数，推测雌激素水平降低，可能参与其发病机制。Ueyama 等，对卵巢切除和卵巢切除＋雌激素替代治疗的大鼠给予一定应激后建立应激性心肌病的动物模型，结果表明卵巢切除的大鼠应激后射血分数显著降低，卵巢切除＋雌激素替代治疗的大鼠射血分数降低不明显。其机制可能是雌激素通过调节内皮细胞功能，促进前列环素、一氧化氮的释放及减少钙内流，以舒张血管，并且促进热休克蛋白、心钠肽等心脏保护因子的释放。

5.冠状动脉循环障碍　应激状态可诱发冠状动脉痉挛，从而引起心肌缺血及室壁运动障碍。部分患者存在自发或药物诱发的冠状动脉痉挛，并且左心室被影响的区域涉及1条以上冠状动脉灌注区，无明显狭窄的冠状动脉也存在心肌灌注降低，考虑为微血管痉挛所致。前降支从心尖至其终末点的一段称为“旋段”，旋段占整个前降支长度的比例称为旋段指数，当旋段指数＞0.16时，应激性心肌病的发生率大为增加。有报道，部分应激性心肌病患者中有前降支中段的心肌桥，推测可能与应激期间儿茶酚胺增强心肌桥对冠状动脉的压迫有关。

6.病毒感染　目前有少数个案报道支持应激性心肌病与病毒感染相关，包括微小病毒B_{19}和巨细胞病毒。

二、临床诊断

（一）临床表现

应激性心肌病与急性心肌梗死的临床症状难以鉴别。最常见的是胸骨后疼痛和呼吸困难、晕厥、急性肺水肿，心源性休克和恶性心律失常也可见到。心室游离壁破裂、心室附壁血栓和院外发生的心脏骤停极少见。Looi等报道胸痛占78%、呼吸困难占41%、急性肺水肿占17%、房性及室性心律失常占12%。

应激性心肌病的体征包括痛苦面容、面色苍白、心率增快、心音减低等，严重者还可出现急性肺水肿和收缩压下降。低血压的原因依次是左心室收缩功能不全、明显的二尖瓣反流、左心室流出道梗阻及同时存在以上几种情况。

（二）辅助检查

1.心电图　最常见的心电图表现是急性期ST段抬高（多在胸前导联）、T波倒置及Q－Tc延长，房性、室性心律失常，肢体导联低电压，异常Q波及各型传导阻滞也能见到。通常在发病2～3d ST段恢复正常，并出现广泛的T波倒置及Q－Tc延长。T波倒置及Q－Tc延长一般3～4个月恢复正常，也有1～6周恢复的，个别持续超过1年。

2.心肌损伤标志物　应激性心肌病患者血清肌酸激酶（CK）、心肌肌酸激酶同工酶（CK－MB）和肌钙蛋白可正常或轻度升高，以肌钙蛋白升高为多见，其次为CK－MB。肌钙蛋白血浓度峰值见于应激性心肌病发病早期且降至正常水平相对较快。多数急性期患者儿茶酚胺升高，历时数周后逐渐下降。

3.超声心动图　典型应激性心肌病二维超声心动图急性期表现为左心室心尖段及中间段室壁运动异常，基底段室壁运动亢进，心尖部出现气球样改变，左心室射血分数及缩短率降低；恢复期时左心室室壁运动及射血分数均恢复正常。超过10%的患者出现一过性左心室流出道梗阻，二尖瓣收缩期前向运动。此外，室间隔中部增厚，二尖瓣反流也能见到。

目前发现应激性心肌病有7种不同的室壁运动异常情况：心尖运动减弱伴随心室底部运动代偿性增强，表现为典型的“章鱼篓”样；心室中部运动减弱伴随心尖及心底部运动正常；心底部运动减弱伴随心尖运动正常（倒“章鱼篓”样）；整个室壁运动减弱；双心室壁运动减弱；右心室运动异常；侧壁运动异常。

心脏整体及阶段收缩功能逐渐恢复需历时数天、数周及数月不等，通常完全恢复正常的时限为1年。

4. 冠状动脉造影及左心室造影　冠状动脉造影可以发现冠状动脉正常或存在轻度的动脉粥样硬化；少数存在单支冠状动脉严重病变，但是室壁运动异常部位超出单支冠状动脉灌注区域；无自发的冠状动脉痉挛。

左心室造影显示，左心室心尖及中部运动减弱、消失或运动异常（气球样变），伴基底部收缩力增强，呈典型的“章鱼篓”样改变。左心室室壁运动异常部分超过单支冠状动脉支配区域，约 1/3 患者可累及右心室。少数应激性心肌病患者存在动力性左心室流出道梗阻，尤其多见于室间隔近端呈局限性增厚的老年患者。

5. 心脏磁共振　心脏磁共振在应激性心肌病患者诊断与鉴别诊断中发挥着重要作用，除了准确的观察节段性室壁运动异常，可以对右心室及左心室功能进行准确的量化分析，以及对其他的异常表现的识别，如心包积液或胸腔积液、左心室或右心室血栓等。更重要的是心脏磁共振可以辨别可逆性（炎症、缺血性水肿）或不可逆性（坏死或纤维化）损害，从而能够确定应激性心肌病并且排除其他类似的心脏疾病如心肌炎或心肌梗死。

（三）诊断与鉴别诊断

1. 诊断　目前应激性心肌病尚无统一的诊断标准，医学界曾应用 Abe、Mayo clinic、prasad、Segovia、cubero 及 kawai 等诊断标准。目前多采用 2004 年由美国梅奥医学中心（Mayo clinic）制订，并于 2008 年重新修订的诊断标准，符合所有 4 条标准可诊断应激性心肌病：①短暂的左心室中部，伴或不伴心尖部受累，运动减弱、消失或运动异常。累积范围超过单支冠状动脉供血区域。多存在（常见，也可不存在）应激触发因素。②冠状动脉造影无明显狭窄性病变，也无斑块急性破裂的征象。③新出现的心电图异常[ST 段抬高和（或）T 波倒置]或血清肌钙蛋白轻度升高。④排除嗜铬细胞瘤、心肌炎、严重颅脑创伤、颅内出血、冠心病、肥厚型心肌病。

Mayo clinic 标准也存在局限性。少数患者可合并冠心病，Mayo clinic 标准可能漏掉此部分患者。Shao 等建议应用 Gothenburg 标准来进行诊断：①通常但不是所有伴有应激因素（精神或者躯体）的一过性左心室或者右心室运动减弱、运动障碍。②排除其他的更倾向于解释室壁运动异常的病理条件（如缺血、心肌炎、中毒、心动过速等）。③肌钙蛋白正常或轻度升高（即肌钙蛋白升高水平与心肌功能异常的数量不匹配）。

2. 特殊类型应激性心肌病

（1）非典型应激性心肌病：约 1/3 患者表现为非典型应激性心肌病，亦称变异型心肌病。确切机制尚未阐明，可能与心脏内肾上腺能受体分布和（或）自主神经支配不同有关。患者发病时室壁运动异常不在心尖部，而在其他部位，包括心室中部气球样变，基底部气球样变或累及其他节段者。此时，心尖反而呈现为代偿性收缩增强。不典型应激性心肌病与典型者比较，前者尤好发于绝经前及年轻的女性患者。

（2）右心室及双心室功能不全：右心室应激性心肌病发病率为 14.29%，双心室应激性心肌病发病率为 26%～40%。收缩功能不全心力衰竭、右心室扩大及胸腔积液为其常见的临床表现。

3. 鉴别诊断　应激性心肌病主要与急性心肌梗死相鉴别。从心电图上看，应激性心肌病常见有轻度的胸前导联 ST 段抬高，而急性心肌梗死呈现出特征性动态变化，并常出现病理性 Q 波；从心肌酶学看，应激性心肌病仅轻度升高，而急性心肌梗死的增高程度可以准确地反映梗死范围；从冠状动脉造影看，应激性心肌病多数冠状动脉造影显示正常，而急性心肌梗死常可见梗死部位所对应的冠状动脉病变;从超声心动图看,应激性心肌病常表现为心尖部运动减弱,基底部代偿性增高,急性期出现左心室扩大,心功能减低,但常在3周后恢复正常,而急性心肌梗死可见梗死部位心肌节段性运动异常,后期可见室壁瘤形成。

三、治疗策略

(一)药物治疗

目前应激性心肌病的药物治疗尚无共识,缺乏随机对照研究验证治疗的有效性和可靠性。血流动力学稳定的患者给予血管紧张素转化酶抑制药(ACEI)或血管紧张素Ⅱ受体拮抗药(ARB)及β受体拮抗药,而且主张宜长期应用。也有主张采用α受体和β受体拮抗药联合治疗,卡维地洛为首选药。钙通道阻滞药,包括地尔硫䓬及维拉帕米不仅在疑有冠状动脉痉挛的患者适用,而且对减轻左心室流出道压力阶差亦有疗效。有明显焦虑、抑郁情绪者,可酌情应用抗焦虑抑郁药物治疗。也有绝经后女性酌情补充雌激素获益的报道。

血流动力学不稳定的患者,出现心力衰竭时,应予利尿药及正性肌力药物,但儿茶酚胺类正性肌力药应十分谨慎。有报道左西孟旦为非儿茶酚胺类正性肌力药,兼有正性肌力及扩血管两种效应,可能有益。心律失常时,酌情使用相应抗心律失常药物。

(二)非药物治疗

1.休息及心理疏导治疗。

2.主动脉球囊反搏治疗　应激性心肌病严重左心功能不全导致低血压或进展为心源性休克者,应尽早实施主动脉内球囊反搏治疗,疗效明显优于正性肌力药物。

四、预后

应激性心肌病预后较好,大多数患者在1～4周内心功能恢复正常,极少数患者由于严重的并发症如恶性心律失常和急性心力衰竭而死亡。Brinjikji等报道,住院期间总死亡率为4.2%,男性比女性患者死亡率更高。

(徐林)

第七节　酒精性心肌病

酒精性心肌病(alcoholic cardiomyopathy,ACM)是长期大量的摄入酒精引起的心肌病变,以心脏扩大、心律失常和心力衰竭为特征,属于特发性心肌病的过敏和中毒反应所致的心肌病。

随着我国社会经济急速发展,人民生活水平显著提高,酒精性心肌病发病率也呈逐年上升趋势。但是,由于研究数据有限且缺乏明确诊断标准,尚缺乏有关酒精性心肌病流行情况、发病率、患病率及死亡率的确切数据。酒精性心肌病发生在相对年轻的人群,通常在50～60岁。长期饮酒人群酒精性心肌病的流行情况差异很大,23%～40%不等,并且男性发病率高于女性。在西方国家,酒精性心肌病占所有非缺血性扩张型心肌病的21%～36%;在美国,酒精性心肌病约占所有心肌病的3.8%。

一、发生机制

酒精性心肌病发病机制不清，可能与以下机制有关。

（一）乙醇及其代谢产物直接毒性作用

乙醇及其代谢产物可干扰线粒体呼吸，线粒体及肌质网功能障碍。同时，抑制三羧酸循环中酶类激活，影响心肌细胞膜对离子通透性，干预线粒体和钙聚集，钙稳态失衡，干扰兴奋收缩耦联，从而抑制心肌的收缩性。同时，其亦可抑制钠泵活性，使钾镁从细胞内丢失增加，引起除极和复极不均，传导减慢，成为折返和自律性电生理异常的基础。

乙醇具有脂溶性，通过直接破坏作用，影响细胞膜完整性，从而影响细胞间信息传递和离子交换，通过激活胱天蛋白酶3，促凋亡蛋白Bax增加，细胞周期调控因子p21水平增加，促进心肌细胞凋亡而致病。

神经体液方面，乙醇及其代谢物可促进儿茶酚胺释放，兴奋交感神经，刺激冠状动脉上的α肾上腺素能受体引起冠状动脉痉挛，造成心肌缺血。动物模型证实乙醇可激活肾素一血管紧张素系统，主要通过乙醇影响细胞外信号通路1/2为媒介的过氧化酶体增殖激活受体γ来发挥作用，肾素一血管紧张素系统和代谢系统的变化引起心脏重构和心肌纤维化，心脏组织中Ⅰ型胶原、Ⅱ型胶原、基质金属蛋白酶β表达显著增加。

（二）乙醇致营养不良

乙醇致营养不良主要包括两方面：一方面长期饮酒可造成人体营养失调，易导致维生素缺乏，尤其是维生素 B_1 及叶酸缺乏，可加剧乙醛对细胞的毒性反应，造成硫胺素缺乏而引起心肌病变，加重心功能不全。另一方面，酒类的某些添加剂中含有钴、铅等有毒物质，长期饮用可引起中毒或心肌损伤。

（三）乙醇及其代谢产物致心肌细胞能量代谢重构

乙醇能激活脂肪酸β氧化过程中关键调控基因过氧化酶增殖物激活受体α(PPARα)及PPARγ，同时使类维A酸受体α(RxRα)蛋白显著减少。PPARα及RxRα是与心肌脂肪酸代谢和心室重塑均有联系的重要核转录因子，其在酒精作用下发生变化，使心肌能量代谢紊乱，并与心肌重构相互协同，促使心脏功能恶化和心肌代谢重构。酒精及其代谢产物可使三羧酸循环中某些酶（如天冬氨酸氨基转移酶、苹果酸脱氢酶和乳酸脱氢酶等）从心肌细胞中逸出，影响心肌细胞功能，导致心肌不能有效进行脂肪代谢，脂肪酸积累，加速心肌不可逆损伤过程。

（四）其他机制

有研究表明，胰岛素样生长因子在酒精性心肌病中可使心肌肥大和心肌收缩力下降。国内也有对酒精性心肌病患者和嗜酒者的醇脱氢酶基因多态性的相关研究，发现其多态性匀嗜酒有关，但与酒精性心肌病发生的关系未得到证实。酒精性心肌病患者心肌中乙醇含量增加，研究证实乙醇能与许多蛋白质相结合，尤其对赖氨酸残基具有较强的亲和力，两者一旦结合后刺激了免疫系统，产生了高浓度的免疫物质。临床研究发现部分患者血中含有抗乙醇抗体和乙醇修饰的人心肌细胞蛋白质抗原。

二、临床诊断

（一）临床表现

酒精性心肌病起病隐匿，多发生于30～55岁的男性，通常有5～10年或以上的过度嗜酒史，临床表现多样化，主要表现为心功能不全和心律失常。

1.心脏扩大　可为酒精性心肌病早期表现，部分病例临床症状不明显，常在体检做胸部X线或超声心动图检查时偶然发现。心脏多呈普大型，伴有心力衰竭者室壁活动明显减弱。当心腔明显扩大时可伴有相对性二尖瓣、三尖瓣瓣膜关闭不全的杂音。早期患者治疗后心影可于短期内迅速缩小，晚期患者心影常难以恢复正常。

2.心功能减退　长期嗜酒者常存在心功能轻度减退现象，甚至在出现心功能不全临床症状之前就已存在。早期患者可无自觉症状，或仅表现为心悸、胸闷、疲乏无力等；严重者以心力衰竭为突出表现，多为全心衰竭，但以左侧心力衰竭为主，出现呼吸困难、端坐呼吸、夜间阵发性呼吸困难等，可闻及舒张期奔马律、双下肺湿啰音，可有颈静脉怒张、肝瘀血、下肢水肿及胸腔积液等。病情较轻者戒酒后常可好转，但再次饮酒时病情可再次加重。

3.心律失常　亦可为酒精性心肌病早期表现。常见为心房颤动，其次为心房扑动、频发室性期前收缩、房性期前收缩及心脏传导阻滞。同一种心律失常可反复发生。由于心律失常多于周末及假日大量饮酒之后发生，故称为“假日心脏综合征”。对嗜酒者出现不能解释的心律失常时，应考虑本病之可能。酒者发生的猝死，可能与心室颤动有关。

4.胸痛　除非同时伴有冠心病或主动脉瓣狭窄，否则酒精性心肌病一般不会发生心绞痛，但可出现不典型胸痛。少数患者也可以心绞痛为突出表现，这可能与乙醇代谢物－乙醛促进儿茶酚胺释放，刺激 α 肾上腺受体后导致冠状动脉痉挛有关。

5.血压改变　酒精性心肌病患者血压偏高者常见，特别是舒张压增高而收缩压正常或偏低，称之为“去首高血压”。此点有别于原发性扩张型心肌病。

6.其他　长期大量饮酒可同时累及脑、神经系统，肝，骨骼肌等靶器官出现相应症状。

（二）辅助检查

1.X线检查　心影普遍增大，心胸比率大于0.55，合并心力衰竭时可有肺瘀血、肺水肿及胸腔积液等。

2.心电图　可有ST－T改变、异常Q波及左心室肥厚等非特异性改变，常有房性和室性心律失常，以房性心律失常多见，其中又以心房颤动最常见。

3.超声心动图　运动时射血分数不能相应提高，舒张期顺应性下降及左心室肥厚，可在亚临床期就表现出来。临床症状出现后，超声心动图检查可发现各房室腔扩大，主要是左心房、左心室和右心室，有时右心房也可扩大；左心室肥厚；弥散性室壁运动减弱：二尖瓣及三尖瓣关闭不全。另外，还伴有心排血量下降，射血分数下降及左心室舒张末压增高。

4.心导管检查和心血管造影　亚临床状态时，酒精性心肌病患者就可有血流动力学改变，常表现为射血分数降低，心室舒张末压增高，舒张末容积和张力增加。心室造影可见左心室扩大，弥散性室壁运动减弱，心室射血分数下降。

（三）诊断与鉴别诊断

1.诊断　目前无特异诊断方法，一般参照Donald等提出的诊断标准：①有长期大量饮酒史或反复大量酗酒史。长期大量饮酒一般指纯乙醇量每日125mL或白酒每日约150g或啤酒约每日4瓶以上，持续6～10年。②出现心脏扩大和心力衰竭的临床表现，辅助检查示心室扩大，心功能减低，肺瘀血征。③既往无其他心脏病史。④酒精性心肌病的早期患者戒酒后(6个月)心肌病的临床表现可逆转。

2. 鉴别诊断

(1)与扩张型心肌病鉴别：酒精性心肌病与扩张型心肌病(DCM)的鉴别较困难。一是注意酒精性心肌病有长期大量饮酒史；二是注意停止饮酒后酒精性心肌病心脏扩大等可改善，而扩张型心肌病不明显；三是注意酒精性心肌病常有“去首高血压”；四是超声心动图时酒精性心肌病表现为心肌内斑点状回声增强，而扩张型心肌病则为纤细状无增强回声。

(2)与高血压心脏损害鉴别：大量饮酒者可同时发现高血压与心肌肥厚，两者不易鉴别，但高血压心脏损害具有下列特点可作鉴别：①有长期收缩压或舒张压明显升高病史。②超声心动图显示左心室向心性肥厚，左心室心肌质量增加。③高血压突然加重或合并冠心病者可发生心力衰竭和心室扩张，降压治疗能迅速纠正心力衰竭。④如超声心动图检查有右心室扩大时，应考虑酒精性心肌病。

(3)与冠心病鉴别：酒精性心肌病早期与冠心病均可表现为心律失常，晚期又均可有心脏扩大，两者均能发生心绞痛，心电图 ST－T 改变及异常 Q 波。但冠心病具有下述特点，可做鉴别：①有特殊发病危险因素和动脉硬化表现。②早期心电图缺血表现具有区域性。③超声心动图或心血池显像提示室壁运动呈节段性运动异常，必要时可行多巴酚丁胺运动试验。④冠状动脉造影或多排螺旋 CT 冠状动脉成像可见特异性改变(血管的病变范围、程度与心肌病变的范围、程度平行)。此外，也要注意可能存在两者并存的情况。

(4)与维生素 B_1 缺乏性心肌病的鉴别：维生素 B_1 缺乏性心肌病也可发生于长期大量饮酒者，心脏表现与酒精性心肌病颇相似，但酒精性心肌病多为心室收缩力降低致低心排血状态，而维生素 B_1 缺乏性心肌病则为高心排血状态，且在给予大剂量维生素 B_1 治疗后，病情能够迅速好转和逐渐治愈。

三、治疗策略

(一)药物治疗

酒精性心肌病的药物治疗与其他病因所致心力衰竭样，应当严格遵循当前心力衰竭治疗指南，联合使用β受体拮抗药及血管紧张素转化酶抑制药(ACEI)或血管紧张素Ⅱ受体拮抗药(ARB)。有心力衰竭症状者可使用利尿药及地高辛。同时纠正可能合并的营养缺乏(维生素、微量元素、锌)等。

1. 血管紧张素Ⅱ受体拮抗药　乙醇引起血管紧张素系统(RAS)激活，血管紧张素Ⅱ(AngⅡ)活性增加，血管紧张素Ⅱ可以激活 NADPH 氧化酶和黄嘌呤氧化酶，促进氧自由基生成。因此，给予血管紧张素Ⅱ受体拮抗药类药物(如氯沙坦、缬沙坦、厄贝沙坦等)，可阻断血管紧张素Ⅰ型受体(ATⅠ)从而阻断血管紧张素Ⅱ从源头阻断心肌过氧化。还有学者研究发现血管紧张素Ⅱ受体拮抗药能减缓肥厚纤维的钙泵、镁泵活力，抑制糖尿病引起 MHC 及其基因表达的变化，由此期待血管紧张素Ⅱ受体拮抗药能够在一定程度上抑制酒精性心肌病患者的心肌纤维化和蛋白表达异常。

2. β受体拮抗药　儿茶酚胺是酒精性心肌病中致心律失常的关键所在，儿茶酚胺升高导致心肌内β受体密度降低，心力衰竭时 β_1 受体密度显著降低，β_2 受体发生脱偶联，两者同时作用致心肌收缩力下降。另一方面β受体拮抗药具有抑制心室重构的作用。卡维地洛除了扩张外周血管，减低肺循环阻力，减轻心脏前后负荷，从而改善心脏收缩及舒张功能，逆转心室肌的肥厚，还可以延缓心室重构，控制心力衰竭的发展。常用β受体拮抗药为美托洛尔、比索洛尔、卡维地洛。

3. 曲美他嗪　能抑制线粒体内长链3－酮脂酰辅酶A硫解酶(3－KAT)，降低脂肪酸氧化，促进葡萄糖氧化，使心肌能量代谢方式由乳酸代谢转为葡萄糖氧化，减少酮体生成，从而改善糖酵解，增强糖有氧氧化的作用。ATP产生增多，从而改善心肌的能量代谢，减轻酸中毒和细胞内Ca^{2+}超载对细胞缺氧的危害，保护心肌细胞。曲美他嗪每日3次，每次20mg，主张长期服用，对酒精性心肌病患者的心肌细胞过氧化和重构能起到积极保护作用。

4. 门冬氨酸钾镁　是门冬氨酸钾盐和镁盐的混合物，该药物中与细胞具有很强亲和力的是门冬氨酸(钾离子的载体)，运输钾离子，使钾离子从细胞外进入细胞内后引起细胞除极，维持细胞正常电活动。镁离子在能量代谢和细胞电生理活动中占有重要地位，可增强门冬氨酸钾镁治疗效果。在酒精性心肌病的治疗过程中，除了改善心肌代谢，保护心肌细胞，还可防治乙醇导致的心律失常。

5. 左卡尼丁　左卡尼丁以补充肉毒碱的形式改善细胞内呼吸功能，通过肉碱脂酰转移酶，中链脂酰辅酶A脱氢酶(MCAD)、PPARα、RxRα和PPARγ途径改善心肌能量代谢和心脏重构，有助于逆转酒精性心肌病室间隔肥厚，且效果是中长期的，但对于改善左心室射血分数并未显示出其特别益处。

6. 心肌营养药　辅酶Q_{10}是心肌细胞线粒体的重要部分，不仅增强心肌能量代谢，还具有免疫功能和抗氧化的作用，给药后进入细胞线粒体增加氧的利用率，促进ATP的生成，同时应用B族维生素与维生素C都保护心肌，可以更大程度的改善心脏功能。

(二)非药物治疗

1. 戒酒　戒酒是治疗酒精性心肌病的基石。早期发现并完全戒酒半年后症状缓解，扩大的心腔缩小，心功能有所恢复，可以有效地预防酒精对心肌的直接损害。同样，戒酒也可阻止病情发展，逆转酒精性心肌病的转归。有研究发现，停止饮酒的患者，其心肌摄取标记的单克隆抗心肌抗体(一种心肌细胞损伤标志物)有所减少，表明戒酒后心脏损伤减轻。

2. 硬膜外阻滞　乙醇可促进儿茶酚胺的释放，这样可使高浓度的儿茶酚胺长期刺激心肌，引起心肌重塑，发生心律失常。而经硬膜外阻滞是指胸椎第1～5节段处注射利多卡因阻滞交感神经，减少儿茶酚胺释放，减轻对心肌毒害作用，调节免疫功能，扩张冠状动脉，增加心肌供血供氧，改善心肌代谢，减少心肌细胞坏死和凋亡，对治疗效果不佳的酒精性心肌病患者，能迅速改善心功能，缩小扩大的心腔，抑制心室重塑，改善预后。

四、预后

早期诊断和戒酒是决定酒精性心肌病预后的关键。如果没有戒酒，4年的病死率约50%。彻底戒断乙醇或者降低乙醇摄入量到合理水平，左心室射血分数在6个月后开始明显升高，生活质量呈明显改善，病死率大大降低。早期酒精性心肌病戒酒后可使病情逆转，扩大的心脏可望恢复正常；晚期患者预后较差，死亡原因多为难治性心力衰竭和严重心律失常。

(胡玲爱)

第八节　感染性心肌病

一、病毒性心肌炎

病毒性心肌炎(viral myocarditis,VMC)是指嗜心肌性病毒感染引起的心肌细胞变性、坏死和间质炎性细胞浸润及纤维渗出为主要病理变化的心肌非特异性炎症病变。是当前我国最常见的心肌炎,且近年来发病率逐年增高。由于报道资料不一,其发病率与流行病学无确切资料,其发病率为(1～10)/10万。有资料证实病毒性心肌炎还与扩张型心肌病的发生密切相关。

病毒性心肌炎在各年龄组均可发病,大多数学者认为病毒性心肌炎的发病年龄以成人居多,但近年来儿童和青少年的发病率呈明显上升趋势,发病者以男性略多。日本26个医疗单位于1984年报道,病毒性心肌炎发病的平均年龄为30～39岁,男∶女=1.6∶1。但有学者认为病毒性心肌炎的发病以儿童和老年患者多见。发病率最高的年龄组为15岁以下的少年儿童,在小儿心肌炎患者中,婴幼儿的构成比率最高,约占50%。成年人发生病毒性心肌炎的年龄多在31～35岁。近几年,老年患者的报道逐渐增多。据日本统计,心肌炎的发生有两个年龄高峰,10岁以下和60～69岁我国病毒性心肌炎的发病年龄在13～76岁,平均31.6岁,其中小于40岁者占总病例数的78.6%,男∶女=1.34∶1。

病毒性心肌炎全年均可发生,发病多与病毒感染的流行有关,在病毒感染的流行季节,往往该病的发病率也会升高。致病病毒以肠道病毒为主者,好发于夏秋季节;以流感病毒为主者,多见于冬春寒冷季节。上海中山医院多年的流行病学监测显示,该地区柯萨奇病毒引起的病毒性心肌炎每年以第三季度较多,但1981年夏季也曾因柯萨奇病毒的一度流行使发病率在夏季增加;英国和澳大利亚等地的研究资料表明,在病毒感染流行期间,感染人群中病毒性心肌炎的发病率可达12%～33%。而单纯疱疹病毒及带状疱疹病毒引起的病毒性心肌炎无明显季节性。此外,在发展中或欠发达国家,因经济条件差、居住拥挤、缺医少药、战事不断等因素病毒性心肌炎的发病可能也没有明显的季节性和流行性,多为散发。据统计,这些国家和地区的发病率大大高于发达国家。

(一)发生机制

1.病因　病毒性心肌炎主要是由病毒感染或病毒感染性疾病导致心脏产生炎性改变。一般来说,凡能引起全身感染的病毒均有引起病毒性心肌炎可能。但是,由于不同类型的病毒与心脏的亲和力不同,个体对病毒的易感性也不同。因此,不同病毒引发的心肌炎的概率和病情轻重程度也不同。已发现的能够引起心肌炎的病毒种类已达30余种,主要集中在肠道和呼吸道病毒的范围内。导致心肌炎的常见病毒有柯萨奇病毒、埃可病毒、流感病毒、巨细胞病毒、肝炎病毒等,其中我国引起病毒性心肌炎的病毒中最常见的是柯萨奇病毒B组第2～5型和A组第9型病毒。

2.发病机制　病毒性心肌炎的发病机制虽已基本阐明,但尚未完全明了。其中涉及病毒本身直接溶解心肌细胞;经T细胞介导自身免疫引起的心肌损害;基因和自身免疫的影响;中和抗体、巨噬细胞和自然杀伤细胞的作用等环节。

(1)病毒的直接作用:病毒侵入心肌组织,在心肌内增殖,产生毒素,同时引起心肌细胞的代谢障碍，影响心肌供血，导致心肌病变和组织坏死。在急性和亚急性期，大量的病毒于心脏组织中复制、繁殖和播散，直接致心肌损伤、坏死。在慢性期，主要表现持续病毒感染即病毒核酸于心肌中低水平持续复制，它可能直接损伤心肌结构和功能，也可能通过持续激活并维持免疫反应而间接致心肌损伤。

众多研究结果表明急性病毒感染可直接损害心肌细胞：①病毒可溶解培养的心肌细胞。②病毒感染后，在炎症反应发生前已有心肌组织损伤。③病毒感染免疫功能缺陷小鼠可产生比野生型小鼠更严重的心肌损伤。④病毒与心肌炎患者心肌损害有关。

不同病毒直接损伤心肌组织的机制也可能不尽相同，目前尚不完全清楚。现已发现肠道病毒等微小 RNA 病毒有可能通过其蛋白水解酶直接损害心肌细胞，当病毒进入心肌细胞后使心肌细胞变性死亡和周围炎性细胞反应。Badorff 等学者发现纯化的柯萨奇病毒蛋白酶 A 在被感染的心肌细胞中可以分解为抗肌萎缩糖蛋白复合物，进而损伤心肌细胞的骨架结构并导致心肌功能障碍，这种复合物可能在急性病毒性心肌炎的发生和发展中起重要作用。Taylor 发现多聚腺苷酸 A 结合蛋白（poly A binding protein，PABP）在感染后明显上调，存活的细胞需要高水平 PABP 来提高蛋白质的翻译以促进心肌细胞的修复和维持正常心肌细胞的活性和完整性。柯萨奇病毒可能先感染心脏中易分裂的细胞（成纤维细胞和内皮细胞），后感染心肌细胞，持续或隐性感染可进展为慢性心肌炎。

（2）免疫反应：由于心肌炎的临床表现是在急性病毒感染之后出现的，所以很多专家认为心肌的损伤是由免疫介异的过程而不是病原体直接引起的损伤。病毒侵入机体后，可改变心肌细胞膜上的抗原决定簇或病毒外壳与心肌细胞膜有交叉抗原性。这样，病毒可作为触发因子诱发体液免疫与细胞免疫反应，使感染的心肌细胞溶解坏死。免疫应答是急性期心肌炎恢复所必需的。美国心肌炎治疗研究小组证实，抗心肌的 IgG 滴度与心肌炎的预后密切相关。缺乏 B 细胞的小鼠不能根除柯萨奇病毒，说明抗体对于控制肠道病毒的感染起了重要作用。另外，还发现病毒特异的 T 细胞反应使受感染的心肌细胞溶解。感染 4～7d 后急性心肌炎有明显的组织学表现，$CD8^+$ T 细胞、自然杀伤细胞和巨噬细胞的炎性浸润可清除病毒，使患者康复。柯萨奇病毒感染后在心肌细胞上发现的 MHC Ⅰ 分子是 $CD8^+$ T 细胞识别、溶解病毒感染的心肌细胞所必需的。

在心肌炎的发展过程中，细胞因子可促进感染的恢复，也可加重细胞的损伤，注入针对细胞因子的抗体可以减轻疾病的严重程度。在小鼠心肌炎模型中可检测到肿瘤坏死因子（TNF），TNF 直接抑制心肌细胞的收缩，促进细胞的凋亡，上调黏附分子，增强淋巴细胞与内皮细胞的结合。在心肌炎或扩张型心肌病的患者体内可发现心脏的自身抗体，如抗基膜抗体、抗肌球蛋白 α 和 β 重链抗体、抗线粒体蛋白抗体和抗膜受体抗体。

（3）细胞凋亡：病毒性心肌炎心肌组织中浸润的细胞毒性 T 细胞包括 $CD4^+$ 和 $CD8^+$，而 $CD4^+$ 细胞往往通过 Fas/Fasl 显示其细胞毒性 T 细胞的杀伤活性，$CD8^+$ T 细胞则通过 Fas/Fasl 和穿孔素－颗粒酶两种方式显示其细胞毒性 T 细胞活性。体外实验证实，细胞毒性 T 细胞可以通过 Fas/Fasl 路径导致心肌细胞凋亡，而且 Fas/Fasl 系统参与了心脏中细胞毒性 T 细胞介导的疾病如心脏移植排异反应。Foyozaki 等的研究表明，外周血清中可溶性 Fasl 升高的病毒性心肌炎患者 TUNEL（原位末端转移酶标记技术）阳性心肌细胞显著增加，提示 Fas/Fasl 诱导的细胞凋亡参与了病毒性心肌炎的发病机制。而且 Fasl 蛋白的表达与心肌病变密切相关，同样说明 Fas/Fasl 系统参与了病毒性心肌炎的发病。细胞毒性 T 细胞介导的靶细胞凋亡特点：①凋亡发生的动力学较快。②不依赖于新合成蛋白质。③靶细胞粒内未测出内源性核酸酶活性。④伴细胞内游离钙离子浓度升高，且发生得早。

(4)生化机制：正常心肌代谢可产生高活性物质，即氧自由基[超氧化物阴离子自由基(O_2^- ↑)、羟自由基(·OH)、过氧化氢(H_2O_2)等]。而正常心肌组织含有许多抗氧化物质，如超氧化物歧化酶(SOD)、过氧化氢酶(CAT)、谷酰甘肽过氧化酶(GSH－PX)、过氧化酶(POD)及维生素C、维生素E和硒等，可以清除或协助清除氧自由基，以保持氧自由基生成和清除的动态平衡，使心肌细胞免受氧自由基的损害并维持正常生理功能。当机体感染病毒或细菌时，产生大量超氧化物阴离子自由基。心肌缺血缺氧时，能量代谢障碍，ATP降解为次黄嘌呤，同时黄嘌呤脱氢酶(D型)转化黄嘌呤氧化酶(O型)，催化次黄嘌呤和黄嘌呤代谢，产生氧自由基。细胞内氧自由基增多引起心肌细胞核酸断裂、多糖解聚、不饱和脂肪酸过氧化而损伤心肌。最近研究发现病毒性心肌炎患者红细胞SOD降低，血中脂质过氧化物(FLPO)增高。而恢复期SOD升高，过氧化物降低，使用抗氧化剂治疗有一定效果。

3.影响机体易感性的因素　宿主对柯萨奇病毒B组(CVB_3)感染的易感性受许多因素的影响，包括年龄、性别、营养、妊娠、遗传背景，其中最重要的是遗传背景和年龄。人群中并不是每个人都对CVB_3易感，动物实验也得出同样结论。影响心肌炎易感性的另一个重要因素是细胞外信号调节激酶1和2(extracellullar signal－regulated kinase 1,2,ERK1,2)。病毒通过自身基因的表达激活宿主细胞的凋亡相关基因，诱发或抑制相应细胞凋亡。

(二)临床诊断

1.临床表现　病毒感染后10%～80%的患者可有多变的前驱症状，如发热、全身倦怠感，即所谓“感冒”样症状或恶心、呕吐等消化道症状。病毒性心肌炎的临床表现差异很大。从无症状的心电图异常到心源性休克，取决于心肌病变的广泛程度、机体的反应状态，以及感染病毒的类型等。有些患者无明显症状而呈亚临床经过，或表现为轻微的全身症状和心脏症状；也有的患者出现心功能不全、心脏扩大、严重心律失常、休克而呈暴发型经过，甚至可以猝死。

(1)前驱病毒感染史：50%～80%的患者有发热、流涕、腹泻等前驱症状。上海心血管病研究所确诊的柯萨奇病毒性心肌炎中有前驱病毒感染史者占88%。上呼吸道感染样症状很轻微或无症状，或仅有轻度疲乏感时，病毒感染史常不能确定。某些患者在其他病毒感染(如肝炎、腮腺炎等)后发病。在出现病毒感染的前驱症状之后1～3周或更长时间内各种症状(包括心脏受累的症状)逐渐出现。

(2)临床症状：一般症状可有轻至中度的发热、头痛、咽痛、咳嗽、腹痛、腹泻，以及全身不适等。有些患者因病毒侵犯横纹肌而产生肌肉疼痛，也可有关节疼痛。

胸痛较常见，类似流行性胸痛，是由心包和(或)胸膜受累所致。还可出现心悸、胸闷、气促、乏力等，少数严重患者可出现血压降低或休克、晕厥和发绀等。病毒性心肌炎可引起各种类型的心律失常，包括持续性或非持续性房性/室性心律失常、房室传导阻滞或束支传导阻滞等。病毒性心肌炎引起何种心律失常与感染病毒的种类和病毒侵犯的部位有关。如侵犯传导系统则以传导阻滞为主，如侵犯心肌以期前收缩、心动过速为主，在心肌炎活动期，几乎所有患者有室性心律失常。暴发型心肌炎者，可发生完全性房室传导阻滞、室性心动过速和尖端扭转型室性心动过速等各种心律失常，部分患者可发生猝死。

少数患者有明显的胃肠道症状，如腹痛、腹泻、恶心、呕吐等。

(3)体格检查：主要体征为各种心律失常。可有与发热程度不平衡的心动过速或心动过缓，甚至传导阻滞。血压偏低，严重者可呈休克前驱状态或休克状态。患者可因心动过速、严重心律失常、低血压而发生眩晕、黑矇和晕厥。心尖部和三尖瓣区可闻及柔和的 2～3 级收缩期杂音，常有第三或第四心音，可出现房性或室性奔马律；第一心音减弱，约半数患者心脏扩大，在胸骨左缘有时可触及心脏搏动。心包受累者可闻及心包摩擦音。有左心或全心衰竭者可有相应的体征，如呼吸困难、发绀、两肺底细湿啰音，以及颈静脉充盈、肝大、双下肢水肿等。

2. 辅助检查

(1)实验室检查：血细胞沉降率增快，外周血白细胞计数升高或降低，血清心肌酶和肌钙蛋白增高，C 反应蛋白阳性等。

(2)心电图：心电图变化多种多样，以心律失常和 ST－T 改变最为多见。ST－T 改变表现为 ST 段抬高、压低、T 波低平、倒置或双向、Q－T 间期延长；有时出现异常 Q 波。心律失常常见的为窦性心动过速、一过性心动过缓、窦性停搏、窦房传导阻滞：房性期前收缩、短阵房性心动过速及阵发性心房颤动亦较为常见。室性期前收缩比房性期前收缩更为多见。亦可出现不同程度房室传导阻滞及室内传导阻滞。少数病例心电图无异常改变。

(3)X 线检查：心肌病变呈弥漫性改变或并发心包炎有心包积液时，心界可明显增大。有心力衰竭时出现肺充血或肺水肿征象，还可见上腔静脉、奇静脉扩张。轻型心肌炎心脏外形可完全正常。病毒感染累及支气管与肺时，胸部 X 线片显示肺纹理增粗或呈面纱样改变。

(4)超声心动图：通常无特异的表现，可有局部心室壁运动减弱或弥漫性室壁运动减弱，有时可见心包积液。然而，可以通过超声心动图区分暴发性心肌炎和急性心肌炎，暴发性心肌炎超声心动图往往表现为左心室舒张末内径正常而室壁厚度增加；急性心肌炎超声表现为左心室舒张末期扩大而室壁厚度正常。并发心包炎时可有心包积液。

(5)磁共振成像：心脏磁共振成像能显示急性心肌炎的心肌水肿、充血和毛细血管渗漏、坏死和纤维化。

(6)放射核素检查：2/3 的患者可见左心室射血分数减低。对病毒性心肌炎动物模型的研究提示，放射核素 ^{111}In 标记单克隆抗心肌肌球蛋白抗体扫描显影对检出心肌炎有潜在用途。

(7)病毒学检查：第 2 份血清同型病毒抗体滴度较第 1 份血清升高 4 倍(间隔＞2 周)或一次高达 1∶640；病毒特异性 IgM≥1∶320，血中肠道病毒核酸阳性。

(8)心内膜心肌活检：心内膜心肌活检是诊断心肌炎的“金标准”，可评估炎症反应，并鉴别感染的病原体。心内膜心肌活检诊断心肌炎依赖于分子生物学技术检测到病毒基因组或免疫组织化学方法发现心肌组织炎症反应。Dallas 标准将急性心肌炎组织学改变定为淋巴细胞浸润和心肌细胞坏死；而仅有炎症细胞浸润、无心肌细胞坏死的组织学改变定义为“边缘性心肌炎”。但心内膜心肌活检属于创伤性检查，有一定风险。

3. 诊断与鉴别诊断

(1)诊断：我国在 1984 年制订了“成人病毒性心肌炎的诊断标准”，虽经 1987 年、1995 年及 1999 年 3 次大讨论及修订，但仍不能尽如人意。目前基本上使用 1999 年全国心肌炎心肌病专题研讨会制订的“成人急性病毒性心肌炎的诊断参考标准”。

1)病史与体征：在上呼吸道感染、腹泻等病毒感染后 3 周内出现心脏表现，如出现不能用一般原因解释的感染后严重乏力、胸闷、头晕(心排血量降低所致)、心尖区第一心音明显减弱、舒张期奔马律、心包摩擦音、心脏扩大、充血性心力衰竭或阿－斯综合征等。

2)上述感染后 3 周内新出现下列心律失常或心电图改变者：①窦性心动过速、房室传导阻滞、窦房传导阻滞或束支传导阻滞。②多源、成对室性期前收缩，自主性房性或交界性心动过速，阵发或非阵发性室性心动过速，心房或心室扑动或颤动。③两个以上导联 ST 段呈水平或下斜型下移≥0.05mV 或 ST 段异常抬高或出现异常 Q 波。

3)心肌损伤的参考指标：病程中血清心肌肌钙蛋白 I 或肌钙蛋白 T(强调定量测定)、CK－MB 明显增高。超声心动图示心脏扩大或室壁活动异常和(或)核素心功能检查证实左心室收缩或舒张功能减弱。

4)病原学依据：①在急性期从心内膜、心肌、心包，或心包穿刺液中检测出病毒、病毒基因片段或病毒蛋白抗原。②病毒抗体：第 2 份血清中同型病毒抗体(如柯萨奇 B 组病毒中和抗体或流行性感冒病毒血凝抑制抗体等)滴度较第 1 份血清升高 4 倍(2 份血清应相隔 2 周以上)或一次抗体效价≥640 者为阳性，320 者为可疑阳性(如以 1∶32 为基础者则宜以≥256 为阳性，128 为可疑阳性，根据不同实验室标准做决定)。③病毒特异性 IgM：以≥1∶32 者为阳性(按各实验室标准，需在严格质控条件下)。如同时有血中肠道病毒核酸阳性者更支持有近期病毒感染。

注：同时具有上述 1)、2)(①、②、③中的任何一项)、3)中任何二项。在排除其他原因心肌疾病后临床上可诊断急性病毒性心肌炎。如具有 4)中的第①项者可从病原学上确诊急性病毒性心肌炎；如仅有 4)中第②、③项者，在病原学上只能拟诊为急性病毒性心肌炎。

以往对病毒性心肌炎的诊断一般偏宽，仅以有过病毒感染史、心电图发现期前收缩或仅有胸闷、心悸等非特异性症状，以及某些外周血病毒病原学证据来确诊病毒性心肌炎，往往给患者造成一定的精神和经济负担(事实上，某些所谓的病毒性心肌炎仅是病毒感染后心肌反应)。因此，强调在病原学诊断、心肌损伤指标的诊断方面建立快速、准确、面向基层的诊断方法供临床应用极其重要。其中，心肌损伤的实验室诊断指标对成人急性病毒性心肌炎的诊断应与体征、心电图表现同等重要，病程中血清肌钙蛋白 T(cTnT)或 I(cTnI)、CK－MB 明显增高，超声心动图显示心脏扩大，或室壁活动异常和(或)核素心功能检查，证实左心收缩或舒张功能减弱是重要的诊断依据。国内外研究认为血清肌钙蛋白(cTnT、cTnI)是诊断心肌损伤的高敏感性、高特异性心肌损伤指标，一般在发病后 2～4h 开始升高，维持 2～3 周降至正常，少数可持续 2～3 个月。因此，在严格质控下应用定量法检测血清 cTnT、cTnI 是诊断病毒性心肌炎心肌损伤的重要依据。另外，应用合成多肽代替病毒检测血清 CVB－IgM 抗体，既避免了活病毒的感染，也可早期、特异地做出病原学判断。

(2)临床分型：病毒性心肌炎根据其起病状况、临床经过和转归，可分为以下几种类型。

1)暴发型：起病急骤，病情进展快，预后不良。早期即出现循环衰竭，如血压下降、休克；或出现严重心律失常，如高度或完全性房室传导阻滞、室性期前收缩成对或连发、短阵室性心动过速，甚至心室颤动。无论缓慢性或快速性心律失常均可引起晕厥。某些患者出现严重的心力衰竭；或有广泛的心肌坏死，心电图上呈急性心肌梗死样改变。病死率甚高，多在 1～2 周死亡。

2)心律失常型：以心律失常为主要表现，可出现各种心律失常，尤以期前收缩多见。其他临床症状包括心肌受累症状可以轻微或缺如。治疗后一部分患者仍可遗留心律失常达数月甚至数年。

3)心脏扩大和心力衰竭型：患者可有不同程度的心脏扩大。少数可伴有心力衰竭的临床表现，以左侧心力衰竭为主。但发生明显肺水肿的患者很少见。

4)猝死型:中青年突发的心脏停搏死亡,应考虑到病毒性心肌炎的可能。心脏停搏的主要原因多为心室颤动。

5)无症状型:尽管无症状,但做心肌酶学检查,尤其是肌钙蛋白检测,可发现存在心肌损伤;分子生物学技术检测也能找到病毒侵袭心肌的证据,这类患者有一部分因治疗不及时,病情迁延,形成迁延性或慢性心肌炎,甚至转变为扩张型心肌病。

有作者将病毒性心肌炎按轻重程度分为以下 3 种类型。①轻型:可有全身感染的表现,包括发热。心音减弱及 S_1 低钝常提示心肌收缩力减退;心动过速且与体温不成比例;心脏大小正常,亦无其他心血管并发症。多在数周后痊愈。②中型:可有奔马律和心律失常,也可出现气促和其他心力衰竭表现,经较长时间的休息和治疗(数月以上)可恢复。少数可转为慢性。③重型:即暴发型。

(3)临床分期:由于病毒性心肌炎病情轻重差异较大,可以根据临床资料与心内膜心肌活体组织形态学半定量分析的方法相结合,将病毒性心肌炎分期。

1)急性期:病程一般小于 6 个月,为新发病。轻者可无症状,但体表心电图有 ST－T 改变。病情较重者可出现不同程度的心功能不全或心律失常等。重症者早期表现为泵功能严重衰竭或心源性休克与猝死。实验室检查有白细胞计数增高,血清心肌酶和肌钙蛋白增高。心内膜心肌活检显示心肌内炎症损伤呈局灶性或弥漫性病变,以急性心肌细胞损伤为特征,伴有间质水肿及大量炎性细胞浸润。

2)恢复期:病程一般为 6～12 个月,临床症状有所好转,仍可有心电图改变。实验室检查多无病情活动的变化。心内膜活检显示心肌内急性炎症损伤减轻,纤维肉芽组织逐渐替代坏死、溶解的心肌细胞。

3)痊愈期:病程一般大于 12 个月,临床上可无任何症状或遗留心律失常,心功能完全正常。心电图无 ST－T 改变。心内膜心肌活检发现心肌内急性炎症病变完全消退,无异常改变,或仅有轻度间质纤维化与局灶性纤维瘢痕。

4)慢性期:病程多在 1 年以上。在临床上反复或持续出现心功能不全、心律失常及心电图 ST－T 改变,并有心脏扩大。心内膜心肌活检发现心肌内有反复或持续的心肌细胞炎性损伤,伴间质纤维化、心肌细胞变性、间质水肿与炎性细胞浸润等。这可能是由于病毒或病毒感染后诱发的免疫反应反复或持续地破坏心肌所致。

4.鉴别诊断　注意与风湿性心肌炎、甲状腺功能亢进症、冠心病、β 受体功能亢进症及其他继发性心肌炎鉴别。

(三)治疗策略

1.药物治疗

(1)抗病毒药物治疗:抗病毒治疗主要用于疾病早期,能有效抑制病毒复制,减轻心肌损伤程度,提高生存率。常用利巴韦林,10～15mg/(kg・d),分 2 次肌内注射或静脉缓慢滴注。也可使用 α 干扰素(INF－α)用量为 300U/mL,每日 1 次,肌内注射,1 周为 1 个疗程,必要时可再用 1～2 个疗程。

(2)改善心肌代谢和清除氧自由基的药物:维生素 C 能清除自由基,防止脂质过氧化引起的心肌损伤;辅酶 Q_{10} 是心肌细胞呼吸链中的必需酶,具有稳定细胞膜、改善心肌能量代谢的作用。曲美他嗪也能够改善心肌能量代谢,增强收缩功能。

(3)免疫调节药:临床上常用基因工程干扰素或重组干扰素,用法:皮下注射(2～10)×

10^6U，隔日1次或每周3次，连续5～10次。肌内注射$(1.5\sim2.5)\times10^5$U，每日1次，5～10d为1个疗程，间隔2～3d，一般应用2～3个疗程。DNA重组的纯化干扰素可作静脉滴注。黄芪有显著的保护心肌细胞和抗病毒作用，并有调节免疫失调和改善心室功能的作用，可使心肌炎患者心功能好转、症状改善。静脉注射高剂量免疫球蛋白(IVIG)具有免疫调节和抗病毒的双重效果，新发扩张型心肌病的儿童和围生期心肌病妇女注射免疫球蛋白能够明显改善左心室功能。

(4)免疫抑制药：免疫抑制药并不能改善心肌炎患者的左心室射血分数或降低死亡率，所以不应常规应用免疫抑制药治疗病毒性心肌炎。目前短期应用免疫抑制药，主要适用于病毒性心肌炎急性期有心力衰竭、心源性休克、严重心律失常尤其是高度或完全性房室传导阻滞伴阿一斯综合征、严重的全身中毒症，以及一般治疗无效的暴发型或重症患者。常用的免疫抑制药为糖皮质激素加或不加用硫唑嘌呤，其疗程一般为1～2周。

(5)血管紧张素转化酶抑制药：实验表明卡托普利有效，尤其是早期使用，能减轻心肌重量，减轻心肌炎症反应、心肌纤维化及心肌钙化程度，并能改善心力衰竭，改善生存率，减轻心肌损伤。常用卡托普利，每日12.5～25mg，每日3次。

(6)心律失常和心力衰竭的药物治疗：心肌炎患者的房室传导阻滞、窦房传导阻滞等缓慢心律失常，可短期应用糖皮质激素治疗，如地塞米松5～10mg每日1次，静脉注射，连续应用3～7d。如短期应用无效应停用。在心肌炎急性期应尽量避免使用异丙肾上腺素，以免加重心肌细胞损伤。对频发、多源室性期前收缩及短阵室性心动过速患者，首选利多卡因，如无效可选用胺碘酮。无严重心功能不全的还可选用β受体拮抗药。

心力衰竭首选利尿药和血管扩张药。因心肌受损弥散，对强心苷耐受性差，易致中毒，使用时应慎重。β受体拮抗药和血管紧张素转化酶抑制药可能对阻断或延缓病毒性心肌炎向扩张型心肌病转化有益。

2.非药物治疗

(1)休息：急性期必须卧床休息，卧床休息应列为急性期最主要的治疗手段。卧床休息的时间应根据病情轻重、实验室检查和心电图等检查提示的病情变化情况而决定。一般患者卧床2～4周；若出现心包炎、心绞痛及严重心律失常者，休息3个月以上；心脏扩大者最好休息半年至1年，心脏不大者，一般体力活动不受限制。

(2)营养支持治疗：加强营养，补充能量和维生素。应鼓励患者进食易消化及富含纤维素和蛋白质饮食，提倡少食多餐。如伴有心功能不全应限制钠盐摄入。

(3)吸氧：可予间歇性低流量吸氧。

(4)其他非药物治疗：出现高度或完全性房室传导阻滞时可行临时心脏起搏治疗；对完全性房室传导阻滞不能恢复正常者可安置永久性人工心脏起搏器。持续性室性心动过速伴血流动力学不稳定时，应电击复律；心室扑动及心室颤动时应紧急电除颤。对于急性心力衰竭，特别是难治性心力衰竭患者，可进行机械辅助支持，包括经主动脉内球囊反搏(IABP)、经皮心肺支持系统(PCPS)、左心室辅助装置(Bi－VAD)、体外膜肺氧合(ECMO)等。

(四)预后

急性病毒性心肌炎的预后主要取决于患者免疫防御功能状态、心肌损伤的程度与范围、有无内环境紊乱、是否并发继发性细菌感染、治疗是否恰当与及时等因素。病毒性心肌炎的预后与患者的年龄亦有密切关系。婴幼儿病死率高达40％～50％，成人病毒性心肌炎一般预后较好，除少数可在急性期死亡外，大多数患者经适当治疗和休息能完全康复。部分患者心律失常可持续存在数月或更长时间。少数患者(约 10%)可继续进展，转变为迁延性或慢性心肌炎，并最终转变为扩张型心肌病。

病毒性心肌炎的病理改变及临床表现差异很大，因此其转归和预后也很不一致。重型或暴发型病毒性心肌炎患者起病急，病势凶险，往往会出现心力衰竭、心源性休克、持续恶性心律失常、急性心包炎或急性肾衰竭等表现。据报道病死率为 5%～20%。急性期存活者，少数患者若干年后可能出现“扩张型心肌病”表现，因心脏进行性扩大、顽固性心力衰竭而死亡。如治疗及时有效，大部分患者可恢复，即使出现病情反复，心功能也可在相当长时间内保持稳定或改善。轻、中型病毒性心肌炎患者预后较好，少数患者恢复后仍可能遗留心律失常，但并不影响生活与工作。少数亚临床型患者可能发展为“扩张型心肌病”。慢性心肌炎或心肌炎后扩张型心肌病患者若在发病 6～8 个月后仍有左心室射血分数持续低下提示预后较差，其中有 40%～50%的患者射血分数可恢复正常或接近正常，其预后较好。儿童病毒性心肌炎患儿经适当治疗后均可在较短时间内恢复正常，病死率不高，30%～40%的人可遗留各种心律失常。如急性心肌炎患儿休息不充分，治疗不适当，反复病毒感染，急性期病情较重者可转为迁延性或慢性心肌炎，年龄越小预后越差。

二、白喉性心肌炎

白喉是由白喉杆菌引起，以咽喉部生成白色假膜和出现细菌外毒素所致的中毒症状为主要临床特征的急性呼吸道传染病。其中 10%～15%的严重患者可并发心肌炎，称白喉性心肌炎。这是白喉最严重的并发症，约半数死亡是由于心肌炎所致。白喉性心肌炎常在发病后第二或第三周出现，病理改变表现为心肌纤维脂肪和颗粒变性及坏死，单核或多核细胞浸润，可见有瘢痕形成。若心肌炎症出现早或并发严重心律失常，则预后差。并发完全性房室传导阻滞者，有 80%患者可致猝死。国内有学者报道有 60%～74%的白喉患者有心电图异常。

(一)发生机制

白喉杆菌侵袭力弱，其生长繁殖仅局限于皮肤和黏膜的破损处。但白喉杆菌产生的外毒素毒性极强，可导致全身性病理变化，尤以心肌、末梢神经和肾上腺为甚。白喉性心肌炎不是由白喉杆菌直接侵犯心肌所致，而是其毒素损害心肌细胞和心脏传导系统的结果。早期可见心脏明显扩大，心肌呈混浊肿胀和脂肪变性；而后出现多发性灶性玻璃样变性及颗粒样变性、心肌坏死，在变性心肌纤维附近有多形核白细胞浸润，最终可有结缔组织增生。白喉毒素同样可侵害心脏传导系统，导致变性、坏死，以及瘢痕形成，最终造成传导系统功能障碍。

(二)临床诊断

1. 临床表现

(1)一般表现：心肌炎多出现在病程的第 2～3 周，也可见于第一周或第六周以后。毒血症愈明显，心肌炎出现愈早也愈重。可有发热、疲乏无力、面色苍白及烦躁不安等。

(2)心脏受累的表现：心率增快，第一心音减弱，呈胎心律；可有心脏扩大、舒张期奔马律、收缩期杂音；还可出现心力衰竭的表现，如肝大、静脉瘀血、尿量减少，以及水肿。循环衰竭的表现有时更为明显，尤多见于广泛而严重的心肌损害者。此时因心排血量减少，导致血压下降，甚至出现心源性休克，患者表现有皮肤苍白湿冷、恶心、呕吐、脉搏细弱、表情淡漠。

2. 辅助检查

(1)心电图改变:以 ST 段下移伴 T 波低平或倒置多见,且出现较早。完全性房室传导阻滞并不少见,其他心律失常如束支传导阻滞、窦性心动过速、窦性心动过缓、室性期前收缩、阵发性心动过速、心房扑动或颤动等均可出现。

(2)超声心动图:可有心腔扩大,室壁运动减弱,收缩或(和)舒张功能减退等。

(3)实验室检查:血白细胞计数和中性粒细胞比例增高,可有中毒颗粒。心肌酶和肌钙蛋白增高。

(4)细菌学检查:将取自假膜和黏膜交界处的涂片做奈瑟或阿勃特染色,常可找到白喉杆菌;培养亦可获得阳性。还可做白喉杆菌毒素实验和细菌毒力试验。

3. 诊断与鉴别诊断　临床上有感染中毒症状,咽喉有假膜形成,并出现心肌受损的各种表现,包括心电图改变、循环衰竭或心力衰竭等均应考虑白喉性心肌炎. 如细菌学检查阳性则可确诊。本病亦不难与其他心肌炎相鉴别。

(三)治疗策略

注意卧床休息,白喉患者需卧床 2～4 周。合并心肌炎者需绝对卧床,即便轻微活动也可造成心源性猝死,卧床时间亦延至 6 周以上。可静脉注射维生素 C、B 族维生素、三磷腺苷(ATP)等。加强支持治疗,注意控制输液量。

抗毒素可中和局部和循环血液中的游离毒素,对已进入细胞的毒素不起作用,故主张早期足量应用。静脉注射优于肌内注射,可减少心肌炎的发生,并降低死亡率。使用方法是将 1 万 U 抗毒素加入 5%葡萄糖液 100mL 中静脉滴注,起初每分钟 15 滴,可逐渐增至每分钟 2～3mL。成人用量视假膜的部位、范围而定,一般 4 万～6 万 U,不超过 8 万 U。应注意抗毒素血清注射可引起变态反应,早期已接受足够剂量抗毒素者,不宜再次应用。

抗生素和抗毒素合用能增强疗效,缩短病程,使病原菌迅速转阴。首选青霉素,40 万～80 万 U,肌内注射,每日 2 次,疗程 5～10d。

严重心肌炎者可应用糖皮质激素,如泼尼松龙,每日 20～40mg,分 3 次口服。症状好转后逐渐减量直至停药。

伴心力衰竭者,可应用小剂量洋地黄制剂。但效果往往不佳,且患者对此类药物敏感,易致过量中毒,故剂量宜小。可同时应用利尿药及血管扩张药。如并发休克,需积极抗休克治疗。对伴心律失常者需纠正心律失常,若出现完全性房室传导阻滞,需及时安置人工心脏起搏器。

(四)预后

白喉病死率在应用抗毒素前高达 30%～45%,应用抗毒素后显著降低。治疗是否及时、临床类型等均与预后密切相关。死亡的主要原因为并发心肌炎。白喉性心肌炎的病死率很高,儿童可超过 60%,成人约 25%。出现完全性房室传导阻滞、完全性束支传导阻滞、休克或心力衰竭者预后极差,急性期病死率甚至高达 90%。

三、莱姆病性心肌炎

莱姆病(Lyme disease)又称为蜱媒螺旋体病(tick borne spirochetemia)或莱姆疏螺旋体病(Lyme borreliosis),是由蜱传伯氏疏螺旋体感染引起的一种自然疫源性疾病。临床上以皮肤、关节、心脏和神经等损害为主要表现的人兽共患疾病。在感染几周或几个月后发生心脏病变称为莱姆病性心肌炎，是莱姆病的一个严重并发症。

1975年美国康涅狄格州莱姆(Lyme)镇流行幼年类风湿关节炎，经研究分析确认为是一种新的疾病，便以该镇的名称命名。后来发现20世纪20年代苏联报道的蜱性环形红斑和40年代报道的Bannwarth综合征也可能就是本病。1982年Burgdorfer自蜱和患者的标本中找到并分离出螺旋体，经超微结构和DNA分析证实为疏螺旋体，并以其名字命名。

本病发生于世界各地，美国、加拿大、英国、法国、澳大利亚、日本、南非、埃及等至少已有22个国家报道有本病散发或流行，尤以美国多见。我国1986年首先在黑龙江省林区发现此病。张哲夫等于1987—1992年对我国19省、市、自治区莱姆病流行病学调查表明，林区人群中有莱姆病流行，平均感染率为5.33%。现已证实的疫源地区包括新疆、安徽、河南、内蒙古、宁夏、广西和福建等省(区)。夏秋为本病的好发季节。各年龄均可患本病，未见明显的年龄和性别差异。

(一)发生机制

莱姆病的传播媒介为蜱。螺旋体存在于蜱体内，受染蜱叮咬人体后螺旋体即侵入皮肤微血管，经血液循环散布至全身。该病原体引发菌血症期较短，血液中螺旋体量也不多，但可引起多器官及多系统损害，其致病机制可能是多因素综合的结果。

伯氏疏螺旋体细胞壁中有脂多糖(LPS)组分，具有类似内毒素生物学活性，其外膜表面蛋白ospA、ospB、ospC具有重要的致病力和侵袭力。

伯氏疏螺旋有两种黏附素(adhesion)，即饰胶蛋白聚糖结合蛋白(decorin binding protein，Dbp)A和B，通过黏附素使螺旋体结合到皮肤和其他器官组织细胞的胶原蛋白相关的细胞外基质蛋白多糖上，使细胞发生病变。

伯氏疏螺旋体可诱导宿主细胞释放细胞因子，这些细胞因子可以加重病变组织的炎症。

(二)临床诊断

1.临床表现

(1)莱姆病的临床表现：莱姆病的临床表现大致分为以下三期。

1)第一期：称为感染早期或急性期。患者在被叮咬数日至数周，受咬处皮肤出现移行性红斑，红斑随病程而逐渐增大，并于3～4周内消退。常伴“流感”样症状，如发热、头痛、肌痛等，并可有局部淋巴结肿大和疼痛。

2)第二期：称为感染播散期或中间期。在感染后4～9周，出现多系统损害表现。除皮损外，还可有游走性关节炎、肌炎、肝炎、眼炎(虹膜炎、结膜炎、脉络膜炎或全眼炎)和骨髓炎等。15%～20%患者因神经系统受累而有脑膜炎、脑炎、面瘫、单侧或双侧感觉或运动障碍等。亦可出现心脏受累的表现。

3)第三期：称为感染晚期或持续感染期。起病数月至1年进入此期。以持续性关节炎和神经系统病变为主要特征。可出现各种中枢和周围神经系统综合征。对抗生素治疗反应不佳，也难以分离出螺旋体。

(2)心肌炎的临床表现：心脏受累表现常与皮损、关节及神经系统损害共存。成年男性多于女性。心肌炎的发生率不到10%，多发生在起病后4～8周，即病程的第二期。可出现心肌心包炎，有头晕、胸闷、心前区不适、晕厥等自觉症状或病史及心脏扩大(不常见)、心包摩擦音等。伴二尖瓣轻度反流时可闻及心尖部吹风样收缩期杂音，伴左心功能不全时可有明显气促、奔马律和肺部啰音。各种心律失常是本病的突出临床表现，尤以心脏传导阻滞最为常见。

心脏传导阻滞通常为暂时性和可逆性，恢复的方式大多为渐进性改善，从完全性房室传导阻滞转为高度房室传导阻滞，又转为第二度房室传导阻滞（多为文氏型）、第一度房室传导阻滞，最后 P－R 间期逐渐缩短，直至恢复正常。大多数患者的传导阻滞可在第 1～2 周内恢复，少数可延至数周至数月。有时可见一个奇怪而有趣的现象，即越是完全性房室传导阻滞，持续时间越短，恢复越快，往往 1 周左右便完全消失，反而一度或二度房室传导阻滞，可持续较长时间后才逐渐恢复。

2. 辅助检查

（1）心电图：有 ST 压低、T 波低平或倒置、房室传导阻滞及各种心律失常。

（2）超声心动图：可有心腔扩大，室壁运动减弱，收缩或（和）舒张功能减退等。

（3）实验室检查：血白细胞计数和中性粒细胞比例增高，可有中毒颗粒、核左移；红细胞沉降率增快；心肌酶和肌钙蛋白增高。血清 IgM 增高。偶可见镜下血尿和轻度蛋白尿。

（4）螺旋体检测：螺旋体可在 BSK 培养基中缓慢生长。第一、第二期患者的全血、脑脊液，以及移动性红斑处皮肤接种后，均可获阳性。可疑标本置暗视野下也可找到螺旋体。此外，皮肤受损区活检标本以镀银染色或瑞特染色，也可能查见螺旋体。

（5）血清学检测：血液或脑脊液中检出特异性 IgM 和 IgG 有重要诊断价值。双份样本抗体效价增加大于 4 倍，或单份样本 IgM 或 IgG 效价大于 1∶128，均提示阳性。

（6）动物接种：在小白鼠腹腔中接种可疑受染动物的肝、脾或肾悬液，如能分离出螺旋体则为阳性。

3. 诊断与鉴别诊断　莱姆病的诊断一般并不困难，主要依据临床表现、流行病学资料、必要的鉴别诊断和特异性的血清学检查。如在流行地区、多发季节、曾被蜱咬过，出现游走性红斑和心脏异常的征象，以及 IgM 和 IgG 增高，均支持本病的诊断。此外，莱姆病性心肌炎应注意与其他原因所致的心脏传导阻滞、ST－T 改变等相鉴别。

（三）治疗策略

抗生素能迅速杀灭体内的螺旋体。体外研究表明，红霉素、青霉素、第三代头孢菌素及四环素可在 3～4d 杀灭螺旋体，临床应用也有极其明显的效果。口服治疗适用于感染的第一期或第二期，且仅有一度房室传导阻滞、面瘫、关节炎等的患者，常用四环素 250mg 每日 4 次，阿莫西林 500mg 每日 4 次，红霉素 250mg 每日 3 次。疗程 10～30d。静脉滴注适用于本病的第二期或第三期，且有二度及以上房室传导阻滞、莱姆病神经病变及关节炎的患者。常用青霉素每日 2000 万 U 或头孢噻肟 3g 每日 2 次；头孢曲松 2g 每日 1 次，疗程为 14d。抗生素治疗有效者，1 年内血中 IgG 抗体效价下降 4～6 倍。上述抗生素一般单独使用，必要时亦可交替或联合使用。

糖皮质激素适用于抗生素短期疗效不佳的患者，一般口服泼尼松，每日 30～60mg，分 3 次。

卧床休息和加强营养支持治疗，注意控制输液量。合并二度以上房室传导阻滞的患者均应住院治疗，并持续心电监护，心室率显著缓慢或有长间歇，不论是否合并心源性脑缺血症状，如黑矇、晕厥前兆或晕厥，均应做临时起搏治疗以确保安全。

（四）预后

莱姆病性心肌炎属自限性，均可恢复，其他系统的病变轻度亦可痊愈，但少数重症或迁延慢性者亦可致残。

四、弓形体病心脏病

弓形体病，又称弓形虫病，是刚地弓形虫所引起的一种全身性或中枢神经系统肉芽肿疾病，是弓形体引起的寄生原虫病。1923 年，Janku 首次报道先天性弓形体病儿，他从病儿的视网膜找到了弓形体。本病具有广泛的自然疫源性，许多哺乳动物和鸟类，包括家畜、家禽多受感染。人类感染也相当高，本病呈世界性分布。血清学调查显示，不同人群中弓形虫感染可达 1%～94%，其总数在 10 亿人左右。少数患者可出现心肌和心包病变，或可成为影响预后的因素之一。

（一）发生机制

刚地弓形虫是一种细胞内寄生的小型原虫，它能感染各种温血动物，侵犯宿主的有核细胞，并在有核细胞胞质内进行无性繁殖。其繁殖速度之快是非常惊人的，在 6h 之内，可由 100 个原虫增值到 10 万个原虫，故对被寄生的细胞破坏性很大。随着宿主免疫力的增加，弓形虫的增殖变得缓慢，形成包囊。患者和感染者，除孕妇通过胎盘传给胎儿，输血或器官移植感染外，对周围人群并不构成直接传染。感染弓形体的动物对人类是最主要的传染源。食用未煮熟的含有弓形体肉类或饮用被囊合子污染的水是最主要的传染途径。密切、频繁接触已感染弓形体的狗、猫、猪、兔等也可感染。孢子从进入肠内的囊合子逸出后，穿过肠壁随血流和（或）淋巴系统扩散至全身。病原体主要寄生于网状内皮细胞内，除红细胞外可侵及任何组织。偶尔弓形体可经冠状动脉进入心肌或心包引起心脏病变。当机体免疫力低下时，病原体在有核细胞内繁殖，直至细胞破裂，逸出的虫体再进入细胞增殖，结果形成组织的小灶性坏死和周围的炎性浸润。

（二）临床诊断

1. 临床表现

（1）胎生期感染：母体内的弓形体经胎盘感染胎儿，常可引起流产、死产或产后婴儿发生活动性弓形体病。有脉络膜视网膜炎、抽搐、发热、黄疸、肝脾大、皮疹等表现。也可表现为出生时无明显异常，逐渐出现脑积水、小头畸形、意识运动障碍、大脑钙化等现象，存活者常有后遗症。

（2）后天感染：主要为淋巴结肿大和脏器受累的表现。最常见为颈深淋巴结肿大，也可表现为全身淋巴结肿大。内脏受累除心脏外，尚有脑膜炎、肺炎、单侧视网膜炎、葡萄膜炎、虹膜睫状体炎、胃肠炎、肝炎、扁桃体炎和肌炎等。部分患者尚可出现各种内分泌失调症状。

（3）弓形体心肌炎和心包炎：患者出现与发热不成比例的心率加快、心律失常，心脏搏动弥散、心音低钝，可出现奔马律，扩大的心脏可闻及相对关闭不全的杂音。患者可出现不同程度的呼吸困难，亦可有颈静脉怒张、瘀血性肝大和下肢水肿。心力衰竭是后天性弓形体病的死亡原因之一。发生心包炎的患者，液体多为少量渗出性。多数不会出现心脏压塞现象。

2. 辅助检查

（1）心电图：可有 ST－T 改变、T 波低平或倒置及各种心律失常。

（2）超声心动图：可有心脏扩大，收缩或（和）舒张功能减退等。

（3）病原学检查：血液、骨髓、脑脊液、淋巴组织涂片直接镜检找弓形体滋养体。可将血液、骨髓、脑脊液、淋巴组织接种于小白鼠以分离弓形体，并可隔期盲目传代 2 或 3 次以增加分离机会。

(4)免疫学检查:皮肤试验(弓形体素试验)具有特异性,但出现阳性较晚,适于慢性和既往感染的判断。血清学实验(染色试验)的血清抗体出现早,持续时间长,并且具有敏感性和特异性。1∶8～1∶64 阳性代表曾有过感染,1∶256 阳性代表近期感染,1∶1024～1∶4096 以上阳性代表急性感染。间接血凝试验,除阳性出现较晚外,判断标准和染色试验相似。间接荧光抗体试验和酶联免疫吸附试验的敏感性、特异性和可重复性均较好,但抗核抗体阳性和类风湿因子阳性的患者可能出现假阳性,直接凝集试验主要用于检测 IgM,1∶16 凝集为阳性,敏感性高,出现早,适于孕妇普查。

3.诊断与鉴别诊断　无原因的脉络膜视网膜炎和中枢神经系统病变,如脑积水、小头畸形和脑钙化等应认真考虑先天性弓形体病。无原因的淋巴结肿大和内脏受累,包括心肌炎和心包炎可考虑后天性弓形体病。但由于这些临床改变都不具有特殊性,所以不能单凭临床症状和体征来确诊弓形体病,而必须有病原学和免疫学检查的证据。

(三)治疗策略

一般人群感染弓形体病治疗的常用药物为乙胺嘧啶和磺胺药,常联合使用。用法:第 1d,乙胺嘧啶成人 50mg,小儿 1.0mg/kg 体重,分 2 次服;第 2d 起乙胺嘧啶剂量减半,同时口服磺胺嘧啶成人每日 4g,小儿 100mg/(kg·d),分 4 次服用,疗程 1 个月。注意血象和尿的改变,乙胺嘧啶有抑制骨髓和致畸作用,妊娠最初 3 个月不宜使用。磺胺易结晶沉积肾脏使肾脏受累,故通常需多喝水并监测尿的变化。

妊娠期弓形体感染的治疗,孕妇确诊初次感染应予以螺旋霉素 1g,每日 3 次口服。其不良反应为偶见皮疹和恶心等。若胎儿弓形体病确诊应改用乙胺嘧啶每日 50mg 和磺胺嘧啶 3g,分 3 或 4 次服用,连用 4 周,然后再用螺旋霉素 1g,每日 3 次,连用 2 周,如此交替治疗直到分娩。若在停经 6～16 周确诊胎儿感染,由于胎儿病损多十分严重,故应终止妊娠;若在停经 17 周开始使用乙胺嘧啶和磺胺嘧啶治疗者,在使用药物治疗过程中,应定期对胎儿做超声检查,若发现胎儿脑室扩张,提示预后不佳,应考虑终止妊娠。感染的孕妇和胎儿经上述治疗后母一胎传染降低 60%,新生儿先天性弓形体病发病率明显降低。

对确诊的先天性弓形体病,出生后应继续予乙胺嘧啶 1mg/(kg·d),分 2 次口服,磺胺嘧啶 100mg/(kg·d),分两次口服,连续 3～4 个月,间隙给予螺旋霉素 100mg/(kg·d),分 2 或 3 次服,连用 1～2 周。如此周而复始,疗程至少 1 年。在上述治疗过程中应予亚叶酸每日 5mg 治疗并密切观察血象和尿变化。由于磺胺嘧啶可致白细胞减少和皮疹,故禁用于有白细胞减少和葡糖 6一磷酸脱氢酶缺陷者。胎儿出生后应将胎盘保存在 4℃,以便检查弓形体感染状况。立即取 20mL 脐血作小鼠接种,同时取 10mL 母血做小鼠接种。出生后立即给予螺旋霉素 100mg/(kg·d),直到小鼠接种结果产生。

肾上腺糖皮质激素可以减轻变态反应和炎症,有利于心肌炎恢复和心包炎液体的吸收。四氢叶酸、利血生、B 族维生素、碳酸氢钠或酵母药等可减轻服药的不良反应。发生心力衰竭的病例通常使用利尿药和血管扩张药,以减轻心脏的前后负荷。

(四)预后

若在停经 6～16 周确诊胎儿感染者,胎儿的病变多十分严重,需终止妊娠。若在停经 17 周后确诊者在积极治疗的同时,应定期对胎儿做超声检查,若发现胎儿脑室扩张,提示预后不佳。后天性弓形体病经及时治疗预后较好。内脏受累不明显的病例,如不治疗,肿大的淋巴结在数月内消退,病因治疗可缩短病程。内脏受累严重者可以致命。

五、旋毛虫病心肌炎

旋毛虫病是旋毛线虫所引起的寄生虫病，呈世界性分布，但以欧美较多见，是一种食肉动物的组织内线虫病。广泛存在于某些家养和野生动物中。人因生食或吃未能烹调熟的含有旋毛虫囊包的肉，尤其是猪和狗的肉而受感染。发病初期以胃肠道症状为特征，后期以眼眶周围水肿、肌肉痛、发热和嗜酸粒细胞增多为特征。旋毛虫病常引起心肌炎，是重症旋毛虫病的表现，可因并发心力衰竭而致命。

多年来我国云南、西藏、吉林、黑龙江等地已有人旋毛虫病的报道，并且呈暴发流行。另外，在更多的地区已发现猪和狗等的旋毛虫病。

（一）发生机制

未杀死的旋毛虫囊包被吞食后，囊包壁在胃或十二指肠中被消化，释出的幼虫侵入十二指肠或空肠黏膜，2d 内幼虫成熟、交配。其后雄虫对疾病的发生不再起作用，并被排出体外。雌虫钻入肠壁，在第 7d 左右开始产出活的幼虫，每条雌虫约可产 1000 条幼虫。幼虫的产出持续 4～6 周。此后雌虫死亡并被消化。幼虫较小，在 0.1mm 左右，易经淋巴、门静脉循环而进入血流，到达各处组织和器官。但只有到达骨骼肌的幼虫才能存活，幼虫进入肌肉纤维引起肌炎。幼虫长至 1mm，蜷曲成囊（约为第 3 个月末），最后钙化。幼虫可存活数年。横膈、舌、胸肌、眼肌、肋间肌感染尤为严重。旋毛虫囊包分内外两层，内层厚，是由肌原细胞发生透明样变形成的；外层薄，为炎性细胞浸润后，结缔组织形成的包绕。一般在 5 个月左右囊包钙化，幼虫死亡。

早期由于反复感染、脱囊的幼虫侵袭肠壁引起小肠炎，而出现腹泻等临床症状。血循环中的幼虫虫体和排泄物具有抗原性，可引起小血管和间质炎症，出现小动脉和毛细血管扩张、充血、血管内皮细胞肿胀、管壁和血管周围出现白细胞等炎性细胞浸润。并且这些改变主要见于横纹肌，故带有明显的肌痛。

侵入心肌和其他非骨骼肌的幼虫，周围有灶性炎症反应包绕（进入血循环的幼虫偶尔经冠状动脉到达心肌），旋毛虫病心肌损害的原因仍有争议，亦有学者认为主要是旋毛虫毒素、代谢产物引起的抗原、抗体反应所致，是一种变态反应，并且有学者认为是胸腺依赖免疫反应诱导的，既有细胞免疫又有体液免疫参与完成的过程。

（二）临床诊断

1.临床表现

（1）常见表现：本病可呈流行性暴发，在临床上可分为三期。

1）侵入期：自感染至发病，一般在 2 周左右，但短者也可 1d，长者可达 1 个月。由于脱囊蚴虫侵袭肠壁引起小肠炎，可有发热、恶心、呕吐、腹鸣、腹痛、腹泻等症状。一般出现在进食感染肉后 1～2d。

2）幼虫移行期：幼虫入血可以累及各种脏器组织，引起免疫反应和各种症状，除发热外，在感染后 11d 左右突然出现上眼睑水肿，这是本病最早并最具特征性的症状之一。其后可出现结膜下及视网膜出血、疼痛、失明。眼睛症状出现不久即会出现肌肉酸痛，多见于四肢，尤其腓肠肌痛和肌压痛具有特征性。肌痛尚可累及眼肌、咀嚼肌、腰背肌等，患者甚至主诉吞咽、说话、咳嗽、呼吸都感到疼痛。重者可发生心肌炎、动脉栓塞、静脉血栓、肺梗死、脑炎、脑膜炎、肺炎、脓胸、视网膜出血、肠出血、腹膜炎等。在肌痛的同时出现荨麻疹等。白细胞总数增高。嗜酸性粒细胞增多一般始于第2周，第3～4周达到高峰，可达20%～40%，以后可逐渐下降。患者可呈弛张热，达39℃以上，而伴以口渴、大量出汗、寒战、衰弱、虚脱，发热可持续数日，以后渐降。临床症状还可能由于合并细菌感染而模糊不清。此期多持续1个多月。部分患者可因反复感染此期可反复或持续。部分患者较长时间迁延不愈，甚至死亡。

3)囊肿形成期：中毒症状消失，可有囊肿本身或钙化后形成的刺激、压迫症状，个别者可累及功能障碍。

(2)旋毛虫病心肌炎表现：不同地区、不同流行或散发病例，其心肌炎的发生率报道不一，多者可达半数以上。这可能与检测手段、诊断标准不同相关。患者可以发生局限和弥漫性心肌炎，心肌中出现炎性细胞浸润，并可有出血、水肿和变性，亦可有幼虫包囊。病情严重者，心脏常迅速扩大、心肌无力、张力下降，患者可出现各种程度的心源性呼吸困难，亦可出现右心功能不全。患者呼吸急促，肺出现啰音，心脏明显扩大，心搏弥散、无力，心率快，心音低钝，可闻及奔马律。部分患者可出现相对关闭不全的杂音，以二尖瓣、肺动脉瓣最为明显。发病急剧者可突发肺水肿，并可见各种心律失常，亦可因附壁血栓脱落引起栓塞，尤其是肺梗死。旋毛虫病心肌炎猝死的病例并不罕见，甚至可发生于轻症或无症状者。

2. 辅助检查

(1)心电图检查：可见广泛ST段和T波改变，多表现为ST段压低和T波低平或倒置。可有各种心律失常，但以窦性心动过速和房、室性期前收缩多见。

(2)X线检查：多呈普大形，心胸比例增大，心率增快、无力、心脏各弓界不清，甚至和心包积液的影像无法区分，肺有瘀血和继发感染的征象。

(3)超声心动图：可发现房室增大，但多以左心腔为主，心室壁一般不厚，搏幅减小，收缩期短轴缩短率变小。个别心腔可有附壁血栓。

(4)实验室检查：白细胞计数升高，多在$(10\sim20)\times10^9/L$。嗜酸性粒细胞常占20%以上，最高可达90%。血肌酸磷酸激酶明显增高。心肌酶和肌钙蛋白也可增高。

(5)病原学检查：可从患者肌肉活检组织中查到活幼虫。腹泻初期偶可在大便中发现成虫。患者的血液、脑脊液经离心亦可查到幼虫。

(6)免疫学检查：采用酶联免疫吸附实验(ELISA)或间接免疫荧光抗体试验(IFA)等方法，以已知的抗原检测患者血清中特异性抗体，是较为敏感、特异、实用的方法。在急性期结合临床表现，诊断意义很大。但由于病愈后其抗体可存在较长时间，故单凭该检查结果，不足以区分现症患者或既往感染者。而采用单抗与多抗双抗体夹心ELISA法检测患者血清循环抗原，可用于确定体内有古活虫寄生，并可考核疗效。

3. 诊断及鉴别诊断　若有生食或食未熟肉史、典型临床症状及嗜酸性粒细胞增多，即可怀疑本病。从吃剩的肉品或患者骨骼肌活体组织检查标本中找到幼虫或囊包，即可确诊。皮内试验、沉淀试验、荧光抗体试验与酶联免疫吸附试验等免疫学检查，多在感染后2～4周呈阳性反应。

肌肉活检发现幼虫包囊可确诊无疑，重度感染偶可于脑脊液或血中早期找到蚴虫。旋毛虫患者出现呼吸困难、心脏扩大、心力衰竭等征象时诊断旋毛虫病心肌炎不难。为减少漏诊，对旋毛虫病患者，尤其是在幼虫移行期应常规作心电图检查并应连续观察有无延续性变化。无创性心功能检查可能有益于亚临床心功能异常的发现。

本病应注意与食物中毒、风湿病、皮肌炎、结节性多动脉炎等病鉴别。

（三）治疗策略

病原治疗可应用噻苯达唑，50mg/(kg·d)，分3次服，共5d，儿童为25mg/(kg·d)。可有食欲减退、恶心、头晕等不良反应。另外可用甲苯达唑、硫苯咪唑和阿苯达唑等治疗。

肾上腺皮质激素可减轻机体应激的过度反应，有非特异性抗炎和抗变态反应的作用，可减轻全身中毒症状、发热和肌痛等。可能减少和减轻心肌炎的征象。可用氢化可的松每日50～200mg静脉滴注。较轻的患者可口服泼尼松每日20～40mg，多连续使用3～10d。

对较重的患者，尤其是心率增快和发热不成比例的患者应卧床休息，给予营养高、易消化的食物，可给予阿司匹林止痛并会起抗凝聚作用。应严密注意心功能变化，预防心力衰竭的发生。对已发生心力衰竭者应以减轻心脏负荷，如利尿药和血管扩张药治疗为主。尽量避免使用强心苷，通常效果不佳，且易发生中毒。对一些“症状轻”的患者应加强监护，以预防和救治心源性猝死。肌苷、维生素C、B族维生素等治疗或可有益于心肌炎的恢复。继发感染常是旋毛虫病致命因素，应使用抗生素等予以积极治疗。本病治疗过程中不能忽视水、电解质紊乱和酸碱平衡的纠正。对慢性已扩大的心脏主要是减轻心脏负荷，加强监护，并给予血管紧张素转化酶抑制药/血管紧张素Ⅱ受体拮抗药、β受体拮抗药、螺内酯等药物治疗。

（四）预后

本病的预后主要取决于感染程度与并发症。大多数患者预后良好，于1～2个月内恢复。患者死亡较少见，主要死亡原因为心肌炎导致的心力衰竭，脑炎和肺炎，但也有新生幼虫通过心肌时引起的突然死亡。急性期症状逐渐消退之后，恢复期可持续数月，一些病例甚至达数年之久。患者的临床症状完全消失后，肌肉内幼虫的彻底破坏和最终钙化可能需6年甚至更长时间。

六、艾滋病心肌炎

艾滋病临床表现多种多样，主要表现为各种机会性感染和恶性肿瘤，累及肺、消化道和中枢神经系统等，也可以累及心脏，表现为心包炎、心肌炎、扩张型心肌病、心内膜炎、肺动脉高压、心脏肿瘤和药物的心脏毒性等。文献报道心脏事件发生率在28%～73%。

（一）发生机制

1.病原学　人免疫缺陷病毒(HIV)直接导致艾滋病发生。该病毒属于转录病毒科，包括HIV－1和HIV－2。我国流行的病毒株主要是HIV－1，仅在沿海地区有报道个别HIV－2感染者。

HIV呈球形，直径100～120nm，由核心和包膜两部分组成。核心包括病毒RNA、结构蛋白和复制必需的酶。HIV－RNA为两条相同拷贝的正链RNA，全长约9.8kb，含有gag、pol和env 3个结构基因、2个调节基因和4个辅助基因。病毒辅助必需的酶包括反转录酶(p66和p51)、整合酶(p32)和蛋白酶。核酸外面是病毒衣壳蛋白(p24和p17)。病毒的最外层为包膜，其中嵌有gp120和gp41两种特异性糖蛋白。

HIV对外界的抵抗力很弱，一旦离开宿主在外界环境中的生存能力很快消失。高温、乙醇、漂白粉、次氯酸钠等可以迅速杀灭病毒。

2.发病机制　HIV主要感染含有CD4受体的靶细胞，病毒进入人体后，选择性地吸附在靶细胞的CD4受体上，gp120的V_3区与宿主细胞的辅助受体CCR5和CXCR4结合，病毒包膜和宿主细胞膜融合，病毒衣壳进入宿主细胞。HIV－RNA在p24的辅助下出胞，利用自身的反转录酶合成病毒基因组的双链 DNA(cDNA)。cDNA 在环化酶的作用下形成共价和非共价的环状 DNA。共价结合的环状 DNA 以游离形式保存细胞质中,它没有转录作用,但是有致病理变化的作用,抗病毒药物对这种形式存在的病毒有效。非共价结合的环状 DNA 整合到宿主细胞染色体上,这种整合的环状 DNA 即前病毒,造成感染持续存在。前病毒被活化进行自身转录时,病毒 DNA 在转录酶作用下形成 RNA,部分 RNA 经拼接形成病毒的 mRNA,部分 RNA 经加帽加尾修饰后形成子代基因组 RNA。病毒 mRNA 利用宿主细胞的核糖体进行翻译,合成病毒所需要的蛋白质,gag 蛋白与 RNA 装配成核壳体,病毒颗粒通过芽生的方式从细胞膜释放时获得病毒的包膜。

HIV 感染人体后,宿主产生体液和细胞免疫反应,其中以 HIV 特异性细胞毒 T 细胞最重要,在一定时间内可以控制 HIV 增殖。但是由于免疫反应不能清除病毒,造成 $CD4^+$ T 细胞数量进行性减少,细胞免疫功能逐渐减退,最后导致各种机会性感染和恶性肿瘤。

艾滋病心肌炎主要是因为条件致病菌在免疫缺陷时的机会感染,如卡波西(Kaposi)肉瘤,心包积液,消耗性心内膜炎,心肌炎,甚至扩张型心肌病等。据报道,艾滋病伴发扩张型心肌病与美洲锥虫病(Chagas disease)、实验性儿茶酚胺性心肌病有相类似的心肌炎。1992 年,Gu 发现 HIV 核心蛋白的 p17 和 p24 的单克隆抗体能与大多数艾滋病患者血清中分离的 IgG 反应,亦能与另 8 例艾滋病患者的心肌细胞起反应,因而证明自身免疫反应在艾滋病心肌炎或心肌病发病中的作用。1991 年,Kaul 认为艾滋病患者长期处于应激状态,机体分泌大量儿茶酚胺,导致心肌微血管痉挛,引起局灶性或广泛性心肌缺血而导致非炎症性心肌坏死,亦可发生心肌炎或心肌病。另外,在艾滋病治疗过程中所应用的药物,如多柔比星、α一干扰素等也可引起心肌病变。1988 年,Anderson 认为反复的肺部感染引起的急性或慢性肺动脉高压,使右心室压力超负荷,是单纯性右心室肥厚及扩张的主要机制。艾滋病心包病变大多伴随心肌受累。心包炎或心包积液通常为非特异性,也可由机会感染所致,或继发于卡波西肉瘤或恶性淋巴瘤。

3. 病理改变　艾滋病的心肌病变,组织学上主要包括两类改变,一类为非特异性淋巴细胞或单核细胞浸润而无心肌损伤或坏死;另一类为非炎症性心肌坏死。在心肌病灶中,仅少数患者检出条件感染的病原体或包涵体。1988 年,Andemon 在尸检中发现,双心室扩大者均有心肌炎的组织学改变,双心室扩大与心包积液、心脏重量增加呈正相关,与病程、机会性感染病原体等无显著相关性。而 1989 年,Lewis 则发现双心室增大者均无活动性间质炎症、间质纤维化及冠状动脉硬化等表现。双心室或四心腔扩大是扩张型心肌病的病理特征,电子显微镜下发现肌原纤维消失、脂质沉积、线粒体增大,单独性右心室扩大并不少见,甚至多于双心室扩大。单纯性右心室扩张通常伴心肌肥厚,但不伴有心肌炎的组织学改变。单纯性左心室扩张极少见。

(二)临床诊断

1. 临床表现

(1)艾滋病的一般表现:大部分患者在 HIV 感染急性期没有任何症状。仅有少数患者在感染后数天至 3 个月,出现流行性感冒样或传染性单核细胞增多症综合征样症状,如发热、寒战、关节痛、肌肉痛、呕吐、腹泻、喉痛等。

在急性期后,没有临床症状,为无症状的 HIV 感染者。无症状感染期之后,出现与艾滋病有关的症状和体征,称之为艾滋病相关综合征,主要表现为持续性的淋巴结肿大,开始于颈部，其次为腋、腹股沟淋巴结等。一般少有 2 处以上淋巴结肿大者。体重减轻 10%以上。周期性发热(38℃左右)，常持续数周。夜间盗汗。发生单纯性疱疹病毒、白色念珠菌等各种感染。

艾滋病期由于免疫系统被严重破坏，各种致命性机会感染、肿瘤等极易发生。病变可表现在肺、口腔、消化系统、神经系统、内分泌系统、心脏、肾、眼、关节、皮肤等。

(2)艾滋病的心血管表现

1)心包积液：心包积液是 HIV 感染者和艾滋病患者最常见的心脏并发症之一，艾滋病患者心包积液的发病率大约是 20%。大多数患者为少量心包积液，没有临床症状，大量心包积液少见，引起心脏压塞罕见。

2)心肌病：前瞻性研究发现，HIV 感染者和艾滋病患者存在亚临床性左心功能不全，同正常人比较，HIV 感染者和接受高效抗反转录病毒治疗(HAART)2 年以上的患者左心室舒张和收缩功能均减退。扩张性心肌病是 HIV 感染者另一主要并发症，其年发病率为 15.9/1000 例。扩张型心肌病与 $CD4^+$ 细胞计数低于 400/μl 和齐多夫定治疗有关。心内膜下心肌活检发现，83%的患者存在心肌炎。心肌炎在 HIV 感染者的心脏功能不全起一定作用，艾滋病患者尸检发现约 1/3 有心肌炎，但是只有不到 20%的患者可以发现特异性的病原体。常见的病原体包括弓形虫、结核杆菌、新型隐球菌等。HIV 病毒本身也能引起心肌炎。药物也可能引起心肌病，有报道干扰素、齐多夫定、两性霉素 B 和膦甲酸钠可引起心肌病。

3)心内膜炎：HIV 感染者的心内膜炎包括感染性心内膜炎和无菌性血栓性心内膜炎。感染性心内膜炎主要发生在静脉药瘾者，病原菌包括白色念珠菌、曲菌、草绿色链球菌和新型隐球菌，最常累及三尖瓣。艾滋病患者无菌性血栓性心内膜炎的发生率是 3%～5%，通常没有临床表现，偶然发现，罕见栓子脱落引发栓塞和缺血。

4)肺动脉高压：HIV 相关的肺动脉高压的发病率为 1/200，远高于非 HIV 人群，前瞻性研究发现 HIV 感染者的肺动脉压明显高于正常对照人群，肺动脉高压主要见于男性和年轻人。呼吸困难是最主要的临床表现，患者主要死于右心功能不全和呼吸衰竭。

5)心脏恶性肿瘤：非霍奇金淋巴瘤是 HIV 感染者常见的恶性肿瘤，但心脏的非霍奇金淋巴瘤罕见，主要见于同性恋者，多数患者心脏非霍奇金淋巴瘤是首发艾滋病相关疾病。临床表现不特异，包括呼吸困难和心动过速，一旦出现临床表现，病情迅速恶化，出现心力衰竭。卡波西肉瘤也能够累及心脏。

2. 辅助检查

(1)胸部 X 线片：可呈左、右心室均扩大。并发卡氏肺孢子虫性肺炎时，早期一侧肺叶或一侧肺间质性炎性浸润阴影，不久发展为两肺弥漫性间质性和实质性浸润。

(2)超声心动图：15%～60%的患者超声心电图有异常，主要表现为左心室室壁活动低下，双心室扩大及二尖瓣反流。还可发现心包积液，心瓣膜赘生物及二尖瓣脱垂等。

(3)心电图：可见 ST－T 改变，Q－T 间期延长和各种心律失常。

(4)实验室检查：可有红细胞、白细胞、血小板减少，血沉加快，抗 HIV 抗体阳性。淋巴细胞计数小于 1×10^9/L，总 T 细胞计数小于 1×10^9/L，总 CD4 淋巴细胞计数小于 1×10^9/L，CD8 细胞计数小于 0.4×10^9/L，CD4/CD8 小于 0.1。

3. 诊断与鉴别诊断　我国 1990 年 8 月制定的艾滋病诊断标准如下。

(1)HIV 感染者：受检血清经初筛实验，如酶联免疫吸附实验，免疫酶法或间接免疫荧光实验等方法检查呈阳性，再经确诊实验如蛋白质印迹法等方法复检确诊者。

（2）确诊病例

1）艾滋病病毒抗体阳性，又具有下列任何1项者，可为实验确诊艾滋病患者：①近期（3～6个月）体重减轻10%以上，且持续发热（38℃）1个月以上。②近期（3～6个月）体重减轻10%以上，且持续腹泻（每天达3～5次）1个月以上。③卡氏肺孢子虫性肺炎。④卡波西肉瘤。⑤明显的真菌或其他条件致病菌感染。

2）艾滋病病毒抗体阳性，体重减轻，发热，腹泻症状接近上述标准且具有以下1项时，可为实验确沴艾滋病病毒患者：①$CD4^+/CD8^+$淋巴细胞计数比值小于1，$CD4^+$细胞计数下降。②全身淋巴结肿大。③明显的中枢神经系统占位性病变的症状与体征，出现痴呆，辨别能力丧失或运动神经功能障碍。

确诊的艾滋病患者合并心脏病变时，可诊断艾滋病心肌炎或心肌病。

（三）治疗策略

艾滋病的治疗包括抗病毒治疗、机会性感染的预防和治疗、并发症的治疗，以及心理支持治疗等综合治疗措施，以达到抑制病毒复制，重建免疫功能，减少机会感染和恶性肿瘤发生率，延长患者的生命，提高生活质量，减少传播的危险。具体的抗病毒药物及用法、用量请参见相关书籍。

对于心肌炎、心肌病、心包炎、心内膜炎、心律失常、心力衰竭等，主要是给予相应的对症处理。

（四）预后

典型的艾滋病至今尚无彻底治愈的报道，其平均存活期为1年左右，80%以上的患者于3～5年死亡。

（刘海成）

第七章　心律失常

第一节　概述

正常心脏激动起源于窦房结，以一定的频率沿着正常传导系统使心房和心室顺序激动，这一过程的任一环节发生异常，即可产生心律失常。心律失常多见于各种器质性心脏病，尤其是冠状动脉粥样硬化性心脏病、心肌炎、心肌病、风湿性心脏病、心力衰竭。其他病因还包括缺氧、自主神经功能调节失衡、电解质紊乱、内分泌失调以及药物影响等。正常健康者也可发生心律失常。

一、流行病学

人类从出生开始一直到终老，都有可能发生心律失常。新生儿在出生后的一周内，心律失常的发生率占同期住院新生儿的0.7%。随着年龄的增长、心脏功能的衰退，心律失常的发生也增加，据报道，老年人心律失常的发生率高达44.48%。

部分心律失常有一定的性别分布特征。女性静息心率较快，窦房恢复时间较短，Q—T离散度较小，Q—T间期较男性延长，尖端扭转性室速更多见，而女性心源性猝死较男性为少，可能与女性生育期雌激素的影响导致冠心病发病延迟有关。心房颤动更多见于男性。在阵发性室上性心动过速中，房室结折返性心动过速多见于女性，约为男性患者的2倍，而房室旁道介导的心动过速男性多见，是女性的2倍。

运动员是备受大众和心律失常专家关注的一类特殊人群，对于强体力活动下的运动员心源性猝死事件的预测是其焦点之一。由于迷走神经张力增高以及过度运动，运动员的心率减慢，Q—T间期延长。窦性心动过缓是运动员最常见的心律失常，心脏传导延缓和早搏也不少见，但运动后可消失。有统计显示，与正常人相比，运动员的早搏、房室传导阻滞、束支传导阻滞、预激综合征的发生率无明显差异。无潜在心脏疾病的室性心律失常并无心源性猝死的预测意义，无器质性心脏病的运动员很少发生猝死。40岁以下运动员的死亡多归咎于先天性心脏病，如肥厚性心肌病、冠状动脉解剖异常；40岁以上者多由于冠心病。

二、正常传导系统及其电生理

心肌细胞可分为普通心肌细胞和特殊心肌细胞，前者是组成心房心室的主要成分，司心脏收缩；后者即心脏传导系统，主要功能是激动的产生和传导，包括窦房结、结间束、房室结、希氏束、左右束支和浦肯野纤维网。

窦房结是心脏正常的起搏点，多呈长梭形，位于上腔静脉与右心房交界处上1/3的心外膜下。窦房结内恒定地有窦房结动脉穿过其中央。窦房结内的细胞包括起搏细胞（P细胞）和过渡细胞（T细胞）以及丰富的胶原纤维，胶原组织随年龄的增长而增多并影响心脏起搏功能。

结间束尚无充足的形态学证据，但从功能角度上，在窦房结和心房之间存在着某些比其他部位传导快的组织是可以肯定的。另外，Bechman束连接于右心房和左心房之间。房室结，又称房室交界区，是最为重要的次级起搏点，可形成双向传导和双径路传导，因此，有不少复杂的心律失常发生在此部位。房室结位于房间隔底部、卵圆窝下,分为房结区、结区、结束区,向前延伸为房室束即希氏束,穿过中心纤维体,行走于室间隔膜部的后下缘成为左束支,并陆续分出左后分支、左前分支,本身延续为右束支。左后分支粗短,左前分支、右束支细长,两侧束支的分支在心内膜下交织成网,即浦肯野纤维网,进入到心室壁内。

心肌细胞具有自律性、兴奋性、传导性和收缩性,前三者与心律失常紧密相关。

心肌细胞在受到刺激时能产生动作电位,是细胞具有兴奋性的表现。影响兴奋性的因素有静息电位水平,阈电位水平以及钠通道的状态。心肌细胞发生一次扩播性兴奋后,兴奋性会发生周期性变化,可分为以下几个时期:绝对不应期、有效不应期、相对不应期、超常期。在相对不应期或超常期产生的动作电位,其0期的幅度和上升速率均低于正常,主要是由于部分钠通道仍处于失活状态之故,这种动作电位传播速度较慢,容易形成折返、导致心律失常的发生。

心肌能自动地、按一定节律产生兴奋的能力,称为自律性。心脏内特殊传导系统(房室结的结区除外)的细胞均具有自律性。各部位的自律性高低不一,受4期自动除极的速度、最大舒张电位的水平以及阈电位水平的影响。窦房结的自律性最高,成为正常心脏活动的起搏点。其他部位的自律组织,在正常情况下不表现自律性。

窦房结发出的兴奋,经心房肌及功能上的优势传导通路传播到左、右心房。与此同时,窦房结的兴奋也可通过心房肌传到房室交界区,然后由希氏束传到左右束支,最后经浦肯野纤维到达心室。房室交界处的传导速度较慢,易发生传导阻滞,使心房的兴奋不易或不能传导至心室。心肌传导性受结构和生理因素的影响。当兴奋落在通道失活状态的有效不应期内,则传导阻滞;如落在相对不应期或超常期内,则传导减慢。

三、心律失常形成机制

(一)激动形成异常

激动形成异常分为两类:①窦房结中节律点产生激动的程序与规律异常;②激动全部或部分起源于窦房结以外的部位(异位节律点)。

(二)激动传导异常

最多见的是传导阻滞,另一类是传导通过附加的异常径路,使心脏的某部分提前除极或与正常传导径路交替传导,从而改变心脏活动的顺序。激动沿一条径路下传,同时又沿另一条径路返回原处引起再一次激动,从而形成环路,称为折返,折返是引起心动过速最常见的机制,一般认为形成折返激动需要同时存在以下条件:①至少存在有两条或以上功能性或解剖上的传导途径,并在近端和远端形成闭合环;②其中一条具有单向传导阻滞;③有足够长的传导时间,使得单向传导阻滞的径路不应期得以恢复。

激动起源异常和传导异常多同时存在,相互作用。

四、心律失常分类

(一)窦性心律失常

窦性心动过速、窦性心动过缓、窦性心律不齐、窦性停搏、病态窦房结综合征、窦房结折返性心动过速。

(二)室上性心律失常

房性早搏、交界区性早搏、室上性心动过速、心房扑动和心房颤动。

(三)室性心律失常

室性早搏、室性心动过速、心室扑动和心室颤动。

(四)传导阻滞

窦房传导阻滞、房内传导阻滞、房室传导阻滞和室内传导阻滞。

(五)综合征

预激综合征、Brugada 综合征、长 Q—T 综合征、短 Q—T 综合征。

五、心律失常的诊断

详细的病史询问和体格检查是心律失常诊断的第一步。相关的实验室和器械检查应遵循以下原则:从简单到复杂、从无创到有创、从便宜到昂贵。

(一)病史

心律失常患者主诉迥异,但最常见的症状包括心悸、晕厥、晕厥前症状、充血性心力衰竭。

1. 发作方式　运动、恐惧、焦虑诱发的心悸多提示儿茶酚胺敏感性心动过速,肾上腺能阻滞剂可能有效;静息时发作心悸或患者夜间惊醒者多提示迷走神经兴奋,如房颤;衣领过紧、转头诱发晕厥者,多提示颈动脉窦高敏感。

2. 终止方式　屏气、Valsalva 动作或其他使迷走神经兴奋的措施能终止者,房室结折返性心动过速可能性大,偶尔房性心动过速和室性心动过速者也能终止。

此外,发作频度、持续时间、症状的严重程度也有助于临床医生及时地制订出一份合适的诊疗计划。发作时心率可通过患者自数脉搏、血压心率监测仪获得。

还应该注意询问患者的用药史、饮食史、其他系统疾病史以及家族史。

(二)体格检查

心率、血压是关键的首要检查。颈静脉波形分析出现大炮 α 波,源自房室分离时,为对抗关闭的三尖瓣,右心房发生强烈收缩,见于完全性房室传导阻滞、室性心动过速,第一心音强度的变化也有相同的意义。心脏杂音对器质性心脏病有很大的诊断意义。

Valsalva 动作和颈动脉窦按摩能引起一过性的迷走张力增高,对于部分心动过速有一定的诊疗价值。依赖于房室结传导的快速型心律失常可因迷走刺激而终止或减慢,但也可能没有变化;房性心动过速偶尔可以终止;室性心动过速则很少可以终止;窦性心动过速可逐渐减慢,然后回复正常心率;房扑、房颤等房性心律失常的心室率多可减慢。对于宽 QRS 波心动过速,迷走神经张力的增高能终止或减慢室上速伴有的室内差异性传导。另一方面,它一过性地阻止房室结逆传而产生房室分离,以此确诊室性心动过速。Valsalva 动作和颈动脉窦按摩的效果仅持续数秒,因此必须及时观察和记录心电图上的任何节律改变。

颈动脉窦按摩时,患者取仰卧位,头侧向一边。鉴于曾有按摩时栓塞事件的报道,按摩前应仔细听诊颈动脉是否有杂音。颈动脉窦位于颈动脉分叉处,用两指轻压下颌角可扪及动脉良好搏动。在个别患者,即使很轻的按压也可导致高敏反应。由于两侧颈动脉窦的反应可能不同,可于对侧重复按摩,切记两侧不要同时按压。

(三)心电图

心电图是分析心律失常的首要工具。首先需要描记十二导联心电图。其次,P 波明显的长导联心电图常有助于仔细分析,常用的导联有Ⅱ、Ⅲ、aVF,有时也记录 V_1、aVR 目前临床上多采用同步记录 12 导联心电图,有利于心电图的分析。发作时心电图的确切分析可免去一些不必要的检查。

整体分析一份心电图需要回答下面几个关键问题。

1. 如果 P 波清晰，心房率和心室率是否等同？

2. P－P 间期、R－R 间期是否规则？如果不规则，是否持续性地不规则？

3. P 波和对应的 QRS 波群是否相关？P 波和 QRS 波群的数目是否一致？P 波在 QRS 波群之前（长 RP 间期）还是之后（短 RP 间期）？此 RP 间期或 PR 间期是否恒定？

4. 心向量是否正常？

5. P 波、PR 间期、QRS 波、Q－T 间期是否正常？

除此以外，还应结合临床背景对心电图进行整体综合评估。

食道心电图是一种常用的无创性诊断技术。食道紧贴左房之后，位于左右肺静脉之间。将电极置入食道腔内可记录心房的电活动。此外，将导管电极置入食管可进行心房调搏，偶尔也可行心室调搏，并且能诱发或终止心动过速。与体表心电图同时描记可用来鉴别室上速伴差传和室速、对明确室上速机制也有价值。食道心电图和食道调搏的并发症很少，但大多数患者主诉不适是它应用受限的原因。

（四）心电图长程记录

延长心电图的描记时间对记录心律失常的发作频度、记载心律失常与症状的关系、评估抗心律失常药物的效果非常有用。一些记录仪还可分析 QRS 波、ST 段、T 波的变异程度。

Holter 监测即运用磁带或数码记录仪对 2～3 个导联持续描记 24h 的心电图。其显著的优点是能记载症状发作和异常心电图的关系。25％～50％的患者在 Holter 监测时会有不适主诉，其中 2％～15％由心律失常引起。

健康的年轻人一般不会记录到严重的心律失常。窦性心动过缓（35～40 次/分）、窦性停搏超过 3s、二度Ⅰ型房室传导阻滞（多在睡眠时）、交界区逸搏、房早、室早的出现如不伴有症状一般无临床意义。频发、复杂性的心律失常包括二度Ⅱ型房室传导阻滞应加以重视。国外研究显示频发、复杂性室早但无症状的健康人群，其长期预后与一般健康人群相比，死亡率并不增加。

大多数缺血性心脏病患者，尤其是心肌梗死早期会出现室早。频发、复杂性的室早是一个独立的危险因素，能使心梗后患者心源性猝死率增加 2～5 倍。心律失常抑制试验（CAST）研究表明，室性异位搏动是鉴别高危患者的指标，但与猝死并无因果联系，采用Ⅰc 类抗心律失常药物能有效控制室性早搏但增加总死亡率。

Holter 监测还可用于抗心律失常药物疗效的评定。

对于罕见症状乃至更为稀发的症状，需要更长时间的记录，包括事件记录仪、植入式事件回放记录仪，前者可记录 30 天，后者置入患者皮下可达数月。

（五）运动试验

运动诱发心律失常伴相关症状，如晕厥、心悸，应考虑行运动试验。运动试验有助于发现更为复杂的室性心律失常，并能促使室上性心律失常发作、鉴定心律失常与运动的关系、有利于抗心律失常治疗方法的选择和发现促发心律失常的因素。

大约 1/3 的正常人在运动试验后可发生室性异位心律，大多发生于快心室率时，表现为偶发的形态一致的室性早搏，或室早联律，而重复运动试验常不能再次诱发。室上性早搏在运动时比静息时更常见，随年龄增长频率增加，其发生并不表示器质性心脏病的存在。运动末心率持续性增快（恢复基线水平延迟）与心血管预后不良相关。大约 50％的冠心病患者在运动试验时会出现室性早搏，相对于正常人群，此类患者多在较慢的心率（＜130 次/分）时和恢复早期出现室性异位心律。

（六）直立倾斜试验

直立倾斜试验主要用于晕厥的鉴别诊断，明确晕厥的原因是血管抑制还是心脏抑制反应。患者仰卧于手术台上，倾斜 60°～80°，维持 20～45min 或更长时间。若试验阴性，可口服或静脉使用异丙肾上腺素以促发晕厥，或者在倾斜数分钟之后使用，以缩短产生阳性结果的试验时间。起始剂量为 1μg/min，每次增加 0.5μg/min 直至症状出现；或者直接给予 4μg/min 的最大剂量。异丙肾上腺素引起直立位时血管抑制反应，易感者则会心率减慢，血压下降，并伴有晕厥前或晕厥症状。2/3～3/4 的血管迷走性晕厥患者该试验阳性，80％的患者可以呈阳性结果，但假阳性率达 10％～15％。如果结果阳性同时并发症状则更有意义。阳性反应可分为心脏抑制型、血管抑制型或混合型。此外，直立倾斜试验还能增加患者对倾斜体位的耐受性、改善患者症状。

（七）电生理检查

电生理检查（EPS）是指使用多极导管通过静脉途经将电极置入心内不同的位置以记录或诱发心脏的电活动，用于诊断心律失常、终止心动过速、评价治疗效果、预防心动过速的复发和判断预后。EPS 对房室传导阻滞、室内传导阻滞、窦房结功能不全、心动过速、不明原因晕厥或心悸的诊断价值高。适应证包括：①心动过缓或心脏停搏引起晕厥或晕厥前症状、且无创性检查无阳性发现者，一方面通过测定 AH 间期、HV 间期判断阻滞部位位于希氏束上方还是下方，通过窦房结恢复时间、窦房传导时间判断窦房结功能；②有症状、反复发作的药物治疗无效的室上速或室速患者，可采用程序电刺激终止心动过速；③鉴别室上速伴差传和室性心动过速，室上速患者的 HV 间期≥正常窦性节律者，室速时，HV 值偏小，或希氏束电位不能清晰记录；④经众多检查仍无法明确病因的晕厥患者，尤其是患有器质性心脏病者，临床研究结果显示针对 EPS 发现的晕厥原因进行治疗之后，避免了 80％的患者晕厥复发；⑤脉搏快、心悸临床症状明显、无心电图记录者以明确病因。

电生理检查潜在的风险较小。偶有心脏穿孔伴心脏压塞、假性动脉瘤等并发症发生，但发生率都小于 1/500，如果加上治疗手段的并发症，总发生率会有所增加。随着房颤的治疗措施一左房消融的广泛开展，体循环栓塞的并发症可能会增加。

（八）其他

如心率变异性、Q－T 离散度、晚电位、T 波交替、压力感受器敏感试验，对心律失常的诊断有一定的帮助，但临床应用仍很有限。

六、心律失常的治疗

心律失常的治疗并不仅仅在于心律失常本身，而在于患者整体病情的评估和治疗。具体包括病因治疗、药物治疗以及非药物治疗。

（一）病因治疗

主要是指心脏病理和病理生理改变的纠正，如心肌缺血、心功能不全、自主神经张力改变，其次就是心律失常促发因素的去除，如缺氧、电解质紊乱、内分泌失调以及可疑药物的使用。

（二）抗心律失常药物治疗

按 Vaughan Williams 分类法，抗心律失常药物可分为四类：Ⅰ类为钠通道阻滞剂，包括Ⅰa、Ⅰb、Ⅰc 类，分别以奎尼丁、利多卡因、普罗帕酮为代表；Ⅱ类为 β 受体阻滞剂；Ⅲ类为钾通道阻滞剂，以胺碘酮为代表药物；Ⅳ类即钙通道阻滞剂。虽然此分类法对于临床应用有很多不足，但由于简便易行一直沿用至今。具体药物用法用量、不良反应见表 7－1。

表7—1　抗心律失常药物

类别	药物	治疗量	维持量	主要不良反应	对APD或Q—T间期的影响
Ⅰa	普鲁卡因胺	5min内静注100mg，共1g	1～4mg/min静滴维持，口服250～500mg，4～6h一次	胃肠道反应、低血压、室性心律失常，传导阻滞，长期服用可出现白细胞减少和红斑狼疮样表现	延长＋
	利多卡因	50～100mg，5～10min一次，静注，共300mg	1～4mg/min静滴	嗜睡、头晕、房室传导阻滞、抑制心肌收缩	缩短＋
Ⅰb	美西律	10min内静注100～200mg，口服100～200mg，6～8h一次	1～2mg/min静滴维持，口服100mg，每日三次	头晕、恶心、心动过缓、低血压	缩短＋
Ⅰc	普罗帕酮	1～1.5mg/kg稀释后5min内静注，口服150～200mg，每日三次	0.5～1mg/min静滴，口服100mg，每日三次	头晕、胃肠道反应、传导阻滞、体位性低血压	不变
Ⅱ	普萘洛尔	1～3mg稀释后10～20min内静注，口服10mg，每日三次	口服10mg，每日三次	低血压、心动过缓、心力衰竭、哮喘	不变
	美托洛尔	5mg稀释后5min内静注	12.5～50mg，每日两次	同上	不变
	胺碘酮	2.5～5mg/kg稀释后5min内静注，口服200mg 2～3次/d	0.5～1mg/kg静滴维持，口服100～200mg/d	角膜混浊、甲状腺功能紊乱、肺间质纤维化、TDP	延长＋＋＋
Ⅲ	索他洛尔	口服40～240mg每日两次，小剂最开始，0.5～2mg/kg稀释后10min以上静注	40～80mg bid口服，10mg/h静滴维持	低血压、心动过缓、哮喘、TDP	延长＋＋＋
Ⅳ	维拉帕米	5～10mg稀释后5～10min静注，口服80mg每日三次	40～80mg每日三次口服	心动过缓、房室传导阻滞、低血压、头晕	不变
	地尔硫䓬	0.075～0.15mg/kg缓慢静注，口服30～60mg每日三次	30mg每日三次口服	同上	不变
	洋地黄毒甙	0.2～0.4mg稀释后静推	0.05～0.1mg每日一次	室性心律失常、房性或交界区性心动过速，房室传导阻滞	缩短＋＋
	腺苷	5～10mg稀释后5s内静注，3～5min后可重复		房室传导阻滞、室性心动过速、心脏停搏	缩短十＋
其他	硫酸镁	1～3g 10min以上静注	3～20mg/min静滴	嗜睡、血压下降、呼吸心搏骤停、传导阻滞	
	肾上腺素	3～5mg静注，3～5min后可重复		头痛、心悸、血压急骤增高、室性心律失常	
	异丙肾上腺素	10～15mg 3～4h一次，舌下含服，1～3g/min静注		头痛、心悸、心绞痛、室性心律失常	
	阿托品	0.3～0.6mg每日三次，口服，1～2mg皮下或静脉注射	0.3～0.6mg每日三次口服	口干、皮肤潮红、尿潴留、视物模糊、心动过速、兴奋、烦躁、谵妄	缩短＋＋

抗心律失常药物引起原有心律失常加重，或诱发了新的心律失常，称为致心律失常作用。所有的抗心律失常药物都有致心律失常作用，发生率一般为10%～15%。如维拉帕米使预激综合征患者旁道前传的心房颤动的心室率增加而促发室颤；洋地黄过量可引起房性心动过速，常伴有2∶1房室传导阻滞，也可引起非阵发性房室交界区性心动过速；奎尼丁、胺碘酮、索他洛尔等可致尖端扭转型室性心动过速；Ⅱ、Ⅳ类抗心律失常药物易致心动过缓。因此，必须严格掌握抗心律失常药物治疗的适应证，并注意致心律失常作用的易患因素，如心力衰竭、心肌缺血、室性心律失常、传导阻滞、原有复极异常、电解质紊乱、药物相互作用等。

（三）心律失常的非药物治疗

心律失常的非药物治疗已经成为一部分心律失常的首选治疗方法，包括电复律、电除颤、起搏、射频消融以及外科手术治疗。

1.电复律和电除颤　电复律和电除颤是终止异位快速心律失常的常用治疗方法，前者主要用于房扑、房颤、室上性和室性心动过速，后者则用于室颤。其原理是高压直流电短暂作用于心脏，使得正常和异位起搏点同时除极，以恢复窦房结最高起搏点的功能。

2.植入式心脏复律除颤器(ICD)　ICD是近20年发展起来的一种多功能、多程控参数的电子装置，能够用于治疗室性心动过速、心室颤动、心动过缓。ACC/AHA制订的ICDⅠ类适应证包括：①非一过性或可逆性原因引起的室颤或室速所致的心脏骤停；②自发的持续性室速，且除外可消融者，如预激综合征伴房颤所致者、左室分支型室速、右室流出道室速；③不明原因晕厥，且电生理检查可诱导出持续性室速或室颤，药物治疗无效，尤其是左室EF值偏低者；④非持续性室速，既往有冠心病、心肌梗死病史，左室EF≤35%，电生理检查可诱导出室颤或持续性室速者。

中国生物医学工程学会心脏起搏与电生理分会制定的ICD植入指南认为的非适应证包括：①原因不明的晕厥，又未证实系室速、室颤所致者；②持续性室速或室颤的病因可逆或可纠正，如急性心肌梗死、心肌炎、电解质紊乱或药物的不良反应等；③无休止的室速；④导管消融或外科手术可治疗的室速或室颤，如预激综合征合并心房颤动所致的室颤、特发性室速或束支折返性心动过速以及法洛四联症合并的室速；⑤有明显精神障碍，难以配合或随访的患者。⑥药物治疗无效的重度心功能不全(NYHA心功能Ⅳ级)，且不宜行心脏移植的患者。⑦预期寿命小于6个月的终末期患者。

3.人工心脏起搏　人工心脏起搏是通过人造的脉冲电流刺激心脏，以带动心脏搏动的一种治疗方法。有临时起搏和永久起搏之分，前者多为后者的过渡性治疗手段。主要用于治疗缓慢性心律失常，也可用于某些快速性心律失常的诊断和治疗。其适应证包括：①有相关症状的心动过缓，如二度Ⅱ型房室传导阻滞、三度房室传导阻滞、双分支或三分支阻滞、病态窦房结综合征，ACC/AHA已有关于心动过缓的起搏器安装适应证的详细指南；②异位快速性心律失常药物治疗无效，可用抗心动过速起搏器；③手术前后预防心率过慢；④协助某些心脏病的诊断。

4.射频消融　射频消融治疗是快速性心律失常治疗史上的里程碑，它使得某些快速性心律失常得到根治。它利用高频低压的电磁波毁损与心律失常发生相关部位的心肌组织而使心律失常得到根治。

主要用于：①房室旁道所致的房室折返性心动过速；②房室结折返性心动过速；③自律性或折返性房性心动过速、房扑、房颤；④伴有严重症状的频发室早或非持续性室速、右室流出道室速、左室分支型室速、伴有症状的单一形态的持续性室速。

CARTO 系统和非接触标测系统是新型的标测系统，有利于提高复杂心律失常的消融成功率。CARTO 系统即电解剖标测系统，其特点是可以将心电生理与心内解剖结构相结合，并进行三维重建。通过 CARTO 系统可以确定激动的起源部位、传导顺序、折返环路以及瘢痕组织等，从而有助于鉴别心律失常的电生理机制、指导消融。

非接触球囊标测系统是另一种具有三维重建功能的标测系统，但其原理与 CARTO 系统不同。该系统使用球囊导管并将其游离于心腔内，球囊导管有 3360 个电极可接受心腔(心房或心室)内各个部位的电信号，系统对每个心动周期中的整个心内膜激动进行详细的标测，并以不同的色彩动态显示出来，而且还能通过其导航系统指引消融电极到达靶点部位。该系统最大的优点是可以根据一次心跳或相邻的几次心搏确定心律失常的起源部位、激动顺序、折返环路、异常径路及缓慢传导区的出口，确定消融靶点，并即时判断消融效果。非接触标测系统的这一特点使其特别适用于短阵或血流动力学不稳定的室性心动过速。

CARTO 系统和非接触标测系统主要用于一些电生理基质复杂的快速心律失常的标测，如心肌梗死后室速、起源于左房或房间隔部位的局灶性房速、手术切口性房速、非典型房扑、房颤等的标测。

5. 外科手术　主要是将与心律失常发生相关的心脏组织切除、切割、分离以期保留甚至改善心脏功能。如冠心病患者多合并室速等心律失常，心脏搭桥术、室壁瘤切除能改善心肌供血，对心律失常的治疗也有所裨益，另外还有瓣膜病的外科修补或置换、长 Q—T 综合征的心交感神经切除术。COX 迷宫手术是房颤的经典治疗方法，它将心房组织分成一定大小的间隔，使得折返环不能维持以消除房颤，但 30%～40%的患者因窦房结功能不全需要安装起搏器。目前研究中的胸腔镜技术可望获得与迷宫手术同样的疗效，创伤性小，无须开胸。近年来导管射频消融将逐渐成为房颤治疗的新的有效方法。

(胡玲爱)

第二节　窦性心律失常

一、分类

(一)窦性心动过速

正常窦性心律的特点为：P 波规律出现，且Ⅰ、Ⅱ、aVF、V_4～V_6 导联 P 波直立，aVR 导联倒置，正常成人窦性心律的频率为 60～100 次/分，若大于 100 次/分，则称窦性心动过速，常见于生理状况，如运动、情绪激动、饮用酒、茶、咖啡后，也见于发热、甲亢、贫血、低血压、心肌炎、心力衰竭、肺栓塞以及某些药物引起，如异丙肾上腺素、阿托品。心动过速多逐渐发作和终止，增加迷走张力的方法可使心率减慢。窦性心动过速多无须治疗，主要针对原发病因，必要时选用 β 受体阻滞剂或镇静剂。

(二)不适当的窦性心动过速

不适当的窦性心动过速是指无明确生理或病理诱因，静息状态下窦性心率较快，轻微活动心率明显加快，多见于年青女性，可能是由于窦房结自律性增加或自主神经调节异常导致。Holter 监测白天心率大于 100 次/分，夜间正常。是否治疗主要取决于有无症状。药物治疗首选β受体阻滞剂、非二氢吡啶类钙通道阻滞剂，药物治疗无效、症状严重者可选择射频消融术，改良窦房结，预后良好。

（三）窦性心动过缓

窦性心律的频率小于60次/分，则称窦性心动过缓，多见于睡眠时、老年人和运动员，也可见于颅内高压、甲状腺功能减退、病态窦房结综合征、应用药物如β受体阻滞剂、洋地黄。无症状的窦性心动过缓无须治疗，有症状者可选用阿托品、肾上腺素等，但目前仍无一种药物可以安全可靠地加快心率且无长期应用所引起的并发症。对于心动过缓引起心搏量减少、出现症状或心力衰竭者，可以选择安装起搏器，心房起搏优于心室起搏和长期服药治疗。

（四）窦性心律不齐

同一导联窦性心律P—P间期的差异＞0.12s，称为窦性心律不齐。多与呼吸有关，也可见于窦房结游走心律、与心室收缩排血有关的窦性心律不齐、异位心律诱发的窦性心律不齐。心率加快后可能使之消除。多无须治疗，必要时可选用镇静剂、阿托品、肾上腺素等。

（五）窦性静止

窦性停搏又叫窦性静止，心电图上见规律的P—P间期后突然出现长时间的P波脱漏，形成长的P—P间期，且长P—P间期与正常P—P间期不成倍数关系，若成倍数关系，则称窦房阻滞。其临床表现及治疗同病态窦房结综合征。

（六）窦房结折返性心动过速

窦房结折返性心动过速多见于冠心病、心肌病、风心病等器质性心脏病患者，尤其是患有病态窦房结综合征的老年人。在因室上速而行电生理检查的患者中，窦房结折返性心动过速的检出率为1.8%～16.9%；而在局灶性房速的患者中，窦房结折返可高达27%。心电图上P波以及P—R间期与窦性者基本一致，心房率规则，相对较慢，120～180次/分，刺激迷走神经可以终止发作。临床上多无须处理。反复发作患者不能耐受者可给予腺苷、维拉帕米、β受体阻滞剂、胺碘酮，必要时可行射频消融术。

（七）病态窦房结综合征

病态窦房结综合征，简称病窦，是指窦房结及其周围组织病变引起功能障碍而导致的一系列心律失常及临床症状的综合征，因此命名为窦房结功能障碍综合征似乎更为妥当，但由于使用习惯，病窦的说法一直沿用至今。病窦的发生率随年龄的增长而增加，最常见于中老年冠心病患者，60～69岁是发病的最高峰。

二、病因

常见病因有冠心病、心肌病、心肌炎，也见于代谢、浸润性疾病、手术创伤。功能性病因包括迷走张力增高、药物等。儿童的窦房结功能不全多见于先心矫正术后。还有家族性病窦的报道，仍有不少病例原因不明。

三、临床表现

多表现为与心动过缓相关的心、脑、肾供血不足的症状，如头晕、乏力、黑矇、晕厥、心悸、心绞痛、少尿等，部分病例甚至可发生猝死。临床上具有病程长、发展慢、死亡率低的特点。

四、心电图

1.持续的窦性心动过缓，心率＜50次/分，排除药物因素或其他非生理状况。

2. 窦性停搏或窦房阻滞，此类有症状的患者在电生理检查的时候多有异常表现，且房颤和栓塞事件的发生率高。

3. 窦房结病变合并房室传导阻滞，即双结病变；合并房室、室内传导阻滞，称为全传导系统缺陷。

4. 慢快综合征　窦性心动过缓合并快速性室上性心动过速，如房速、房扑、房颤。

同一个患者在不同状况下可记录到以上不止一种心电图改变。

五、诊断

根据典型的心电图和临床表现，病态窦房结综合征的诊断可初步确立，但确诊仍依赖于进一步检查。1～2 次 Holter 监测是临床上最常用的方法，若最长 R－R 间期达到 2.5～3.0s，即可确诊，并且可以决定是否安装永久起搏器。电生理检查是精确的诊断方法，窦房结恢复时间＞1550～2000ms，校正的窦房结恢复时间＞525～600ms，窦房传导时间＞160～180ms，可以诊断。运动或药物试验适用于无条件行以上两项检查时，如上下蹲或阿托品试验，若最快心率不到 90 次/分，则试验阳性，可初步诊断。

六、治疗

(一)病因治疗

病窦患者不可轻易使用洋地黄，以免诱发心动过缓及阿一斯综合征，必须使用者应预先安装起搏器；有内在拟交感活性的 β 受体阻滞剂有助于预防心动过缓。

(二)安装人工起搏器

可以提高生活质量，但并不能提高生存率。慢快综合征者，应在安装起搏器之后服用预防室上性心动过速的药物，如胺碘酮。

(三)药物治疗

仅限于短期用药，可选用茶碱、阿托品、异丙肾上腺素等。

（胡玲爱）

第三节　期前收缩

期前收缩也称过早搏动、期外收缩或额外收缩，是指心脏某一部位较基本心律提前发出的冲动，而提早引起心脏的一部分或全部除极，基本心律可以是窦性、房性、房室交接性和室性等。

一、期前收缩的分类

根据起源部位不同可分为窦性(包括窦房交接性)、房性、房室交接性及室性期前收缩 4 种类型。前 3 种起源于希氏束分叉以上，统称为室上性期前收缩。起源于希氏束分叉处以下部位的期前收缩，称为室性期前收缩。在各类期前收缩中，以室性期前收缩最多见，房性期前收缩和交接性期前收缩次之，窦性期前收缩极为罕见，且在临床上不易做出肯定的诊断。

根据期前收缩发生的频度可分为偶发和频发期前收缩。一般将每分钟＜5 次称为偶发期前收缩，每分钟≥5 次称为频发期前收缩。

期前收缩依据形态可分为单形性和多形性期前收缩，依据发生部位分为单源性和多源性期前收缩，多源性期前收缩指期前收缩的形态和配对间期均不同(图7－1)。

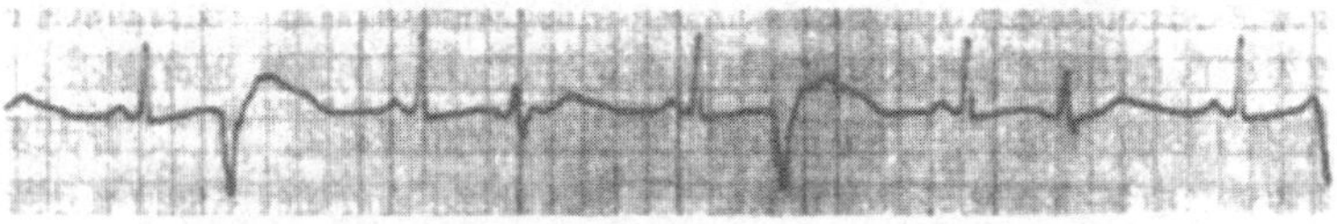

图7－1　多源性室性期前收缩，成二联律(Ⅱ导联)

第2、4、6、8个QRS波群提前发生，增宽畸形，其中第2、6个QRS波群与第4.8个QRS波群形态各异，配对间期不等，为多源性室性期前收缩

期前收缩与主导心律心搏成组出现称为“联律”，根据联律间期可分为联律间期固定型和联律间期不固定型期前收缩。还可根据期前收缩的联律分为“二联律”、“三联律”和“四联律”，分别指主导心律搏动和期前收缩交替出现，每两个主导心律搏动后出现一个期前收缩以及每3个主导心律搏动后出现一个期前收缩(图7－1、7－2)。两个期前收缩连续出现称为成对的(couplets)期前收缩(图7－3)，3～5次期前收缩连续出现称为成串的或连发的(salvo)期前收缩。一般将≥3次连续出现的期前收缩称为心动过速(图7－3)。

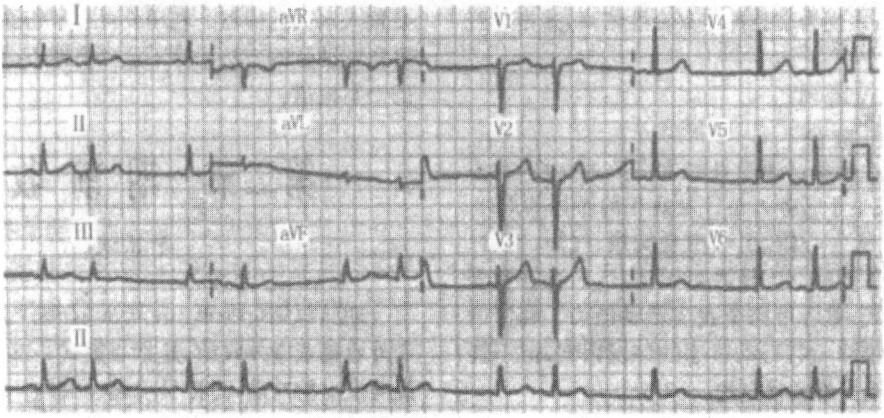

图7－2　房性期前收缩，成二联律、三联律

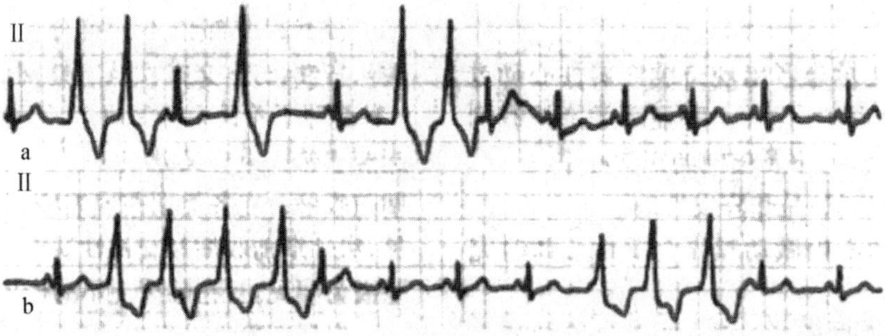

图7－3　室性期前收缩(Ⅱ导联)

a.第1、3个窦性搏动后连续提前发生两个宽大畸形的QRS波群，其前无P波，为成对的室性期前收缩；b.成串或连发的室性期前收缩，亦称短阵室性心动过速

期前收缩还可根据发生机制不同可分为自律性、折返性和触发性期前收缩。

二、病因

正常人和各种心脏病患者均可发生期前收缩。期前收缩可发生于任何年龄，但儿童少见，老年人多见。期前收缩可因神经功能性因素引起，如激烈运动，精神紧张、长期失眠，过量的烟、酒、茶、咖啡等的摄入，心血管神经症等所发生的期前收缩都属此类原因。炎症、缺血、缺氧、麻醉、心导管检查、外科手术和左心室假腱索等均可使心肌受到机械、电、化学性刺激而发生期前收缩。期前收缩常见于冠状动脉粥样硬化性心脏病、心肌病、风湿性心脏病、肺源性心脏病、高血压左心室肥厚、二尖瓣脱垂患者，尤其在发生心力衰竭或急性心肌梗死时。洋地黄、酒石酸锑钾、普鲁卡因胺、奎尼丁、三环类抗抑郁药中毒亦可引起期前收缩。电解质紊乱可诱发期前收缩，特别是低钾血症。值得注意的是有些器质性心脏病的早期，就具有自主性神经功能紊乱的症状(如甲状腺功能亢进性心脏病)，有些药物除对心肌有直接毒性外，也对自主神经功能有影响(如酒石酸锑钾、洋地黄等)，故在考虑期前收缩的病因主要是由于神经功能因素时，应仔细分析病情，并作有关检查，以排除器质性因素。

三、临床表现

期前收缩患者可以毫无症状，或仅有心悸、心跳或“停跳”感。期前收缩次数过多者会有头昏、乏力、胸闷等症状。发生于器质性心脏病的期前收缩，常使心脏病的症状加重。但也有不少患者，很多的症状是由于对期前收缩的不正确理解和焦虑、恐惧情绪所致。值得注意的是具有一定危险性的期前收缩倒不一定有特殊的明显症状。

期前收缩发生时，心脏检查发现节律不齐，有提前发生的心脏搏动，后继一较长间歇停搏。期前收缩的第一心音可有明显的增强，也可减弱，主要与过早收缩开始时房室瓣的位置有关。第二心音大多减弱，有时由于心室充盈量过小而收缩时不能使半月瓣开启，第二心音即无从产生，故只能听到一个心音。室性期前收缩因左、右心室收缩不同步而常引起第 1 与第 2 心音的分裂，期前收缩发生越早，心室的充盈量和搏出量越小，桡动脉脉搏也相应地越减弱，有时甚至完全不能扪及而被误诊，在二联律时可误诊为心动过缓，但心脏听诊可鉴别。

四、心电图检查

(一)窦性期前收缩

窦房结起搏点突然提早发放激动，或激动在窦房结内折返引起的期前收缩，称为窦性期前收缩。

心电图特点：①在窦性心律的基础上提早出现的 P 波与同导联的窦性 P 波完全相同；②期前收缩的配对间期多相等；③代偿间歇与基本窦性周期相等，即为等周期代偿间歇；④期前收缩下传的 QRS－T 波群多与窦性 QRS－T 波群相同，少数可伴时相性室内差异传导而宽大畸形(图 7－4)。

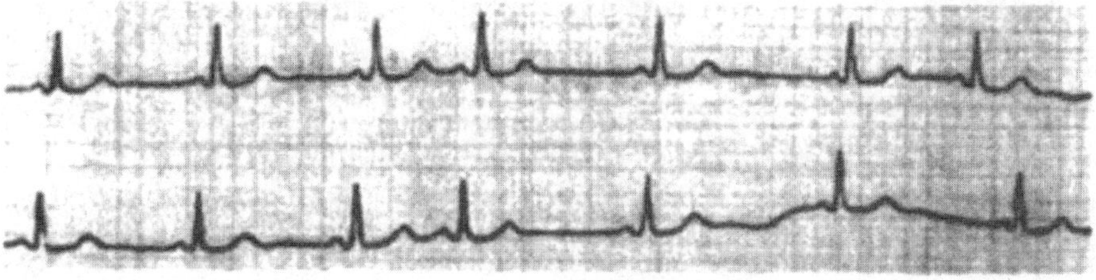

图 7－4　窦性期前收缩

上、下两行的第 4 次心搏为期前收缩，P 波形态与窦性 P 波相似，具有等周期代偿间期

（二）房性期前收缩

房性期前收缩起源于窦房结以外心房的任何部位，提前出现的心房激动。正常成人进行24h心电监测，大约60%有房性期前收缩发生。

心电图特点：

1. 房性期前收缩的P波提前发生，与窦性P波形态各异。

2. P－R间期与R－P间期的长短有关，R－P间期越短，P－R间期越长，反之，R－P间期越长，P－R间期越短，但都>120ms，合并预激综合征时，P－R间期小于120ms。

3. 房性期前收缩如发生在舒张早期，适逢房室结尚未脱离前次搏动的不应期，可产生传导中断（被称为阻滞的或未下传的房性期前收缩，图7－5）或缓慢传导（下传的P－R间期延长）现象，发生很早的房性期前收缩的P波可重叠在前面的T波上，且不能下传心室，故无QRS波发生，易误认为窦性停搏或窦房传导阻滞，此时应仔细检查T波形态异常加以识别。

4. 房性期前收缩使窦房结提前发生除极，因而包括期前收缩在内的前后两个窦性P波的间期，短于窦性P－P间期的两倍，称为不完全代偿间歇，若房性期前收缩发生较晚，或窦房结周围组织的不应期长，窦房结的节律未被扰乱，期前收缩前后P－P间期恰为窦性者的2倍，称为完全性代偿间歇，房性期前收缩发生不完全性代偿间歇居多，偶尔可出现插入性房性期前收缩，在这种情况中期前收缩后的间期非常短，房性期前收缩前后P－P间期等于或稍大于一个正常的窦性P－P间期。

5. 房性期前收缩下传的QRS波群通常与窦性QRS波群相同，也可伴时相性室内差异传导、束支传导阻滞、预激综合征而宽大畸形（图7－6）。

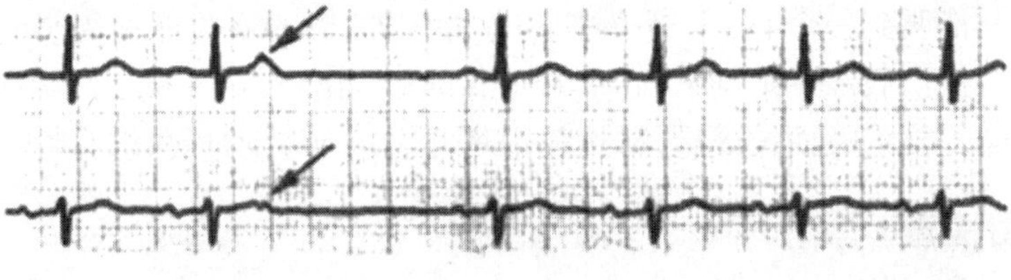

图7－5 房性期前收缩未下传（阻滞性房性期前收缩）心电图（箭头所指）

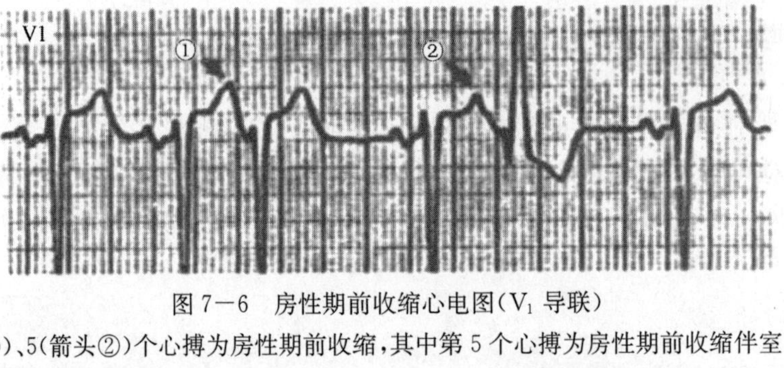

图7－6 房性期前收缩心电图（V_1导联）

第3（箭头①）、5（箭头②）个心搏为房性期前收缩，其中第5个心搏为房性期前收缩伴室内差异传导

（三）交接性期前收缩

交接性期前收缩是指起源于房室交界区的激动形成的期前收缩。

心电图特点：①提早出现的QRS波群形态与窦性相同，部分因伴时相性室内差异传导、束支阻滞或预激综合征而畸形；②逆行P位于QRS之前（P－R间期<0.12s）、QRS之中或QRS之后（R－P间期<0.20s）；③交接性期前收缩起源点远离窦房结，在逆行心房传导过程中，常与窦性激动在窦房交接区或房室交接区发生绝对干扰，产生完全性代偿间歇（图7－7）。

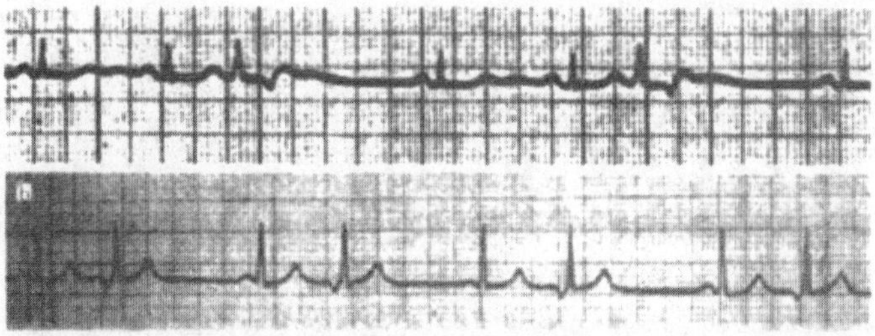

图 7－7　房室交接性期前收缩(Ⅱ导联)

a. 房室交接性期前收缩，成三联律，逆行 P 波位于 QRS 波群之后；b. 房室交接性期前收缩，成二联律，逆行 P 波位于 QRS 波群之前

(四)室性期前收缩

室性期前收缩是指起源于希氏束以下部位的期前收缩。

心电图特点：①提前发生的宽大畸形的 QRS 波群，时限通常超过 0.12s，S－T 段与 T 波的方向与 QRS 波群主波方向相反；②室性期前收缩与其前面的窦性搏动之间期(称为配对间期)恒定；③室性期前收缩很少能逆传心房，提前激动窦房结，故窦房结冲动发放未受干扰，室性期前收缩后出现完全性代偿间歇，即包含室性期前收缩在内前后两个下传的窦性搏动之间期，等于两个窦性 R－R 间期之和；④若室性期前收缩恰巧插入两个窦性搏动之间，不产生室性期前收缩后停顿，称之为间位性室性期前收缩(图 7－8)。间位性室性期前收缩一般在窦性心动过缓或室性期前收缩发生较早时出现，间位性室性期前收缩常对紧随其后的窦性激动产生干扰，最常见的干扰是使其后的窦性激动的 P－R 间期延长，这是因为室性期前收缩激动逆传到房室交界区时，使之进入相对不应期，因而影响下一窦性激动在房室传导系统中下传的速度所致；⑤少数室性期前收缩的冲动可逆传至心房，产生逆行 P 波，甚至再返回心室而形成少见的室性反复心搏(图 7－8)。⑥室性并行心律：心室的异位起搏点规律地自行发放冲动，并能防止窦房结冲动入侵。其心电图表现为异位室性搏动与窦性搏动的配对间期不恒定，长的两个异位搏动之间距，是最短的两个异位搏动间期的整倍数，当主导心律的冲动下传与心室异位搏动点的冲动几乎同时抵达心室，可产生室性融合波，其形态介于以上两种 QRS 波群形态之间(图 7－9)。

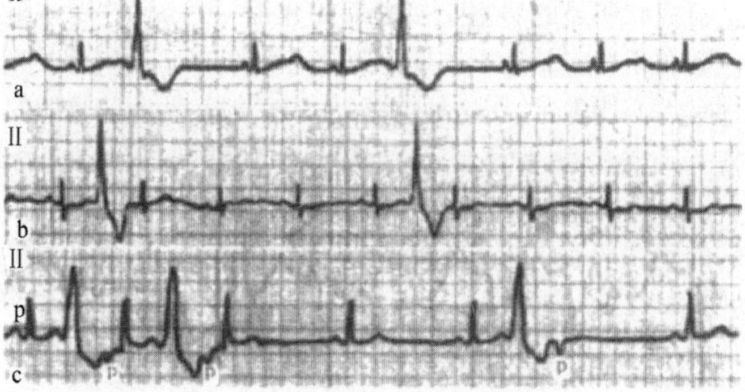

图 7－8　室性期前收缩(Ⅱ导联)

a. 第 2、5 个 QRS 波群提前发生，明显增宽畸形，其前无 P 波，其后有完全性代偿间歇；b. 第 2、7 个 QRS 波群提前发生，明显增宽畸形，其后无代偿间歇，为间位性室性期前收缩；c. 室性期前收缩后有逆行 P 波，大多数引起室性反复心搏

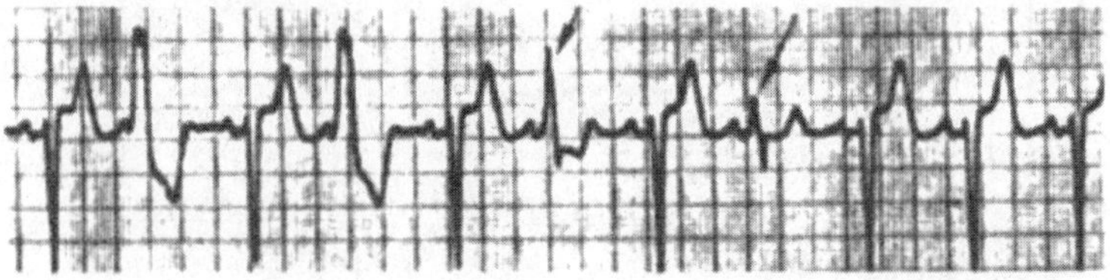

图 7－9　室性并行心律(V_1 导联)

第 2、4、6、8 个搏动为室性并行心律。频率为 50 次/min。第 6、8 个搏动为室性融合波(箭头所指)

五、诊断

根据患者的陈述常能提示期前收缩的可能,而经过心脏听诊一般即容易得出诊断。频繁的期前收缩有时从体征不易与心房颤动鉴别;运动后心率增快时能使一部分期前收缩减少或消失,而心房颤动中的心室律则更为不齐。心搏呈二联律者大多数系由期前收缩所引起;但亦可以为 3∶2 房室传导阻滞。期前收缩引起的二联律产生强弱交替的脉搏,但与交替脉不同,脉律有明显的不齐,故不难区别。

心电图不仅能使期前收缩的诊断更为明确,还能进一步确定期前收缩的类型。对于有些特殊类型,如阻滞性房性期前收缩、间位性或连发成串的期前收缩、多源性期前收缩等,则尤需心电图来确诊。

六、治疗

窦性期前收缩通常不需治疗,应针对原发病处理。

房性期前收缩通常不需要治疗。频繁发作,伴有明显症状的房性期前收缩,应适当治疗。主要包括去除诱因、消除症状和控制房性期前收缩发作。患者应充分休息,适当活动,避免精神紧张和情绪激动,避免过度烟、酒及浓茶、咖啡等。对有感染的患者,应积极抗感染治疗。由心力衰竭引起的房性期前收缩,适当洋地黄可达到治疗目的。但由于洋地黄中毒引起的房性期前收缩,则应针对发生原因处理,苯妥英钠有较好疗效。治疗房性期前收缩的药物包括镇静药、β受体阻滞剂、钙拮抗剂、普罗帕酮以及胺碘酮等。

房室交接性期前收缩一般不需治疗。由心力衰竭引起的房室交接性期前收缩,适当洋地黄可达到治疗目的。对症状明显的房室交接性期前收缩,可选用β受体阻滞剂、Ⅰ类抗心律失常药及钙拮抗剂。起源于房室结远端的期前收缩有可能在心动周期早期发生,在某些情况下可能会诱发快速性室性心律失常,在这种情况下,治疗与室性期前收缩的治疗一样。

室性期前收缩伴发心力衰竭、低钾血症、洋地黄中毒、感染、肺源性心脏病等情况时,应首先治疗上述病因。

无器质性心脏病的室性期前收缩不会增加此类患者发生心脏性死亡的危险性,如无明显症状,可不必使用药物治疗。如患者症状明显,治疗以消除症状为目的。减轻患者焦虑与不安,避免诱发因素,如吸烟、咖啡、应激等。药物宜选用β受体阻滞剂,亦可酌情选用美西律、普罗帕酮。

二尖瓣脱垂患者伴有室性期前收缩,仍遵循无器质性心脏病并发室性期前收缩的处理原则。如患者合并二尖瓣反流及心电图异常表现,发生室性期前收缩时有一定的危险性,可首先选用β受体阻滞剂,无效时改用Ⅰ类和Ⅲ类抗心律失常药物。

急性心肌梗死早期出现的室性期前收缩，宜静脉使用利多卡因和胺碘酮，利多卡因无效时亦可改用静注普鲁卡因胺。若急性心肌梗死发生窦性心动过速与室性期前收缩，早期静脉注射β受体阻滞剂能有效减少心室颤动的发生。室性期前收缩发生在其他暂时性心肌缺血，如变异型心绞痛、溶栓治疗、经皮穿刺腔内冠状动脉成形术后的再灌注性心律失常，可静脉注射利多卡因或普鲁卡因胺。

有器质性心脏病，伴轻度心功能不全（EF40％～50％），原则上只处理心脏病，不必针对应用室性期前收缩的药物。但有明显症状者，可选用美西律、普罗帕酮、莫雷西嗪、胺碘酮、普鲁卡因胺。在紧急情况下可静脉给药，必要时可考虑联合用药。

器质性心脏病合并明显心力衰竭伴有室性期前收缩，有很高的心脏性猝死危险性。CAST 试验表明，应用某些Ⅰc 类抗心律失常药物治疗心肌梗死后室性期前收缩，尽管药物能有效控制室性期前收缩，总死亡率反而显著增加。原因是这些抗心律失常药物本身具有致心律失常作用。因此，应当避免应用Ⅰ类，特别是Ⅰc 类药物治疗心肌梗死后室性期前收缩。β受体阻滞剂对室性期前收缩的疗效不显著，但能降低心肌梗死后猝死发生率。胺碘酮应用于心肌梗死合并心力衰竭伴有室性期前收缩的患者，能有效抑制室性期前收缩，可降低心律失常死亡，致心律失常作用低，宜低剂量维持，以减少不良反应的发生。

心电图上室性期前收缩显示左束支阻滞伴电轴右偏以及下壁导联呈单向 R 波或右束支阻滞伴电轴左偏图形，其室性期前收缩起源于右心室流出道（图 7－10）或左心室后间隔。具有这类心电图特点的室性期前收缩患者，若症状明显，抗心律失常药物效果不佳，或不能耐受药物，不伴有其他类型的心律失常，无明显器质性心脏病，可考虑经导管射频消融，其成功率可达 90％。

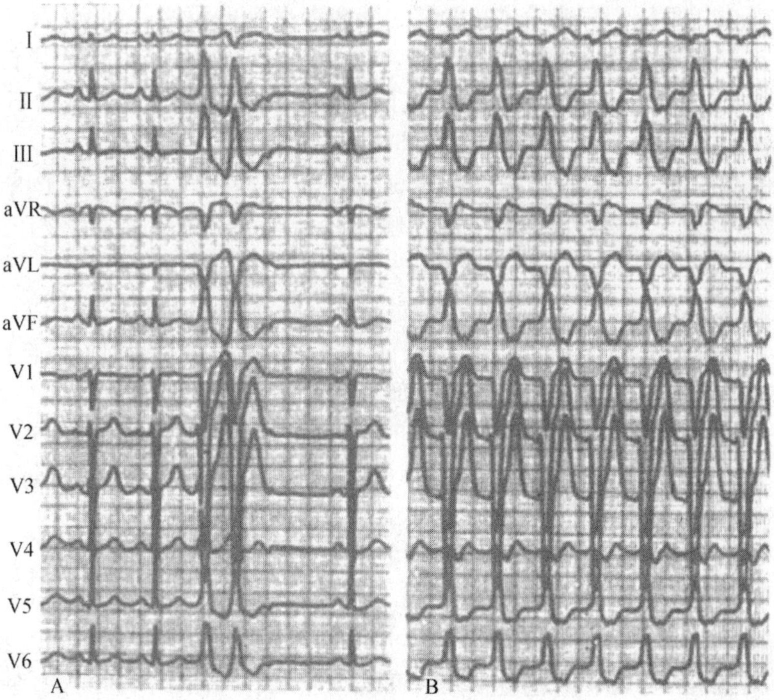

图 7－10 同 1 例患者右心室流出道室性期前收缩（A）和室性心动过速（B）

（胡玲爱）

第四节　房性心动过速

心室率超过 100 次/分，称为心动过速。根据部位可分为窦性、房性、房室交界区性、室性心动过速；根据 QRS 时限可分为宽 qRS 波(≥0.12s)、窄 QRS 波(<0.12s)心动过速。

房性心动过速简称房速，其发病率随年龄增长而增加，老年人的患病率可达 13%。在急性心肌梗死、非缺血性心脏病、慢性阻塞性肺部疾病、电解质紊乱、药物中毒(如洋地黄)等情况下，房速的发病率增加。房速也见于正常人，非持续性房速在正常青年人中的发病率达 2%。

根据发病机制可分为自律性和折返性两类，根据病灶起源可分为局灶性和多源性房速。

一、临床表现

局灶性房性心动过速在成人中见于器质性心脏病如心肌梗死、心肌病、肺心病以及洋地黄中毒、低钾；在儿童中多见于正常心脏，长大后若呈慢性发作，可引起心动过速性心肌病，表现为心脏扩大、心力衰竭。多源性房性心动过速多见于老年人慢性阻塞性肺部疾病，常诱发或加重心功能不全，易发展为房颤，预后不良。房速时心房和心室多 1∶1 下传，如出现房室传导阻滞，多见于洋地黄中毒、低血钾等。

二、心电图

P 波形态与窦性者不同，房性频率在 100～160 次/分，P′波多位于心动过速周长的后半段，P′—R 间期正常或延长。房速发作时 P′波之间多存在等电位线，以此可以与房扑相鉴别，但是如果心房频率过快或存在房内传导阻滞，P′波宽大、等电位线消失，则很难与房扑鉴别。此外，即使房速时的心电图有清晰 P′波和等电位线也不能完全排除大折返性房速，尤其当存在复杂的器质性心脏病或有先心病外科手术史时。

房速确切的起源部位依赖于心内标测，但通过分析房速时体表心电图 P′波形态，可以初步判定其起源部位，对于简化消融程序、减少曝光时间有一定的意义。P′波在 V_1 导联呈正向、或 aVL 导联呈负向或等电位，多提示房速来源于左房；aVL 导联正向或双向 P 波则见于右房或右上肺静脉房速；起源于间隔者，P′波较窦性 P 波为窄、振幅也较小。Ⅱ、Ⅲ、aVF 导联对起源位置偏上部或偏下部有一定的意义，正向 P′波提示心房上部来源；负向者提示心房下部来源。在 aVR 导联出现负向 P′波，对界嵴部位房速的诊断敏感性和特异性均超过 90%。窦性心律时 V_1 导联 P 波双向，而房速时出现正向 P′波，多提示右上肺静脉房速。

出现 3 种或 3 种以上形态不同的 P′波，P′—P′间期、P′—R 间期、R—R 间期各异，P′波之间有等电位线存在，称为多源性或紊乱性房性心动过速。

三、电生理检查

电生理检查时，房性期前刺激可诱发或终止折返性心动过速，而不能诱发或终止自律性或紊乱性房速。常规的心内电生理检查方法可以通过以下特征做出诊断：①在房速时，能标测到较体表心电图 P′波明显提前和比其他心房部位更早的局部最早心房激动点；②心房激动顺序符合从该局部最早心房激动点呈单一的放射状和规律性传导；③在该局部行心房 S_1S_1

刺激的激动顺序与房速时完全相同;④在局灶点行单点消融可以终止心动过速发作;⑤排除大折返机制的房速。

四、治疗

洋地黄中毒引起者,立即停用洋地黄,血钾不高者,行补钾治疗;血钾偏高或不能应用钾盐者,可选用β受体阻滞剂、利多卡因。慢性肺部疾患者,应予吸氧及控制感染治疗。

折返性和自律性者,射频消融成功率高,可作为首选治疗,其成功率86%,复发率8%。导管消融显示,左房起源的房速有18%,多灶起源的有10%,其余为右房房速。在国内外有经验的医疗中心,其严重并发症很低(1%~2%),主要有心脏穿孔、右侧和左侧膈神经的损伤和窦房结功能障碍等。在房间隔或Koch三角消融房速时要注意避免损伤房室结。

终止急性发作可选用洋地黄、钙通道阻滞剂、β受体阻滞剂、胺碘酮,对药物无效者可试行电复律治疗。

对紊乱性房速,治疗原发疾病很重要,抗心律失常药物很少有用,部分病例应用钙拮抗剂有效。由于多存在严重的肺部疾病,通常禁忌使用β受体阻滞剂。慢性期治疗可以应用非二氢吡啶类钙拮抗剂,而电复律、抗心律失常药物或导管消融治疗等均无效。

(胡玲爱)

第五节　心房扑动、心房颤动

心房扑动(简称房扑)、心房颤动(简称房颤)是常见的房性快速性心律失常,尤其是房颤,Framingham报道随诊5000多例30~62岁成人共22年,房颤发生率为2%。房颤随年龄增长发生率增加,有资料提示小于70岁者发病率为2%~4%,80岁以上可达9%~15%,而相比之下房扑则少得多(约为0.088%),两者发病率之比为(10~20)∶1,而且一半以上的房扑合并房颤。随着年龄增加,房扑的发病率也增加。在50~79岁人群中,房扑的发病率为5/10万,80岁以上则为587/10万。

有研究报道,男性房颤患者逐年增加,而女性发病率依旧持平,并且女性房颤患者治疗较为困难,一旦确诊,死亡率较高。房颤有阵发性、持续性、永久性之分。

一、病因

多数房扑、房颤见于器质性心脏病,如高血压、冠心病、心肌病、心包炎、甲亢、房缺、肺心病、酒精中毒。大约60%的房扑是由外科手术、肺炎、急性心梗等诱发。预激综合征旁道前传也可出现房扑房颤。阵发性房扑可见于无器质性心脏病者,反复发作的阵发性房颤,无确切心内外疾患者,称为孤立性房颤或特发性房颤。

二、发病机制

房扑、房颤的发病机制是折返激动。

房扑的折返环通常占据了心房的大部分区域,又称大折返性房速。下腔静脉至三尖瓣环间的峡部是典型房扑折返环的关键部位,故这类房扑又称峡部依赖性房扑。围绕三尖瓣环呈逆钟向(左前斜位)折返的房扑最为常见,称典型房扑;围绕三尖瓣环呈顺钟向折返的房扑较少见,称非典型房扑。非峡部依赖性房扑相对很少见,多与心房内瘢痕有关,常见于先心病矫正术后、二尖瓣术后、心房迷宫术后,又称“损伤相关性大折返性房扑”。

房颤的经典“多子波折返”学说已被动物实验和临床所证实,一直占据着主导地位。近年来普遍认为90%以上的房颤起源于肺静脉及其与左心房的移行区域,对该部位的隔离可以使房颤终止且效果良好。还有人研究发现慢性幽门螺杆菌感染造成的慢性胃炎可能是一种潜在的可诱导房颤的非心血管疾病,并推测幽门螺杆菌可能参与了心房的慢性炎症而导致房颤。

三、心电图

(一)心房扑动

P波消失,代之以锯齿状扑动波(F波),F波之间无等电位线,形态、方向、大小一致,间隔规则,频率多为250～350次/分,Ⅱ、Ⅲ、aVF导联中清晰可见,多以2∶1或4∶1下传,故心室率规则,如下传比例不固定,心室率则不规则。若心室率规则而十分缓慢,应考虑有无房室传导阻滞。逆钟向峡部依赖性房扑的心电图特征为:Ⅱ、Ⅲ、aVF导联上的扑动波呈负向,V_1导联上的扑动波呈正向,移行至V_6导联时则扑动波演变成负向波。顺钟向峡部依赖性房扑的心电图特征则相反,表现为Ⅱ、Ⅲ、aVF导联上的正向扑动波和V_1导联上的负向扑动波,移行至V_6导联时则演变成正向扑动波。

(二)心房颤动

P波消失,代之以大小不等、形态各异的颤动波(f波),频率多在350～600次/分,通常V_1导联较明显,若f波极为细小,一般导联可不易辨出。心室率绝对不齐,如房颤合并完全性房室传导阻滞,心室率可完全匀齐。若前一个R－R间期较长而与下一个相距较近时,出现一个宽大畸形的QRS波,可能是房颤伴室内差异传导,应与室性早搏相鉴别。

四、临床表现

临床表现取决于有无器质性心脏病、心功能和心室率的快慢。部分患者无症状,大多发作时主诉心悸、气促。心房的快速而无序的跳动一方面使得心脏的有效泵血减少,而诱发或加重心功能不全;一方面导致心房内血栓形成,产生血栓栓塞并发症。少数房颤患者即以栓塞为首发症状。房颤的中风并发症的发病率是无房颤患者的5倍。既往有血栓栓塞或一过性脑缺血病史、高血压、冠心病、糖尿病、高龄、心力衰竭者、左房扩大(＞50mm)、左室功能不全(LVEF≤40%)者是中风的高危人群。60岁以下的孤立性房颤患者,脑栓塞的年发生率仅有0.55%,当合并一个以上高危因素时,栓塞几率成倍增长。栓塞以缺血性脑卒中为主,随年龄增长而增加,一旦发生,大约半数致死或致残。合并房室旁道的患者,若快速的心房率经旁路下传,可危及生命。

房扑多不稳定,易转为窦律或房颤。房颤时,心律绝对不齐,第一心音强弱不等,脉率慢于心率,称脉搏短绌。

五、治疗

(一)病因治疗

应注意有无预激综合征和心力衰竭的存在,前者应避免使用腺苷、洋地黄、β受体阻滞剂、钙通道阻滞剂，宜选用胺碘酮、普罗帕酮。血管紧张素转换酶抑制剂、血管紧张素Ⅱ受体拮抗剂、他汀类药物、醛固酮拮抗剂等非抗心律失常药物可能通过减轻心房纤维化和致心律失常的结构重构和电重构而达到预防房颤发生的作用。

（二）控制心室率

一般选用洋地黄、β受体阻滞剂、钙通道阻滞剂。使静息时心率控制在70～90次/分，活动后心率控制在110次/分以下。Ⅰc类抗心律失常药物可减慢房扑时的心房率，但容易引起1∶1房室传导，故应该联合应用抑制房室结的药物。

（三）抗凝

发作48h以内转复者，无须抗凝。小于65岁，无中风危险或心脏疾病史者，可选用阿司匹林抗血小板治疗；65岁以上或任何年龄有中风危险者，首选华法林，使INR保持在1.6～2.5之间，可有效预防栓塞事件的发生，并且不增加出血的危险性。新近观察显示，房扑的栓塞发生率为1.7%～7.0%，因此有关房颤的抗凝治疗指南也适用于预防房扑的血栓栓塞并发症。

（四）转复

是否转复取决于发作时间。发作24h内者，可观察有无自行转复之可能，若48h内不能自行转复，应行药物转复或电复律。发作超过48h但2个月以内者，行延迟转复或经食管超声指导下转复，前者转复前后各服用华法林抗凝3周、4周；后者超声检查明确无心房血栓后转复并抗凝4周。发作2个月以上者，转复可能性很小。药物转复可选用胺碘酮、普鲁卡因胺。

（五）维持窦律

首次发作转复后、慢性房扑房颤者，无须使用抗心律失常药物；2次或以上发作转复后，应加用抗心律失常药物，如胺碘酮、普罗帕酮、索他洛尔。

（六）根治

射频消融术可根治部分房扑房颤。典型房扑、预激综合征旁道前传所致者，成功率高，应作为首选治疗，消融关键峡部造成双向阻滞是典型房扑消融成功的判断标准，可将房扑消融成功率提高到90%～100%。

（七）房颤的导管射频消融

自1994年Swartz首次采用经导管心内膜射频消融治疗心房颤动至今，心房颤动的导管射频消融取得了长足的进展。最初采用仿迷宫术行右房和左房的多径路线性消融，手术时间长达10h以上，X线曝光时间长，并发症多，限制了此方法的临床应用。1998年，法国的Haissaguerre提出肺静脉电隔离（PVT）治疗“局灶性心房颤动”，成功率高，手术时间短，但存在一定比例的肺静脉狭窄等并发症；关于肺静脉电隔离术从开始的单靶肺静脉电隔离到后来的四个肺静脉电隔离甚至包括腔静脉电隔离，旨在提高成功率、减少复发率。阵发性心房颤动行肺静脉电隔离的即刻成功率90%，术后6个月仍有较高的复发率；随后意大利的Pappone提出采用Carto三维标测行环肺静脉前庭左心房消融达到基质的改良目的，其终点并不强调完全的肺静脉电隔离，此方法适用于各种类型的心房颤动患者，总有效率达90%，其中阵发性心房颤动有效率91%，慢性心房颤动有效率88%。目前，德国Kuck实验室采用Carto＋双Lasso行左右环上下肺静脉左心房消融治疗心房颤动，强调消融终点必须达到肺静脉电隔离，随访一年阵发性心房颤动的成功率达95%，慢性心房颤动成功率90%。国内资料显示心房颤动消融的总成功率约80%。

COX迷宫手术是根治房颤的经典方法，由于创伤大，并发症严重，不能推广应用，近年来兴起的经胸腔镜技术可望达到和迷宫手术相同的疗效，创伤小，无须开胸，有一定的应用前景。

（胡玲爱）

第六节　房室交界区性期前收缩

一、概述

房室交界区性期前收缩，又称为房室交界区性早搏，指起源于房室交界区域的期前激动。房室交界区域包括房室结、心房下部和希氏束。房室交界区性期前收缩可见于无或有器质性心脏病的患者。

二、临床表现

患者可无症状，或觉心悸、漏跳感等。当期前收缩发作频繁时可有胸闷、头晕、乏力等症状。

三、诊断要点

房室交界区性期前收缩依据心电图而诊断。心电图特征：交界区提前出现的激动向上逆传心房产生逆行P波，向下激动心室产生提前的QRS波；逆传P波出现在QRS波之前（PR间期<0.12s）、之后（PR间期<0.20s）或埋藏在QRS波之中；QRS波多形态正常，一般多出现完全性代偿间歇，若存在室内差异传导，则出现宽大畸形的QRS波，不易与室性期前收缩鉴别。

四、治疗方案与原则

房室交界区期前收缩一般不需要治疗。如果期前收缩频发，患者有相关症状，可选择β受体阻滞剂、Ⅰc类抗心律失常药或非二氢吡啶类钙离子通道阻滞剂。

（胡玲爱）

第七节　房室交界区性逸搏与逸搏心律

一、概述

房室交界区逸搏或逸搏心律，既可以是对迷走神经刺激的反应，也可以见于病理情况如严重的心动过缓或房室传导阻滞，此时的房室交界区性逸搏和逸搏心律可替代高位节律点激动心室。在正常情况下，房室交界区并不表现出自律性，为潜在心脏起搏点。当窦房结的频率低于房室交界区，或者窦房结的冲动未能传导至房室交界区，后者可以发放冲动而引起逸搏，连续出现的逸搏形成逸搏心律。可见于心脏结构正常或有器质性心脏病的患者。

二、临床表现

患者可有胸闷、头昏、乏力，与心动过缓有关。若心房收缩正逢三尖瓣处于关闭状态，查体时可见颈静脉搏动时的大 a 波。

三、诊断要点

心电图特征：在长于正常窦性 P—P 间期的间歇之后出现一个正常的 QRS 波，P 波缺如，或可见逆行性 P 波位于 QRS 波之前或之后；有时也可以见到未下传到心室的窦性 P 波，即 QRS 波前有窦性 P 波，PR 间期<0.12s；房室交界区性逸搏的频率多为 40～60 次/分，QRS 波形态多正常；有时也可见独立和缓慢的窦性 P 波，此时心房率慢于心室率，称为房室分离。

四、治疗方案与原则

需要根据具体情况进行个体化治疗，有些情况可能不需要任何治疗，但有些情况时需应用增加逸搏频率和改善房室传导的药物，或给予心脏起搏治疗。

（胡玲爱）

第八节　非阵发性房室交界区性心动过速

非阵发性房室交界性心动过速的发生与房室交界区异位起搏点的自律性增高或触发活动有关。其发生与终止过程缓慢，故称非阵发性。常在窦性心率变慢、房室交界区异位起搏点的自律性超过窦房结时开始，窦性心率加快时可暂停或终止。

一、病因

最常见的病因是洋地黄中毒，通常发生于器质性心脏病患者，如急性下壁心肌梗死、急性风湿热、心肌炎、低钾血症、慢性阻塞性肺疾病以及心脏手术后。此外，偶见于正常人。也常出现在房室结折返性心动过速进行导管射频消融过程中。

二、临床表现

很少引起血流动力学改变，患者多无症状，临床表现与心率和原发疾病的病因有关。体征取决于心房和心室的关系及二者的频率。第一心音可以稳定或出现变化，颈静脉可出现或不出现大炮 α 波。

三、心电图表现

非阵发性房室交界性心动过速的 QRS 波群形态与窦性心律时相同，频率大多为 70～130 次/分，在经过短暂的心率加快后节律常规则。洋地黄中毒引起者常合并房室交界区文氏型传导阻滞，因而心室律变得不规则。房室交界区的异位激动虽可逆传心房，但心房多由窦房结、心房或房室交界区的第二个异位起搏点控制，心室由房室交界区发出的激动控制，因此可出现干扰性房室分离和房性融合波（图 7—11）。

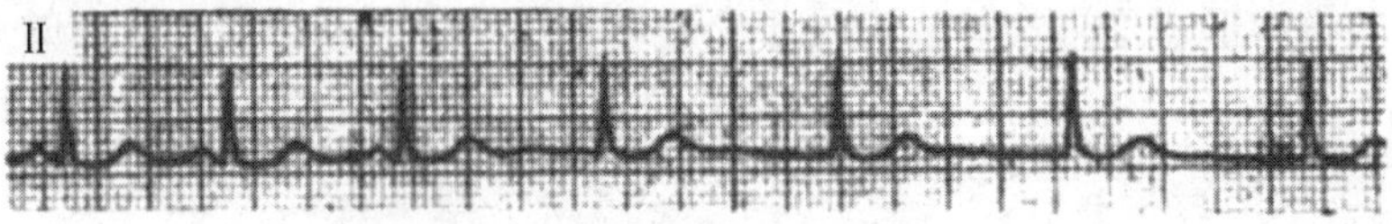

图 7—11　非阵发性房室交界性心动过速

第 4、5、6、7 个 QRS 波群推迟出现，呈室上性，其前、后无 P 波，频率 71 次/min

四、治疗

非阵发性房室交界性心动过速通常能自行消失，如果患者能耐受则只需密切观察。因不会引起明显的血流动力学障碍，一般不需特殊治疗，主要是针对原发疾病进行治疗。对于洋地黄中毒者立即停药，应用钾盐、苯妥英钠、利多卡因、β受体阻滞剂治疗。对于其他病因引起者，可选用Ⅰa、Ⅰc 或Ⅲ类抗心律失常药物。

（胡玲爱）

第九节　房室结折返性心动过速

房室结折返性心动过速(atrio ventricular nodal reentrant tachycardia，AVNRT)是临床上较常见的阵发性室上速，大约占阵发性室上速的 30%，多发生于没有器质性心脏病的患者，女性多于男性。

一、病因与发生机制

患者通常没有器质性心脏病，不同年龄与性别均可发生。最新观点认为 AVNRT 的折返环位于房室交界区，但并不局限于致密房室结，而是由房室结自身和结周心房肌构成的功能相互独立的快径路和慢径路组成。AVNRT 发生机制为房室结双径(快、慢径)传导所引起的持续折返所致。根据折返径路及不同的传导方式可将 AVNRT 分为慢径前传一快径逆传的慢快型、快径前传一慢径逆传的快慢型和慢一慢型(房室结多径路)三种。

二、临床表现

心动过速发作突然开始与终止，持续时间长短不一。阵发性心悸、头晕和四肢乏力是其主要症状，多伴有焦虑不安。有时还可出现心绞痛、晕厥，甚至发生心力衰竭和休克。症状的轻重取决于发作时心室率及持续时间，亦与原有疾病的严重程度有关。若发作时心室率过快，使心排血量与脑血流量急剧减少或心动过速突然停止、窦房结未能及时恢复自律性而导致长时间心脏停搏，则可发生晕厥。体检时心尖区第一心音强度恒定，心律绝对规则，按压颈动脉窦及刺激迷走神经可使部分心动过速终止。

三、辅助检查

(一)AVNRT 的心电图表现

表现为：①起始突然，通常由一个房性早搏触发，下传的 P－R 间期显著延长，随后引起心动过速的发作；②心率 140～240 次/min，节律规则；③QRS 波群形态与时限均正常，除非发生室内差异性传导或原有束支传导阻滞；④P′波为逆传型，P′波与 QRS 波群保持恒定关系，慢快型者 R－P间期＜1/2 R－R 间期，P波常埋藏在 QRS 波群内或位于其终末部分（使Ⅱ、Ⅲ、aVF 导联见假性 S 波，V_1 导联见假性 r 波），快慢型者则 R－P间期＞1/2 R－R 间期。

（二）心电生理检查

大多数患者通过心电生理检查被证实存在有房室结双径路，快径路传导速度快而不应期长，慢径路传导速度慢而不应期短。其他的心电生理特征包括：①房性早搏能诱发或终止心动过速；②心动过速开始几乎一定伴有房室结传导延缓（A－H 间期延长）；③心房与心室不参与形成折返环路；④逆行心房激动顺序正常，意味着位于希氏束邻近的电极部位最早记录到经快径路逆传的心房活动。

四、治疗

（一）终止心动过速

1. 兴奋迷走神经　如患者血压和心功能良好，可以通过兴奋迷走神经来抑制房室结传导，使心动过速终止。如颈动脉窦按摩、乏氏（Valsalva）动作、按压眼球、刺激咽后壁、将面部浸没于冰水中等。

2. 药物治疗　静注抗心律失常药物是终止心动过速最有效的方法。首选药物为腺苷，起效迅速；如腺苷无效，可改为静注维拉帕米或地尔硫䓬，疗效达 90％以上。对心功能不全的患者可首选静注洋地黄以终止发作。β受体阻滞剂能有效终止心动过速，但应避免用于心力衰竭、支气管哮喘患者，并以选用短效β受体阻滞剂如艾司洛尔较为合适。Ⅰc 与Ⅲ类抗心律失常药物如普罗帕酮、索他洛尔、胺碘酮等均可终止心动过速的发作，但其疗效、起效时间、安全性均不及腺苷与维拉帕米，临床上不作首选。

3. 直流电复律　当急性发作经药物治疗无效时，或患者出现心绞痛、低血压、心力衰竭、晕厥甚至休克等严重表现时，应立即施行电复律治疗。但应注意，已应用洋地黄者不应接受电复律治疗。

4. 经食管心房调搏　不适宜电复律的患者可采用经食管心房调搏，也能有效终止心动过速。

（二）预防复发

1. 药物干预　对频繁反复发作者可于普罗帕酮、普萘洛尔、维拉帕米、地高辛等长期治疗。

2. 导管射频消融治疗　经导管射频消融治疗创伤小、治愈率高，已成为根治本病的方法。对于发作频繁、药物疗效不佳、不能耐受或不愿长期服药预防以及发作时症状严重者可行经导管射频消融术根治。消融慢径是首选方法，极少并发房室传导阻滞，可保持正常的 P－R 间期，不影响心脏功能。靶点一般位于靠近冠状窦口的三尖瓣环上，可记录到碎裂的心房波，房波和室波的比例为 1∶(2～6)，其间没有 H 波。消融时出现加速性交界性心律往往提示有效放电，以不能诱发 AVNRT 为消融终点。

（胡玲爱）

第十节　预激综合征

预激综合征是指心房激动经异常通道下传，预先激动部分心室所引起的一系列心电图改变的临床综合征，多合并快速性心律失常。由 Wolff、Parkinson、White 三人于 1930 年首次报道，故又称 WPW 综合征。经典型预激综合征发生率为 0.01%～0.31%，随年龄增长发病率减低。患者大多没有器质性心脏病，在婴儿预激综合征中，20%合并先心病，最常见的为 Ebstein 畸形。

预激综合征可伴发房室折返性心动过速(AVRT)，女性多于男性。首次发生有症状心动过速的年龄，AVRT 为(23±14)岁，AVNRT 为(32±18)岁，后者发病年龄较迟，16 岁以下患者仅占 9%。

一、发病机制

心房和心室之间存在正常房室传导系统以外的旁道是目前公认的发病机制。目前已知的旁道包括：Kent 束，又称房室旁道，是最早发现的旁道；James 束，为房室结内旁道；Mahaim 纤维，又称结室旁道或束室旁道，目前电生理研究认为 Mahaim 纤维是心房分支纤维，连接于心房与右束支远端。

房室结组织为慢反应纤维，传导速度慢，旁道组织属于普通心肌，为快反应纤维，传导速度较快，心房的激动从两条通道下传，激动在房室结的生理延迟要比旁道为大，因此，旁道下传的激动预先使得某部分心室肌激活，故而 P－R 间期缩短，而且提前产生的心室预激波与正常房室结下传的波形融合使得总的 QRS 时限变宽。

在某些情况如房早时，一条通道单向阻滞，即可形成折返环路而出现心动过速。心房激动经房室结前传至心室，形成窄 QRS 波，后经旁道逆传至心房完成一个环路并循环反复，称为顺传环路；心房激动经旁道前传，形成宽 QRS 波，后经房室结逆传至心房的环路称为逆传环路。

二、心电图

经典预激综合征表现为：P－R 间期＜0.12s，QRS 时间＞0.10s，QRS 起始部粗钝，成为 delta 波，可有继发性 ST－T 改变。

三、旁道定位

1945 年 Rosenbaum 根据体表心电图将预激综合征分为 A、B 两型，前者的预激波在导联都是正向的，后者的预激波在 V_1～V_3 为负向，V_4～V_6 为正向，后有人把 V_1～V_3 正向预激，V_1～V_6 负向预激称为 C 型。Giraud 推测 A 型预激为左侧旁道，B 型预激为右侧旁道。还有学者总结统计后认为肢体导联预激波的方向有助于旁道前后位置的判断，Ⅰ、aVL 负向预激，提示左侧旁道靠前，而左侧旁道靠后或右侧旁道则多为正向预激；Ⅱ、Ⅲ、aVF 导联负向预激提示旁道位于后间隔或其两侧。此外还有 Lindsay 经验等通过体表心电图进行旁道的定位预测，但都属于初步筛选，有很大的局限性，确诊仍依赖电生理检查时的准确标测。

四、伴发的心律失常及其处理

(一)房室折返性心动过速(AVRT)

顺传型 AVRT 多为窄 QRS 波，心电图表现以及治疗均类似房室结折返性心动过速，但若有逆传型 AVRT 或房颤伴旁道前传者，应避免使用洋地黄、钙通道阻滞剂、β 受体阻滞剂。

多数情况下，其与房室结折返性心动过速的鉴别仍依赖电生理检查，体表心电图仅有一定的提示作用。逆传型 AVRT 多为宽 QRS 波，此时任何阻断房室结的药物都可加快心率而促发室颤，因此应避免使用腺苷、洋地黄、钙通道阻滞剂、β 受体阻滞剂。可选用胺碘酮、普鲁卡因胺，若病情不稳定，可紧急转复。

（二）房扑、房颤

预激综合征合并房颤的几率很高，据报道发生率为 11%～39%，而伴发房扑相对很少。房颤时若旁道不应期短，则旁道下传的冲动使得心室率极为快速，容易促发室颤而有生命危险。一般认为，心室率超过 200 次/分，旁道下传者可能性大。旁道下传的 QRS 波必定宽大畸形，而房室结下传的很容易发生室内差异性传导，也是宽大畸形的，两者很难鉴别，而两者的治疗又有矛盾之处，前者应首选电复律，阻断房室结的药物对后者有帮助，而对于前者则加重病情，促发室颤。因此，在没有确定诊断的情况下，可选用胺碘酮、普鲁卡因胺。病情不稳定者，紧急转复。有人把房颤时 R－R 间期（大致反映旁道前传不应期）≤250ms 作为预测室颤的重要指标。

五、预激综合征患者的猝死和危险分层

在 3～10 年的随诊中，预激综合征患者的心源性猝死发生率为 0.15%～0.39%，在预激综合征中约有一半以猝死为首发表现，预激综合征伴房颤的患者发生心源性猝死主要是由于心室率过快。对有猝死的预激综合征患者的回顾性研究证实，有相当一部分患者属于高危状态，包括：①在自发或诱发的房颤中心室率过快，RR 间期＜250ms；②有心动过速病史；③存在多条旁路；④合并 Ebstein 畸形。有报告指出，家族性预激综合征虽极为罕见，但却有较高的猝死率。间歇性预激的特点是 delta 波突然消失，QRS 波正常化，说明旁路具有较长的不应期，不容易发生室颤。在应用普鲁卡因胺后预激消失，也可能属低危险患者。

六、治疗

药物治疗主要用于控制心动过速的发作。

非药物治疗首选射频消融术，成功率达 95%～98%。导管消融左侧游离壁的成功率略高于其他位置的旁路。复发率约 5%，旁路复发通常能成功地通过第二次消融解决。并发症主要与血管穿刺（如血肿、深静脉血栓形成、动脉穿孔、动静脉瘘、气胸）、导管操作（如瓣膜损伤、微栓塞、冠状静脉窦或心肌壁穿孔、冠状动脉撕裂、血栓形成）或射频损伤（如房室传导阻滞、心肌穿孔、冠状动脉痉挛或堵塞、一过性缺血发作或脑血管意外）等原因有关。旁路导管消融中与操作程序有关的死亡率在 0～0.2%。术中难以避免的三度房室传导阻滞发生率为0.2%～1.0%，多数发生于靠近房室连接的间隔旁路消融。心脏填塞的发生率是 0.1%～1.1%。

对于无症状的预激患者是否积极治疗仍有争议。1/3 的无症状者年龄小于 40 岁，但在 40 岁后出现症状，无症状的预激综合征患者大多预后良好。但是对于高风险职业的患者必须行射频消融术，如学校班车司机、飞行员、水下作业人员。电生理检查对无症状的预激综合征患者预测阳性事件的指标包括：①诱发 AVRT 或房颤；②检出多条旁路。

（胡玲爱）

第十一节　室性心动过速

室性心动过速简称室速，是临床上较为严重的一类快速性心律失常，大多数发生于器质性心脏病患者，可引起血流动力学变化，若未能得到及时有效的治疗，可导致心源性猝死。室速也可见于结构正常的无器质性心脏病患者。

一、定义和分类

室性心动过速是指发生于希氏束分叉以下的束支、浦肯野纤维、心室肌的快速性心律失常。目前室速的定义大多采用 Wellens 的命名方法，将室速定义为频率超过 100 次/分、自发、连续 3 个或 3 个以上的室性期前搏动或程序刺激诱发的至少连续 6 个室性期前搏动。

室速的分类方法较多，各有其优缺点，但尚无统一的国际标准。根据室速的心电图表现、持续时间、发作方式、对血流动力学的影响、病因等不同特征可将室速分为不同的类型。

（一）根据室速发作的心电图形态分类

1. 单形性室速　是指室速发作时 QRS 波群形态在心电图同一导联上单一而稳定（图 7－12），既可呈短阵性（非持续性），也可呈持续性。有一些患者在多次发作心动过速时，QRS 波群形态并非一致，但只要每次心动过速发作时的 QRS 波群形态单一，均可确定为单形性室速。

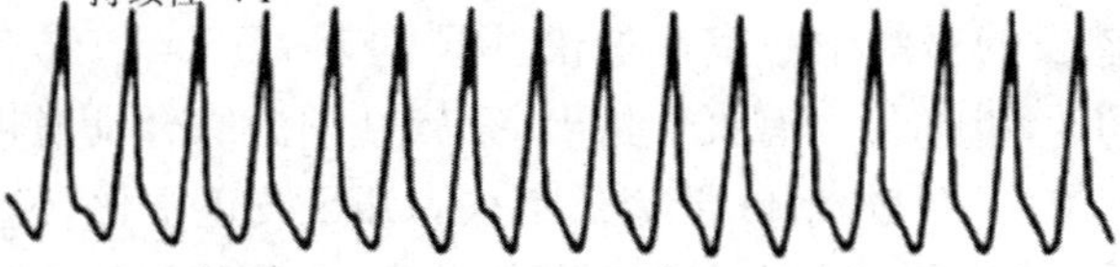

图 7－12　持续性单形性室速

QRS 波群形态在同一导联上单一而稳定

大部分的室速属单形性，根据 QRS 波群的形态可分为右束支传导阻滞型室速和左束支传导阻滞型室速。右束支传导阻滞型室速是指 V_1 导联的 QRS 波群呈 rsR′、qR、RS 型或 RR′型（图 7－13），而 V_1 导联的 QRS 波群呈 QS、rS 或 qrS 型则称为左束支传导阻滞型室速（图 7－14）。

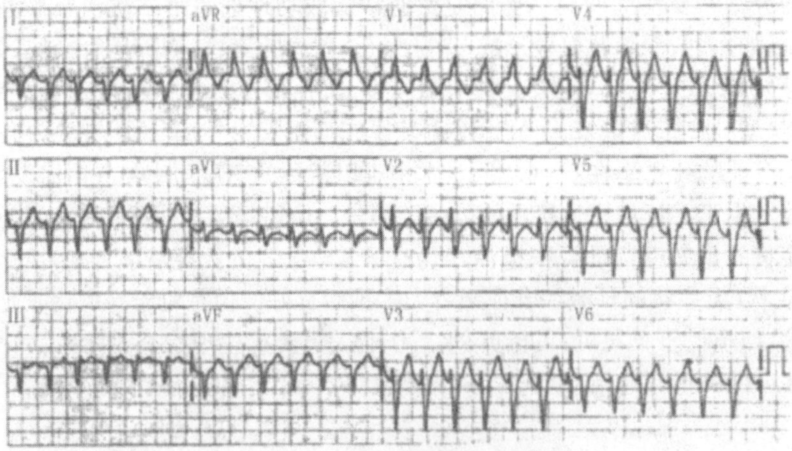

图 7－13　右束支传导阻滞型室速

V_1 导联的 QRS 波群呈 rsR′型

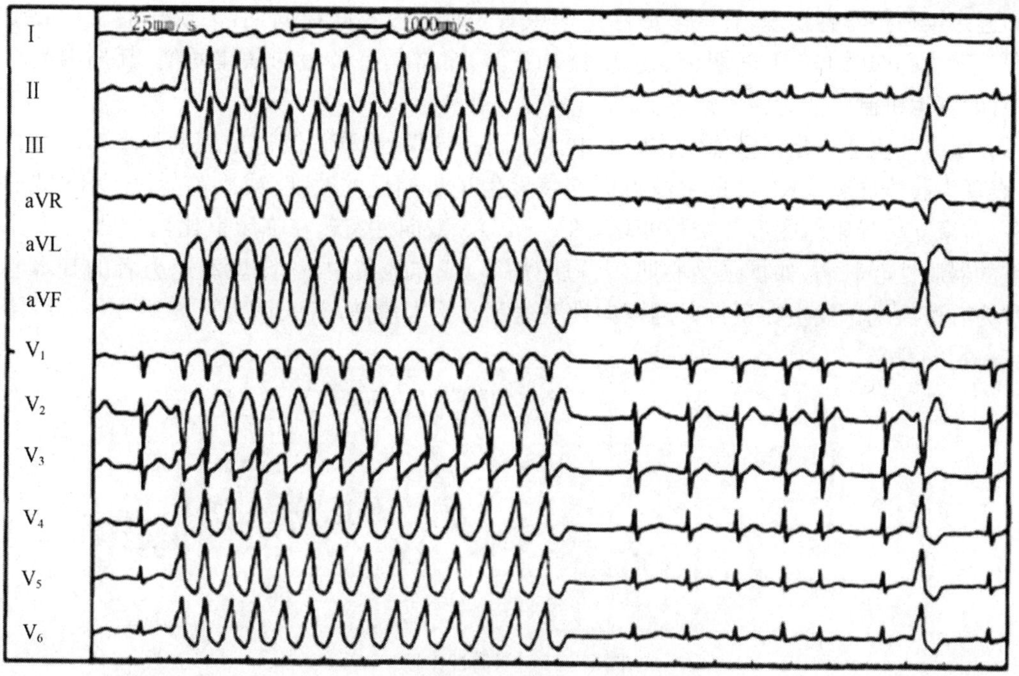

图 7－14　左束支传导阻滞型室速

V_1 导联的 QRS 波群呈 QS 型

2.多形性室速　是指室速发作时 QRS 波群在心电图同一导联上出现三种或三种以上形态。根据室速发作前基础心律的 Q－T 间期长短可进一步将多形性室速分为两种类型：①尖端扭转型室性心动过速：室速发作前的 Q－T 间期延长，发作时 QRS 波群沿着一基线上下扭转(图 7－15)；②多形性室性心动过速：室速发作前的 Q－T 间期正常，发作时心电图同一导联上出现三种或三种以上形态的 QRS 波群(图 7－16)。

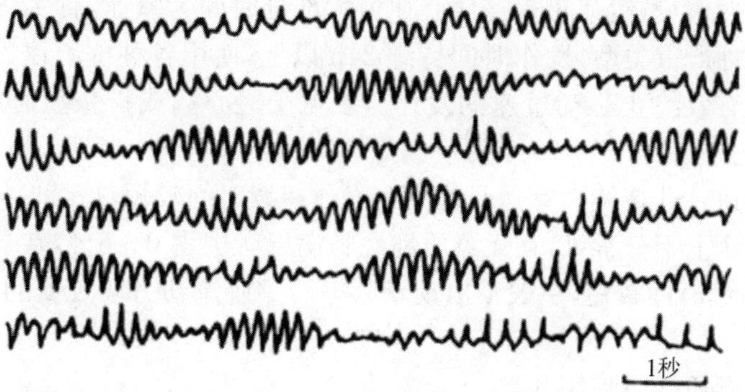

图 7－15　尖端扭转型室速

QRS 波群增宽，振幅和形态变化较大，主波方向围绕基线出现上下扭转

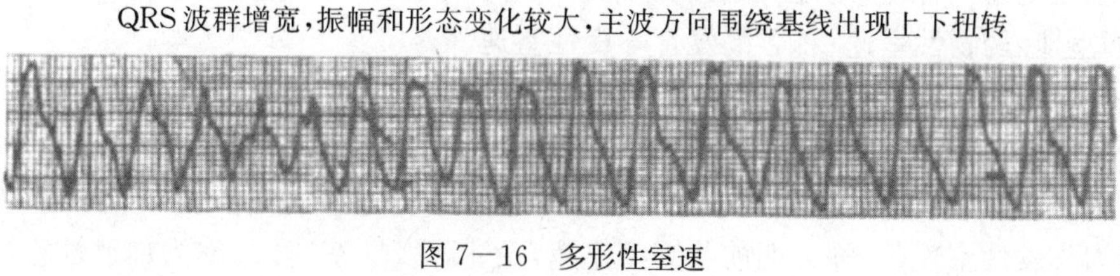

图 7－16　多形性室速

心室率 170 次/分，QRS 波群增宽畸形，呈三种以上的形态，第 4、第 5 个 QRS 波群似融合波

近几年一些学者发现，有些多形性室速患者表现为极短联律间期，无明显器质性心脏病依据。窦性心律时Q—T间期、T波、U波均正常，常常具有极短的联律间期，其病因尚不明确，有的发生机制可能为触发活动。

3. 双向性室速　是指室速发作时心电图的同一导联上QRS波群呈现两种形态并交替出现，表现为肢体导联QRS波群主波方向交替发生正负相反的改变，或胸前导联QRS波群呈现左、右束支传导阻滞图形并交替变化（图7—17）。双向性室速在临床上比较少见，主要见于严重的器质性心脏病（如扩张型心肌病、冠心病等）或洋地黄中毒，该型室速患者的基本心律失常为心房颤动。发生在正常人的双向性室速意义不太清楚，有人认为可能对预示心脏骤停具有一定的意义。

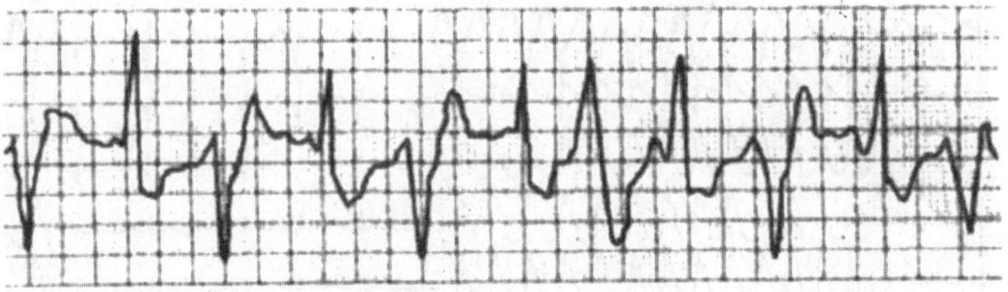

图7—17　双向性室速

QRS波群呈两种形态并交替出现

（二）根据室速的发作时间分类

根据室速发作的持续时间和血流动力学改变，可分为三种类型。

1. 持续性室速　是指心动过速的发作时间达到或超过30s以上，或虽未达到30s但发作时心动过速引起严重血流动力学改变。

由于此型多见于器质性心脏病患者，室速的发作时间较长，常伴有严重血流动力学改变，患者出现心慌、胸闷、晕厥等症状，需要立即体外直流电复律。

若室速不间断发作，虽然其间有窦性心律但大部分时间为室速，称为无休止性室速。它是持续性室速的一种严重类型，发作时间持续24h以上，使用各种抗心律失常药物或体外直流电复律等均不能有效终止心动过速的发作。多见于冠心病或扩张型心肌病患者，预后不良，死亡率很高。

2. 非持续性室速　非持续性室速是指室速发作持续时间较短，持续时间在30s内能自行终止者。此型在临床上十分常见，在无器质性心脏病患者中占0～6%，在器质性心脏病患者中占13%。由于持续时间较短，一般不出现晕厥等严重血流动力学改变的症状，患者常仅有心慌、胸闷等不适。

（三）根据有无器质性心脏病分类

1. 病理性室速　各种器质性心脏病导致的室速。根据引起室速的病因，可分为冠心病室速、心肌病室速、药物性室速、右心室发育不良性室速等。

2. 特发性室速　发生在形态和结构正常的心脏的室速。根据发生部位，可分为左心室特发性室速和右心室特发性室速。

（四）根据发作方式分类

可分为阵发性室速（又称为期前收缩型室速）及非阵发性室速（又称为加速性室性自主心律）。

(五)根据室速发作的血流动力学和预后分类

1.良性室速　室速发作时未造成明显血流动力学障碍，发生心源性猝死的危险性很低，主要见于无器质性心脏病患者。

2.潜在恶性室速　非持续性但反复发作的室速，不常导致血流动力学障碍，但可能引起心源性猝死，患者大多有器质性心脏病的客观依据。

3.恶性室速　反复发作持续性室速，造成明显血流动力学障碍，表现为黑矇、晕厥或晕厥前期、心功能不全恶化、心绞痛发作甚至猝死。常发生在心脏扩大、LVEF 小于 30%的患者。常见类型有多形性室速、尖端扭转型室速、束支折返性室速等。

(六)根据室速的发生机制分类

1.折返性室速　由折返机制引起的室速，折返是室速最常见的发生机制。

2.自律性增高性室速　由心室内异位起搏点自律性增高引起的室速，见于加速性室性自主心律。

3.触发活动性室速　由后除极引起的室速，主要见于由长 Q－T 间期综合征引起的尖端扭转型室速、洋地黄中毒引起的室速。

(七)特殊命名的室速

包括束支折返性室速、维拉帕米敏感性室速或分支型室速、儿茶酚胺敏感性室速、致心律失常性右心室发育不良性室速、尖端扭转型室速、并行心律性室速、无休止性室速、多形性室速、双向性室速。

二、病因和发病机制

(一)病因

1.器质性心脏病　器质性心脏病是室速的主要病因，约 80%的室速具有器质性心脏病的病理基础。最常见为冠心病，特别是急性心肌梗死以及陈旧性心肌梗死伴有室壁瘤或心功能不全。其次为心肌病、心力衰竭、急性心肌炎、二尖瓣脱垂、心瓣膜病、先天性心脏病等。

2.药物　除 β 受体阻滞剂外，各种抗心律失常药物都可能引起室速。常见的有Ⅰa、Ⅰc 类抗心律失常药、索他洛尔等。拟交感神经药、洋地黄制剂、三环类抗抑郁药等大剂量使用时也可出现室速。

3.电解质紊乱、酸碱平衡失调　特别是低钾血症时。

4.其他病因　如先天性、获得性长 Q－T 间期综合征，麻醉，心脏手术和心导管操作等。

5.特发性　约 10%的室速无器质性心脏病客观依据和其他原因可寻，称为特发性室速。少数正常人在运动和情绪激动时也可出现室速。

(二)发生机制

室速的发生机制包括折返、触发活动和自律性增高。冠心病心肌缺血及心肌梗死、心肌病等由于心肌缺血、缺氧、炎症、局部瘢痕形成、纤维化导致传导缓慢，为折返提供了形成条件，细胞外钾离子、钙离子浓度的改变，pH 降低等也影响心肌的自律性和传导性，可成为室速的诱因并参与折返的形成。触发活动是除折返外的另一种重要机制，尖端扭转型室速、洋地黄制剂中毒可能与触发活动有关。自律性增高是部分室速的发生机制。在急性心肌梗死早期，室性心律失常的发生机制包括折返、自律性增高和触发活动，陈旧性心肌梗死单形性持续性室速的机制多为折返，非持续性室速的机制可能与单形性持续性室速不同。致心律失常性右心室发育不良的室速机制可能为折返，特发性室速的发生机制主要为触发活动，也可能包括折返和自律性增高。

三、临床表现

室速发作的临床表现主要取决于室速是否导致血流动力学障碍，与室速发生的频率、持续时间、有无器质性心脏病及其严重程度、原有的心功能状态等有关。

临床上大多数患者室速发作为阵发性，其临床特征是发病突然，一般会突感心悸、心慌、胸闷、胸痛等心前区不适，头部或颈部发胀及跳动感，严重者还可出现精神不安、恐惧、全身乏力、面色苍白、四肢厥冷，甚至黑矇、晕厥、休克、阿一斯综合征发作，少数患者可致心脏性猝死。也有少数患者症状并不明显。若为非器质性心脏病引起者，持续时间大多短暂，症状也较轻，可自行恢复或经治疗后室速终止，虽然反复发作但预后一般良好。而具有较严重的器质性心脏病基础者，在心动过速发作后可因心肌收缩力减弱，心室和心房的收缩时间不同步，心室的充盈和排血量明显减弱，患者可迅速出现心力衰竭、肺水肿或休克等严重后果，有的甚至可发展为心室颤动而致心脏性猝死。

室速发作时，体格检查可发现心率一般在 130～200 次/分，也有的较慢，约 70 次/分，少数患者的频率较快，可达 300 次/分，节律多较规则，有的不绝对规则(如多形性室速发作时)，心尖部第一心音和外周脉搏强弱不等，可有奔马律和第一、第二心音分裂，有的甚至只能听到单一的心音或大炮音。第一心音响度和血压随每一次心搏而发生变化，提示心动过速时发生了房室分离，是室性心动过速发作时较有特征性的体征。有些室速发作时，因 QRS 波群明显增宽而第一、第二心音呈宽分裂，可见颈静脉搏动强弱不等，有时可见颈静脉搏动出现大炮波，比心尖部搏动频率慢。

四、心电图表现

室速的心电图主要有以下表现。

1. 3 个或 3 个以上连续出现畸形、增宽的 QRS 波群，QRS 间期一般≥0.12s，伴有继发性 ST－T 改变。少数起源于希氏束分叉处的室速，QRS 间期可不超过 0.12s。QRS 波群前无固定 P 波，心室率>100 次/分，常为 130～250 次/分。有些特殊类型室速的心室率低至 70 次/分，少数高达 300 次/分。单形性室速 RR 间距规整，一般相差<20ms，而多形性室速 RR 间距往往不规则，差别较大。

2. 大多数患者室速发作时的心室率快于心房率，心房和心室分离，P 波与 QRS 波群无关或埋藏在增宽畸形的 QRS 波群及 ST 段上而不易辨认。部分患者可呈现 1∶1 室房传导，也有部分患者呈现室房 2∶1 或文氏传导阻滞。

3. 心室夺获　表现为室速发作伴有房室分离时，偶有适时的窦性激动下传心室，出现所谓提前的窦性心搏，QRS 波群为室上性，其前有 P 波且 PR 间期>0.12s。

4. 室性融合波　系不完全性心室夺获，由下传的窦性激动和室性异位搏动共同激动心室而形成，图形介于窦性和室速的 QRS 波群之间。心室夺获和室性融合波是室速的可靠证据，但发生率较低，仅见于 5%左右的患者。

5. 室速常由室性期前收缩诱发，即在发作前后可出现室性期前收缩，后者 QRS 波群形态与室速相同、近似或者不一致。少数情况下，室速也可由室上性心动过速诱发。

五、室速的诊断和鉴别诊断

室速的诊断主要依靠心电图表现，病史、症状、体征等临床资料可为诊断提供线索，应与宽 QRS 波群的室上性心动过速鉴别，诊断不明确时对有适应证的患者需进行心脏电生理检查才能确诊。

（一）临床资料

一般而言，室速大多发生在有器质性心脏病的患者，而室上性心动过速患者多无器质性心脏病的依据。冠心病心肌梗死、急性心肌炎、心肌病、心力衰竭等患者发生的宽 QRS 波群心动过速，室速的可能性大。而心脏形态、结构正常，心动过速反复发作多年，甚至从年轻时就有发作，尤其是不发作时心电图有预激综合征表现者，室上性心动过速的可能性较大。发作时刺激迷走神经能终止心动过速者，大多是室上性心动过速；有时室速呈 1∶1 室房传导，刺激迷走神经虽然不能终止心动过速，但可延缓房室结传导，如果心动过速时室房由 1∶1 传导转变为 2∶1 或文氏传导，有助于室速的诊断。

体格检查时如颈静脉出现大炮波，第一心音闻及大炮音，有助于室速的诊断。

（二）心电图

室速发作时 QRS 波群增宽，间期≥0.12s，表现为宽 QRS 波群心动过速。此外，室上性心动过速伴室内差异性传导、原有束支传导阻滞伴发的室上性心动过速、旁路前向传导的房性心动过速、心房扑动、心房颤动及预激综合征逆向性房室折返性心动过速均可见其 QRS 波群增宽。由于不同原因的宽 QRS 波群心动过速，其治疗和预后不尽相同，如果诊断错误导致治疗严重失误，则可能出现严重不良后果。因此，室速应与这些宽 QRS 波群的室上性心动过速相鉴别。临床上，室速是宽 QRS 波群心动过速的最常见类型，约占 80%。对于任何一例宽 QRS 波群心动过速在没有依据表明是其他机制所致以前，均初步拟诊为室速。除非有差异性传导的证据，否则不宜轻易诊断室上性心动过速伴室内差异性传导。

表 7－2 列举了室上性心动过速伴室内差异性传导与室速的区别，可供鉴别诊断参考。

表 7－2　室性心动过速与室上性心动过速伴室内差异性传导的区别

	支持室性心动过速的依据	支持室上性心动过速伴室内差异性传导的依据
P 波与 QRS 波群的关系	房室分离或逆向 P 波	宽 QRS 波群前或后有 P 波，呈 1∶1 关系，偶有 2∶1、3∶2 房室传导阻滞
心室夺获或室性融合波	可见到，为诊断的有力依据	无
QRS 额面电轴	常左偏（－30°～－180°）	很少左偏（3%～13%）
QRS 波形态		
右束支传导阻滞型	QRS 间期＞0.14s	QRS 间期为 0.12～0.14s
V_1 导联	R 形波或双相波（qR、QR 或 RS 型）伴 R＞R′	三相波（rsR′、RSR′型）（85%）
V_6 导联	rs 或 QS 形，R/S＜1	qRs 形，R/S 很少小于 1
左束支传导阻滞型	QRS 间期＞0.16s	QRS 间期≤0.14s
V_1 导联	R 波＞30ms，R 波开始至 S 波最低点＞60ms，S 波顿挫	极少有左述形态
V_6 导联	QR 或 QS 形	R 波单向
刺激迷走神经	无效	可终止发作或减慢心率
其他	导联都呈现正向或负向 QRS 波群，QRS 波群形态与窦性心律时室性期前收缩一致	原有的束支阻滞或预激 QRS 波群形态与心动过速时一致，QRS 波群形态与室上性期前收缩伴室内差异性传导时一致

1991 年 Brugada 等对 554 例宽 QRS 波群心动过速患者进行了心内电生理检查，提出了简便有效的分步式诊断标准，显著提高了诊断室速的敏感性和特异性，二者分别为 98.7%、96.5%。诊断共分四个步骤：①首先看胸前导联 $V_1 \sim V_6$ 的 QRS 波群是否均无 RS(包括 rS、Rs)图形，如任何一个胸前导联无 RS 波，则应诊断为室速；②如发现有一个或几个胸前导联有 RS 波，则要进行第二步观察，即测量胸前导联 R 波开始至 S 波最低点之间的时限，选择最长的 RS 时限，如果超过 100ms 则应诊断为室速；如未超过 100ms，则应进行第三步分析；③观察有无房室分离，如有，可诊断为室速；如无，则进行最后一步分析；④观察 V_1 及 V_6 导联的 QRS 波群形态，如果这两个导联的 QRS 波群形态都符合表 7－2 中室速的 QRS 波群形态特征则应诊断为室速，否则可诊断为室上性心动过速。

在临床实践中，绝大多数宽 QRS 波群心动过速可以通过仔细分析 12 导联心电图进行正确诊断，但有少数患者在进行鉴别诊断时仍然十分困难。利用希氏束电图及心脏电生理检查不但能区分室性与室上性心动过速，还可以了解心律失常的发生机制是折返还是自律性增高。室上性心动过速时，V 波前都有 H 波，且 HV 间期都大于 30ms，室速时，V 波与 H 波是脱节的，可以出现以下几种图形：①H 波与 V 波同时出现，H 波隐藏在 V 波之中，不易被发现，或者 H 波在 V 波之前出现，但 HV 间期小于 30ms，其 H 波来自窦性搏动而 V 波来自室性搏动波；②在 V 波后出现，H 波是室性搏动逆行激动希氏束产生的，H 波后可有心房夺获；③A 波后有 H 波，但 H 波与其后的 V 波无关，HV 时间变化不定，二者是脱节的。利用心房调搏法，给心房以高于室率的频率刺激，使心室夺获。如果夺获的 QRS 波为窄的心室波，则证明原来的宽 QRS 波为室速。

六、治疗

(一)一般治疗原则

室速发作时，一部分患者可能病情很凶险，导致血流动力学障碍，出现严重症状甚至危及生命，必须立即给予药物或直流电复律以及时有效地终止发作，而另一部分患者可以没有症状或者只有很轻微的症状，体检时血压无明显降低，不做任何处理，血流动力学也未见有恶化迹象。研究表明，许多抗心律失常药物有致心律失常作用，长期使用并不能减少室性心律失常的发生率，甚至增加死亡率。因此，在选择治疗措施前，需要根据室速发作时患者的血流动力学状况、有无器质性心脏病，准确评估室速的风险，并采取合理的治疗对策：持续性室速患者，无论有无器质性心脏病，均应积极处理；器质性心脏病患者，无论是持续性室速还是非持续性室速，均应治疗；无器质性心脏病患者发生的非持续性室速，如无症状或血流动力学障碍，可不必药物治疗。其治疗原则主要有以下几个方面：

1. 立即终止发作　包括药物治疗、直流电复律等方法；
2. 尽力去除诱发因素　如低钾血症、洋地黄中毒等；
3. 积极治疗原发病　切除心室壁瘤，控制伴发的心功能不全等；
4. 预防复发。

(二)终止发作

1. 药物治疗　血流动力学稳定的室速，一般先采取静脉给药。

(1)发生于器质性心脏病患者的非持续性室速很可能是恶性室性心律失常的先兆，应该认真评估预后并积极寻找可能存在的诱发因素。治疗主要针对病因和诱因，即治疗器质性心脏病和纠正如心力衰竭、电解质紊乱、洋地黄中毒等诱因。对于上述治疗措施效果不佳且室速发作频繁、症状明显者，可以按持续性室速用抗心律失常药，以预防或减少发作。

(2)发生于器质性心脏病患者的持续性室速大多预后不良，容易引起心脏性猝死。除了治疗基础心脏病、认真寻找可能存在的诱发因素外，必须及时治疗室速本身。应用的药物为胺碘酮、普鲁卡因胺、β受体阻滞剂和索他洛尔。心功能不全患者首选胺碘酮，心功能正常者也可以使用普罗帕酮，药物治疗无效时应及时使用电转复。

(3)无器质性心脏病、无心功能不全患者可以选用胺碘酮，也可以考虑应用Ⅰa类抗心律失常药(如普鲁卡因胺)或Ⅰc类抗心律失常药(如普罗帕酮、氟卡尼等)；特殊病例可选用维拉帕米或普萘洛尔、艾司洛尔、硫酸镁静注。在无明显血流动力学紊乱、病情不很紧急的情况下，也可选用口服给药如β受体阻滞剂、Ⅰb类抗心律失常药美西律或Ⅰc类抗心律失常药普罗帕酮等。

(4)尖端扭转型室性心动过速(TdP)：首先寻找并处理引起Q－T间期延长的原因，如血钾、血镁浓度降低或药物作用等，停用一切可能引起或加重Q－T间期延长的药物。采用药物终止心动过速时，首选硫酸镁，无效时，可试用利多卡因、美西律或苯妥英钠静脉给药。上述治疗效果不佳者行心脏起搏，可以缩短Q－T间期，消除心动过缓，预防心律失常进一步加重。异丙肾上腺素能加快心率，缩短心室复极时间，有助于控制扭转型室速，但可能使部分室速恶化为室颤，使用时应小心，适用于获得性Q－T间期延长综合征患者、心动过缓所致TdP而没有条件立即行心脏起搏者。

(5)洋地黄类药物中毒引起的室速应立即停用该类药物，避免直流电复律，给予苯妥英钠静脉注射；无高钾血症的患者应给予钾盐治疗；镁离子可对抗洋地黄类药物中毒引起的快速性心律失常，可静脉注射镁剂。

2.电学治疗

(1)同步直流电复律：对持续性室速，无论是单形性或多形性，有血流动力学障碍者不考虑药物终止，而应立即同步电复律。情况紧急(如发生晕厥、多形性室速或恶化为室颤)或因QRS波严重畸形而同步有困难者，也可进行非同步转复。

(2)抗心动过速起搏：心率在200次/分以下，血流动力学稳定的单形性室速可以置右心室临时起搏电极进行抗心动过速起搏。

(三)预防复发

包括药物治疗、射频导管消融以及外科手术切除室壁瘤等。

可以用于预防的药物包括胺碘酮、利多卡因、β受体阻滞剂、普罗帕酮、美西律、硫酸镁、普鲁卡因胺等。在伴有器质性心脏病的室速中，可用β受体阻滞剂或胺碘酮，β受体阻滞剂也可以和其他抗心律失常药如胺碘酮等合用。由于CAST试验已证实心肌梗死后抗心律失常药物(恩卡尼、氟卡尼、莫雷西嗪)治疗可增加远期死亡率，因此心肌梗死后患者应避免使用恩卡尼、氟卡尼、莫雷西嗪。无器质性心脏病的室速患者，如心功能正常，也可选用普罗帕酮。

有血流动力学障碍的顽固性室速患者，在有条件的情况下，宜安装埋藏式心脏转复除颤器(ICD)。CASH和AVID试验结果表明，ICD可显著降低器质性心脏病持续性室速患者的总死亡率和心律失常猝死率，效果明显优于包括胺碘酮在内的抗心律失常药物。

七、特殊类型的室性心动过速

(一)致心律失常性右心室发育不良的室性心动过速

致心律失常性右心室发育不良(arrhythmogerlic right ventricular dysplasia,ARVD)又称为致心律失常性右心室心肌病,是一种遗传性疾病,也可能与右心室感染心肌炎、右心室心肌变性或心肌进行性丧失有关。在文献中曾被称为羊皮纸心、Uhl 畸形、右心室脂肪浸润或脂肪过多症、右心室发育不良、右心室心肌病。其最常见的病理改变是右心室心肌大部分被纤维脂肪组织所替代,并伴有散在的残存心肌和纤维组织;右心室可有局限性或弥漫性扩张,在扩张部位存在不同程度的心肌变薄,而左心室和室间隔一般无变薄,也可有局限性右心室室壁瘤形成。ARVD 主要发生于年轻的成年人,尤其是男性,大多在 40 岁以前发病。临床主要表现为伴有左束支传导阻滞的各种室性心律失常,如反复发作性持续性室性心动过速;也可出现房性心律失常,如房性心动过速、心房扑动、心房颤动。患者常表现为晕厥和猝死,晕厥和猝死的原因可能是心室颤动,晚期可发展为心力衰竭。患者最重要的心电图异常为右胸前导联 $V_1 \sim V_3$ T 波倒置、Epsflon 波及心室晚电位阳性。右心室心肌病的诊断依据为超声心动图、螺旋 CT、心脏磁共振、心室造影等检查发现局限性或广泛性心脏结构和功能异常,仅累及右心室,无瓣膜病、先天性心脏病、活动性心肌炎和冠状动脉病变,心内膜活检有助于鉴别诊断。

其发作期的急性治疗与持续性室速的治疗相同,维持治疗可用 β 受体阻滞剂、胺碘酮,也可二者联用,但效果不确切。也有采用射频消融治疗的报道,但容易复发和出现新型室速,不作为常规手段。有晕厥病史、心脏骤停生还史、猝死家族史或不能耐受药物治疗的患者,应考虑安装 ICD。

(二)尖端扭转型室性心动过速

尖端扭转型室性心动过速(torsade pointes,TdP)是多形性室速的一个典型类型,一般发生在原发性或继发性 Q－T 间期延长的患者,主要临床特征是反复晕厥,有的甚至猝死。其病因、发生机制、心电图表现和治疗与其他类型室速不同。1966 年 Dessertenne 根据该型室速发作时的心电图特征而命名。

正常人经心率校正后 Q－T 间期(Q－Tc)的上限为 0.40s,当 Q－Tc 大于 0.40s 时即为 Q－T 间期延长,又称为复极延迟。目前认为,TdP 与心室的复极延迟和不均一有关,其中 Q－T 间期延长是导致 TdP 的主要原因之一,因此将 Q－T 间期延长并伴有反复发生的 TdP 称为长 Q－T 综合征(LQTS)。

1. 长 Q－T 间期综合征的分类　LQTS 一般分为先天性和后天性两类。

(1)先天性 LQTS 又可分为 Q－T 间期延长伴有先天性耳聋(Jervell－Lange－Nielson 综合征)和不伴有耳聋(Romano－Ward 综合征),二者都有家族遗传倾向,患者多为儿童和青少年。一般在交感神经张力增高的情况下发生 TdP,被认为是肾上腺素能依赖性。

(2)后天性 LQTS 通常发生在服用延长心肌复极的药物后或有严重心动过缓、低钾/低镁血症等情况下,多为长间歇依赖性,触发 TdP 通常在心率较慢或短－长－短的 RR 间期序列时。

有关 TdP 的发生机制仍有争议,目前认为主要与早期后除极引起的触发活动和复极离散度增加导致的折返有关。先天性 LQTS 的发生机制与对肾上腺素能或交感神经系统刺激产生异常反应有关。某些引起先天性 LQTS 的因素是由于单基因缺陷改变了细胞内钾通道调节蛋白的功能，导致 K^+ 电流如 I_{Kr}、I_{Ka} 或 I_{50} 等减少和(或)内向除极 Na^+/Ca^{2+} 流增强，动作电位时间和 Q—T 间期延长，出现早期后除极。在早期后除极幅度达阈电位时，引起触发活动而出现 TdP。后天性 LQTS 因复极离散度增加的折返机制和早期后除极的触发活动等引起 TdP。

2. 心电图特点　TdP 时 QRS 波振幅变化，并沿等电位线扭转，频率为 200～250 次/分(图 4—15)，常见于心动过速与完全性心脏阻滞，LQTS 除有心动过速外，尚有心室复极延长伴 Q—T 间期超过 500ms。室性期前收缩始于 T 波结束时，由 R—on—T 引起 TdP，TdP 经过数十次心搏可以自行终止并恢复窦性心律，或间隔一段时间后再次发作，TdP 也可以恶化成心室搏动。患者静息心电图上 U 波往往明显。

3. LQTS 的治疗　对 LQTS 和 TdP 有效治疗的基础是确定和消除诱因或纠正潜在的有害因素。其后在弄清离子机制的基础上，一个适当的治疗计划就可以常规展开。将来特殊的治疗可能针对减弱引起早期后除极的离子流进行，现在的治疗一般着眼于抑制或阻止早期后除极的产生和传导，可通过增强外向复极 K^+，加强对内向 Na^+ 或 Ca^{2+} 的阻滞，或抑制早复极电流从起点向周围心肌的传导实现。

(1)K^+ 通道的激活：实验已证实早期后除极和 TdP 可被 K^+ 通道的开放所抑制，但临床尚未证实。似乎有效的短期治疗包括：采用超速起搏、利多卡因或注射异丙肾上腺素以增强 K^+，但异丙肾上腺素注射对于先天性 LQTS 是禁忌。

(2)Na^+ 通道的阻断：TdP 可被具有 Na^+、K^+ 双重阻滞功能的Ⅰa 类药物诱发，但可被单纯 Na^+ 通道阻滞剂抑制。

(3)Ca^{2+} 通道的阻滞：在先天性 Ca^{2+} 依赖性和心动过缓依赖性 TdP 中，维拉帕米可抑制心室过早除极并减少早期后除极振幅。

(4)镁：静脉用镁是临床上一种抑制 TdP 的安全有效的方法。其作用可能是通过阻断 Ca^{2+} 或 Na^+ 电流来实现的，与动作电位时程缩短无关。

(5)异丙肾上腺素注射：肾上腺素能刺激对先天性 LQTS 相关的 TdP 是禁忌的。但临床上，异丙肾上腺素注射对长间歇依赖性很强的 LQTS 经常是有效的。虽然小剂量可能增强早期后除极所需的除极电流，但大剂量可以增强外向 K^+ 电流，加快心率和复极，抑制早期后除极和 TdP。

(6)起搏：对先天性和后天性 LQTS 持续的超速电起搏是一种有效的治疗方法。可能因为加强了复极或阻止长的间歇，从而抑制早期后除极。

(7)肾上腺素能阻滞和交感神经节切除术：所有先天性 LQTS 可采用 β 受体阻滞剂治疗。有些权威专家认为高位左胸交感神经节切除术在单纯药物治疗失败的病例中可作为首选或辅助治疗。在心脏神经支配中占优势的左侧交感神经被认为是先天性 LQTS 的发病基础。在临床上，β 受体阻滞剂禁忌用于后天性 LQTS，因其可减慢心率。

(8)电复律器—除颤器的植入：伴有先天性 LQTS 的高危患者或不能去除诱因的后天性 LQTS 患者，可能需要埋植一个电复律器—除颤器。有复发性晕厥、有过心脏停搏而幸存的或内科治疗无效的患者应被视为高危患者。

(三)加速性室性自主心律

加速性室性自主心律(accelerated idioventricular rhythm)又称为加速性室性自搏心律、

室性自主性心动过速、非阵发性室性心动过速或心室自律过速、加速性室性逸搏心律、心室自搏性心动过速、缓慢的室性心动过速等。

加速性室性自主心律是由于心室的异位节律点自律性增高而接近或略微超过窦性起搏点的自律性而暂时控制心室的一种心动过速。其频率大多为 60～130 次/分。由于室性异位起搏点周围不存在保护性的传入阻滞，因此会受到主导节律的影响。只有当异位起搏点自律性增高又无传出阻滞并超过窦性心律的频率时，心电图才显示室性自主心律，一旦窦性心律的频率增快而超过异位起搏点的自律性即可激动心室而使这种心动过速被窦性心律取代。与折返性室速不同，加速性室性自主心律的心室搏动有逐渐“升温—冷却”的特征，不会突然发生或终止。由于其频率不快，与窦性心律接近，因此可与窦性心律竞争，出现心室夺获或室性融合波。

心电图特征是：①宽大畸形的 QRS 波群连续出现 3 个或 3 个以上，频率为 60～130 次/分；②心动过速的持续时间较短，大多数患者的发作仅仅为 4～30 个心搏；③心动过速常常以舒张晚期的室性期前收缩或室性融合波开始，QRS 波群的前面无恒定的 P 波，部分 QRS 波群之后可见逆行性 P波，有时以室性融合波结束，并随之过渡到窦性心律；④室速可与窦性心律交替出现，可出现心室夺获或室性融合波(图 7－18)。

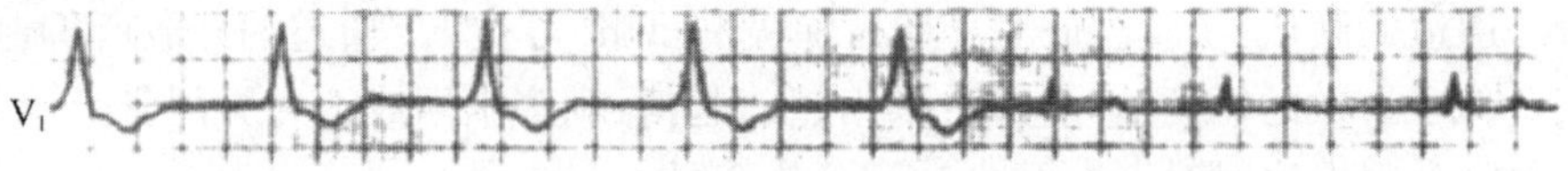

图 7－18　加速性室性自主心律

QRS 波群宽大畸形，心率 66 次/分，窦性激动夺获心室后，加速的室性心律被抑制

加速性室性自主心律在临床上比较少见，绝大多数发生在器质性心脏病如急性心肌梗死、心肌炎、洋地黄中毒或高钾血症等患者，偶见于正常人。在急性心肌梗死溶栓再灌注治疗时，若出现加速性室性自主心律，可视为治疗有效的指标之一。其发作时间短暂，多在 4～30 个室性心搏后消失，一般不会发展为心室颤动，也无明显血流动力学障碍，因此这类心律失常本身是良性的，预后较好，不需要治疗。治疗主要针对原有的基础心脏病。

(四)束支折返性室性心动过速

束支折返性室性心动过速是由左右束支作为折返环路的组成部分而构成的人折返性室性心动过速，其折返环由希氏束－普肯耶系统和心室肌等组成，具有明确的解剖学基础。其心动过速也表现为持续性单形性室性心动过速。自从 1980 年首次报告 1 例束支折返性心动过速以后，临床报告逐渐增多。一般仅见于器质性心脏病患者，最多见于中老年男性扩张型心肌病患者，也可见于缺血性心脏病、瓣膜病、肥厚型心肌病、Ebstein 畸形患者，此外也可见于希氏束－普肯耶系统传导异常伴有或不伴有左心室功能异常患者。其发生率约占室性心动过速的 6%左右。因此，在临床上并不少见。

心电图上束支折返性室性心动过速发作时，频率较快，一般在 200 次/分以上，范围 170～250 次/分；多呈完全性左束支传导阻滞图形，电轴正常或左偏，少数可呈右束支传导阻滞图形(图 7－19)；若出现束支阻滞，心动过速即终止。平时室速不发作时，一般均有房室传导功能障碍，如 PR 间期延长，呈一度房室传导阻滞；QRS 波群增宽，多呈类似左束支传导阻滞图形。

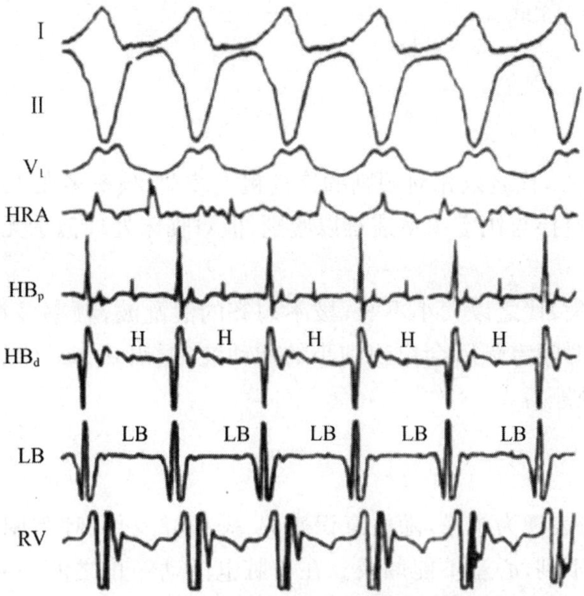

图 7－19　束支折返性室性心动过速

呈右束支阻滞型，束支折返性激动由右束支逆传，通过希氏束，然后经由左束支下传，希氏束电位（H）在左束支电位（LB）之前

由于绝大多数束支折返性室性心动过速患者都有较严重的器质性心脏病，心功能常常有不同程度的恶化，因此一旦室速发作，患者常常有明显的临床症状，如心慌、胸闷、胸痛、低血压、黑矇、晕厥，甚至发生心脏性猝死。体格检查主要是原发性心脏病的体征，束支折返性室性心动过速发作时，常常出现心功能不全的体征。其确诊有赖于心内电生理检查。束支折返性室性心动过速发作时如不能得到及时有效的控制，常常呈加速的趋势，易转化为心室扑动或心室颤动。

束支折返性室性心动过速的治疗手段与其他类型室速相类似，但是药物疗效不佳；而射频导管消融阻断右束支是根治左束支传导阻滞型室速的首选方法，成功率近 100％；极少数患者需安装 ICD。

（胡玲爱）

第十二节　心室扑动和心室颤动

心室扑动（简称室扑）、心室颤动（简称室颤）见于严重的器质性心脏病患者，最常作为终末事件出现于冠脉疾病中，也见于严重的药物中毒、电解质紊乱、心脏手术、电击以及各种疾病临终之前。室颤还可见于婴儿、运动员以及无器质性心脏病者。若 3～5min 内室扑室颤得不到有效救治，则会导致致命性的心脏停搏。

院外复苏存活的患者中，有 75％发生室颤，其中 15％～25％合并心动过缓或心脏停搏，比单纯室颤预后要差，且与左室功能严重不全相关。复苏存活患者中有 75％表现为严重的冠心病，但急性透壁心梗的发生仅占 20％～30％。室颤合并急性心梗者的年复发率为 2％，而无心梗者的心源性猝死或室颤复发率比心梗者要高。随着近 20 年来冠心病死亡率的下降，心源性猝死的发生率也降低。

一、心电图

(一)心室扑动

QRS 波－T 波消失,代之以相对规则的连续粗大波动,频率多在 150～250 次/分,心脏失去排血功能。有时候室扑与快室率室速难以鉴别,但对临床处理似乎无甚意义。

(二)心室颤动

QRS－T 波群消失,代之以大小不等,极不匀齐的混乱波,频率多在 250～500 次/分,此时血液循环停止。长时间室颤后会出现细小的颤动波(振幅 0.2mV 以内),意味着患者生存几率低下,几近于心脏停搏。

二、临床表现

室扑、室颤患者可表现为头晕,随之意识丧失、癫痫样发作、呼吸困难,若无有效救治,则导致死亡。血压多测不到,心音不能闻及。在心脏电活动停止之前,心房能够以自身的节律或随心室颤动波持续搏动一段时间。

有研究表明,心源性猝死的危险因素包括心肌缺血、左室功能不全、多于 10 个室早/小时、自发性或可诱导的室速、高血压伴左室肥厚、肥胖、胆固醇水平增高、吸烟、过度饮酒、男性、高龄。

复苏存活患者的死亡预测因子包括射血分数降低、异常室壁活动、充血性心力衰竭、心梗或室性心律失常病史。前壁心梗合并室颤是猝死的高危人群。

三、治疗

(一)紧急除颤、心肺复苏

时间就是生命。复苏成功后应持续监测、预防再发。代谢性酸中毒和电解质紊乱多见,应注意纠正。

(二)预防再发

可选用利多卡因、胺碘酮、普鲁卡因胺,但治疗原发病仍处于首要地位,如抗缺血治疗。对于非可逆性病因者,植入 ICD 是预防再发的重要治疗手段。射频消融术仅适用于良好耐受的单形性室性心律失常者。

(胡玲爱)

第十三节　房室传导阻滞

房室传导阻滞是指冲动从心房传到心室的过程中,冲动传导的延迟或中断。房室传导阻滞可发生在房室结、希氏束以及束支等不同部位。按其阻滞的程度,分为三类:一度房室传导阻滞为窦性冲动自心房传至心室的时间延长;二度房室传导阻滞为窦性冲动中有一部分不能传到心室;三度房室传导阻滞(完全性房室传导阻滞)为窦性冲动全部不能传到心室,以至由阻滞部位以下起搏点来控制心室活动。

一、病因

(一)正常人和运动员

正常人和运动员可发生一度、二度Ⅰ型房室传导阻滞,常发生于夜间,与迷走神经张力增高有关。

(二)器质性心脏病

是引起房室传导阻滞的主要原因,包括急性风湿热、冠心病(尤其是急性心肌梗死)、病毒性心肌炎、心内膜炎、心肌病、原发性高血压、先天性心脏病、心包间皮瘤等。

(三)其他

如心脏手术、电解质紊乱(如高钾血症)、药物毒性作用(洋地黄、β受体阻断药或钙通道阻滞药过量)、黏液性水肿等。

二、临床表现

(一)症状

一度房室传导阻滞患者通常无症状。二度房室传导阻滞患者可有心悸和心搏脱漏。三度房室传导阻滞由于心室率慢,心排血量少,可表现为乏力、头晕、黑矇、心绞痛、心力衰竭等,如果心室停顿超过 15s,可引起晕厥,若同时伴抽搐,称为阿－斯(Adams－Stokes)综合征,此时如未迅速恢复心室自主心律,可导致猝死。

(二)体征

一度房室传导阻滞听诊时,因 P－R 间期延长,第一心音强度减弱。二度房室传导阻滞可有心音脱失和脉搏脱落。三度房室传导阻滞第一心音强度经常变化,第二心音正常或有反向分裂,有时可听到响亮的第一心音(大炮音)。

三、心电图检查

(一)一度房室传导阻滞

每个 P 波后均有 QRS 波群,但 PR 间期>0.20s(图 7－20),老年患者应超过 0.21s。

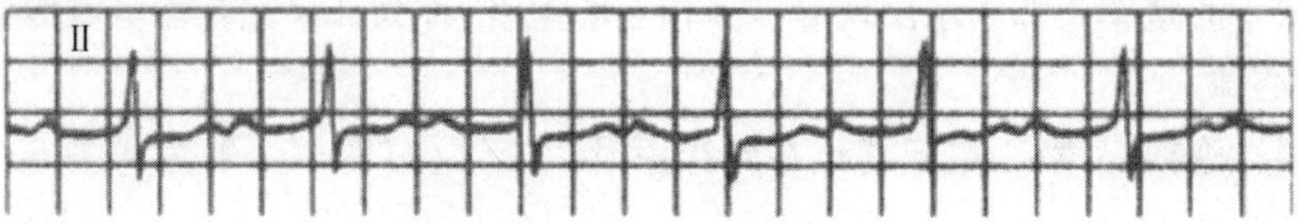

图 7－20　一度房室传导阻滞

Ⅱ导联每个 P 波后均跟随 QRS 波群,PR 间期 0.36s

(二)二度房室传导阻滞

其包括莫氏Ⅰ型、莫氏Ⅱ型。

1.莫氏Ⅰ型(文氏现象)

(1)P 波规律出现,PR 间期逐渐延长,直到 1 个 P 波后漏搏 1 个 QRS 波群。

(2)QRS 波群漏搏后,PR 间期又缩短,之后又逐渐延长,QRS 波群再漏搏。

(3)上述现象周而复始,反复出现。

(4)大多数 QRS 波群为室上性。

(5)通常以P波数与P波下传数的比例来表示房室传导阻滞的程度,常见的房室传导比率为3∶2、4∶3或5∶4(图7—21)。

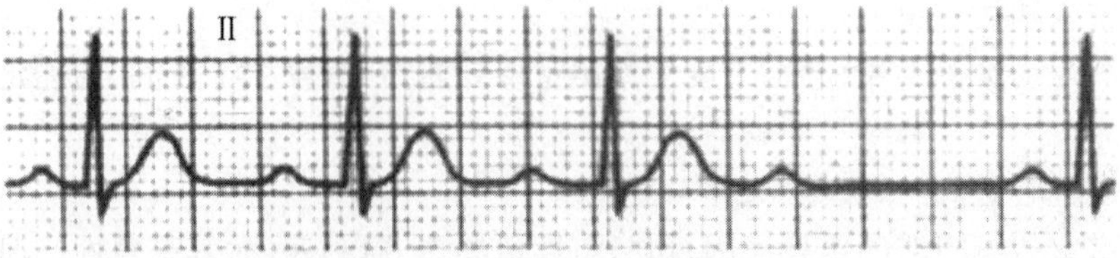

图7—21　二度Ⅰ型房室传导阻滞

Ⅱ导联P波规律出现,由左起第1个P波开始,PR间期逐渐延长,直至第4个P波后脱漏1个QRS波群,出现长间歇,形成4∶3房室传导。为二度Ⅰ型房室传导阻滞

2.莫氏Ⅱ型

(1)PR间期固定,可以延长亦可在正常范围内。

(2)部分P波出现QRS波群漏搏,如每隔2或3个P波后有1次QRS波群漏搏,分别称之为3∶2、4∶3房室传导阻滞。

(3)大多数QRS波群为室上性(图7—22)。如果连续出现2次或2次以上的QRS波群漏搏(如3∶1、4∶1传导)时,称为高度房室传导阻滞,易发展为完全性房室传导阻滞,预后较差。

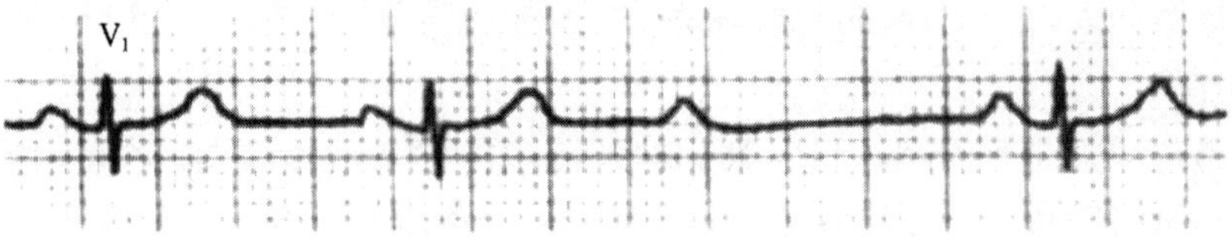

图7—22　二度Ⅱ型房室传导阻滞

V_1导联P波规律出现,P波与QRS波群数目之比为3∶2。下传的PR间期为0.16s,且恒定不变,QRS波群时限0.08s。为二度Ⅱ型房室传导阻滞

(三)三度(完全性)房室传导阻滞

1.P波与QRS波群毫无关系,P—P间距和R—R间距各有其自身的节律,且均基本规则,心房率快于心室率。如偶尔出现P波下传至心室者,称为几乎完全性房室传导阻滞。

2.逸搏心律

(1)交界性逸搏心律,心室起搏点在希氏束及以上部位,频率一般为40～60次/分,QRS波群形态正常;

(2)室性逸搏心律,心室起搏点在希氏束以下(分支以上),频率一般为20～40次/分,QRS波群增宽畸形(图7—23)。

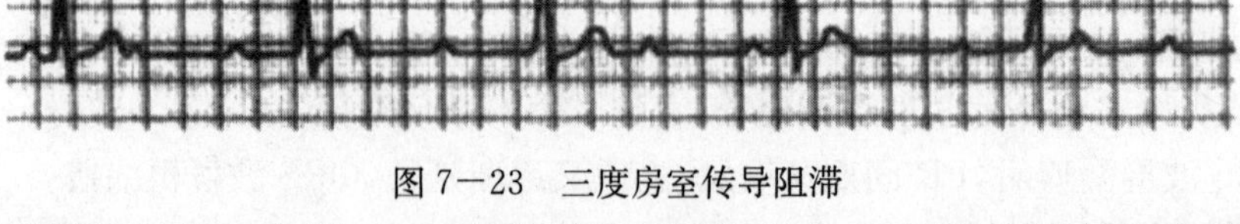

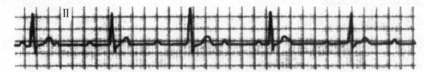

图7—23　三度房室传导阻滞

Ⅱ导联P波规则,频率80次/分。QRS波群缓慢而规则,频率40次/分,P波与QRS波群互不相干。QRS波群时限正常,提示起搏点在希氏束分叉以上

四、治疗

（一）病因治疗

积极治疗引起房室传导阻滞的各种心脏病，纠正电解质紊乱、停用有关药物、解除迷走神经过高张力等。

（二）药物治疗

1. 希氏束分支以上的阻滞，大多表现为一度或二度Ⅰ型房室传导阻滞，预后较好，且不影响血流动力学，如无症状且心室率在 50 次/分以上时，无须特殊治疗。

2. 二度Ⅱ型及三度房室传导阻滞，心室率多较缓慢并可影响血流动力学，对于症状明显或心室率低于 40 次/分者，应以提高心室率、改善症状及预防阿－斯综合征为主，药物治疗可选用异丙肾上腺素、阿托品等，二者均可提高房室传导阻滞的心室率。阿托品（0.5～2mg，静脉注射）适于阻滞位于房室结的患者，异丙肾上腺素（1～4μg/min，静脉滴注）适用于任何部位的房室传导阻滞，但应用于急性心肌梗死时应十分慎重，因可能导致严重室性心律失常。

（三）起搏治疗

药物治疗无效或者伴阿－斯综合征、心力衰竭者，应尽早考虑安装临时或永久性人工心脏起搏器。

（胡玲爱）

第十四节　室内传导阻滞

一、概述

心室内传导阻滞（室内阻滞）是指希氏束分支以下的室内传导系统或心室肌发生传导障碍，一般分为左、右束支传导阻滞，左束支分支即左前分支、左后分支阻滞，浦肯野纤维及心室肌发生的前向传导延缓或中断。

右束支阻滞可见于正常人，其发生率随年龄而增加，也常发生于各种器质性心脏病及传导系统的退行性疾病等，亦可见于肺栓塞，还可见于先天性心脏病手术治疗后。

左束支较粗分支也早，左束支阻滞常表示有弥漫性的心肌病变。最常见的病因为冠心病、高血压性心脏病，也见于风湿性心脏病、主动脉瓣钙化狭窄、充血性心力衰竭、心肌病等，也可见于奎尼丁与普鲁卡因胺中毒，极少见于健康人。左束支又分为左前分支及左后分支两支，左前分支较细，仅接受左前降支的血供，故易受损；而左后分支较粗，接受左冠前降支及右冠后降支的双重血液供应，不易发生传导阻滞，如出现多表示病变严重。

双束支或三分支传导阻滞是严重心脏病变引起，包括急性心肌梗死、心肌炎及原因不明的束支纤维化，容易发展成完全性房室阻滞。

二、临床表现

单支、双支阻滞通常无临床表现。完全性三分支阻滞的临床表现与完全性房室阻滞相同。

单支、双支阻滞间可听到第一、二心音分裂。完全性三分支阻滞心率常极为缓慢。临床上除心音分裂外无其他特殊表现。诊断主要依靠心电图。

三、心电图表现

(一)完全性右束支阻滞

1. QRS时限≥0.12s。

2. V_1、V_2 导联呈 rsR′,r 波狭小,R′波粗钝。

3. V_5、V_6 导联呈 qRs 或 Rs,S 波宽。

4. Ⅰ导联有明显增宽的S波、aVR导联有宽R波。

5. T 波与 QRS 主波方向相反。不完全性右束支阻滞图形与上述相似,但 QRS 时限<0.12s(图 7—24)。

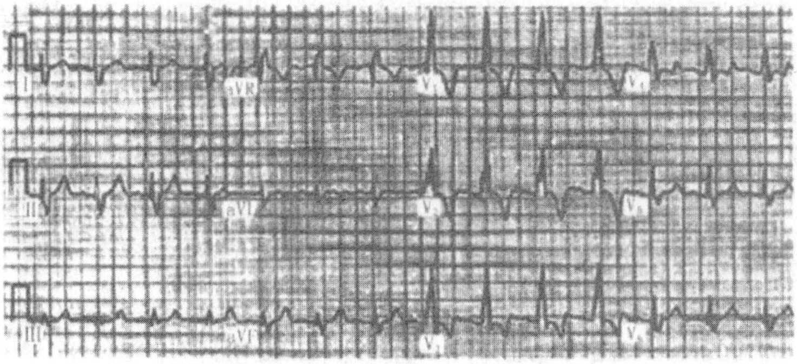

图 7—24　完全性右束支传导阻滞

(二)完全性左束支阻滞

1. QRS时限≥0.12s。

2. V_5、V_6 导联 R 波宽大,顶部粗钝或有切迹(M 形 R 波),其前方无 q 波。

3. V_1、V_2 导联多呈宽阔 QS 或 rS 波形,S 波宽大。

4. Ⅰ导联 R 波宽大或有切迹。

5. T 波与 QRS 主波方向相反。不完全性左束支阻滞图形与上述相似,但 QRS 时限<0.12s(图 7—25)。

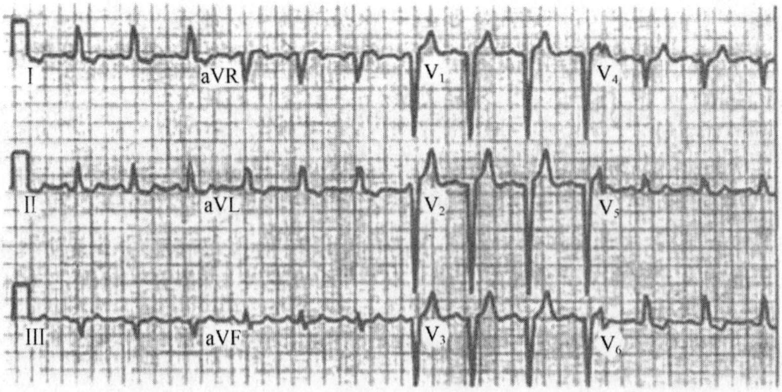

图 7—25　完全性左束支传导阻滞

（三）左前分支阻滞

1. 额面平均 QRS 电轴左偏达$-45°\sim-90°$

2. Ⅰ、aVL 导联呈 qR 波形，$R_{aVL}>R_{Ⅰ}$。

3. Ⅱ、Ⅲ、aVF 导联呈 rS 波形，$S_{Ⅲ}>S_{Ⅱ}$。

4. QRS 时限正常或稍延长，<0.12s，aVL 的室壁激动时间可延长，大于 0.045s，$V_{1\sim3}$ 的 r 波低小呈 rS，V_5、V_6 可出现较深的 S 波。（图 7－26）。

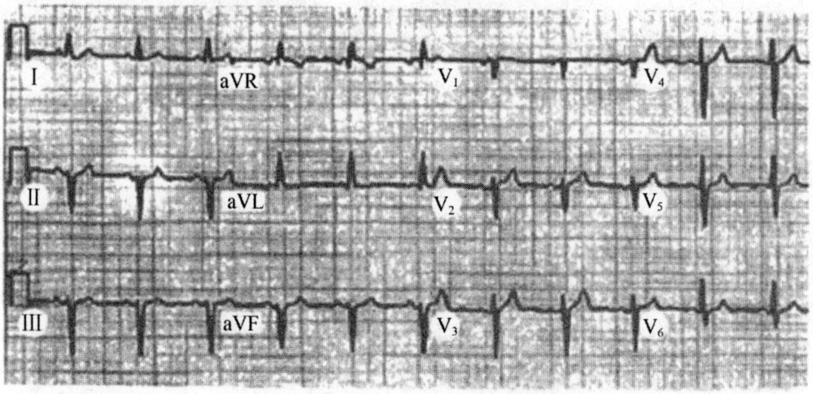

图 7－26　左前分支传导阻滞

（四）左后分支阻滞

1. 额面平均 QRS 电轴右偏达$+90°\sim+120°$。

2. Ⅰ、aVL 导联呈 rS 波形；Ⅱ、Ⅲ、aVF 导联呈 qR 波形，且 $R_{Ⅲ}>R_{Ⅱ}$。

3. QRS 时限<0.12s（图 7－27）；并除外常见引起电轴右偏的病变如右心室肥厚、肺气肿、侧壁心肌梗死等。

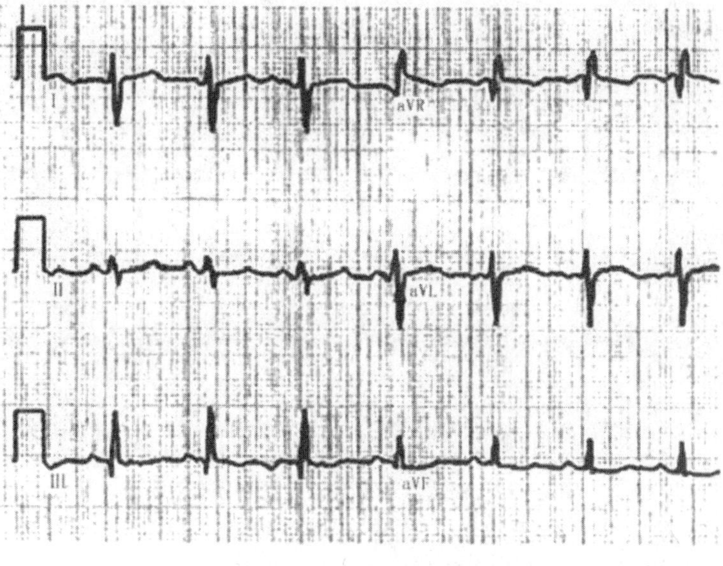

图 7－27　左后分支传导阻滞

（五）双束支传导阻滞

双束支传导阻滞是指左、右束支主干部位传导发生障碍引起的室内传导阻滞。每一侧束支传导阻滞有一、二及三度之分。若两侧阻滞程度不一致，必然造成许多形式的组合，出现间歇性、规则或不规则的左、右束支传导阻滞，可同时伴有房室传导阻滞。如果两侧束支同时出现三度传导阻滞，则表现为完全性房室阻滞。

（六）双分支与三分支传导阻滞

前者指室内传导系统三分支中的任何两分支同时发生阻滞。不同阻滞部位导致不同心电图表现。

1.右束支合并左前分支传导阻滞　临床上多见，心电图特点（图7－28）。肢体导联QRS波群与左前分支传导阻滞相似，但由于终末附加向量，故Ⅲ、aVF导联出现终末r波，胸前导联与右束支传导阻滞的波形相同。

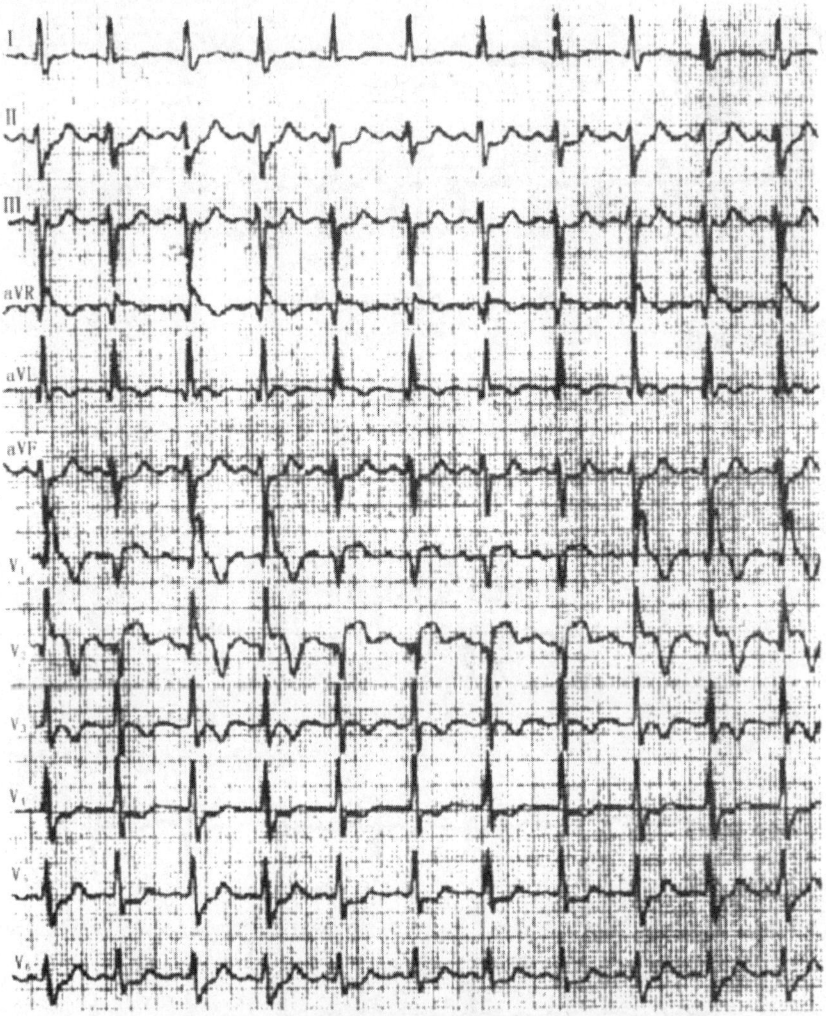

图7－28　间歇性右束支合并左前分支阻滞

2.右束支合并左后分支传导阻滞　临床上很少见，心电图特点（图7－29）：肢体导联QRS波群与左后分支传导阻滞相似；胸前导联与右束支传导阻滞相似。

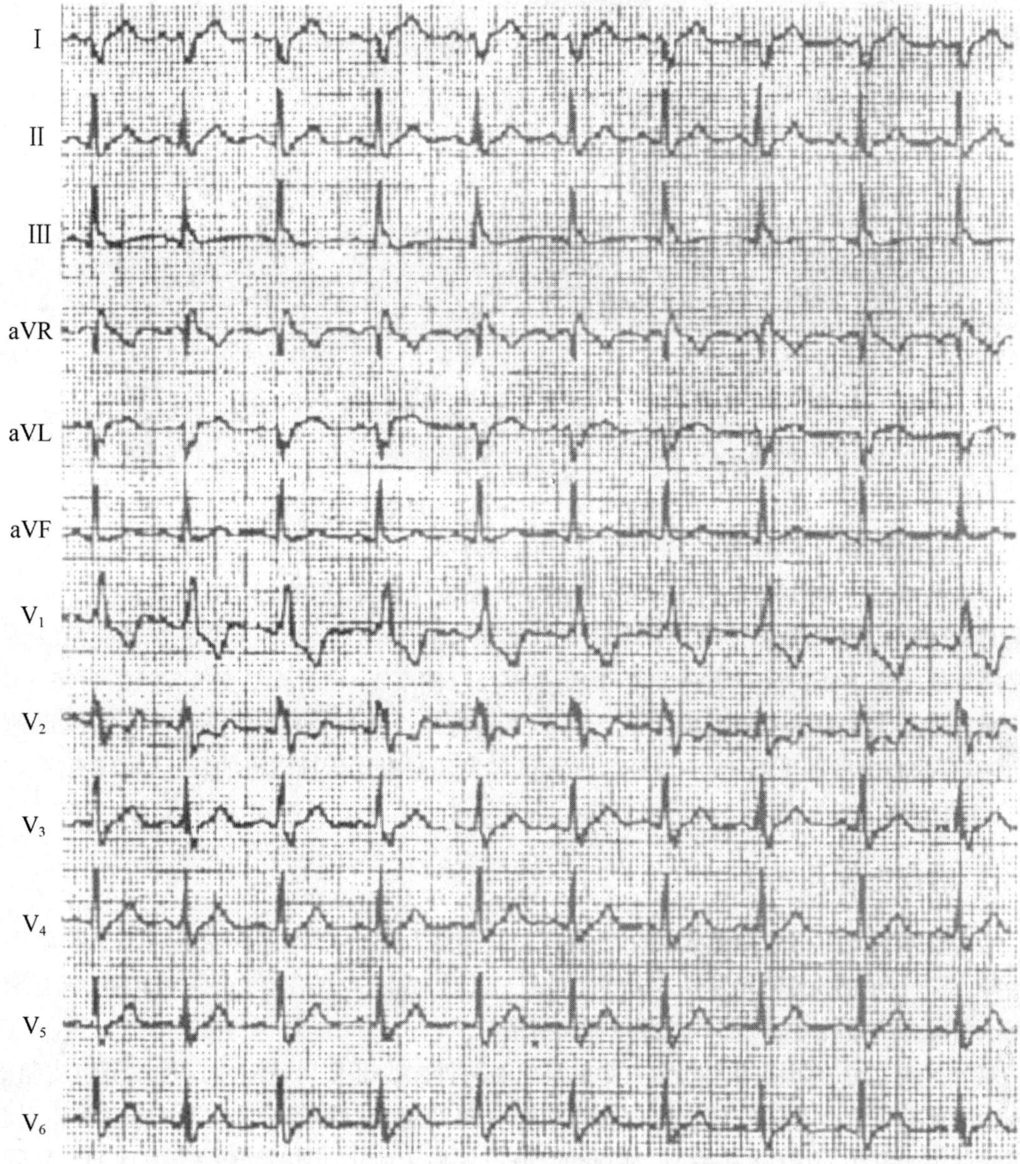

图 7－29　完全右束支合并左后分支传导阻滞

3. 左前分支合并左后分支传导阻滞　这种传导阻滞心电图很难诊断，只有在两支阻滞程度不同时诊断方能确立。

三分支传导阻滞指右束支、左前分支、左后分支均有阻滞证据(图 7－30)，也可以为双分支阻滞合并一度房室传导阻滞。阻滞可呈永久性，也可呈间歇性；三分支的组织程度、传导比例、传导同步性可以相同，也可以不同，因此，心电图表现复杂多样。如果三分支同时发生完全阻滞，表现为三度房室阻滞。

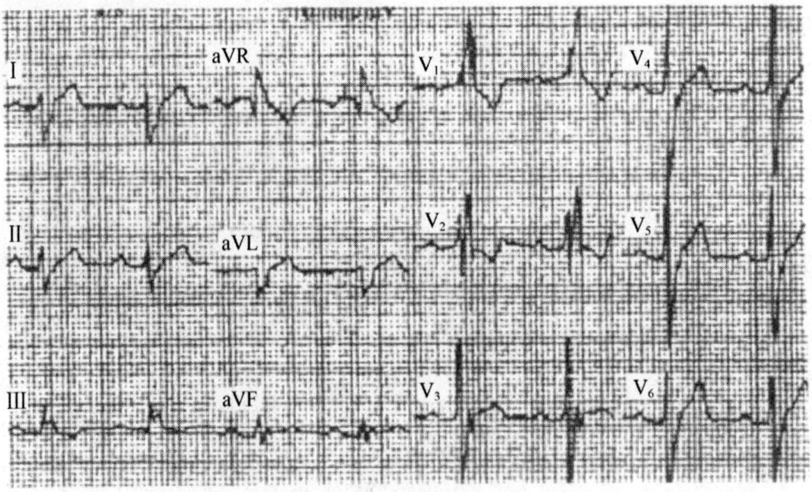

图 7－30　三分支传导阻滞

（七）不定型室内传导阻滞与浦肯野纤维传导阻滞

不定型室内传导阻滞指激动在心室内的传导发生了阻滞，但确切部位难以确定。心电图可见 QRS 间期≥0.12s，波形既不符合完全性右束支传导阻滞，也不符合完全性左束支传导阻滞的特征。多见于广泛心肌病患者，病变多累及双侧束支，预后较单支传导阻滞为差。

浦肯野纤维在心室内膜深层广泛交织形成浦肯野纤维网，使激动得以在心室内迅速传布，其阻滞的心电图可见 QRS 波群钝挫、切迹，多表现左束支传导阻滞的特点，可伴有 T 波及 Q－T 间期延长。

四、治疗方案及原则

慢性单侧束支阻滞者如无症状无须治疗。双分支与不完全性三分支阻滞不必预防性起搏治疗。急性前壁心肌梗死发生双分支、三分支阻滞，或慢性双分支、三分支阻滞，伴有晕厥或阿－斯综合征发作者，应及早考虑心脏起搏治疗。

双分支或三分支阻滞伴间歇性三度房室阻滞或伴二度Ⅱ型房室阻滞以及双侧束支阻滞，均列为起搏器置入Ⅰ类适应证。双分支或三分支阻滞患者，虽未证实晕厥由房室阻滞引起，但可排除由于其他原因（尤其是 VT）引起的，或虽无临床症状，但电生理检查发现 H－V 间期≥100ms，或者电生理检查时，由心房起搏诱发希氏束以下非生理性阻滞，均列为起搏器置入Ⅱa 类适应证，神经肌源性疾病伴发的任何程度的分支阻滞，无论是否有症状，因为传导阻滞随时会加重，故列为起搏器置入Ⅱb 类适应证。分支阻滞无症状或不伴有房室阻滞以及分支阻滞伴有一度房室阻滞，但无临床症状，则均列为起搏器置入Ⅲ类适应证。

（胡玲爱）

第八章　心包疾病

心包疾病包括心包炎、心包肿瘤、先天性心包异常等。临床发病率<1%，尸检发现约占5%，易被忽视。本章主要介绍常见的心包炎。

第一节　急性心包炎

急性心包炎是心包脏层和壁层的急性炎症，分为纤维蛋白性心包炎和渗出性心包炎两种。为全身疾病表现之一或邻近组织病变波及所致。

一、病因

1. 感染性　包括结核、病毒、细菌、霉菌、梅毒和寄生虫、立克次体。

2. 非感染性　特发性、尿毒症、肿瘤、黏液性水肿、外伤、乳糜性、胆固醇性、放射性。

3. 自身免疫性　系统性红斑狼疮、类风湿性关节炎、风湿热、硬皮病等。

4. 药物性　普鲁卡因酰胺、肼苯哒嗪。

5. 心脏损伤　急性心肌梗死后、心包切开术后综合征、心肌损伤后综合征。

6. 其他　胰腺炎、地中海贫血、肠源性脂肪代谢障碍(Whipples 病)、结膜一尿道炎综合征(Reiters 综合征)、非淋病性关节炎等合并心包炎。临床上以结核性、非特异性、肿瘤性、尿毒症性、化脓性、风湿性较为多见。

二、病理解剖

纤维蛋白性(干性)心包炎　心包脏层和壁层间有纤维蛋白、白细胞及少量内皮细胞组成的炎性渗出物，呈不规则、黏稠、长满粗毛的"面包加黄油"状，炎症可侵及心外膜下心肌。

渗出性(湿性)心包炎　渗出物水分增多，变为浆液纤维蛋白性渗出液，亦可呈浆液血性、血性或脓性，量多少不等(100mL 至 2～3L)。心包炎愈合后形成不同程度的心包粘连。

三、病理生理

纤维蛋白性心包炎　不影响血流动力学，可有胸痛和心包摩擦音。

渗出性心包炎　正常心包液为 15～30mL，积液迅速形成(量虽不多)或大量积液，均可致急性心脏压塞。机制如下：

心包内压急剧升高→心室舒张受限→心室充盈受阻{心排出量减少；静脉系统瘀血}

四、临床表现

(一)纤维蛋白性心包炎

1. 心前区疼痛　见于急性非特异性心包炎及感染性心包炎，而在缓慢发展的结核性或肿瘤性心包炎则常不明显。

疼痛性质有3种：①胸膜性疼痛：呈尖锐性剧痛，与呼吸运动有关或由变换体位、吞咽等引起。②心包性疼痛：为沉重的、压榨性胸骨后疼痛，类似急性心肌梗死。③随心脏跳动而发生的疼痛：部位在心脏左缘和左肩部。此外，可有全身症状如发热、出汗、乏力、焦虑、抑郁等。

2.心包摩擦音　呈抓搔样声音，胸骨左缘3～4肋间最清楚。心脏收缩期与舒张期均能听到，称双相摩擦音；仅在收缩期听到称单相摩擦音；而在心房收缩、心室收缩及心室舒张早期均能听到称为三相摩擦音。

以上症状和体征可持续数小时、数天或数周。一旦心包渗液增多，疼痛和心包摩擦音可明显减轻或消失。

(二)渗出性心包炎

心包积液征　心尖搏动微弱或不能触及，如能触及则在心左浊音界内侧。心浊音界向两侧扩大(均为绝对浊音，而不能叩出相对浊音)。平卧位心底部浊音界增宽。心音低而遥远，少数可闻心包叩击音。大量积液时，左肩胛骨下叩诊呈浊音及听诊有支气管呼吸音，称Ewart征。

心脏压塞征　由于心排出量减低，有头晕、心慌、呼吸急促，甚至休克；体征有心动过速、脉压小、奇脉等。由于静脉瘀血，有纳差、腹胀、恶心；体征有颈静脉怒张、肝大压痛、肝颈静脉反流征阳性、腹水和下肢水肿、Kussmaul征阳性(吸气时颈静脉更怒张)。

五、实验室检查

X射线检查　心包积液成人＜250mL，儿童＜150mL，则X射线检查难以发现。若渗液≥300mL，则心影向两侧普遍增大；大量积液(＞1000mL)，各心缘正常轮廓消失，心影呈大肚水瓶状或烧瓶状，两肺野无充血。可见上腔静脉影增宽及心膈角变钝。透视下心脏搏动减弱或消失。

心电图检查　心电图异常取决于脏层心包膜下心肌受累的程度和范围。

急性心包炎：典型ECG变化分4个阶段。①除aVR有ST段压低，其余导联ST段均呈弓背向下型抬高，以急性非特异性心包炎最常见，化脓性次之。②ST段回到基线，T波开始变平坦，PR段略压低(Ⅱ导联明显)，可能由心房心包炎所致。③原ST段抬高的导联T波倒置，渐由轻倒置到深倒置，可呈“冠状T波”。④T波回至等电位线或恢复正常，如炎症不完全消退，则T波难以恢复至原来程度。

出现心包积液后，除T波变化持续存在外，可见QRS波群低电压、心动过速；大量积液可见不完全性(仅心室波群)电压交替或完全性(心房波和心室波均有)电压交替，此可能与心脏悬在渗液中出现钟摆样运动有关。

超声心动图　对诊断心包积液有重要价值。

M超声心动图：脏层心包与心外膜间最大舒张期液性暗区＜10mm为小量积液；10～20mm为中等量积液；＞20mm为大量积液。

二维超声心动图：心包积液仅出现在房室沟之后，或轻度向下延伸，但未达心尖，为小量积液；若积液延伸到心尖，并达左室侧壁、后壁及右室前壁，则为大量积液；介于上述二者之间，为中等量积液。正常心包液量20～30mL，且超声难以发现。动态观察可提供心包积液量或心包内压变化的间接证据。心包液中心脏呈摆动样活动，提示心包内高压。

六、诊断

纤维蛋白性心包炎　根据胸痛、发热及(或)心包摩擦音可以确诊。

渗出性心包炎　有心包积液征、心脏压塞征及(或)超声心动图的阳性发现可以确诊。

七、治疗

病因治疗，如结核性给予抗痨药，细菌性给予抗生素。对症治疗，胸痛者给予阿司匹林、消炎痛，必要时给予吗啡。纤维蛋白性心包炎忌用抗凝剂，因可能致心包出血。急性心脏压塞，应及时心包穿刺放液。化脓性心包炎常需施行心包引流。

附1:急性心脏压塞

急性心脏压塞是心脏受心包腔内液体急性挤压所致的临床综合征，是心内科急症。

(一)病因

常见病因:心包恶性肿瘤、特发性心包炎、尿毒症、抗凝治疗、细菌性、结核性、放射治疗后、主动脉夹层破入心包、黏液性水肿、心包切开术后、外伤等。

(二)病理

心包内迅速充满液体，心包囊不能足够的伸展，致心包内压力明显增高。

心包内压增高→两心室舒张充盈受限→体循环和肺循环静脉压增高且几乎相等→心室每搏量减低→心动过速及外周阻力代偿增高→维持重要脏器供血→最终血压下降→休克。

心脏压塞时奇脉的机制:吸气时右室充盈增加，室间隔向左移位，但心包内压增高，左室充盈受限;同时，吸气时胸腔内压降低，肺容量血管床增大，从而左室充盈更减少。故吸气时左室排出量下降，血压降低，脉搏减弱或消失。

(三)临床特征

表现为急性循环衰竭:静脉压不断升高，动脉压持续下降，脉压变小，直至出现心源性休克。患者常取坐位，躯体前倾，面色苍白、精神不安或瞻妄。心动过速，呼吸浅而速，发绀、皮肤湿冷，最终意识丧失。静脉压常＞200mm H_2O，伴颈静脉明显怒张。

急性心脏压塞，肝脏不一定明显肿大，但压痛可十分显著。此外，奇脉(吸气时脉搏减弱或消失)可能出现，通常吸气时收缩压下降＞10mmHg。Kussmaul 征可阳性(吸气时颈静脉更充盈)。如渗液积聚较慢，可呈亚急性或慢性心脏压塞。

(四)实验室检查

X 射线检查如以前没有心包积液而发生急性心脏压塞，则心影可能正常或稍大，因心包液急剧出现，不足 250mL 都可能是致命的。如原有心包积液而发生心脏压塞，则心影迅速增大而两肺野清晰是其特征。

心电图完全性电压交替对大量积液和心脏压塞有诊断价值，但并不常见。血性心包积液时，心前区导联突然出现高而尖的 T 波，即使以前 T 波倒置也会如此。心脏破裂的心脏压塞，常迅速出现心动过缓和电一机械分离。心电图突然出现低电压，说明有大量积血。

1. 超声心动图

(1)M 超声心动图:①吸气时右室内径增加而左室内径减小，呼气时则相反;②呼气末右室内径＜10mm;③心脏在心包液内摆动;④右室前壁收缩早期切迹。

(2)二维超声心动图:①舒张末右房塌陷;②舒张期右室游离壁塌陷;③心脏在心包液内

摆动；④正常的下腔静脉内径随呼吸而变化的现象消失。

(3)彩色多普勒超声：①吸气时通过右侧心瓣膜口血流增加，通过左侧心瓣膜口血流反而减少；②腔静脉和肝静脉血流速率随呼吸与心动周期相关的血流摆动消失。

2.静脉压测定　心脏压塞时，肘静脉压常显著增高(＞200mm H_2O)；而在右心衰竭，肘静脉压可增高，但很少超过 200mm H_2O。静脉压显著增高加奇脉，诊断心脏压塞十分可靠；但静脉压正常或略高加奇脉，则可能是其他疾病(右室梗死、慢性阻塞性肺疾病等)。

(五)紧急处理

急性心脏压塞常需紧急心包穿刺，随着排出 100～200mL 积液，患者情况可明显改善。即使静脉压很高，但利尿剂和小静脉扩张剂不宜应用，因为高的静脉压可对抗高的心包内压，以保持心脏的适当充盈，否则血压会进一步降低。可适当给予多巴胺静脉滴注。心脏压塞反复出现，则需心包切开引流或作心包切除术(如化脓性、尿毒症等)。积极地治疗病因。

附 2：肘静脉压测定

1.目的　肘静脉压帮助诊断右心衰竭、心脏压塞及上腔静脉阻塞综合征。

2.设备

(1)治疗盘一个；

(2)L 形测压玻璃管一个(长 30cm，内径 4mm)；

(3)18 号静脉穿刺针一个；

(4)10mL 注射器一副，3.8%枸橼酸钠液。

3.操作　平卧位，上臂外展与躯干呈 45°～60°，且与右心房在同一水平面。如呼吸困难，可取半坐位，臂高相当于第二肋间(图 8－1)。取 10mL 注射器用 3.8%枸橼酸钠液冲洗测压玻璃管以防凝血，或将玻璃管充满消毒的蒸馏水。将注射器连接 18 号穿刺针头，作肘正中静脉穿刺，成功后取下注射器，连上测压玻璃管。待玻璃管内血柱或水柱不再下降时，其高度读数即为静脉压，深呼吸时高度应随之上下波动。测定时四肢放松，且衣袖不宜太紧，以免影响测值。

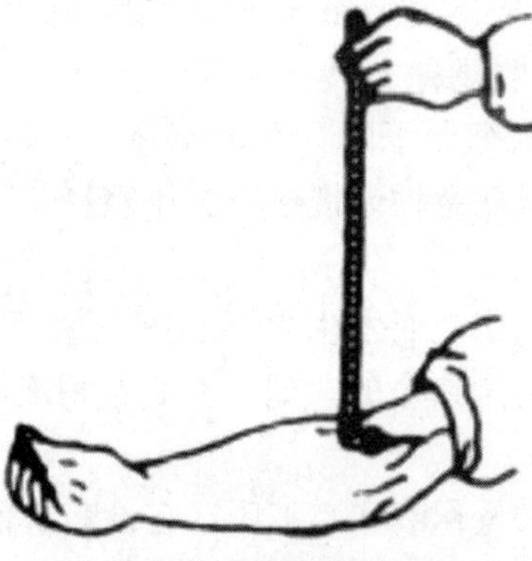

图 8－1　肘静脉压测量法

4.临床意义　肘静脉压正常 30～145mm H_2O(除以 13.6 即为 mmHg)。静脉压增高者见于：

(1)右心衰竭；

(2)心脏压塞征；

(3)上腔静脉阻塞综合征；

(4)慢性肺心病；

(5)右室梗死。

用手压迫肝脏，若压力增加 10mm H_2O 以上，提示右心衰竭存在。

附 3：心包穿刺术和心包置管引流术

1. 目的

(1)穿刺心包液进行常规、生化、细菌及细胞学检查，以明确诊断。

(2)急性心脏压塞时，心包穿刺放液或置管引流以缓解症状。

(3)心包内注入少量气体拍片用于诊断或心包内注药用于治疗。

2. 设备

(1)治疗盘 1 个；

(2)5mL 注射器 2 副，2%普鲁卡因 2 支，0.1%肾上腺素 1 支备用；

(3)心包穿刺包：内含 50mL 注射器 1 副、带有橡皮管和血管钳或带有三通开关的心包穿刺针一套、洞巾；或心包引流管一套；

(4)无菌手套 2 副；

(5)心电图机。

3. 操作　取半卧位或半坐位。常用穿刺部位：

(1)心尖部：左 5～6 肋间心浊音左界内侧 1～2cm 处穿刺。如心尖搏动可见，则在搏动点外侧 1～2cm 处穿刺。穿刺针向内、向上、向后，深约 3～5cm 即达心包腔。

(2)剑突下：在剑突与左侧肋弓交角处，穿刺针与腹壁呈 30°，紧贴胸骨后向后上方刺入，指向左肩，深度一般 4～8cm。此部位可抽出心包腔底部的液体，且不易与胸腔积液混淆。心包引流时常用此位。不可用力过猛，以防穿破很薄的右室或右房壁，或损伤较大的冠状动脉。

严格消毒皮肤，用 2%普鲁卡因在穿刺点作皮肤、皮下组织及心包壁各层麻醉。

穿刺可在心电监护下进行，将穿刺针柄用消毒导线与心电图机胸导联连接，心电图机接地线，如 ST 段抬高或出现室早、室速，提示损伤心肌，应立即退回针头。

由选定部位刺入，待针头阻力突然消失或感到心尖搏动撞击时，停止穿刺或针略向后退，并将针头固定。由助手将 50mL 注射器连于穿刺针尾的橡皮管上或接在三通开关上，除去橡皮管上的血管钳或打开三通开关，试抽是否有心包液流出。第一次抽液一般不超 100mL，以后每次不超 500mL。亦可经穿刺针置入引流管间断引流。

穿刺过程若患者感觉不适、心跳加快、冷汗、头晕、气短等，应立即停止操作。若开始即抽出红色污秽液体，放置 3～5min 不凝，则为血性心包积液；若颜色较鲜，且抽出即凝或为后来抽出血性液体，则可能为血管损伤或穿破房室壁进入心腔。

记录抽出液体的量、颜色和性质，并将标本送检。

4. 注意事项

(1)穿刺时缓慢进针，如感到心脏搏动应立即退针，以免刺破冠状动脉、心房或心室壁造成心包积血；

(2)抽液时轻柔缓慢进行，不可猛力抽吸；

(3)化脓性心包炎，可从剑突下进针，防止胸膜或腹膜感染；

(4)穿刺过程应在心电监护下进行；

(5)突然发生休克及迷走神经性心脏骤停，立即抢救。

5.临床意义　正常心包液 30～50mL，若＞100mL 则为心包积液。可分为渗出液、漏出液和乳糜性 3 种。血性心包液以肿瘤和结核多见，可查结核菌或癌细胞证实诊断。

（李梅）

第二节　几种常见类型的心包炎

一、结核性心包炎

结核性心包炎是我国最常见的心包炎类型之一。

（一）病因

通常是纵隔淋巴结结核（尤其是支气管隆突部位淋巴结结核）、肺结核、胸膜结核等直接蔓延而来；也可由淋巴管逆行到心包；偶可为结核粟粒性播散的结果，而原发的结核性心包炎是不存在的。

（二）病理

早期心包呈急性纤维蛋白性炎症反应，可形成浆液血性、浆液纤维蛋白性或干酪样心包渗液。晚期由于结缔组织增生，结节及干酪样物质的形成而致心包增厚，脏层与壁层心包粘连而形成心包缩窄。

（三）临床特征

起病隐匿，常有心外原发结核或同时多发浆膜腔积液并存。①结核中毒症状：长期低热、盗汗、乏力、食欲减退、体重减轻。虽有高热但无严重病容，也可无发热。②心包炎表现：就诊时几乎均有心包积液，而心前区疼痛和心包摩擦音则很少见。③心脏受压征：由于心包渗液通常缓慢，如有心脏压塞则多为慢性。凡大量心包积液（＞1000mL），尤其是血性渗液，但无急性心脏压塞，应首先想到是结核性。

（四）诊断

确诊依据：①从心包液或心包组织中分离出结核菌；②从机体其他部位分离出结核菌（如痰、胃液等）；③心包的干酪性病变或其他部位的干酪性坏死（如淋巴结活检）。

结核菌素试验阳性、血沉增快、血液或心包液 PCR－TB－DNA 阳性、心包液或胸腔液腺苷脱氨基酶（ADA）活性＞45U・L^{-1}、结素试验三项阳性等有助于诊断，但缺乏特异性。迅速自限性心包炎，结核的可能性不大。有结核患者接触史或有结核病史，诊断时可作参考。心包活检有较高诊断价值。若临床资料倾向于结核性，可试行抗痨。治疗有效，有助于诊断。

（五）治疗

急性期除休息和加强营养外，均应尽早三联抗痨。一般用异烟肼（5mg・kg^{-1}・d^{-1}，9 个月），利福平（10mg・kg^{-1}，9 个月）和乙胺丁醇（25mg・kg^{-1}・d^{-1}，3 个月）；亦可用异烟肼、链霉素、对氨水杨酸联合治疗，历时 18～24 个月。抗痨通常 2 周才能开始见效，如体温下降、中毒症状减轻。强的松治疗不能预防心包缩窄，心包缩窄的发生取决于抗痨治疗的早晚。起病 1 个月内开始治疗者，以后心包缩窄可大大减少。治疗后，如积液基本吸收但出现心脏压塞征象，应及早施行心包切除术。结核性心包炎心包缩窄发生率显然是高的，但早期抗痨和及时心包引流可减少缩窄的发生。

二、急性特发性心包炎

在西方国家，急性特发性心包炎的发病率占心包炎首位，国内近年发病亦有渐增趋势。

（一）病因

病因未明，故又称非特异性、原发性、非风湿性、复发性或急性良性心包炎。病毒感染和感染后发生的变态反应或自身免疫反应可能是病因之一。近年发现组织胞浆菌病心包炎与特发性心包炎有类似的病程。其他可能病因将来可能会被证实。

（二）病理

属浆液纤维蛋白性心包炎，少数并有心外膜下心肌受累，极个别形成心包缩窄。

（三）临床特征

多见于青壮年，男性多于女性。发病前 2～4 周常有上呼吸道感染（66%）或发热及腹泻史。起病急骤，发热、胸痛及心包摩擦音是本病三大特征。①发热：起病 24h 内达 39℃或更高，为稽留热或弛张热，可持续数日或数月，平均 2 周。②胸痛：心前区或胸骨后剧烈疼痛，呈刀割样、压榨性或闷痛；可放射至颈、左肩、左肩胛骨、上腹部等处；咳嗽、呼吸、身躯扭动均可使疼痛加剧；疼痛在短时间内达到最高峰，以后逐渐减轻。③心包摩擦音：常在起病后第一日即出现，可持续数日，甚至 2 个月。

心包液通常为少量至中等量，一般无严重心脏压塞，很少需心包穿刺抽液。积液在短期内变化迅速是其特点，吸收快但易复发。心包液可为草黄色或血性。由于邻近心包的胸膜常被累及，故常有胸膜腔渗液，左侧多见。

常有典型的急性心包炎 ECG 特征。有白细胞、CRP 增高和血沉增快。血清病毒抗体 4 倍增高有诊断价值。

（四）诊断要点

1. 起病前有上呼吸道感染。
2. 有典型发热、胸痛、心包摩擦音。
3. ECG 有急性心包炎特征性变化。
4. 心包液吸收快，易复发。
5. 很少出现心脏压塞。

（五）治疗

本病在数日或 2 周内可能自愈，病程通常不超 3 周，部分患者持续 3～6 周，故很难评价所用药物的疗效。尚无特异性治疗，主要是休息、止痛和镇静，糖皮质激素对急性期缓解病情十分有效。约 1/4 病例有复发，通常在几个月之内，但第 3 次或最后 1 次复发可能相隔几年，过度劳累、情绪波动及受寒可能为诱因。复发时通常有疼痛和发热，而大量积液、心肌炎及缩窄性心包炎并不常见。顽固的反复发作可考虑心包切除，一般认为此法对治愈本病有效。

三、肿瘤性心包炎

近年肿瘤性心包炎的发病率有所增加，是急性心脏压塞的最常见原因。

（一）病因

心包的原发肿瘤主要是恶性间皮细胞瘤；继发肿瘤（占 80%）多见于支气管肺癌、乳腺癌、肾癌、黑色素瘤等，急性淋巴瘤和急性白血病亦常累及心包。

（二）临床特征

1. 有原发恶性肿瘤，如听到心包摩擦音或有心包渗液，则应考虑肿瘤性心包炎。

2. 如未发现原发恶性肿瘤，而为血性心包液，且查不到其他原因，又对抗痨毫无反应，则应疑及恶性心包炎。

3. 病情短期迅速恶化，如持续胸痛、血沉快、体重减轻等，渗液增长快，需反复抽心包液而心脏压塞不能缓解，应考虑恶性心包炎。

4. 恶性心包积液常为大量血性液，但亦可为少量或中等量，也可为淡黄色液；积液可为渗出液，亦可介于渗出和漏出之间。

5. 心包液内查到癌细胞或二维超声发现心包腔内占位病变是确诊的依据。

心包转移癌脱落细胞学检查阳性率较原发心包肿瘤的阳性率高。肿瘤标志物：如癌胚抗原（CEA）、CA125、甲胎蛋白（AFP）等可作参考。

（三）治疗

抗肿瘤治疗，对症治疗。

四、心脏损伤后心包炎

（一）病因

临床包括心包切开术后综合征、二尖瓣分离术后综合征、心脏创伤后综合征、心肌梗死后综合征（Dressler 综合征）等，共同特征是心脏（心包）损伤后发生心包炎症。症状常在损伤后2 周或更长时间出现，甚至在数月后出现。病程自限性，但常反复发作，每次发作持续 1～4 周，病程可延绵 2 年以上。发病机制不清，可能是一种抗原－抗体反应，抗原来自受损的心包（心肌）组织，属自身免疫性疾病。

（二）临床特征

起病以发热、胸痛为主，可闻及心包摩擦音。发热常达 39℃左右。除急性心包炎外，还可有胸膜炎、肺炎表现，伴白细胞增高和血沉增快。胸痛常在深吸气或平卧位时加重，还可有干咳、吞咽困难、乏力、肌肉痛、关节痛等症状。心脏手术或心脏创伤后不能解释的长期发热，应警惕本病。心包炎可为纤维蛋白性或渗液性，心包液常为浆液血性，心脏压塞少见。X 射线示心影增大，心电图可有 ST－T 改变，超声心动图可证实心包积液。除心脏创伤的血性心包可发生缩窄外，其他各综合征一般不留后遗症。

（三）治疗

本病属自限性，一般只需休息和对症治疗，疼痛给阿司匹林、消炎痛等止痛。糖皮质激素对缓解症状十分有效，但仅用于严重病例。有心脏压塞，可考虑心包穿刺放液。个别发生心包缩窄，需做心包切除术。

五、放射性心包炎

放射性心包炎见于胸部和纵隔肿瘤进行大剂量放射治疗后。治疗剂量≥40Gy（4000Rad）者，5％发生放射性心包炎；治疗剂量≥60Gy（6000 Rad），放射性心包炎发生率高达 50％。

（一）病因

大剂量放射治疗后，心包、心外膜、心肌、心内膜及小冠状动脉均可出现炎症反应，心包尤为敏感。这些炎症病变通常在 48h 内消退，而当时可无明显的临床表现。但经过数月或数年的潜伏期后，常会出现严重的心脏并发症，如心包的炎症、增厚和缩窄，瓣膜损害，冠状动脉病变等。

（二）临床特征

心包炎常在放疗后若干年才出现。可表现为急性心包炎伴心包渗液和心脏压塞；也可表现为慢性心包渗液、亚急性心包渗出一缩窄性心包炎或慢性缩窄性心包炎。有时与肿瘤复发甚难鉴别。部分患者伴有放射性心肌病变或瓣膜病变，可有心脏扩大、心律失常或心力衰竭，可有瓣膜损害的心脏杂音。UCG 和 SMCT 有助于确定心包病变。

放疗剂量和受照射部位与心脏受损程度相关。同时进行放疗和化疗者，心包受累危险性增加。患者撤除糖皮质激素治疗后，先前的亚临床型心包损伤可能会被激活。近年来，严重的放射性心脏损伤已减少，因现已认识到极限剂量是多少，及用较大剂量照射时如何采取更好的方法来遮盖心脏。

（三）治疗

无症状性少量积液一般无害，不需特殊处理。伴有心脏压塞的心包积液常在 1 次或数次心包穿刺后消失。部分形成心包缩窄，应尽早施行心包切除术。

六、类风湿性心包炎

类风湿性心包炎占类风湿性关节炎的 2%～3%，而尸检发生率可高达 30%～50%。

（一）临床特征

见于病程长、病情重的活动性类风湿患者，常伴有骨骼变形、肌肉萎缩、皮下结节、血沉增快和类风湿因子阳性。心包液常为少量至中等量，可为浆液血性或为淡黄色渗液。心包液生化检查有乳酸脱氢酶和 γ 球蛋白增多，但糖量却降低，后者对诊断有一定价值。X 射线可见心影增大和胸腔积液。部分可有瓣膜病变（尤其主动脉瓣关闭不全）或房室传导阻滞（与类风湿结节浸润室间隔有关）。

（二）治疗

本病有自限性，常可自愈。糖皮质激素治疗有效，在加用激素后心包液迅速消退。有 3%～24%形成心脏压塞或最终形成心包缩窄。心脏压塞时心包穿刺放液，形成心包缩窄者作心包切除术。

七、风湿性心包炎

近年，随着风湿热发病率的减低，风湿性心包炎日趋少见（占风湿热患者 10%），为风湿性全心炎的一部分。

（一）临床特征

见于严重的急性风湿热患儿。常有典型的风湿性心脏炎表现，如窦性心动过速、第一心音低钝、第三心音奔马律、心脏杂音易变、心脏扩大和心力衰竭；同时可有风湿性心包炎、风湿性胸膜炎或风湿性肺炎。心包炎的重要表现是胸痛和心包摩擦音，但可能仅持续几小时或几天，因此常为临床医师所忽视。多数患者在心包渗液出现后心包摩擦音仍持续存在，因风湿性心包炎常为浆液纤维蛋白性，积液量不多，仅个别病例心包液可达 1L，但极少引起心脏压塞。心包积液消退后，可有心包粘连或增厚，但不影响心功能，也很少引起心脏缩窄。儿童患者常提示严重的风湿性全心炎,但成人并不一定有严重的全心炎。

(二)治疗

急性风湿性心包炎的出现,常提示需要加强抗风湿治疗,也是应用糖皮质激素的指征。风湿性心包炎对激素反应良好,故已停药者此时应重新使用。

八、化脓性心包炎

近年由于抗生素广泛应用,化脓性心包炎已少见。

(一)病因

主要致病菌:肺炎球菌、葡萄球菌、溶血性链球菌、革兰阴性杆菌。感染来源:

1. 血行细菌播散,常为败血症的一部分。

2. 由胸腔内邻近组织感染直接蔓延而来,如来自肺炎、脓胸、纵隔炎及胸骨、肋骨、脊柱的骨髓炎。

3. 心脏手术、胸腔或心脏外伤、心脏穿透伤带入细菌。

4. 偶可由膈下脓肿或肝脓肿(左叶)蔓延或穿透横膈而来,或由食管肿瘤穿破而来。

(二)临床特征

化脓性心包炎起初为纤维蛋白性,继之为浆液纤维蛋白性或浆液血性,然后转为脓性。

1. 常有寒战、高热等毒血症或败血症症状。

2. 败血症患者出现心包摩擦音及胸痛应考虑合并化脓性心包炎。

3. 心影常无明显扩大,部分患者出现心脏压塞。

4. 超声心动图可证实心包积液存在。

5. 心包穿刺液为脓性可以确诊。

(三)治疗

一旦明确诊断,除足量抗生素外,应立即心包切开引流术。根据心包脓液的细菌培养及药敏试验,选择适当抗生素,剂量应足,感染控制后仍应继续用 2 周。发生心包缩窄者,应尽早作心包切除术。

九、胆固醇性心包炎

胆固醇性心包炎是一种慢性渗液性心包炎。

(一)病因

见于黏液性水肿、类风湿性关节炎、结核性心包炎、高胆固醇血症、心肌梗死后或为特发性。其他任何血性心包,均可继发胆固醇性心包炎。机制:

1. 心包表面细胞坏死,释放出细胞内的胆固醇。

2. 血性心包液中红细胞溶解,释放出胆固醇。

3. 心包炎致心包淋巴液回流受阻,减少了胆固醇的吸收。

(二)临床特征

心包积液缓慢发展,最后形成非缩窄性大量积液,可达数升。心包液胆固醇含量高(1.56～22.1mmol·L^{-1}),可见胆固醇结晶,使之呈金黄色。心包液可混浊而闪光,也可清澈透明,或为白色、绿色、棕色或红色。黄色色彩在数次穿刺抽液后可消失。X 射线见心影球形增大,超声显示大量心包积液。一般不引起心脏压塞和明显的血流动力学障碍。

（三）治疗

针对病因，黏液性水肿者给予甲状腺素片治疗，10～15mg·d^{-1}开始，渐增量，平均120～180mg·d^{-1}；如为结核所致，给予抗结核药物。积液不消退，可多次少量心包穿刺放液。对于病程长，已有心肌萎缩的患者，每次心包穿刺放液更不宜多，以免发生急性肺水肿或心源性休克。

十、尿毒症性心包炎

尿毒症性心包炎发生在肾衰晚期，临床可分两型。

1.尿毒症性心包炎 出现在血液透析之前。属纤维蛋白性心包炎，极少数为浆液纤维蛋白性或血性渗液。可有一般心包炎症状，即胸痛、心包摩擦音和特征性心电图改变。其发生与血浆中尿素和肌酐水平关系不大，而可能与一些中分子物质有关。腹膜透析患者心包炎是少见的，因腹膜比人工膜更易透出中分子物质。通常症状不明显，偶有胸痛或听到心包摩擦音时才被发现，很少心脏压塞。它的发生提示预后严重，常在1～3周内死亡，是立即透析指征。自有透析以来预后已大为改善。

2.与透析有关的心包炎 出现于透析过程中，其发生可能与透析不充分有关，部分可能与感染因素（如病毒）有关。可伴全身症状，多为大量浆液血性心包渗液，可引起心脏压塞。治疗为增加透析次数，有心脏压塞时，心包穿刺抽液。吲哚美辛（消炎痛）和糖皮质激素无效，并可使免疫抑制患者病情恶化，故不主张应用。

肾脏病晚期，因心力衰竭或水钠潴留出现无症状性心包积液，随透析和超滤可以消失，提示积液是漏出性的，不诊断心包炎。

十一、系统性红斑狼疮性心包炎

系统性红斑狼疮患者心包炎发生率17%～50%，尸检发生率60%～80%。2%～4%患者心包炎为最早表现。多见于青年妇女，有长期发热、关节痛、红斑或盘状红斑、皮肤光过敏、持续尿蛋白等红斑狼疮本身的表现。心包、心肌、心内膜均可受累，心包炎以纤维蛋白性为多见，可听到心包摩擦音。少数心包渗液中可查到狼疮细胞。本病易反复发作，形成粘连性心包炎或缩窄性心包炎。积液量少者可无症状，仅超声心动图发现心包内液性暗区。治疗主要用糖皮质激素，大量积液心脏压塞时，可作心包穿刺放液，心包缩窄者可行心包切除术。

十二、急性心肌梗死时心包积液

心肌梗死急性期心包积液常见（约26%），但通常是少量的、良性的，超声是确定积液的极好方法。梗死后24h内心包积液检出率17%；第3天25%。最大积液量在第3天，积液的消失是缓慢的。心包积液与透壁梗死心外膜受累（炎症水肿）有关；部分与心力衰竭相关。这种心包积液不需治疗，也不必中止肝素抗凝。

心肌梗死较晚期（数周）出现心包炎，称为Dressler综合征。诊断依据：发热、胸痛、心包炎（持续胸痛、心包摩擦音、浆液性或浆液血性心包积液）、胸膜炎、胸腔积液、肺炎。其发病可能与心肌一心包损伤后自身免疫反应有关。本综合征与心肌梗死早期的心包积液无关。

十三、慢性大量特发性心包积波

诊断应满足：①大量心包积液，超声心动图示液性暗区＞20mm，X射线示心影明显增大，呈典型烧瓶状；②积液量在整个病程是恒定的多；③积液至少持续 3 个月；④患者没有全身性疾病，即后者与心包积液无关；⑤全面系统检查未发现病因，则可称为慢性大量特发性心包积液。有称“慢性渗出性心包炎”，但这并不合适，因这些患者通常没有心包炎的症状。

肉眼观察，58%心包正常，42%心包增厚(2～3mm)；但组织学检查均提示有慢性非特异性心包炎症。

本综合征发生率低，占心包疾病的 2%。女性占多数(女：男＝10：4)。大量心包积液是首要表现，半数无症状仅在 X 射线检查时发现心影普大。心包液呈浆液纤维素性或浆液血性，蛋白含量 35～52g·L^{-1}、细胞数少。积液可持续数年甚至几十年。从不发生心脏压塞；即使出现，也是十分缓慢。心导管检查可能有轻度心脏压塞，但因积液发展十分缓慢，故并无临床症状。一旦积液量突然增加，可致严重心脏压塞。有报道，个别患者合并小房间隔缺损。

尚无特异药物治疗。糖皮质激素或其他抗炎药、抗痨和反复心包穿刺，仅能获得暂时改善，并不改变本病结局。如无症状，则不需治疗。急性心脏压塞时，应作心包穿刺抽液。反复心脏压塞或积液持续＞6 个月者，可作广泛心包切除。有报道，心包切除者预后尚好，甚至可完全治愈。但心包切除不完全，心包积液可能再发。

(李梅)

第三节　慢性心包炎

一、分类

病程＞6 个月的心包炎称慢性心包炎，临床分 4 型。

1. 慢性心包渗液　各种炎症均可形成慢性心包渗液。心包内缓慢地积蓄大量液体，但仅引起极轻微的血流动力学变化，心包内压仅轻度增高或不增高。X 射线示心影增大呈烧瓶状，但肺野清晰。透视下心脏搏动消失，很少见到心包钙化。心包内注气造影可见心包壁层增厚，心脏正常或缩小。心电图常有低电压和 ST－T 波改变。超声心动图有确诊价值。除病因治疗外，每次心包穿刺放液时不宜过多，以免引起急性血流动力学改变。经治疗积液吸收后，可能形成缩窄性心包炎。

2. 粘连性心包炎　心包脏层与壁层或壁层与胸腔组织之间形成纤维素粘连，此时炎症已不明显。虽心包完全地或部分地粘连闭塞，但粘连一般较疏松，心包增厚较轻，很少引起缩窄。临床无血流动力学障碍，心脏不增大。一般不需特殊处理，病因治疗，定期复查。

3. 渗液－缩窄性心包炎　该型心包脏层增厚，产生心脏缩窄，同时伴有心包渗液。特点是去除心包渗液后持续有心脏压塞，中心静脉压及右心房压仍然保持在原有的高水平。经治疗不能防止其发展为缩窄性心包炎，故治疗主要是心包剥离术。

4. 慢性缩窄性心包炎　缩窄性心包炎是各种急性心包炎导致心包脏层和壁层广泛粘连、增厚、钙化，心包腔闭塞成纤维硬化外壳，限制心室正常舒张充盈，静脉血回心受阻，致心排出量减低和静脉压明显增高的临床综合征。

二、慢性缩窄性心包炎

缩窄性心包炎可继发于各种急性心包炎，但最常见为结核性和化脓性心包炎。此外，创伤性心包炎、心包恶性肿瘤、放射性心包炎、特发性心包炎、类风湿性心包炎均有可能形成缩窄性心包炎。

(一)病理生理

心包脏层和壁层广泛粘连、增厚(达 0.3～0.5cm)、钙化,心包腔闭塞成一个纤维组织外壳,影响心室正常充盈。心外膜下心肌常被累及,与脏层心包粘连一起形成缩窄。心室充盈受限,静脉回心血受阻,则静脉压明显增高和心排出量减低。

(二)临床表现

1.症状　起病隐匿,有呼吸困难、乏力、头晕、腹胀、纳差、肝区疼痛。

2.体征　颈静脉怒张、肝大压痛、肝颈静脉反流征阳性、肢水和下肢水肿。肝大和腹水常较下肢水肿出现得早,而且明显,这和心衰所见恰相反。Kussmaul 征阳性(吸气时颈静脉更怒张)和 Friedreich 征阳性(颈静脉只在心脏舒张早期塌陷)也常见到。心尖搏动不易触及,心浊音界正常或轻度增大。心音低,常有窦性心动过速,晚期可有心房颤动。50%有心包叩击音,35%有奇脉。收缩压偏低、脉压小。

3.特殊表现

(1)心包局限性缩窄:如房室沟或肺静脉入左房处缩窄,临床酷似二尖瓣狭窄;主动脉根部缩窄,类似主动脉瓣狭窄;肺动脉漏斗部缩窄,类似肺动脉狭窄;上腔静脉心包入口处缩窄,表现为上腔静脉综合征;下腔静脉心包入口处缩窄,表现为下腔静脉综合征。

(2)肾病综合征:水肿、大量蛋白尿、低蛋白血症、高胆固醇血症,系肾静脉压增高所致。

(3)蛋白丢失性肠病:表现为腹泻和低蛋白血症,此与静脉压高致小肠淋巴引流受阻,大量淋巴液丢失有关。

(三)实验室检查

1.X 射线　心影正常或稍大,透视下搏动微弱或消失,心缘僵直不规则,正常各弓弧度消失。有时一侧心缘僵直,而另一侧膨出。主动脉结小,上腔静脉影增宽。50%～70%可见心包盔甲样钙化影。

2.心电图　有 QRS 低电压,各导联 T 波低平或倒置,晚期有心房颤动。

3.超声心动图　显示心室腔小,心房扩大;M 超声见舒张早期室间隔曲线有切迹,其发生时相与心包叩击音相一致;室壁增厚及活动减弱;心包钙化者可见反光增强。

4.SMCT 和 MRI　可显示心包增厚及心包钙化,其特异性和敏感性优于超声心动图。

5.肘静脉压测定　肘静脉压常显著增高,可达 200～400mm H_2O;而充血性心衰>200mm H_2O 者少见。

6.心脏导管检查　示各心腔舒张压均增高。右房压力曲线呈 W 或 M 形,系由 a、v 波振幅增高及 N、Y 倾斜加深所致。右室压力曲线呈舒张早期下陷后期高原波。

(四)鉴别诊断

本病需与限制型心肌病鉴别,二者临床特征及血流动力学变化十分相似。但以下 2 点可供鉴别:

1.限制型心肌病的射血前期时间(PEP)延长,左室射血时间(LVET)缩短,故 PEP/LVET 比值增加;而缩窄性心包炎则增加不明显或接近正常。

2.心内膜心肌活检对限制型心肌病有诊断价值;而 X 射线有心包钙化,常提示为缩窄性心包炎。

（五）治疗

主要为心包剥离术。

1. 在心包渗液基本吸收完而心脏压塞征反而加剧的患者，宜及早施行心包切除术。结核性者应积极抗痨，待结核活动静止后进行手术。

2. 术前限制钠盐摄入，适量补充白蛋白，用利尿剂减轻水钠潴留，不必用洋地黄（除非快速房颤）。

3. 长期心脏压塞，心肌常有萎缩或纤维变性，故术后可能会出现急性心衰，可给予强心利尿剂。避免过多过快输液，以防急性肺水肿。心功能一般在术后4～6个月方能逐渐恢复。术中发现心包有结核活动病灶者，应继续抗痨1年。

4. 心包剥离应先从左室和心尖部开始，然后再剥右室心包。否则，当右室缩窄先被解除而左室仍受限制时将出现严重肺水肿。心包剥离不彻底是效果不满意的主要原因。心包脏层粘连缩窄为主者，脏层心包应切除一定厚度。下腔静脉入心包处缩窄者，解除缩窄后下肢水肿和腹水可很快消退。

三、心包疾病的诊断和处理方案

（一）心包疾病的诊断原则

第一步　一般性研究和超声心动图检查

1. 除全面体格检查和实验室常规检查外，急性心包炎患者应进行下列研究：抗链球菌溶血素效价、类风湿因子、结核菌素试验（纯化的蛋白质衍生物10U）、抗弓形体抗体及可能的病毒学研究。临床病历应特别说明：近期有无药物治疗、外伤、外科手术或放射治疗。此外，近期有无呼吸道和消化道疾病、风湿性或缺血性心脏病、结核病史和接触史。还应当注意临床或X射线检查有无胸膜炎或肺炎，以及并存的全身其他疾病。

2. 急性心包炎伴心影增大（根据X射线）或有心包炎的其他表现，并持续1周以上，均应作超声心动图检查。此外，应测抗核抗体、抗DNA抗体及布氏杆菌凝集试验，三次痰标本分别用涂片染色法和细菌培养查找结核菌。如患者无痰，但积液＞1周或病情较重，或疑有结核病或有结核病既往史，均应抽取胃液查找结核菌。

3. 根据临床表现和患者具体情况进行必要的病因学检查。

4. 伴胸腔积液者，积液量足够大时，应进行胸腔穿刺，最后作胸膜活检。胸腔液作细胞学检查，作葡萄糖、蛋白质、乳酸脱氢酶及腺苷脱氨基酶测定，同时作抗酸染色和培养以查找结核菌。

第二步　心包穿刺：下列情况进行心包穿刺：

1. 临床提示严重急性感染，特别是肺炎、脓胸或纵隔炎，尤其是虚弱或手术后（“诊断性”心包穿刺）。

2. 出现心脏压塞（“治疗性”心包穿刺）。

心包穿刺可从剑突下或心尖部进针。严格无菌操作，同时心电图监护，并备复苏设备。如有可能，可用心外膜心电图导联监护。

心包液应作以下检查：①红细胞计数；②细胞学检查；③抗酸染色和培养查找结核菌，并分别用普通培养基和病毒培养基进行培养；④作蛋白质、葡萄糖、乳酸脱氢酶及腺苷脱氨基酶活性测定。

第三步　心包活检:病程 2 周以上、持续明显心包积液者,应进行颈静脉波图和心尖搏动图检查。

心包活检指征:住院 3 周而持续存在严重临床表现且病因不明者,应进行外科心包活检(“诊断性”心包活检)。

活检标本处理:①组织学检查;②染色查抗酸杆菌;③用普通培养基和 Lowenstein 培养基(培养结核菌)进行培养;④检查心包液(同第一步)。

异烟肼 450mg·d^{-1}和链霉素 1g·d^{-1}治疗 1 周后进行心包活检。如组织学检查结核病阴性,则中断抗结核治疗。

(二)心脏压塞的诊断和处理原则

1.心脏压塞诊断　患者证实有心包积液,表现有静脉压增高或奇脉(吸气时收缩压下降>10mmHg)。如上述表现可能是其他情况所致(如:心力衰竭、过度水钠潴留慢性阻塞性肺疾病等),则诊断应根据患者具体情况而定。特异的超声心动图检查有助诊断。

2.心脏压塞失代偿　病人有休克、低血压或低心排出量时,应考虑心脏压塞失代偿。

3.心脏压塞是心包穿刺的指征　如心脏压塞失代偿则应急诊进行。心脏压塞失代偿极严重者,即使没有超声心动图或等待超声证据将导致严重后果时,亦应立即心包穿刺。

4.经适当心包穿刺抽液后,失代偿性心脏压塞又复发者,应行外科引流并作心包活检(“诊断性”活检)。如诊断结核性、化脓性或肿瘤性心包炎,外科引流发现心包粘连和增厚,进行广泛心包切除是合理的。反复心脏压塞伴血性心包液,应查找肿瘤性疾病。

5.经适当心包穿刺抽液后,持续存在心脏压塞失代偿,并不一定必须作外科手术,除非临床严重情况持续存在或心脏压塞在 1～2 周内不能消退。

6.如治疗性心包穿刺不成功或未能缓解心脏压塞失代偿,则有指征急诊外科引流。

(三)病毒性心包炎、急性特发性心包炎、梗死后或心包切开后综合征、复发性急性心包炎、放射性心包炎的处理原则

1.一旦上述诊断之一被作出,若有疼痛或发热,均应卧床休息。水杨酸盐类至少应用 2 周。乙酰水杨酸初始剂量为 2g·d^{-1},如有必要,则可加量。维持用药直至疼痛和发热消退,然后逐渐减量。若治疗反应不好,则可用消炎痛或布洛芬。强的松仅用于下列情况:尽管按前述的诊断步骤特异性心包感染(如结核性)可以排除,但严重高热或疼痛持续 5d 以上者。根据患者情况,强的松用 2～4 周。初始剂量 40～60mg·d^{-1},直至疼痛、发热或大量积液消退,然后逐渐减量。

2.复发性心包炎治疗方法同上。心包切除术仅在个别病例,即当症状顽固或不能耐受类固醇药副作用时施行。除非综合征反复发作至少 6 次以上和病程持续至少 1 年者,心包切除一般不予考虑。

根据心包炎类型而决定抗凝,通常抗凝是危险的。

(四)结核性心包炎的诊断和处理原则

一旦诊断确立,即应进行抗结核三联治疗。异烟肼 5mg·kg^{-1}·d^{-1},9 个月;利福平 10mg·kg^{-1}·d^{-1},9 个月;和乙胺丁醇 25mg·kg^{-1}·d^{-1},3 个月。亦可用异烟肼、链霉素、对氨水杨酸联合治疗,历时 18～24 个月。强的松 1mg·kg^{-1}·d^{-1},然后逐渐减量,总共 6～8 周。

(五)化脓性心包炎的诊断和处理原则

根据肉眼或显微镜检查,一旦化脓性心包炎诊断确立,则应进行外科引流,并给予适当抗

生素治疗，持续 4～6 周。如引流发现心包增厚，可作广泛心包切除术。在反复心脏压塞、对治疗没反应或已形成缩窄性心包炎者，必须施行心包切除术。

（六）慢性心包积液的诊断和处理原则

少量心包积液（超声心动图舒张末期液性暗区＜10mm），则并不需进一步检查。

中等量心包积液（超声液性暗区 10～20mm）而无其他临床表现，则应按“一般处理原则”的第一步进行检查，另外作甲状腺功能测定。如查不到原因，则应定期进行临床检查。若病情稳定，则不需作特殊处理。

大量心包积液（舒张末期超声液性暗区＞20mm），且为慢性（持续 3 个月以上），应作“诊断和处理方案”的第一步检查和甲状腺功能测定。若病因不能确定，并有心脏压塞征，则可作心包切除术。若能够很好耐受而病因不明者，可随访而不治疗，心包切除术仅在稳定的积液持续 6 个月以上才考虑，对心包液和心包组织进行常规检查。

（七）缩窄性心包炎的诊断和处理原则

在心包炎或心包积液的演变过程中，一旦发现缩窄表现，则应进行静脉压和超声心动图检查。若检查证实缩窄存在，则在特发性、结核性或化脓性心包炎，应分别采取不同的处理方法。在特发性心包炎，应进一步观察，必要时重复检查（最初每周 1 次）；一般不作心包切除术，除非中～重度静脉瘀血持续 2 周以上。在已证实为结核性或化脓性心包炎，若有静脉瘀血表现，则应作心包切除术。心包切除术应在抗痨 1～2 周后进行。

严重慢性缩窄性心包炎，没有心导管检查，也可行心包切除。

（李梅）

第九章　心内膜炎

第一节　感染性心内膜炎

感染性心内膜炎(Infectious endocarditis)指因细菌、真菌和其他微生物(如病毒、立克次体、衣原体、螺旋体等)直接感染心脏瓣膜或心室壁内膜或邻近大动脉内膜并伴有赘生物形成的炎症反应。

感染性心内膜炎的发病率较低,但是临床表现多样性,容易误诊或者漏诊,如果不及时治疗其导致死亡率较高。近年来随着抗生素的广泛应用及风湿性瓣膜病发病率的下降,感染性心内膜炎的基础病因、致病菌谱等均有所改变,其预后也获得显著改善。

根据病情和病程可将感染性心内膜炎分为急性感染性心内膜炎和亚急性感染性心内膜炎,前者常伴有严重全身中毒症状,后者病情较轻,病程较长。过去急性感染性心内膜炎约占全部感染性心内膜炎患者的1/3,近年来呈逐渐增多趋势。但由于两者在基础病因、致病菌、临床表现等均有相当大的重叠性,故而部分作者认为此分类方法存在一定的局限性,不可单纯的依据上述某一因素判断为急性或亚急性感染性心内膜炎。因此近年来较多作者采用感染的病原体或者感染的部位来分类。如根据病原学分为细菌性、衣原体性、真菌性等感染性心内膜炎;根据累及瓣膜性质分为自体瓣膜、人工瓣膜者的心内膜炎;根据发病部位分为左心感染性心内膜炎和右心感染性心内膜炎。

一、流行病学

感染性心内膜炎的发病率相对较低,研究表明,感染性心内膜炎的年发病率为1.7/10万～6.2/10万,亚洲人的发病率更高些,约为7.6/10万左右;病死率则一直稳定在16%～25%。AHA(美国心脏病学会)最新的数据显示,2006年美国有29000名因感染性心内膜炎就诊入院并经治疗康复出院的患者,但是仍有2370名患者死于感染性心内膜炎。

近年来,虽然有效抗生素的使用逐渐增加及风湿性瓣膜病的相应减少,以及感染性心内膜炎的预防和治疗水平有了较大提高,然而随着更多医疗诊断技术方法的应用、心脏手术的开展、静脉药瘾者的增加、人口老龄化等等因素,感染性心内膜炎的发病率不但没有降低反而有上升趋势。特别在65岁及以上的老年人群中更为显著,这是由于导致感染性心内膜炎的基础病因以及致病病原体已有所改变。随着人口的老龄化,二尖瓣脱垂和(或)主动脉瓣脱垂、退行性的瓣膜病变明显增高,同时针对这一部分人群所开展的相关检查和治疗也相应增加,如血液透析、内镜的应用(支气管镜、膀胱镜、胃肠镜等)、危重患者漂浮导管血流动力学监测、导管介入性治疗技术的开展等均大大增加了心脏感染的机会。故目前由于这些因素所致医源性感染性心内膜炎已成不可忽视的问题。另外据统计近年来静脉药物滥用(尤为药瘾者)致感染性心内膜炎每年平均发生2%～5%,其发生率几乎与心脏手术所致感染性心内膜炎相一致。

值得注意的是在日益增多的创伤性检查和介入性治疗使医源性获得性感染性心内膜炎发病率增加的同时,由于抗生素的不合理应用也导致相关致病菌谱随之发生相应的改变。

二、病因

感染性心内膜炎的病因包括基础心血管病变以及病原微生物两方面。近年来大量的研究表明，血流动力学因素、切应力及其他机械因素造成的原始损伤、非细菌性血栓性心内膜炎、暂时性菌血症以及血液中致病微生物的数量、毒力、侵袭性和黏附于黏膜的能力均与感染性心内膜炎的发病有关。

1.心脏病因学　60%～80%的患者都有原发瓣膜病变，如二尖瓣脱垂、主动脉瓣与二尖瓣的退行性变、先天性心脏病、风湿性心瓣膜病。既往最常见的病变主要为风湿性心瓣膜病患者，约占80%，现在约为30%。目前发达国家导致感染性心内膜炎的最常见病因是二尖瓣脱垂。Imad等调查了1969—2000年欧美六国感染性心内膜发病情况，结果显示风湿性心脏病比例有所下降，而心脏瓣膜术后的患者比例有所升高。我国2001年阜外医院的回顾性研究表明，215例感染性心内膜炎患者的基础病因中风湿性心脏病占30.2%，较过去有所下降；先天性心脏病比例为34.9%；无基础心脏，病占16.7%，比以往报道明显增加。

总体而言，急性感染性心内膜炎通常累及正常心瓣膜，尤其见于长时间经静脉治疗、静脉注射成瘾、免疫功能障碍及接受创伤性检查和介入性治疗的患者。亚急性感染性心内膜炎常多发生于原已有基础心脏疾病的患者。由于在心瓣膜病损处存在着一定的血液压力阶差，容易引起局部心内膜的内皮受损，可形成非细菌性血栓性心内膜炎，涡流可使细菌沉淀于低压腔室的近端、血液异常流出处受损的心内膜上，使之转为感染性心内膜炎。在单个瓣膜病变中，二叶式主动脉瓣狭窄最易发生；瓣膜脱垂（主动脉瓣、二尖瓣）也是罹患本病的重要病因；各种先天性心脏病中，动脉导管未闭、室间隔缺损、法洛四联症最常发生。另外，肥厚性心肌病、冠心病抵抗力减低时罹患本病也有报道。

2.病原微生物　过去认为草绿色链球菌是感染性心内膜炎、尤其是亚急性感染性心内膜炎的最主要致病菌，但是随着静脉药成瘾者的增加，金黄色葡萄球菌已经取代草绿色链球菌成为IE的主要致病菌。Heiro等回顾性研究1980—2004年的326例感染性心内膜炎患者发现，金黄色葡萄球菌所占的比例由20世纪80年代初的11.5%逐渐增加到32.6%，而草绿色链球菌所占的比例一直稳定在20%左右。这主要是由于静脉药瘾者相关的感染性心内膜炎引起，如果除去这一部分人群，金黄色葡萄球菌所占的比例非但没有上升反而有下降趋势。另外一些研究则认为医源性感染性心内膜炎的增加，如经皮、血管内、胃肠道、泌尿生殖道的手术操作明显增多，以及需要长期透析的慢性肾衰竭患者的增多都使口腔链球菌的感染比例下降，而金黄色葡萄球菌、肠球菌、牛链球菌感染比例升高，最常见的是从皮肤来的金黄色葡萄球菌，其次是链球菌、肠球菌、革兰阴性杆菌。

近年来感染性心内膜炎的除致病菌种较前有所改变外，同时几乎所有已知的致病微生物都可引起本病；且同种病原体既可引起急性病程，也可产生亚急性病程。少数无心脏基础病变的可能是由于口腔、鼻咽部、牙龈的检查操作或手术等病原菌侵入伤口引起菌血症，虽然大多为暂时性的，很快被机体清除，但是反复的暂时性菌血症可使机体产生循环抗体，尤其是凝集素，它可促使少量的病原体聚集成团，易黏附在血小板纤维素血栓上面引起感染。2007年国外发表的一项前瞻性队列研究表明，在193例感染性心内膜炎患者中，葡萄球菌感染占43%，链球菌感染占26%，34%的感染性心内膜炎与人工瓣膜相关。研究者认为这与近年来侵入性操作增加有关。然而，目前国内的大部分研究提示感染性心内膜炎的主要致病菌仍是草绿色链球菌。

值得关注的是，院内感染所致的感染性心内膜炎与社区获得性感染性心内膜炎的致病菌明显不同。社区获得性感染性心内膜炎致病菌仍以链球菌为主，而院内感染感染性心内膜炎的致病菌以金黄色葡萄球菌和肠球菌为主。透析患者感染性心内膜炎的主要致病菌为金黄色葡萄球菌，而且绝大多数为耐甲氧西林的金黄色葡萄球菌，这类人群的病死率可以高达70%～80%。

总之，急性感染性心内膜炎的致病菌常来自患者皮肤、肌肉、骨骼或肺等活动性感染灶的化脓性细菌。多为毒力较强的病原体，其中金黄色葡萄球菌几乎占一半以上，少数由肺炎球菌、淋球菌、A族链球菌和流感杆菌。亚急性感染性心内膜炎在抗生素广泛应用之前，80%为非溶血性链球菌引起，主要为草绿色链球菌的感染，其次为D族链球菌，表皮葡萄球菌和其他细菌较少见。近年来金黄色葡萄球菌、肠球菌、表皮葡萄球菌、革兰阴性菌或真菌的比例明显升高。

三、病理

赘生物形成是本病的特征性病理改变。

1.心脏　急性感染性心内膜炎主要侵犯二尖瓣或主动脉瓣，亚急性感染性心内膜炎多侵犯已有病变的瓣膜。急性感染性心内膜炎可引起化脓性病变，导致瓣膜溃烂、穿孔或破裂。炎症累及瓣膜根部的心肌时可产生环形脓肿，可造成心瓣膜和腱索的急剧损害，产生严重的临床症状。心瓣膜表面形成单个或多个较大，且大小不一、愈合程度不一的菜花状或息肉状疣状赘生物。感染病原体被吞噬细胞吞噬，赘生物被纤维组织包绕，发生机化、玻璃样变或钙化，最后被内皮上皮化。赘生物呈污秽灰黄色，质松脆，易破碎、脱落。光镜下，疣状赘生物由纤维蛋白、血小板、嗜中性粒细胞、坏死物组成，其深部有细菌团，溃疡底部可见肉芽组织及淋巴细胞、单核细胞浸润。

2.血管　瓣膜表面常形成巨大的、松脆的含有大量细菌的疣状赘生物，破碎后形成含菌性栓子，引起远处器官的含菌性栓塞。栓塞最多见于脑，其次为肾、脾和心脏，并可引起相应部位的感染性梗死和继发性脓肿。栓塞阻碍血流，或使血管壁破坏，管壁囊性扩张形成细菌性动脉瘤，常为致命的并发症。由于毒素和(或)免疫复合物的作用，微小血管壁受损，可发生漏出性出血。临床表现为皮肤(颈、胸部)、黏膜(口腔、睑结膜)及眼底出血点(Roth点)。部分患者，由于皮下小动脉炎，于指、趾末节腹面、足底或大、小鱼际处，出现红紫色、微隆起、有压痛的小结，称Osier小结。

3.肾　可因微栓塞发生灶性肾小球性肾炎，或因抗原抗体复合物的作用发生弥漫性肾小球肾炎。

4.免疫系统　持续性菌血症刺激细胞和体液介导的免疫系统，引起脾大。肾小球肾炎，关节炎、腱鞘炎、心包炎和微血管炎。

四、临床表现

1.全身性感染表现　发热为最常见的症状，热型以不规则者为最多，可为间歇型或弛张型，伴有畏寒和出汗。体温大多在37.5～39℃，可高达40℃以上。有3%～15%的患者体温正常或低于正常，多见于老年、伴有栓塞或真菌性动脉瘤破裂引起脑出血和蛛网膜下隙出血以及严重心力衰竭、尿毒症患者。此外未确诊本病前已应用过抗生素、退热药、激素者也可暂时不发热。70%～90%的患者有进行性贫血，有时可达严重程度。病程较长者常有全身疼痛、关节痛，低位背痛和肌痛在起病时较常见，主要累及腓肠肌和股部肌肉。

急性感染性心内膜炎可以累及多系统，特别是感染毒力很强的细菌引起的脓毒血症时，往往伴有多器官损害，而此时心脏的损害可能不表现为主要症状。患者可有高热寒战，常诉头、胸、背和四肢肌肉关节疼痛等症状。病程多急骤凶险，常可迅速地发展为急性充血性心力衰竭导致死亡。在受累的心内膜上，尤其是真菌性的感染，可附着大而脆的赘生物，脱落的带菌栓子可引起多发性栓塞和转移性脓肿并产生相应临床症状，包括心肌脓肿、脑脓肿和化脓性脑膜炎。若栓子来自感染的右心，则可出现肺炎、肺动脉栓塞和单个或多个肺脓肿。

亚急性感染性心内膜炎多数起病缓慢，有全身不适，疲倦、低热及体重减轻等非特异性症状。少数以并发症形式起病，如栓塞、不能解释的卒中、心瓣膜病的进行性加重、顽固性心力衰竭、肾小球肾炎和手术后出现心瓣膜杂音等。

2. 心脏受累表现　几乎所有患者均可闻及心脏杂音，为短期内心瓣膜和腱索的急剧损害所致，可产生高调杂音或使原有的杂音性质迅速改变。由于瓣叶或瓣膜支持结构的损害，多出现瓣膜关闭不全的反流性杂音。约15%患者开始时没有心脏杂音，而在治疗期间出现杂音，少数患者直至治疗2～3个月才出现杂音。在病程中杂音性质的改变往往是由于贫血、心动过速、心排血量变化等血流动力学上的改变所致。大部分患者都可能出现不同程度的心力衰竭，其主要由瓣膜及细菌毒素所致心肌的损害等因素引起。

3. 其他

(1)周围体征：包括皮肤和黏膜的瘀点、甲床下线状出血、Osier小结、Janeway损害及杵状指(趾)，这些表现在近30年中发生率已明显下降。其中Janeway损害常见于急性感染性心内膜炎，余周围体征在亚急性感染性心内膜炎较为常见。瘀点常成群也可个别出现，其发生率在10%～40%，多见于眼睑、口腔黏膜、胸前和手足背皮肤，常持续数天，消失后再现，其中心可发白。甲床下出血的特征为线状，远端不到达甲床前边缘，可有压痛。Osier小结呈紫或红色，稍高于皮面，直径小至1～2mm，大者可达5～15mm，多发生于手指或足趾末端的掌面，大小鱼际或足底可有压痛，常持续4～5d才消退。需要注意的是Osier小结并不是感染性心内膜炎所特有，在系统性红斑狼疮、伤寒、淋巴瘤等疾病中亦可出现Osier小结。Janeway损害是指出现在手掌和足底的直径1～4mm无痛性出血性或红斑性损害，为化脓性栓塞所致。杵状指(趾)现已很少见。少数患者可有视网膜病变，表现为椭圆形黄斑出血伴中央发白，有时眼底仅可见圆形白点称为Roth点。但是这种表现同样可出现在胶原性疾病和血液病以及严重贫血的患者。

(2)脾大：脾脏通常有轻至中度肿大，软可有压痛。脾大的发生率也已明显减少。脾大是由于菌血症以及循环免疫复合物长期刺激导致网状内皮细胞的增殖有关。

(3)贫血：较常见，尤其多见于亚急性者，多为轻、中度贫血，晚期患者可重度贫血。主要由于感染抑制骨髓所致。

五、并发症

1. 心脏

(1)心力衰竭：最为常见对预后影响最大的并发症，主要由瓣膜关闭不全所致，主动脉瓣受损者常发生(75%)，其次为二尖瓣(50%)和三尖瓣(19%)。瓣叶穿孔、腱索断裂、瓣环脓肿均会引起突发性心力衰竭，出现这样的急性心力衰竭必须立即进行手术治疗，否则会严重地增加围手术期的死亡率，而且还会出现永久性左侧心力衰竭。

(2)心肌脓肿：常见于急性患者，可发生于心脏任何部位，以瓣周组织特别在主动脉瓣环多见，可致房室和室内的传导阻滞，心肌脓肿偶可穿破。

(3)急性心肌梗死:大多由冠状动脉栓塞引起,以主动脉瓣感染时多见,少见原因为冠状动脉血栓形成或细菌性动脉瘤。

(4)化脓性心包炎:主要发生于急性患者。

(5)心肌炎。

2.动脉栓塞 临床诊断出的栓塞有15%～35%,急性较亚急性多见,常发生于病程晚期,也可为首发症状,或在感染控制后数周至数月发生,栓塞可发生在肌痛的任何部位。脑、心、脾、肾、肠系膜和四肢为临床所见的体循环动脉栓塞部位。好发栓塞的病原体为金黄色葡萄球菌和念珠菌。肢体大动脉栓塞主要见于真菌性心内膜炎。在有由左向右分流的先天性心血管病或右心内膜炎时,肺循环栓塞常见。

3.细菌性动脉瘤 占3%～5%,多见于亚急性者。受累动脉依次为近端主动脉(包括主动脉窦)、脑、内脏和四肢,一般见于病程晚期,多无症状,为可扪及的搏动性肿块。发生于周围血管时易诊断,如发生在脑、肠系膜动脉或其他深部组织的动脉时,往往直至动脉瘤破裂出血时,方可确诊。

4.转移性脓肿 多见于急性患者,亚急性者少见,多发生于肝、脾、骨骼和神经系统。

5.神经系统 约1/3患者有神经系统受累的表现:①脑栓塞占神经系统并发症的1/2,大脑中动脉及其分支最常受累。②脑细菌性动脉瘤,除非破裂出血,多无症状。③脑出血,由脑栓塞或细菌性动脉瘤破裂所致。④中毒性脑病,可有脑膜刺激征。⑤脑脓肿。⑥化脓性脑膜炎,不常见。后三种情况主要见于急性患者,尤其是金黄色葡萄球菌性心内膜炎。

6.肾脏 大多数患者有肾损害,包括:①肾动脉栓塞和肾梗死,多见于急性患者。②免疫复合物所致继发性肾小球肾炎,可致肾衰竭,常见于亚急性患者。③肾脓肿,不多见。

六、辅助检查

1.血培养 绝大多数感染性心内膜炎患者存在菌血症,故而阳性血培养是诊断本病的最直接的证据,而且还可以随访菌血症是否持续。在未接受抗生素治疗的感染性心内膜炎患者血培养阳性率可高达95%,其中90%以上患者的阳性结果获自入院后第1d采取的标本。由于抗生素的广泛使用,血培养阳性率逐渐减低。

因此对于可疑患者应在入院24h内分别采血3次(每次采血应间隔1h),连续采血共3d,且不应该经输液通道采血。如果患者已接受抗生素治疗,应首先停药,并在停用抗生素至少3d后再行血培养。长期抗生素治疗后血培养可能阴性,直到停止治疗后才可能又转为阳性。已接受抗生素治疗的患者取血量不易过多,这可避免血液中过多的抗生素不能被培养基稀释,影响细菌的生长。

因为菌血症的细菌的数量级可能是比较低的,所以每次抽血量为10～20mL,以提高阳性率。取血时需更换静脉穿刺部位并严格消毒皮肤才能提高血培养的敏感性。连续2次培养获得同一菌种者其临床意义极大。血培养通常在体温升高时进行,亦有推荐在峰值体温时采血。典型的感染性心内膜炎伴持续菌血症患者可在任何情况下进行血培养。动脉血培养阳性率并不高于静脉采血。如果血培养24～48h后依然阴性,而临床高度怀疑感染性心内膜炎,则应进行更长时间和特殊培养。对于较长时间留置静脉插管、导尿管,应用广谱抗生素、激素、免疫抑制药的患者应加做真菌培养。血培养观察时间至少2周,当培养结果阴性时应保持到3周。阳性者应做各种抗生素单独或联合的药物敏感试验,以指导治疗。

2.一般化验检查 感染性心内膜炎患者红细胞和血红蛋白降低。偶可有溶血现象。白细胞计数在无并发症的患者可正常或轻度增高，分类计数有时可见到核左移。红细胞沉降率大多增快。半数以上患者可出现蛋白尿和镜下血尿。在并发急性肾小球肾炎、间质性肾炎或大的肾梗死时，可出现肉眼血尿、脓尿以及血尿素氮和肌酐的增高。肠球菌性心内膜炎及金葡菌性心内膜炎常可导致菌尿，因此完善尿培养有利于诊断。

3.心电图　一般无特异性。在并发栓塞性心肌梗死、心包炎时可显示特征性改变。在伴有室间隔脓肿或瓣环脓肿时可出现不全性或完全性房室传导阻滞，或束之阻滞和室性期前收缩。

4.放射影像学　胸部X线检查仅对并发症如心力衰竭、肺梗死的诊断有帮助。肺部多处小片状浸润性阴影提示脓毒性肺栓塞所致肺炎。左心衰竭时有肺瘀血或肺水肿征。CT以及MRI对怀疑有较大的主动脉瓣周脓肿时有一定的诊断作用，还可有助于脑梗死、脓肿和出血的诊断。

5.超声心动图　超声心动图不仅可探得瓣膜上的赘生物，能探测到赘生物所在部位、大小、数目和形态，还可见包括瓣叶结节样增厚、瓣叶穿孔、粘连、室间隔或瓣环脓肿、主动脉瓣细菌性动脉瘤和心包积液等其他异常。故而，超声在诊断和评估感染性心内膜炎，尤其在血培养阴性的感染性心内膜炎及并发症中起着特别重要的作用。尤其是Duke标准出现以后，无论是经胸心脏超声心动图(TTE)还是经食管心脏超声心动图(TEE)的诊断价值变得更加不可替代。超声常常是入院后可疑感染性心内膜炎患者的最重要检查。TEE比TTE有更高的敏感性和特异性。Mocchegiani等在一项心内膜炎的研究中显示，TTE和TEE对瓣环周围脓肿检测的敏感性分别为42.8%和92.8%。人工瓣膜置换的患者，当高度怀疑心内膜炎而TTE结果为阴性时，应进一步进行TEE检查。

另有作者认为，在中等可疑感染性心内膜炎的患者中TTE和TEE具有高度的诊断一致性。由于TTE具有费用低和非侵入性等优点，应该作为超声检查的首选。所有临床上怀疑感染性心内膜炎的患者均应至少行一次经胸超声心动图检查。对于经胸图像不清楚或者检查阴性但仍然高度怀疑感染性心内膜炎情况下可进一步行经食管超声检测。近期研究证实经食管超声在检测自然瓣膜赘生物方面的优越性。经胸超声检查可诊断出50%～75%的赘生物，而经食管超生可检出<5mm的赘生物，敏感性高于经胸超声检查。

对于临床上高度怀疑感染性心内膜炎，而经食管超声检查阴性者，应该在1周内重复该项检查。如果临床上低度怀疑感染性心内膜炎但超声心动图检查明确不支持感染性心内膜炎的诊断，则感染性心内膜炎的可能性较低。如果多次的经食管超声检查均为阴性，则其感染性心内膜炎的可能性较小。

6.血清免疫学　25%的患者有高丙种球蛋白血症。80%的患者出现循环中免疫复合物。病程长于6周的亚急性患者中50%的类风湿因子试验阳性。

7.其他　研究表明，血清降钙素水平增高是辅助诊断怀疑感染性心内膜炎的患者有价值的指标，敏感性为81%，特异性为85%，阴性预测值92%，阳性预测值72%。用PCR对心脏赘生物，切取的心脏瓣膜和血栓组织检测以及细胞培养的方式对感染性心内膜炎的检测，是可靠和准确的方法。PCR技术在证实组织样本包括瓣膜和外周血栓细菌DNA方面是很有用的。这对血培养检查阴性的感染性心内膜炎是很有价值的。虽然如此，但在长期使用抗生素者PCR的结果依然可能是阴性的。因此需要慎重对待以避免错误的结论。

七、诊断及鉴别诊断

1.诊断　典型的感染性心内膜炎的患者诊断并不困难，但由于抗生素的广泛应用，使本病具有典型临床表现的患者已不十分常见。且有些症状和体征在病程晚期才出现，加之患者多曾接受抗生素治疗和细菌学检查技术上的受限，给早期诊断带来困难。而在疾病的中晚期，伴有明显赘生物者，其感染性心内膜炎的诊断相对容易。

原则上对于有基础心脏疾病且持续发热 1 周以上的患者应考虑本病的诊断。对不能解释的贫血、顽固性心力衰竭、卒中、瘫痪、周围动脉栓塞、人工瓣膜口的进行性阻塞和瓣膜的移位、撕脱等均应注意是否有本病存在。

1994 年 Durack 等根据感染性心内膜炎流行病学的改变，将 1981 年确定的 Beth Israel 标准中重要的诊断依据进行了相应的修改，提出了诊断感染性心内膜炎的 Duck 标准(表 9—1)。Duck 诊断标准的特异性达 99%，敏感性为 80%左右。1998 年包括 Duck 大学的许多学者在原诊断标准基础上提出了修改的建议，进一步完善了感染性心内膜的诊断(表 9—2)。

表 9—1　感染性心内膜炎 Duck 诊断标准

明确的感染性心内膜炎
病理学标准：
微生物：由赘生物、或栓塞性赘生物或心内脓肿进行培养或组织学证实有细菌或
病理改变：组织病理证实赘生物或心内脓肿有活动性心内膜炎改变
临床标准(表 9—2)：2 项主要标准，或
1 项主要标准加 3 项次要标准，或
5 项次要标准
可疑的感染性心内膜炎
有心内膜炎的表现，但不明确，且又不能排除非感染性心内膜炎
肯定的其他诊断可解释患者临床表现者，或
抗生素治疗≤4d 而“心内膜炎”症状完全消失者，或
抗生素治疗≤4d 手术或尸解没有发现感染性心内膜炎证据者

表 9—2　感染性心内膜炎 Duck 临床标准

主要标准
1. 感染性心内膜炎血培养阳性
(1)2 次不同血培养标本出现典型的致感染性心内膜炎病原微生物草绿色链球菌 *，牛链球菌，HACEK 属或社区获得性金葡菌或肠球菌而无原发感染灶
(2)与感染性心内膜炎相一致的微生物血培养持续阳性包括
血培养抽血间隔＞12h #，血培养≥2 次，或
所有 3 次，或≥4 次血培养中的大多数(首次和末次血至少间隔 1h)
2. 心内膜受累的证据
(1)感染性心内膜炎超声心动图阳性证据包括：
在瓣膜或其支持结构上，或瓣膜反流路径上，或在医源性装置上出现可移动的物质而不能用其他解剖上的原因解释脓肿
人工瓣膜的新的部分裂开
(2)新出现瓣膜反流(增强或改变了原来不明显的杂音)次要标准
1. 易患因素　既往有心脏病史或静脉药物成瘾者
2. 发热　体温≥38℃
3. 血管表现　主要动脉栓塞，脓毒性肺梗死，真菌性动脉瘤，颅内出血，Janeway 损害
4. 免疫系统表现　肾小球肾炎，Oslei 小结，Roth 点，类风湿因子等阳性
5. 微生物学依据　血培养阳性但不符合上述主要标准(不包括凝固酶阴性葡萄球菌和不引起心内膜炎细菌的一次培养阳性者)，或与感染性心内膜炎相符的致病菌的血清学检查
6. 超声心动图表现　发现符合感染性心内膜炎表现但不具备上述主要标准

* 包括营养变异菌株

不包括凝固酶阴性葡萄球菌和不引起心内膜炎细菌的一次培养阳性者

另外，2000 年我国制定了小儿感染性心内膜炎的诊断标准(试行)(中国标准)。中国标准以 Duke 标准为基础，把血管征象中的动脉栓塞、脓毒性肺梗死和感染性动脉瘤列为临床主要指标；把瘀斑、脾大、镜下血尿、心功能不全和贫血列为临床次要指标，把具备心内膜受累证据和 2 项临床次要指标列为临床确诊依据，这是和 Duke 标准的主要差别所在。

2. 鉴别诊断　本病的临床表现涉及全身多脏器，故而，需与之鉴别的疾病较多。亚急性患者应与急性风湿热、系统性红斑狼疮、左房黏液瘤、淋巴瘤腹腔内感染、结核病等鉴别。急性患者应与金黄色葡萄球菌、淋球菌、肺炎球菌和革兰阴性杆菌败血症鉴别。

八、治疗

本病的治疗有效率提高得益于 2 个方面的研究进展。一是抗生素的应用及新的抗生素药物的不断开发应用于临床，在抗生素应用之前大约 95%以上的患者在还未出现严重的心力衰竭前就已经死亡，抗生素的应用使得感染得到有效的控制；二是外科手术的治疗，凡是出现进行性瓣膜功能减退、或不易纠正的心力衰竭、持续的脓毒血症以及赘生物栓塞等都是手术的指征。然而关注这两个方面研究进展的同时，研究者们仍在关注另外一个重要问题即如何避免瓣膜功能的减退，从而降低心力衰竭的死亡率。

采用有效的抗生素是治愈本病最根本的因素，及早治疗可以提高治愈率，但在应用抗生素治疗前应抽取足够的血培养。对于需紧急进行抗生素治疗(如败血症)的患者，则可在采血后给予经验性治疗，其他患者在未获得血培养结果前不用抗生素。推迟抗生素治疗几小时乃至 1～2d，并不影响本病的治愈率和预后。

(一)抗生素应用

抗生素为最重要的治疗措施。大量的临床研究资料表明抗生素治疗 4～6 周可以使本病死亡率减少 30%～50%。有效的抗生素还可以减少感染扩散的概率，提高手术的效率。目前，理想的抗生素治疗感染性心内膜炎方案仍难以确定，具体的治疗方案因个体情况不同而异。一般应遵循的原则是：①早期应用，早期应获得血培养结果。②足够剂量。③疗程宜长。④选择杀菌药。⑤必要时监测药物浓度及联合用药。

对于病原微生物不明时，急性者选用针对金黄色葡萄球菌、链球菌和革兰阴性杆菌均有效的广谱抗生素，亚急性者选用针对大多数链球菌(包括肠球菌)的抗生素；已分离出病原微生物时，应根据致病微生物对药物的敏感程度选择抗微生物药物。应测定最小抑菌浓度(minimum inhibitory concentration，MIC)以判断致病菌对某种抗微生物药物的敏感程度，分为敏感(susceptible，S)、中介(inremediate，I)和耐药(resistant，R)，用以指导用药。多数感染性心内膜炎治疗的疗程需要 6 周，但是某些对青霉素敏感的草绿色链球菌感染和金黄色葡萄球菌感染的右侧心内膜炎，治疗仅需要 4 周左右。

1. 经验治疗　在连续送血培养后，对于病情较重的患者立即静脉给予青霉素每日 600 万～1800 万 U，并与庆大霉素合用，每日 12 万～24 万 U 静脉滴注。如疗效欠佳宜改用其他抗生素，如苯唑西林、羟胺苄青霉素、哌拉西林等，每日 6～12g，静脉滴注。需注意大剂量青霉素可产生神经毒性表现，如肌阵挛、反射亢进、抽搐和昏迷。此时需注意与本病的神经系统表现相鉴别，以免误诊为本病的进一步发展而增加抗生素剂量。

2. 已知致病微生物时的治疗

(1)对青霉素敏感的细菌(MIC0. 1mg/L)：草绿色链球菌、牛链球菌、肺炎球菌等多属此类。首选青霉素，400 万 U 每 6h 静脉缓注或滴注，一般可有效控制病情；对青霉素过敏的患者可选用红霉素、万古霉素或第一代的头孢菌素。需注意的是有青霉素严重过敏者，忌用头孢菌素类。所有病例均至少用药 4 周。

(2)对青霉素的敏感性不确定者(0.1mg/L＜MIC＜1.0mg/L)：上列细菌或其他细菌对青霉素敏感试验测定为 I 时，青霉素用药量应加大为 400 万 U，每 4h1 次，同时加氨基糖苷类抗生素，如庆大霉素，每日 12 万～24 万 U 静脉滴注。前者用药 4 周以上，后者一般用药不超过 2 周。青霉素是属细胞壁抑制类药，该类药物与氨基糖苷类药物合用，可增强后者进入细胞的能力，从而提高疗效。

(3)对青霉素耐药的细菌(MIC≥1.0mg/L)：如肠球菌、粪链球菌等多对青霉素不敏感，青霉素的用量需高达 1800 万～3000 万 U，持续静脉滴注；或用氨苄西林 2g，每 4h 静脉注射或滴注，加用庆大霉素 160～240mg/d，用药 4～6 周。治疗过程中酌减或撤除庆大霉素，预防其毒副作用。上述治疗效果不佳或患者不能耐受者也可改用万古霉素 1g，每 12h 静脉滴注。对于高度耐药的链球菌应首选万古霉素。

(4)金黄色葡萄球菌和表皮葡萄球菌：①萘夫西林或苯唑西林 2g，每 4h1 次，静脉注射或滴注，用药 4～6 周。②如用青霉素后延迟出现皮疹，用头孢噻吩 2g，每 4h1 次，或头孢唑啉 2g，每 6h 1 次，静脉注射或滴注，用药 4～6 周。③如对青霉素和头孢菌素过敏或耐甲氧西林菌株致病者，用万古霉素 4～6 周。如有严重感染播散，每一方案的初始 3～5d 加庆大霉素。④对万古霉素中度耐药的金黄色葡萄球菌和凝固酶阴性葡萄球菌已经广泛出现。它的作用机制是由于染色体突变影响了细菌细胞壁的合成。新喹诺酮对该细菌多耐药，研制新的治疗耐万古霉素的葡萄球菌药物是当务之急。

(5)其他细菌：用青霉素、头孢菌素或万古霉素，用药 4～6 周。革兰阴性杆菌感染可根据药敏选用三代头孢，如用头孢哌酮 4～8g/d，头孢噻肟 6～12g/d，也可用氨苄西林合并氨基糖苷类抗生素。对于多耐药性的肠球菌，这类药对绝大多数药物都耐药，包括万古霉素，治疗这种细菌就要依靠多种抗生素的联合用药及经验性用药。治疗时要依赖确切的药敏试验及测定杀菌、抑菌浓度，测定血药浓度，虽然氨基糖苷类对肠球菌经常耐药，但是对其他抑制细菌细胞壁的药物有协同作用。链霉素是一个值得试验的药物，因为当其他氨基糖苷类对肠球菌耐药时，它仍旧有杀菌作用。

(6)真菌感染：真菌性感染性心内膜炎病死率高达 80%～100%，药物治疗效果有限，应在抗真菌治疗期间早期手术切除受累的瓣膜组织，术后应继续抗真菌治疗才有可能有治愈的机会。药物治疗以用静脉滴注两性霉素 B 为首选，首日 1mg，之后每日递增 3～5mg，直至 25～30mg/d。应注意两性霉素 B 的毒副作用，如发热、头痛、显著的胃肠道反应、局部的血栓性静脉炎和肾功能损害，神经系统和精神系统的损害。氟康唑和氟胞嘧啶是两种毒素较低的抗真菌药物，单独使用只有抑菌作用，而与两性霉素 B 合并使用可增强疗效，减少两性霉素 B 的用量。两性霉素 B 用够疗程后口服氟胞嘧啶 100～150mg/(kg·d)，每 6h1 次，用药数月。

3.抗生素停药标准　应用抗生素 4～6 周后体温和血沉恢复正常，自觉症状改善和消失，脾缩小，红细胞、血细胞和血红蛋白上升，尿常规转阴，且在停用抗生素后第 1、2 和 6 周做血培养均为阴性；可认为感染性心内膜炎已治愈。如在治疗结束、症状改善、血培养转阴后又出现感染征象，且菌种和早期培养相同，称之为复发，提示赘生物深部隐藏的细菌尚未彻底杀灭，或细菌对抗生素有耐药性，应更换抗生素进行新一轮的治疗。

(二)手术治疗

尽管抗生素治疗已使本病预后有所改观,但是手术治疗也是本病重要的治疗措施之一。治疗感染性心内膜炎的手术方式包括瓣膜修补、置换以及同种移植物置换。

近年来认为早期手术治疗作为治疗感染性心内膜炎的重要手段,因而大多数学者认为早期手术治疗对于有手术适应证的患者是有益的。但对于院内感染的感染性心内膜炎患者,由于致病菌主要为革兰阳性球菌,其中主要为耐甲氧西林的葡萄球菌,患者的病情复杂,有报道对于该类患者进行手术其病死率非常高(63.6%)。这种高病死率虽然可能与当地的医疗环境、手术时机的选择有一定联系,但仍提示有必要区别对待院内感染的感染性心内膜炎与社区获得性感染性心内膜炎的手术治疗(后者的手术病死率仅为4%)。因此在对于IE患者手术时机的选择应持积极态度,应针对病情采取个体化原则,根据具体情况综合考虑。

自体瓣膜感染性心内膜炎的手术适应证:①严重瓣膜狭窄或关闭不全至心力衰竭。②主动脉或二尖瓣反流导致血流动力学改变(左室舒张末期容量增加或左心房压增加)。③真菌性或其他高度耐药菌性心内膜炎。④房室阻滞、主动脉瓣脓肿需手术引流及其他严重病变。⑤虽充分抗微生物治疗,仍存在赘生物并反复发生大动脉栓塞。⑥超声心动图检查证实有赘生物(≥10mm)。

人工瓣膜置感染性心内膜炎的手术适应证:①心力衰竭。②人工瓣膜开裂。③瓣膜梗阻或反流加重。④存在并发症,如形成脓肿。⑤虽充分抗微生物治疗,血培养持续阳性或反复复发并发生大动脉栓塞。⑥感染性心内膜炎再次复发。

(三)并发症治疗

1.心力衰竭　除按心力衰竭的常规治疗外,重要的应该注意根据瓣膜的损害情况,以及参照相关手术适应证应及早手术。

2.肾衰竭　对于并发急性肾功能不全患者应做血液透析,除有利于改善全身状况外,还可使患者安然度过抗生素应用和免疫机制所致的肾脏损害阶段。

3.血管栓塞　主要为对症处理,虽然赘生物基本是个血栓,并且可能脱落成栓子,抗凝无助于减少栓塞、预防赘生物生长,相反的倒有应用肝素后,使颅内小血管瘤破裂、栓塞、栓子并发症的报告。人工瓣膜患者患IE时,使用抗生素与华法林是安全的。因此,目前的做法是完全不用肝素,除非有大块肺动脉栓子。使用华法林时,剂量尽量小,达到2.0～3.0U为宜。反复栓塞宜做手术以消除栓塞源。

4.细菌性动脉瘤　微小的细菌性动脉瘤在有效抗生素治疗后可消失;直径1～2cm的动脉瘤即使感染性心内膜炎治愈仍可破裂出血,应及早手术。颅内细菌性动脉瘤常为多发性,如为较大的动脉瘤或已发生过出血,且病变部位可以手术的应及早处理;未破裂的或出血较小的动脉瘤则应区别情况作相应处理。

九、预防

目前关于感染性心内膜炎是否需要预防性抗生素治疗的临床证据较少,对于是否应使用抗生素预防感染性心内膜炎仍需进一步研究。用抗生素预防感染性心内膜炎的历史已有60多年,既往对于有易患因素(人工瓣膜置换术后、感染性心内膜炎史、体一肺循环分流术后、心脏瓣膜病和先天性心脏病等)的患者,以及接受可因出血或明显创伤而致暂时性菌血症的手术和器械操作时,应予预防感染性心内膜炎的措施。

近年来，由于感染性心内膜炎的病原菌有所改变，在欧美国家由于院内感染以及静脉途径感染所致的金黄色葡萄球菌已成为主要的致病菌，所以应用抗生素预防感染性心内膜炎的相关性已有所下降。不恰当的使用抗生素，对于没有心脏疾病的患者反而会引起感染性心内膜炎。故而考虑到人体内有益菌，抗生素过敏及副作用等诸多因素，欧美的专家对于使用抗生素预防感染性心内膜炎产生质疑。

AHA、ESC 提出应该根据心脏情况进行感染性心内膜炎危险度分层(表 9－3)。其中，低危患者与普通人群相比，其发生率并不明显升高，甚至可忽略不计，因此在进行各种手术或操作时，无需抗生素预防。

表 9－3　依据心脏情况进行感染性心内膜炎危险度分层(AHA，ESC)

高危
人工心脏瓣膜(包括机械瓣、生物瓣)
既往 IE 病史
复杂发绀型先天性心脏病(如单心室、大动脉转位、法洛四联症等)
手术构建的体循环－肺循环分流或通道
中危
除高危中所列的其他先天性心脏病
获得性瓣膜功能障碍(如风湿性心脏病、老年瓣膜退行性病变)
肥厚型心肌病
低危
单纯房间隔继发孔缺损
手术修复房间隔缺损、室间隔缺损或动脉导管未闭
冠状动脉旁路手术史
二尖瓣脱垂不伴二尖瓣反流
生理性、功能性或良性心脏杂音
风湿热史，但无瓣膜功能障碍
川崎病史
心脏起搏器及置入型心脏自动除颤起搏器

2007 年美国心脏协会发布的《感染性心内膜炎预防指南》对 1997 年所发布指南进行了更新。对于患有心脏疾病的美国患者，指南有明显的改变，并严格界定了心内膜炎预防措施的使用。口腔等侵入性操作包括牙龈、牙根周围区域和口腔黏膜贯通伤操作被认为存在风险，对于高风险患者应当采与预防措施。指南认为：有以下高危因素的患者在行牙科操作时可以推荐使用抗生素预防措施，这些患者包括心脏瓣膜置换，既往有心内膜炎病史，患有心脏瓣膜病变的心脏移植患者，未经治疗的发绀型先天性心脏病；除此以外其他类型的先天性心脏病不再建议长期用抗生素预防，另外对于患有心脏瓣膜病但不具有高危因素也不建议使用抗生素预防；对于消化道和泌尿道侵入性操作不建议使用单纯以预防感染性心内膜炎为目的的抗生素应用。使用抗生素预防感染性心内膜炎的方法见表 9－4。

表 9－4　使用抗生素预防感染性心内膜炎的方法

患者情况	抗生素	成人	儿童
能口服	阿莫西林	2g	50mg/kg
不能口服	氨苄西林	2g 肌内或静脉注射	50mg/kg 肌内或静脉注射
	或头孢唑林或头孢曲松	1g 肌内或静脉注射	50mg/kg 肌内或静脉注射
口服青霉素或	头孢氨苄	2g	50mg/kg
氨苄西林过敏	或克林霉素	600mg	20mg/kg
	或阿奇霉素或克拉霉素	500mg	15mg/kg
口服青霉素或氨	头孢唑林或头孢曲松	1g 肌内或静脉注射	50mg/kg 肌内或静脉注射
苄西林过敏且不能口服药物	或克林霉素	600mg 肌内或静脉注射	20mg/kg 肌内或静脉注射

十、预后

未治疗的急性患者几乎均在 4 周内死亡。亚急性感染性心内膜炎的自然史一般≥6 个月。及早的作出诊断和病原学的确认、恰当的抗感染治疗、致命性并发症的诊断和处理、合适的外科治疗等对患者的预后意义重大。预后不良因素中以心力衰竭最为严重，其他包括主动脉瓣损害、动脉栓塞等。

（刘海成）

第二节　静脉药瘾者心内膜炎

静脉药瘾者心内膜炎（endocarditis intravenous drug abusers，EIDA）是由于患者静脉注射毒品时使用不洁注射用具，药品溶剂未经消毒，导致细菌进入血管内，引发菌血症、败血症；因静脉回流使右心系统受感染，而右心是一低压系统，有利于细菌在瓣膜上附着，同时由于患者重复多次注射毒品，毒品中的颗粒杂质致右心受累，三尖瓣损伤。细菌在损伤的三尖瓣黏附沉积，形成菌栓、赘生物。

一般患者多数为年轻人，既往无心脏病史，临床表现常有发热，并伴咳嗽、咳痰、胸痛等呼吸道症状，心脏杂音；心内膜炎多累及右心室三尖瓣，并且常发生于 1 个瓣膜上，超声心动图常有三尖瓣受损表现；血培养多数为金黄色葡萄球菌，对多种抗生素敏感；本病急性发病者多见，常伴有转移性感染灶，亚急性表现则多见于有感染性心内膜炎史者。此外，该类患者机体免疫功能低下，常合并全身多个部位的感染，并发症的表现常掩盖病情，给该病的诊断带来困难。血培养是诊断 IE 的重要依据，但大多数 EIDA 患者首次血培养前已使用过抗生素治疗，降低了培养的阳性率，故对血培养阴性的患者也不能完全排除该病的诊断。临床上 EIDA 易漏诊，部分吸毒患者就诊时对毒品吸食史故意加以隐瞒，因此，对高危年龄人群需加强病史的询问及皮肤表面注射针孔的检查。超声心动图对诊断 EIDA 有重要价值，超声心动图可以发现瓣膜赘生物、瓣周并发症及基础心脏病；在治疗过程中，复查超声心动图观察瓣膜及赘生物的形态、大小，有助于疗效的判断。因此对于有吸毒史患者不明原因发热 1 周以上或同时伴有肺部炎症或三尖瓣病变应考虑做超声心动图检查并注意右心系统，以免漏诊或误诊感染性心内膜炎。

抗生素治疗是治疗成败的关键，经确诊应立刻应用有效的抗生素。在血培养结果出来之前，可经验性选择针对金黄色葡萄球菌的药物选择两种或两种以上杀菌药物联合应用，血清杀菌药浓度达 1∶8 以上，疗程 4～8 周，如治疗无效，需警惕耐药及真菌感染的可能。对于抗菌治疗后持续性脓毒血症，真菌性心内膜炎，严重瓣膜反流致固性心力衰竭，赘生物≥10mm，左心瓣膜受累且瓣膜破坏严重的患者，要考虑外科手术治疗。对于静脉药瘾者的预后，主要是康复后真正戒食毒品。才是提高患者长期存率，改善生存质量的关键。

（刘海成）

第十章　老年循环系统疾病

第一节　老年高血压病

老年高血压病临床上可分为舒张期高血压及收缩期高血压两个类型。根据世界卫生组织规定凡年龄在60岁以上，收缩期血压大于21.3kPa(160mmHg)，舒张期血压大于12.6kPa(95mmHg)者，即为老年人高血压病。这类高血压多在壮年或中年发病，到老年期有继续发展之势。

一、原因

高血压病是导致老年人充血性脑卒中、冠心病、肾衰竭、主动脉瘤的发病率和病死率升高的主要危险因素之一。严重影响老年人的健康，是老年人最常见的疾病之一。老年高血压病有四大主要原因，即高血压、高脂饮食、高胆固醇血症和吸烟。

二、临床表现

60岁以上的人群，按世界卫生组织(WHO)诊断标准，高血压患病率高达40.4%，老年单纯性收缩期高血压患病率为21.50%，占老年高血压总人数的53.2%。在老年患者中，半数以上患者是单纯收缩期高血压，血压波动大，老年人的压力感受器敏感性减弱，反应缓慢，使1/3的老年患者发生直立性低血压，重者立卧可相差10.07/4.0kPa(80/30mmHg)以上，其恢复时间也长。糖尿病伴高血压患者如果立位3～4min比卧位降低2.7kPa(20mmHg)以上，5年生存率明显降低。有直立性低血压患者不能耐受某些降压药物治疗，容易出现不良反应。同时，老年患者血压的昼夜节律无特殊变化，少数一日内波动达12/5.3kPa(90/40mmHg)，易被误诊为嗜铬细胞瘤。

老年人由于自主神经功能紊乱，约有1/3的老年患者血压呈季节性变化，尤其是70岁以上的老年人，一般冬季高、夏季低，一年内血压可波动2.7～17.3kPa为(20～130mmHg)，因而应加强冬季血压的监测与控制。老年人反应迟钝，对持续高血压有较长时间的适应，在靶器官明显损害前，半数老年患者无症状，健康查体或因其他疾病就诊而发现。因此，应定期对老年人群进行健康查体，以提高早期确诊率。

三、诊断

1.定期测血压　本病是通过累及靶器官才表现出临床症状，如肾脏受累的早期症状是夜尿多，心脏受累的早期表现为容易疲劳、心悸、期前收缩(早搏)等。因此，对老年人特别有高血压家族史者，应定期测量血压，有利于早期诊断。如连续3次非同日血压测定，有2次收缩压(SBP≥140mmHg)或舒张压(DBP≥90mmHg)，才认为有高血压。

2.明确病因　一旦高血压诊断确立应明确是原发性高血压还是继发性高血压，由于治疗方法不同，前者采用内科治疗，后者多数可通过手术而得到根治或病情明显减缓。在老年继续性高血压中，肾动脉粥样硬化性狭窄相对常见，原发性醛固酮增多症和嗜铬细胞瘤等少见。

四、预防

1. 服用降压药物，一定要在内科医师指导和监控下进行，不可自作主张。药物的增减、调换或停药也均应有医生指导。

2. 医师制订好降压药物治疗方案后，患者必须严格执行，坚持每天服药，即使血压已降至正常，症状完全消失，也应每天坚持用药。

3. 注意服药时间，如果每天只服一次药，以早晨 7 点为最佳服药时间：如果每天需服两次药，则以早晨 7 点和下午 3 点为宜，一般降压药物不宜夜晚服用。

4. 高血压病老人服药后的理想血压，以缓慢降至收缩压低于 18.7kPa(140mmHg)，舒张压低于 12kPa(90mmHg)为宜。

5. 服用降压药物的老人应定期监测自己的血压，一般以每星期测量一次为宜。

6. 正在服用降压药物的老人因其他疾病就医时，应向医师说明服用的是何种降压药物，以供医师处方用药时参考。

五、治疗

1. 治疗原则

(1)采用最小的有效剂量以获得可能有的疗效而使不良反应减至最小。如有效，可以根据年龄和药物反应逐步递增剂量，以获得最佳的疗效。

(2)为了有效地防止靶器官损害，要求 24h 内稳态降压能防止从夜间较低血压到清晨血压突然升高而导致猝死、脑卒中和心脏病发作。要达到此目的，最好使用一天一次给药有持续 24h 降压作用效应，此种药物还可增加治疗的依从性。

(3)为使降压效果增大而不增加不良反应，先单药治疗，联合用药。用低剂量单药治疗疗效不理想时可以采用两种或者两种以上药物联合治疗。

2. 药物治疗　当前用于降压的药物主要为以下 5 类，即利尿药、β 受体阻滞剂、血管紧张素转换酶抑制剂(ACEI)、血管紧张素Ⅱ体拮抗剂和钙拮抗剂。

(1)利尿剂：利尿剂主要用于轻中度高血压及尤其在老年高血压并发心力衰竭者。药物可选择使用双氢氯噻嗪 12.5mg，1～2/d；吲达帕胺 1.25～2.5mg，1/d；呋噻米仅用于并发肾衰竭时。

(2)β 受体阻滞剂：在静息心律较快(＞80/min)或合并心绞痛者应用 β 受体阻滞剂。心脏传导阻滞、哮喘、慢性阻塞性肺病与周围血管病患者禁用。胰岛素依赖性糖尿病患者慎用。可选择使用的 β 受体阻滞剂有，美托洛尔 500mg，1～2/d，阿替洛尔 25mg，1～2/d；比索洛尔 2.5～5mg，1/d；倍他洛尔 5～10mg，1/d。

(3)血管紧张素Ⅱ受体(ATI)拮抗剂：例如氯沙坦 50～100mg，1/d，缬沙坦 80～160mg，1/d；适用证和禁忌证与 ACEI 相同，目前主要用于 ACEI 治疗后发生干咳的患者。

(4)血管紧张素转换酶抑制剂(ACFI)：ACEI 主要用于高血压合并糖尿病，或者并发心脏功能不全、肾脏损害有蛋白尿的患者。妊娠、肾动脉狭窄、肾衰竭(血肌酐＞265μmol/L 或 3mg/dL)患者禁用。可供选择使用的制剂有：卡托普利 12.5～25mg，2～3/d；依那普利 10～20mg，1～2/d；培哚普利 4～8mg，1/d；西拉普利 2.5～5mg，1/d；贝那普利 10～20mg，1/d；雷米普利 2.5～5mg，1/d；赖诺普利 20～40mg，3/d。血管紧张素Ⅱ受体拮抗剂。

(5)钙拮抗剂:可用于各种程度的高血压,尤其在老年高血压合并稳定型心绞痛时。并存心脏传导阻滞和心力衰竭高血压患者,禁用非二氢吡啶类钙拮抗剂。并存不稳定性心绞痛和急性心肌梗死时,禁用速效二氢吡啶类拮抗剂。优先选择使用长效制剂,例如非洛地平缓解片 5～10mg,1/d;硝苯地平控释片 30mg,1/d;氨氯地平 5～10mg,1/d;拉西地平 4～6mg,1/d;维拉帕米缓释片 120～240mg,1/d。一般情况下也可使用硝苯地平或尼群地平普通片 10mg,2～3/d。

(姚俊秀)

第二节　老年动脉粥样硬化

老年动脉粥样硬化是动脉硬化中常见的类型,为心肌梗死和脑梗死的主要病因。动脉硬化是动脉管壁增厚、变硬,管腔缩小的退行性和增生性病变的总称。常见的有动脉粥样硬化、动脉中层钙化、小动脉硬化(arteriolosclerosis)3 种。

一、病因和发病机制

(一)病因

本病病因未完全清楚,目前认为是多种因素作用于不同环节所引起,这些因素称为易患因素或危险因素。主要有以下 7 种。

1. 高脂血症　血总胆固醇、低密度脂蛋白(LDL)、甘油三酯、极低密度脂蛋白(VLDL)、载脂蛋白 B100、脂蛋白(a)(Lp(a))增高,高密度脂蛋白(HDL)、载脂蛋白 AⅠ和 AⅡ降低,均属易患因素。

2. 高血压　冠状动脉粥样硬化患者 60%～70%有高血压。高血压患者患冠状动脉粥样硬化者较血压正常人高 4 倍,且无论收缩压抑舒张压增高都重要。

3. 吸烟　吸烟增加冠状动脉粥样硬化的发病率和病死率达 2～6 倍,且与每日吸烟支数呈正比。

4. 糖尿病　糖尿病患者动脉粥样硬化的发病率较无糖尿病患高 2 倍,冠状动脉粥样硬化患者中糖耐量减退者颇常见。

5. 职业　从事体力活动少、脑力活动紧张、经常有紧迫感的工作较易患本病。

6. 饮食　常进食较高的热量,较多的动脉性脂肪、胆固醇、糖和盐者易患本病,西方的饮食方式是致病的重要因素。

7. 肥胖　超标准体重的肥胖者易患本病,体重迅速增加者尤其如此。

(二)发病机制

1. 脂质浸润学说　认为本病与脂质代谢失常密切相关,其本质是动脉壁对从血浆侵入的脂质的反应。主要病理变化是动脉壁出现斑块,而胆固醇和胆固醇酯则是构成粥样斑块的主要成分。虽然动脉壁也能合成胆固醇和其他脂质,但近年来对动脉壁和内皮细胞的生理和病理研究以及对粥样硬化病变的组织化学和免疫化学检查的结果,证实粥样斑块中的脂质主要来自血浆。血浆中的胆固醇、三酰甘油(甘油三酯)和磷脂等是与载脂蛋白结合成脂蛋白而溶解、运转的。低密度脂蛋白(LDL)含胆固醇和胆固醇酯最多,极低密度脂蛋白(VLDL)含三酰甘油最多,高密度脂蛋白(HDL)含蛋白最多,血浆中增高的脂质即以 LDL 和 VLDL 或经动脉内膜表面脂蛋白脂酶的作用而分解成残片的形式从下述5种途径侵入动脉壁，即内皮细胞直接吞饮，透过内皮细胞间隙，经由内皮细胞的LDL受体，通过受损后通透性增加的内皮细胞，通过因内皮细胞缺失而直接暴露在血流的内膜下组织。脂蛋白进到中膜后，堆积在平滑肌细胞间、胶原和弹力纤维上，引起平滑肌细胞增生，平滑肌细胞和来自血液的单核细胞吞噬大量脂质成为泡沫细胞；脂蛋白又降解而释出胆固醇、胆固醇酯、三酰甘油和其他脂质，LDL还与动脉壁的蛋白多糖结合产生不溶性沉淀，都能刺激纤维组织增生。所有这些合在一起就形成粥样斑块。

脂蛋白中的HDL可将胆固醇送到肝脏分解、抑制细胞摄入LDL和抑制平滑肌细胞的增生，因而被认为有抗动脉粥样硬化的作用。脂质经过氧化作用而产生的脂质过氧化物，有细胞毒性，损伤细胞膜，促进动脉粥样硬化的形成。

2. 血栓形成和血小板聚集学说　前者认为本病开始于局部凝血机制亢进，动脉内膜表面血栓形成，以后血栓被增生的内皮细胞所覆盖而并入动脉壁，血栓中的血小板和白细胞崩解而释出脂质和其他活性物质，逐渐形成粥样斑块。后者认为本病开始于动脉内膜损伤，血小板活化因子(PAF)增多，血小板在该处黏附继而聚集，随后发生纤维蛋白沉积，形成微血栓。血小板聚集后释出一些活性物质。其中血栓烷A_2(thromboxane A_2，TXA_2)能对抗血管壁合成的前列环素(prostacycline，PGI_2)所具有的使血小板解聚和血管扩张的作用，而促进血小板进一步聚集和血管收缩；血小板源生长因子(platelet derived growth factor)可刺激平滑肌的细胞增生、收缩并向内膜游移；5－羟色胺和成纤维细胞生长因子(fibroblast growth factor)可刺激成纤维细胞、平滑肌细胞和内皮细胞增生，肾上腺素和二磷酸腺苷可促使血小板进一步聚集；第Ⅷ因子使血小板进一步黏附；血小板第4因子(platelet factor4，PF4)可使血管收缩；纤溶酶原激活剂抑制物(PAI)使血栓的溶解受到抑制。这些物质使内皮细胞进一步损伤，从而导致LDL、纤维蛋白原进入内膜和内膜下；使单核细胞聚集于内膜，发展成为泡沫细胞；使平滑肌细胞增生，移入内膜，吞噬脂质；并使内皮细胞增殖。都有利于粥样硬化的形成。

3. 损伤反应学说　损伤反应学说认为粥样斑块的形成是动脉对内膜损伤的反应。动脉内膜损伤可表现为内膜功能紊乱如内膜渗透过增加，表面容易形成血栓。也可表现为内膜的完整性受到破坏。长期高脂血症，由于血压增高、动脉分支的特定角度和走向、血管局部狭窄等引起的血流动力学改变所产生的湍流、剪切应力，以及由于糖尿病、吸烟、细菌、病毒、毒素、免疫性因子和血管活性物质如儿茶酚胺、5－羟色胺、组胺、激肽、内皮素、血管紧张素等的长期反复作用；都足以损伤内膜或引起功能变化，有利于脂质的沉积和血小板的黏附和聚集，而形成粥样硬化。

4. 单克隆学说　单克隆学说亦即单元性繁殖学说。认为动脉粥样硬化的每一个病灶都来源于一个单一平滑肌细胞的增殖，这个细胞是以后增生成许多细胞的始祖。在一些因子如血小板源生长因子、内皮细胞源生长因子、单核细胞源生长因子、LDL，可能还有病毒的作用下不断增殖并吞噬脂质，因而类似于良性肿瘤，并形成动脉粥样硬化。虽然通过葡萄糖－6－磷酸脱氢酶(G－6－PD)同工酶的测定，发现绝大多数病变动脉壁纤维斑块中只含有一种G－6－PD同工酶，显示纤维斑块的单克隆特性。但也有认为病变的单酶表现型并不一定意味着此病变的起源是克隆性的，也有可能来源于含有同一同工酶的多个细胞，然而由于不断重复的细胞死亡和生长，使测定结果显示单酶表现型。事实上将粥样斑块内的平滑肌细胞进行培养，还未显示出这些细胞会像肿瘤一样无限增殖。

二、临床表现

(一)本病发展过程

可分为下列4期:

1.无症状期或隐匿期　其过程长短不一,包括从较早的病理变化开始,直到动脉粥样硬化已经形成,但尚无器官或组织受累的临床表现。

2.缺血期　症状由于血管狭窄、器官缺血而产生。

3.坏死期　由于血管内血栓形成或管腔闭塞而产生器官组织坏死的症状。

4.硬化期　长期缺血,器官组织硬化(纤维化)和萎缩而引起症状。

不少患者不经过坏死期而进入硬化期,而在硬化期的患者也可重新发生缺血期的表现。

按受累动脉部位的不同,本病可分为6类,即主动脉及其主要分支粥样硬化,冠状动脉粥样硬化,脑动脉粥样硬化,肾动脉粥样硬化,肠系膜动脉粥样硬化,四肢动脉粥样硬化等。

(二)有关器官受累后出现的病象

1.一般表现　脑力与体力衰退,触诊体表动脉如颞动脉、桡动脉、肱动脉等可发现变宽、变长、迂曲和变硬。

2.主动脉粥样硬化　大多数无特异性症状。叩诊时可发现胸骨柄后主动脉浊音区增宽;主动脉瓣区第二心音亢进而带金属音调,并有收缩期杂音。收缩期血压升高,脉压增宽,桡动脉触诊可类似促脉。X线检查可见主动脉结向左上方凸出,主动脉扩张与扭曲,有时可见片状或弧状的斑块内钙质沉着影。X线检查可见主动脉的相应部位增大。

3.冠状动脉粥样硬化　可引起心绞痛、心肌梗死以及心肌纤维化等。

4.脑动脉粥样硬化　脑缺血可引起眩晕、头痛与昏厥等症状。脑动脉血栓形成或破裂出血时引起脑血管意外,有头痛、眩晕、呕吐、意识突然丧失、肢体、瘫痪、偏盲或失语等表现。脑萎缩时引起痴呆、有精神变态、行动失常、智力及记忆力减退以至性格完全变化等症状。

5.肾动脉粥样硬化　临床上并不多见,可引起顽固性高血压,年在55岁以上而突然发生高血压者,应考虑本病的可能。如有肾动脉血栓形成,可引起肾区疼痛、尿闭以及发热等。

6.肠系膜动脉粥样硬化　可能引起消化不良、肠道张力减低、便秘与腹痛等症状。血栓形成时,有剧烈腹痛、腹胀和发热。肠壁坏死时,可引起便血、麻痹性肠梗阻以及休克等症状。

7.四肢动脉粥样硬化　以下肢较为多见尤其是腿部动脉,由于血供障碍而引起下肢发凉、麻木和间歇性跛行,即行走时发生腓肠肌麻木、疼痛以至痉挛,休息后消失,再走时又出现;严重者可有持续性疼痛,下肢动脉尤其是足背动脉搏动减弱或消失。

(三)辅助检查

1.实验室检查　患者多有脂代谢失常,主要表现为血总胆固醇增高、LDL胆固醇增高、HDL胆固醇降低、血三酰甘油增高、血β脂蛋白增高、载脂蛋白B增高、载脂蛋白A降低、脂蛋白(α)增高、脂蛋白电泳图形异常,90%以上的患者表现为Ⅱ或Ⅳ型高脂蛋白血症。血液流变学检查往往示血黏滞度增高。血小板活性可增高。

2.X线检查　除前述主动脉粥样硬化的表现外,选择性或电子计算机数字减影动脉造影可显示冠状动脉、脑动脉、肾动脉、肠系膜动脉和四肢动脉粥样硬化所造成的管腔狭窄或动脉瘤病变,以及病变的所在部位、范围和程度,有助于确定外科治疗的适应证和选择施行手术的方式。

3.多普勒超声检查　有助于判断四肢动脉和肾动脉的血流情况。

4.磁共振断层显像　有助于判断四肢和脑动脉的功能情况以及脑组织的病变情况。

5.超声心动图检查　心电图检查及其负荷试验所示的特征性变化有助于诊断冠状动脉粥样硬化。血管内超声和血管镜检查则是直接从动脉腔内观察粥样硬化病变的方法。

三、诊断

1.诊断

(1)本病发展到相当程度,尤其有器官明显病变时诊断并不困难,但早期诊断很不容易。年长患者如检查发现血脂增高,动脉造影发现血管狭窄性病变,即可诊断本病。

(2)辅助检查可协助诊断本病。

2.鉴别诊断　主动脉粥样硬化引起的主动脉变化和主动脉瘤,须与纵隔肿瘤相鉴别;冠状动脉粥样硬化引起的心绞痛和心肌梗死,须与其他冠状动脉病变所引起者相鉴别;心肌纤维化须与其他心脏病特别是心肌病相鉴别;脑动脉粥样硬化所引起的脑血管意外,需与其他原因引起的脑血管意外相鉴别;肾动脉粥样硬化所引起的高血压,须与其他原因的高血压相鉴别;肾动脉血栓形成须与肾结石相鉴别;四肢动脉粥样硬化所产生的症状,须与其他病因的动脉病变所引起者相鉴别。

四、预防

1.减少对脂肪的摄取　应少食“饱和脂肪酸”占有量较多的煎炸食物及含“高胆固醇”食物的虾、肝、肾和其他内脏,蛋黄等。

2.不吸烟并防止被动吸烟　烟草毒害心血管内皮细胞,损害内皮系统功能,可致心肌肥大、变厚,殃及正常的舒缩运动并可致血脂 HDL 下降。

3.坚持适量的体力活动　体力活动量需根据原本身体情况而定,要循序渐进,不宜勉强作剧烈运动,每天最好坚持不短于 30min 的活动,可一次性完成或分 3 次进行,每次 10min。

4.释放压抑或紧张情绪　慢性忧郁或持续的紧张,可刺激交感神经兴奋,易致心跳快速、血管收缩、血压上升,血流减少。

五、治疗

首先应积极预防动脉粥样硬化的发生(一级预防)。如已发生,应积极治疗,防止病变发展并争取其逆转(二级预防)。已发生并发症者,应及时治疗防止其恶化,可延长患者寿命(三级预防)。

(一)一般防治措施

1.发挥患者的主观能动性配合治疗　已有客观证据表明,经防治病情可以控制,病变可能部分消退,患者可维持一定的生活和工作能力,病变本身又可以促使动脉侧支循环的形成,使病情得到改善,因此说服患者耐心接受长期的防治措施至关重要。

2.合理的膳食

(1)膳食总热量勿过高,以维持正常体重为度,40 岁以上者尤应预防发胖。正常体重的简单计算法为:身高(cm)－110＝体重(kg)。

(2)超过正常标准体重者,应减少每日进食的总热量,食用低脂(脂肪摄入量不超过总热量的30%，其中动物性脂肪不超过10%）、低胆固醇（每日不超过500mg）膳食，并限制蔗糖和含糖食物的摄入。

（3）避免经常食用过多的动物性脂肪和含饱和脂肪酸的植物油，如肥肉、猪油、骨髓、奶油及其制品、椰子油、可可油等；避免多食含胆固醇较高的食物，如肝、脑、肾、肺等内脏，鱿鱼、牡蛎、墨鱼、鱼子、虾子、蟹黄、蛋黄等；若血脂持续增高，应食用低胆固醇、低动物性脂肪食物，如各种瘦肉、鸡、鸭、鱼肉、蛋白、豆制品等。

（4）已确诊有冠状动脉粥样硬化者，严禁暴饮暴食，以免诱发心绞痛或心肌梗死。合并有高血压或心力衰竭者，应同时限制食盐和含钠食物。

（5）提倡饮食清淡，多食富含维生素C（如新鲜蔬菜、瓜果）和植物蛋白（如豆类及其制品）的食物。在可能条件下，尽量以豆油、菜油、麻油、玉米油、茶油、米糠油等为食用油。

3. 适当的体力劳动和体育活动　参加一定的体力劳动和体育活动，对预防肥胖、锻炼循环系统的功能和调整血脂代谢均有裨益，是预防本病的一项积极措施。体力活动应根据原来身体情况、原来体力活动习惯和心脏功能状态来规定，以不过多增加心脏负担和不引起不适感觉为原则。体育活动可循序渐进，不宜勉强做剧烈活动，老年人提倡散步（每日1h，分次进行），做保健体操，打太极拳等。

4. 合理安排工作和生活　生活要有规律，保持乐观、愉快的情绪，避免过度劳累和情绪激动，注意劳逸结合，保证充分睡眠。

5. 养成良好生活习惯　提倡不吸烟，不饮烈性酒或大量饮酒（少量饮低浓度酒则有提高血HDL的作用）。

6. 积极治疗　如发现与本病有关的疾病，如高血压、脂肪症、高脂血症、痛风、糖尿病、肝病、肾病综合征和有关的内分泌病等，应积极治疗。

（二）药物治疗

1. 扩张血管药物　解除血管运动障碍，可用血管扩张剂。

2. 调整血脂药物　血脂增高的患者，经饮食调节和注意进行体力活动后，仍高于正常，即总胆固醇＞5.2mmol/L（200mg/dL）、低密度脂蛋白胆固醇＞3.4mmol/L（130mg/dL）、三酰甘油>1.24mmol/L（9110mg/dL）者，可根据情况选用下列降血脂药物。

（1）仅降低血胆固醇的药物。如胆酸螯合树脂、普罗布可、新霉素等。

（2）主要降低血胆固醇，也降低血三酰甘油的药物。如他汀类、弹性酶等。

（3）主要降低血三酰甘油，也降低血胆固醇的药物。如贝特类、烟酸类、不饱和脂肪酸、泛硫乙胺。

（4）其他药物，如右旋糖酐硫酸酯（dextran sulfate）、谷固醇（β—sitosterol）、藻酸双酯钠、维生素C、维生素B_6等也曾作为调整血脂药物应用。

调整血脂药物多需长期服用，应注意掌握好用药剂量和不良反应。正是由于其不良反应，使以入血用的降血脂药物雌激素和右旋甲状腺素被淘汰。

3. 抗血小板药物　抗血小板聚集和黏附的药物，可防止血栓形成，有助于防止血管阻塞性病变和病情的发展，可用于心肌梗死后预防复发和预防脑动脉血栓栓塞。阿司匹林0.3g/d或用更小的剂量50mg/d，通过抑制TXA_2的生成而较少影响PGI_2的产生而起作用；双嘧达莫（dipyridamole），50mg，3次/d，可使血小板内环磷酸腺苷增高，延长血小板的寿命，可减半量与阿司匹林合用；苯磺唑酮（sulfinpyrazone），0.2g，3次/d，作用与阿司匹林类似，有报告认为可能防止冠状动脉粥样硬化性心脏病猝死；噻氯匹啶（ticlopidine），250mg，2 次/d，作用与双嘧达莫相同，同时也有类似氯贝特能稳定血小板膜的作用；芬氟咪唑（fenflumizole）为咪唑类衍生物，TXA_2 合成酶抑制剂，50mg，2 次/d。

4. 其他　尚有一些蛋白多糖制剂，如硫酸软骨素 A 和维生素 C（1.5g，3 次/d）、冠心舒（20mg，3 次/d）等，通过调整动脉壁的蛋白多糖结构而起治疗作用。

（三）手术治疗

包括对狭窄或闭塞血管，特别是冠状动脉、主动脉、肾动脉和四肢动脉施行再通、重建或旁路移植等外科手术，也可用带气囊心导管进行的经腔血管改形术、经腔激光再通、经腔粥样硬化斑块旋切或旋磨、经腔血管改形术后放置支架等介入性治疗。此外，对药物治疗无效的高胆固醇血症，国外有施行回肠旁路手术或血浆交换法治疗，但费用昂贵或兼有后遗症。

（姚俊秀）

第三节　高脂血症

高脂血症是由于脂肪代谢或运转异常，使血浆中的一种或多种脂质高于正常，称为高脂血症。脂质不溶或微溶于水，必须与蛋白质结合以脂蛋白形式存在，因此，高脂血症也称高脂蛋白血症。

在人体血浆中，含有人体所需要的脂质成分，称为血脂，血脂包括脂肪和类脂。脂肪是人体内含量最多的脂类，是体内的一种主要能量来源，主要是三酰甘油（甘油三酯）；类脂是生物膜的基本成分，约占体重的 5%，是磷脂、糖脂和固醇的总称。

高脂血症是指各种原因引起血浆中血脂水平升高的一类疾病。

一、病因和发病机制

（一）病因

高脂血症病因繁多而复杂，主要是下列因素所致。

1. 遗传因素　遗传因素可通过多种机制引起高脂血症，某些可能发生在细胞水平上，主要表现为细胞表面脂蛋白受体缺陷以及细胞内某些酶的缺陷，也可发生在脂蛋白或载脂蛋白的分子上，多由于基因缺陷引起。

2. 饮食因素　饮食因素作用比较复杂，高脂蛋白血症患者中有相当大的比例是与饮食因素密切相关的，糖类摄入过多，可影响胰岛素分泌，加速肝脏极低密度脂蛋白的合成，易引起高三酰甘油血症。胆固醇和动物脂肪摄入过多与高胆固醇血症形成有关。

3. 其他原发疾病　这些疾病包括糖尿病、肝病、肾脏疾病、肥胖症、异常球蛋白血症等。

（二）发病机制

高脂血症由极低密度脂蛋白（VLDL）产生过多或清除障碍以及 VLDL 转变成低密度脂蛋白（LDL）过多所致。肥胖，糖尿病，酒精过量，肾病综合征或基因缺陷可引起肝脏 VLDL 产生过多。LDL 和总胆固醇（TC）增高亦常与血高三酰甘油相关联，LDL 的清除障碍和 apoB 的结构缺陷有关。

当食物中的胆固醇（乳糜微粒的残余部分）到达肝脏时，引起细胞内的胆固醇（或肝细胞的胆固醇代谢产物）升高，抑制了 LDL－受体合成，亦抑制了 LDL 基因的转录，受体数量的下降引起血浆 LDL 和 TC 水平增高。饱和脂肪酸亦使血浆 LDL 和 TC 水平增高，作用机制为它使 LDL 受体功能下降。在美国，食物胆固醇和饱和脂肪酸的摄入量很高，LDL 血浆水平可高达 25～40mg/dL(0.65～1.03mmol/L)，这使冠心病的发病率显著升高。

二、临床表现

高脂血症临床表现主要有两个方面：一是脂质在真皮内沉积所引起的黄色瘤；二是脂质在血管内皮沉积所引起的动脉粥样硬化，产生冠心病及周围血管病等。

(一)黄色瘤

黄色瘤是一种异常的局限性皮肤隆凸起，其颜色可为黄色、橘黄色或棕红色，多呈结节、斑块或丘疹形状，质地一般柔软。主要是由于真皮集聚了吞噬脂质的巨噬细胞，又名黄色瘤细胞所致。根据黄色瘤形态及发生部位可分为下列 6 种。

1.肌腱黄色瘤　这是一种特殊类型的结节状黄色瘤，发生在肌腱部位，常见于跟腱、手或足背伸侧肌腱、膝部股直肌和肩三角肌腱等处。为圆或卵圆形质硬的皮下结节，与其上皮肤粘连，边界清楚。这种黄色瘤常是家族性高胆固醇血症特征性表现。

2.掌皱纹黄色瘤　这是一种发生于手掌部的条状扁平黄色瘤，呈橘黄色轻度凸起，分布于手掌及手指间皱褶处。

3.结节性黄色瘤　发展缓慢，好发于肘、膝、指节伸处以及髋、踝、臀等部位。为圆形结节，大小不一，边界清楚。早期柔软，后期由于损害纤维化，质地变硬。见于家族性高脂蛋白血症及家族性高胆固醇血症。

4.结节疹性黄色瘤　好发于肘部、四肢伸侧和臀部，皮损常在短期内成批出现，呈结节状有融合趋势。疹状黄色瘤常包绕结节状黄色瘤。瘤皮肤呈橘黄色，常伴有炎性基底。见于家族性高脂蛋白血症。

5.疹性黄色瘤　表现为针头或火柴头大小丘疹，橘黄或棕黄色伴有炎性基底，有时口腔黏膜也可受累。主要见于高三酰甘油血症。

6.扁平黄色瘤　是较为常见的一种黄色瘤。表现为眼睑周围处发生橘黄色略高出皮肤的扁平丘疹状或片状瘤，边界清楚，质地柔软。泛发的可波及面、颈、躯干和肢体，为扁平淡黄色或棕黄色丘疹。常见于各种高脂血症。

(二)动脉粥样硬化

高脂血症可导致动脉粥样硬化，进而导致众多相关疾病，其中最常见的一种致命性疾病是冠心病。该病对身体的损害是隐匿、逐渐、进行性和全身性的，其直接损害可加速全身动脉粥样硬化，因为全身的重要器官都要依靠动脉供血、供氧，一旦动脉被粥样斑块堵塞，就会导致严重后果。

动脉硬化还可引起急性胰腺炎、肾衰竭、脑卒中、心肌梗死、血压升高、脂肪肝、肝硬化、胆石症、眼底出血、失明、周围血管疾病、跛行、高尿酸血症等。

(三)分类

1.常规检查血脂　血脂常规检查的项目包括总胆固醇、极低密度脂蛋白胆固醇、三酰甘油以及载脂蛋白 A 与 B 的比值各项。

(1)总胆固醇理想值＜5.2mmol/L(200mg/dL)

边缘升高值 5.23～5.69mmol/L(201～219mg/dL)

升高值＞5.72mmol/L(＞220mg/dL)

(2)极低密度脂蛋白胆固醇理想值＜3.12mmol/L(＜120mg/dL)

边缘升高值3.15～3.61mmol/L(121～139mg/dL)

升高值＞3.61mmol/L(＞140mg/dL)

(3)三酰甘油理想值＜1.70mmol/L(＜150mg/dL)

升高值＞1.70mmol/L(＞150mg/dL)

(4)载脂蛋白A与B的比值正常应在1.30左右,血脂异常时A与B比值往往降至1.0以下。

2.临床上高脂血症分型　临床上高脂血症分为5种类型:即Ⅰ、Ⅱ、Ⅲ、Ⅳ和Ⅴ型,5型中的任何一型脂蛋白代谢异常都会导致某种特定脂蛋白升高。通过判断那种脂蛋白升高,就可诊断是哪一种类型高脂血症。

Ⅰ型少见,由于脂蛋白脂酶缺乏,导致乳糜微粒水平升高,并伴有三酰甘油水平升高和胆固醇水平轻度升高。

Ⅱ型常见,是与动脉粥样硬化密切相关的一型,主要为极低密度脂蛋白(LDL)增高,LDL以正常速度产生,但由于细胞表面LDL受体减少,对LDL血浆清除率下降,导致血浆中堆积。因为LDL是胆固醇主要载体,所以患者血浆中胆固醇水平升高。

Ⅲ型不常见,是一种异常脂蛋白疾病,含异常升高的脂蛋白,与正常型LDL比较,含三酰甘油较高。

Ⅳ型常见,主要特征是LDL升高,由于LDL是肝内合成的三酰甘油和胆固醇的主要载体,因此引起三酰甘油升高和胆固醇水平升高。

Ⅴ型,乳糜微粒和LDL都升高,由于这种脂蛋白运载体内绝大多数三酰甘油,所以Ⅴ型高脂血症中,血浆三酰甘油水平显著升高,胆固醇轻微升高。

3.高脂血症按病因分型　高脂血症按病因分为原发性高脂血症和继发性高脂血症。

(1)原发性高脂血症:属于遗传性脂代谢紊乱的疾病。包括家族性脂蛋白酶缺乏症、家族性高脂蛋白症、家族性高胆固醇血症、家族性高三酰甘油血症和原因未明的原发性高脂蛋白血症等。

(2)继发生高脂血症:包括糖尿病高脂血症、甲状腺功能减低、肾病综合征、慢性肾衰竭药物性高脂血症、饮酒及胆道阻塞等。

三、诊断

1.高胆固醇血症　血清总胆固醇含量增高,超过5.72mmol/L,而三酰甘油含量正常,即三酰甘油＜1.70mmol/L。

2.高三酰甘油血症　血清中三酰甘油含量增高,超过1.70mmol/L,而总胆固醇含量正常,即总胆固醇＜5.72mmol/L。

3.混合型高脂血症　血清中总胆固醇和三酰甘油含量均增高,即总胆固醇超过5.27mmol/L,三酰甘油超过1.70mmol/L。

4.低高密度脂蛋白血症　血清高密度脂蛋白一胆固醇(HDL一胆固醇)含量降低＜9.0mmol/L。

四、预防

高脂血症的预防，首先强调病因预防，去除和控制可能病因、诱因及其他影响因素。

1. 改善膳食　少吃动物脂肪及内脏、甜食及淀粉类，多吃植物蛋白、油类、蔬菜水果以及鱼类。

2. 减轻体重　应在医师指导下逐渐减轻体重，最好以每月减重 1～2kg 为宜，降体重时饮食原则是低脂肪、低糖、足够蛋白质饮食。

3. 加强体育锻炼　有氧运动每周至少 3 次，每次半小时以上。

4. 戒烟、酒　戒除吸烟嗜好，少饮酒甚至不饮酒。

5. 控制影响血脂的其他疾病　如高血压、冠心病及糖尿病等，定期化验血脂，以期早治。

五、治疗

1. 饮食治疗　高脂血症确诊后，首先应进行饮食调节，一是限制高脂肪食品摄入，严格选择胆固醇含量低的食品，如蔬菜、豆制品、瘦肉、海带等，多吃含纤维素蔬菜，如韭菜、芹菜等，可减少肠内胆固醇的吸收。二是限制甜食，糖可在肝脏中转化为内源性三酰甘油，使血浆中三酰甘油的浓度增高，所以应限制其摄入。

2. 药物治疗　常用降脂药物有以下 3 类。

(1)胆酸结合树脂：如考来烯胺，每日 3 次，每次 4～5g 口服；考来替泊，一日 3 次，每次 4～5g。用药期间，宜定期作血常规、肝功能和血电解质检查。

(2)烟酸类：用于治疗高胆固醇和高三酰甘油血症同时存在者，开始 0.1g，每天 3 次，以后根据血脂变化和耐受程度，增加至 1～2g，每天 3 次，有皮肤潮红、瘙痒、胃部不适、消化不良、血糖升高、血尿酸升高、消化性溃疡等不良反应，应用要注意查肝功能。阿昔莫司，每晚睡前服 250～500mg，如病情需要可在早餐时加服 250mg。

(3)苯氧芳酸类：如氯贝特，每次口服 0.5g，每天 3 次。

3. 运动疗法　加强体力活动和体育锻炼，体力活动不仅能增加热能消耗，而且可以增强机体代谢，提高体内脂蛋白酶活性，有利于三酰甘油运输和分解，从而降低血中的脂质。

（姚俊秀）

第四节　老年冠心病

冠状动脉粥样硬化性心脏病指冠状动脉粥样硬化使血管腔阻塞导致心肌缺血缺氧而引起的心脏病，简称冠心病。基本病理改变是冠状动脉粥样硬化，根据其病变的程度和心肌缺血缺氧的范围不同，可将冠心病分为以下 5 类，即隐匿型冠心病、心绞痛型冠心病、心肌梗死冠心病、心力衰竭或心律失常型冠心病和猝死型冠心病。本节主要介绍心绞痛型冠心病和心肌梗死型冠心病。

一、心绞痛型冠心病

心绞痛型冠心病是指冠状动脉供血不足，心肌急剧的、暂时的缺血缺氧所引起的临床综合征。其特点是心前区压榨性阵发性疼痛，主要位于胸骨后部，可放射到心前区与左上肢，持续数分钟，休息或用硝酸酯制剂后消失。

（一）病因

最常见的病因是冠状动脉粥样硬化引起的动脉管腔狭窄和痉挛，常在劳动或情绪激动时发生。其产生机制主要是由于心肌血液供应与需要之间失去平衡所致。发病的基础是冠状动脉粥样硬化使管腔狭窄，如果大支管腔狭窄超过75%，就容易出现心绞痛。

（二）临床表现

心绞痛型冠心病以发作性胸痛为主要临床表现，其部位在胸骨体段或中段，可波及心前区，常为压迫、发闷或紧缩性，也可有烧灼感，疼痛逐渐加重，舌下含服硝酸甘油能缓解。一般数天或数周发作一次，重者可一日发作多次。心绞痛发作时心率增快、血压升高、表情焦虑、皮肤湿冷或出汗，有时出现第三或第四心音奔马律。

（三）诊断

对于具有典型心绞痛的患者，仅靠病史即可诊断，辅以物理检查和静息心电图，但须排除其他原因所致的心绞痛，即可诊断。

（四）预防

1. 患者要适当地了解疾病的性质，以便正确对待。

2. 要消除不必要的焦虑与恐惧心理，培养乐观情绪。工作应妥善安排，防止过度脑力紧张和重体力劳动。

3. 应有足够的睡眠时间。避免不良的精神刺激。初发或发作忽然变为频繁而加重者，应在安静的环境中进行短期休息和疗养。

4. 轻体力劳动或散步对于一般患者可减少心绞痛发作。避免在日常生活中过快或突然用力的动作，如追赶公共汽车、在大风或在雪地上快步或长时间行走。在任何情况下有心绞痛发作时，应立即停止活动，安静休息。

5. 饮食方面须限制富含动物脂肪与胆固醇的食物，肥胖者应使体重逐渐减轻。避免一餐过饱。茶与少量咖啡，如不致引起明显的兴奋或失眠，可以饮用。小量非烈性的酒也属无害，或许可帮助起扩张血管及镇静的作用。心绞痛患者应尽量不吸烟。

6. 高血压、贫血及甲状腺功能亢进等疾病都能增加心脏负担而使心绞痛加重，应予积极治疗。

（五）药物治疗

1. 硝酸酯类　此为最有效的终止及预防心绞痛发作的药物，常用硝酸甘油片0.3～0.6mg，舌下含用，1～2min即可使心绞痛缓解，作用持续时间30min。也可用硝酸异山梨酯（消心痛）5～10mg，含服或吞服，作用时间较长，维持4～5h。

2. β受体阻滞剂　抗心绞痛作用是通过降低心率及减弱心肌收肌力，减少心肌耗氧量。常用普萘洛尔（心得安），每次10～30mg，每日3次口服或美托洛尔（美多心安）50～100mg，分两次口服。

3. 钙离子拮抗剂　控制自发性心绞痛最有效。常用硝苯地平（硝苯啶），每日30～60mg，分3次口服。

4. 抑制血小板聚集药物　如双嘧达莫（潘生丁），每日75～150mg，分3次口服。

二、心肌梗死型冠心病

心肌梗死型冠心病是指冠状动脉供血急剧减少或中断，而使相应心肌持久而严重地缺血所致心肌坏死，临床表现为胸痛、急性循环功能障碍，以及心电图反映心肌急性损伤、缺血和坏死的一系列特征性演变，属于冠心病的严重类型。

（一）病因

心肌梗死型冠心病的基本病因是冠状动脉粥样硬化，造成管腔狭窄和心肌供血不足，而侧支循环尚未建立，使心肌严重持久地急性缺血达 1h 以上，即可发生心肌梗死。

（二）临床表现

心肌梗死型冠心病与梗死的大小、部位、侧支循环情况有密切关系。

1. 先兆　大多患者在发病前数口或数周有胸部不适、活动时心悸、气急、烦躁、心绞痛等先兆。其中既往无心绞痛者新出现心绞痛，原有稳定性心绞痛变为不稳定性心绞痛，且发作频繁、程度较重、持续时间较长、硝酸甘油疗效较差，常无明显的诱因。

2. 症状

（1）疼痛：是最早出现最突出的症状。

（2）全身症状：有发热、心动过速、白细胞计数增高和红细胞沉降率增快等由坏死物质吸收引起。

（3）胃肠道症状：疼痛剧烈时常伴有频繁的恶心、呕吐、上腹部胀痛等。

（4）心律失常：以室性心律失常多见，表现室性期前收缩（早搏）和短阵室性心动过速。

（5）低血压和休克：疼痛中血压下降，并有烦躁不安、面色苍白、皮肤湿冷、脉搏细弱、大汗淋漓、尿量减少、神志不清，甚至昏厥等休克表现。

3. 体征

（1）心脏体征：心脏浊音界轻度或中度增大，心率加快，有时出现第四音房性奔马律，10%～20%患者出现心包摩擦音。

（2）血压：几乎所有患者都有血压下降体征。

4. 常见并发症　老年人心肌梗死范围较广，又加上述病变及多次复发等因素，因而易并发二尖瓣乳头肌功能失调或断裂、心脏破裂、心室壁瘤、动脉栓塞、传导阻滞、心肌梗死后综合征。

（三）诊断

心肌梗死型冠心病诊断，即梗死发生前一周左右常有前驱症状，如静息和轻微体力活动时发作的心绞痛，伴有明显的不适和疲惫。梗死时表现为持续性剧烈压迫感、闷塞感，甚至刀割样疼痛，位于胸骨后，常波及整个前胸，以左侧为重。部分患者可延左臂尺侧向下放射，引起左侧腕部，手掌和手指麻刺感，部分患者可放射至上肢、肩部、颈部、下颌，以左侧为主。疼痛部位与以前心绞痛部位一致，但持续更久，疼痛更重，休息和含化硝酸甘油不能缓解。有时候表现为上腹部疼痛，容易与腹部疾病混淆。伴有低热、烦躁不安、多汗和冷汗、恶心、呕吐、心悸、头晕、极度乏力、呼吸困难、濒死感，持续 30min 以上，常达数小时。

（四）预防

1. 合理饮食，不要偏食，不宜过量。要控制高胆固醇、高脂肪食物，多吃素食。同时要控制总热量的摄入，限制体重增加。

2.生活要有规律，避免过度紧张；保持足够的睡眠，培养多种情趣；保持情绪稳定，切忌急躁、激动或闷闷不乐。

3.保持适当的体育锻炼活动，增强体质。

4.多喝茶，因茶多酚中的儿茶素以及茶多本酚在煎煮过程中不断氧化形成的茶色素，经动物体外实验均提示有显著的抗凝、促进纤溶、抗血栓形成等作用。

5.不吸烟、酗酒。烟可使动脉壁收缩，促进动脉粥样硬化；而酗酒则易情绪激动，血压升高。

6.积极防治老年慢性疾病，如高血压、高血脂、糖尿病等，这些疾病与冠心病关系密切。

7.预防冠心病应积极降压。老年高血压患者脉压大者，收缩压（SBP）下降时，舒张压（DBP）也会降得很低（<60mmHg）。要密切注意心肌缺血症状。

（五）对症治疗

1.一般治疗　吸氧、止痛。持续吸氧，流量6L/min；疼痛应用哌替啶（度冷丁）50～100mg皮下注射。也可用硝酸甘油0.5g加入液体内静脉滴注。

2.抗心律失常　室性快速心律失常，应用利多卡因50～100mg静脉注射，5～10min重复一次；缓慢心律失常用阿托品0.5～1.0g肌注或静注；对伴有Ⅱ度或Ⅲ度房室传导阻滞者，可进行心脏起搏。

3.抗心力衰竭　静滴硝酸甘油或硝普钠或多巴酚丁胺等。

4.抗休克治疗　升压药应用阿拉明5～10mg肌注或10～20mg加入5%GS 250mL中静脉滴注。

5.抗凝溶栓治疗　阿司匹林50mg每日一次，有一定抗凝作用；溶栓疗法在起病2～4h内使用纤溶酶激活剂溶解冠状动脉内血栓，以使阻塞血管再通。

（姚俊秀）

第十一章　经皮冠状动脉介入治疗

第一节　冠状动脉介入治疗的基本技巧

一、冠状动脉造影

冠状动脉造影术是利用导管对冠状动脉解剖进行放射影像学检查的一种介入性诊断技术，其目的在于检查冠状动脉血管树的全部分支，评价冠状动脉血管的解剖及走行情况，观察冠状动脉病变的有无、病变严重程度和范围，了解冠状动脉功能性的改变，包括冠状动脉的痉挛和侧支循环的有无。目前其仍被认为是诊断冠心病的“金标准”。

（一）适应证

1. 以诊断为主要目的

（1）不明原因的胸痛，或虽无症状但疑有冠心病，或有明确的早发冠心病家族史，无创性检查不能确诊。

（2）不明原因的心律失常，如顽固的室性心律失常或新发传导阻滞，需冠状动脉造影除外冠心病。

（3）不明原因的左心功能不全，鉴别是扩张型心肌病抑或缺血性心肌病。

（4）经皮冠状动脉介入治疗（PCI）或冠状动脉旁路移植术后复查。

（5）年龄＞50 岁的先天性心脏病和瓣膜病等心脏手术前，考虑是否合并冠心病，可以在手术的同时进行干预。

（6）高危职业如飞行员、汽车司机、警察、运动员及消防队员等需明确有无冠心病或医疗保险需要。

2. 以治疗为主要目的　临床冠心病诊断明确，行冠状动脉造影可进一步明确冠状动脉病变的部位、范围、程度，选择治疗方案。

（1）稳定型心绞痛或陈旧心肌梗死，内科治疗效果不佳，影响工作及生活。

（2）急性冠脉综合征，根据危险分层决定是否行血运重建治疗。

（3）发作 6h 以内的急性心肌梗死（AMI）或发病在 6h 以上仍有持续性胸痛，拟行急诊 PCI 手术；如无条件开展 PCI 术，对于 AMI 后溶栓有禁忌的患者，应尽量转入有条件的医院。AMI 后静脉溶栓未再通的患者，应适时争取补救性 PCI。对于 AMI 无并发症的患者，应考虑梗死后 1 周左右择期行冠状动脉造影。AMI 伴有心源性休克、室间隔穿孔等并发症应尽早在辅助循环的帮助下行血管再灌注治疗。对于高度怀疑 AMI 而不能确诊，特别是伴有左束支传导阻滞、肺栓塞、主动脉夹层、心包炎的患者，可直接行冠状动脉造影明确诊断。

（4）无症状性冠心病，其中对运动试验阳性、伴有明显危险因素的患者。

（5）冠脉 CTA 等影像学检查发现或高度怀疑冠状动脉中度以上狭窄或存在不稳定斑块。

（6）原发性心搏骤停复苏成功、左主干病变或前降支近段病变可能性较大的患者应早期进行冠状动脉造影以评价血管病变情况。

（7）冠状动脉旁路移植术后或 PCI 术后，常规需要行冠状动脉造影评价病变情况。

（二）禁忌证

1. 绝对禁忌证　对碘或造影剂过敏，或患者及家属不同意者。

2. 相对禁忌证

(1)有严重的心肺功能不全，不能耐受手术者。

(2)未控制的严重心律失常如室性心律失常。

(3)严重电解质紊乱。

(4)严重的肝、肾功能不全者。

(5)凝血障碍、发热和患有感染性疾病者。

（三）术前准备

1. 患者及家属签署同意手术的知情同意书（同 1 次住院 2 次手术也必须再次签署）。

2. 术前完善超声心动图、X 线胸片、血生化、三大常规（注意白细胞、血小板、大便潜血）、凝血指标、传染性指标等检查。

3. 备皮（股动脉途径者）。

4. 留置穿刺针等（因一般常规用右桡动脉行造影，因此留置穿刺针应选择左上肢或下肢）。

5. 抗血小板药物的应用（择期手术阿司匹林 100mg、氯吡格雷 75mg3d 以上；急诊手术阿司匹林 300mg、氯吡格雷 300～600mg）。

6. 训练床上大、小便（为防止术后排便困难，因为股动脉途径术后需要平卧 24h，不能下床活动）。术前不需要禁食，但不宜太饱，正常进行日常药物的服用，但已有肾功能损害者术前停用二甲双胍 3d。术前半小时排空大小便，取下身上所有饰物。

7. 心理治疗。对于紧张、抑郁的患者应注意心理治疗及沟通。

（四）入路选择

冠状动脉造影多取四肢动脉为入路，尤其经皮穿刺桡动脉最常用，也可穿刺股动脉或肱动脉。

（五）冠状动脉造影常用的投照体位

投照体位的定义是冠状动脉造影时，投照体位以影像增强器的位置而定，即从影像增强器位置来观察心脏，而不是根据 X 线束的方位来定位。

1. 左冠状动脉造影常用的投照体位　见图 11－1～图 11－6。

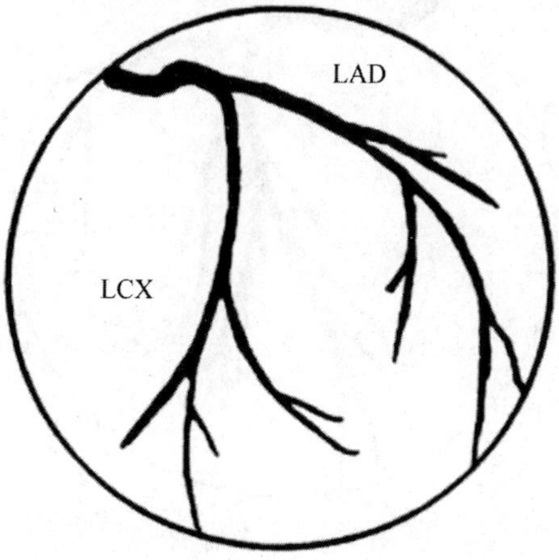

图 11－1　肝位（右前斜＋足位）

右前斜(RAO)30°＋足位(Cau)20°，观察 LAD(前降支)、LCX(回旋支)起始部、LCX 体部、OM(钝缘支)开口和体部

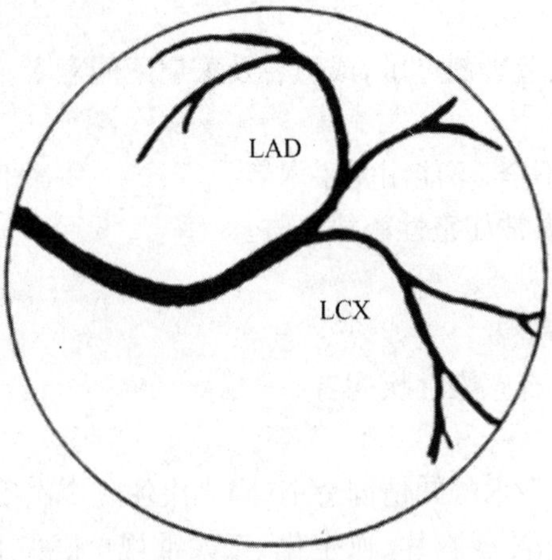

图 11－2　脾位、蜘蛛位

左前斜(LAO)45°＋足位(Cau)20°，观察 LM(左主干)、LAD、LCX 开口病变，LCX 体部、OM 开口和体部

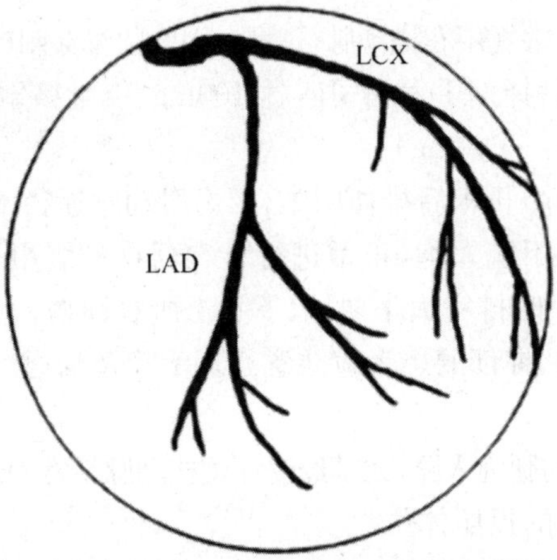

图 11－3　正头位

正位(AP)＋头位(Cra)，观察 LAD 近、中段，LAD 与对角支分叉处

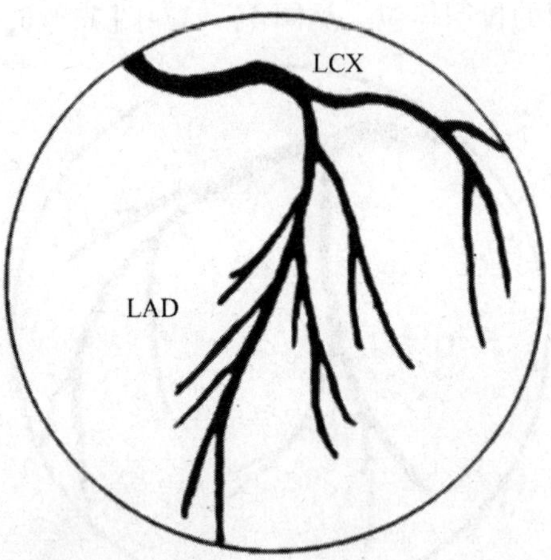

图 11－4　左肩位

左前斜(LAO)45°＋头位(Cra)20°，观察 LAD 中、远段和对角支开口

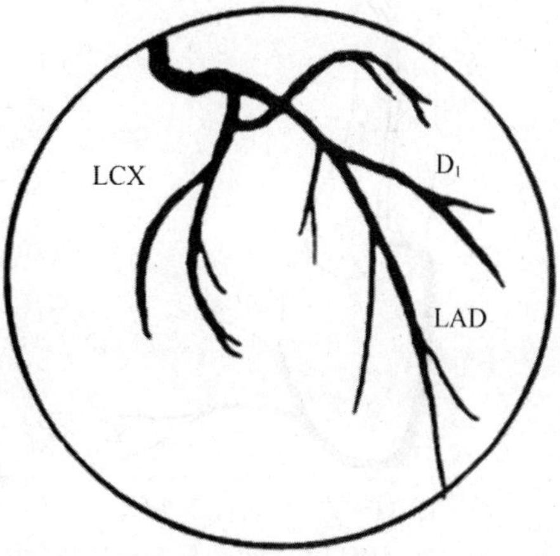

图 11－5　右肩位

右前斜(RAO)30°＋头位(Cra)20°,观察前降支中远段情况

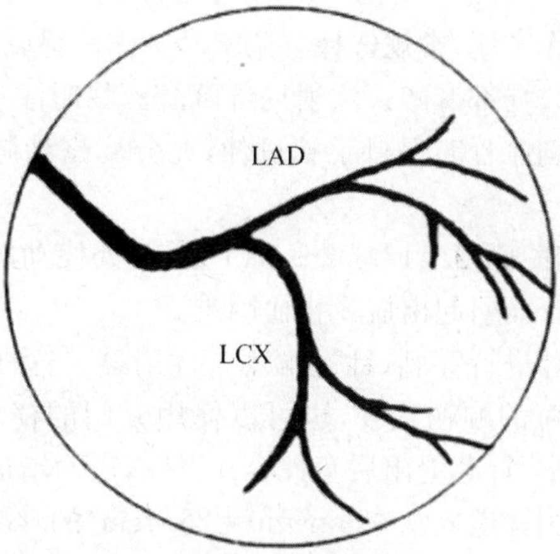

图 11－6　正足位

后前位(AP)＋足位(Cau)20°,观察 LM,LAD、LCX 开口、近端,LCX 体部和 OM 开口

2. 右冠状动脉造影常用的投照体位　见图 11－7、11－8。

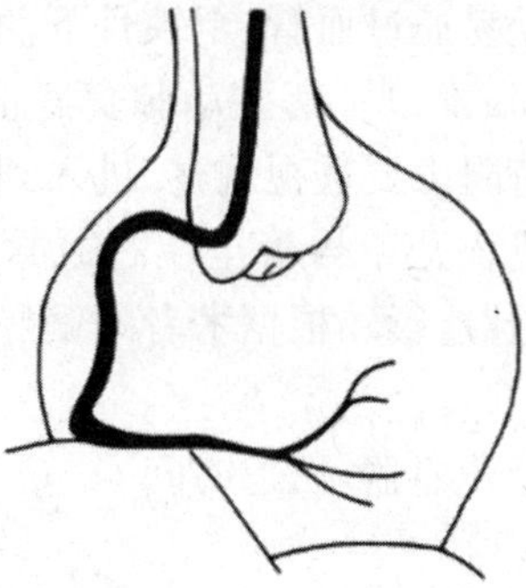

图 11－7　左前斜位(LAO)

45°,RCA 呈"C"形,观察 RCA 开口、起始部至后降支

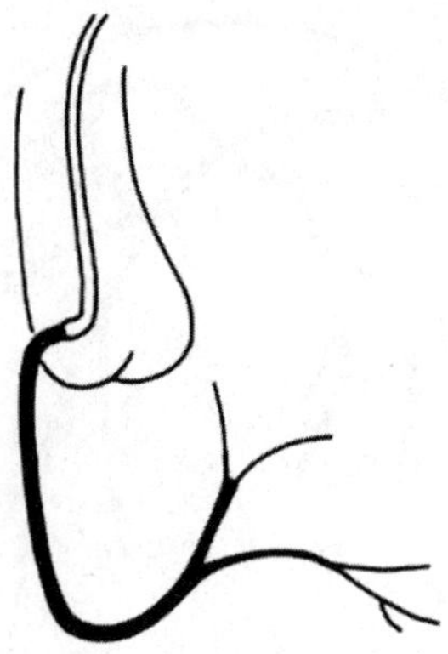

图 11－8　后前位＋头位

RCA 呈“L”形，观察 RCA 远端分支及其开口情况

（六）手术操作

以桡动脉为例。

1. 常规消毒铺巾，为操作方便，常规选择右侧桡动脉作为穿刺插管部位。

2. 2％利多卡因 1～2mL 局部麻醉。注射局部麻醉药物时注意沿血管走行充分阻滞局部组织，以避免血管痉挛。穿刺血管时保持手腕过伸，充分暴露动脉。也可在手腕部垫以小纱布卷协助保持手腕的过伸。

3. 穿刺点通常选择在腕曲面横纹近端 2～3cm 处，该处桡动脉表浅，容易触及，并且分支血管少，不容易误伤分支血管而引起出血或止血困难。

4. 使用 21 号普通穿刺针进行穿刺，针尾端不带注射器。这样可以精细掌握进针的深度和倾斜角度，观察搏动性回血的顺畅程度，也可以使用专门的桡动脉穿刺套针，但因套针较粗，套针与针芯之间固定不牢，针芯退出后套针容易滑脱，反而增加了穿刺难度。

5. 穿刺成功以后，沿穿刺针送入 0.025in(1in＝25.4sm)的软头直行钢丝至肱动脉。退出穿刺针后做 2mm 皮肤切口，置入 5F 或 6F 动脉鞘。

6. 经鞘管给予肝素 2000～3000U，可同时给予硝酸甘油 200μg 以防止血管痉挛，也可给予异搏定、罂粟碱。

7. 使用亲水涂层的长泥鳅钢丝易通过血管，至锁骨下动脉时，血管弯曲，深吸气可有助于钢丝进入主动脉，钢丝要至主动脉根部以了解主动脉窦底部位，同时钢丝要弯曲向上以增加支撑力。注意在钢丝递送过程中有阻力要透视观察，进入到腋动脉附近时要透视观察防止进入颅内动脉或冠状动脉。沿钢丝进入造影导管至左右冠脉开口处，撤出钢丝，回抽血液防止管道中的气泡，进行选择性冠状动脉造影。根据术者的偏好，造影导管可以选择 Judkins 左右冠脉造影导管或 MP 多功能导管。

8. 手术结束后使用专用桡动脉止血器，压迫时间 4～6h。

（七）术后处理

1. 心电血压监测　患者有无不适，注意心电图及生命体征等。

2. 常规液体。肾功能不全者可适当水化治疗。

3. 因为造影剂从肾排泄，所以术后应鼓励多喝水，促进造影剂的排泄。

4. 桡动脉穿刺径路者　在拔除鞘管后对穿刺点局部压迫 4～6h 后可以拆除止血器，然后弹力绷带继续压迫。股动脉入路进行冠状动脉造影后，可即刻拔管，常规压迫穿刺点 20min

后，若穿刺点无活动性出血，可进行制动并加压包扎，18～24h 后可以拆除绷带开始轻度活动。如果使用封堵器，患者可以在平卧制动后 6h 后开始床上活动。

5. 注意穿刺点有无渗血、红肿及杂音，穿刺的肢体动脉搏动情况、皮肤颜色、张力、温度及活动有无异常。

6. 术后次日查肾功能、心肌酶及心肌梗死三项、心电图等。

(八)结果判读

1. 狭窄程度测定方法

(1)计算机辅助的定量分析法(QCA)：以造影导管为参考(通常选用 6F 造影导管，1F＝0.33mm)，通过电视密度法由计算机辅助测定参考血管直径、病变节段直径、狭窄百分数和病变长度，推算面积狭窄百分数。

(2)目测法：以造影导管为参考(通常选用 6F 造影导管)，估测参考血管直径和病变节段直径狭窄程度。

动脉狭窄分为四级(图 11－9)：＜50％狭窄(直径)为轻度狭窄，通常无血流动力学意义。＞50％狭窄(相当于 95％面积狭窄)为重度狭窄，有较大的血流动力学意义。100％狭窄为完全闭塞。

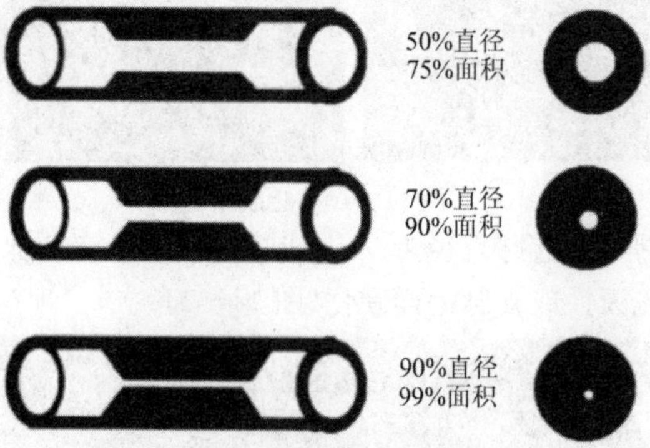

图 11－9　冠状动脉狭窄测量方法

2. 冠状动脉病变形态学分类(表 11－1)

表 11－1　冠状动脉病变形态学分类

冠脉病变类型	A 型	B 型	C 型
病变范围	局限，长度＜10mm	管状，长度 10～20mm	弥漫，长度＞20mm
病变性质	同心性	偏心性	偏心＋钙化
球囊通过难易	易通过	较难	困难
病变弯曲度	＜45°	45°～90°	＞90°
病变性质	光滑	不规则	闭塞
钙化	无或轻度	中度	重度
冠脉阻塞程度	不完全	完全＜3 个月	完全＞3 个月
与开口及分叉关系	远离开口或分叉	位于开口或分叉处，需保护	位于开口或分叉处，
有无血栓	无	有	有
介入治疗成功率	＞85％	60％～85％	＜60％

3. 冠状动脉血流分级—TIMI 血流分级法

(1)TIMI 0 级:无灌注,即阻塞远端无血流。

(2)TIMI 1 级:部分灌注,造影剂通过阻塞段,但不能使远端冠状动脉充分显影。

(3)TIMI 2 级:经过 3～4 个心动周期后,前向造影剂才使冠状动脉完全显影。

(4)TIMI 3 级:完全灌注,前向造影剂在 3 个心动周期内使冠状动脉完全显影。

4. 特殊类型病变

(1)心肌桥:仅在收缩期出现某一节段冠状动脉狭窄,舒张期则恢复正常。提示该冠状动脉节段受心肌压迫(图 11－10)。

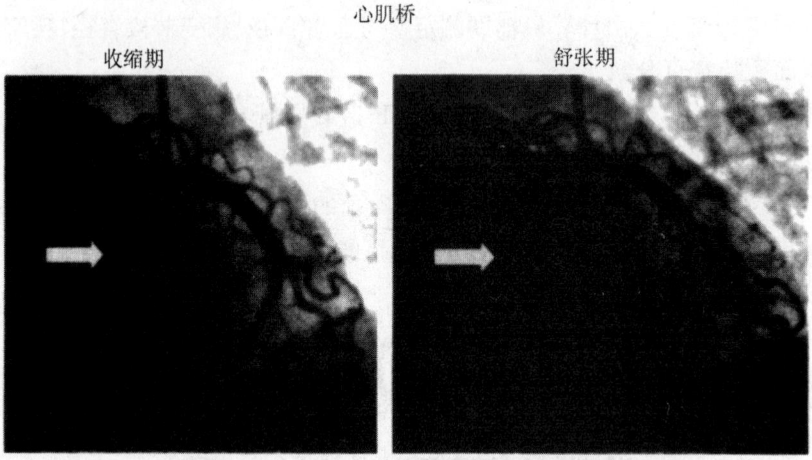

图 11－10 心肌桥

(2)冠状动脉瘤样扩张:指冠脉直径≥7mm 或超过邻近冠状动脉直径 50%的局部或弥漫性扩张。其发生原因为先天性或动脉粥样硬化(图 11－11)。

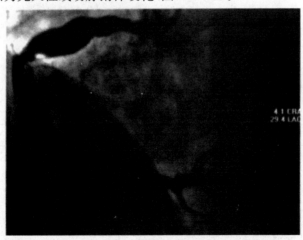

图 11－11 冠状动脉瘤样扩张

(3)冠状动脉瘘:冠状动脉及其分支直接与右心房、右心室、肺动脉或冠状窦交通,形成冠状动静脉瘘。绝大多数冠状动静脉瘘患者无临床症状,少数患者也可发生心绞痛或心力衰竭(图 11－12)。

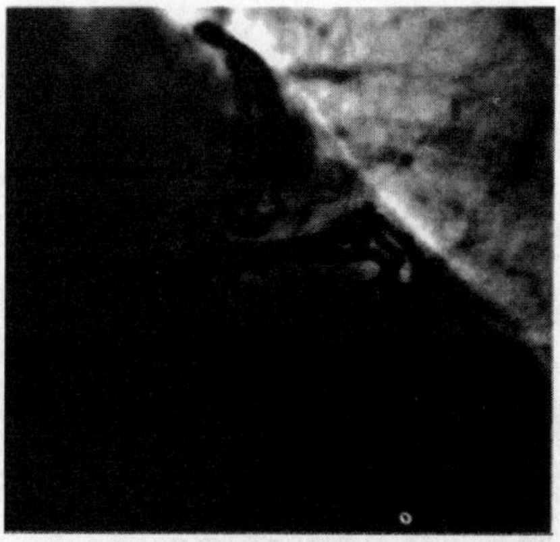

图 11－12　冠状动脉瘘

(4)冠状动脉痉挛:通常由导管诱发所致。表现为表面光滑的狭窄节段且远段冠状动脉血管节段无病变(图 11－13)。

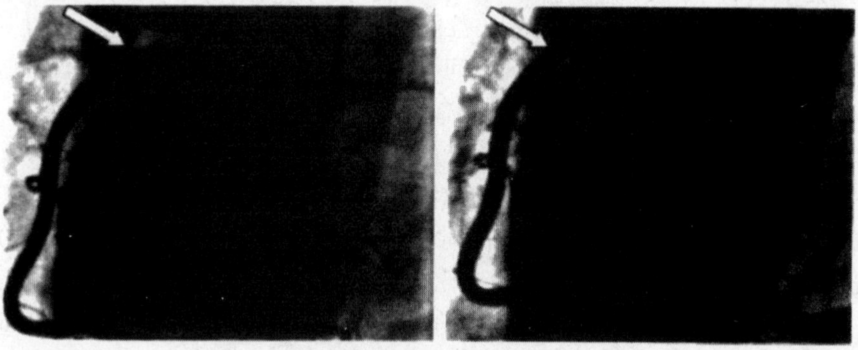

图 11－13　冠状动脉痉挛

(5)冠状动脉内血栓:表现为冠状动脉管腔内一个或数个充盈缺损,或交叉体位投照时均显示管腔模糊(图 11－14)。

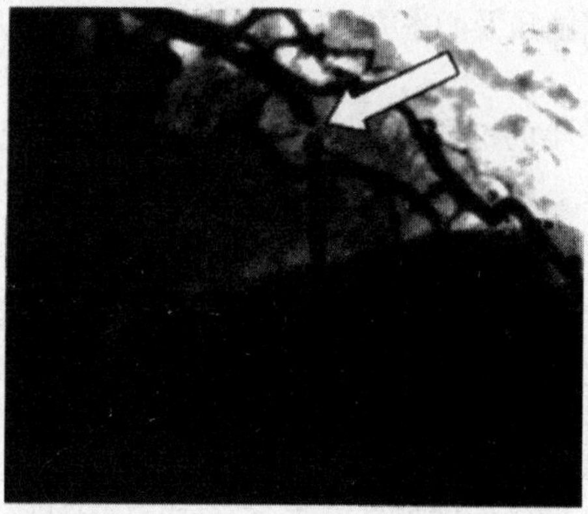

图 11－14　冠状动脉内血栓

(6)侧支循环:当冠状动脉严重狭窄或阻塞时,近端灌注压明显下降,刺激侧支循环形成,血管远端被侧支循环逆向供血而显影(图 11－15)。

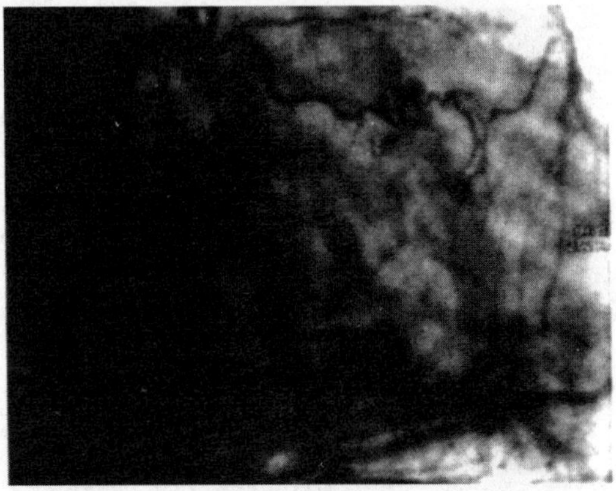

图 11－15　侧支：右冠状动脉→左前降支

（九）不良反应及处理

在心血管介入治疗术后的临床事件评价过程中，对比剂已经不再被认为是一个无辜的旁观者，它就像是一把双刃剑，既可使患者获益也可使其面临病情恶化的风险，因此从事心脏介入治疗的医生常会面临如何选择对比剂的问题，如选择离子型与非离子型对比剂，以及选择低渗与等渗对比剂的问题。

1. 对比剂的分类与理化特性　碘造影剂有离子型和非离子型两种，其中离子型与非离子型分类中又有单体与二聚体之分，不同类型对比剂的理化特性不一致（如渗透压及黏度），由此导致的不良反应也不完全一致。早期的对比剂为离子型、高渗透压[＞1900mOsm/(kg·H_2O)]，冠状动脉内直接注射离子型高渗对比剂可出现多种形式的心律失常，包括心动过缓、传导阻滞、窦性停搏、窦性心动过缓、室性心动过速及室颤等。目前临床上已不再应用。非离子型、低渗的对比剂[600mOsm/(kg·H_2O)]是目前最常用的对比剂，其毒性较高渗对比剂低，心律失常的发生率也明显低于高渗对比剂，但其渗透压仍为血液渗透压的 2～3 倍。因此对组织仍有一定程度的毒性作用。新一代的对比剂为非离子型、等渗对比剂[290mOsm/(kg·H_2O)]可大大减少对患者血压及心率方面的影响，因此可能会更有利于合并高危因素需要行心血管造影的患者。

2. 碘造影剂不良反应发生的机制与原因　一是给药方式。造影剂的浓度、剂量、速度和注入部位与反应的发生有关。超过允许的浓度与剂量，又注射过快，将增加反应的发生概率。二是对比剂本身的原因，与其渗透压、黏稠度以及毒性有关。研究证明碘造影剂渗透压越高、黏稠度越大，不良反应越多。三是与患者体质有关，如过敏体质、高龄以及有无慢性疾病乃至精神状态都与不良反应的发生有重要关系。根据其发生机制分为 2 种。一种与剂量无关，较少见，属特异质、抗原－抗体反应。另一种较多见，属物理－化学反应。是与造影剂的渗透压、浓度、离子电荷和化学毒性、注射速度和剂量有关。①轻度不良反应：轻微热感、皮肤潮红、恶心、轻度呕吐和荨麻疹。②中度不良反应：反复呕吐、大量荨麻疹、轻度呼吸困难、全身发热、暂时性血压降低。③重度不良反应：喉头水肿、重度呼吸困难、惊厥、休克、昏迷。

3. 对比剂与 PCI 术后不良事件　除了过敏反应及心肌毒性作用外，血栓形成与对比剂肾病(contrast－induced nephropathy，CIN)是影响 PCI 时对比剂选择的两个重要因素。对比剂可影响内源性及外源性凝血途径、血管内皮功能等多个方面。同时可能还具有血小板激活作用。随机临床试验证据表明，对 PCI 术后高 MACE 事件发生率的患者来说，选用等渗对比剂有利于降低术后的血栓性事件。

CIN 是指注射对比剂后 1～3d 出现无其他原因的肾功能损害，表现为血清肌酐增加≥0.5mg/dl，或者血肌酐的绝对值在基线基础上增加 25%。CIN 对 PCI 术后的临床结果有重要影响，可导致 PCI 术后其他不良事件的发生。对比剂的剂量与对比剂肾病呈正相关，大剂量的对比剂增加患者肾损害的风险，糖尿病及合并肾功能不全患者对剂量更为敏感，研究结果发现，对比剂剂量小于最大推荐剂量时[对比剂最大推荐剂量＝5mL×体重(kg)/SCr(mg/dl)]，需要接受透析治疗患者减少，院内死亡率也相应降低。

4.特殊人群 PCI 时对比剂的选择　任何程度的慢性肾疾病是冠心病预后不良的一个重要信号，而慢性肾疾病患者的长期后果又与心血管事件密切相关，因此在治疗合并肾损害的冠心病患者时，医生与患者常面临进退两难的困境，由于顾虑对比剂可能导致患者肾功能的恶化或出现 CIN，而拒绝进行诊断性心血管造影或 PCI 治疗的情况比较多见。已经存在肾损害或糖尿病患者，特别是二者合并存在时，CIN 的发生率 12%～50%。研究结果发现与高渗对比剂相比，低渗对比剂可明显降低高危患者 CIN 的发生率。等渗对比剂对 CIN 发生率的影响与患者危险程度的高低有关，在肾功能正常的非糖尿病患者，等渗对比剂术后 CIN 的发生率与低渗对比剂相似。而在高危患者，等渗对比剂可明显降低 CIN 的发生概率。

5.使用对比剂前应注意事项　①仔细询问是否有过敏史，有过敏史者要进行碘过敏试验。②严格掌握适应证和禁忌证，对于具有高危因素的患者(心、肝、肾功能严重损害等)，应减少剂量，冬季和春秋季应将造影剂加温至 36～37℃，提高患者耐受性，降低造影剂黏稠度。③对接受碘造影剂检查患者耐心解释检查过程中可能出现的各种不良反应，安抚患者，消除其焦虑心理。④可以预防性药物的使用，碘剂造影检查前可静脉注射地塞米松。⑤选择合适的造影剂并注意其剂量及浓度。⑥抢救药物的配备和制订抢救措施，术前应做好充分的急救准备。在给造影剂同时应持续观察患者，如有反应时应立即停止注射，面罩吸氧并进行抢救：对于轻中度反应的患者，密切观察患者生命体征的变化，一般经吸氧后即可恢复，必要时静脉注射地塞米松；对于重度反应(如呼吸困难、休克、意识障碍、严重心律失常、甚至心搏骤停)的患者，应立即进行抢救。

综上所述，PCI 时选择低渗的非离子型对比剂较离子型对比剂更安全，同样也有证据支持高危患者介入治疗时应该选择等渗的非离子型对比剂。

二、冠状动脉介入治疗

(一)患者权利与义务

1.知情权　在心血管介入技术方面，患者及其亲属具有知情权。包括：①患者所患疾病名称、目前主要治疗措施。②拟施手术名称、含义、适应证、患者病情的适应程度及其与其他疗法相比利弊如何。③手术实施要点、技术难点及难度。④术中、术后可能出现的并发症、发生概率及相应对策，可能导致的后果。⑤远期效果、复发率、后续治疗等。⑥拟施手术在本单位开展的情况、总体技术水平等。⑦所需费用及术中、术后患者及其家属需做的事情。患方不应该期待和要求医师在具体问题上给予明确地肯定和担保，例如：必须保证百分之百的成功，保证术后恢复到何种程度等。

2.选择与决定权　在上述充分知情的基础上，患方对于有关拟施手术具有选择与决定的权利。包括：①对于拟施手术接受或拒绝。②选择某些特殊材料，如不同价格和功能的支架、起搏器等；有的事项和内容是不可能由患方来选择和决定的，如：血管入路与术式、术中与术后紧急情况的处置、特殊的措施如 CCU 监护、超声及其他检查等。

3.表述实情的义务　为了迅速做出正确诊断、确定治疗方案，患者应如实陈述病史，不可故意隐瞒及提供虚假情况。与疾病有关的个人资讯如医疗费用类别、个人职业、家庭、婚姻、生育等情况，也应据实回答。

4.顺从性与配合的义务　顺从性是指患者遵照医嘱、配合医护人员进行并完成诊疗活动的行为。

5.足额交纳费用的义务　有关医疗费用的争执是医患纠纷的主要因素之一。患方应清楚了解所需费用。如已表示接受诊疗活动，即应按要求足额交纳费用，以免贻误病情的诊治。如对收费标准及过程存在疑问，可以向有关部门反映和举报，但不应以此为借口而不交纳费用。

（二）适应证

1.稳定型冠心病的血运重建治疗　具有下列特征的患者进行血运重建可以改善预后：左主干病变直径狭窄＞50%（ⅠA）；前降支近段狭窄≥70%（ⅠA）；伴左心室功能减低的 2 支或 3 支病变（ⅠB）；大面积心肌缺血（心肌核素等检测方法证实缺血面积大于左心室面积的 10%，ⅠB）。非前降支近段的单支病变，且缺血面积小于左心室面积 10%者，则对预后改善无助（ⅢA）。

具有下列特征的患者进行血运重建可以改善症状：任何血管狭窄≥70%伴心绞痛，且优化药物治疗无效者（ⅠA）；有呼吸困难或慢性心力衰竭，且缺血面积大于左心室的 10%，或存活心肌的供血由狭窄≥70%的罪犯血管提供者（ⅡaB）。优化药物治疗下无明显限制性缺血症状者则对改善症状无助（ⅢC）。

对于病变既适于 PCI 又适于 CABG 而预期外科手术死亡率低的患者，可以采用 SYNTAX 积分帮助制订治疗决策。

2.非 ST 段抬高型 ACS(NSTE－ACS)的血运重建治疗　对 NSTE－ACS 患者应当进行危险分层，根据危险分层决定是否行早期血运重建治疗。推荐采用全球急性冠状动脉事件注册(GRACE)危险评分作为危险分层的首选评分方法。

冠状动脉造影若显示适合 PCI，应根据冠状动脉影像特点和心电图来识别罪犯血管并实施介入治疗；若显示为多支血管病变且难以判断罪犯血管，最好行血流储备分数检测以决定治疗策略，建议根据 GRACE 评分是否＞140 分及高危因素的多少，作为选择紧急（＜2h）、早期（＜24h）以及延迟（72h 内）有创治疗策略的依据。

需要行紧急冠状动脉造影的情况：①持续或反复发作的缺血症状。②自发的 ST 段动态演变（压低＞0.1mV 或短暂抬高）。③前壁导联 V2－V4 较深的 ST 段压低，提示后壁透壁性缺血。④血流动力学不稳定。⑤严重室性心律失常。

3.急性 ST 段抬高型心肌梗死(STEMI)的血运重建治疗　对 STEMI 的再灌注策略主要建议如下：建立院前诊断和转送网络，将患者快速转至可行直接 PCI 的中心（ⅠA），若患者被送到有急诊 PCI 设施但缺乏足够有资质医生的医疗机构，也可考虑上级医院的医生（事先已建立好固定联系者）迅速到该医疗机构进行直接 PCI（ⅡbC）；急诊 PCI 中心须建立每天 24h、每周 7d 的应急系统，并能在接诊 90min 内开始直接 PCI（ⅠB），如无直接 PCI 条件，患者无溶栓禁忌者应尽快溶栓治疗，并考虑给予全量溶栓药（ⅡaA）。除心源性休克外，直接（补救或溶栓后)PCI 应仅限于开通罪犯病变(ⅡaB);在可行直接 PCI 的中心,应避免将患者在急诊科或监护病房进行不必要的转运(ⅢA);对无血流动力学障碍的患者,应避免常规应用主动脉球囊反搏(ⅢB)。

心源性休克:对 STEMI 合并心源性休克患者不论发病时间也不论是否曾溶栓治疗,均应紧急冠状动脉造影,若病变适宜,立即直接 PCI(ⅠB),建议处理所有主要血管的严重病变,达到完全血管重建;药物治疗后血流动力学不能迅速稳定者应使用主动脉内球囊反搏支持(ⅠB)。

4. 冠心病合并糖尿病的血运重建治疗　冠心病合并糖尿病患者无论接受何种血运重建治疗,预后都较非糖尿病患者差,再狭窄率也高,对于 STEMI 患者,在推荐时间期限内 PCI 优于溶栓(ⅠA);对于稳定的、缺血范围大的冠心病患者,建议行血运重建以增加无主要不良心脑血管事件生存率(ⅠA);使用药物洗脱支架(DES)以减少再狭窄及靶血管再次血运重建(ⅠA);对于服用二甲双胍的患者,冠状动脉造影或 PCI 术后应密切监测肾功能(ⅠC);缺血范围大并适合 CABG(特别是多支病变),如果患者手术风险评分在可接受的范围内,推荐行 CABG 而不是 PCI(ⅡaB);对已有肾功能损害的患者行 PCI,应在术前停用二甲双胍(ⅡbC),服用二甲双胍的患者冠状动脉造影或 PCI 术后复查发现肾功能有损害者,亦应停用二甲双胍;不建议对血运重建的糖尿病患者静脉应用极化液(ⅠB)。

5. 冠心病合并慢性肾病的血运重建治疗　慢性肾病患者心血管死亡率增高,特别是合并糖尿病者。若适应证选择正确,心肌血运重建可以改善这类患者的生存率。建议术前应用估算的肾小球滤过率(eGFR)评价患者的肾功能。对于轻、中度慢性肾病,冠状动脉病变复杂且可以耐受 CABG 的患者,建议首选 CABG(ⅡaB)。若实施 PCI 应评估对比剂加重肾损害的风险,术中尽量严格控制对比剂的用量,且考虑应用 DES,而不推荐用裸金属支架(ⅡbC)。为预防对比剂导致的急性肾损伤,冠心病合并慢性肾病者应在 PCI 围术期采取预防措施。

6. 冠心病合并心衰(CHF)的血运重建治疗　冠心病合并 CHF 者行血运重建的围术期死亡风险增加 30%～50%,对于 CHF 合并心绞痛的患者,推荐 CABG 应用于明显的左主干狭窄、左主干等同病变(前降支和回旋支的近段狭窄)以及前降支近段狭窄合并 2 或 3 支血管病变患者(ⅠB),左心室收缩末期容积指数>60mL/m^2 和前降支供血区域存在瘢痕的患者可考虑行 CABG,必要时行左心室重建术(ⅡbB),如冠状动脉解剖适合,预计 CABG 围术期死亡率较高或不能耐受外科手术者,可考虑行 PCI(ⅡbC)。

7. 再次血运重建　对于 CABG 或 PCI 术后出现桥血管失败或支架内再狭窄、支架内血栓形成的患者,可能需要再次 CABG 或 PCI,选择再次 CABG 或 PCI 应由心脏团队或心内、外科医生共同会诊决定。

8. 慢性完全闭塞病变(CTO)病变的 PCI　CTO 定义为>3 个月的血管闭塞,疑诊冠心病的患者约 1/3 造影可见≥1 条冠状动脉 CTO 病变,虽然这部分患者大多数(即使存在侧支循环)负荷试验阳性,但是仅有 8%～15%的患者接受 PCI,原因一方面是开通 CTO 病变技术要求高、难度大,另一方面是因为开通 CTO 后患者获益程度有争议。目前认为,若患者有临床缺血症状,血管解剖条件合适,由经验丰富的术者(成功率>80%)开通 CTO 是合理的(ⅡaB),CTO 开通后,置入 DES 能显著降低靶血管重建率(ⅠB)。

9. 分叉病变的介入治疗　如边支血管不大且边支开口仅有轻中度的局限性病变,主支置入支架、必要时边支置入支架的策略应作为分叉病变治疗的首选策略(ⅠA)。若边支血管粗大、边支闭塞风险高或预计再次送入导丝困难，选择双支架置入策略是合理的(ⅡaB)。

(三)治疗方案

临床选择血运重建治疗方案时应该参考下列因素。

1.病变因素　病变的形态、性状及狭窄程度是血运重建首先考虑的因素，美国 ACC/AHA 专家委员会修改后的病变分类系统，可以反映病变的低、中、高危情况(表 11－2)。

表 11－2　病变分类系统(2000 解剖风险分组 PCI 支架时代)

低危	中危	高危
局限性(长度<10mm)	管状(长度 10～20mm)	弥漫性病变(长度>20mm)
向心性	偏心性	
易于到达	近端中度纡曲	近端明显纡曲
非成角(<45°)	中度成角(45°～90°)	成角较大(>90°)
外形光滑	外形不规则	
无或轻度钙化	中或重度钙化	完全闭塞>3 个月和(或)桥样
非完全闭塞	完全闭塞<3 个月	侧支循环
非开口	开口病变	
无重要分支受累	需要双导丝的分叉病变	不能保护的重要分支
无血栓	有血栓	老化静脉桥的易碎病变

2.临床因素　当解剖因素合并临床因素时会增加 PCI 并发症的发生率，临床应给予重视。

(1)年龄：年龄小者 CABG 及 PCI 的成功率均比较高，并发症较少，但考虑到如桥血管再狭窄需二次手术，因此年龄较轻者多选择 PCI。而对于老年组(年龄>80 岁)，CABG 有较大的风险，因此 PCI 是一种选择，但应充分认识此类患者 PCI 也有较高的风险。

(2)糖尿病：与非糖尿病患者比较，PCI 的手术操作成功率是相似的，但院内并发症发生率有增高的趋势，并且再次血运重建治疗率高于 CABG，因此糖尿病是决定血运重建治疗策略的一个重要的因素。

(3)女性：与男性相比，女性行 PCI 的年龄更高，高血压病、糖尿病、高脂血症和合并疾病的发生率更高，同时女性的冠状动脉较细，因此女性 PCI 的并发症较多。

(4)慢性肾疾病：慢性肾疾病患者的心血管病致病率和死亡率明显增高，同时慢性肾病患者 PCI 手术围术期并发症(死亡、心肌梗死、卒中、感染和肾衰竭)发生率较无肾功能不全的患者为高。但与药物比较，在慢性肾疾病合并多支病变患者实施血运重建治疗的存活率增高，在严重肾功能不全患者，CABG 存活率可能高于 PCI。

(5)左心室收缩功能障碍：冠心病合并左心室收缩功能不全患者 CABG 的存活率优于单纯药物治疗，可能好于 PCI，但缺乏循证医学证据。因此对于冠心病合并左心室收缩功能不全的患者要综合病变因素、临床因素、患者意愿、介入医师、心脏外科医师意见进行选择。

(6)既往 CABG：对于既往 CABG 的患者对于原位血管行 PCI，与再次 CABG 比较，PCI 的结果和并发症发生率几乎相当，手术后中长期存活率类似。大隐静脉的 PCI 成功率超过 90%。

3.术前诊断和影像学检查　运动试验和心脏影像学可用于协助确诊冠心病、评估稳定型冠心病的缺血情况。对稳定型冠心病和急性冠状动脉综合征(ACS)患者进行危险分层(帮助选择治疗策略及评价治疗效果）以决定血运重建治疗方式（表 11－3，表 11－4）。

表 11－3　影像学暨功能检查的临床应用价值（推荐类型及证据水平）

项目	无临床症状	有临床症状（血管狭窄闭塞程度）			阳性结果预后价值	阴性结果预后价值
		低	中	高		
解剖学检查						
冠状动脉造影	ⅢA	ⅢA	ⅡbA	ⅠA	ⅠA	ⅠA
多排 CT	ⅢB	ⅡbB	ⅡaB	ⅢB	ⅡbB	ⅡaB
磁共振	ⅢB	ⅢB	ⅢB	ⅢB	ⅢA	ⅢA
功能学检查						
负荷心电图	ⅢC	ⅡaC	ⅠC	ⅢC	ⅡaC	ⅡaC
负荷超声心动图	ⅢA	ⅢA	ⅠA	ⅢA	ⅠA	ⅠA
负荷核素成像	ⅢA	ⅢA	ⅠA	ⅢA	ⅠA	ⅠA

表 11－4　对稳定性冠心病 PCI 与 CABG 适应证的推荐

病变类型	CABG 有利	PCI 有利
单支或双支合并非前降支近端病变	ⅡbC	ⅠC
单支或双支合并前降支近端病变	ⅠA	ⅡaB
3 支简单病变且 PCI 可实现功能性完全血运重建，SYNTAX 积分≤22 分	ⅠA	ⅡaB
3 支复杂病变且 PCI 不能实现完全血运重建，YNTAX 积分＞22 分	ⅠA	ⅢA
左主干病变（孤立或单支，口部或体部）	ⅠA	ⅡaB
左主干病变（孤立或单支，远端分叉）	ⅠA	ⅡbB
左主干及 2 支或 3 支病变，SYNTAX 积分≤32 分	ⅠA	ⅡbB
左主干及 2 支或 3 支病变，SYNTAX 积分≥33 分	ⅠA	ⅢB

4. 心脏团队讨论决策　建议由心血管内科、心脏介入和心外科医生组成心脏团队，对患者的临床及影像学资料进行评价，对复杂病变患者共同制订心肌血运重建策略，给患者提供最佳治疗选择，目前中国绝大多数医院是内、外科分设分治，尚未形成团队。对这类医院，建议实施心内科与心外科联合会诊，对复杂 3 支或复杂左主干病变患者制订适宜的血运重建治疗方案，应清楚告知患者血运重建的临床获益、短期和长期风险以及两种血运重建策略的利弊，让患者有足够的时间做出选择，要充分尊重患者意愿，未设置心脏外科的医疗机构或心脏外科医生不能及时参加联合会诊，应经心血管内科专业 3 名或以上副主任医师或主任医师会诊后决定治疗策略。

（四）手术操作

1. 导引导管的操作　首先根据升主动脉的宽度、冠脉开口情况及病变血管情况，考虑导引导管的支撑力及同轴性，选择合适的导引导管，冲洗，检查并连接“Y”形接头及导引钢丝，盐水充分灌注并冲洗“Y”形接头及导管以排空空气，然后在透视下送导引钢丝至冠状窦底并弯曲向上，在导引钢丝的引导下送导引导管至冠脉开口，调整导引导管的方向以适应冠脉的开口。导引导管到位后首先要观察压力，在确保无压力嵌顿下进行冠脉造影及 PCI。

2. 导引钢丝的操作　根据病变情况选择不同的钢丝，根据病变的类型适当塑形头端，选择充分暴露狭窄病变的角度进行操作，应用钢丝引导器轻柔送导引钢丝进入“Y”形接头及导管,左手控制导丝的进度,右手操控导丝操控钮或示指、拇指轻柔捻转推送钢丝至病变远端,注意钢丝出导管入冠状动脉开口时动作要轻柔,在血管内推送特别是通过病变时一定要一边捻转一边推送,在确保推送钢丝无任何阻力的情况下捻转着将其送入血管内至病变远端,在确保钢丝位置不变的情况下卸下导丝操控钮及引导器。进行介入操作时一定要确保钢丝在血管真腔内。

3.球囊导管的操作　根据血管的直径及病变的类型选择不同类型的球囊及型号,一般以球囊与血管 1∶1 选择球囊,用充有 1∶2 或 1∶3 稀释造影剂的注射器,适当负压抽吸球囊导管,压力泵抽吸适量(10mL 左右)稀释后的造影剂连接球囊导管并抽以最大负压,在助手控制导引钢丝的情况下术者沿钢丝送入球囊导管至病变处,透视或造影定位,透视下加压扩张(至球囊爆破压左右)球囊至球囊完全膨起数十秒,然后负压吸引至球囊完全干瘪、球囊内造影剂完全排空,透视下撤出球囊导管,注意导引钢丝位置不变,造影观察病变情况。对于钙化病变预扩张一定要充分,压力由小到大逐渐增加,直到球囊处病变压迹消失或达最大压力。

4.支架导管的操作　根据病变血管大小及形态选择不同类型及型号的支架,注意选择支架前应冠脉内给予硝酸甘油以充分扩张冠脉以选择合适的支架(一般以 1∶1 的比例),连接压力泵(注意不要负压以防支架脱载),以盐水纱布清洁润滑导管外的钢丝,沿钢丝送入支架球囊导管至病变处,造影定位,透视下加压扩张(压力至少为标准压,最高压力应据支架膨胀是否充分来决定,一般为 12～20ATM)支架球囊导管至支架完全膨胀十余秒,如支架未能充分扩张宜选用短于支架的非顺应性高压球囊对病变处再次扩张,负压抽吸至球囊内造影剂完全排空,透视下撤出球囊导管,注意保留钢丝位置不变,造影观察支架释放后病变情况。

(五)并发症及处理

1.股动脉途径相关并发症　为股动脉途径并发症一般与穿刺点位置过高或过低、压迫方式不正确等有关。

(1)腹股沟皮下血肿:出血淤积于腹股沟皮下组织,表现为皮下肿块,质地较硬并有弹性,多伴皮肤瘀斑,部分患者伴有局部疼痛,与对侧皮肤比较可明确诊断。对于小的血肿可以采用沙袋压迫方法,数天或数周血肿可吸收。对于大的血肿如有神经血管压迫症状者,应及时行外科处理。

(2)动脉夹层与假性动脉瘤:多由于穿刺方法不当所引起,穿刺针刚进入血管壁,穿刺针斜面部分进入血管腔,即可有血流喷出,但压力偏低,此时送入钢丝,有可能进入内膜与中膜之间,形成夹层。血液自动脉穿刺的破口流出并被邻近的组织局限性包裹而形成的血肿,血液可经此破口在动脉和瘤体之间来回流动即形成假性动脉瘤,其与真性动脉瘤的区别在于瘤壁由血栓和周围组织构成,而无正常血管壁的组织结构。其常见症状为局部疼痛,有时较剧烈,瘤体过大时也可产生周围神经血管压迫症状。触诊可发现皮下血肿,有搏动感,听诊可闻及血管收缩期杂音,超声多普勒检查可以确诊。大部分的假性动脉瘤可自行愈合,无需特殊处理。而直径较大者首先停用低分子肝素等抗凝药物,然后通过压迫、瘤体内凝血酶注射和外科修复等方法进行根治。预防方法是一定要保证穿刺针斜面完全进入血管腔,针尾有血液喷射而不是喷涌,送入钢丝时一定要没有任何阻力,遇有阻力不可强行推进,而要调整穿刺针的深度和斜面方向,或退出钢丝重新调整。

(3)腹膜后出血:血流从股动脉穿刺口流出,沿腰大肌边缘流入腹膜后腔隙。腹膜后血肿起病隐匿,但因腹膜后腔隙具有较大的空间,可储留大量血液,当有明显症状出现时,如低血压，常提示已有严重出血，如诊断处理不及时，会导致患者死亡，是最凶险的并发症。主要症状及体征是贫血、低血压、腹部紧张及下腹部疼痛等，确诊有赖于 CT 或超声检查。一旦发现应立即停用抗凝药物，使用血管活性药物升压、快速补充血容量，输血、输液，稳定血流动力学，严密监测血压、心率，定时复查血常规，判断有无继续出血，并给予针对性治疗，对不能有效止血的患者应尽早介入封堵或外科手术治疗。

(4)动静脉瘘：由于动、静脉紧密相邻并行，穿刺动脉时误入静脉且横贯通过后进入动静脉，如未能及时发现，而插入血管鞘管，术后可出现，即动静脉瘘。常发生于股动脉。大部分股动静脉瘘无明显症状，也不会导致严重并发症，许多小的动静脉瘘可自行愈合，或经压迫止血可以闭合，难以封闭时可在超声引导下压迫封闭瘘管，对未能闭合或有严重并发症的股动静脉瘘可考虑手术治疗。

(5)血栓形成与栓塞：由于穿刺及鞘管刺激致血管壁结构破坏、术后肢体制动，压迫止血，使血流缓慢，易于在局部启动血栓形成。预防的办法有压迫止血不可过强，时间不可过长，肢体制动时，应嘱患者做患肢肌肉收缩，也可由陪护人员给予肢体按摩，预防血栓形成。

2.桡动脉径路相关并发症

(1)桡动脉痉挛：主要症状为前臂疼痛、桡动脉搏动减弱或消失、导管推送困难和回撤受阻。预防方法有多次穿刺失败桡动脉搏动消失时可局部皮下注射硝酸甘油 400μg，穿刺成功后经鞘管注射扩血管药物以防血管痉挛，如硝酸甘油 200μg、维拉帕米 200～400μg。送入导管时宜选用亲水涂层、头端塑形的长引导钢丝，以利通过及交换。

(2)前臂血肿和前臂骨筋膜室综合征：前臂血肿是由于在桡动脉远离穿刺点的部位有破裂出血所致，常见的原因主要是超滑引导钢丝推送中进入桡动脉分支致其破裂穿孔；或由于桡动脉痉挛，指引导管推送遇阻力时用力不慎、过大，致其破裂所致。主要表现为前臂疼痛，触诊张力增高。由于出血可为周围组织所局限，大部分前臂血肿有自限性。但如果桡动脉破裂穿孔大，出血量大，可导致前臂骨筋膜室综合征，是前臂血肿的极端表现。主要症状有疼痛、活动障碍、感觉障碍、被动牵拉痛、肢体肿胀、血管搏动减弱或消失及骨筋膜室内压力增高等。前臂血肿可使用弹力绷带包扎前臂，但应注意包扎力度。前臂骨筋膜室综合征应强调早诊断、早治疗。一旦确诊就要及时(6h 内)切开深筋膜，彻底减压。切口要足够大，方能彻底解除骨筋膜室内的压力。手术要保持无菌，防止感染，如有肌肉坏死应一并切除干净。

(3)颈部及纵隔血肿：是经桡动脉介入治疗的特有并发症，主要原因为导丝误入颈胸部动脉小分支致其远端破裂，出血常导致颈部肿大、纵隔增宽和胸腔积血等。主要表现为相应部位疼痛、低血压等。如出血自限，预后良好。如有气管压迫，常有呼吸困难，表现凶险，应行气管插管。

3.血管迷走反应　常发生于冠状动脉造影术中、术后，拔除血管鞘管、压迫止血(股动脉)或穿刺点剧烈疼痛时。主要表现为面色苍白、大汗淋漓、头晕或神志改变，严重者可以意识丧失。部分患者可感气促、心悸、极度乏力。特征性表现为窦性心动过缓和低血压。处理措施包括静脉注射阿托品、快速扩容及应用多巴胺等血管活性药。

4.冠状动脉夹层　表现为造影可见的管腔内充盈缺损、管腔外造影剂滞留或可见内膜片。主要原因为器材选择不合理、操作不熟练、动作粗暴等。治疗方法有：高压球囊贴服脱落的内膜，或使用灌注球囊，持续加压 30min。PTCA 术失败可行冠脉内支架术，如血流动力学不稳定可给予 IABP 等。必要时行急诊 CABG 术。主要预防方法：选择合适的器材，如导引导管、支架等。操作轻柔，切忌粗暴。密切注意压力变化。导引钢丝进入血管时，一定要在透视下进行，以免钢丝推进过快深入冠状动脉内损伤冠状动脉内膜，造成内膜脱落或撕裂。

5.冠状动脉痉挛　冠状动脉痉挛时可无明显症状，也可出现明显的缺血症状，如胸痛、心肌梗死、心律失常，严重时可导致死亡。主要原因为导管刺激因素、造影剂刺激及冠状动脉病变因素。主要治疗方法为后撤导管、硝酸甘油 200μg 冠状动脉内应用，必要时重复应用。如硝酸甘油无效，可给予维拉帕米 200μg，冠状动脉内应用，必要时重复应用。主要预防方法为操作轻柔、提前给予硝酸甘油。

6.空气栓塞　主要原因为操作不慎。

(1)主要治疗：少量空气栓塞可以自然排出，不必特殊处理。大量空气栓塞可造成冠状动脉大分支阻塞，可以立即将造影导管置入冠状动脉内，使用 20～50mL 注射器强力回抽，直至抽出大量含气泡血液为止，或血栓抽吸装置回抽。向冠状动脉内用力注射生理盐水或自体血液。冠状动脉内硝普钠或钙拮抗药。吸氧镇痛循环支持等。

(2)预防方法为：导管在使用前应用肝素盐水冲洗，使其管腔内充满盐水。导管进入主动脉应使用注射器回抽，使导管内排尽气体，充满血液。三通加压注射系统及所有连接管道应严格排出所有的气泡。术中应小心谨慎、仔细观察。

7.冠状动脉穿孔

(1)主要原因：患者因素有老年、女性、高血压病、糖尿病等。血管病变因素如钙化、纡曲、闭塞、小血管、静脉桥血管、肌桥。器械因素如亲水导丝、导丝过硬、支架不合适、斑块旋切等。操作因素有动作粗暴、扩张压力过大等。

(2)主要表现：焦虑不安、呼吸困难、皮肤湿冷、脉压减少、血压下降、心率增快等。对于急性心脏压塞有诊断价值的检查是心脏超声和冠状动脉造影。强调早诊断、早处理。

(3)治疗方法：出现心脏压塞的症状或超声、影响学证实心包积液时，应进行紧急处置。鱼精蛋白中和肝素。心包穿刺置管。快速补液，根据血压进行血管活性药物的应用。球囊封堵，球囊长时间低压力扩张血管破裂处。必要时置入带膜支架。远端血管可采用栓塞术。如保守处理血流动力学不稳定，可急诊外科手术。预防方法有选择合适的器械、动作轻柔、压力不宜过大。

8.支架内血栓

(1)主要原因：①患者因素，如糖尿病、肾功能不全、心功能不全、肿瘤病史、ACS、静脉桥病变等。②病变因素，长病变、钙化病变、分叉病变、闭塞病变、小血管病变、静脉桥病变等。③手术因素：支架贴壁不良、支架过小或扩张不良、支架边缘残余夹层或壁内血肿等。④支架因素：支架涂层或多聚体过敏反应、支架本身设计因素、带膜支架、支架内皮化不全等。

(2)主要治疗：高压球囊后扩张，冠状动脉内血栓抽吸，冠脉内Ⅱa/Ⅲb 受体拮抗药。

(3)预防方法：合理的治疗及手术策略、术后 IVUS 或 OCT 观察支架贴壁情况、恰当的抗血小板治疗。

9.无复流

(1)主要原因：①患者原因，如 ACS 等。②血管原因，如血栓或斑块负荷较大。③操作原因，旋磨、压力过大等。

(2)主要治疗：①血栓负荷较大者要进行血栓抽吸。②立即冠脉内注射硝酸甘油 100～200μg，或硝普钠 200μg，或维拉帕米 200μg。必要时重复。③冠状动脉内替罗非班，对于富含血栓病变的患者行 PCI 时，可以考虑冠状动脉内推注替罗非班，如盐酸替罗非班 10mL（0.5mg）导管内注入，2min 后重复冠状动脉造影，如血流未达 TIMI 血流 3 级，再次给予盐酸替罗非班 10mL（0.5mg）导管内注入，5min 后重复冠状动脉造影。④冠脉远端保护装置。⑤循环支持，如血管活性药物、IABP 等。

（顾卫琴）

第二节　冠状动脉介入治疗指南

一、概述

众所周知，指南和专家共识总结和评价所有当前可及的临床研究证据，目的在于协助临床医生考虑某一诊断和治疗方法对治疗结果和受益/风险的影响，从而为特定情况下的个体患者选择最佳处理策略。

中华医学会心血管病学分会介入心脏病学组和中华心血管病杂志编辑委员会专家组编写的《中国经皮冠状动脉介入治疗指南 2012（简本）》，是我国最新的冠状动脉介入指南。该指南在《经皮冠状动脉介入治疗指南（2009）》的基础上，收集和分析了近年来经皮冠状动脉治疗（PCI）的临床研究证据，参考 2010 年发表的 ESC/EACTI 编写的《心肌血运重建指南》和 2011 年发表的美国 ACCF/AHA/SCAI 的《经皮冠状动脉介入指南》，结合我国的临床实践，经专家组充分讨论，达成共识后编写而成。

继欧洲心脏病学会 2012 年公布新版 ST 段抬高型心肌梗死指南，美国心脏病学会基金会（American Collegeof Cardiology Foundation，ACCF）及美国心脏协会（American Heart Association，AHA）在 2012 年底在线发布了 2013 版美国最新 STEMI 诊疗指南，这是国际上最新的 ST 抬高型心肌梗死的治疗指南。《2013ACCF/AHA ST 抬高型心肌梗死的治疗指南》在 2004 版以及 2007、2009 两版指南更新的基础上，全面回顾近年来相关循证医学进展及临床实践经验，从诊断和再灌注策略选择、药物治疗以及并发症处理等诸多方面为 STEMI 指南做出进一步更新。

目前最新的不稳定型心绞痛及非 ST 抬高型心肌梗死的治疗指南是 2012 年美国心脏病学会基金会（ACCF）及美国心脏协会 AHA 专家组发布的《2012ACCF/AHA UA/NSTEMI 治疗指南》，此次更新是基于 2007 年的指南和 2011 年指南要点更新基础上，及结合近期临床试验，尤其是 TRITON－TIMI38 和 PLATO 试验结果的公布。P2Y12 受体拮抗药推荐应用于临床，并已经写入指南。新指南主要内容包括住院早期治疗，晚期住院治疗、出院及出院后治疗和特殊人群治疗等。

2013 年继欧洲心脏病学会（ESC）发布了稳定型冠状动脉疾病（stable coronary artery disease，SCAD）的管理指南（management guideline），在这一版指南中“SACD”包含了稳定型心绞痛，同时还包括急性冠脉综合征稳定后无症状或症状稳定的情况，痉挛导致的静息发作的心绞痛也包括在内。指南分为 9 大部分，这一指南可以看作是 2006 年稳定型心绞痛管理指南的更新，与 2006 版指南相比，时隔 7 年 2013 版指南涵盖了相当一部分新内容。

以下就各项最新指南对 ST 段抬高型心肌梗死、不稳定型心绞痛及非 ST 抬高型心肌梗死、稳定型心绞痛的冠状动脉介入治疗的推荐作分别阐述。

二、ST段抬高型心肌梗死治疗指南

见表11－5，表11－6。

表11－5 《2013ACCF/AHA ST抬高型心肌梗死的治疗指南》关于STEMI患者行直接PCI的推荐

Ⅰ类
1.心肌缺血时间＜12h的STEMI患者（证据等级：B）
2.心肌缺血时间＜12h且存在溶栓禁忌证的STEMI患者（证据等级：B）
3.出现心源性休克和急性严重心衰的STEMI患者（证据等级：B）
Ⅱa类
症状出现后12～24h仍有进行性心肌缺血证据的STEMI患者（证据等级：B）
Ⅲ类
不建议对血流动力学稳定的STEMI患者行非梗死相关血管的直接PCI

表11－6 《中国经皮冠状动脉介入治疗指南2012（简本）》对STEMI患者实施PCI的推荐

直接PCI
Ⅰ类
胸痛发病12h内伴持续ST段抬高或新发生的左束支完全阻滞患者行直接PCI（证据等级：A）。
Ⅱa类
发病＞12h仍有胸痛或不适伴持续ST段抬高或新发生的左束支完全阻滞，或合并心力衰竭、血流动力学不稳定患者，直接PCI是合理的（证据等级：C）。
Ⅱb类：
发病12～24h已无明显症状但有持续ST段抬高或新发生的左束支完全传导阻滞或高危患者可考虑行直接PCI（证据等级：C）。
溶栓后PCI
Ⅱa类
1.成功溶栓（胸痛/不适得到缓解及ST段回落）后行常规PCI（证据等级：B）3～24h
2.溶栓失败应考虑行挽救PCI（证据等级：A）
择期PCI
Ⅲ类
对Q波心肌梗死、无后续缺血症状/可诱发心肌缺血或梗死相关区域无存活心肌证据的患者不建议行择期PCI（证据等级：B）。

三、不稳定型心绞痛及非ST段抬高型心肌梗死治疗指南

见表11－7，表11－8。

表11－7 《2012ACCF/AHAUA/NSTEMI治疗指南》对初始侵入策略与初始保守策略的推荐

Ⅰ类
1.对存在顽固心绞痛或血流动力学或电不稳定的UA/NSTEMI患者，建议采取早期侵入性策略（证据等级：B）
2.对有临床事件增高风险、初始病情稳定的UA/NSTEMI患者，建议采取早期侵入性策略（证据等级：A）
Ⅱa类
对初始病情稳定但存在高危风险的UA/NSTEMI患者，采取早期侵入性策略是合理的（证据等级：B）
Ⅱb类
对初始病情稳定的UA/NSTEMI患者，如出现临床事件增高的风险，包括肌钙蛋白阳性，非手术治疗可作为一种治疗策略（证据等级：B），这种策略需要由医生和患者意愿来共同决定（证据等级：C）
Ⅲ类
1.对存在多种合并症（如肝、肺衰竭、癌症）的患者，不推荐采取早期侵入性策略，其血运重建的风险大于获益（证据等级：C）
2.对有急性胸痛但ACS可能性小的患者，不推荐采取早期侵入性策略（证据等级：C）
3.对无论冠脉造影结果如何、不同意行血运重建的患者，不推荐采取早期侵入性策略（证据等级：C）

表 11—8　《中国经皮冠状动脉介入治疗指南 2012(简本)》对 NSTE—ACS 的血运重建推荐

说明	推荐类型	证据级别
建议在以下患者应用有创治疗策略:GRACE 评分＞140 或至少 1 项高危因素;症状反复发作;可诱发的缺血	Ⅰ	A
建议接受早期有创治疗策略(＜24h):GRACE 评分＞140 或存在多项其他高危因素的患者	Ⅰ	A
建议接受延迟有创治疗策略(72h 内):GRACE 评分＜140 或不存在多项其他高危因素,但症状反复发作或负荷试验阳性的患者	Ⅰ	A
存在高危缺血风险的患者(顽固性心绞痛、合并 CHF、心律失常或血流动力学不稳定)应行紧急冠状动脉造影(＜2h)	Ⅱa	C
不推荐应用有创治疗策略的患者:整体风险低;对于有创诊断或介入干预存在商风险	Ⅲ	A

四、稳定型心绞痛治疗指南

见表 11—9,表 11—10。

表 11—9　《中国经皮冠状动脉介入治疗指南 2012(简本)》对稳定型冠心病的血运重建推荐

说明	推荐类型	证据级别
具有下列特征的患者进行血运重建可以改善预后		
左主干病变直径狭窄＞50%	Ⅰ	A
前降支近段狭窄≥70%	Ⅰ	A
伴左心室功能减低的 2 支或 3 支病变	Ⅰ	B
大面积心肌缺血(心肌核素等检测方法证实缺血面积大于左心室面积的 10%)	Ⅰ	B
非前降支近段的单支病变,且缺血面积小于左心室面积 10%者,则对预后改善无助	Ⅲ	A
具有下列特征的患者进行血运重建可以改善症状		
任何血管狭窄≥70%伴心绞痛,且优化药物治疗无效者	Ⅰ	A
有呼吸困难或慢性心力衰竭(CHF),且缺血面积大于左心室的 10%,或存活心肌的供血由狭窄≥70%的罪犯血管提供者	Ⅱa	B
优化药物治疗下无明显限制性缺血症状者则对改善症状无助	Ⅲ	C

表 11—10　《2013ESC 稳定型冠状动脉疾病管理指南》关于血运重建的推荐

适应证	改善预后		改善症状	
	推荐级别	证据等级	推荐级别	证据等级
对无保护左主干病变、2～3 支血管病变、糖尿病或有合并症的患者由心脏团队决定再血管化策略	Ⅰ	C	Ⅰ	c
左主干病变直径狭窄＞50%	Ⅰ	A	Ⅰ	A
前降支近段病变直径狭窄＞50%	Ⅰ	A	Ⅰ	A
伴左心室功能受损/心衰的 2 支或 3 支血管病变	Ⅰ	B	Ⅱa	B
单支其余血管病变(直径狭窄＞50%)	Ⅰ	C	Ⅰ	A
缺血面积大(＞左心室面积的 10%)	Ⅰ	B	Ⅰ	B
有限制性缺血症状或优化药物治疗无效或对药物不耐受的任何显著狭窄的病变	NA	NA	Ⅰ	A
有呼吸困难或慢性心力衰竭(CHF),且缺血面积大于左心室的 10%,或存活心肌的供血由狭窄＞50%的罪犯血管提供者	Ⅱb	B	Ⅱa	B
优化药物治疗下限制性缺血症状、非左主干、非前降支近段、非其余单支病变,或缺血面积小于左心室面积 10%,或 FFR≥0.80	Ⅲ	A	Ⅲ	C

(顾卫琴)

第十二章　肾脏疾病的护理

第一节　肾衰竭的护理

肾衰竭是指肾脏功能部分或全部丧失的病理状态。按其病理和发病缓急程度的不同分为急性和慢性两种。急性肾衰竭是由于多种病因导致肾缺血及肾中毒，使两肾在短时间内丧失排泄功能；而慢性肾衰竭是由各种病因所致的慢性肾脏病发展至晚期而出现的一组临床症状组成的综合征。由于其病因和病理的不同，在临床治疗、护理和疾病的转归上也不同，在本章中将分别进行阐述。

一、急性肾衰竭的护理

（一）概述

急性肾衰竭(acute renal failure，ARF)是由各种原因使肾小球滤过率在数天或数周内迅速下降达正常值50%以下，血尿素氮及血肌酐迅速上升（血肌酐每日上升5mg/L或44.2μmol/L)引起电解质及酸碱平衡失调和急性尿毒症症状，或在慢性肾衰竭的基础上出现内生肌酐清除率较基础值急剧下降15%。早期诊断、及时治疗是决定预后的关键，否则可致死。其死亡率为49%～71%，其中75%是死于感染，其次死于呼吸或心脏并发症。急性肾衰竭分为肾前性、肾实质性和肾后性三种类型。

（二）病因及流行病学

1.肾前性急性肾衰竭　占急性肾衰竭的30%～60%。肾脏本身无器质性病变，由导致有效循环血量减少、心排血量减少及肾血管收缩等肾前因素引起的肾血灌注量减少，肾小管滤过率降低，肾小管重吸收水、钠增加，引起尿量减少、钠排出减少、血尿素氮和肌酐升高。

(1)有效循环血容量不足：血管内血容量减少，出血、细胞外液的消耗（呕吐、腹泻、利尿剂、失钠性肾炎、烧伤)，细胞外液容量分离(烧伤、挤压伤、腹膜炎、胰腺炎)。

(2)心排血量减少：心功能不全（心肌梗死、缺血、心肌病、高血压、瓣膜疾病、肺心病、心律失常)、心包填塞。

(3)肾血管病：肾动脉或肾静脉栓塞及动脉粥样硬化斑块形成。

(4)严重肾血管收缩：血管紧张素转化酶抑制剂、非甾体抗炎药及前列腺素抑制剂的使用；败血症，肝肾综合征，应激状态(全麻，手术)。

2.肾性急性肾衰竭　占急性肾衰竭的20%～40%。由各种肾实质病或肾前性因素未及时去除所致。

(1)肾小管疾病：急性肾小管坏死（最常见)、肾缺血、肾中毒（药物、食物、造影剂重金属、蚊毒及中草药等)，异型输血后的色素肾病等。

(2)肾小球疾病

1)原发性肾小球疾病：如急性肾小球肾炎、急进性肾小球肾炎和IgA肾病。

2)继发性肾小球疾病：如狼疮性肾炎、紫癜性肾炎和小血管炎或结节性多动脉炎等。

(3)肾间质疾病：肾盂肾炎、浸润性病（淋巴瘤白血病或肉瘤)、高尿酸和高钙代谢性毒物、重金属顺铂、药物过敏和自身免疫性疾病（SLE 或混合性结缔组织病）。

（4）肾血管性病

1）微血管病：如动脉粥样硬化栓塞性病（胆固醇斑块微血栓），血栓性血小板减少性紫癜、溶血性尿毒症综合征或产后急性肾衰竭（妊娠子痫和胎盘早剥）。

2）大血管病：肾动脉闭塞、严重腹主动脉病（动脉瘤）。

（5）慢性肾脏病基础上的急性肾衰竭：在诱因的作用下使原有慢性肾脏病的病情急剧恶化，肾功能急骤减退引起的急性肾衰竭。

3. 肾后性急性肾衰竭　占急性肾衰竭的 1%～10%。各种原因导致肾盂和输尿管、膀胱、尿道梗阻，肾实质受压引起肾功能急剧下降。常见于尿路结石、前列腺肥大或前列腺癌、恶性肿瘤、腹膜后纤维化、骨盆肿块。

急性肾衰竭流行病学呈高龄化趋势发展，老年的急性肾衰竭发病率逐年上升，以梗阻因素为主；肾前性急性肾衰竭常因认识不足而被忽略；虽然肾小管间质病变仍是肾实质性急性肾衰竭的主要原因，其中以药物因素占首位。

（三）病理

目前尚无一种学说能圆满解释急性肾衰竭的发病机制。

1. 反漏及阻塞学说　各种原因导致肾小管损伤后，肾小管液反漏入间质造成肾间质水肿。坏死的肾小管上皮细胞脱落入管腔，与管腔内液中的蛋白质形成的管型阻塞了肾小管，组织水肿加剧，最终使肾小球有效滤过压降低、肾小管间质缺血，引起少尿。

2. 肾小管上皮细胞代谢障碍学说　急性肾小管坏死发生过程中，肾小管上皮细胞代谢发生障碍，表现如下。

（1）ATP 含量明显下降。

（2）线粒体肿胀、能量代谢失常。

（3）细胞内酸中毒，最终导致细胞骨架结构破坏和细胞坏死。

3. 肾血流动力学变化　肾缺血和肾毒素的作用使血管活性物质释放引起肾血流动力学变化，导致肾血流灌注量减少，肾小球滤过率下降致急性肾衰竭发生。此外，肾缺血后肾血流再通时，细胞内钙超负荷和氧自由基的作用下可见细胞的损伤继续加重。肾小管受损使其管液中钠氢的浓度因重吸收减少而升高，通过肾素血管紧张素的作用使入球小动脉收缩、肾血流减慢、肾小球滤过率降低。

4. 非少尿型急性肾小管坏死的发病机制　损伤的肾单位不同一性及肾单位的液体动力变化不同，引起非少尿型急性肾小管坏死。在同一肾单位，肾小球与肾小管受损的程度不一致，也是引起非少尿型肾小管坏死的原因之一。

（四）诊断要点

在排除慢性肾衰竭后根据病史、体征，特别是患者的尿量突然减少、肾功能的急剧变化，结合临床变化、病因及其他实验室检查诊断。

（五）治疗

1. 少尿期治疗

（1）限制水分和电解质。

（2）维持营养供给热量。

（3）预防和治疗高血钾。

(4)纠正酸中毒。

(5)严格控制感染。

(6)停用肾毒性药物及影响肾血流量的药物。

(7)血液净化,血液透析,腹膜透析,超滤。

2.多尿期的治疗　原则是保持水、电解质平衡,增进营养,增加蛋白质的补充,增强体质,预防治疗感染,注意合并症的发生。

(六)主要护理问题

1.体液过多　与肾小球滤过率降低、摄入过多有关。

2.营养失调(低于机体需要量)　与患者食欲缺乏、蛋白质摄入限制、原发疾病及透析的影响有关。

3.焦虑/恐惧　与患者对疾病的恐惧、担心预后有关。

4.潜在并发症　高血钾、代谢性酸中毒、急性肺水肿、出血。

5.有感染的危险　与机体抵抗力降低、外伤及侵入性操作有关。

(七)护理目标

1.维持患者正常液体量、皮下水肿消退、尿量增加。

2.患者营养状况得到改善或维持。

3.患者焦虑/恐惧程度减轻,配合治疗及护理。

4.患者未发生相关并发症,或并发症发生后能得到及时治疗与处理。

5.患者在抵抗力有所提高,未发生感染并发症。

(八)护理措施

1.体液过多

(1)指导患者绝对卧床休息,可减少代谢产物生成。并适当抬高患者水肿的肢体,可减轻局部水肿。

(2)准确记录24小时尿量,并观察尿的颜色,指导患者正确留取尿标本。

(3)严格控制液体入量,每天以前一天的尿量加500mL为宜。发热患者在体重不增加的情况下可适当增加液体入量。

(4)遵医嘱使用利尿剂,并观察治疗效果及不良反应。

2.饮食指导

(1)提供足够的蛋白质、热量,以减少内源性蛋白分解,促使伤口愈合,减少感染等并发症。非透析者,热量35kcal/(kg·d),蛋白质0.6g/(kg·d);不能口服者,胃肠外补液以50%葡萄糖补充热量,每日200～300g必需氨基酸;营养不良、透析者,蛋白质1.0～1.2g/(kg·d),热量50kcal/kg,胃肠外营养氨基酸1.0～1.2g/(kg·d)(EAA+NEAA)。

(2)脂肪及维生素和微量营养素的供给:脂肪占总热卡量的30%～40%,由于急性肾衰竭时,脂蛋白脂酶和肝脏三酰甘油脂酶活性降低,脂肪代谢减慢,所以,应注意高脂血症的发生。

急性肾衰竭时应注意补充水溶性维生素、维生素E、硒及叶酸、维生素B_1、维生素B_3和其他抗氧化剂,因肾衰竭体内维生素A水平较高,不需补充维生素A。同时应限制钠盐摄入,根据病情限制高钾食物的摄入。

3.心理护理

(1)介绍急性肾衰竭的病因、治疗及预后,提高患者对疾病的认识,减少顾虑。

(2)鼓励患者表达自身感受,保持积极乐观的心态,增强对疾病治疗和生活的信心,提高生活质量。

(3)指导患者家属及亲友多陪护患者,给予患者最大的心理支持。

4.病情观察及护理

(1)动态监测生命体征变化,危重患者应安置床旁心电监护,详细观察并倾听患者的表现及主诉,及早发现有无心力衰竭、呼吸衰竭、肺水肿及消化道出血的发生。

(2)遵医嘱记录每日出入量,尤其是尿量的变化,及时为医生的治疗提供有效数据。

(3)遵医嘱监测血清电解质的变化,观察有无高血钾、低血钙的征象,以便及时处理。

(4)观察利尿剂、扩血管药、抗感染药物的使用效果及不良反应。

5.健康指导

(1)预防急性肾衰竭的再发生,避免使用肾毒性药物;避免导致肾血流灌注不足的因素(脱水、失血、休克)。积极预防各类感染及食物中毒,避免工业毒物的接触。

(2)少尿期严格限制水、钠、钾的摄入,合理饮食,保证机体代谢需要。

(3)注意个人卫生、避免受凉。适当锻炼,增强体质。恢复期应尽量避免妊娠、手术、外伤等可能导致肾功能受损加重的因素。

(4)加强患者的自我监测及管理意识,要求患者每日测量尿量、定期随访。

(九)并发症的处理及护理

并发症的处理及护理见表12—1。

表12—1　并发症的处理与护理

常见并发症	临床表现	处理
急性左心衰竭(肺水肿)	呼吸急促,烦躁不安,不能平卧,咳嗽,出冷汗,甚至咳粉红色泡沫样痰。双肺满布湿啰音,脉搏增快	备齐急救药品及物品 协助患者端坐位,双腿下垂于床沿,以减少静脉回心血量 50%乙醇湿化,高流量给氧 建立静脉通路,按医嘱正确使用扩血管剂,利尿剂 吸痰,保持呼吸道通畅 严格控制输液量和速度,有条件者可监测中心静脉压
高钾血症	恶心、呕吐,手麻,心率变缓,心电图改变:QRS波群变宽,T波高尖,PR间期延长	静脉给予钙剂(10%葡萄糖酸钙10～20mL静脉滴注或推注) 补钠(5%碳酸氢钠200～250mL) 高渗糖水加胰岛素静脉滴注 严重高血钾(血钾≥6.5mmol/L)者血液透析
代谢性酸中毒	疲倦、嗜睡、恶心、呕吐、呼吸深长、心肌收缩无力、血压下降和昏迷	用5%碳酸氢钠250mL静脉滴注 透析:顽固性酸中毒或二氧化碳结合力＜13mmol/L、pH＜7.25可立即透析
贫血	面色苍白,乏力,懒言,活动后有心累、气促不适	轻度的贫血(80～100g/L)可不予以处理,中、重度贫血以输血为主
出血	柏油样便,血便 皮肤、牙龈、口鼻出血 血液透析穿刺处敷料渗血	监测记录血压、脉搏,并观察大便颜色,遵医嘱予以药物止血 应急棉球、纱布指压止血,必要时油纱填塞 指压肢体动脉止血,加压包扎止血
感染	有外伤的创面,可出现局部红肿,有分泌物 持续发热,咳嗽,咳痰	对感染灶进行清疮、引流和清除 及时应用抗菌药物(如二代或三代头孢、各种合成青霉素、大环内酯或氟喹诺酮类)

（十）预防

1. 去除和及早治疗诱发因素，包括扩充血容量，纠正水、电解质紊乱及酸碱失衡，恢复肾脏微循环功能。

2. 尽量避免使用和接触对肾脏有害的药物或毒物。

3. 及时治疗前列腺增生、尿路结石等梗阻因素，防止进一步肾损害。

4. 注意饮食生活习惯，加强身体锻炼，提高机体防御能力。

（十一）特别关注

1. 患者病情不同时期的饮食指导。

2. 病情观察及护理。

3. 并发症的处理及护理。

二、挤压综合征合并急性肾衰竭的护理

（一）概述

挤压综合征（crus syndrome，CS）合并肾衰竭（renal failure，RF）是一种外科严重创伤及内科急症都包含的重危病症，其病情具有复杂、严重、并发症多，病死率高等特点。治疗此类病症的关键除了积极纠正肾衰竭导致的机体水电解质、酸碱平衡失衡等现象，还要结合患者的病情特点实施有效护理。

（二）病因

挤压综合征合并急性肾衰竭的病因复杂，病理生理机制主要有创伤后肌肉缺血坏死和肾缺血两个中心环节。肾缺血的主要机制：①低血容量休克。②外伤直接导致的肾脏挫裂伤。③肌红蛋白的作用。④血管痉挛的作用。⑤缺血再灌注损伤。⑥炎症介质的作用。⑦毒性代谢产物的作用。⑧感染。⑨药物等因素。

（三）主要护理问题

1. 体液过多　与肾小球滤过率降低、摄入过多有关。

2. 营养失调（低于机体需要量）　与患者食欲缺乏、蛋白质摄入限制、原发疾病及透析的影响有关。

3. 有感染的危险　与机体创口，抵抗力降低、外伤及侵入性操作有关。

4. 皮肤黏膜完整性受损　与机体创伤有关。

5. 疼痛　与机体创伤有关。

（四）护理目标

1. 维持患者正常液体量、皮下水肿消退、尿量增加。

2. 患者营养状况得到改善或维持。

3. 患者未发生感染相关并发症，或并发症发生后能得到及时治疗与处理。

4. 患者创面有逐步愈合或改善。

5. 患者疼痛减轻或消失。

（五）护理措施

1. 2. 3. 护理措施　具体参见本节急性肾衰竭的护理。

4. 创面感染的观察及护理

（1）在诊疗和护理上应严格按照医院感染管理的相关规定和标准预防的措施进行护理，

每次换药时应严格无菌操作，换药过程中应观察局部创口有无红肿、分泌物等感染迹象，对感染的创面应加强换药，清除感染灶。

（2）每日用紫外线灯或臭氧消毒机空气消毒病室2次，并保证室内空气流通，对创面较多或疑似严重感染的患者应安排在隔离病房，以减少和杜绝院内交叉感染的发生..

（3）根据患者的创面性质进行局部处理和用药，对一般的外伤应常规给予生理盐水清洗后艾力克消毒包扎；对较深的创面应给予双氧水清创后消毒包扎；必要时请外科会诊后对症处理。

5.皮肤黏膜完整性受损的护理

（1）做好患者的基础护理，保持床单、被服的清洁干燥、平整，让患者感到舒适，尽力恢复患者美观的形象。

（2）保持患者伤口敷料的清洁干燥，换药时严格无菌技术操作。

（3）加强营养，增加机体抵抗力，促进创口的恢复。

（4）重视心理护理，减少不良情绪的影响，尽可能满足患者的需求。

6.疼痛护理

（1）保证患者舒适体位，并适当抬高患者肿胀的肢体，可减轻局部水肿。

（2）配合医生进行创口局部或全身的抗感染治疗，以促进创口的愈合，减少疼痛的发生。

（3）必要时遵医嘱给予止痛药物。

三、蜂蜇伤合并急性肾衰竭的护理

（一）概述

春夏季节时常有蜂蜇伤发生，特别是在山区或农村。少数蜂蜇伤后可引起蜇伤处红、肿、痛等，大量群蜂蜇伤后除了局部皮肤组织的损害以外，还会引起发热、头痛、恶心、心悸、休克等全身症状，易并发全身多器官衰竭，危及生命，其中急性肾衰竭是严重并发症之一。

（二）病因及流行病学

蜂毒是蜂蜇伤的主要致病因素，蜂毒的主要成分是水分、多肽类、酶类、组胺等。蜂毒引起急性肾衰竭的主要发病机制：①毒素的直接作用。②血管活性胺可引起外周血管扩张，微循环淤血，有效血容量减少，血压下降至肾缺血，由肾前性急性肾衰竭发展为肾性急性肾衰竭。③溶血毒素和磷脂酶A都能破坏红细胞发生溶血，引起血红蛋白尿、血管内凝血及纤维蛋白溶解。④横纹肌坏死溶解引起肌球蛋白尿。

（三）治疗

主要治疗：局部蜂蜇伤治疗、抗过敏治疗、抗凝治疗、抗感染治疗、对症支持治疗、透析治疗。

而治疗蜂蜇伤合并急性肾衰竭有多种透析方式，如连续性静脉一静脉血液过滤（continuous veno一venous hemofiltration，CVVH）、间歇性血液透析、腹膜透析等，首选CVVH，并配合辅助治疗，这一方法已广泛应用于临床。

（四）主要护理问题

1.体液过多　与肾小球滤过率降低、水钠潴留有关。

2.营养失调（低于机体需要量）　与患者食欲缺乏、蛋白质摄入限制、原发疾病及透析的影响有关。

3.排便异常　与尿量减少、溶血反应引起血红蛋白尿有关。

4.皮肤黏膜完整性受损　与机体创伤有关。

5.疼痛　与机体创伤有关。

(五)护理目标

1.维持患者正常液体量,皮下水肿消退,尿量增加。

2.患者营养状况得到改善或维持。

3.小便颜色恢复正常。

4.患者伤口逐步愈合或改善。

5.患者疼痛减轻或消失。

(六)护理措施

1.2.3.护理措施　具体参见本节急性肾衰竭的护理。

3.伤口的观察及护理

(1)观察蜂蜇伤部位皮肤的颜色,有无水痕、渗液,保持床单位的清洁干燥,协助患者着宽松棉质衣服,以减少对伤口的摩擦。

(2)对全身出现水疱的患者,护理时注意动作轻柔,定时翻身,防止皮肤破溃。

(3)定时对伤口进行局部消毒处理,严格无菌操作。

(4)遵医嘱对蜂蜇伤处以抗生素或激素软膏外用。

(5)对疑难、复杂的伤口,可以在伤口专家会诊后,使用水胶体敷料或其他促皮肤生长因子。

4.疼痛护理

(1)观察患者疼痛的程度,及时向医生汇报,必要时遵医嘱使用止痛药。

(2)协助患者取舒适的体位,可用33%的硫酸镁溶液或5%～10%的碳酸氢钠溶液持续冷湿敷患处,可减轻疼痛;若局部红肿疼痛明显时,可在蜇伤近端或周围皮下注射2%普鲁卡因封闭治疗。

5.健康宣教　春、夏季在郊外应避免招惹蜂群,应做好自身的防护,如穿长衣、长裤、佩戴帽子。若遇蜂群,不要追赶、驱打蜂群,注意保护头面部;若不慎被蜂蜇伤,不方便立即就医时,可自行先做简单的处理,用针挑掉伤口毒刺,不要抓挠、挤压伤口;若为蜜蜂蜇伤,可用肥皂水冲洗伤口;若为黄蜂蜇伤,局部可用食醋冲洗,然后尽快当地就医,不要拖延。

四、蛇咬伤合并急性肾衰竭的护理

(一)概述

夏、秋季人们在野外工作、务农、玩耍时易被蛇咬伤。普通的无毒蛇咬伤后只会在局部皮肤留下伤口,一般无不良后果。若被毒蛇咬伤,除了严重的局部炎性反应、组织坏死等,还可造成患者出现发热、头晕、呕吐、呼吸困难、心律失常、昏迷等全身中毒反应,严重时引起心肾衰竭,危及患者的生命。

(二)病因及流行病学

蛇毒是毒蛇分泌出来的一种含有多种酶类的毒性蛋白质、多肽物质,分为血液循环毒素、神经毒素、混合毒素和细胞毒素。由于不同类型的蛇引起的中毒症状不同,中毒成分也不同,但其发病机制主要有以下几种:①神经毒,此种物质为多肽类,能够选择性的损害中枢神经系统，抑制呼吸中枢，同时也能损伤运动中枢，导致骨骼肌无法兴奋收缩，出现慢性麻痹。②心脏毒，能够使细胞膜不可逆性除极化，让细胞的结构改变，从而无法发挥正常功能，会使心肌坏死，临床表现为休克、心力衰竭等。③血液毒，通过促进纤维蛋白原转化为纤维蛋白，使凝血酶原转化为凝血酶，引发凝血障碍，继而出现出血。蛇咬伤后并发急性肾衰竭主要是由于大量溶血而引起血红蛋白尿，横纹肌大量坏死，产生的肌红蛋白堵塞肾小管后引起少尿、无尿，导致急性肾衰竭。

我国蛇类有160余种，通常分布在南方的森林、山区等，其中毒蛇约有50余种，有剧毒、危害剧大的有10种。估计每年被毒蛇咬伤的人数在30万以上，死亡率约为10%。

（三）治疗

详见本节急性肾衰竭的护理相关内容。

（四）主要护理问题

1. 体液过多　与肾小球滤过率降低、水钠潴留有关。

2. 营养失调（低于机体需要量）　与患者食欲缺乏、蛋白质摄入限制、原发疾病及透析的影响有关。

3. 排便改变　与尿量减少、小便颜色改变有关。

4. 皮肤黏膜完整性受损　与机体创伤有关。

5. 舒适的改变　与蛇咬伤引起的疼痛有关。

6. 有感染的危险　与机体抵抗力降低、机体创伤有关。

（五）护理目标

1. 维持患者正常液体量，皮下水肿消退，尿量增加。

2. 患者营养状况得到改善或维持。

3. 小便颜色恢复正常。

4. 患者伤口逐步愈合或改善。

5. 患者疼痛减轻或消失。

6. 患者未发生感染相关并发症，或并发症发生后能得到及时治疗与处理。

（六）护理措施

1.2.3. 护理措施　具体参见本节急性肾衰竭的护理。

4. 伤口的观察及护理

（1）在诊疗和护理上应严格按照医院感染管理的相关规定和标准预防的措施进行护理，每次换药时应严格无菌操作。

（2）观察患肢肿胀范围、渗血渗液情况、皮肤温度、皮肤颜色，肿胀患肢给予抬高制动。

（3）遵医嘱对伤口进行局部换药及清创处理，必要时请外科会诊。

5.. 疼痛护理

（1）协助患者采取舒适体位，可用33%的硫酸镁溶液湿敷及抬高患肢以减轻水肿。

（2）必要时遵医嘱给予止痛药物。

6. 严密观察患者的生命体征　定期监测血常规情况，注意有无伤口及全身感染的征象，遵医嘱进行抗感染治疗。

7. 健康宣教　被毒蛇咬伤后不要惊慌，尽量减少运动，就地休息，患肢制动，在伤口以上近心端处结扎，每隔15～20分钟应放松1～2分钟，有条件的可用冷水或肥皂水冲洗伤口，同时在伤口上做多个“十”字切开以便排毒，然后尽快送医处理。

我国毒蛇种类较多，分布较广，应对多蛇地区及易发生蛇咬伤的人群进行相应的知识宣传，如蛇的生活习性、蛇咬伤后的急救处理、如何防止蛇咬伤等，避免蛇咬伤及其严重后果的发生。

五、慢性肾衰竭的护理

（一）概述

慢性肾衰竭(chronic renal failure，CRF)是慢性肾功能不全的严重阶段，为各种慢性肾脏病持续发展导致的肾功能缓慢进行性减退，主要表现为代谢产物潴留，水、电解质、酸碱平衡失调和全身各系统症状，又称尿毒症。按肾小球滤过功能降低的进程，可分为四个阶段：①肾功能不全代偿期：GFR(以内生肌酐清除率表示)80～50mL/min，血肌酐(Scr)133～177μmol/L。②肾功能不全失代偿期：GFR50～20mL/min，血肌酐(Scr)186～442μmol/L，患者可有轻度贫血、乏力、食欲缺乏、夜尿增多等。③肾衰竭期：GFR20～10mL/min，血肌酐(Scr)451～707μmol/L，患者出现严重贫血及水、电解质、酸碱平衡紊乱。④肾衰竭终末期(ESRF)：又称为尿毒症期。GFR＜10mL/min，血肌酐(Scr)＞707μmol/L，患者出现明显恶心、呕吐、厌食等尿毒症症状及神经系统症状。

（二）病因及流行病学

各种原发及继发性肾脏疾病最终都有可能破坏肾的正常结构和功能而进入慢性肾衰竭。常见病因包括：①原发性肾脏疾病，如慢性肾小球肾炎和肾小管间质性肾炎等。②代谢异常导致的肾损害，如糖尿病肾病、痛风性肾病。③血管性病变所致肾损害，如原发性高血压肾病。④全身系统性疾病，如狼疮性肾炎。⑤遗传性肾病，如多囊肾。⑥梗阻性肾病。⑦感染性肾病，如慢性肾盂肾炎等。

慢性肾衰竭在全球的发生率总体上呈增长趋势，并且经济发达地区的发病率高于经济相对落后的地区。在美国，年发病率约为3.36/万；英国约为1/万，欧洲其他国家和地区约为1.35/万；非洲的发病率很低；中国的大城市中发生率和英国相近。据美国健康基金委员会的资料显示，慢性肾衰竭的流行趋势在不同年龄人群中有较大差异，其中老年人群中的病死率最高；男性发病率比女性高。

（三）病理

慢性肾衰竭的病理生理过程尚未完全明了，一般认为与以下因素密切相关：①肾小球毛细血管血压增高。②系统性高血压。③肾脏局部细胞因子和血管紧张素系统活性的改变。④肾小球内凝血。⑤肾小管高代谢。⑥血脂增高。

（四）诊断要点

1.临床表现　肾衰竭早期(肾功能不全代偿期)除血肌酐升高外无临床症状，仅有基础疾病表现。当病情发展到肾衰竭失代偿期时出现各个器官系统功能失调、各种代谢紊乱，从而出现尿毒症的各种临床表现，见表12－2。

表 12－2　尿毒症的各种临床表现

系统症状	尿毒症的各种临床表现
心血管系统症状	高血压、心肌梗死、心包炎、充血性心力衰竭和心律失常等
消化系统症状	食欲缺乏、恶心、呕吐、上腹饱胀、腹胀、腹泻等，可发生消化道出血、肝功能异常
血液系统表现	贫血、出血倾向、白细胞异常等
呼吸系统症状	支气管炎、肺炎、胸膜炎，甚至胸腔积液等
神经、肌肉系统症状	早期常有疲乏、失眠、头昏、头痛、注意力不集中等症状，严重者可出现精神失常、谵妄、幻觉、昏迷 晚期患者有周围神经病变，出现肢体麻木、感觉异常，深腱反射迟钝或消失、肌无力等
肾性骨病	骨痛、行走不便和自发性骨折
皮肤症状	皮肤瘙痒、面色萎黄、轻度水肿等
水、电解质和酸碱平衡失调	高钠或低钠血症、高钾或低钾血症、高磷血症和低钙血症、高镁血症、铝含量过高、代谢性酸中毒、脱水和水潴留等
其他症状	内分泌失调、免疫功能下降、高尿酸血症、脂代谢异常等

2.实验室及其他辅助检查

(1)血常规：血红细胞数量下降，血红蛋白水平明显降低。

(2)尿液检查：尿渗透压下降，尿比重低，尿沉渣中可发现红细胞、白细胞、颗粒管型、蜡样管型等。

(3)肾功能检查：内生肌酐清除率降低、血肌酐升高、血尿素氮升高。

(4)血生化检查：血清钙降低、血磷升高、血钾和血钠可高可低。多数患者可出现血清白蛋白降低，严重者有代谢性酸中毒。

(5)B 超或 X 线片检查：肾实质损害、肾脏体积缩小。

(五)治疗

1.治疗基础疾病和加重肾衰竭的因素　治疗尿路梗阻、停用肾毒性药物、治疗心力衰竭。

2.延缓慢性肾衰竭的发展饮食治疗　补充必需氨基酸；控制系统性高血压及肾小球内高压。

3.纠正水、电解质及酸碱平衡紊乱　维持水、钠平衡防治高钾血症；控制代谢性酸中毒；调整钙、磷代谢。

4.控制感染。

5.对症处理　消除恶心、呕吐；控制高血压；纠正心力衰竭、心律失常及心包炎、心肌病；改善肾性骨病。

(六)主要护理问题

1.营养失调　低于机体需要量与长期蛋白质摄入限制，贫血、血浆蛋白水平降低，消化、吸收功能紊乱，水、电解质失衡等因素有关。

2.绝望/无望感　与预知疾病预后不良、生活与工作状态变化及长期的经济负担有关。

3.活动无耐力　与多系统功能受损造成的肺部感染、肺水肿、心力衰竭、贫血、肌无力等有关。

4.有感染的危险　与营养不良导致的肌体免疫功能降低、白细胞功能降低、透析等有关。

5.潜在并发症　水、电解质、酸碱平衡失调及高血压、贫血　与肾单位功能降低、透析不充分、饮食控制不严格等有关。

（七）护理目标

1.患者身体营养状况有所改善，抵抗能力增强。

2.情绪稳定，积极面对治疗、生活及工作。

3.能保证自主活动能力，自身能进行生活照料。

4.不经常发生感染或能够及时控制感染。

5.达到水平衡状态，无水肿、高血压及心力衰竭发生。

（八）护理措施

1.饮食护理

(1)合理蛋白质摄入：非透析及早期血液透析的患者给予优质低蛋白饮食，腹膜透析、充分透析阶段的血液透析患者给予优质高(或适量)蛋白质饮食。

(2)限制水、钠摄入，保持平衡。

(3)合理调节食物中的钙、磷、钾，保持电解质平衡。

(4)增强患者食欲，保证食物的充分摄入。

(5)监测营养状况的改善：定期对患者的营养状况进行评估，监测患者的体重、血肌酐、血尿素氮、血清清蛋白及血红蛋白水平。

2.心理护理　慢性肾衰竭患者的预后不佳，治疗费用较昂贵，患者和家属都承受很大的心理压力，容易出现抑郁、焦虑、恐惧、绝望等情绪反应。护理人员应细心观察，及时了解患者和家属的情绪变化，对不良情绪给予积极、及时的心理疏导。争取家属参与患者的护理，给予患者情感支持，使患者保持稳定、积极的情绪状态。

3.活动指导

(1)评估患者的活动能力：评估患者的活动水平、活动量及活动方式，评估患者活动时有无头晕、头痛、心慌、胸痛、呼吸困难、血压改变及疲劳感。

(2)指导患者休息和活动：慢性肾衰竭患者应避免劳累。透析患者在活动颈部、下肢时要特别注意各种血液透析导管，避免因暴力或活动时动作过大而脱落。衣着尽量选择宽松、胸前扣纽扣的衣服，避免套头衫或T恤。

(3)积极纠正患者的贫血，控制血压及改善营养，增加患者的活动耐受力。

4.预防感染

(1)定时测量生命体征及其他感染征象，发现异常及时处理；病室定期通风并做空气消毒；注意防寒保暖，避免与呼吸道感染者接触。

(2)准确留取各种标本如痰液、尿液、血液等及时送检。

(3)保护皮肤、黏膜的完整性。

(4)注意保护腹膜透析出口处、静脉置管处及内瘘穿刺处，导管敷料保持干燥，避免污染；疑有感染时应及时处理，必要时及时通知医生拔管。

5.常用药物及注意事项　见表12－3。

表 12—3　常用药物及注意事项

常用药物	注意事项
促红细胞生成素	重组人促红细胞生成素注射液治疗肾性贫血，可皮下注射或静脉注射，观察是否出现头痛、高血压、癫痫发作等
铁剂	多糖铁复合物治疗肾性贫血，最好空腹服用（吸收好），必要时可以和维生素 C 一起服用加强吸收
	蔗糖铁和右旋糖酐铁静脉注射时，注意静脉铁过敏、加重感染等的不良反应
	初次使用静脉铁剂治疗时，输注 60 分钟内应对患者进行监护，配备复苏设备和药物，由受过专业培训的医护人员对其严重不良反应进行评估 患者有全身活动性感染时，禁用静脉铁剂治疗
必需氨基酸	口服复方 α—酮酸片，宜在用餐期间服用，整片吞服 静脉输入必需氨基酸时，切勿混入其他的非营养制剂，注意输液速度和观察穿刺部位的皮肤
药用碳片	不宜与维生素、抗生素、洋地黄、生物碱类、乳酶生及其他消化酶等药物合用，临床上需与其他药物间隔时间服用，避免减轻其他药物的药效

6. 健康宣教

（1）疾病知识宣教。

（2）饮食指导。

（3）活动和体育锻炼。

（4）保护透析通路和透析导管。

（5）定期随访和复查。

（九）并发症的护理

1. 高血压的护理

（1）住院期间，护理人员教会患者或家属正确测量血压的方法及注意事项。

（2）护理人员指导患者矫正不良的生活方式，措施有减轻体重、适量酒精摄入、限盐、高纤维和低脂饮食、适量运动、注意心理调节等。

（3）护理人员对口服利尿剂和降压药物等进行指导，不能擅自停药、减量或多服，注意观察不良反应。

2. 慢性贫血的护理

（1）慢性贫血患者应卧床休息，指导患者坐起、下床等体位变化时动作宜缓慢，以免出现头晕、继而发生跌倒或坠床。

（2）积极纠正患者的慢性贫血，遵医嘱用重组人促红细胞生成素注射液，观察用药后反应，定期复查血红蛋白、红细胞比容、网织红细胞计数、铁储备和铁利用指标等。

（3）慢性贫血患者治疗时，在病情允许的情况下应尽量避免输注红细胞，减少输血反应的风险。

（十）预防

1. 保护残余肾功能　积极预防和控制感染、合理使用抗生素、避免使用肾毒性药物，防止透析中低血压反应的发生，使用生物相容性好的透析膜，选择合理的透析方案等。

2. 加强随访和健康教育，避免和消除诱因　使患者了解疾病知识、遵从医嘱合理用药，积极预防感染、高血压、出血等诱发因素。

3. 合理的饮食　低蛋白、低磷饮食原则，合理补充必需氨基酸、维生素，同时保证热量供给，防止营养不良发生。

4. 积极控制高血压　尽量选择对肾损害小的降压药控制高血压。

5. 纠正脂质代谢紊乱　合理调节脂肪摄入量并以不饱和脂肪酸为主，必要时可服用他汀类降脂药。

（十一）特别关注

1. 肾功能指标的追踪。

2. 水、盐控制和蛋白质摄入情况。

3. 并发症的预防和护理。

（陈招娣）

第二节　血液透析技术及护理

一、概述

血液透析主要通过弥散、对流、吸附、超滤的原理在体外清除血液中异常的毒素或毒物，以达到清除体内代谢废物、排出多余水分和纠正水、电解质、酸碱平衡的目的。血液透析是慢性肾衰竭患者赖以生存的重要肾脏替代治疗手段之一(图 12－1)。

早在 19 世纪，苏格兰化学家 Thomas Graham 就发现了晶体物质可以通过半透膜弥散的现象，并首次提出了“透析”的概念。1913 年，美国的 John Abel 等用火棉胶制成了管状透析器，并使用水蛭素作为抗凝剂，成功地进行了动物实验。1928 年 Haas 首次将透析技术应用于人类。1955 年，美国人工器官协会宣布人工肾正式应用于临床。此后，随着透析设备的不断发展和完善，血液净化技术进入了快速发展时期(图 12－1)。

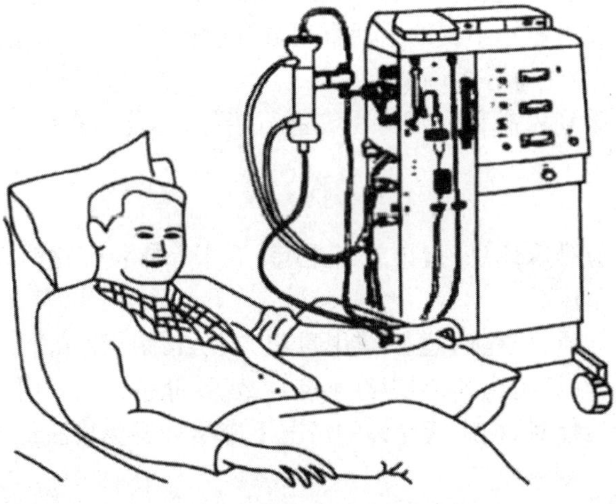

图 12－1　血液透析的治疗示意图

二、原理

血液透析是将患者的血液引入体外循环，根据 Gibbs－Donnon 膜平衡原理，使半透膜两侧溶液中的溶质及水分通过膜孔进行交换，再将净化后的血液回输人体，以达到清除代谢废物、毒物，维持水、电解质及酸碱平衡的目的。血液透析治疗的基本原理有弥散、对流、吸附及超滤等(图 12－2)。

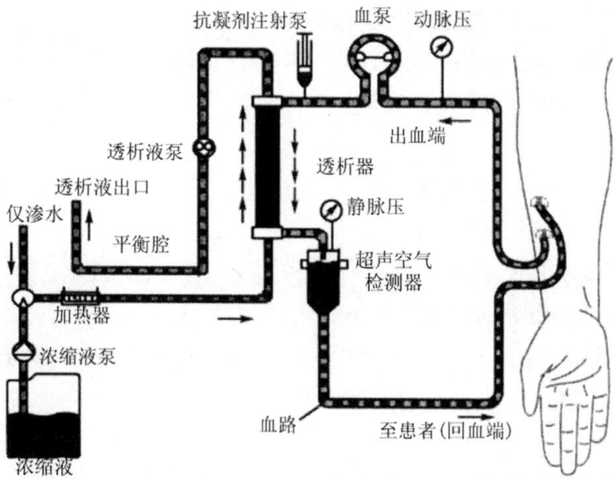

图 12－2

1.弥散　溶质依靠浓度梯度从高浓度一侧向低浓度一侧的转运称为弥散。透析膜的厚度一般为 10～20 膜孔直径平均为 30×10^{-10} m，分子质量在 2000Da 以下的中小分子物质（如尿素氮、肌酐、钠、钾等）可以自由通过半透膜，而分子质量在 5000Da 以上的大分子物质（如致热源、细菌、病毒）不能通过半透膜。弥散是血液透析进行溶质交换的主要机制，溶质的弥散运动能源来自溶质的分子或微粒自身的不规则运动（布朗运动），并遵循物理学上的 Fick 定律。溶质的弥散量主要取决于溶质浓度梯度、分子质量大小、透析膜的有效弥散面积、透析膜阻力及血液和透析液流速。

2.对流　水分从血液侧向透析液侧或滤液侧移动的同时携带水分中的溶质通过透析膜，即为对流。溶质和溶剂一起移动，是摩擦力作用的结果，不受溶质分子质量和其浓度梯度差的影响，跨膜的动力是膜两侧的静水压差，即所谓溶质牵引作用。对流是血液滤过清除溶质的主要机制。

3.吸附　通过正负电荷的相互作用或范德华力、透析膜表面的亲水性基团选择性地吸附血液中某些异常升高的蛋白质、毒物及药物，从而达到治疗的目的，称为吸附。血液透析对与蛋白结合物质的清除一方面取决于血浆中该化合物游离部分所占的比例；另一方面取决于蛋白结合部分解析的快慢程度。目前，一些高分子合成透析膜具有一定的吸附功能，但是透析膜吸附蛋白质后可能使溶质的清除率降低。

4.超滤　液体在压力差作用下从血液侧通过半透膜向透析液侧的移动，称为超滤。血液透析治疗对水分的清除主要依靠超滤作用。跨膜压为超滤的动力，由静水压和渗透压组成。

（1）静水压超滤：透析器血液侧与透析液侧之间的静水压差（AP）决定超滤的速度。透析器中的半透膜对水的通透性高，但变动范围很大，它取决于膜厚度和孔径大小，并可用超滤系数（Kuf）来表示。Kuf 定义为每 mmHg 压力梯度下平均每小时通过膜转运的液体毫升数，单位为 mL/（h·mmHg）。

（2）渗透超滤：当两种溶液被半透膜隔开，溶液中溶质的颗粒数不等时，分子向溶质颗粒数多的一侧流动，在水分子流动的同时也带着溶质通过半透膜。水分子移动后将使膜两侧的溶质浓度相等，渗透超滤也停止，因此这种超滤是暂时性的。

三、适应证

1.急性肾衰竭

（1）无尿或少尿 48 小时以上，伴有明显的水潴留、心力衰竭、急性肺水肿时。

(2)用药物难以控制的高钾血症,$K^+ \geqslant 6.0$mmol/L。

(3)严重的代谢性酸中毒,pH≤7.25,CO_2 结合力(CO_2CP)≤15mmol/L。

(4)有明显的尿毒症临床表现和并发症。

2.慢性肾衰竭

(1)尿素氮>28.6mmol/L,血肌酐>707.2μmol/L或内生肌酐清除率<10mL/min(糖尿病肾病<15mL/min)。

(2)有明显的尿毒症临床表现和并发症,非透析治疗方法无效者。

(3)高钾血症,$K^+ \geqslant 6.0$mmol/L。

(4)严重的代谢性酸中毒,pH≤7.25,CO_2 结合力(CO_2CP)≤15mmol/L。

(5)有明显的水钠潴留、心力衰竭、急性肺水肿时。

3.急性药物或毒物中毒

4.其他　如免疫相关性疾病、肝硬化顽固性腹水、高热等。

四、禁忌证

血液透析无绝对禁忌证,但下列情况应慎用。

1.药物难以纠正的严重休克或低血压。

2.精神障碍不能配合治疗。

3.严重心肌病变或心律失常不能耐受血液透析治疗。

4.严重活动性出血或感染。

5.恶性肿瘤晚期或极度衰竭。

五、方法

1.设备与装置

(1)血液透析器:是一个基于微电脑技术的复杂的机电一体化设备,主要由血循环控制系统、透析液供给控制系统、超滤控制系统三大功能部分构成,保证透析治疗有效和安全的进行。其中血循环控制系统包括血泵、肝素泵、动静脉压监测和空气监测等;透析液供给系统包括温度控制系统、配液系统、除气系统、电导率监测系统等;超滤控制系统包括超滤监测和漏血监测。新一代血液透析器增加了患者监测系统,包括患者体温、血压、血容量及心电图等监测指标。

(2)透析器:是血液透析治疗时实现溶质交换和水分清除的场所,其特性与透析效率、血液透析即刻并发症及长期并发症等密切相关。透析器主要由透析膜和支撑结构组成。根据支撑结构膜的形状及相互配置关系,将透析器分为平板型、蟠管型和空心纤维型,其中空心纤维型透析器是目前临床使用最多的一类透析器。根据透析膜的材料将透析器分为纤维素膜、纤维素替代膜、合成膜,由于合成膜的转运系数、超率系数高,生物相容性好,目前临床使用广泛。根据透析器的超滤系数又可将透析器分为低通透析器与高通透析器,一般认为高通量透析器 Kuf≥20mL/(h·mmHg),尿素清除率>100mL/L。透析器性能评价标准主要有清除率、超滤系数、生物相容性及预充容量、残余血量、顺应性、血流阻力、破膜率等。

(3)透析液:是一类含有多种离子和非离子物质的溶液,具有一定的渗透压,其成分与人体内环境成分相似,通过血液透析器与患者血液进行溶质弥散、渗透和超滤作用,最终达到治疗目的。目前广泛使用的是碳酸氢盐透析液,基本成分见表12－4。

表 12－4 碳酸氢盐透析液成分及浓度

成分	浓度(mmol/L)
钠	135～145
钾	0～4
钙	1.25～1.75
镁	0.5～0.75
氯	100～115
醋酸根	2～4
碳酸氢根	30～40
葡萄糖	0～5.5
pH	7.1～7.3
二氧化碳分压(mmHg)	40～110

(4)水处理系统:水处理的目的是除去自来水中的杂质及各种离子,将透析用水对人体和设备的损害降到最低程度。一套完整的水处理系统一般包含前处理系统、反渗透装置(去离子装置)和后处理系统三部分。透析用水必须定期检测并达到中华人民共和国医药业标准《血液透析和相关治疗用水》(YY0572－2005)的要求。

2.血管通路　临时或短期血液透析的患者可以选用临时性中心静脉置管作为血管通路,维持性血液透析的患者应选用永久性或半永久性血管通路。

3.透析处方

(1)透析时间与频率:诱导透析期内为避免透析失衡综合征发生,首次透析时间一般为 2～3 小时,以后逐渐延长至 4～5 小时。开始透析的第 1 周可适当增加透析频率,并根据患者情况逐步过渡到维持性透析方案,每周总治疗时间不应少于 10 小时。

(2)血流量:首次透析血流量不应过快,以 150～200mL/min 为宜。以后根据患者情况逐渐调整血流速度到 200～300mL/min。

(3)抗凝剂的使用:治疗前根据患者凝血状态进行抗凝药物的选择,并结合患者情况个体化调整剂量。血液透析常用抗凝药物有普通肝素、低分子量肝素、阿加曲班、枸橼酸等。常用抗凝方式主要有全身肝素化法、体外肝素化法、小剂量肝素化法、无肝素法。

(4)透析器膜面积的选择:一般选用面积为 1.2～1.5m^2 的透析器。为减少透析失衡综合征发生,诱导透析时应选择相对小面积透析器。

(5)透析液流速:一般设定为 500mL/min,如果诱导透析过程中有严重的透析失衡表现,可适当调低透析液流速;采用高通量透析时,可提高透析液流速至 800mL/min。

(6)超滤量:根据患者的容量状态、残余肾功能及心肺功能等情况确定超滤量。每次透析超滤总量原则上不超过干体重的 5%。

六、主要护理问题

1.焦虑/恐惧　与不了解血液透析原理、对治疗安全性缺乏认识及环境陌生有关。

2.体液过多　与肾小球滤过率下降引起的水、钠潴留有关。

3.营养失调(低于机体需要量)　与摄入不足、血液透析导致营养物质丢失有关。

4.潜在并发症　出血、感染等。

七、护理目标

1.患者能熟悉治疗环境、了解血液透析基本知识,消除恐惧或降低恐惧程度,主动接受并积极配合治疗。

2.患者了解体液过多的原因及其不良反应，避免体液过多过快的增加。

3.患者了解导致营养不良的因素，营养状况得到改善或维持。

4.未发生相关并发症，或并发症能得到及时有效的治疗与处理。

八、护理措施

1.治疗前

(1)心理护理：向患者解释血液透析治疗的必要性、基本原理与注意事项，消除患者的焦虑/恐惧心理，取得其配合；鼓励患者家属和朋友给予患者关心和支持。

(2)治疗前充分评估患者病情，了解体重及血压的变化情况，为准确设置的超滤量提供依据；了解患者是否有出血倾向，以便及时调整抗凝处方；认真评估血管通路的情况，了解内瘘有无闭塞、静脉置管有无感染及阻塞等。

2.治疗中

(1)严格执行查对制度及无菌操作原则。

(2)治疗过程中密切观察生命体征与病情变化，及时处理各类报警与机器故障，保证治疗的安全。

3.治疗结束

(1)交代透析间期的注意事项。

(2)预防交叉感染：患者使用的床单、被套、枕套等物品应当一人一用一更换；每次透析结束，应对透析器、透析单元内的物品表面及地面进行消毒。

4.健康宣教

(1)饮食：透析患者营养不良的发病率各家报道虽有不同，但都显示其高发性，营养状况直接影响透析患者的生活质量和生存率，应引起血液净化医务人员的重视。维持性血液透析患者的饮食原则是高热量、优质蛋白、高钙低磷、低盐低钾低脂饮食，注意控制水分摄入，并补充适量水溶性维生素。在实施饮食护理时应在遵循血液透析患者饮食原则的基础上给予个体化的饮食指导，见表12—5。

表12—5　维持性血液透析患者饮食原则

项目	进食原则	注意事项
热量	125.6～146.5kJ/kg (30～35kcal/kg)	如患者极度消瘦或过度肥胖时总热量应适当增减
蛋白质	每周透析2次的患者： 1.0～1.2g/(kg・d) 每周透析3次的患者： 1.2～1.5g/(kg・d)	优质蛋白质的摄入应占50%～70%
脂肪	40～60g/d	以植物油为主
钠	3～5g/d	严重高血压、明显水肿或血钠较高者，钠入量限制在2g/d以内
钾	2～2.5g/d	根据尿量、血清钾而定
钙	1500mg/d	
磷	600～1200mg/d	
水分	前一日尿量+500mL	2次透析间期体重增长以不超过干体重的3%～5%为宜
维生素	每次血液透析时水溶性维生素严重丢失，应注意补充	

（2）血管通路：是血液透析患者治疗的基础，是患者的“生命线”。护士应在手术前后给予正确指导，使患者了解血管通路的重要性，掌握正确的自我护理知识，以更好地维护血管通路的功能，见表12—6。

表12—6　血管通路健康教育内容

项目	健康教育内容
中心静脉留置导管术前	告知手术目的、重要性及手术注意事项 清洁局部皮肤
中心静脉留置导管术后	保持局部清洁干燥，避免抓挠导管局部皮肤，预防感染发生 如有体温异常及置管处局部红、肿、热、痛等症状应立即告知医务人员，及时处理 避免剧烈活动，防止牵拉，以免导管移位、滑脱。一旦导管滑出，应局部压迫止血，并通知医务人员进行处理 中心静脉留置导管是患者透析专用血管通路，一般不作其他用途，如输液、输血、抽血等
动静脉内瘘术前	告知手术目的与重要性 保护非惯用侧手臂：避免动、静脉穿刺，避免破损，并保持皮肤清洁，防止术后感染
动静脉内瘘术后	内瘘成熟一般需要6～8周，最好12周以后使用 若术侧手臂肿胀，可适当抬高，以促进静脉回流，减轻肿胀 进行促进内瘘成熟的锻炼：术后24小时可做手指运动；术后3天即可进行握拳运动；拆线后进行内瘘的强化锻炼：用止血带或手压住内瘘手臂近心端，术肢反复交替进行握拳松拳或挤压握力球锻炼，每日3～4次，每次5～10分钟 每天检查内瘘是否通畅，并避免可能导致内瘘闭塞的因素，如避免在内瘘侧肢体测量血压、抽血、输液等；内瘘侧手臂不可负重物及佩戴过紧饰物；透析结束后，避免因压迫时间过久造成的内瘘管闭塞（止住血后应在最短的时间内解除压迫） 预防内瘘感染 如果出内瘘疼痛、出血、感染及震颤消失，应立即到医院诊治

（3）药物：多数血液透析患者均伴有多器官功能障碍，常需要长期服用多种药物。为提高血液透析患者用药的依从性并减少药物相关不良反应的发生，护士应告知患者每一种药物的作用、不良反应与注意事项，并指导患者合理、按时、科学地应用各种药物，见表12—7。

表12—7　常用药物的健康教育内容

药物	健康教育内容
降压药	患者必须在专业医师指导下调整用药方案，不可随意减少或停止用药 为防止透析中发生低血压，上午透析者早晨可停服一次降压药；下午透析者中午停服一次降压药（个别患者在停药后发生血压上升，则不必停药）
促红细胞生成素（EPO）	EPO皮下注射给药时半衰期平均为13～28小时，静脉给药的半衰期为4～12小时，推荐皮下注射 使用EPO的同时，要进行充分的血液透析、保证充足的营养、合理补充铁剂和维生素，控制并发症的发生以有效纠正贫血 高血压是应用EPO最常见的并发症，需注意监测血压变化
钙制剂	不同的服药方式有不同的作用。空腹服用，由于胃内的酸度较高，钙制剂崩解更为完全、迅速，有利于吸收补钙。餐中服药，分解后的钙离子与食物中的磷结合，形成不能吸收的物质而随粪便排出体外，因此这种服药方法用于降低血磷
胰岛素	患者应遵医嘱注射胰岛素，并定期检测血糖。对于透析过程中易发生低血糖的患者，可建议患者血液透析治疗前停止注射胰岛素1次，并备好糖块、糕点等，以备透析发生低血糖时食用

（4）休息与运动锻炼：合理的休息与运动锻炼可以提高维持性透析患者的生活质量，有利

于患者回归社会。相关研究证实,运动疗法对于透析患者的身体功能和心理状况都会产生有益的影响。患者在运动时应按照科学性、针对性、循序渐进和个体化的原则,根据专业人员建议并结合自身情况,进行一些力所能及的运动,如散步、打太极拳、慢跑步及简单的器械运动等,运动中若感到不适,应立即终止。

九、并发症的处理及护理

1.血液透析即刻并发症　是指透析过程中或在透析结束时发生的与透析治疗本身相关的并发症,包括症状性低血压、失衡综合征、首次使用综合征、肌肉痉挛、心律失常、空气栓塞、溶血等。血液透析即刻并发症一般发生较快,若处理不及时可能危及患者生命,在透析过程中应加强观察,紧急处理,见表12—8。

表12—8　即刻并发症的处理及护理

常见并发症	临床表现	处理
症状性低血压	早期可表现为头晕、打哈欠、便意感、后背酸痛等;典型症状包括恶心、呕吐、冷汗、肌肉痉挛;严重者出现呼吸困难、脉搏细弱、一过性意识丧失甚至昏迷	取平卧位,抬高双下肢,同时减慢血泵流速,给予氧气吸入;调低或停止超滤,补充生理盐水100～200mL;必要时可给予高渗溶液。若经上述处理仍不好转,则需应用升压药物治疗,并停止血液透析
失衡综合征	轻者可表现为头痛、恶心、呕吐及躁动,重者出现抽搐、意识障碍、昏迷,甚至死亡	轻者给予吸氧,减慢血流速度、缩短透析治疗时间,静脉注射高渗溶液,必要时给予镇静剂。若经上述处理仍无缓解,则应立即终止透析,并采取必要的抢救措施
首次使用综合征	A型反应:常于透析开始后5min内发生,轻者可表现为皮肤瘙痒、荨麻疹、咳嗽、喷嚏、流涕、腹部痉挛等,严重者出现呼吸困难、休克,甚至死亡 B型反应:常于透析开始后30～60min出现,其发作程度常较轻,多表现为胸痛和背痛,少数伴有不同程度的恶心、皮肤瘙痒和难以表达的不适感	A型反应:立即停止透析,丢弃管路中血液,并积极对症处理,如吸氧、给予抗组胺药、激素或肾上腺素药物治疗,若出现呼吸循环障碍,立即给予心脏呼吸支持治疗 B型反应:多数症状并不严重,给予吸氧及对症处理即可,一般不需要终止透析
肌肉痉挛	多见于足部、腓肠肌、手指,少数表现为以腹部肌肉痉挛。一般疼痛剧烈,可持续数分钟	减慢血流量、降低超滤速度,快速输入生理盐水100～200mL,使用高渗葡萄糖溶液或10%氯化钠、甘露醇溶液等可缓解症状。对痉挛肌肉进行外力挤压按摩也有一定疗效
心律失常	可出现各种类型的心律失常,以心房扑动、心房颤动最为常见	根据不同病因和心律失常类型给予相应处理(应用抗心律失常药物时需考虑肾、衰竭导致的药物蓄积)
空气栓塞	若一次性快速进入5mL以上空气时,可发生明显的气体栓塞症状,表现为血压迅速下降、发绀、抽搐、昏迷,甚至因呼吸、心搏骤停而死亡	立即终止透析,取头低足高、左侧卧位。必要时给予心肺支持,包括吸纯氧、采用气管插管。有条件者可予右心房或右心室穿刺抽气
溶血	患者常感胸部紧压感、腰背痛,可伴有寒战、发热、呼吸困难、血红蛋白尿,严重者出现高钾血症,红细胞比容下降,静脉回路血液呈紫红色或淡红色	终止透析,丢弃管路中血液。给予患者吸入高浓度氧,必要时可输血。严密监测血钾,避免发生高钾血症。在纠正溶血原因后,严重高钾血症者可重新开始透析治疗

2. 血液透析远期并发症　一般在维持性透析治疗数月或数年以后发生，如心血管并发症、肾性骨病等。远期并发症是影响维持性透析患者生活质量与生存时间的主要因素，需加强预防，见表 12－9。

表 12－9　远期并发症的预防

常见并发症	原因	防治措施
高血压	水钠潴留、肾素血管紧张素系统活性增高、交感神经系统兴奋性上升等	限制水、钠摄入，保持干体重 合理使用降压药 对难治性高血压，应积极寻找原因对症治疗，必要时改为血液滤过或腹膜透析
左心功能不全	高血压、水钠潴留、贫血、酸中毒、电解质紊乱、动静脉内瘘、动脉粥样硬化、尿毒症毒素蓄积、营养不良等	充分透析脱水，保持干体重 积极纠正贫血、控制血压及进行营养治疗
心包炎	透析不充分导致尿毒症毒素蓄积、水钠潴留、营养不良、反复感染、凝血机制障碍、免疫异常等	早期心包炎加强透析可有效治疗；部分迟发性心包炎患者需改为腹膜透析；缩窄性心包炎应尽早进行心包剥离及部分心包切除术
肾性骨病	钙磷代谢紊乱、活性维生素 D_3 缺乏及酸中毒等可引起继发性甲状旁腺功能亢进（2－HPT），而 2－HPT 导致破骨细胞增多、骨胶原纤维合成减少、骨矿化障碍等，引起肾性骨病发生	补钙、降低血磷、应用活性维生素 D_3、纠正酸中毒、行甲状旁腺次全切除术等

（陈招娣）

第三节　连续性肾脏替代治疗技术及护理

一、概述

连续性肾脏替代治疗（continuous renal replacement therapy，CRRT）是所有连续、缓慢清除水分和溶质的一组体外血液净化治疗技术的总称。CRRT 主要实施者为 CRRT 专业护士，全程参与各类 CRRT 技术的实施、危重患者的监护及专项护理，因此，CRRT 专业护士须在掌握常用 CRRT 技术的适应证、原理、特点及注意事项等的基础上才能有效地实施专项护理，从而保证 CRRT 的连续性和安全性。

二、适应证

1. 肾脏疾病

（1）急性肾损伤（AKI）：伴血流动力学不稳定和需要持续清除过多水分或毒性物质，如 AKI 合并严重电解质紊乱、酸碱代谢失衡、心力衰竭、肺水肿、脑水肿、急性呼吸窘迫综合征（ARDS）、外科术后、严重感染等。

（2）慢性肾衰竭（CRF）：合并急性肺水肿、尿毒症脑病、心力衰竭、血流动力学不稳定等。

2. 非肾脏疾病　包括多器官功能障碍综合征（MODS）、脓毒血症或败血症性休克、急性呼吸窘迫综合征（ARDS）、挤压综合征、乳酸酸中毒、急性重症胰腺炎、心肺体外循环手术、慢性心力衰竭、肝性脑病、药物或毒物中毒、严重液体潴留、需要大量补液、严重的电解质和酸碱代谢紊乱、肿瘤溶解综合征、过高热等。

三、禁忌证

CRRT 无绝对禁忌证,但存在以下情况时应慎用。

1. 无法建立合适的血管通路。

2. 严重的凝血功能障碍。

3. 严重的活动性出血,特别是颅内出血。

四、原理、特点、注意事项

1. 连续性动脉一静脉血液滤过

(1)原理:连续性动脉一静脉血液滤过(continuous arterio－venous hemofiltration,CAVH)是指利用人体动脉一静脉之间正常压力梯度差作为体外循环的驱动力,连续性地驱动血液直接通过一个小型高效能、低阻力的滤器,依赖血液在滤器内产生的压力,同时补充置换液;以对流的原理清除体内的大、中、小分子溶质,同时借以清除体内过多的水分,维持体内电解质及酸碱平衡的一种 CRRT 模式。

(2)特点

1)血流量受平均动脉压的影响,当平均动脉压为 8.0～12.0kPa(60～90mmHg)时,血流量可达 50～100mL/min。

2)低滤过率,对溶质的清除率较低,最大超滤量为 12～18L/d。

3)简化治疗设备,操作简单,对血流动力学影响小,患者耐受性好。

4)根据治疗需要补充一部分置换液。

(3)注意事项

1)CAVH 应使用高通量滤器。

2)血流量(Qb),50～100mL/min;超滤率(Qf),8～12mL/min。

3)CAVH 通常不用血泵,必须行股动脉或股静脉插管,股动脉插管并发症发生率高。对于维持透析有内瘘者,可以将内瘘当作动脉,有时动脉也可选择肱动脉、足背动脉和其他动脉。由于没有血泵,患者的动脉压应该在 90mmHg 以上才能比较合理地进行治疗。而且,体外循环的连接管路不宜太长,否则会影响滤器的超滤效果。当出现凝血使滤器超滤率降低 40%以上时,应该更换滤器。

2. 连续性静脉一静脉血液滤过

(1)原理:连续性静脉一静脉血液滤过(continuous veno－venous hemofiltration,CVVH)是指采用中心静脉(颈静脉、股静脉及锁骨下静脉)留置单针双腔导管建立血管通路,血液由静脉引出,再通过静脉回流,利用血泵驱动进行体外血液循环,循环的血液直接通过一个高通量滤器,在滤器前或后输入置换液,以对流的原理清除体内的大、中、小分子溶质,并借以清除体内过多的水分,维持体内电解质及酸碱平衡的一种 CRRT 模式(图 12－3)。

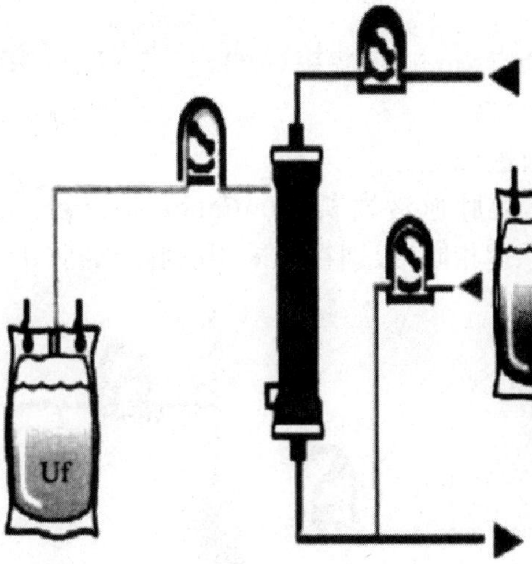

图 12—3　CVVH 示意图

（2）特点

1）利用机械泵（血泵）驱动进行体外血液循环，可根据治疗需要调节血流量，血流量可达 100～200mL/min。

2）使用液体控制装置精确地调节液体出入平衡，血流动力学稳定。

3）置换液输入速度、方式可根据治疗需要选择，置换液输入速度可为 1000～9000mL/h；置换液输入方式为前稀释、后稀释、前后稀释并存（前后稀释比例可根据治疗需要设定）。

4）能有效地清除血液中大、中、小分子物质，纠正内环境紊乱。

（3）注意事项

1）CVVH 使用高通量滤器。

2）采用中心静脉（颈静脉、股静脉及锁骨下静脉）留置单针双腔导管建立血管通路，血流量可控制。

3）血流量（Qb），50～200mL/min；超滤率（Qf），10～20mL/min。

4）补充置换液：采用前稀释法时，置换液由滤器前端动脉管道内输入，置换液可增加到 48～56L/d。采用后稀释法时，置换液由滤器后静脉管道内输入，尿素清除率可达 36L/d。

3. 连续性动脉一静脉血液透析

（1）原理：连续性动脉一静脉血液透析（continuous arterio－venous hemodialysis，CAVHD）是指利用人体动脉一静脉之间压力差，驱动血液直接通过透析器，依赖血液在透析器内产生的压力，以弥散及少量对流的原理清除体内的小分子物质、水分和电解质，借以清除体内过多的水分，维持体内电解质及酸碱平衡的一种 CRRT 模式。

（2）特点

1）每小时平衡液量减少，对血流动力学影响小。

2）能更好地清除小分子物质，维持血浆尿素氮在 25mmol/L 以下。

3）不需要从血液中输入置换液，透析液从膜外输入，流向与血流方向相反，逆向输送。

4）溶质转运机制主要依赖于弥散及少量对流清除小分子物质。

（3）注意事项

1）CAVHD 应用低通量透析器。

2)透析液逆向输入。

3)血流量(Qb),50～100mL/min;超滤率(Qf),1～3mL/min;透析液流量(Qd),10～20mL/min。

4.连续性静脉—静脉血液透析

(1)原理:连续性静脉—静脉血液透析(continuous veno—venous hemodialysis,CVVHD)的原理与CAVHD的原理相同,区别在于采用静脉—静脉建立血管通路,利用血泵驱动血液循环(图12—4)。

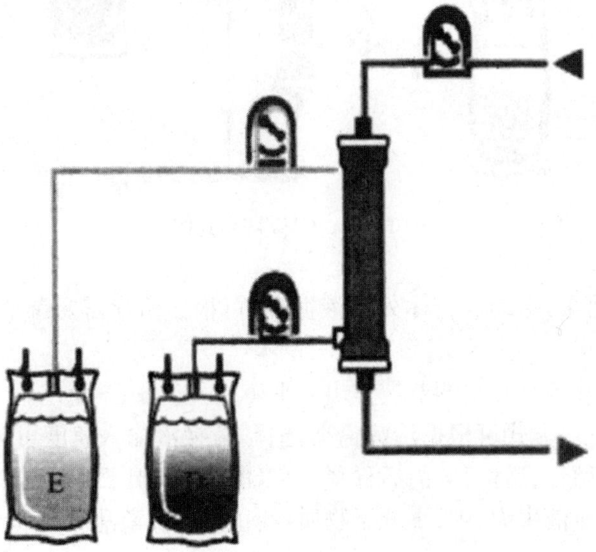

图12—4　CVVHD示意图

(2)特点

1)利用机械泵(血泵)驱动进行体外血液循环,可根据治疗需要调节血流量,血流量可达50～200mL/min。

2)使用液体控制装置精确地调节液体出入平衡,血流动力学稳定。

3)能更好地清除小分子物质。

4)不需要输入置换液,透析液从膜外输入,流向与血流方向相反。

5)溶质转运机制主要依赖于弥散清除小分子物质。

(3)注意事项

1)CVVHD应用低通量透析器。

2)采用中心静脉(颈静脉、股静脉及锁骨下静脉)留置单针双腔导管建立血管通路。

3)透析液逆向输入。

4)血流量(Qb),50～200mL/min;超滤率(Qf),1～5mL/min;透析液流量(Qd),10～20mL/min。

5.连续性动脉—静脉血液透析滤过

(1)原理:连续性动脉—静脉血液透析滤过(continuous arterio—venous hemodiafiltration,CAVHDF)是指利用人体动脉—静脉之间压力差,驱动血液直接通过一个高通量的滤器,依赖血液在滤器内产生的压力,同时补充置换液,以对流加弥散的原理清除体内的大、中及小分子物质,借以清除体内过多的水分,维持体内电解质及酸碱平衡的一种CRRT模式。

(2)特点

1)CAVHDF 是在 CAVH 的基础上增加透析以弥补 CAVH 治疗对氮质产物清除不足的缺点。

2)CAVHDF 溶质转运机制已不是单纯的对流,而是对流加弥散,不仅提高了小分子物质的清除率,还能更有效地清除中、大分子物质,溶质清除率增加 40%。

(3)注意事项

1)CAVHDF 应用高通量滤器。

2)补充置换液。

3)透析液逆向输入。

4)血流量(Qb),50~100mL/min;超滤率(Qf),8~12mL/min;透析液流量(Qd),10~20mL/min。

6. 连续性静脉—静脉血液透析滤过

(1)原理:连续性静脉—静脉血液透析滤过(continuous veno—venous hemodiafiltration,CVVHDF)是在 CVVH 的基础上发展起来的。溶质清除的原理与 CAVHDF 完全相同,不同点是采用静脉—静脉建立血管通路,利用血泵驱动血液循环的一种 CRRT 模式(图 12—5)。

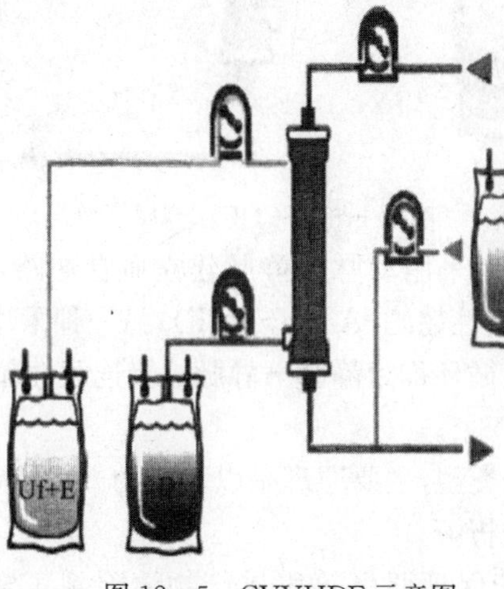

图 12—5 CVVHDF 示意图

(2)特点

1)利用机械泵(血泵)驱动进行体外血液循环,可根据治疗需要调节血流量,血流量可达 100~200mL/min。

2)CVVHDF 是在 CVVH 的基础上增加透析以弥补 CVVH 治疗对氮质产物清除不足的缺点。

3)CVVHDF 溶质转运机制已不是单纯的对流,而是对流加弥散,不仅提高了小分子物质的清除率,还能更有效地清除中、大分子物质。

(3)注意事项

1)CVVHDF 应用高通量滤器。

2)采用中心静脉(颈静脉、股静脉及锁骨下静脉)留置单针双腔导管建立血管通路。

3)借助血泵驱动血液循环。

4)补充置换液。

5)透析液逆向输入。

6)血流量(Qb),100～200mL/min;超滤率(Qf),8～15mL/min;透析液流量(Qd),20～40mL/min。

7.缓慢连续性超滤

(1)原理:缓慢连续性超滤(slow continuous ultrafiltration,SCUF)是指以对流的方式连续、缓慢地超滤脱水清除溶质,以减轻循环系统容量负荷的一种CRRT模式(图12－6)。近年来,随着血液净化技术的不断革新,此治疗模式在临床上几乎很少应用。

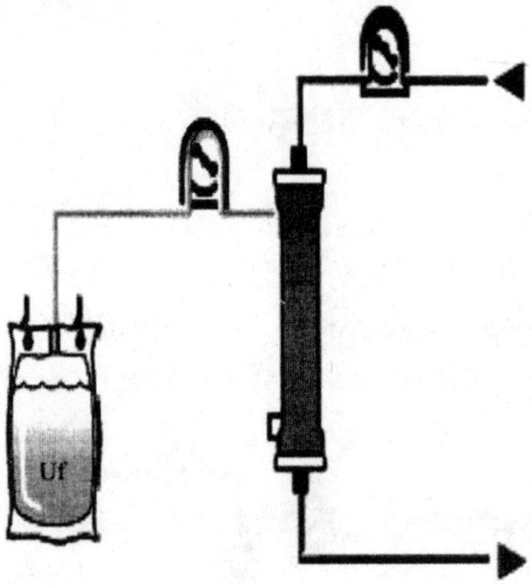

图12－6 SCUF示意图

SCUF分为两种类型:一种是采用动脉－静脉建立血管通路,利用动静脉压力差建立血液循环称为动脉－静脉缓慢连续性超滤(A－VSCUF);另一种采用静脉留置单针双腔导管建立血管通路,借助血泵驱动血液循环称为静脉－静脉缓慢连续性超滤(V－VSCUF)。

(2)特点

1)SCUF是CAVH的一种类型,主要原理是以对流的方式清除溶质。

2)不补充置换液,也不用透析液。

3)对溶质清除不理想,不能保证肌酐等氮质产物清除到正常水平,有时需要加用透析治疗。

(3)注意事项

1)A－VSCUF:①应用低通量透析器。②血流量(Qb),50～100mL/min;超滤率(Qf),2～6mL/min。

2)V－VSCUF:①应用低通量透析器。②血流量(Qb),50～200mL/min;超滤率(Qf),2～8mL/min。

8.连续性高流量透析

(1)原理:连续性高流量透析(continuous high flux dialysis,CHFD)相当于无置换液"血液透析滤过系统"。在接近"0"超滤时,滤器内同时存在超滤和返超滤现象,不仅存在弥散清除,也有对流清除,对中、大分子物质的清除量增多。对流转运发生在滤器的"动脉端",此处的超滤量最大;在滤器的"静脉端"透析液返回到滤器血液侧,相当于补充置换液。因此相当于后稀释法的血液透析滤过。

(2)特点

1)CHFD 可控制超滤又可保证对流，比单纯血液透析能更好地清除大分子物质，尿素清除率可达 60L/d。

2)CHFD 是对流及弥散最优化组合，弥补中分子物质清除不足。

3)透析液逆向输入，双泵控制超滤率，不输入置换液。

(3)注意事项

1)CHFD 应用高通量滤器。

2)碳酸氢盐透析液，每袋 10L，循环使用 4 小时后透析液中尿素和肌酐浓度与血浆中浓度达到平衡，应更新透析液。

3)血流量(Qb)，50～200mL/min；超滤率(Qf)，2～8mL/min；透析液流量(Qd)，50～200mL/min。

4)增加血流量和透析液流量或透析器面积，清除率还可进一步增加。

9. 高容量血液滤过

(1)原理高容量血液滤过(high volume hemofiltration，HVHF)是在标准连续性肾脏替代治疗(CRRT)的基础上发展起来的，即持续进行 CVVH，通过增加置换液输入量，每天输入置换液＞50L，进一步提高对大、中分子溶质清除的一种 CRRT 模式。

(2)特点 HVHF 是采用高通量滤器，膜表面积大(1.6～2.2m^2)，通常应用超滤系数在 30～40mL/(h·mmHg·m^2)，生物相容性好，并具有一定的吸附作用。

(3)注意事项 HVHF 置换液通常选用前稀释输入，可避免凝血。血流量应达到 300mL/min。

10. 血浆置换

(1)原理：血浆置换(plasma exchange，PE)是一种用来清除血液中、大分子物质的一种 CRRT 模式。其基本过程是将患者的血液经血泵引出，经过血浆分离器，分离血浆和细胞成分，去除致病血浆或选择性地去除血浆中的某些致病因子，然后将细胞成分、净化后血浆及所需补充的置换液输回体内。

(2)特点：血浆置换包括单重血浆置换、双重血浆置换(double filtration plasmapheresis，DFPP)。此治疗模式能清除患者体内中分子质量以上的有毒物质，如内毒素、炎性介质、胆红素、胆酸、过氧化脂质及各种血管活性物质，阻断恶性循环；补充凝血因子，改善凝血功能，补充血浆蛋白调理素，免疫球蛋白等生物活性物质，即可减轻水肿，又可减少机体的感染机会，有利于细胞的修复。

(3)注意事项

1)血流量(Qb)，80～150mL/min；超滤血浆量，1000～1500mL/h 血浆出量应与输入血浆和液体量平衡。

2)严格输血查对制度。

3)血浆置换时置换液补充方式选择后稀释。

11. 连续性血浆滤过吸附

(1)原理：连续性血浆滤过吸附(continuous plasmafiltration absorption，CPFA)是应用血浆分离器连续分离出血浆，然后将滤出的血浆进入包裹的活性炭或树脂吸附装置，经过吸附净化治疗后的血浆与血细胞混合，再进入滤器行 CVVH 或 CVVHD 的一种 CRRT 模式。

(2)特点

1)该治疗模式选择性去除炎症介质、内毒素、细胞因子和活化的补体,减少低血压发生率,最终降低死亡率。

2)临床上主要用于促炎症介质及内毒素的清除。

3)CPFA 也可以与 HF 或 HD 联合应用。

(3)注意事项

1)不需要补充置换液,血流量(Qb)为 50～200mL/min;超滤率(Qf)为 20～30mL/min。

2)将吸附器装于滤器后及予以缓慢的血泵速是为使患者的血液最短时间、最充分的接触吸附体而保证吸附效果。需特别关注的是血流量要根据机器各项压力值的变化进行相应的调整,以避免体外循环管路凝血。

3)为避免吸附器内酸性的填充液对滤器的破坏作用及对患者的危害,吸附器应在串联前单独预冲。

12.持续缓慢低效血液透析

(1)原理:持续缓慢低效血液透析(sustained low efficiency dialysis,SLED)出现于 20 世纪 90 年代,是一种介于 CRRT 与间歇性血液透析(IHD)之间的"中间"模式,其结合了两者的优势,用价格低廉的普通血液透析器达到平稳、高效的血液净化效果。

SLED 使用普通血液透析机,采用低血流量(100～200mL/min)、低透析量(100～300mL/min)的模式,根据不同治疗需求每天或隔天治疗 6～18 小时,以弥散的方式清除体内小分子物质、水分和电解质的一种 CRRT 模式。

(2)特点

1)利用机械泵(血泵)驱动进行体外血液循环,可根据治疗需要调整血流量,血流量为 100～200mL/min,透析液流量为 100～300mL/min。

2)血流动力学稳定,对低分子溶质的清除率高。

3)以延长、缓慢、低效、低流量为主,用价格低廉的普通血液透析器达到平稳高效的血液净化效果。

4)不需要从血液中输入置换液,透析液从膜外输入,流向与血流方向相反。

5)溶质转运机制主要依赖弥散清除小分子物质。

(3)注意事项

1)透析液逆向输入。

2)血流量为 100～200mL/min;透析液流量为 100～300mL/min。

3)透析时间为 6～18 小时。

五、主要护理问题

1.体液过多　与患者肾小球滤过率下降引起水、钠潴留有关。

2.电解质、酸碱代谢紊乱　与患者肾脏泌酸减少,机体常处于代谢性酸中毒有关。

3.营养失调(低于机体需要量)　与摄入不足,消化、吸收功能紊乱,血液净化导致营养物质丢失有关。

4.舒适的改变　与强迫治疗体位有关。

5.焦虑/恐惧　与患者对 CRRT 的陌生、担心预后有关。

6.潜在并发症 出血、感染、体外循环凝血、低血压、低温等。

六、护理目标

1.了解患者体液过多的原因,维持患者正常液体量。
2.纠正电解质酸碱代谢紊乱,使患者达到内环境平衡。
3.患者了解营养不良的影响因素,营养状况得到改善,身体抵抗力增强。
4.患者主诉不适感减轻,避免压疮的发生,治疗顺利进行。
5.患者了解CRRT的基本知识,焦虑/恐惧程度减轻,配合治疗及护理。
6.未发生相关并发症或发生后能得到及时处理与治疗。

七、护理措施

1.治疗前评估

(1)环境评估:要求治疗空间宽敞、整洁安静,以保证医务人员有足够的空间进行监护治疗;备齐各种急救物资,并使监护设备处于良好状态,以便及时发现和处理各种异常情况;配置置换液等治疗液体的空间要符合大输液配置要求,尽量避免人群流动。

(2)一般情况评估:评估患者的神志、生命体征、对治疗的了解及配合程度。

(3)通路评估:重点评估新置管患者局部的出血情况,对已有置管的患者重点评估导管的通畅性、固定的稳妥性及可能的感染情况。

(4)治疗处方了解:CRRT护士应及时了解医嘱内容以便准备合适的设备物资,必要时进行人力调整。根据病情设置治疗初期血流速度、每小时置换液的入量和滤出液量、电解质的补充、碳酸氢钠的泵入等。尽可能地避免CRRT开始时因血容量短时间内减少导致的血压下降,患者因不能耐受而发生其他不良反应,从而影响治疗的顺利进行。

(5)治疗设备准备:包括CRRT机、输液泵、微量泵、置换液、换药包等相关治疗设备物资处于备用状态。

(6)心理护理:患者多因病情危重而首次接受血液净化治疗,患者或家属情绪反应可能特别强烈。因此,治疗前护士应主动安排对患者的访视,做好心理护理,通俗易懂的讲解治疗原理、目的,消除患者及家属的疑虑,使其配合治疗。

2.基础护理

(1)维持适当体位:适当的体位能够保证充足的血流量,因此在治疗中有可能在相当长的时间内患者会处于被动体位。在此期间,应注意对受压部位的保护,预防压疮。

(2)协助气道管理:患者病情危重,治疗时间长,生活基本不能自理,故应加强口腔护理,保持呼吸道通畅,及时排除痰液,可通过湿化、雾化、叩背、吸痰等手段清理呼吸道,以预防肺部感染。

3.消毒隔离措施的实施 CRRT的血管通路建立及通路的使用,血液的体外循环本身可成为细菌的感染源,管路、滤器的连接及测压管与压力传感器的连接、采样口均是细菌侵入的部位,大量置换液的配置、置换液袋的不断更换都可能导致污染,因此,必须严格实施消毒隔离措施。

(1)保证治疗空间的空气洁净度。在普通病房进行治疗前应用移动空气消毒机对室内空气进行消毒。治疗期间注意保证空气流通。

(2)可重复使用的设备、机器(如 CRRT 机、输液泵及微量泵)应做到一物一用一消毒。

(3)医务人员每次操作前应洗手或手消毒,及时更换患者被污染的被褥、衣裤。

(4)保证治疗期间患者的基础护理质量。

(5)若为感染耐药菌株的患者或传染患者行 CRRT 应做好呼吸道隔离及接触隔离,在患者床旁应放置明显的隔离标识。预计可能接触患者血液时,应先穿隔离衣再进行操作,接触患者血液或体液时,应戴手套,接触过患者的手套、隔离衣或患者血液、体液的污染物应单独封口包装后再放入医用垃圾转运站。

4.治疗中注意事项

(1)动态监测各项指标

1)CRRT 机压力监测:CRRT 机的压力监测系统能对整个体外循环系统压力进行连续性动态监测,见表 12—10。

表 12—10　压力监测

动脉压 (PA)	此压力监测血泵前的压力,由血泵转动后抽吸产生;主要反映血管通路所能提供的血流量与血泵转速的关系,一般为负值;若动脉压报警,应检查血管通路的通畅性,如患者体位、有无受压打折及导管与管路接口是否脱离等
滤器前压 (PBE)	此压力监测血泵后,滤器前的压力是体外循环压力最高处,受血泵流量、滤器阻力、体外循环通路阻力等多个因素的影响,一般为正值;若滤器前压报警,应特别注意观察滤器凝血的情况
静脉压 (PV)	此压力监测滤器后血液回流入患者体内的压力;受静脉置管开口情况、管道的通畅性及血泵流量等因素的影响,一般为正值;若静脉压报警,应检查回血端管路通畅性,如患者体位、有无受压打折及导管与管路接口是否脱离等
跨膜压 (TMP)	此压力监测滤器要达到设定的超滤率所需的压力,是由血泵对血流的挤压及超滤液泵的抽吸两者共同作用所产生;受血泵流量、超滤率大小、滤器前压,静脉压、废液压等因素的影响;若跨膜压报警,应警惕滤器凝血状况
废液压 (PD2)	此压力监测滤出液的压力,受超滤泵转速及滤器通透性改变的影响;若废液压报警,应检查滤器凝血情况、废液管路有无打折、受压或废液夹是否打开
滤器压力降 (PFD)	此压力监测滤器前压与静脉压之间的压力;受滤器前压、静脉压、血泵流量、滤器阻力等因素的影响;若滤器压力降报警,应检查滤器凝血情况及管路是否打折

2)安全性监测见表 12—11。

表 12—11　安全性监测

漏血监测	CRRT 机在超滤液回路上设置有漏血探测器;当滤器内纤维膜破裂,血细胞混入滤出液中,该探测器会发出警报;护士应加强巡视,准确判断;在排除非治疗因素如患者有溶血、黄疸、服用抗结核药等情况时,应及时更换滤器
空气监测	CRRT 机在静脉回路或置换液补入管路上设置有空气探测器;当静脉回路或置换液输注完毕出现气泡,空气探测器的超声探测能感应到;若发生空气监测报警,立刻停止治疗,及时处理报警,从而避免空气进入患者体内造成空气栓塞的危险
液体平衡监测	CRRT 机具有自动液体平衡系统;通过置换液泵和超滤泵来控制置换液的补入速度和滤出液的滤出速度,依靠置换液秤和废液秤的称重连续动态地监测液体出入的平衡,从而避免治疗中出现液体失衡
压力监测	及时地观察动脉压、滤器前压、静脉压、跨膜压、滤器压力降和血流量的变化,预见性地采取对应护理措施,防止体外循环凝血或出现压力过高而导致管路连接处崩开、脱落

(2)密切观察病情变化:治疗期间应有专人负责,持续心电监护,一般 30～60min 测脉搏、呼吸、血压一次,每 4 小时测体温一次,尤其应注意血压和中心静脉压的变化。密切观察患者意识、瞳孔、肢体活动及末梢循环情况,发现异常,及时报告医生并配合处理。监测每小时尿量,准确留取各种检验标本,每日检测肝肾功能、电解质。

1）血压：治疗初期血流量应逐渐增加，同时严密观察病情，监测血压，如无明显变化可逐渐调至理想流速。若患者病情严重，应采用多功能监护仪持续监测生命体征，血氧饱和度。随时观察患者神志变化，定时监测中心静脉压，以便及早发现低血压。当血压有所下降时除仔细观察症状外，应减慢血流量，调整超滤量，分析原因待血压平稳后再将血流量调至最佳状态。

2）电解质：定时检测生化指标，一般 CVVH 或 CVVHDF 可在上机 2 小时、6 小时，之后每 8 小时监测血气，并根据检验结果，调整置换液钾、钠、钙的入量，以维持内环境的稳定。

3）pH：由于输入的基础置换液 pH 多小于 7，呈酸性。因此，需根据患者的血气监测结果动态调整同步输入的碱基（5%$NaHCO_3$）量。

4）出血与凝血监测：①治疗期间，应根据使用的不同抗凝技术，给予定时监测相应的抗凝指标，保证抗凝效果和安全。②严密观察患者置管处有无渗血，全身皮肤黏膜有无瘀点、瘀斑，伤口有无渗血，各种引流管中有无血性液体流出，大小便颜色，同时复查凝血结果。一旦出现出血倾向或凝血结果异常，及时向医生汇报，调整抗凝剂用量或改用其他抗凝方式，必要时应用止血药物及鱼精蛋白中和。

（3）出入量：出入量平衡＝同期入量（置换液量＋静脉输液量＋口服量）－同期出量（同期超滤液量＋尿量＋引流量＋其他液体丢失量）。应尽可能均匀的分配每日置换总量。因此，设定液体平衡目标，可将超滤量和置换液量均衡分配在预定的治疗时间内。

（4）对药物的影响：CRRT 选用大孔径、高通透性的滤器，一般分子质量＜30000Da 的药物或毒物不与白蛋白结合，都能被滤过清除。对于蛋白结合率高的物质，血液滤过清除率低。除了滤过作用，高分子合成膜尚能吸附部分药物，降低血药浓度。目前已知阿米卡星、卡那霉素、万古霉素、链霉素等多种药物在血液滤过中清除率高。由于 CRRT 对药物有以上的影响，因此，在治疗过程中应暂不使用抗生素或选用不能通过滤器的抗生素。以升压药或呼吸兴奋剂维持生命体征时，注意随着置换液的清除，药物浓度会下降。

5. 置换液管理

（1）置换液加温：CRRT 机均配置有置换液加温装置。在置换液进入血液前一般会被加热到 37～38℃。置换液输入一般对高热患者可有效降低体温，但如温度设定过低，治疗时大量置换液短时间内交换可致体温快速下降，患者主观感觉怕冷、寒战，并可导致严重心律失常。在使用具有置换液加温装置的 CRRT 机进行治疗时，注意同时输入的碱基部分（碳酸氢钠）与置换液中钙、镁离子结合形成结晶对管路及滤器的影响，密切观察有无堵塞情况发生，及时更换被堵塞的管路或滤器。

（2）使用成品基础置换液注意事项：①使用前用力挤压塑料袋，并仔细检查，如发现有渗漏或药液浑浊，不得使用。②置换液应一次用完，切勿经储藏后再使用。③开袋加药后的置换液应在 4 小时内用完。

（3）配置置换液注意事项：①配制过程中严格执行查对制度，配方医嘱、型号、生产日期、包装完整性、液体清澈度及异物、电解质剂型剂量等。②严格无菌操作，配制过程必须在治疗室进行，所有接口严格消毒，配制好后放置在操作台或治疗车上备用。室内保持清洁、无菌，工作人员进出要更换衣服，戴口罩、帽子，限制非工作人员进出。③配制后的置换液须注明配制日期、时间、加入电解质名称和剂量。④配制后的置换液须在 4 小时内使用。

（4）碱基部分（B 液）使用注意事项：碱基部分用碳酸氢盐作缓冲剂，使用时应根据患者的血气结果通过输液泵控制输入速度，将 5%碳酸氢钠用并联的方式与置换液同步输入，避免产生结晶堵塞管路。

(5)置换液补充方法

1)前稀释法:置换液在滤器前输入,称为前稀释(由动脉端输入)。其优点是血流阻力小、滤过率稳定、残余血量少和不易形成蛋白质覆盖层,同时因为置换液量大,又可降低血液黏稠度、减少滤器内凝血。其缺点是进入血液滤过器的血液已被置换液稀释,降低了滤器内血液的有效溶质浓度,溶质清除量与超滤液量不平行,清除效率降低,其下降率取决于前稀释液流量与血流量的比例,适用于高凝状态或红细胞比容>35%者。以清除水分为主时选择前稀释。

2)后稀释法:置换液在滤器后输入,称为后稀释(由静脉端输入)。其优点是置换液用量少,清除效率高,但其缺点是容易凝血,因此超滤速度不能超过血流速度的30%。当红细胞比容>45%不采用,易于发生凝血。以清除溶质为主时选择后稀释。

对于临床上常见的CVVH治疗模式,部分CRRT机器前后稀释可按不同比例同时进行。

6.抗凝护理

(1)肝素抗凝的护理

1)临床护士需熟悉CRRT机器,操作熟练,在整个治疗中能对体外循环或滤器的凝血给予正确评估,同时能及时正确处理机器报警。

2)在治疗过程中检查各接头的紧密性,避免空气进入循环管路及滤器中造成凝血,保证患者治疗安全。

3)治疗期间由专人护理,持续心电监护,严密观察病情变化,及时发现并发症。

4)严格掌握肝素抗凝的剂量,严密观察抗凝效果,动态监测反映肝素抗凝效果的各项指标,避免出血等并发症的发生。

A.治疗前询问和查看患者有无过敏史、出血情况。

B.应用时间和不良反应,使用前做好三查七对工作,确保肝素用量准确,同时还应注意长期肝素使用中对并发症的观察(自发性出血、血小板减少症等)。

C.若患者有以上任何一种情况出现时,应立即通知医生,调整肝素用量或改用其他抗凝方法。

5)保证肝素输入的准确性,严密观察并确保肝素泵持续输入通畅。观察肝素输入管路的夹子是否处于开放状态,防止因追加肝素未起抗凝作用而使管路、滤器凝血。

6)治疗过程中,应确保血管通路通畅,防止管路受压、扭曲、脱落,保证充足的血流量。一旦出现动脉压报警或血泵停止运转都被视为造成管路凝血的重要原因,必须立即排除原因。

7)判断凝血程度,准确处理滤器和管路的凝血见表12-12。

表12-12 凝血的分级及处理

分度	凝血征象	处理
Ⅰ度凝血	管路血液由红色变为深暗色,滤器内有成束纤维凝血,回路静脉压和跨膜压较前增高	应及时输入生理盐水冲洗,去除滤器内凝血,调整抗凝药物用量
Ⅱ度凝血	管路严重凝血,各滴壶内可见明显凝血形成,滤器内有半数以上纤维凝血或呈索条状,滤器端盖上的血液明显分布不均,回路静脉压和跨膜压有较大增高	应增加生理盐水冲洗频率,做好更换滤器及管路的准备
Ⅲ度凝血	管路及滤器严重凝血,压力报警,无法继续进行治疗	先立即用生理盐水进行回血;通知医生后,再根据病情确认是否需更换滤器或管路后继续治疗

(2)低分子量肝素抗凝的护理

1)要求临床护士操作熟练，在整个治疗中能对体外循环管路或滤器的凝血给予正确评估，同时能及时正确处理机器报警。

2)严格掌握低分子量肝素抗凝的适应证和禁忌证，使用前做好三查七对工作，询问患者有无过敏史、出血史，遵医嘱使用，按无菌原则配置。

3)治疗中应严格抗凝操作，需维持抗凝时应确保低分子量肝素泵持续输入通畅。治疗中始终保持血流量充足，各连接处密闭，妥善固定双腔导管及体外循环管路。对神志不清的患者，可适当给予约束，严防体外循环管路扭曲、脱落、折叠，防止空气进入，及时纠正和消除各种原因引起的报警和停机，避免一切加重凝血的因素发生。

4)一般低分子量肝素在治疗前 20～30 分钟推注首剂，持续输入或临时追加不宜在滤器前给药，否则将使低分子量肝素中部分相对分子质量较小的有效成分经滤器清除。

5)在治疗过程中应注意药物剂量、应用时间和不良反应。护理过程中应提高警惕，严密观察患者穿刺导管部位有无渗血、出血或其他出血倾向加重的现象，及时给予相应处理，并做好记录。

6)加强对管路及滤器凝血的观察，处理方法同肝素抗凝。

(3)阿加曲班抗凝的护理

1)阿加曲班直接抑制凝血酶活性，要求护士操作熟练，在治疗过程中对管路及滤器给予正确评估，护理方法同低分子量肝素抗凝。

2)一般首剂量 250μg/kg、追加剂量 2μg/(kg·min)。一般持续滤器前输注。

3)治疗结束前 20～30 分钟停止追加。

4)根据患者血浆部分活化凝血酶原时间的监测来调整剂量。

(4)无抗凝剂的护理

1)治疗时，应确保血流量达到 200～300mL/min，血流量不足容易增加凝血概率。

2)治疗时，尽量避免输入血制品、白蛋白、脂肪乳等高渗性液体，以免血液黏稠度加重体外循环凝血或发生输血反应影响治疗效果。

3)治疗时，尽量采用前稀释法输入置换液。因前稀释时滤器内血液被稀释，滤过分数降低，故不易凝血。一般情况下，每 30～60 分钟，给予 100～200mL 生理盐水冲洗管路和滤器。

4)加强巡视和对管路凝血的观察，并及时处理，方法同肝素抗凝。必要时专人守护。

(5)局部枸橼酸钠抗凝的护理：局部枸橼酸钠抗凝是通过螯合体外循环中的血清离子钙而阻断血液的凝固过程，既有体外循环的抗凝作用，又不会对体内的凝血功能产生影响，还具有生物相容性好，无肝素相关的白细胞、血小板减少，以及降低离子钙后，抑制了补体激活、改善了滤过膜的生物相容性等优势。在 2012 年推出的关于急性肾损伤的 KIDGO 指南中已成为 CRRT 抗凝的首选推荐。临床上使用的枸橼酸浓度为 4%～46.7%，以 4%枸橼酸钠较为常用。

目前临床上有两种模式：预冲式枸橼酸输入法(图 12－7)和同步式枸橼酸输入法(图 12－8)。同步式枸橼酸输入法因其抗凝效果动态监测好、护士操作简单等优势，目前广泛应用于临床。部分医院(如四川大学华西医院)已经在同步式枸橼酸输入法的基础上，采用含钙置换液进行治疗(图 12－9)，从而进一步优化流程、简化护理操作，取得了满意的治疗效果。

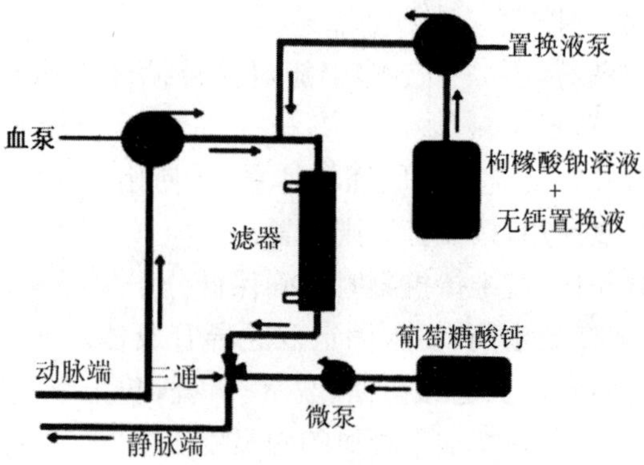

图 12－7　预冲式枸橼酸输入法模式图

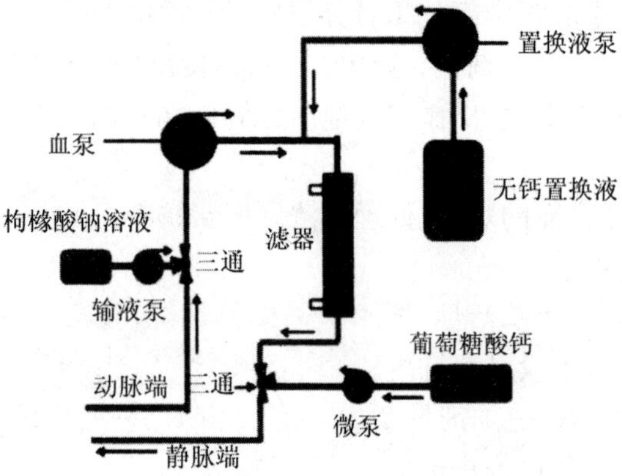

图 12－8　同步式枸橼酸输入法模式图

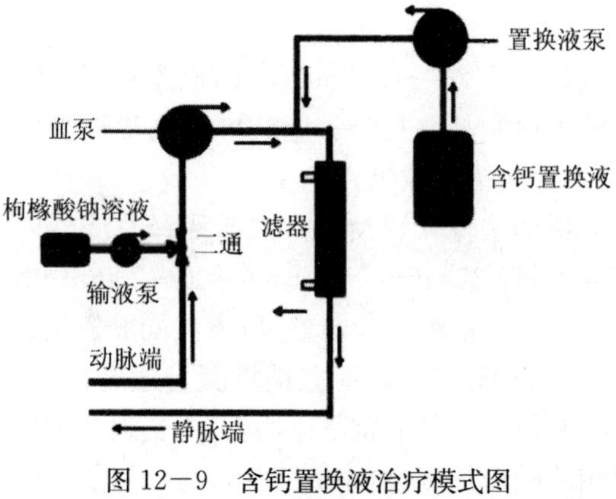

图 12－9　含钙置换液治疗模式图

1)在治疗中需要额外使用输液泵和(或)微量泵,分别用于泵入枸橼酸钠溶液、碳酸氢钠溶液和(或)钙剂,以保证速率恒定、剂量输入准确,根据临床监测和实验室检查结果可及时方便调整治疗处方。

2)及时处理机器出现的各种报警,限制置管处肢体局部活动,以防管路扭曲、牵拉,出血不畅,保证治疗的顺利进行。

3)严格掌握枸橼酸钠抗凝的适应证和禁忌证。当患者存在肝功能障碍、低氧血症(动脉氧分压＜60mmHg)和(或)组织灌注不足、代谢性碱中毒、高钠血症,此时最好不采用局部枸橼酸抗凝方式。因枸橼酸根代谢减慢,易蓄积,可能导致患者出现严重枸橼酸中毒。

4)同步式枸橼酸输入法抗凝要求确保枸橼酸溶液尽早地进入体外循环管路,并尽量让枸橼酸在体外循环的动脉端附近输注,血流速度控制在150～200mL/min,这样才能获得最佳的抗凝效果,减少体外循环管路的凝血事件。

5)并发症观察与处理

A. 低钙血症:患者可出现手足麻木、四肢痉挛、腹痛等低钙症状,或心电监护监测心率减慢及QT间期延长。应在减慢或暂停枸橼酸泵的同时,遵医嘱对患者进行血电解质监测,如确为低钙血症则根据医嘱在外周静脉通道给予10%葡萄糖酸钙或5%氯化钙10～20mL静脉推注。

B. 枸橼酸中毒:指导患者及时陈述异常感受,如感觉异常、口周颜面麻木、头晕、心慌等。应遵医嘱及时调整钙剂或枸橼酸钠输入速度。若病情严重,则遵医嘱调整抗凝药物的使用类型。

C. 代谢性碱中毒:大多发生在肝功能不全的患者,但一般程度较轻。严重者可出现呼吸浅而慢,神经肌肉兴奋性增高,甚至出现意识障碍乃至昏迷。因此一般建议减少碳酸氢钠的输入量。轻症及中等程度碱中毒,只需补充生理盐水就可纠正。重症者除积极治疗原发病的同时,可适当补充酸性盐。

D. 高钠血症:多是由于枸橼酸钠过量输入造成。早期主要症状为口渴、软弱无力、恶心、呕吐、体温增高。晚期则出现脑细胞失水的临床表现,如烦躁、易激惹或精神淡漠,以至昏迷。应及时处理病因,调整或暂停枸橼酸钠溶液泵入,控制发热,并按计划补液治疗。

6)严密观察患者有无低氧血症、低血压等现象,并做好记录。

7)加强对凝血的观察并及时处理。

7. 中心静脉置管护理 见表12－13。

表12－13 中心静脉置管护理

导管通畅性维护	勿折叠、扭曲、压迫管道 有出血倾向或高凝状态的患者遵医嘱个体化封管,除常用不同浓度的肝素液封管外,不同浓度的枸橼酸钠封管也在临床上有所应用 对于早期形成血栓的导管,可尝试使用尿激酶溶栓后再使用 中心静脉置管一般只用于血液净化治疗;非紧急情况下,不做抽血、输液等通路使用
感染的预防	严格保证无菌原则下的定期换药、定期通路无炎症性评估 每日测量体温 必要时更换管路
妥善固定	每日检查固定导管的胶布,限制置管侧肢体活动注意正确粘贴胶布,确保牢固,防止管路打折、脱出,向时注意观察导管缝线有无断开 告知患者导管重要性,切勿自行拔出 对不合作的患者应予以适当的约束 若导管不慎脱出,应立即指压止血,并通知主管医生,必要时做血管缝合止血或使用止血药物
观察并记录	注意观察置管处有无出血、红肿、分泌物及插管侧肢体有无肿胀 中心静脉置管穿刺处有渗出时,应及时更换敷料;若没有渗出72小时给予更换一次,更换敷料时要严格无菌操作

八、并发症

1. 技术性并发症

(1)管道连接不良:体外循环中,血液速度高、压力大,任何部位连接不良都可以导致连接处脱开，进而危及生命。此情况在早期应用 CAVH 时可见，目前购买的滤器和管路连接口较好，减少了这种并发症的发生。

(2)体外循环凝血：早期 CAVH 依靠动静脉压力差驱动循环，易出现血流量不足和凝血。动脉内径减少，插管长度增加或扭曲均可引起血流量下降或血流停止，从而导致体外循环凝血。血泵的使用减少了此类并发症的发生。

(3)空气栓塞：CAVH 时，若出现静脉通道连接不良，吸气时负压可将气体吸入静脉系统形成气栓。目前使用的 CRRT 机器，均有空气监测和报警系统，可以预防空气栓塞。

(4)水电解质失衡：当使用泵驱动系统或负压抽吸超滤时，大量的超滤未及时的补充置换液时，容易出现低血压。同样，如果置换液量大于超滤量，可出现容量负荷过多及肺水肿。目前的仪器有液体平衡系统，但如果监控不精确，也会出现这种液体失衡。当应用低钠透析液(132mmol/L)及限钠胃肠外营养时，会出现低钠血症。同样，置换液或透析液含葡萄糖时会出现高血糖，需要补充胰岛素。应用乳酸盐透析液或醋酸盐透析液时，若患者不能及时代谢，则会出现高乳酸血症或代谢性酸中毒。

2. 临床并发症

(1)出血：皮下穿刺可导致局部出血；动静脉内瘘、血管动脉粥样硬化时，穿刺损伤血管壁和斑块，更易出血；血液滤过过程中，抗凝药的应用不当会出现出血，对出血倾向的重患者，可采用局部肝素化、前列环素、低分子量肝素、枸橼酸及前稀释、无肝素等方法减少出血风险；拔出动脉导管时应仔细持续按压，避免出血。

(2)血栓：留置中心静脉导管可以形成血栓，动脉硬化者更易发生，有时影响远端的血液灌注。静脉血栓也可出现，且有可能扩展至腔静脉，并有可能形成栓塞，包括肺栓塞。应经常监测血管灌注情况和体外循环静脉压力，有助于早期发现这种危险的并发症。

(3)感染：局部感染，特别是局部血肿感染是严重的并发症。行 CRRT 的患者免疫功能低下，易于感染。体外循环可成为细菌源，管道连接，取样处和管道外露部分可成为细菌侵入部位。另外，污染的置换液或透析液也可以引起内毒素血症。

(4)低温：大量液体交换可致体温下降。置换液加温可纠正此问题。

(5)生物相容性和变态反应：血一膜反应及残存消毒液可引起一系列不良反应，生物不相容性膜可使循环中细胞因子水平增加。必须最大限度地降低这种并发症。

(6)营养丢失：持续性血液滤过每周可丢失蛋白质 40～60g。另外，氨基酸及其他营养成分也可能丢失。因此，要注意营养补充。

(7)血液净化不充分：对有高分解代谢的患者，单一治疗模式往往不能充分地清除体内产生的毒素。可联合采用其他增加溶质清除的治疗模式来联合治疗，避免血液净化不充分。

(8)其他：如皮下穿刺可造成神经损伤；抗凝药可引起相关的并发症，如肝素诱发的血小板减少，前列环素引起的低血压及枸橼酸引起的碱中毒和低钙血症等。

(陈招娣)

参考文献

[1]田海明,王毅.临床心血管病综合征[M].合肥:安徽科学技术出版社,2010.

[2]赵勇鹏,陈兴澎.心肌梗死后室间隔缺损的治疗时机与策略[J]心血管病学进展,2015(02):224—227.

[3]沈卫峰,贝政平.心血管病诊疗标准[M].上海:上海科学普及出版社,2013.

[4]梁惠清,刘俊.肌钙蛋白T和肌钙蛋白I升高在非冠状动脉疾病中的特点[J]心血管病学进展,2014(04):506—510.

[5]刘梅林.老年心血管病[M].北京:人民军医出版社,2011.

[6]李艳芳,周玉杰,王春梅.心血管疾病研究进展[M].北京:人民军医出版社,2014.

[7]杜贺,陈少萍.心房颤动患者血栓形成危险因素的研究进展[J]心血管病学进展,2014(06):656—659.

[8]程龙献.心血管疾病循证治疗学[M].武汉:武汉大学出版社,2011.

[9]李雪芹,陈明.肺动脉高压的药物治疗进展[J]心血管病学进展,2014(04):472—476.

[10]牟燕,王清.心血管疾病药物治疗学[M].北京:化学工业出版社,2011.

[11]缪培智,卞士平,郑宏超.老年患者充血性心力衰竭的危险因素分析[J]国际心血管病杂志,2015(03):198—201.

[12]郭继鸿.临床实用心血管病学[M].北京:北京大学医学出版社,2015.

[13]刘宣,严金龙,汤宝鹏.心房颤动的药物治疗进展[J]心血管病学进展,2014(04):443—447.

[14]沈卫峰,张凤如.心血管疾病并发症防治进展[M].上海:上海科学技术出版社,2013.

[15]黄颖,李荣,左强,褚庆民,卿立金.心肌梗死急性期ST段抬高形态的临床意义及机理探讨[J]国际心血管病杂志,2015(03):212—213.

[16]郭兰敏.实用胸心外科手术学[M].北京:科学出版社,2010.

[17]卫弘智.临床心血管超声诊断学[M].兰州:兰州大学出版社,2012.

[18]葛洪霞,高炜,祖凌云.急性心肌梗死患者死因构成及危险因素分析[J]心血管病学进展,2015(02):146—150.

[19]刘世明,陈敏生,罗健东.心血管疾病药物治疗与合理用药[M].北京:科学技术文献出版社,2013.

[20]许迪.心血管科临床处方手册[M].南京:江苏科学技术出版社,2011.

[21]贾清华.老年心血管病用药指南[M].北京:中国医药科技出版社,2014.

[22]周茂金,苏美英,张卫东.心血管药物手册[M].北京:中国医药科技出版社,2013.

[23]郑清文,楚天舒.儿茶酚抑素在急性心肌梗死中的研究进展[J]心血管病学进展,2014(06):692—695.

[24]卢才义.心血管疾病药物治疗与合理用药[M].北京:科学技术文献出版社,2013.

[25]刘榜霞,李小荣,杜为,王林林,满艺龙,肖峰,屠苏,汪道武,曹克将.合并高血压的肥厚型梗阻性心肌病患者的临床特点分析[J]国际心血管病杂志,2014(03):195－197.

[26]张颖娇,张冬颖.非甾体类抗炎药与心血管事件风险的研究进展[J]心血管病学进展,2014(04):510－514.

[27]张雅慧.心血管系统疾病[M].北京:人民军医出版社,2015.

常见心血管疾病临床诊疗学

（上）

胡玲爱等◎主编

吉林科学技术出版社

图书在版编目（ C I P ）数据

常见心血管疾病临床诊疗学 / 胡玲爱等主编. -- 长春 : 吉林科学技术出版社, 2017.9
ISBN 978-7-5578-3260-5

Ⅰ. ①常… Ⅱ. ①胡… Ⅲ. ①心脏血管疾病－诊疗 Ⅳ. ①R54

中国版本图书馆CIP数据核字(2017)第232134号

常见心血管疾病临床诊疗学

CHANGJIAN XINXUEGUAN JIBING LINCHUANG ZHENLIAO XUE

主　　编　胡玲爱等
出 版 人　李　梁
责任编辑　许晶刚　陈绘新
封面设计　长春创意广告图文制作有限责任公司
制　　版　长春创意广告图文制作有限责任公司
开　　本　787mm×1092mm　1/16
字　　数　450千字
印　　张　34
印　　数　1—1000册
版　　次　2017年9月第1版
印　　次　2018年3月第1版第2次印刷

出　　版　吉林科学技术出版社
发　　行　吉林科学技术出版社
地　　址　长春市人民大街4646号
邮　　编　130021
发行部电话/传真　0431-85635177　85651759　85651628
　　85652585　85635176
储运部电话　0431-86059116
编辑部电话　0431-86037565
网　　址　www.jlstp.net
印　　刷　永清县晔盛亚胶印有限公司

书　　号　ISBN 978-7-5578-3260-5
定　　价　135.00元（全二册）

如有印装质量问题　可寄出版社调换
因本书作者较多，联系未果，如作者看到此声明，请尽快来电或来函与编辑部联系，以便商洽相应稿酬支付事宜。

编委会

主　编：胡玲爱　徐　林　于鲁志

郭冰丽　金　慧　宋丽娟

副主编：刘海成　陈招娣　李　梅

王晓燕　付　艳　葛晓静

王　茜　王忠生　顾卫琴

编　委：（按照姓氏笔画）

于鲁志　青岛市第五人民医院

王忠生　威海市经济技术开发区医院

王　茜　海军青岛第一疗养院

王晓燕　中国人民解放军第一五三中心医院

付　艳　包头市中心医院

白永江　新疆医科大学附属中医医院

刘海成　包头市中心医院

李　梅　乌鲁木齐市第一人民医院

宋丽娟　云南省第二人民医院

陈招娣　包头市中心医院

金　慧　包头市中心医院

胡玲爱　济宁医学院附属医院

姚俊秀　成都军区总医院

顾卫琴　兖矿集团有限公司总医院

徐　林　兖矿集团有限公司总医院

郭冰丽　大连医科大学附属第一医院

葛晓静　中国人民解放军第一五三中心医院

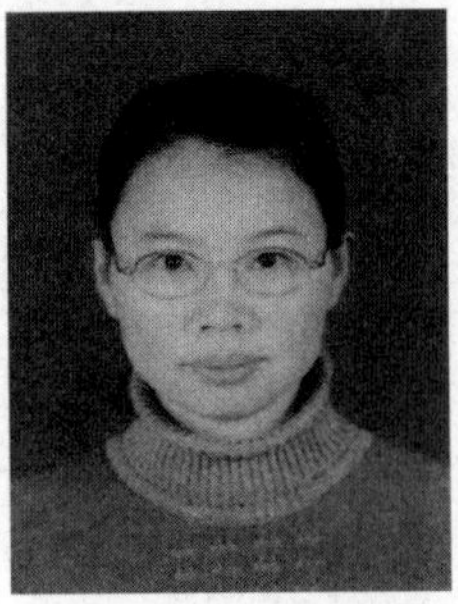

胡玲爱，女，1980 年 11 月，济宁医学院附属医院，主治医师，2010 年 7 月毕业于中国医科大学，博士学位，毕业后进入医院一直在临床一线从事医疗、教学、科研工作，积累了较丰富的临床经验，注重临床药效学的研究。擅长冠心病、高血压病、心脏瓣膜病、心肌病、心肌炎及各种心律失常的诊断与治疗，尤其是急性心肌梗死、心力衰竭等急危重症的救治；对各种病因所致的心功能不全病理生理机制、诊断、处理及预后评估有较深研究。完成课题 4 项，发表 SCI1 篇。

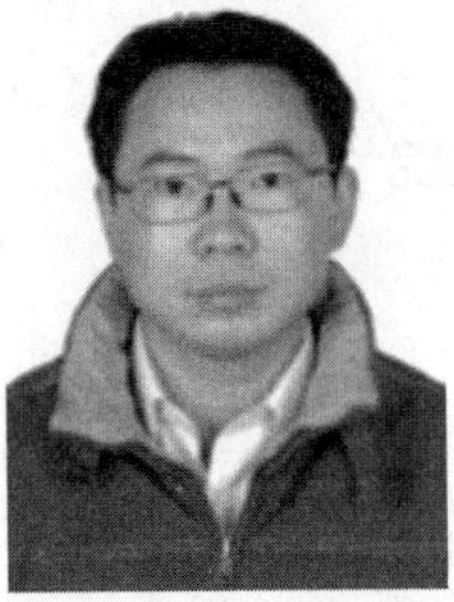

徐林，男，1976 年生人，现就职山东兖矿集团总医院心内一科，主治医师，1997 年毕业于山东医科大学，从事心内科专业近 20 年，擅长冠心病冠脉介入诊治，心律失常诊治，顽固性难治性心衰治疗，高血压病治疗。主编及参编著作 3 部，发表论文 10 余篇。

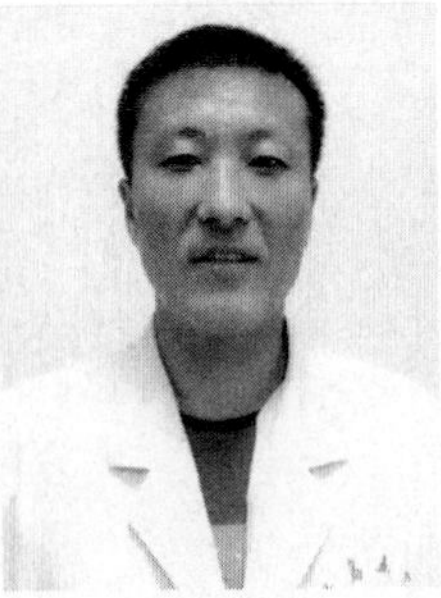

于鲁志，男，1971 年 4 月，青岛市第五人民医院主管药师，1996 年毕业于西北大学药用植物专业，于 2010 年获山东中医药大学中西医结合临床硕士学位，从事药学工作 20 年，先后致力于研究中西药药理研究和临床药学的研究，参与中药药理科研数项，包括中药在治疗呼吸系统疾病、妇科疾病、胆石症及类风湿病的药理作用方面做了大量研究工作，发表专业研究论文数篇，参编出版著作一部。负责承担市级科研课题一项。2013 年开始致力于心血管临床药学的研究工作，在药学和临床的实践中积累了丰富的专业经验，并不断总结，负责编撰本书药学和相关临床的专业内容。

前　言

心血管疾病是一种严重威胁人类，特别是中老年人健康的常见病。我们从临床实践中逐渐对心血管疾病的病理生理产生了更加深入的认识。医学科技伴随而来的是更多科学先进的诊疗设备与方法，我们将其逐步应用于临床，以帮助我们更好地服务于患者，帮助患者更好的摆脱心血管疾病困扰。本编委会特编写此书，为广大从事于心血管专科一线临床医务人员提供借鉴与帮助。

本书共分为十二章，内容涉及心血管系统常见疾病的诊治，包括：心电图、心血管系统药物、心血管系统常见症状、冠状动脉粥样硬化性心脏病、高血压、心肌病、心律失常、心包疾病、心内膜炎、老年循环系统疾病、经皮冠状动脉介入治疗以及肾脏疾病的护理。

针对书中涉及各临床疾病均给予了详细叙述，包括：病因、病理、临床表现、辅助检查、诊断、鉴别诊断、治疗及预防等。本书内容丰富，结合临床，旨在为广大心血管专科临床医护人员起到一定的参考借鉴用途。

为了进一步提高心血管专科医护人员的临床诊疗水平，本编委会人员在多年心血管疾病诊治经验基础上，参考诸多书籍资料，认真编写了此书，望谨以此书为广大医务人员提供微薄帮助。

本书在编写过程中，借鉴了诸多心血管相关临床书籍与资料文献，在此表示衷心的感谢。由于本编委会人员均身负临床诊治工作，故编写时间仓促，难免有错误及不足之处，恳请广大读者见谅，并给予批评指正，以更好地总结经验，以起到共同进步、提高心血管专科医护人员诊疗水平的目的。

《常见心血管疾病临床诊疗学》编委会

2017 年 9 月

目　录

第一章　心电图

第一节　正常心电图各波形态、电压、时间

一、P 波

心电图的 P 波是左、右心房除极的重合波，右心房的电激动一般早于左心房 0.01～0.03s。在肢体导联中，P 波的形态取决于额面 P 向量环在该导联轴上的投影。P 向量环在额面导联轴的正常范围为＋15°～＋75°之间，平均＋60°。在胸导联中的 P 波形态，取决于水平面 P 向量环在该导联轴上的投影。在食管导联中，P 波的形态与食管电极的深度有关，电极在右心房水平以上时，P 波呈负向；在右心房水平以下时，P 波呈正向；在右心房水平部位时，P 波多呈双向。正常 P 波的形态在不同的导联中可呈正向圆凸形、负向、等电位线、正负双向、低平及轻度切迹。P 波的时间在肢体导联中为 0.06～0.11s，一般多在 0.10s 以内，超过 0.11s 为 P 波过宽；在胸导联中 P 波多在 0.06s 以内；在食管导联中 P 波较宽，可长达 0.12s。P 波的振幅在各导联中为 0.05～0.25mV，平均为 0.1～0.2mV，大于 0.25mV 者为 P 波过高，小于 0.05mV 者为 P 波过低。在肢体导联中，P 波振幅应小于 0.25mV。在胸导联中，P 波振幅应小于 5mV。在各导联中，P 波呈双向时总的电压振幅不应超过 0.2mV。无论在哪一个导联中，只要 P 波振幅或时间超过正常范围，即可认为是 P 波异常。

近年来，V_1 导联 P 波终末电势的临床意义已逐渐引起人们的重视。其测量方法如下：以 V_1 导联 P 波终末部分的振幅(mm)和时间(s)相乘即得。若 P 波呈正负双向或负向，均以其负向部分来计算；若 P 波为正向波而有切凹者，则以其切凹后的部分来测算，所得乘积随 P 波是正向波或负向波而得出正值或负值。为了使波形更为清晰，便于测量，在描记心电图时，走纸速度最好为 50mm/s。一般认为，$PtfV_1$ 值＜－0.02mm·s 为阳性，提示左心房内压增高和左心室顺应性降低。多数学者认为，$PtfV_1$ 阳性者与早期冠心病、高血压、二尖瓣狭窄有关。

二、Ta 波

Ta 波为心房复极波。正常 Ta 波的方向与 P 波相反，振幅较低，常重叠在 PR 段、QRS 波群或 ST 段中，而不易辨认。在完全性房室传导阻滞时，P 波与 QRS 波群相距较远时，偶可辨认出来。P 波与 Ta 波之间为 PTa 段，代表心房的电收缩时间，正常为 0.15～0.45s，平均为 0.30s，正常时 PTa 段融合在 PR 段中，并使其轻度下移。在 P 波异常情况下，PTa 段多显著下移，致使 PR 段明显移位。因此，测量 P 波振幅时，应由 P 波前等电位线上缘测量至波顶点，而不应于 PR 段上缘来测量。Ta 波在临床心电图中的意义尚未肯定，但它的出现有助于辨别心脏传导阻滞时的 P 波变化。

三、PR 间期与 PR 段

PR 间期又称 PQ 间期，包括激动自窦房结开始，通过心房、房室结及房室束的全部时间。PR 间期的正常值与年龄、心率有直接关系，儿童及心率增快者相应缩短，心率缓慢者相应延

长。正常成人的PR间期为0.12～0.20s，但个体之间可有差异。PR间期的长短与年龄及心率有关。在某种情况下，由于心率增快引起传导系统的功能降低，反而会使PR间期延长，这种情况在心脏病患者中尤为多见。在少数正常人中，PR间期可缩短至0.10s，但需排除交界性心律、预激综合征、房室分离（又称房室脱节）及房室传导阻滞。在正常情况下，PR段与P波时间保持一定的比例关系，即P波时间与PR段时间比值为1.0～1.6。

四、QRS波群

1. QRS波群的形态　正常QRS波群可呈现多种形态。在肢体导联中，其形态取决于额面QRS向量环（简称QRS环）在各肢体导联轴上的投影；在胸导联中，则取决于水平面QRS环在各胸前导联轴上的投影。正常的QRS波群形态多呈峻峭陡急形，少数在波顶或基线底部可有轻度顿挫，偶有轻微切迹。在肢体导联中，QRS波群多呈正向波，个别导联呈负向波或错综小波，可为单向R或QS型，双向qR、RS、Rs或Qr型，三向qRs、qrs、rSr、RSR型等。在胸导联中，QRS波群的形态变异较肢体导联小，可呈rS、RS、qR、R、qRS、Rs型；在胸导联少数呈rSr型，偶尔呈现QS型。

2. QRS波群时限　QRS波群时限代表左、右两个心室电激动过程的总时间。在各导联中，正常Q波不超过0.03～0.04s，但不包括呈QS型的导联。在正常成人中，QRS波群时限为0.06～0.10s，一般多在0.08s左右；在胸导联中，QRS波群时限较肢体导联略宽一些，但不应大于0.10s。在儿童中或心率快时，QRS波群时限可略短些，但不应小于0.06s。

室壁激动时间（VAT）是指电激动自心室内膜到达外膜所需要的时间，因此，有时能反映出心室壁的厚度。VAT在心电图上是指从QRS波群开始到R波顶峰垂线之间的时距。正常成人V_1导联的VAT不应超过0.03s；在V_5导联中的VAT男性不应超过0.05s，女性不应超过0.045s。

3. QRS波群电压　在不同的导联中，QRS波群的电压各不相同。一般说来，正常Q波的幅度应小于同导联R波的1/4～1/2，其深度一般不超过0.3mV。如Ⅰ导联Q波小于R波的15%，Ⅱ导联Q波小于R波的20%，Ⅲ导联Q波小于R波的25%；在右胸导联中，正常成人不应出现Q波。在左胸导联中，Q波的深度应小于同导联中R波的1/4。在Ⅰ、Ⅱ、Ⅲ导联中，正常R波的振幅分别在1.5mV、2.5mV、2.0mV以内；在aVR导联中，R波振幅不应大于0.5mV；在aVL导联中不应大于1.2mV；在aVF导联中不应大于2.0mV。在胸导联中，V_1导联R波振幅最小，一般不超过1.0mV（平均0.4mV）；在V_5导联中，R波振幅最高，但不应超过2.5mV（平均1.2～1.8mV）。正常S波在标准导联及左胸导联中，其深度应在0.6mV以内（平均0.25mV）；在右胸导联中，S波平均为1.2mV，最深一般不超过2.4mV，偶尔可达3.2mV。在正常情况下，V_1导联中R/S的值应小于1；V_5导联中R/S的值应大于1；Rv_1+Sv_5应小于1.2mV，Rv_5+Sv_1男性应小于4.0mV，女性应小于3.5mV，Rv_1+Sv_3应小于2.5mV。

五、J点

QRS波群的终点与ST段交接处为J点，该点主要代表心室肌已全部除极完毕。通常J点多在等电位线上，上下偏移不超过0.1mV。

六、ST 段

ST 段是由 QRS 波群的终点(J 点)到 T 波开始的这一段时间，它主要代表心室除极结束到心室复极开始的这一短暂时间。此时心室肌处于除极化状态，并无电位变化，因而呈等电位线。在正常情况下，J 点可因多种原因发生移位，而影响 ST 段，故在测量 ST 段时，应自 J 点后 0.04s 开始测量至 T 波的开始，来确定有无 ST 段的移位。ST 段的正常时限为 0.05～0.12s。过去认为，一般情况下 ST 段的时限变化没有重要的临床意义，但近年来已有人注意到 ST 段呈水平型延长(大于 0.12s)与冠状动脉的早期缺血有关。正常情况下，在肢体导联中，ST 段可上移 0.1mV，个别情况下上升可达 0.15mV，仍属正常。在胸导联中，ST 段上移的程度常较肢体导联明显，在 V_1～V_3 导联中，ST 段上移可达 0.3mV，但 V_4～V_6 导联则较少超过 0.1mV。ST 段下移除Ⅲ导联偶可降低 0.1mV 外，在其他导联中下移均不应超过 0.05mV。

七、T 波

T 波代表左、右两侧心室的复极波。T 波可有多种不同的形态，它主要取决于 T 向量环在各联轴上的投影。在正常情况下，直立 T 波的形态是由等电位线开始逐渐升高，到达顶点后随即较快地下降至等电位线，波顶圆钝，升降肢体并不完全对称。正常为升肢上升速度小于降肢的下降速度。近期有人认为 T 波双肢对称与早期冠状动脉缺血有一定关系。正常 T 波的方向多与 QRS 波群的主波方向一致，振幅也大多与 QRS 波群呈平行关系。当 QRS 波群呈 R、qR、qRs 或 Rs 型时，T 波多呈直立；当 QRS 波群呈 QS、rS、rSr 或 Qr 型时，T 波可呈低平或倒置。正常 T 波的时限为 0.05～0.25s，但 T 波的振幅愈高，其时限愈长。正常 T 波的振幅在各个不同的导联中，随 R 波振幅的高低或 R 波方向的不同而不同。T 波电压在Ⅰ导联通常为 0.1～0.2mV，最高可达 0.6mV；在Ⅱ导联中电压常为 0.2～0.6mV，最高可达 0.85mV；在Ⅲ导联中电压正向时通常不超过 0.6mV，负向时一般小于 0.5mV，但有时也可呈平坦或双向；aVR 导联 T 波为负向，其深度可达 0.6mV；aVL、aVF 导联 T 波一般为正向，振幅可达 0.5mV，但有时可呈低平、平坦、双向或倒置，倒置时其深度不应超过 0.25mV；V_1、V_2 导联 T 波可直立、低直、低平、平坦、双向或倒置，直立时一般不超过 0.5mV，倒置时深度不应超过 0.4mV；V_3 导联 T 波多为直立，若 V_1、V_2 导联 T 波呈正向，V_3 导联 T 波绝对不应出现倒置；若 V_1、V_2 导联 T 波倒置时，V_3 导联 T 波可出现浅倒置、低平、双向或低置，其 T 波倒置的深度不应大于 V_1、V_2 导联 T 波的倒置深度，有人将这种现象称之为幼年型 T 波改变，临床多发生在胸壁塌陷的患者中。V_4～V_6 导联 T 波应全部直立，一般振幅为 0.3～1.3mV，有时可高达 1.5mV。

八、QT 间期

QT 间期是指心室从开始除极至复极完毕全过程所需要的时间，即从 QRS 波群起始至 T 波终止的一段时间，又称心室的电收缩时间。心脏的电收缩时间与机械性收缩时间不同，其意义也不相同。心房收缩开始于 P 波的波顶，结束于 R 波的升肢。心室收缩开始于 R 波的波顶，结束于 T 波终止。在病理情况下，电收缩常较机械性收缩更早地发生改变，因此，分析 QT 间期的变化，对疾病的早期诊断和分析抗心律失常药物对心脏的影响，可起一定的辅助作用。正常的QT间期依心率、年龄及性别不同而有所改变。通常情况下，心率增快时QT间期缩短，反之则延长。女性常较男性和儿童略长些。心率在60～100次/min时，QT间期的正常范围应为0.36～0.44s。正常QT间期与心率的关系，有多种计算方法。其中比较简单易用的可采用下列公式计算。

QT＝K(RR)

式中：K为常数，即0.39±0.04。RR为心电图上测得的两个R波的间距，以“s”来表示。正常QT间期范围为(0.39±0.04)·RR。

QT比率(商数)：从心电图中测得的QT间期数值与按照上述公式预测的QT间期值相较，即为QT比率或QT商数，如测得的QT间期为0.4s，按上述公式预测QT值为0.36s，则QT比率为0.4/0.36＝1.11。QT比率：男性小于1.09，女性小于1.08。

九、U波

在T波之后0.01～0.04s出现的一正向小圆波，称为U波。U波代表心室复极T波后的电位效应，是在心脏超兴奋状态下出现的。但也有人认为，U波是浦肯野纤维的复极电位。当压迫颈动脉窦时，U波可与T波分开。正常U波的时限为0.16～0.25s，平均为0.20s。正常U波的振幅不应超过同导联T波振幅的20%。U波通常在肢体导联中振幅不超过0.15mV，在胸导联最明显，在V_3、V_4导联中不应超过0.25mV。U波振幅增高常见于低血钾、高血钙、甲状腺功能亢进(简称甲亢)、心动过缓、运动之后，或洋地黄、奎尼丁等药物影响U波倒置，可见于心肌梗死、冠状动脉供血不足及左心室肥厚等患者中。

(王忠生)

第二节　正常心电图波形

常规心电图通常描记12个导联，各导联正常心电图波形如下。

1. Ⅰ导联　P波一般呈正向，但较小，偶有低平或轻度切迹。QRS波群可呈R、qR、Rs、qRs、qrs、RS型，偶呈rS型。ST段抬高小于0.15mV，压低小于0.05mV。T波多为直立，偶有低直或低平。U波方向应与T波方向一致。

2. Ⅱ导联　P波较大而清晰，多直立圆钝，少数情况下可见有低平或微切迹。QRS波群可呈R、qR、Rs、qRs型，偶呈RS、rS或qrs型。ST段抬高应小于0.15mV，压低应小于0.05mV。T波应直立，偶见有低平。U波方向应与T波方向一致。

3. Ⅲ导联　P波可呈正向、低小、等电位线或负向。QRS波群可呈R、qR、qRs、qrs、qr、rsr、Rs或RS型。ST段抬高应小于0.15mV，压低应小于0.05mV。T波可直立、低直、低平、平坦、双向或浅倒置。U波清楚或不清楚。

4. aVR导联　P波应全部呈负向。QRS波群以负向波为主，可呈QS、rS、Qr或呈rSr，型。T波应倒置。U波多不清楚。

5. aVL导联　P波多变，可呈直立、低小、等电位线、双向或倒直。QRS波群可呈R、qR、Rs、qRs、RS、rS、qrS型，或偶呈rSr型。ST段抬高应小于0.15mV，压低应小于0.05mV。T波可直立低直、低平、平坦、双向或倒置。U波应与T波的方向一致。

6. aVF导联　P波多呈正向，有时可为低小切迹，偶见有双向或等电位线。QRS波群可呈 R、qR、qRs、Rs、RS、qrs 型，或偶见有 rS 型。ST 段抬高应小于 0.15mV，压低应小于 0.05mV。T 波可直立、低直、低平、平坦、双向或浅倒置。U 波应与 T 波的方向一致。

7. V_1 导联 P 波可呈正向、正负双向或负向。QRS 波群绝大多数呈 rS 型，少数呈 RS、QS 型。ST 段抬高应小于 0.3mV，压低应小于 0.1mV。T 波多数倒置，少数双向或直立。U 波多不明显。

8. V_2 导联 P 波可呈正向、正负双向，偶呈负向。QRS 波群多呈 Rs、RS 型。ST 段抬高应小于 0.3mV，压低应小于 0.1mV。T 波可正向、低平、双向或偶呈浅倒置。U 波与 T 波方向一致。

9. V_3 导联 P 波多呈正向，偶呈低小切迹或正负双向。QRS 波群可呈 RS、Rs 型，偶呈 qRs 或 qR 型。ST 段抬高应小于 0.3mV，压低应小于 0.1mV。T 波多数直立，少数低平。

10. V_4 导联 P 波绝大多数呈正向，偶有低小切迹。QRS 波群可呈 qR、Rs、qRs、rS 型，偶呈 RS 型。ST 段抬高应小于 0.2mV，压低应小 0.05mV。T 波绝大多数应直立，个别情况偶有低直、低平。U 波绝大多数直立，少数低平。

11. V_5 导联 P 波正向，极少数偏低小。QRS 波群可呈 qR、Rs、qRs、R 型，少数呈 RS 型。ST 段抬高应小于 0.1mV，压低成小于 0.05mV。T 波正向、直立。U 波应正向，偶有低平。

12. V_6 导联 P 波正向，少数低平。QRS 波群可呈 qR、qRs、R、Rs 型，偶呈 RS 型。ST 段抬高应小于 0.1mV，压低应小于 0.05mV。T 波直立，少数低直。U 波应与 T 波的方向一致。

（王忠生）

第三节 心电图各波、间期的正常变异

一、P 波的正常变异

（一）P 波切迹

正常情况下，P 波的形态呈圆滑形。在心电图机高度灵敏或将灵敏度电压放大时，记录下的 P 波常有切迹或双峰，但其双峰间的距离应小于 0.04s。在不同的导联中，P 波的高度比不同。在Ⅰ、Ⅱ、V_5、V_6 导联中，代表左心房除极的第 2 波峰较高；而在Ⅰ、V_1 导联中，代表右心房除极的第 1 波峰则较高。故在上述导联中，P 波可出现轻微的切迹。

（二）P 波低小

P 波在某些导联中出现低平、低小属正常变异。在Ⅰ、Ⅱ、V_5 导联中，P 波电压不应低于 0.05mV；在Ⅲ、aVL、aVF 导联中，P 波可低平或呈等电位线，有时甚至出现浅倒置，其变化程度和方向取决于 P 电轴与 QRS 电轴之间的关系。

二、PR 间期的正常变异

1. PR 间期缩短可见于交感神经亢进、神经血液循环衰弱及使用皮质激素，可使激动传导加快而致 PR 间期缩短，但需排除器质性心脏病。

2. PR 间期延长除由病理性因素引起者外，如由迷走神经亢进、运动员心脏及功能性房性

期前收缩等也可引起 PR 间期延长。

三、QRS 波群正常变异

(一)Ⅲ导联 Q 波加深

1. Ⅲ导联的 Q 波深度通常于同导联 R 波的 1/4,甚至可达到 R 波的 1/2。此类 Q 波与心脏转位有关,但深吸气后 Q 波幅度可明显变小,甚至消失。

2. V_1 导联甚至 V_2 导联出现 QS 波异常与重度心脏顺钟向转位有关,但临床不多见,须注意与前间壁心肌梗死鉴别。

(二)QRS 波群正常变异

1. 当心电图机敏感性高时,在 R 波的降肢或在 S 波的升肢可出现模糊、顿挫或轻微切迹。

2. 当心电图机灵敏性过低或阻尼过大时,在 R 波与 ST 段衔接处可出现弧形转折或正常转角消失。

3. 当 R 波振幅较低时,可出现模糊、顿挫或轻度切迹。

(三)QRS 波群电压的正常变异

1. QRS 波群电压过高与心脏至胸壁的距离缩短有关,常见于体形消瘦者。

2. QRS 波群电压过低

(1)心脏转位,正常心脏的平均心电向量的方向是由右后上方指向左前下方。当心脏在胸腔中显著转位时,QRS 波群的平均心电向量的方向发生改变,可致其在各肢体导联轴上的投影变小,使 QRS 波群振幅降低。胸导联中的 QRS 波群电压可无变化。

(2)肥胖与皮下脂肪增多和皮肤干燥均可使心电的传导阻力增大,而致电压过低。

四、ST 段的正常变异

(一)ST 段上下偏移

1. ST 段向下偏移　当心率加快时,心房复极过程几乎与心室的除极过程同时发生,故心房复极波(即 Ta 波)往往重合于 ST 段的起始部,而致 J 点及 ST 段相应降低,ST 段多表现为上斜型压低。其多见于运动、情绪激动、精神紧张和恐惧等。

2. ST 段向上偏移　当生理因素引起的心率加快时,心室肌除极尚未完全结束,部分心肌已开始复极,而使 ST 段时限缩短,甚至消失。在以 R 波为主的导联中,J 点及 ST 段抬高;在以 S 波为主的导联中,其 J 点及 ST 段则压低。当心率过慢时,可引起心室肌的过早复极,而致 J 点及 ST 段抬高,其特点是 ST 段呈凹面向上抬高,并同时伴有 T 波高耸,多出现在心前压导联,其抬高的 ST 段可持续多年不变,在加大运动后 ST 段可降至等电位线。服用硝酸酯类药物后 ST 段可恢复正常。

(二)ST 段时限的正常变异

主要表现为 ST 段缩短或延长。在大多数情况下,ST 段时限的变化与心率有关。当心率加快时,心室除极结束后瞬间开始复极,可导致 ST 段明显缩短,有时 S 波升肢直接与 T 波升肢相衔接,而无明确的 ST 段。反之,当心率显著缓慢时,心室除极结束较长时间后方开始复极,从而使 ST 段相应延长。

五、T 波正常变异

心室的复极过程易受心脏本身或心外原因的影响而发生变化,由生理因素引起的 T 波变化称为 T 波正常变异，多与神经生理因素有关。

（一）持续性幼年型 T 波

持续性幼年型 T 波是指在正常人中 V_1～V_4 导联的 T 波出现倒置，据统计占正常成人的 0.5%～4.2%，常出现在胸壁塌陷的患者中。T 波倒置的特点仅见于 V_1～V_4 导联，V_5、V_6 和肢体导联的 T 波正常。T 波深度一般小于 0.5mV。在深吸气和服钾盐后可使倒置的 T 波变为直立。

（二）神经系统功能变化的 T 波变异

1. 交感神经兴奋，如情绪激动、精神紧张、恐惧和剧烈运动时，T 波常降低，有时倒置；其 T 波变化可自行恢复正常。反之，当迷走神经兴奋时，T 波振幅可明显增高。

2. 自主神经功能紊乱多见于年青女性，心电图多表现为 T 波低平、平坦或倒置。其多见于下壁导联，也可见于心前区导联，站立时描记的心电图比卧位时描记的 T 波改变更为明显。服用心得安后 T 波可恢复正常。

（三）心尖现象的 T 波变异

心尖现象（apex phenomenon）的 T 波变异也称为孤立性 T 波倒置，多见于瘦长形的健康青年人。其发生机制可能是由于心尖与胸壁之间的接触或压力，干扰了心肌复极顺序，而致使 T 波倒置。心电图多见于 V_4 导联，偶见于 V_5 导联。右侧位时可使 T 波恢复直立。

（四）过度呼吸性 T 波改变

正常人过度呼吸时可引起 T 波正常变异。其发生机制与呼吸性碱中毒有关；但也可能由交感神经兴奋早期引起心室肌不协调的复极缩短所致。心电图表现为 T 波倒置呈一过性变化，于过度呼吸后数十秒钟出现，同时多伴有 QT 间期延长。服用心得安可防止过度呼吸后 T 波发生变异。

（五）站立性 T 波变异

站立性 T 波变异多见于自主性神经功能紊乱者，以女性为多。T 波变异可能与站立时交感神经过度兴奋有关。T 波倒置多见于Ⅱ导联。卧位时Ⅱ导联 T 波倒置，站立与深吸气时可使 T 波倒置加深。如果站立时Ⅱ导联 T 波倒置，卧位与深呼气时可使 T 波变为直立。事先服用心得安可预防站立性 T 波变异。

（六）心脏在胸腔中位置变化的 T 波变异

1. 肥胖体形的心脏多呈横位，心电轴多左偏，故在Ⅲ导联的 T 波多表现为倒置。

2. 瘦长体形的心脏多呈垂直位，心电轴多右偏，故在Ⅲ导联的 T 波多表现为直立。

3. "两点半"症候群的 T 波变异多出现于瘦长体形者中，偶可见到正常人 QRS－T 夹角增大。QRS 电轴的最大向量相当于钟表的长针，通常指向＋90°。而 T 电轴的向量，相当于钟表的短针，通常指向－30°，类似针表的两点半，故称此现象为"两点半"症候群。心电图表现为Ⅱ、Ⅲ、aVF 导联的 QRS 波群的主波向上，但其 T 波倒置。运动或口服钾盐后，可使 T 波变为直立。

（七）餐后 T 波的变异

餐后交感神经兴奋、心率加快及血钾降低等，可使 T 波发生变异。心电图表现为餐后 30min 内出现 T 波低平、平坦和倒置，尤以Ⅰ、Ⅱ、V_2～V_4 导联的 T 波改变明显。空腹心电图 T 波可恢复正常。餐中加服钾盐 3g 可预防 T 波变异的发生。

(八)冷饮吸烟后的T波变异

当食用大量冷饮或过量吸烟,可使T波由高变低或由直立变为倒置。

六、QT间期的正常变异

1. 交感神经兴奋,心率加快,可导致QT间期缩短。
2. 迷走神经张力增高,心率减慢,可导致QT间期延长。

(王忠生)

第四节 心电图常见伪差

凡不是由于心脏电激动而发生的心电图改变都称为伪差。常见的伪差有如下几种。

一、交流电干扰

心电图机具有很高的灵敏性,极易受外界电流干扰而造成心电图上的伪差。其特点是在全部导联中都可以见到一种很有规律的每秒50～60次的纤细波形,干扰严重时可使心电图不整齐。一旦干扰出现,应立即寻找干扰源并排除。常见的干扰源如下:①周围环境有交流电用电设备。②患者肢体接触铁床。③电极板不清洁或生锈,电极板下皮肤准备不得当,电极板捆得过紧或过松。④导联线或地线接触不良或断裂。⑤心电图机性能故障。

二、肌肉震颤

肌肉震颤干扰的频率多在10～300次,其特点为一系列快速不规则的细小芒刺样波,使心电图波形失真,甚至无法辨认,易误诊为心房颤动波。引起的原因如下:①被检者精神过度紧张。②室温过低。③电极板与皮肤接触太紧。④检查床过窄,使四肢肌肉不能松弛。⑤病理性抽搐和颤动,如甲亢和震颤麻痹等。

三、心电图基线不稳

基线上下摆动或突然升降,影响对ST－T的正确判断。一旦出现,应立即查找原因并予以纠正。常见原因如下:①描记心电图时,患者移动身体或四肢。②呼吸不平稳而致胸导联心电图基线摆动。③电极板生锈,导电糊涂擦过多或过少。④导联线牵拉过紧。⑤电极板与皮肤接触不良。⑥心电图机内干电池耗竭或交流电源电压不稳。

四、导联线连接错误

在描记心电图时,可因一时匆忙或操作不熟练而将导联线接错。常见的差错是将左、右上肢导联线接错,导致描记出的6个肢体导联心电图图形酷似右位心,即Ⅰ导联颠倒(Ⅰ导联P和T波倒置,QRS波群主波向下),Ⅱ导联与Ⅲ导联互换,aVR导联与aVL导联互换,aVF导联正常。观察胸导联图形,并无右位心的特征性改变。除上述差错外,还应注意上、下肢导联线连接。辨别导联线是否接错,最简便的方法是观察aVR导联的心电图图形,在正常情况下aVR导联的P波和T波都向下,QRS波群主波也向下,如出现上述错误,一般都会使aVR导联的P波和T波直立向上。凡遇到这种异常改变就应考虑到有导联线连接错误的可能,应立即进行检查，纠正错误连接，再次描记，以免误诊。

五、导联线松脱和断离

描记出的心电图在一段时间内突然无波形出现，极易误认为窦性停搏或窦房阻滞，仔细观察可发现这段记录中无任何电活动。应立即检查电极板连接是否牢固，有无脱落，导联线的线端有无铜丝脱落、折断等情况，并给予相应处理。

六、地线接触不良

地线安装不标准或连接不当，可造成地线接触不良。其心电图表现特点为出现连续的中频率、低振幅、均匀锯齿样波形。出现这类干扰时，经重新调整地线的接触，干扰性伪差即刻消除。地线的另外一个重要作用是防止漏电的心电图机对患者造成生命危险。

七、电极接触不良

常见原因是皮肤电阻率过大或电极板与导联线接头松动或胸前电极吸球漏气。其特点是心电信号突然消失或心电图中的 P 波、QRS 波群、T 波的电压突然变小，以及图形突然变畸形。调节其接触后伪差即可消除。

八、心电图机性能不良

此类伪差常发生在某些陈旧老化的心电图仪器中，因为仪器内部某一集成块老化或出现故障所致。其心电图上表现特点是该类伪差与交流电干扰、地线接触不良和肌肉震颤所致的伪差相似，为高频率、中低振幅、均匀的波动。

九、电话铃或手机信号干扰

因电话或手机离心电图机距离太近引起。其特点是干扰伪差随铃声响而出现，铃声停即消失。这类伪差表现为中低频率、中低幅度、均匀一致的波动。

十、按压定准电压键时间不当

这种伪差是由于按压定准电压键时间不适当而产生。如果将定标方波按压在 P－QRS－T 波群上，可使该波群的图形变形，易误诊为室性期前收缩。

十一、患者体质或病理因素

这种伪差常发生在儿童、过度消瘦、晚期肺心病或恶病质患者，也可发生在精神过度紧张、昏迷、惊厥、脑卒中、偏瘫和震颤麻痹的患者中。其特点表现为基线不稳、基线飘移，或类似肌肉震颤和交流电干扰。这种伪差在操作中难以排除。

（郭冰丽）

第五节　影响心电图波形的因素

心电图是反映心脏除极和复极的电位变化。心电图波形的变化主要取决于心脏本身的改变，除某些病理因素影响外，许多生理因素如神经精神因素、性别、年龄、体形、体位、呼吸、饮食、运动、寒冷及妊娠等因素，都可使心电图波形发生变化。

一、神经精神因素

中枢神经，尤其是自主神经的功能状态，直接影响着整个心脏除极和复极过程。许多实验证明，通过各种条件反射的方式，可引起心电的相应改变。例如，情绪激动、精神紧张和恐惧等，均可对自主神经产生直接或间接的影响，而引起心电图变化。

二、交感神经和迷走神经因素

交感神经兴奋时引起心率加快，PR 间期及 QT 间期缩短，P 波及 T 波增高。强烈刺激交感神经可使心房率加快，甚至可引起暂时心房纤颤及室颤。服用肾上腺素类药物与刺激交感神经有相同的作用。左侧和右侧心脏的交感神经具有不同的作用，刺激右侧交感神经可使心率明显加快，而刺激左侧交感神经则主要影响房室结的功能。其原因为右侧交感神经主要影响窦房结的兴奋性；而左侧交感神经主要影响房室结的功能。左、右两侧迷走神经对心脏的影响亦不相同。右侧迷走神经主要对窦房结有抑制作用，左侧迷走神经主要对房室结产生影响。刺激右侧迷走神经可引起窦性心动过缓或窦性停搏；刺激左侧迷走神经可产生房室传导阻滞。

三、性别因素

女性身高平均比男性低，体重比男性轻，心脏也比男性小，且因乳房发育的影响，对心电图波形产生影响，尤其在心前区导联中表现较为明显。女性的 PR 间期及 QRS 波群时限较男性为短，P 波、QRS 波群及 T 波电压的平均振幅亦较男性为低，平均心率较男性偏快。

四、年龄因素

不同年龄组的人心电图都存在着一定的差异。儿童的心率比成年人和老年人快；老年人的心率比成年人缓慢。儿童的 P 波、QRS 波群及 T 波的振幅多较成年人和老年人高；儿童的 PR 间期、QRS 波群时限及 QT 间期多比成年人和老年人短。老年人的平均 QRS 电轴比成年人多趋向于左偏，老年人在标准导联中出现 Q 波的机会比成年人多，老年人在左心前区导联的 ST 段及 T 波多较成年人降低，老年人的 PR 间期、QRS 波群时限及 QT 间期多较成年人延长。老年人的上述心电图改变，可能与老年人存在潜在性冠状动脉病变和心肌退行性病变有关。

五、体形因素

不同体形的人心电图有较大的差异。无力型者其膈肌位置偏低，心脏多呈垂直型改变及顺钟向转位，平均 QRS 电轴多偏右，心脏呈顺钟向转位。超力型者其膈肌位置较高，心脏常呈横位型伴有逆钟向转位，平均 QRS 电轴多偏左。体形过度肥胖者，因其皮下脂肪较厚，心电图常表现为 QRS 波群低电压，P 波及 T 波电压也常降低。体形过度消瘦者，因皮下脂肪少，且胸壁较薄，心电图各波的振幅多偏高，少数人表现为左心室高电压。

六、体位因素

心脏在胸腔中的位置可随体位变化而发生移动，可影响心向量环在各导联轴上的投影方向。坐位和立位时，心脏变为垂直状态，在以 R 波为主的导联中，其 ST 段多轻微下移，T 波也相应变低。心前区导联描记的心电图多表现类似高出一个肋间的图形。当左侧位时心脏向左移位，平均 QRS 电轴随之趋于左偏，心前区各导联的探查电极相对向右移位，呈现出心脏顺钟向转位的图形，即表现为 R 波振幅降低、S 波变深。右侧卧时则相反。

七、呼吸因素

呼吸动作对心电图波形的影响很大，尤其在深呼吸时影响更为显著，主要与下列因素有关。

1. 心脏位置的变动　深吸气时膈肌下降，肺充血量增加，心脏变为垂直；深呼气时则相反，使心脏转向横位。伴随着心脏在胸腔中位置的变化，其 P－QRS－T 向量环的方向相应地发生改变，故投影在各导联轴上的位置、长度，亦随之发生相应的变化。

2. 肺组织导电性能的改变　吸气时肺组织膨胀，充气量增加，电阻加大，使传至胸壁上的电压降低，故各波幅变小。呼气时则相反。

3. 心室充血量的变化　吸气时右心室回心血量增加，使右心室充血量增多。呼气时则左心室回心血量增加，使左心室充血量增多，尤其在深呼吸时更为明显。根据物理电学原理，左右心室腔内充血量愈多，越易造成短路传导，可造成心前区导联心电图波幅降低。

4. 自主神经张力的变化　吸气时可使交感神经张力增高，致使心率加快，传导速度加快。呼气时可使迷走神经张力增高，致使心率减慢，房室传导速度减慢。

八、运动因素

运动时可使交感神经兴奋，同时也可使心脏在胸腔中的位置发生改变，使心肌收缩力加强，心率加快，心脏传导加速，心肌除极和复极时间都相应变短。心电图表现为 P 波、QRS 波群及 T 波振幅常较运动前增高；PR 间期、QRS 波群时限及 QT 间期多较运动前缩短；PR 段及 ST 段常有轻度压低，其 ST 段压低主要是受 Ta 波影响所致。

九、饮食因素

进食后对心电图可产生一定的影响，尤其饱餐后影响则更为明显。心电图主要表现为心率加快，T 波幅度降低，ST 段略有压低，QT 间期可轻度延长。其原因可能与餐后膈肌升高而影响心脏在胸腔内的位置有关；也可能与餐后机体各个脏器的需血量增加有关；亦可能与餐后血清及心肌内血钾含量暂时降低有关。

十、妊娠因素

女性在妊娠的中晚期因胎儿逐渐发育长大，一方面引起膈肌升高从而影响心脏在胸腔中的位置；另一方面胎儿的需血量和氧耗量亦随之增加，从而加重了心脏的负荷。心电图上常表现为心率加快，ST 段压低，T 波低直、低平、平坦或倒置。有时可在Ⅲ导联出现明显的 Q 波，其时限并不增宽。上述心电图改变在分娩后即恢复正常。

（郭冰丽）

第六节　心电图运动负荷试验

心电图运动负荷试验是通过分级运动来增加心脏负荷，使心肌耗氧量增加，当负荷达到一定量时，冠状动脉狭窄患者的心肌供血不能相应增加，从而诱发静息状态下未表现出来的心血管系统的异常，引起心肌缺血型ST段及T波改变等心电图变化，该试验主要用于冠心病的辅助诊断、冠状动脉病变严重程度判定及预后判定、抗心律失常药物疗效及心功能评价等。

一、常用的基本运动负荷试验方法

临床上开展运动负荷试验已有数十年的历史，包括马氏二级梯运动试验、活动平板运动试验和踏车运动试验等。由于活动平板运动试验和踏车运动试验在临床使用的敏感性和特异性及安全性明显优于马氏二级梯运动试验，因此，较大的医疗中心都采用活动平板运动试验或踏车运动试验。

（一）踏车运动试验

让受试者在特制的自行车功量计上以等量递增负荷进行踏车。从1级至8级，每级运动2～3min。运动量以瓦（W）为单位，起始负荷量为0～25W，每级增加25W。40岁以下可从50W开始，每级增加50W。踏车的速率保持在35～100r/min，最理想的速率为60r/min。也可采用另一种方式：起始3min无负荷，之后每分钟增加5～30W，若患者不能保持车速40r/min则终止试验。踏车运动试验氧耗量受体重影响，同级运动氧耗量随体重的减少而减少；而活动平板运动试验的氧耗量与体重无关。踏车运动试验优点是价格较便宜，占地面积小，噪声小，上身活动少，便于测量血压及记录平稳、干扰少的ECG。但应注意避免上肢的等长或阻力运动。

（二）活动平板运动试验

让受试者在带有能自动调节坡度及转速的活动平板仪上行走，按预先设计的运动方案，规定在一定的时间提高一定的坡度及转速。活动平板运动方案有多种，应据患者体力及测试目的而定。健康个体多采用标准Bruce方案。老年人和冠心病患者可采用改良Bruce方案。满意的运动方案应能维持6～12min运动时间，方案应个体化。运动耐力以METs评价而非运动时间。活动平板在分级运动测验中是较好的运动形式，其达到最大耗氧能力比踏车运动时为大，且易达到预计最大心率，因而更符合生理性运动。

（三）极量及次极量运动试验

分级运动试验是在连续心电图监测下，从低负荷量开始逐渐增加负荷量的运动方法。通常分极量和次极量运动试验。前者是逐渐增加运动量，氧耗量平行增加，达到某一高水平运动量时氧耗量最大，继续增加运动量，氧耗量不再增加。当受试者运动到精疲力尽时可认为已达到极量运动，此时心率应达到该年龄组的最大心率平均值。次极量运动的运动量相当于极量运动的85％～90％。临床上，多以心率为准。当运动心率达最大心率的85％～90％时为次极量运动。年龄预计的最大心率＝（220－年龄）次/min。

（四）症状限制性运动试验

冠心病患者进行运动试验常在未达到极量或次极量运动水平时已出现重度心肌缺血（心

绞痛、ST 段下降)而终止运动。症状限制性运动试验是以患者出现重度症状、体征为指标终止运动。除心肌缺血表现外,尚有血压下降、严重心律失常、呼吸困难、头晕、步态不稳等。

二、平板分级运动的操作步骤

(一)试验前

1. 复查时检查适应证及禁忌证,简单询问病史,必要时体格检查,阅读 12 导联常规心电图和各种临床检查资料,评估活动平板运动负荷试验风险度。

2. 检查前 1d 禁酒禁烟,检查当日吃早餐,餐后至少 2h 进行,检查前不得喝浓茶、咖啡、吸烟及饮酒,不能做剧烈运动。

3. 向患者做详细的解释,说明检查过程、危险性和可能的并发症。患者在指导下完成试验。

4. 准备好心肺复苏设备及急救药品,防止检查过程中意外情况发生。定期检查药品有效期。

5. 检查时应温度适中(18～26℃),患者充分暴露前胸,电极放置位置如图 1－1 所示,即将肢体导联的电极移到躯干部,上臂电极置于锁骨下窝的最外侧,下肢电极置于髂前上棘上方季肋部下方。亦可将下肢电极放置在左右锁骨中线与肋弓交界处。胸导联位置不变。在电极安放部位,胸毛多者应及时剔除,用电极片携带的小砂片打磨患者局部皮肤,用乙醇棉球擦拭脱脂。

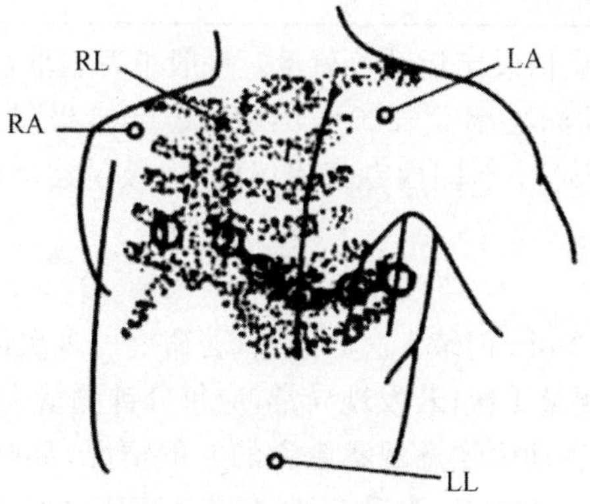

图 1－1　电极位置

6. 将电极片贴在相应位置。患者穿好鞋套站立在运动平板上。将电极导联线接在相应导联电极片上。复核导联位置,将血压感应电极置于肱动脉最强处,绑好袖带,用于运动过程中测量血压。

7. 告知患者运动过程中若有不适(如胸痛、头晕等)及时告知医师,指导患者学会运动方法,由一位受过良好训练的心内科医师参加(至少 1 名心电诊断医师、1 名心内科医师参与检查)。运动检查室的房间位置尽可能设置在离心内科最近的地方。

8. 运动前应描记受检者卧位、立位心电图并测量血压。

9. 确定运动试验的方案。目前最常用的运动方案是 Bruce 方案(表 1－1)。对于年龄大有心脏病的患者可采用修订的 Bruce 方案(表 1－2)。

表1—1 Bruce方案

级	速度/(mph/h)	坡度/(%)	时间/min	代谢当量/METs	总运动时间/min
1	1.7	10	3	4	3
2	2.5	12	3	7	6
3	3.4	14	3	9	9
4	4.2	18	3	13	12
5	5.0	18	3	16	15
6	5.5	20	3	19	18
7	6.0	22	3	22	21

表1—2 修订的Bruce方案

级	速度/(mph/h)	坡度/(%)	时间/min	代谢当量/METs	总运动时间/min
1	1.7	0	3	2	3
2	1.7	5	3	3	6
3	1.7	10	3	5	9
4	2.5	12	3	7	12
5	3.4	14	3	10	15
6	4.2	18	3	13	18
7	5.0	20	3	16	21

10.根据患者的年龄和病情设定运动负荷量。一般患者选取次极量运动的目标心率为最大运动量[即极量运动的目标心率=(220—年龄)次/min,极量运动的目标心率的85%～90%则为次极量运动的目标心率],国内专家建议用“次极量运动的目标心率=(190—年龄)次/min”的计算公式来评估。

(二)运动试验中

1.连续监测心电图,每2min记录1次心电图,若需要可多次记录。

2.血压监测,每3min测量1次,若发现异常,应每分钟测量1次。

3.受检者的临床监护,运动中注意观察患者的一般情况,如呼吸、意识、神态、面色、步态等。告知患者如有胸痛、严重的疲乏、头昏、下肢关节疼痛等及时报告医师。

(三)试验后

1.连续监测心电图 每2min记录1次心电图,至少观察6～10min,如需要可多次记录。如果6min后心电图ST段改变仍未恢复到运动前的图形,应继续观察至恢复运动前的图形。

2.血压监测 每2min测量1次,至少观察6～10min,如发现异常,应每分钟测量1次。如果6min后血压仍异常波动,应每分钟测量1次,直至恢复运动前血压。

3.检查完毕,进行结果分析应包括运动量、临床表现、血流动力学以及心电图反应4个方面,最后书写诊断报告。

(四)诊断报告内容

试验的报告内容应包括患者的基本情况,结束试验的指征,患者体检的简单描述、检测的各项指标及试验的结果等,具体如下。

1.患者的基本资料 包括姓名、病例号、年龄、出生时间、性别、体重、身高和试验时间。

2. 结束试验的指征　到达目标心率、ST 段偏移达到诊断标准、出现心绞痛或者患者要求终止等。

3. 患者的简单描述　动脉硬化的危险因素、药物的应用、静息心电图诊断等。

4. 试验的总结　包括采用的运动方案、运动各阶段的时间、运动过程的趋势图。

5. 血流动力学数据　运动中最高心率是否达到靶心率及达到靶心率的百分比或未达到靶心率的原因，运动过程中的最高血压、最低血压，以及运动前血压。对有价值的血压变化应详细描述。

6. 运动中的症状描述　运动中有无不适症状，对不适症状的变化过程应详细描述。

7. 心肌缺血的证据　描述 ST 段运动前、中、后改变，描述 ST 段形态改变，描述 ST 段改变与症状的相互关系。

8. 试验的结论　运动试验阳性、运动试验可疑阳性、运动试验阴性。

三、运动负荷试验的适应证及禁忌证

（一）运动负荷试验的适应证

1. 有典型症状的慢性冠心病的诊断。

2. 辅助不典型心肌缺血胸痛患者的诊断。

3. 变异型心绞痛患者的评价。

4. 已知冠心病患者心功能和预后评估。

5. 在发生无并发症的心肌梗死不久后评估冠心病患者的预后和心功能储备。

6. 评价外科和冠脉血液循环重建患者。

7. 评价有症状的反复发作、运动诱发的心律失常患者。

8. 评价先天性或瓣膜性心脏病患者的功能储备。

9. 评价植入频率应答起搏器患者。

10. 评价特殊行业（如飞行员）年龄超过 40 岁的无症状男性。

11. 评价年龄超过 40 岁且有 2 个或以上危险因素的无症状个体。评价年龄超过 40 岁、计划进行剧烈运动的人员。

12. 评价冠心病或心力衰竭患者心功能储备及对心血管药物治疗的反应。

13. 评价接受高血压治疗患者计划进行剧烈运动的血反应。

（二）运动负荷试验的禁忌证

1. 绝对禁忌证

（1）急性心肌梗死的急性期（2 周内）。

（2）高危不稳定型心绞痛。

（3）急性心肌炎、心包炎、风湿热、感染性心内膜炎。

（4）急性或严重的充血性心力衰竭、心源性休克。

（5）严重主动脉瓣狭窄。

（6）冠状动脉主干狭窄。

（7）严重未被控制的心律失常（快速房性或室性心律失常）。

（8）严重完全性房室传导阻滞。

（9）急性肺动脉栓塞或肺梗死。

(10)严重高血压未经控制(收缩压超过200mmHg)。

(11)运动能力障碍或患者不同意试验。

2.相对禁忌证

(1)高龄(大于70岁)或体弱患者。

(2)严重贫血。

(3)肺动脉高压。

(4)显著的心律失常(频发多源性室性期前收缩、成对室性期前收缩、持久的室上性心动过速、预激综合征、显著的缓慢性心律失常等)。

(5)饮酒后,或服用止痛药、镇静药、雌激素等。

(6)活动受限。

四、终止运动负荷试验的指征

终止运动负荷试验的绝对指征是当患者在运动中出现不宜继续进行运动的情况,继续运动将对患者造成伤害,此时应立即终止运动负荷试验。目前普遍采用的终止运动负荷试验的标准一般有两类,即达到预期心率或预期做功量为指标的心率或负荷限制和出现特定症状等为指标的症状限制。

1.绝对指征

(1)受试者拒绝继续运动。

(2)随运动负荷的增加出现血压及心率降低,收缩压下降超过10mmHg。

(3)出现明显的症状和体征:极度体力衰竭、皮肤湿冷、发绀、苍白、共济失调、头晕、接近晕厥、意识混乱。

(4)中、重度心绞痛。

(5)重度ST段压低:下斜型或水平型压低不低于0.3mV,ST段抬高不低于0.1mV。

(6)严重的心律失常:室性心动过速、心室扑动或心室颤动。

(7)出现影响监测ECG及收缩压的技术故障。

2.相对指征

(1)随运动负荷的增加收缩压较基线水平下降超过10mmHg,不伴随其他缺血证据。

(2)ST段或QRS波群的变化如:ST段过度压低(水平或下斜型ST段压低超过2mm)或运动诱发的明显的心电轴偏移。

(3)除持续性室性心动过速外的其他心律失常,如多形室性期前收缩、短阵性室性心动过速、室上性心动过速、心脏传导阻滞或心动过缓等。

(4)疲乏、气短、耳鸣、腿痉挛。

(5)出现束支阻滞或不能与室速相鉴别的室内阻滞。

(6)进行性胸痛。

(7)高血压反应[收缩压>250mmHg和(或)舒张压>115mmHg]。

五、运动负荷试验阳性的判断标准

运动负荷试验结果分析应当包括运动量、临床表现、血流动力学以及心电图反应。符合心绞痛的缺血性胸痛的发生非常重要,特别是迫使患者终止试验的胸痛。运动量、收缩压以及心率对运动的反应都很重要。最重要的心电图表现是ST段的压低和抬高。最常见的运动负荷试验心电图阳性标准是QRS波群之后60～80ms，ST段水平型或下斜型压低或抬高大于或等于0.1mV。

1. 阳性标准

(1)运动中或运动后即刻出现ST段水平型或下斜型下降(J点后80ms处)不低于0.1mV，如果静息心电图上已有ST段压低，则运动中或运动后在原来压低水平上，再下降不低于0.1mV，持续时间≥1min。

(2)ST段凸面向上型抬高(J点后80ms处)不低于1.0mV。

(3)运动中及运动后出现典型的心绞痛症状。

(4)运动中诱发急剧血压下降。

(5)运动诱发T波高尖或运动中及运动后发生急性心肌梗死。

2. 可疑阳性标准

(1)运动中或运动后出现ST段水平型或下斜型下降，范围在0.05～0.10mV，持续时间≥1min。

(2)孤立性U波倒置。

3. 阴性标准　运动已达预计心率，心电图无ST段下降或ST段下降较运动前小于0.1mV。

4. 引起假阳性或假阴性的原因

(1)假阳性反应：总发生率10%～20%，除女性易出现假阳性反应外，还有下列影响因素。①药物，常见的有洋地黄、抗心律失常药物、噻嗪类利尿剂等。②电解质紊乱，如低钾血症。③饱餐及注射葡萄糖溶液后。④过度换气。⑤胸廓畸形，如漏斗胸。⑥贫血。

(2)假阴性反应：总发生率12%～37%。影响因素如下。①药物：抗心绞痛药。②有陈旧性心肌梗死或单支病变(多见于右冠状动脉)。③运动量不足：心率反常增快。

(3)在有明确典型心绞痛症状或冠心病高危人群中应注意运动试验的假阴性；而在心绞痛症状不典型的冠心病低危人群应注意运动试验的假阳性。

六、运动负荷试验的安全性、主要并发症及抢救措施

(一)运动负荷试验的安全性

运动负荷试验相对安全，其危险性主要取决于受试者的临床特点。在非选择人群中进行运动负荷试验，事件发生率<0.01%，死亡率<0.05%。急性缺血后即刻进行运动负荷试验的危险增加。心肌梗死后早期进行症状限制性运动试验，其致命性并发症的发生率仅为0.03%。1286例心功能代偿的心衰患者采用踏车运动试验未发现有重要合并症，运动负荷试验相对安全。Yong等人对263例有威胁生命的室性心律失常患者进行1377次试验，发现发生持续室速需电转复、心肺复苏、抗心律失常药物复律者占2.2%。在无症状或低危人群进行运动负荷试验并发症极低。

为减少运动负荷试验并发症，应在运动前仔细询问病史及查体，并在运动中严密观察患者症状，监测心电图和血压。严格掌握运动负荷试验禁忌证。不稳定心绞痛发作后，应至少在患者无静息胸痛发作或其他缺血证据或心力衰竭48～72h后进行运动负荷试验。无并发症的急性心肌梗死5～7d后进行运动负荷试验是明智的。有左室流出道的明显梗阻者进行

运动负荷试验危险性明显增加。有选择地让合适的患者进行低水平运动对评价左心室流出道梗阻的严重程度很有价值。未控制的高血压是运动试验的禁忌证。患者运动前测血压，收缩压≥200/110mmHg 时应休息 15～20min 再测血压，如血压仍高，则应推迟运动负荷试验，直到血压控制良好后。

运动负荷试验前应准备好抢救措施。运动负荷试验室应备有急救车、除颤器、必要的心血管抢救用药，如治疗快速心律失常、房室阻滞、低血压和持续心绞痛的药品。对高危患者，如评价致命心律失常药物疗效时应建立静脉液路。抢救仪器设备应定期检查。预告制订好一旦发生心脏急性事件时的处理方案，如患者的转运及进入冠心病监护病房的通道。

（二）试验的并发症及抢救措施

1.心绞痛　在运动负荷试验中经常出现的胸闷不适应与真正的心绞痛相鉴别。其主要鉴别点是典型症状加上心电图缺血型 ST 段改变。如果出现真正的心绞痛，则需立即终止运动负荷试验，患者平卧，舌下含化硝酸甘油或速效救心丸，吸氧等处理。必要时静脉应用扩血管药物。

2.呼吸困难和疲劳　患者在达到峰值心率及做功量时，伴有呼吸困难及疲劳是常见的，特别是现在很多人平时活动量较少，引起这些症状是正常反应。如果在较低负荷量或低心率时出现明显呼吸困难或疲劳，应该高度怀疑有无心功能不全。此时应终止试验，给予减轻心脏前后负荷、消除引起心功能不全的原因，可给予扩张血管药物、速尿、吗啡等治疗，再收入病房进一步治疗。

3.头晕、苍白及皮肤湿冷　运动中出现皮肤湿冷、苍白是循环不良的早期表现；应高度注意或终止试验。如果伴有头晕、血压下降及 ST 段改变，则需要高度注意是否心肌缺血引起，应终止试验，仔细观察；如果出现神态淡漠，意识混乱，步态蹒跚，可能是心排血量低造成大脑供血不足的表现，需要立即终止试验，同时应该严密监测血压。另外，有些患者出现低血糖反应、虚脱等，也应注意鉴别。

4.跛行、下肢关节疼痛　运动量达到高峰时出现跛行或下肢关节疼痛常常是粥样硬化或糖尿病所造成的；运动中如果伴有下肢末端皮肤苍白、变冷，则需要立即终止试验。

5.急性心肌梗死　运动负荷试验引起的急性心肌梗死的发生率约为万分之一，多见于不稳定型心绞痛患者。运动中如果出现急性心肌梗死，应马上收住院，按急性心肌梗死处理，有条件应马上行急诊 PCI 手术。

6.室上性心动过速或心室颤动　运动中室上性心动过速的发生率为 0.1%～0.3%。心室颤动的发生率约为万分之二。如果出现室上性心动过速或心室颤动时，应马上终止试验，快速将患者平卧，如果患者出现阿一斯综合征，应立即进行电除颤，或人工呼吸、心外按压等急救。

运动负荷试验临床应用越来越广泛，临床上由于各种原因开展不够。训练有素的临床医师和技术人员是运动负荷试验成功的关键。准确掌握运动负荷试验的适应证和终止指标是避免出现并发症的前提。急救设备和急救药物是心脏负荷试验安全可靠的最基本保障。

七、运动中心电图改变的临床解释

（一）P 波

运动负荷试验时 P 波振幅增大，但 P 波形态无明显改变。心率超过 120 次/min 时，即会引起 T 波与 P 波融合;心率>160 次/min 时,P 波振幅可达静息时的 2 倍,有些患者可达 5 倍,但 P 波时限无明显改变。

(二)PR 间期

运动负荷试验的 PR 间期正常的反应是缩短,反应运动时交感神经兴奋性增加。在下壁导联上,运动时由于心房复极波重叠在 PR 间期上,引起 PR 间期上移,故可在下壁导联引起假性 ST 段下移。

(三)QRS 波群

运动负荷试验一般不引起 QRS 波群时限的显著改变,但可引起 QRS 波群时限缩短。运动引起 QRS 波群时限延长,则肯定是异常的。QRS 波群的 R 波振幅改变,目前认为对冠心病的诊断无价值。

1. 室内阻滞　运动负荷试验能引起多种室内阻滞,包括左束支阻滞、右束支阻滞和分支(主要是左前分支)阻滞等。运动引起的室内阻滞与 ST 段改变同时存在者,有重要意义。

2. R 波振幅改变　1978 年 Bonoris 和 Greenbeg 等提出运动负荷试验时,R 波振幅明显增加是冠心病的又一指征,认为 R 波振幅增加和 ST 段改变联合应用,可明显提高运动负荷试验诊断冠心病的可靠性。但近年来研究发现,在健康人和患者中,运动负荷试验时 R 波振幅呈现多样性改变,在运动负荷试验时心率达 120～150 次/min 时,R 波振幅一般均升高,而超过 150 次/min 时,则 R 波振幅降低,运动负荷试验时 R 波振幅改变的机制尚不清楚,曾有学者提出冠心病患者运动引起 R 波振幅增高是因为心肌缺血引起左心室容积增加所致。但近年来不少研究指出,运动负荷试验时左心室容积的改变和 R 波振幅改变无关。总之,对运动负荷试验引起的 R 波振幅改变,目前认为对冠心病的诊断无价值。

(四)ST 段

运动一般引起 J 点下移并随之形成 ST 段上斜型下移,且其斜度很大。在心率为 140 次/min 左右时,正常人一般在 J 点后 60ms 处,ST 段是正常的并无压低。正常女性在运动时引起的其他心电图改变和男性一样,但 ST 段可异常压低,呈水平型或轻度下斜型。

(五)U 波和 QT 间期

在静息时心电图正常者,若在运动负荷试验时尤其是当心率小于 120 次/min 时,出现 U 波倒置,则高度提示心肌缺血,有很高的特异性。但因其发生率低(仅 2%左右),故易被忽视。但若有左心室肥厚及服用抗心律失常药物者,运动引起的 U 波倒置不一定反应冠状动脉本身的病变。QT 间期在运动时缩短,但在运动时心率增加使 T 波与 P 波融合,QT 间期不能准确测定,T 波与 U 波难以区分,此时 U 波倒置不做诊断指标。

(六)T 波

运动负荷试验时,T 波的形态受体位、呼吸和过度通气的影响,T 波振幅的变化个体差异很大,但大部分是增加的。许多健康年轻人可随运动量增加,T 波振幅进行性增高,反映 T 波振幅和心率的相关性。许多健康人运动时可出现 T 波倒置或低平,这可能是由于血液循环中儿茶酚胺增多,或其他非心脏原因所致。在健康人群中亦可出现 T 波安静时倒置而运动时变为直立的情况。目前认为,运动负荷试验时出现的这些单独的 T 波改变都无诊断意义,不应作为冠心病的诊断依据。

(七)ST/HR 斜率的意义

ST/HR 斜率是测定某个导联上运动开始到终止的每个阶段 ST 段压低程度和当时心率

的比值。一般取导联上各个运动阶段的最大 ST/HR 的值，最大 ST/HR≥2.4mV/(次/min)，认为是阳性结果；ST/HR≥6mV/(次/min)，则强烈提示存在三支病变，有不少研究认为 ST/HR 斜率指标能提高运动负荷试验的敏感性，尤其能提高对多支血管病变的预测价值。

八、影响 ST 段偏移的因素

常见的 ST 段下移的原因有心室激动顺序异常、束支阻滞，药物、代谢等因素亦会引起 ST 段下移。

（一）心室激动顺序异常

心室，尤其是左心室的激动顺序异常可引起复极异常，导致 ST 段改变，如左束支阻滞、左前分支阻滞等。间歇性预激综合征则常引起运动负荷试验呈假阳性结果，需要注意识别。

（二）右束支阻滞

有右束支阻滞心电图表现的患者，在运动负荷试验时仍能检出左心室心肌缺血，但敏感性稍低。

（三）左心室压力负荷增加

由于高血压或左心室流出道梗阻引起左心室压力负荷增加，使心内膜下冠状动脉血管灌注减少到一定程度，而不能适应心肌氧耗的增加，即使无冠状动脉病变，亦能引起 ST 段压低，仍反应心内膜下心肌缺血。故在安静时心电图上有左心室肥厚或压力负荷过重表现者，在运动负荷试验时，可引起 ST 段进一步明显压低。反映左心室心内膜下心肌缺血加重或左心室功能不全，但不反映冠状动脉本身病变，而呈假阳性结果。

（四）二尖瓣脱垂

二尖瓣脱垂患者可在安静时出现 ST 段压低，运动时加重，或安静时正常，运动时出现 ST 段压低，其引起 ST 段压低的原因尚不完全清楚，可能是“冠状动脉小血管病变”或“细胞代谢异常”所致。

（五）药物作用

许多药物均能引起 ST 段改变，临床上常见的药物如下。

1.β受体阻滞剂　β受体阻滞剂减小运动负荷试验最大心率与收缩压乘积，提高运动耐量，减轻 ST 段压低程度，减轻心绞痛的发作。因此，β受体阻滞剂能引起运动负荷试验的假阴性结果。另外，由于其负性变时效应，使运动负荷试验难以达到预期心率。所以，若为诊断冠心病进行运动负荷试验，则应至少停用β受体阻滞剂 2d。另外，需注意β受体阻滞剂应逐步减量而不宜突然停药，以免症状反跳。

2.血管扩张剂及降血压药物　许多降血压药对运动心电图的影响还不了解。目前已知甲基多巴和排钾利尿剂能引起运动时 ST 段压低。长效硝酸酯类药物、硝苯地平等血管扩张剂，能增加冠心病患者运动耐量，而不能预防运动引起心肌缺血，故一般不会产生假阴性结果，而能通过运动负荷试验了解该类药物对心肌保护的程度。

3.洋地黄类药物　洋地黄类药物的作用部位就是在 ST 段。在安静时尚未在心电图上表现出洋地黄影响时，在运动负荷试验时即可引起 ST 段压低。洋地黄的这种影响应长于药物在血中的半衰期，故保守的方案需停用洋地黄类药物一周后才进行运动负荷试验，如病情不允许停用，则不宜进行运动负荷试验。

4. 抗心律失常药物　奎尼丁减轻 ST 段压低的幅度，但不改变正常人及冠心病患者的心率、最大氧耗量。

九、运动负荷试验的临床应用

（一）运动负荷试验对冠心病的诊断价值

冠心病诊断不明确时，可进行运动负荷试验辅助诊断。但不能单靠运动负荷试验结果的阴性或阳性排除或诊断冠心病。运动负荷试验的阳性预测价值直接与受检人群疾病的流行情况相关，流行率越高，其预测价值越大。根据 Bayes 原理，运动负荷试验阳性者患病可能性（即阳性预测价值）＝该人群冠心病患病率×敏感性/（冠心病患病率×敏感性）＋[（1－患病率）×假阳性]。运动负荷试验作为不典型冠心病的辅助诊断，不适宜人群普查。在运动负荷试验前应评价其患冠心病的可能性，依据冠心病易患因素，包括病史（年龄、性别、胸痛性质），体格检查及医生的经验并结合以前心肌梗死病史，心电图异常 Q 波，ST－T 改变等进行综合判断。有冠心病易患因素，活动时出现气短，静息 ECG 异常，均提示冠心病的可能。但价值最大的还是胸痛或胸部不适的病史。心肌缺血是胸痛的主要原因。三支病变较单支病变，老年人较年轻人的运动负荷试验敏感性高。假阳性人群（心脏瓣膜病、左心室肥厚、静息心电图 ST 段压低、口服地高辛者）运动负荷试验特异性低。与冠状动脉造影对比发现：左主干病变、前降支病变运动负荷试验阳性率高，而右冠状动脉或左回旋支任一支病变阳性率较低。冠状动脉病变较轻者，运动负荷试验假阴性率高。应注意冠状动脉病变狭窄程度不足以由运动负荷试验诱发心肌缺血时，造成运动负荷试验阴性。但这些运动负荷试验阴性的人群仍可由冠状动脉痉挛、粥样斑块破裂、血栓形成等引起心脏相关症状。对于冠状动脉造影正常但冠状动脉储备异常的患者，运动负荷试验可诱发缺血型 ST 段降低。

（二）运动负荷试验对预后的评估价值

1. 心绞痛　典型劳力型心绞痛患者在冠状动脉造影前应常规进行运动负荷试验。根据运动结果筛选出高危亚组进行积极治疗。患者运动耐量＞10METs，无论冠状动脉病变程度如何，均表示其预后好。运动负荷＜Bruce1 级，心电图 ST 段压低超过 0. 1mV 为高危亚组，其年死亡率≥5%。运动负≥Bruce3 级，运动 ECG 正常，年死亡率＜1%。三支病变冠状动脉旁路移植术后其危险度分级同上。研究表明运动诱发低血压者预后差，左主干或三支病变的阳性预测价值为 50%。有时临床无严重心脏病者出现运动诱发的低血压可能与血容量不足、高血压降压治疗或过长时间的运动有关。

2. PTCA　进行血管重建前应明确缺血或存活心肌的情况。对于单支病变尤其是支配后壁的血管病变，运动负荷试验不够敏感。但对评价基础运动耐量有一定价值。血管重建后早期进行运动负荷试验的目的是评价血管重建的即刻效果。PTCA 后 1 个月内的运动负荷试验阳性的可能原因如下：PTCA 不满意或成功成型的冠脉血管储备受损。后期的目的是评价 PTCA 后 6 个月左右的情况。PTCA 后 6 个月内血管再狭窄率为 30%～40%。冠状动脉支架置入后再狭窄率可降至 12%～15%。狭窄更易出现于左前降支近端病变、长的冠脉狭窄、糖尿病患者病变、多支血管病变和 PTCA 后残余狭窄超过 50%者。靠临床症状诊断再狭窄常不可靠。一些 PTCA 后患者主诉为非心源疼痛（假阳性症状）；一些患者存在无症状性心肌缺血（假阴性症状）。无症状再狭窄常见，约 25%的无症状患者运动负荷试验可诱发缺血。残余斑块是再狭窄的一个重要原因。有研究发现在 PTCA 后 1～3d 进行运动负荷试验，若诱发心肌缺血提示可能出现再狭窄。因此早期进行运动负荷试验的安全性尚不清楚。在斑块不稳定时进行运动负荷试验至少在理论上增加血管再闭的危险。运动负荷试验是用来发现再狭窄而非预测再狭窄发生的可能性，建议在 PTCA 后 3～6 个月进行运动负荷试验。其敏感性为 40%～55%，较运动超声心动图或核素心肌断层显像敏感性差。PTCA 早期运动负荷试验阳性多发生于多支冠脉病变或血管不完全重建者。对于无症状，单支病变冠心病患者运动负荷试验不能很好评价其再狭窄及预后。

3. 冠状动脉旁路移植术　运动负荷试验可辅助选择冠状动脉旁路移植术患者。心肌肥厚、运动耐量＜5METs、运动中最高收缩压＜130mmHg 的患者行冠状动脉旁路移植术可明显改善其预后。运动负荷试验 ST 段压低 1.5mm 者，术后可提高其生存率。在运动耐量＜5METs 时出现 ST 段压低 1mm 者手术可降低其死亡率。运动耐量＞10METs 者手术不影响其死亡率，患者预后良好。

4. 冠状动脉搭桥术后　搭桥术对改善运动诱发的心肌缺血及运动能力的作用主要取决于血管重建的程度及左心室功能。术后至少需恢复 6 周方可进行运动负荷试验。术后 5～10 年进行运动负荷试验评价可发现冠状动脉桥的狭窄、闭塞情况。术后出现症状的患者，运动负荷试验可用来区分心源性或非心源性的反复胸痛发作。术后运动负荷试验出现心绞痛或 ST 段下降是心肌缺血持续存在的标志。血管重建不完全或冠状动脉桥的再闭塞可由此检出。由于还需明确缺血的部位及范围，选择运动负荷试验核素心肌断层显像较理想。对于无症状的患者，应注意隐匿的冠状动脉桥的闭塞，尤其是静脉桥。术前运动负荷试验阳性，术后转阴表明血管重建成功。冠状动脉旁路移植术后运动负荷试验有一定的局限性，静息 ECG 异常，运动诱发的 ST 段压低不能预测冠状动脉旁路移植术的预后，多根据症状、血流动力学反应及运动耐量判断，运动耐量＞9METs 提示预后良好。术后 ST 段下降不常见，但心绞痛缓解则常见。

（三）运动负荷试验与心律失常

1. 室性期前收缩　室性期前收缩是运动中最常见的心律失常，常出现于室上性心律失常及融合波之后，与年龄及心脏异常相关。在有猝死家族史、心肌病史、心脏瓣膜病、严重心肌缺血的患者中应引起注意。正常人在心率很快的阶段可出现偶发室性期前收缩，冠心病患者在心率并不很快时出现室性期前收缩较正常人多。正常人很少出现多形、成对的室性期前收缩或室性心动过速。但尚不能仅凭偶尔记录到这类心律失常来诊断心脏病。运动致心率加快时心室的不应期即延长，异常冲动的传布受阻，这种情况的典型例子是无心脏病证据的年轻人有室性期前收缩，运动后室性期前收缩消失。运动后恢复期出现的室性期前收缩一般没有意义。年龄大于 40 岁，运动后出现室性期前收缩预示着冠心病的存在，且随访发现冠心病事件增多。静息时有室性期前收缩，运动时期前收缩增多，尤其提示为冠状动脉病变。运动中多源、频发、成串或呈联律的室性期前收缩死亡率明显增加。在冠心病的高危人群中，可将这类期前收缩看作冠状动脉病变的确切诊断指标。运动后发生的室性期前收缩则是良性的，没有运动期间发生的室性期前收缩重要。健康人的室性期前收缩常起源于右心室，一般随体力活动的进展而消失。冠心病患者的室性期前收缩多起源于室间隔或左心室，常被轻微运动所诱发。运动诱发心绞痛发作，同时出现严重室性心律失常，即使无 ST 段的改变也应视为存在心肌缺血。

2. 预激综合征　运动可诱发、终止或不干扰预激综合征患者异常的房室传导。运动常不能阻止异常的房室传导，但如果能阻止则提示旁路通道不应期延长，这些患者发生室速的危险小。运动如不干扰已存在的异常房室传导，运动负荷试验可发现明显的ST段压低，这种情况并不代表心肌缺血。尽管认为运动是诱发预激综合征患者发生心动过速的原因，但运动中或运动后发生心动过速者并不多见。部分预激综合征在运动中转变为正常传导。

3. 室内阻滞　运动可诱发室内阻滞。运动前存在的室内阻滞可在运动中消失。运动诱发频率依赖性室内阻滞，之后可能在静息状态出现慢性阻滞。存在左束支阻滞时，运动ECG难以评价心肌缺血，因为正常人有左束支阻滞是运动ECG的ST段明显压低，而有无心肌缺血，其ST段的反应无差别。运动中心率在125次/min以下时，出现左束支阻滞伴典型心绞痛者提示与冠心病相关。心率大于125次/min时，出现左束支阻滞多见于冠状动脉正常的人群。有报道左束支阻滞在运动中可正常化。除 V_1、V_2 导联（其ST段压低）外，已有的右束支阻滞不影响运动负荷试验结果。除左或右束支阻滞，左前、左后分支阻滞或双束支阻滞也可为运动所诱发。当窦性心率达到某一阈值时出现频率相关的传导阻滞现象，应注意室内阻滞与室性心动过速的鉴别。

4. 房室阻滞　运动中交感张力增高，尤其在健康年轻人中，随窦性心率的增加，PR间期缩短（100ms或110ms）。运动后期或恢复期可出现一度房室阻滞。服用地高辛、心律平等药物或心肌炎患者在延长房室传导时间的情况下易出现。运动诱发二度Ⅰ型房室阻滞者少见。运动诱发二度Ⅱ型房室阻滞的意义尚不清楚，也可能是频率依赖性房室阻滞，当窦性心率达一定水平时出现，也可能提示存在潜在的严重传导系统疾病。一旦出现二度房室阻滞应终止试验。静息状态下存在的获得性完全性房室阻滞是运动负荷试验的禁忌证。先天性完全性房室阻滞如未合并严重先天性异常可进行运动负荷试验，运动可使其心房激动下传。运动负荷试验中出现长间歇的窦性停搏多发生于严重心肌缺血的心脏病患者。

5. 窦房结功能　静息ECG示窦性心动过缓，运动负荷试验心率反应正常（多见于运动员迷走神经占优势）。运动负荷试验心率反应异常：心率不能达到极量运动心率的85%或极量运动心率<100次/min（特异但不敏感），提示窦房结功能不全。但是40%～50%的病态窦房结综合征患者运动心率反应正常。

（郭冰丽）

第七节　动态心电图

动态心电图是一种可以长时间连续记录并编集分析人体心脏在活动和安静状态下心电图变化的方法。动态心电图技术于1957年首先应用于监测心电活动的研究，所以又称动态心电图为动态心电图监测仪，目前已成为临床心血管领域中非创伤性检查的重要诊断方法之一。与普通心电图相比，动态心电图于24h内可连续记录多达10万次左右的心电信号，这样可以提高对非持续性心律失常，尤其是对一过性心律失常及短暂的心肌缺血发作的检出率，因此扩大了心电图临床运用的范围。

一、动态心电图检查的适应范围

（一）与心律失常有关症状的评价

心律失常可产生心悸、眩晕、气促、胸痛、晕厥、抽搐等症状，动态心电图检测可连续记录此类症状发生时的心电图变化，作为症状发生是否与心律失常有关的初步判断。动态心电图对于常规心电图正常但有心脏症状，或者心律变化与症状并不相符时，可作为首选的无创检查方法，以获得有意义的诊断资料。

（二）心肌缺血的诊断和评价

近年来，动态心电图对ST段改变的检测方法已有很大改进，如增加导联数以了解更为广泛的心壁供血情况，分段数字分析以判定ST段下降形态和幅度，记录并计算ST段下移阵次、总时间、总面积，并已注意到睡眠呼吸暂停综合征发生时出现的心率过快及体位改变所造成的假阳性改变，使动态心电图诊断心肌缺血成为可能。但动态心电图不能作为诊断心肌缺血的首选方法。对于不能做运动负荷试验者，在休息或情绪激动时有心脏症状者及怀疑有心绞痛者，动态心电图是最简便的无创诊断方法。动态心电图是发现无痛性心肌缺血的最重要手段，但无痛性心肌缺血的诊断，须在确诊为冠心病的前提下，动态心电图记录到ST段异常改变而无胸痛症状时才能成立。

（三）心脏病患者预后的评价

心脏病患者的室性期前收缩，尤其是复杂的室性心律失常，是发生心脏性猝死的独立预测指标。一些高危的室性心律失常可见于冠心病、二尖瓣脱垂、先天性心脏病术后、心力衰竭及QT间期延长综合征等，对这类患者进行动态心电图检查，可对病情和预后作出有价值的估计；心率变异性是预测心肌梗死患者发生心脏事件及评价糖尿病患者自主神经病变的重要指标，对这类患者应做动态心电图检查和心率变异性分析，以评估其预后；缓慢心律失常，如病态窦房结综合征、传导障碍等，对心脏病患者预后的影响和治疗方案的确定具有重要意义，动态心电图对这类心律失常的诊断和评价具有重要价值；冠心病患者可发生无症状性心肌缺血，它与有症状心肌缺血一样，是决定预后及指导治疗的重要指标。尚未确诊为冠心病的患者，动态心电图发现其有无症状的ST段改变，解释为心肌缺血应当慎重，一些非缺血因素也能引起ST段改变。

（四）评定心脏病患者日常生活能力

日常活动、劳累、健身活动、情绪激动等，对一些心脏病患者可能会诱发心肌缺血或心律失常，动态心电图可对其进行检测和评价，以使医师对患者的日常活动、运动方式及运动量和情绪活动作出正确指导，或给予适当的预防性治疗。

（五）心肌缺血及心律失常的药物疗效评价

抗心肌缺血药物的治疗效果，可通过对动态心电图检测的ST段改变定量分析进行疗效评价；动态心电图对于心律失常的药物疗效评价亦具有重要价值。心律失常具有一定的自发变异性，药物疗效及药物致心律失常作用的判定，均应按照已有的严格规定进行，最好能结合血液药物浓度测定。

（六）起搏器功能评定

动态心电图检测能在患者自然生活状况下进行，可连续记录患者自身及起搏的心电信号，获得起搏器工作状况、故障情况及引起心律失常的翔实信息，对起搏器功能评定、故障发现及处理提供重要依据。

（七）流行病学调查

动态心电图可作为一种简单可靠的方法用于特定人群中研究某些药物对心电图的影响。

动态心电图不宜用作对无任何心脏病征象的正常人去发现心律失常或无症状性心肌缺血的常规检查方法，亦不宜用作人群中某些疾病的初次筛选及了解某些疾病发病率为目的的大面积人群普查。

二、动态心电图检查方法

（一）检查前的准备

1. 记录和收集临床资料

（1）记录患者的年龄、性别、地址、电话、病案号等一般情况。

（2）了解患者的病史、症状及此次检查的目的，估计病情，判断药物疗效，评定起搏器的起搏功能等。

（3）了解以往重要的心脏检查结果，如心电图、动态心电图、超声心动图等。

（4）了解患者的药物及非药物治疗情况。例如，患者若植入了心脏起搏器，应了解植入时间、类型及设定的有关参数。

2. 介绍记录的中的注意事项

（1）告诉患者记录器事件按钮的正确使用方法，保护好导联线和电极等，取得患者良好的配合，让患者做好适应检查的心理准备。

（2）详细记录日志，记录日常活动情况（如工作、休息、活动、进餐、服药、激动事件、睡眠等）及时间。出现症状时应详细记录症状起始、结束时间及感受。要使患者日常活动与心电记录密切结合，获得有症状时是否伴有心电变化及无症状时心电有无异常的重要信息。

（3）指导患者正确的活动方式，尽量以下肢活动为主，减少扩胸运动和耸肩动作，不要抱小孩或者胸前放置其他物品，远离电磁辐射等干扰心电信号的环境。

（4）一般须连续记录 24h，包括日常活动及睡眠状态的心电变化，根据病情需要可延长至 48～72h 或复查，以增加心律失常的检出率。剔除伪差和干扰的 24h 心电连续记录的有效记录一般不应少于 22h，对起搏器功能评价，有效记录应达到 100%。

（二）选择导联

根据原有心电图记录及检查目的，选择合适的导联。一般采用 2～3 个导联同步记录，必要时用 12 导联，以减少单一导联可能出现的误差，并可使 P 波及 ST 段在不同导联上清晰显示，QRS 波群变化容易判断；也可确定暂时性分支阻滞引起的心电轴变化，有助于鉴别室性或室上性搏动。动态心电图记录采用双极导联，其导联均为标准导联的模拟导联，所记录的结果与标准导联心电图直接比较。一般首选 CM_1、CM_5，采用 CM_2 或 CM_3+CM_5、$CM_2+CM_5+M_{aVF}$ 更能获得阳性结果，怀疑冠脉痉挛或变异型心绞痛时，最好选用 CM_3、M_{aVF}。各常用模拟导联解剖定位如图 1－2 所示。

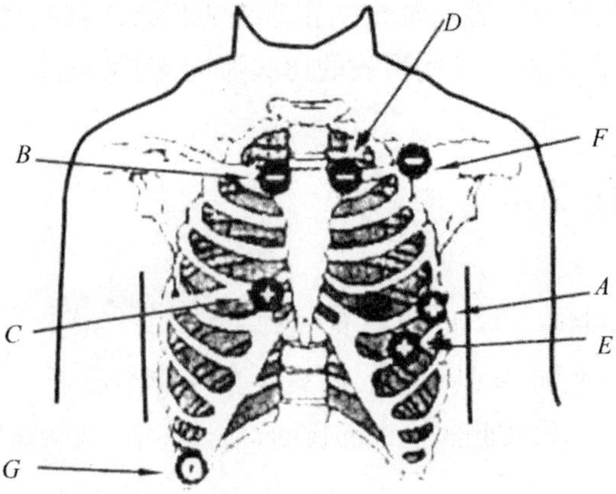

图1-2 电极位置

(三)皮肤处理及电极安装

1.患者取卧位或坐位,解开上衣,暴露胸部,确定导联电极安置部位,胸毛多者应剃除局部胸毛。75%乙醇棉球涂擦电极安置部位的局部皮肤表面,并用小砂片轻磨皮肤表面,以清洁皮肤,降低皮肤电阻。

2.选用优质的动态心电图专用电极牢固粘在选定的导联位置上(最好贴于所选部位的胸骨或肋骨骨面上,以减少呼吸运动的影响及肌电干扰),并将导联线正确地连接在电极上,妥善处理好导线。

3.导联线连接后做短时记录(1~2min),观察深呼吸、卧位、坐位、立位、侧位时心电记录无基线漂移和伪差,记录器运转无异常。

(四)判读与报告

1.分析报告者素质要求

(1)操作技术人员应具备心血管系统解剖、生理、心血管疾病及心电图知识和心电图相关的无创心脏实验室的工作经验,能熟练操作常用的应用程序。

(2)熟悉所采用动态心电图仪,熟练掌握动态心电图分析操作。掌握各种心律失常的心电图表现并能作出正确的分析诊断,通过人机对话,对计算机自动分析报告进行检查、判定、修改和编辑,作出诊断报告。

(3)必须熟悉各种心律失常与心血管疾病及其治疗、预后的关系,了解患者的来诊目的,作出动态心电图的全面诊断,为临床医师提供有价值的心电信息。必要时,临床医师应亲自阅读动态心电图的全部资料。

2.事件心电图的留置与报告内容

(1)事件心电图与诊断和症状要一致:记录事件心电图时应注意以下几点。

①报告中的心律失常要有始有终。例如,患者有房性或室性心律失常,要将发作前和终止时的心电图存储和描记下来。阵发性心房扑动或心房颤动发作前心率的快慢,终止时窦房结恢复时间均要描记完整。

②检测中若出现长间歇,可将"pauses"的默认值调至长间歇的最短值(通常默认值为2s)。这样可将检测中的长间歇数目全部统计出来,并留下最长RR间期的心电图。如果是窦房阻滞或窦性停搏,可对临床是否需要安装起搏器提供依据。

③检测中发现ST段改变时，要报告ST段异常发生时间、持续时间、下降较低与症状的关系。

④要提供患者日志上所述不适症状的实时心电图和事件按钮标记的实时心电图。

⑤常规留置最快心率、最慢心率、每小时心率失常总结表、期前收缩直方图、ST段和心率的趋势图，以便总体观察期前收缩以及心率的分布情况和ST段的动态改变。

(2)报告内容：打印报告内容应包括报告摘要和分页报告。

①报告摘要应简述监测过程的总时间，最快心率和最慢心率，发生的具体时间，以及一昼夜的总心搏数和24h平均心率。发生室上性和室性异常事件的总次数，发生频度及每小时心律失常总结表，长间歇发生的时间和最长RR间期，若有心房颤动或ST段改变，应总结发生的起始时间、终止时间、持续时间占总记录时间的百分比及心肌缺血负荷等内容。

②分页报告应提供每小时心率失常数据，最快心率、最慢心率、期前收缩直方图、ST段和心率的趋势图，患者日志和事件按钮的实时心电图以及有诊断价值的各种心电图，给临床医生提供一份记录资料详细而完整的动态心电图报告。起搏器报告除了上述内容之外，还应该补充说明起搏器的工作方式，起搏功能和感知功能的情况。

总之，动态心电图的报告应提供完整的记录资料和诊断线索，操作者需要有严谨、细心及耐心的工作态度，这样才能给临床提供一份可靠合格的报告，为临床提供较有价值的诊断线索，帮助临床更好的诊断和治疗。

三、动态心电图的诊断标准

动态心电图对于心律失常、ST－T改变的诊断一般应根据心电图的诊断方法及标准进行。由于动态心电图具有长时程连续记录、计算机定量检测分析等特点，对于心律失常、心肌缺血、药物疗效评价、心率变异性分析等可参照以下标准作出诊断和评价。

(一)心律失常诊断标准

正常人心率范围为60～100次/min，大多数为70～80次/min，女性稍快。3岁以下儿童多在100次/min以上。老年人多偏慢。成人心率超过100次/min称为心动过速，心率低于60次/min称为心动过缓。

正常人室性期前收缩≤100次/min(24h)或5次/min(1h)，超过此数只能说明心电活动异常，是否属病理性应综合临床资料判断。

室性期前收缩以Lown法分级，3级及3级以上即成对室性期前收缩、多形性室性期前收缩、短阵性室性心动过速(3个以上，持续时间＜30s)、多形性室性心动过速、持续性室性心动过速(持续时间≥30s)均有病理意义。

窦房结功能不全诊断标准如下：窦性心动过缓≤40次/min，持续1.0min；窦性停搏＞3.0s，窦性心动过缓伴短阵性心房颤动、心房扑动或室上性心动过速，发作停止时窦性停搏＞2.0s。要注意药物引起的一过性窦房结功能异常。

(二)心肌缺血诊断及评价标准(应密切结合临床资料)

诊断心肌缺血的标准：ST－T呈水平或下斜型下移不低于1.0mV，持续时间≥1.0min，两次发生间隔时间≥1.0min。对于这个标准目前尚存在不同意见。

心率对 ST－T 变化的影响及校正：正常心率时，ST－T 下移点（L 点）在 J 点之后 80ms，如心率加快 120 次/min 以上 L 点应自动改为 J 点之后 50ms；可以 ST/HR 的值消除心率的影响，ST 单位为 μV（1mm 为 100μV），HR 单位为次/分，ST/HR≥1.2μV/（次/分）为异常。

（三）室性心律失常药物疗效评价标准

针对室性心律失常药物疗效进行评价，可采用 ESVEN 标准，即药物治疗前后自身对达到以下标准才能判定有效：室性期前收缩减少不小于 70%；成对室性期前收缩减少不小于 80%；短阵性室性心动过速消失不小于 90%，15 次以上室性心动过速及运动时不小于 5 次的室性心动过速完全消失。

抗心律失常药物治疗后经动态心电图复查，若室性期前收缩增加数倍以上或出现新的快速性心律失常，抑或由非持续性室性心动过速转变为持续性室性心动过速，出现明显的房室阻滞及 QT 间期延长综合征等，应注意药物的致心律失常作用。

（四）心率变异性分析标准

1.心率变异性时域分析　标准以 24h 动态心电图连续记录做心率变异性时域分析，主要诊断指标如下：①24h RR 间期标准差（SDNN）＜50ms，三角形指数＜15，提示心率变异性明显降低。②SDNN＜100ms，三角形指数＜20，提示心率变异性轻度降低。

2.心率变异性频域分析　标准以 500 次/min 心搏、5min 短程记录或 24h 动态心电图连续记录做心率变异性频域分析，以下指标提示心率变异性降低：①所有频带均有功率下降。②站立时无低频带成分增加，提示交感神经反应性减弱或压力感受器敏感性降低。③频谱总功率下降，低频/高频值可不变；但低频下降时，此比值可减小，高频下降时，此比值可增大。④低频中心频率左移。

心率变异性降低提示心肌梗死患者发生心脏事件的危险性较大，糖尿病患者合并有糖尿病性自主神经病变且预后不良。

四、ST 段的分析

（一）影响 ST 段的常见因素

由于动态心电图记录的是人的日常生活方式及活动状态下的心电活动情况，记录到的心电图会随着患者的活动而发生各种各样的变化，尤其是对 ST 段改变的影响特别明显，因而会增加动态心电图分析软件对 ST 段改变评价的误差。体位对 ST 段的影响在每个人不尽相同，可以由正常变为压低或抬高，也可以由压低或抬高变为正常。因此，要在排除体位对 ST 段改变的影响后，才可以将 ST 段改变作为反映心肌缺血的指标。在动态心电图监测时，就应对体位改变做详细的活动日志，一旦体位改变使 ST 段出现移位，便可在监测结束时与整个监测过程的 ST 段移位以及监测日志的活动时间，体位状态进行比较与核对，这样可以减少假阳性病例的出现。除体位以外，过度换气、贫血、低氧血症、Valsalva 动作、自主神经功能紊乱、低钾血症、心肌炎、心肌肥厚、束支传导阻滞、预激综合征、进食、吸烟及部分药物（如洋地黄类药物）影响等，均可影响 ST 段的偏移（图 1－3），因此，详细记录活动日志以及提供详细的病史对提高动态心电图评估心肌缺血的准确性有重要意义。

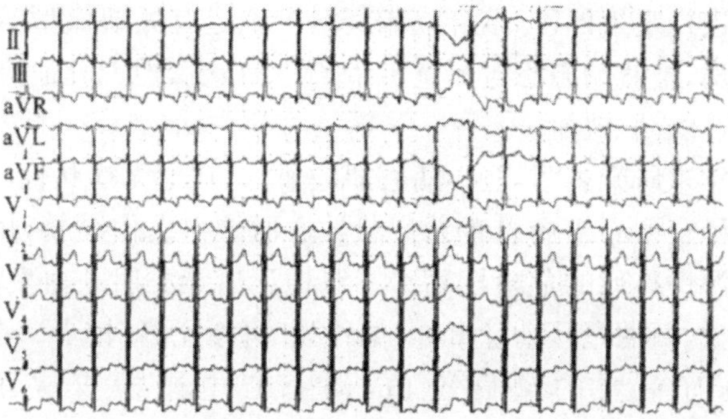

图 1－3　由于心率增快引起的继发性 ST 段改变

（二）动态心电图对心肌缺血的判断标准

动态心电图检出一过性的 ST 段改变，不仅出现在有症状的冠心病患者中，而且也出现在无症状的冠心病患者中，也可出现在没有冠心病的健康人群中。如果检出的 ST 段移位，是否反映心肌缺血颇具异议，尤其是在胸痛不典型或平时无症状，未能确诊冠心病的患者，因此，动态心电图记录出现 ST 段改变，常常很难明确得出心肌缺血的判断。目前大多数专家认同采用“3 个 1”的标准（1×1×1 规则），这个诊断标准是 1984 年美国国立研究所根据 Deanfield 等医生的研究成果最先提出的，其内容为：①基线的 ST 段在等电位线上，呈水平型或下斜型降低不低于 1mm，在 J 点后 0. 08s 处测量；如果原先的 ST 段已降低，则要在已降低的基础上 ST 段呈水平型或下斜型再降低不低于 1mm，在 J 点后 0. 08s 处测量。②ST 段明显移位至少持续 1min。③两次心肌缺血发作至少有 1min 间隔。

（三）心肌缺血的临床评价

1. 胸痛的病因判定和鉴别诊断　临床上有时难以判断胸痛的原因，因为胸痛并非都是冠心病，心外原因的疾病也可引起胸痛，心脏神经官能症常表现的症状就是胸痛，动态心电图有助于胸痛原因的鉴别。冠心病心绞痛可能会检出一过性的缺血型 ST－T 改变，而其他原因的胸痛无此变化。临床上对常规 12 导联心电图正常，但伴有胸痛不适等症状，不典型的心绞痛患者可以做动态心电图检查。若发现短暂的 ST 段明显下降并伴有胸痛症状，可提示有心肌缺血，有助于冠心病的诊断，尤其是对那些不能做运动负荷试验的患者（如老年人、体弱者、生理缺陷者等）的冠心病诊断，动态心电图具有明显的优势。近年来动态心电图检查常和运动负荷试验联合应用，可提高冠心病诊断的敏感性和特异性，减少假阳性和假阴性发生率。

2. 无症状性心肌缺血　无症状性心肌缺血是确有心肌缺血的客观证据（如心电活动、左心室功能、心肌血流灌注及心肌代谢等异常），但缺乏胸痛及与心肌缺血相关的主观症状，临床上又称为隐匿性心肌缺血。Cohn 依据临床背景和表现，将心肌缺血分为 3 种类型：Ⅰ型，完全的 SMI；Ⅱ型，心肌梗死后有 SMI 发作；Ⅲ型，心绞痛伴有 SMI。动态心电图是评价无症状性心肌缺血的重要工具。用动态心电图对冠心病患者做 24h 监测发现，在所有的 ST 段下移 1mm 以上的缺血发作中，无症状缺血发作与有症状缺血发作之比为（3～4）∶1；在 24h 中，无症状性心肌缺血发作的第一高峰时间是在早晨 7～11 时，第二高峰时间是在下午 17～21 时，在凌晨 2～6 时缺血发作最少，此节律变化与心率成正相关，此时间段与心肌梗死的发病和冠心病猝死的发生成并行；在患者的日常活动中，大部分（约 75%）的心肌缺血发作是在轻体力劳动和脑力活动时，而且 24h 可发作数次到数十次不等，只有将 24h 的心肌缺血总合起来，即计算出心肌缺血后总负荷，才会把日常生活中的有症状心肌缺血和无症状性心肌缺血统一起来对心肌缺血进行定量评价，结合临床资料可确定有无缺血型 ST 段改变。如果受检者临床尚未诊断冠心病，虽然动态心电图查出了 ST 段改变，但无其他检查有支持冠心病的依据，则不易诊断无症状性心肌缺血。

3. 判断预后　近年来研究表明，冠心病心肌缺血，尤其是无症状性心肌缺血发作频繁，往往预示后果不良。不稳定型心绞痛患者无症状性心肌缺血发作频繁，持续时间长者，其后发生急性心肌梗死和心源性猝死的危险性高。心肌梗死后无心肌缺血发生的患者与有短暂心肌缺血发作的患者相比，新的冠状动脉事件（如猝死、再梗死等）较少。在有些冠心病患者中，无症状性心肌缺血有重要的预后价值，动态心电图检查提示心肌缺血总负荷≥60（mm·min）/24h是急性冠状动脉综合征的独立预测因子。

4. 评价疗效　抗心绞痛药物疗效的评价，主要依靠心绞痛发作的频度、持续时间、每天药量和运动负荷试验测定运动能力等来评价，这种结果会受到主观因素的影响，可靠性差。应用动态心电图检测可以观察药物治疗情况，手术治疗（CABG）和介入治疗（PTCA＋Stent）前后心率的变化、ST 段下移的程度、持续时间及其与症状的关系，对无症状性心肌缺血更具价值。

五、起搏心电图的分析

常规动态心电图记录器采样频率多在 128～500Hz 之间，不能确保采集到脉宽在 1ms 左右的起搏脉冲信号，所以就无法用于完成对于起搏心电图的采集与记录。为了做到对于脉宽在 1ms 左右的起搏脉冲信号的全信息记录，在 3 导联动态心电图记录器中选取两个采集通道记录常规心电图，其采样频率可设置在 250～500Hz 之间，另一个采集通道记录起搏脉冲，其采样频率则应设置在 1000Hz 以上。因此目前可以记录起搏心电图的动态心电图记录器，应至少有一个采集通道的采样频率达到 1000Hz 以上，同时准确记录起搏脉冲出现的时间，并标记在心电图上（图 1－4 至图 1－6 起搏心电图片段，图中上方两个通道是起搏心电图，第三个通道为起搏脉冲标记）。

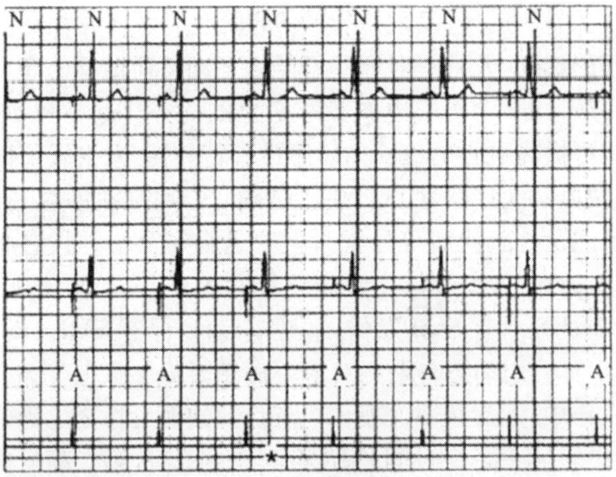

图 1－4　AAI 起搏心电图

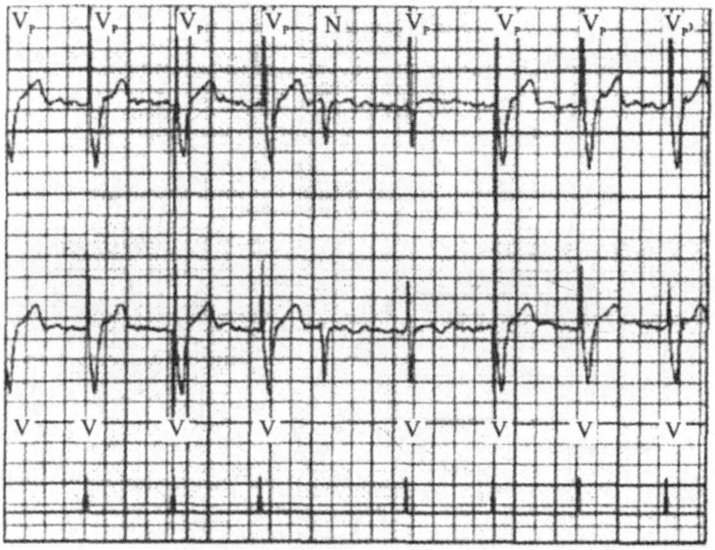

图 1—5　VVI 起搏心电图

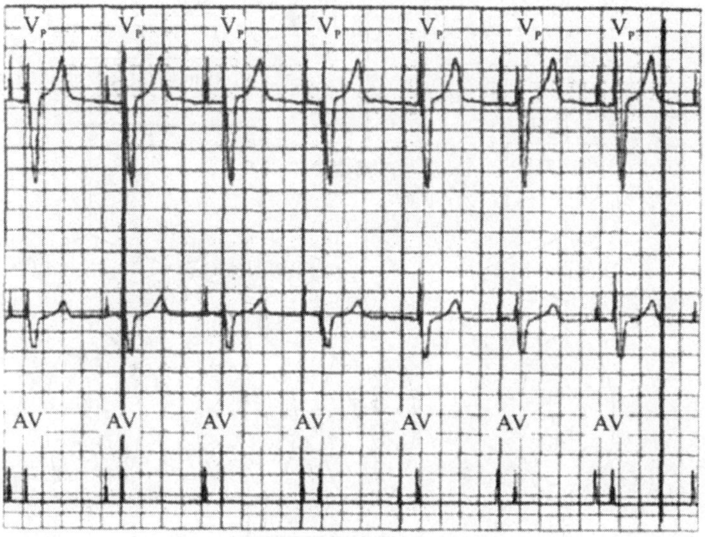

图 1—6　DDD 起搏心电图

动态心电图的记录器记录到含有起搏心电图和起搏脉冲信号后需要由计算机软件来完成分类统计等分析工作。首先要对起搏心电图中起搏脉冲及由此产生的心搏进行配对和分类，同时统计出心脏自主起搏次数，及其中的心律失常情况。以 VVI 起搏器为例，具体说明起搏心电图的分析流程，如图 1—7 所示。

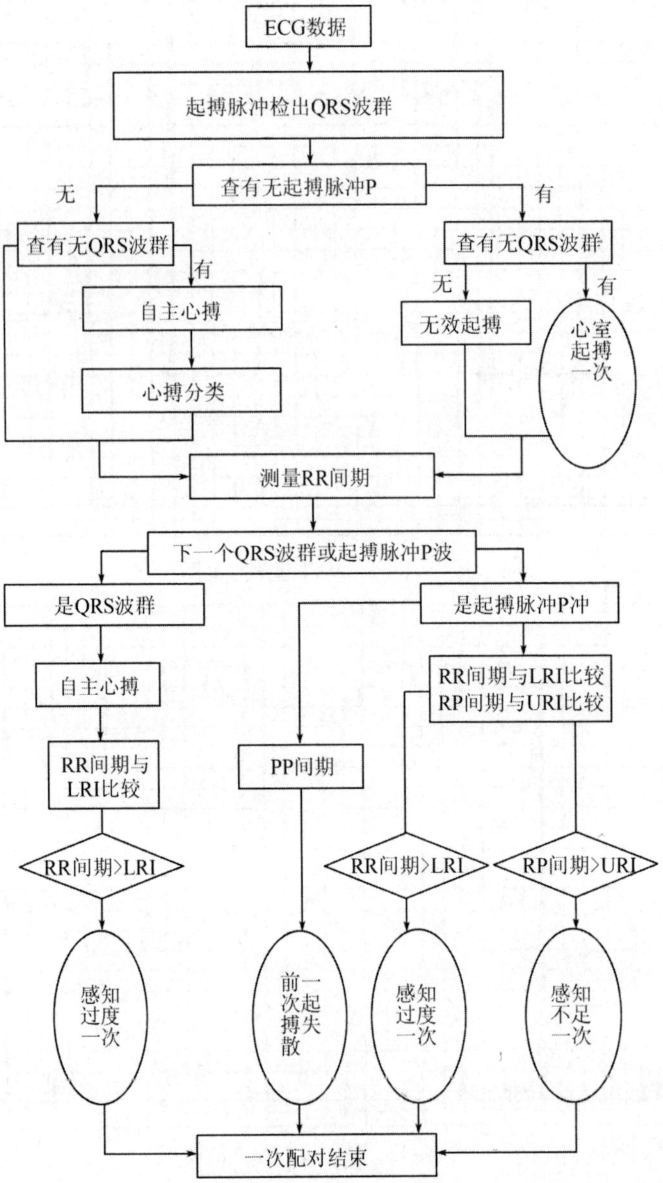

图1－7　起搏心电图分析流程

通过上述配对分析，再结合各类心电图模板、分析软件可对24h起搏脉冲总数和有效QRS波群总数进行统计，并分辨自主心搏与起搏心搏，合成分析报告。报告中包括自主心搏分析结果（包括自主心搏总数及其在总的有效心搏中所占的百分比、最高心率和最低心率及其发生的时间、平均心率、最大和最小RR间期等）、起搏分析结果（包括起搏心搏总数及其在总的有效心搏中所占的百分比、心房起搏次数、心室起搏次数、双腔同时起搏次数、起搏频率、心房脉冲次数、心室脉冲次数、心房起搏失效次数、心室起搏失效次数、心室感知不足次数、心室感知过度次数、起搏频率失效次数等）和心搏分类结果。除此以外，报告还可以提供有价值的起搏心电图片段（图1－8、图1－9）、多种间期直方图、事件直方图等相关信息。

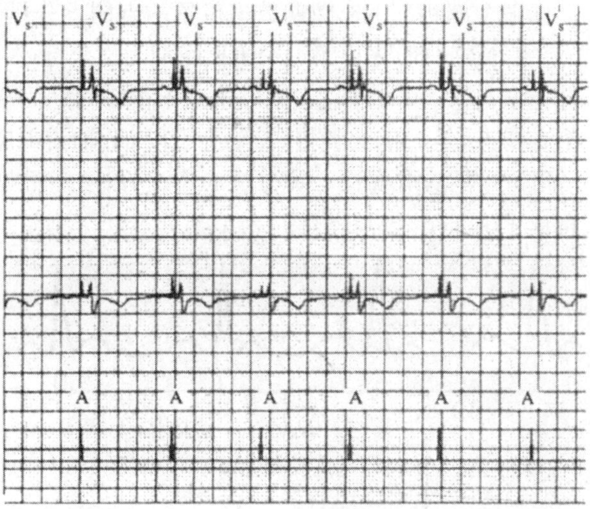

图 1—8　心房感知不足

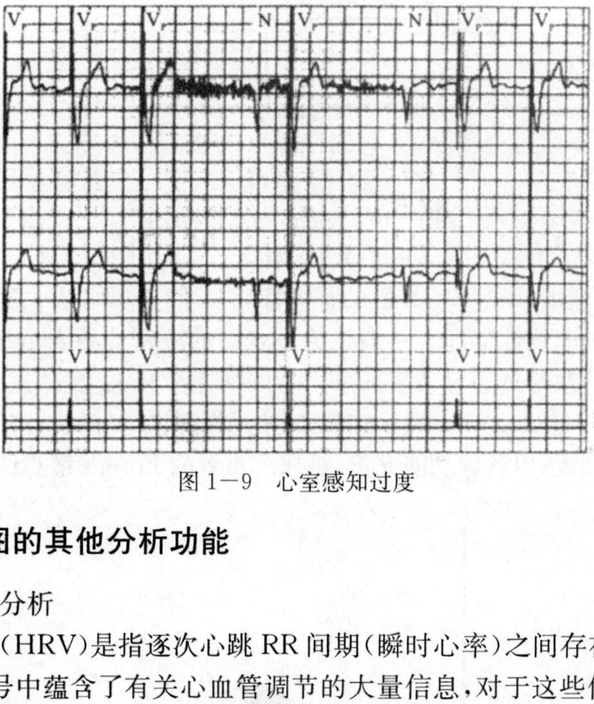

图 1—9　心室感知过度

六、动态心电图的其他分析功能

(一)心率变异性分析

心率变异性分析(HRV)是指逐次心跳 RR 间期(瞬时心率)之间存在的微小差异或微小涨落现象。HRV 信号中蕴含了有关心血管调节的大量信息,对于这些信息的提取和分析可以定量评估心脏交感神经和迷走神经的紧张性、均衡性及其对心血管系统活动的影响。

目前评价 HRV 的方法主要采用时域分析和频域分析两种方法。时域分析是对采集到的 RR 间期的时间序列信号,按时间顺序或心搏顺序排列的 RR 间期数值,直接进行统计学或几何学分析。时域分析的结果可对自主神经系统对心率的调控作用作出总的概括性评价。频域分析是将 RR 间期的时间序列信号采用数学变换的方法将其变换到频域上,形成频谱曲线,并对频谱曲线的形状进行分析,从频谱曲线上比较细微地观察交感神经与迷走神经对心率的调控作用。

(二)Lorenz 散点图

Lorenz 散点图又称作 RR 间期散点图,或称 Poincare 散点图,它主要反映相邻 RR 间期的变化，是在直角坐标上标记全部相邻 RR 间期数据位置的点图。分析系统利用计算机自动测定相当数量的连续心搏的 RR 间期，先以第一个 RR 间期为横坐标(X 轴)，第二个 RR 间期为纵坐标(Y 轴)，在坐标上定出第一个心搏点，再以第二个 RR 间期为横坐标，第三个 RR 间期为纵坐标，定出第二个心搏点，然后依次类推，X 轴为 RR_n，Y 轴为 RR_{n+1}，定出一定时间内(短程 1h，长程 24h)的全部心搏点，取窦性心律分析心率变异性，室性期前收缩、室上性期前收缩、干扰等均去除就构成了 Lorenz 散点图(图 1－10)。

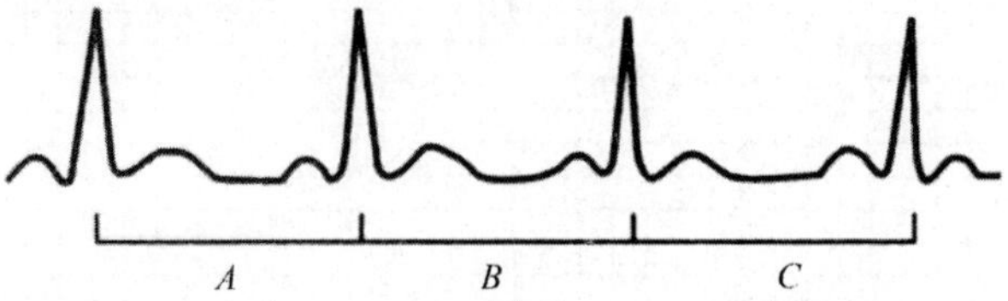

(a)

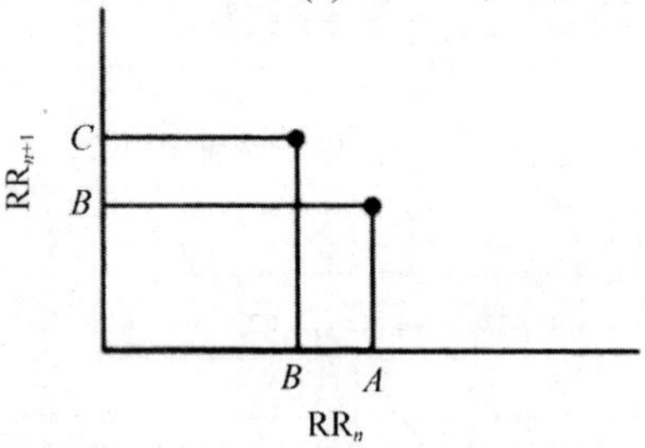

(b)

图 1－10　Lorenz 散点图的绘制

注：对第一点，A 作 RR_n(X 轴)，B 作 RR_{n+1}(Y 轴)；对第二点，B 作 RR_n(X 轴)，C 作 RR_{n+1}(Y 轴)。

Lorenz 散点图既能显示心率变异性的整体特征，又能直观地显示逐个心搏之间的瞬间变化，揭示心率变异性的非线性特征。一般认为散点图的浓密核心表示相邻 RR 间期一致，反映交感神经活性，其分散稀疏部分代表相邻 RR 间期差异较大，反映迷走神经活性。正常人 RR 间期的散点图呈彗星状(图 1－11)，当散点图呈鱼雷状、短棒状、扇形等反映心率变异性明显降低，急性心肌梗死、甲状腺功能亢进、糖尿病患者的 Lorenz 散点图多呈异常。

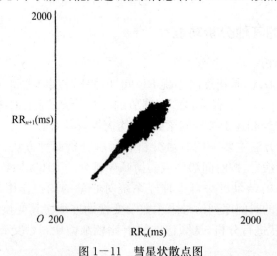

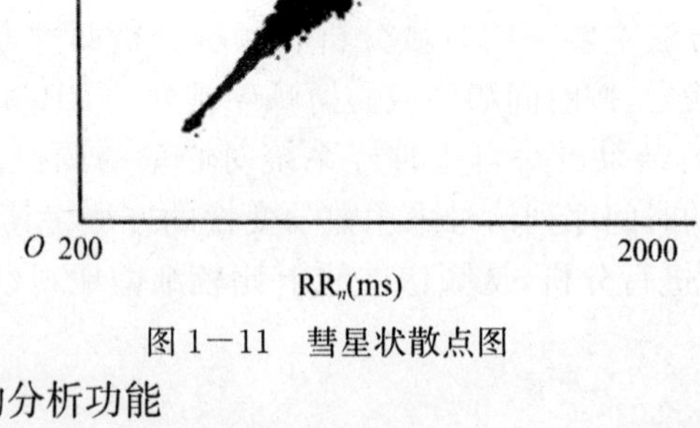

图 1－11　彗星状散点图

(三)QT 间期离散度的分析功能

多数动态心电图具有 QT 间期检测分析功能，可以对每一次心搏的 QT 间期进行检测，还可以对某一时段或 24h 全程的心率和 QT 间期做统计分析，计算出 QT 间期的平均值、最小值、最大值、标准差等指标。

QT 间期离散度（QTd）是指常规 12 导联心电图中同一次心搏的最大 QT 间期与最小 QT 间期的差值，即 $QTd=QT_{max}-QT_{min}$。目前采用先进的 QT 间期和 QTd 计算机检测分析技术，可对 12 导联动态心电图每一次心搏各导联的 QT 间期进行精确测量，并计算出每一次心搏的 QTd，还可绘制出反映 QTd 动态变化的 QTd 趋势图。

（郭冰丽）

第八节　心房肥大

心房肥大是由于心房肌压力增高及血容量增加导致负荷过重引起的心房扩张而较少出现心房肌增厚，心电图无法准确鉴别心房的肥厚或扩大，故统称为心房肥大。心房肥大是各种器质性心脏病常见的病理性改变之一。

一、右心房肥大

右心房肥大：右心房长期负荷过重，可致右心房压力增高，出现右心房肥大，P 波振幅增大，P 波时限正常。

（一）病因及产生机制

由于右心房除极的开始与结束都早于左心房，所以右心房肥大时，除极时间不超过正常时限，只表现为 P 波振幅的增高。常见于先天性心脏病、慢性肺源性心脏病（肺心病）所致的右心房肥大，又称为肺型 P 波，许多生理性和病理性因素都可引起一过性肺型 P 波，如运动、心动过速、胸腔内压力增加、房内传导阻滞、急性右心室心肌梗死、肺栓塞等，甲状腺功能亢进也可引起肺型 P 波。

（二）心电图表现

1. P 波电压增高　Ⅱ、Ⅲ、aVF 导联出现高而尖的 P 波，振幅大于 0.25mV，称为肺型 P 波。

2. 心房复极波异常改变　右心房肥大时由于心房除极向量增大，心房复极向量（Ta 波）也随之增大，其方向与 P 波相反，表现为 PR 段轻度下移。P 波时限在各个导联上，P 波时限一般均不超过 0.11s。因为右心房开始除极较早，即使除极时间延长，也不会延长至左心房除极结束之后。

（三）心电图诊断标准

1. P 波高尖　在肢体导联中Ⅱ、Ⅲ、aVF 导联振幅不小于 0.25mV；在胸导联中 V_1、V_2 导联 P 波呈正向时，其振幅不小于 0.15mV，如 P 波呈正负双向时，其振幅的代数和不小于 0.20mV。

2. P 波时限　P 波时限一般小于 0.11s（图 1－12）。

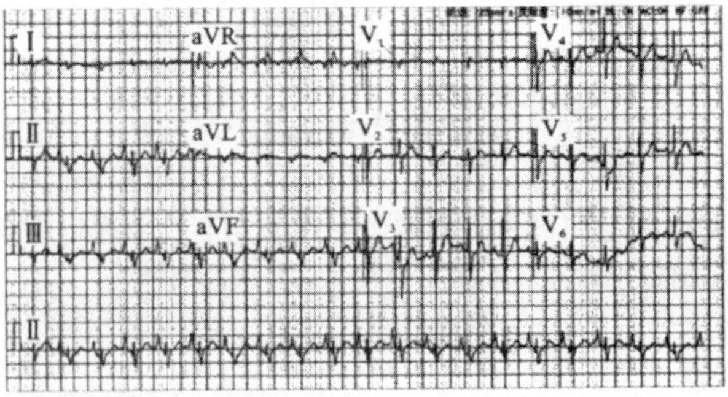

图 1—12 右心房肥大

（四）鉴别诊断

1.假性肺型 P 波 左心房肥大时下壁导联 P 波电压也可能增高，类似肺型 P 波。仔细观察，可发现增高的是 P 波的第 2 波峰（反映左心房除极），而不是第 1 波峰（反映右心房除极），$PtfV_1$ 绝对值≥0.04mm·s，若患者合并高血压，可同时出现左心室肥大的心电图改变。

2.低钾血症 低钾血症可能出现 P 波增高，但还可出现低钾血症的其他心电图改变，如 U 波增高、TU 融合、ST 段压低和 QT 间期延长等。

3.先天性 P 波 先天性 P 波胸导联改变如同肺型 P 波，不同点为Ⅰ导联电压明显增高，超过Ⅱ、Ⅲ、aVF 导联的 P 波。

4.一过性肺型 P 波 急性右心室梗死、肺栓塞由于急性右心室负荷过重导致右心房内压力增高，可出现一过性肺型 P 波，持续时间短暂，可结合临床及其他心电图改变作出鉴别诊断。

5.心房梗死 心房梗死可产生高大变形的 P 波，酷似心房肥大，但心房梗死常出现 PR 段明显压低或抬高。

（五）临床意义及评价

引起右心房肥大的病因有原发性肺动脉高压症、肺心病、房间隔缺损、右心室双出口、法洛四联症、三尖瓣下移（爱勃斯坦）畸形、甲亢性心脏病等。病因得到根治以后，右心房肥大的图形可以逐渐减轻甚至消失。器质性心脏病患者 P 波增大的程度在加重，病情在进展。肺型 P 波如果合并右心室肥大的心电图改变，则右心房肥大的可能性大大增加。一过性肺型 P 波可见于右心房压力负荷一过性增加的疾病，如急性右心室梗死、肺栓塞等。偶尔肺型 P 波可间歇出现，多与心率增快有关，反映间歇性右心房内阻滞，多无病理意义。

二、左心房肥大

左心房肥大：长期左心房负荷增重，为适应病理生理变化的需要，左心房随之肥大，心房除极时间延长，而引起 P 波时限延长，P 波双峰间距增大。

（一）病因及产生机制

由于先除极右心房，后除极左心房，导致左心房除极时间延长，所以左心房肥大时表现为 P 波时限延长，常见于风湿性心脏病二尖瓣狭窄、高血压性心脏病、冠心病等，也称为二尖瓣型 P 波。左心功能不全引起左心房负荷增加、左心房内传导阻滞也可引起二尖瓣型 P 波。

（二）心电图表现

左心房肥大时 P 向量环向左后上增大，环体时间延长。心电图表现如下。

1. P 波时限延长　P 波时限不小于 0.11s。V_1、V_2、V_3R 导联出现以负向波为主的正负双向型 P 波，$PtfV_1$ 绝对值不小于 0.04mm·s。

2. P 波呈双峰型　Ⅰ、Ⅱ、aVL、V_4～V_6 导联 P 波常呈双峰形，第 2 峰大于第 1 峰，峰间距大于 0.04s。

3. 合并房性心律失常　早期以房早多见，以后逐渐发展为房性心动过速（简称房速）、心房扑动（简称房扑）、心房颤动（简称房颤），以房颤最常见。

（三）心电图诊断标准

1. P 波宽大呈双峰状，在Ⅰ、Ⅱ、aVL、V_4～V_6 导联时限不小于 0.11s，两峰间距不小于 0.04s。

2. V_1 导联可正负双向，$PtfV_1$（V_1 导联负向波的时间乘以深度的振幅），绝对值不小于 0.04mm·s（图 1—13、图 1—14）。

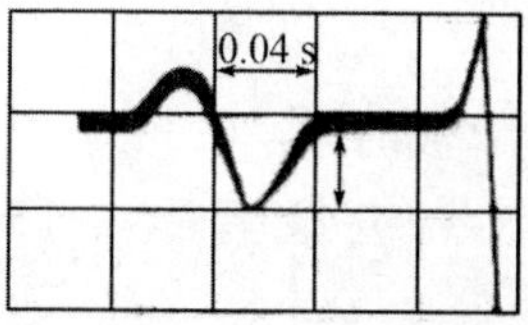

图 1—13　左心房肥大 1

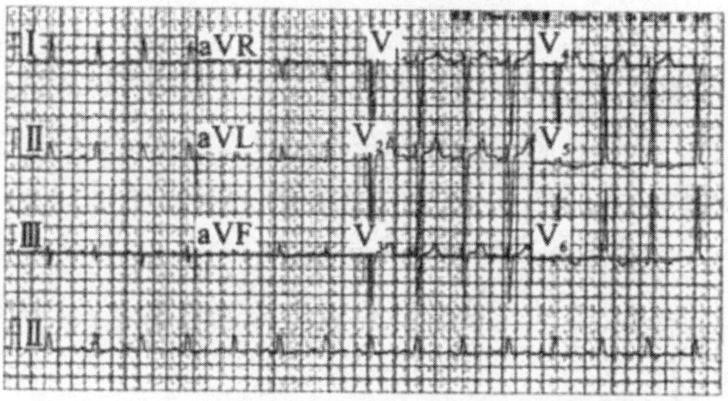

图 1—14　左心房肥大 2

（四）鉴别诊断

房间传导阻滞、左心房负荷增加、心房梗死、慢性缩窄性心包炎等，均可出现二尖瓣型 P 波样改变，应注意鉴别。

1. 左心房内不完全性房室传导阻滞　左心房内 Bachman 束发生断裂、变性或纤维化可导致左心房内不完全性传导阻滞，可见于冠心病、高血压等。其心电图表现类似二尖瓣型 P 波，不同点在于各种检查手段均不能证明左心房肥大的存在。

2. 左心功能不全引起的左心房负荷增加　心电图常可出现 $PtfV_1$ 绝对值≥0.04mm·s，也可出现 P 波增宽和 P 波双峰。临床上有引起左心功能不全的病因和临床表现，心电图改变多为一过性。

3. 慢性缩窄性心包炎　由于瘢痕组织压缩心房，除了产生二尖瓣型 P 波外，还可出现 QRS 波群低电压，多数导联 T 波普遍低平、倒置。鉴别时主要依据临床病史和临床资料。

（五）临床意义及评价

凡是引起左心房负荷增重的疾病，最终都将导致左心房肥大。常见的病因是风湿性心脏病（简称风心病）、二尖瓣病变，故又有二尖瓣型 P 波之称，其他病因有高血压、心肌病等。左心房肥大常伴发各种类型的房性心律失常。左心房肥大的程度越严重，房性心律失常的发生率越高。药物或电击复律难以转复窦性心律。$PtfV_1$ 绝对值≥0.04mm·s，不仅是诊断左心房肥大的一项敏感指标，在很多场合，有其特殊的诊断价值。例如，急性心肌梗死患者出现 $PtfV_1$ 绝对值≥0.04mm·s，反映左心功能不全，随着病情变化而改变；慢性肺心病患者出现 $PtfV_1$ 绝对值≥0.04mm·s，反映合并有冠心病的可能。

三、双侧心房肥大

双侧心房肥大：同时具有左心房肥大和右心房肥大的心电图特征。

（一）病因及产生机制

先除极右心房，后除极左心房，由于右心房与左心房除极时间均延长，所以双侧心房肥大时各自增大的除极向量均可以显示。

（二）心电图特征

1. P 波高尖，其振幅≥0.25mV，P 波时限≥0.11s。

2. $PtfV_1$ 呈正负双向，正向波高尖振幅≥0.15mV，负向波宽而深，$PtfV_1$ 绝对值≥0.04mm·s。

（三）临床意义

心电图诊断双侧心房肥大不像诊断双侧心室肥大那样困难，因为右心房肥大和左心房肥大各自影响 P 波的不同部分。双侧心房肥大常见于严重器质性心脏病，例如，严重的先心病患者，开始自左向右分流，当肺动脉压力超过左心室压力以后，又出现右向左分流，引起双侧心房负荷增重。其他病因有风心病，扩张型心肌病等。双侧心房肥大易致各种类型的房性快速心律失常，同时伴发多种类型的室性心律失常（图 1—15）。

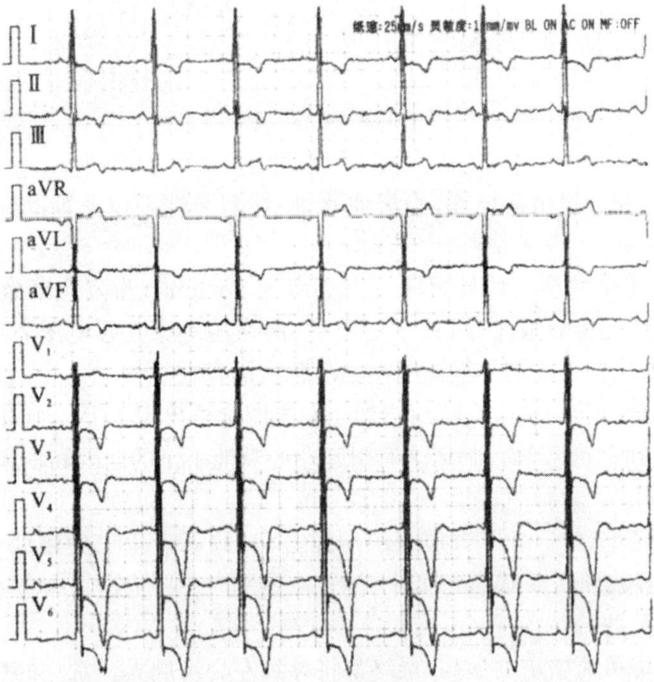

图 1—15　双侧心房肥大

（王忠生）

第九节 心室肥大

心室肥大可为单侧或双侧，其主要病理改变为心室纤维增粗、增长，而肌纤维数量并不增多。在心室肥厚的同时，常伴有心室扩张，故一般统称为心室肥大。引起左心室肥大的机制不外乎收缩期负荷过重和舒张期负荷过重。前者常见的病因为高血压、主动脉狭窄；后者常见的病因为主动脉瓣关闭不全、左向右分流的先天性心脏病等。在一定时间内，前者以心室肥厚为主，后者以心室扩大为主。不论心室肥厚或心室扩张，都会影响到心肌的除极和复极过程，其心电图主要表现为心室肌除极向量增大，QRS 波群电压增高和心电轴偏移，QRS 波群时限延长和 ST－T 改变。

一、左心室肥大

（一）心电图表现

1. QRS 波群电压增高

（1）肢体 QRS 波群电压增高 当 QRS 向量偏向左上时，$R_{aVL}>1.2mV$，$R_{I}+S_{III}>2.5mV$。当 QRS 向量向左下偏移时，$R_{aVF}>2.0mV$。

（2）胸导联 QRS 波群电压增高 左胸导联 R 波增高，$Rv_5>2.5mV$。右胸导联 S 波增深，$Rv_5+Sv_1>4.0mV$（男性），或 $Rv_5+Sv_1>3.5mV$（女性）是诊断左心室肥大比较敏感的指标。

2. QRS 波群时限延长 左心室肥大时，QRS 波群时限可轻度延长，但很少超过 0.10～0.11s。

3. QRS 电轴左偏 约 65%的左心室肥大者电轴轻度左偏，一般不超过－30°。电轴左偏对诊断左心室肥大仅有参考价值。

4. 继发性 ST－T 改变 在 QRS 波群主波向上的导联，如Ⅰ、Ⅱ、aVL、左胸导联 ST 段下移大于 0.05mV，T 波低平、双向或倒置。右胸导联可出现对应性 ST－T 改变：ST 段斜直型抬高，T 波高耸。如果兼有 QRS 波群电压增高和 ST－T 改变，则左心室肥大的诊断很少为假阳性。

5. 其他心电图改变 胸导联 R 波递增不良（有时 V_1、V_2 甚至 V_3 导联均呈 QS 型）、左胸导联 Q 波缩小或消失、U 波倒置等。

（二）诊断标准

1. 肢体导联 QRS 波群电压增高：$R_{aVL}>1.2mV$，$R_{I}+S_{III}>2.5mV$，$R_{aVF}>2.0mV$。

2. 胸导联 QRS 波群电压增高：$Rv_5>2.5mV$，$Rv_5+Sv_1>4.0mV$（男性），或 $Rv_5+Sv_1>3.5mV$（女性）是诊断左心室肥大比较敏感的指标。

3. QRS 波群时限延长，但一般不超过 0.11s。

4. QRS 电轴左偏，但一般不超过－30°。

5. ST－T 改变：左心室外膜面导联 ST 段下移大于 0.05mV，T 波低平、双向或倒置。

（三）鉴别诊断

应注意与引起左心室外膜面导联电压增高，如胸壁较薄（瘦长体形）的年轻人、预激综合征等相鉴别。

1. 左胸导联高电压　某些胸壁薄的儿童、青少年在 V_5、V_6 导联出现高 R 波（R 波电压>2.5mV），可能被误诊为左心室肥大。其与左心室肥大的不同点如下：临床无引起左心室肥大的病因；肢体导联 QRS 波群电压多正常；左胸导联无 ST－T 改变。

2. 前间壁心肌梗死　某些左心室肥大者 V_1、V_2 甚至 V_3 导联出现 QS 型，可能被误诊为前间壁心肌梗死。其与前间壁心肌梗死不同点如下：①QS 波不会累及 V_4 导联，也不会出现于Ⅰ、aVL 导联。②QS 波光滑锐利，无顿挫。③可伴有右胸导联 ST 段斜直型抬高和 T 波高耸，且稳定不变。④降低一个肋间记录 V_1～V_3 导联可有 r 波出现。⑤V_5、V_6 导联无病理性 Q 波出现，V_5、V_6 导联电压增高。

3. B 型预激综合征　B 型预激综合征在胸导联可出现高 R 波及继发性 ST－T 改变，鉴别点在于 PR 间期缩短及预激波的存在。

（四）临床意义和评价

高血压患者出现明确左心室肥大心电图改变者，病死率高于相同水平血压而无左心室肥大者。心电图检查诊断左心室肥大敏感性较差，远不如超声心动图检查等先进诊断技术，但其费用低廉、操作简便、重复性好，仍不失为诊断左心室肥大的辅助检查方法。在诊断中应注意结合临床分析。但心电图诊断左心室肥大的特异性较好，心电图出现左心室肥大的明确表现则高度提示器质性心脏病的存在，心电图还可作为肥厚型心肌病的筛选（图 1－16、图 1－17）。

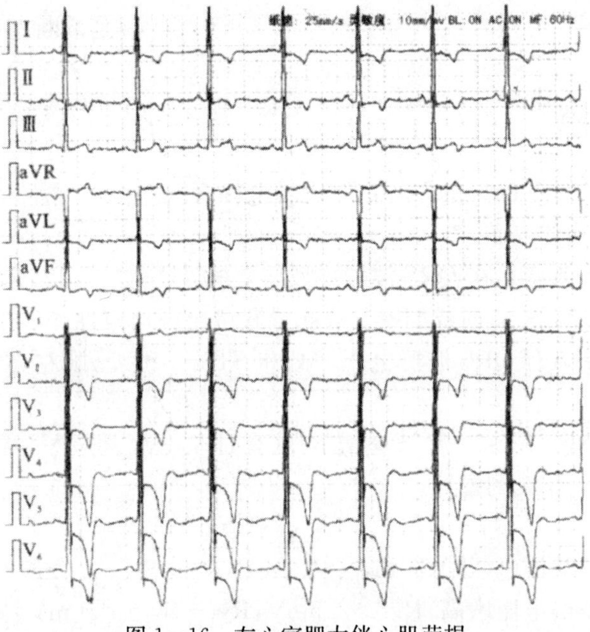

图 1－16　左心室肥大伴心肌劳损

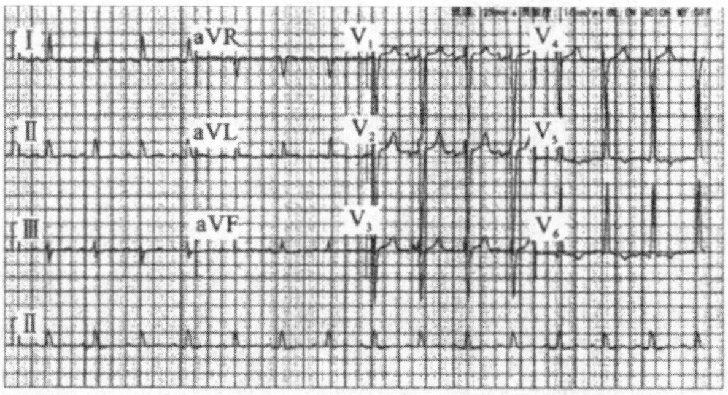

图 1－17　左心室肥大

二、右心室肥大

（一）心电图表现

1. QRS 波群电压改变

（1）肢体导联 $R_{aVR}>0.5mV$，$R_{Ⅲ}>R_{aVF}>R_{Ⅱ}$。

（2）胸导联 $Rv_1>1.0mV$，$Rv_1+Sv_5>1.2mV$，Rv_1 导联 R/S>1 是诊断右心室肥大的一个重要条件。

2. QRS 电轴右偏　正常成人电轴右偏很少超过＋90°，电轴右偏超过＋110°也是诊断右心室肥大的重要条件之一。

3. ST－T 改变　V_1 导联 ST 段轻度下移，T 波双向或倒置。特别在 V_1 导联呈 qR 型或 R 型，V_1 的 R/S>1 时，出现 ST 段下移、T 波倒置，则诊断意义较大。R 波增大越显著，ST－T 改变越明显。

4. rS 型右心室肥大　在慢性肺源性心脏病（肺心病）患者，常出现 rS 型右心室肥大（偶尔也可见于其他原因引起的右心室肥大），V_1～V_6 导联均出现 rS 型，偶呈 QS 型，额面电轴右偏，并可出现肺型 P 波与肢体导联 QRS 波群低电压。

（二）心电图诊断标准

1. QRS 波群电压改变　肢体导联 $R_{aVR}>0.5mV$，$R_{Ⅲ}>R_{aVF}>R_{Ⅱ}$，胸导联 $Rv_1>1.0mV$，$Rv_1+Sv_5>1.2mV$，V_1 导联 R/S>1，是诊断右心室肥大的一个重要条件。

2. QRS 电轴右偏　电轴右偏超过＋110°也是诊断右心室肥大的重要条件之一。

3. 显著顺钟向转位，V_1～V_6 导联均呈 rS 型。

4. ST－T 改变　V_1 导联 ST 段轻度下移，T 波双向或倒置。特别在 V_1 导联呈 qR 型或 R 型，V_1 导联 R/S>1 时，出现 ST 段下移、T 波倒置，则诊断意义较大。R 波增大越显著，ST－T 改变越明显。

（三）鉴别诊断

应注意与引起 QRS 电轴右偏和右胸导联高 R 波等鉴别。

1. 左后分支阻滞　右心室肥大常出现 QRS 电轴右偏。左后分支阻滞胸导联 QRS 波群无明显改变，可伴有下壁、后壁心肌梗死。

2. 正后壁心肌梗死　右心室肥大 V_1、V_2 导联常出现高 R 波，应与正后壁心肌梗死相鉴别。正后壁心肌梗死 V_1、V_2 导联 R 波增宽（0.04～0.06s），T 波高耸，后壁可见病理性 Q 波。

3. 前间壁心肌梗死　右心室肥大时 V_1、V_2 导联常出现 qR 型，应与前间壁心肌梗死相鉴别。其不同点如下：①前者降低一个肋间描记 $V_1 \sim V_3$ 导联可出现 rS 型，后者无变化。②前者 $V_1 \sim V_3$ 导联 ST 段压低、T 波倒置；后者 ST 段弓背向上抬高，有一定的演变规律。③前者尤其是慢性肺源性心脏病引起的右心室肥大随着病情好转，$V_1 \sim V_3$ 导联 QS 型可逐渐转变为 rS 型，后者持续不变。④前者多伴有 QRS 电轴右偏、肺型 P 波，后者无此心电图变化。

（四）临床意义及评价

正常情况下，右心室壁厚度只有左心室壁厚度的 1/3，其除极产生的向右前的 QRS 向量基本上被左心室除极产生的向左后的 QRS 向量所抵消。右心室轻度肥厚时，其产生的除极向量仍然被抵消，只有当右心室肥厚达相当程度时，其产生的向量才会影响 QRS 波群综合向量的方向和大小，心电图才会表现右心室肥大的特征。因此，心电图诊断右心室肥大敏感性比左心室肥大低，仅为 20%～40%，但特异性高。诊断时需结合临床。临床上闻及有类似功能性杂音的患者心电图出现 rSR′型右心室肥大，高度提示房间隔缺损。若出现不明原因的呼吸困难患者心电图出现急性右心室负荷过重的表现时，高度考虑肺栓塞的可能性。肺动脉狭窄和法洛四联症均出现右心室肥大，可根据导联 QRS 波群和 T 波变化，有助于鉴别（图 1－18 至图 1－20）。

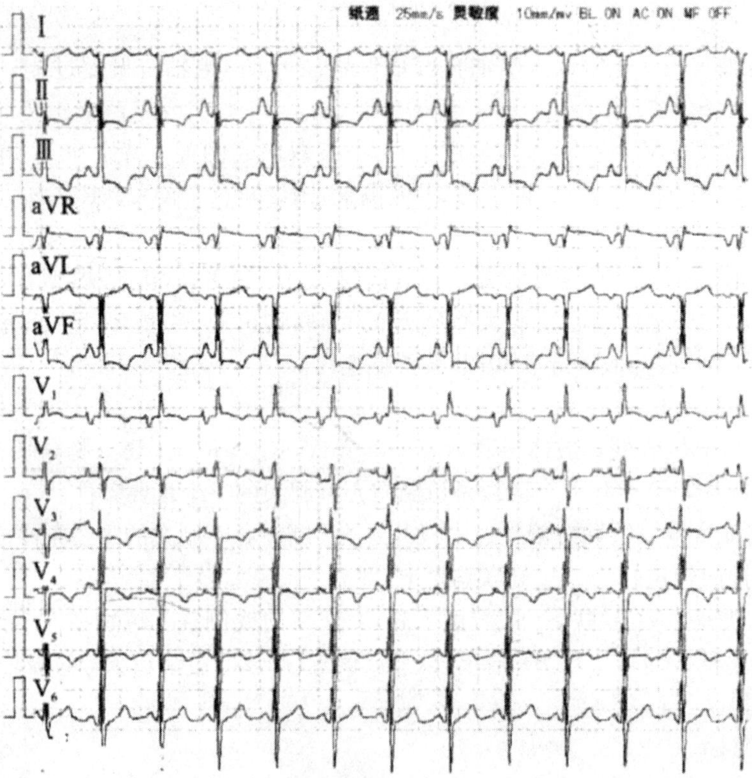

图 1－18 右心室肥大 1

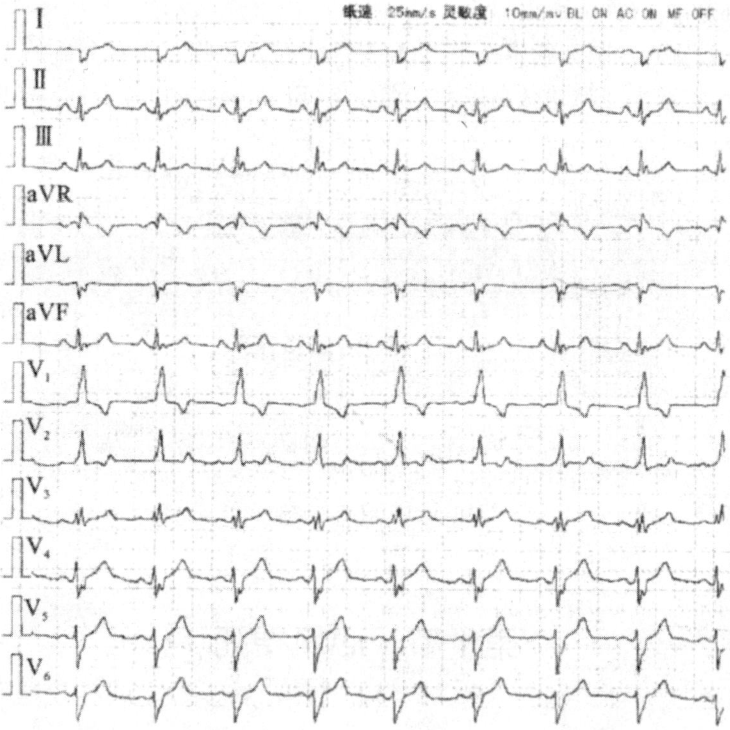

图 1—19　右心室肥大 2

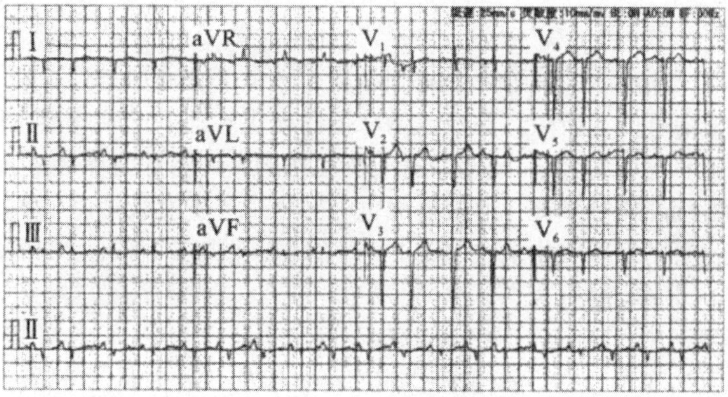

图 1—20　右心室肥大 3

三、双侧心室肥大

双侧心室产生的向量相等，可相互抵消，心电图无心室肥大的表现；如果一侧心室产生的向量占优势时，则表现为该侧心室肥大的图形，通常以左心室肥大多见。少数情况下，双侧心室肥大的心电图特征都能表现出来。

（一）心电图诊断标准

1. 心电图同时出现右心室肥大和左心室肥大的一项和多项诊断标准。

2. 胸导联出现左心室肥大图形，同时出现以下心电图改变之一者：①额面 QRS 电轴右偏超过＋90°。②显著顺钟向转位。③V_1 导联 R/S＞1。④V_5～V_6 导联 R/S＜1。⑤右心房肥大。⑥aVR 导联 R/Q＞1，R 波振幅＞0.5mV。

（二）临床意义及评价

心电图诊断双侧心室肥大敏感性很差，特异性较好。一些左向右分流的先天性心脏病出现双侧心室肥大，提示出现肺动脉高压和艾森曼格（Eisenmenger）综合征，应用时应结合临床分析（图 1—21）。

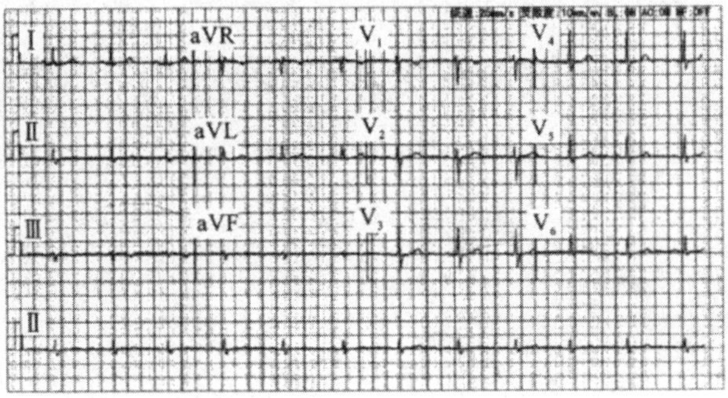

图 1—21　双侧心室肥大

（王忠生）

第十节　心肌梗死

一、心肌梗死的定义与分类

（一）概述

心肌梗死（MI）是指因持久而严重的心肌缺血所致的部分心肌急性坏死。心肌梗死大多数是由于冠状动脉急性闭塞所致。在冠状动脉粥样硬化基础上形成急性血栓。急性心肌梗死的发生与闭塞冠状动脉的大小、闭塞的时间及梗死前有无侧支循环形成、缺血预适应等情况有关。冠状动脉痉挛或痉挛合并血栓形成也可导致某一支冠状动脉阻塞而引起相关部位心肌梗死。其最主要的病理变化是在梗死中心区出现心肌坏死，坏死区的周围为严重的心肌损伤带，最外围为心肌缺血带。

心肌梗死好发于左心室前壁、下壁、侧壁、正后壁和前后间壁，通常与供应该区域血液的冠状动脉分支血管病变相对应。如：前降支阻塞可引起左心室前壁、前间隔、前内乳头肌及左心室下侧壁心肌梗死；回旋支阻塞则引起左心室高侧壁、左心室膈面及左心房梗死；左冠状动脉主干闭塞则引起左心室广泛前壁梗死；右冠状动脉阻塞则发生左心室膈面、后间隔及右心室梗死。

心电图在急性心肌梗死的临床诊断、鉴别诊断、治疗和预后判断方面起着重要作用，以胸痛为主要症状的患者，首诊应是 18 导联心电图检查。

（二）心肌梗死的分类

按病变分布范围和心电图表现，心肌梗死可分为 Q 波型心肌梗死和非 Q 波型心肌梗死或 ST 段抬高型心肌梗死和非 ST 段抬高型心肌梗死。根据病程又可分为急性心肌梗死和陈旧性心肌梗死（急性心肌梗死发病一个月后）。

1. 根据是否存在 Q 波分类

（1）Q 波型心肌梗死：心肌梗死部位出现异常坏死型 Q 波伴有 ST—T 动态演变过程。

（2）非 Q 波型心肌梗死：曾称为“心内膜下心肌梗死”或“非透壁性心肌梗死”，梗死部位无坏死型 Q 波出现，仅有 ST－T 动态演变过程。

2. 根据 ST 段缺血型变化分类　该分类更有利于心肌损伤、梗死的早期诊断，可及时进行溶栓、PCI 等灌注治疗，挽救濒死的心肌，缩短病程，改善预后，近年来已为临床广泛应用。

（1）ST 段抬高型心肌梗死（STE MI）：两个或两个以上相邻导联 ST 段损伤型抬高大于 0.20mV，常达 0.5mV 以上，此时可无坏死型 Q 波出现，溶栓再通或 PCI 再通，ST 段迅速回落大于 50％或回落至基线上。再通失败者发展成为 Q 波型心肌梗死以后，ST 段开始回落，直至降落至基线上。这一过程可持续长达数日至数月。如有室壁瘤形成，ST 段可持续抬高，病死率随 ST 段抬高的心电图导联数增加而增高。

（2）非 ST 段抬高型心肌梗死（NSTE MI）：心电图表现为 ST 段不抬高或 ST 段压低，甚至仅有 T 波倒置。ST 段显著下降高于 0.20mV 伴有 T 波的演变，可明确诊断非 ST 段抬高型心肌梗死。但对于 ST 段压低程度达 0.15mV 左右，而又无明显的 T 波演变则要注意与心肌缺血鉴别（图 1－22）。

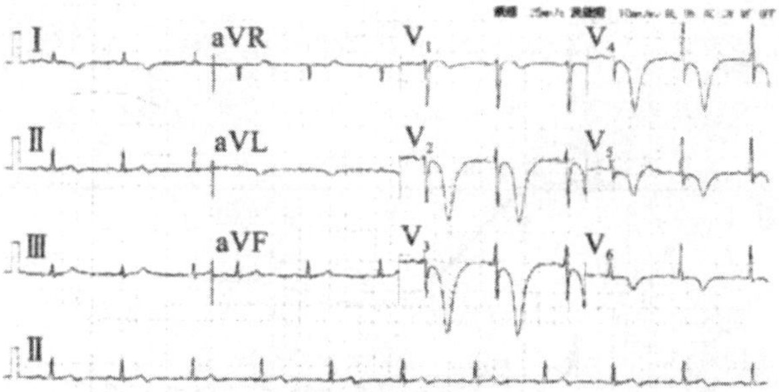

图 1－22　非 ST 段抬高型心肌梗死一例

二、心肌梗死心电图的基本图形

（一）基本图形

心肌严重而持久的急性缺血可产生一系列特征性的心电图改变，其基本图形有如下三种：①缺血型 T 波改变。②损伤型 ST 段改变。③坏死型 Q 波或 QS 波。

1. 缺血型 T 波改变　冠状动脉闭塞初期，心肌缺血、缺氧仅影响心肌细胞复极过程，出现 T 波改变。心内膜下心肌缺血表现为面对缺血区域的导联 T 波直立高耸，两肢对称。心外膜下心肌缺血表现为面对缺血区域的导联 T 波倒置，双肢对称。

2. 损伤型 ST 段改变　缺血时间延长，缺血程度加重，可出现 ST 段偏移。心内膜下心肌损伤时，ST 段呈下斜型或水平型下降。心外膜下心肌损伤时，ST 段呈损伤型抬高，透壁性心肌损伤，ST 段进一步抬高形成“单向曲线”。急性心肌梗死引起的损伤型 ST 段抬高的程度较重，一般在 0.1mV 左右，严重者可达 0.30mV 以上，甚至形成“单向曲线”，损伤型 ST 段抬高是急性心肌梗死最具有诊断意义的特征。ST 段抬高仅出现在损伤区的导联，损伤型 ST 段的演变十分迅速，短时间内可出现显著的动态变化。

3. 坏死型 Q 波或 QS 波　心肌损伤进一步加重后，心肌细胞变性、坏死，丧失了电活动，坏死区域的导联出现异常 Q 波。典型的急性心肌梗死会出现 Q 波，又称为坏死型 Q 波或病理性 Q 波，标志着心肌梗死已经形成。坏死型 Q 波的特点是宽大、较深，可伴有对应导联上的镜像改变。一般来说，Q 波的宽度和深度代表了心肌坏死的范围，出现 Q 波的导联越多，心肌梗死的范围越广。

坏死型 Q 波的诊断标准如下：Q 波时限＞40ms，Q 波与 R 波振幅比值＞1/4，当 Q 波振幅超过 0.3mV 时，则必然伴随 R 波振幅的明显降低。

伴随坏死型 Q 波的 QRS 波群可有以下几种形态。

(1)QS 型：多见于 R 向量偏小的 V_1～V_3 导联。

(2)QR 或 Qr 型：Q 波增宽（＞0.04s）并加深，以及 R 波减小。

(3)Q 波的镜像改变：若心肌梗死出现在对侧心室壁（如正后壁），可见胸导联（V_1）R 波增高而无异常 Q 波。

(4)QRS 波群振幅正常顺序的改变：多见于胸导联 R 波递增不良。

(二)心肌梗死的图形演变及分期

心肌梗死除具有典型特征外，其图形演变也有一定的特异性，急性 Q 波型心肌梗死，观察及时可记录到早期、急性期、近期及陈旧期的图形演变（图 1—23）。

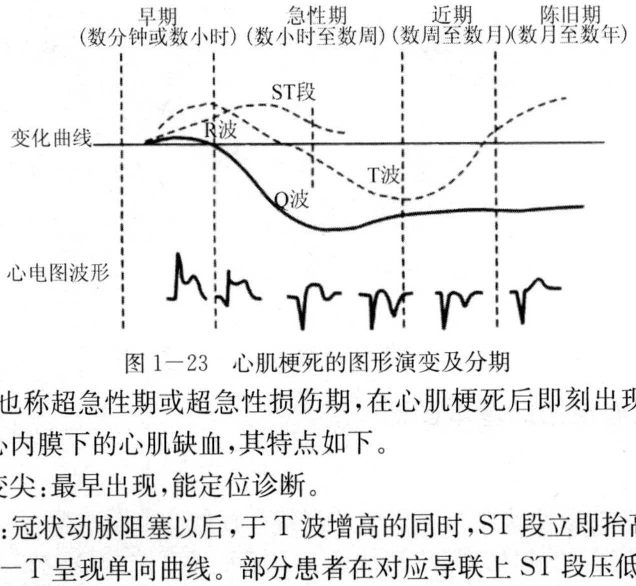

图 1—23 心肌梗死的图形演变及分期

1. 早期　早期也称超急性期或超急性损伤期，在心肌梗死后即刻出现，时间为数分钟或数小时，首先出现心内膜下的心肌缺血，其特点如下。

(1)T 波增高变尖：最早出现，能定位诊断。

(2)ST 段抬高：冠状动脉阻塞以后，于 T 波增高的同时，ST 段立即抬高，抬高的程度不断加重，心电图上 ST—T 呈现单向曲线。部分患者在对应导联上 ST 段压低。

(3)急性损伤性阻滞：损伤区域的心肌组织出现传导延缓，表现为 QRS 波群时限延长，QRS 波群振幅有所增加。

2. 急性期　急性期又称充分发展期，始于心肌梗死后数小时或数周，持续数周，其特点如下。

(1)出现坏死型 q、Q 或 QS 波。

(2)ST 段起始部呈弓背向上抬高，抬高到一定程度后逐渐下降至基线或接近基线。

(3)直立的 T 波开始降低，T 波可演变为后支开始（向下）倒置，并逐渐加深。

(4)坏死型 Q 波、损伤型 ST 段抬高、缺血型 T 波倒置可同时并存。

3. 近期　近期又称亚急性期或新近期，指心肌梗死后数周至数月（可长达 3～6 个月），其特点如下。

(1)抬高的 ST 段基本恢复正常，坏死型 Q 波持续存在。

(2)倒置波逐渐变浅，恢复正常或趋于恒定不变。

4.陈旧期 陈旧期又称愈合期，指心肌梗死后3～6个月或更久，其特点如下。

(1)坏死型Q波保留或变得不典型，QS波或Q波转为QR、Qr或q波，部分导联甚至消失。

(2)ST－T已回落至基线，不再变化，如持续抬高达3～6个月者，提示有室壁瘤形成。ST段再次抬高者提示再次心肌梗死。

(3)T波恢复正常。心肌梗死外周心肌缺血者，T波倒置。

三、心肌梗死的定位诊断

(一)常见心肌梗死部位的定位诊断

常见心肌梗死部位的定位诊断如表1－3所示。

表1－3 常见心肌梗死部位的定位诊断

导联	梗死部位									
	前壁壁间隔部	前心尖部	前外侧壁	广泛前壁	下壁(膈面)	后壁	下壁及后壁	后外侧壁	高侧壁	下侧壁	右心室
V_1	＋		(－)	＋		－	－	－			
V_2	＋		(－)	＋		－	－	－			
V_3	＋	(＋)		＋		(－)	(－)	－			
V_4		＋	(＋)	＋		(－)	(－)			＋	
V_5		(＋)	＋	＋						＋	
V_6			＋	＋				＋		＋	
V_7						＋	＋	＋			
V_8						＋	＋	＋			
V_9						＋	＋				
aVR											
aVL			＋	＋	－		－	＋	＋		
aVF			－	－	＋		＋	＋		＋	
Ⅰ			＋	＋	－		－	＋	＋		
Ⅱ			(＋)	(＋)	＋		＋	＋		＋	
Ⅲ			－	－	＋		＋	＋		＋	
VE(剑突导联)	＋			＋	＋		＋				
E(食管导联)					(＋)	＋	＋				
V_3R											＋
V_4R											＋
V_5R											＋

注：＋，该导联出现典型梗死图形(Q波、ST段抬高、T波倒置，R波减小或消失)；－，与＋相反的改变(R波增高、ST段压低、T波直立明显)；(＋)，可能有典型梗死图形；(－)，可能有与(＋)相反的改变图形。

发生心肌梗死部位与冠状动脉分支的供血区域有关，在心肌梗死时，Q波通常集中出现在心电图的某一区域，这一区域反映了某一特定的冠状动脉分布。当确定出现Q波时，结合冠状动脉解剖知识分析邻近导联是有临床意义，例如出现下壁心肌梗死时，则必须谨慎分析是否存在后壁、侧壁和右心室心肌梗死。

(二)不同部位的心肌梗死心电图

1.急性前间壁心肌梗死 急性前间壁心肌梗死的波形特征主要反应在V_1～V_3导联上出

现心肌梗死性 q 波、Q 波或 QS 波，损伤型 ST 段抬高及缺血型 T 波演变(图 1－24)。

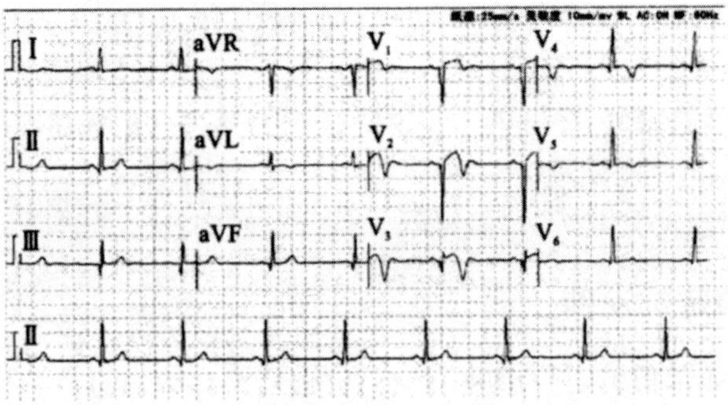

图 1－24　急性前间壁、前壁心肌梗死

2. 急性前壁心肌梗死　急性前壁心肌梗死，V_2～V_4 导联出现坏死型 Q 波或 QS 波，损伤型 ST 段抬高及缺血型 T 波演变(图 1－24)。

3. 急性前侧壁心肌梗死　急性前侧壁心肌梗死，V_4～V_6 导联出现坏死型 Q 波或 QS 波，ST 段弓背型抬高及缺血型 T 波演变。

4. 急性高侧壁心肌梗死　急性高侧壁心肌梗死时，Ⅰ、aVL 导联同时出现坏死型 Q 波及 ST 段弓背型抬高和缺血型 T 波演变。

5. 急性广泛前壁心肌梗死　急性广泛前壁心肌梗死，Ⅰ、aVL，V_1～V_6 导联同时出现坏死型 Q 波及 ST 段弓背型抬高和缺血型 T 波演变(图 1－25)。

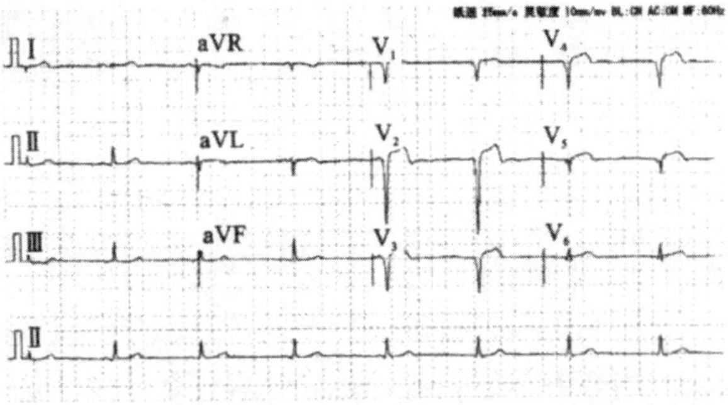

图 1－25　急性广泛前壁心肌梗死

6. 急性下壁心肌梗死　急性下壁心肌梗死，Ⅱ、Ⅲ、aVF 导联同时出现坏死型 Q 波及 ST 段弓背型抬高和缺血型 T 波演变(图 1－26)。

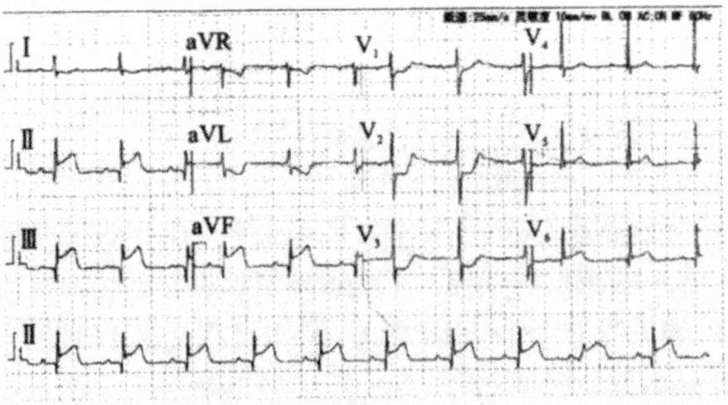

图 1－26　急性下壁心肌梗死

7. 急性后壁心肌梗死　急性后壁心肌梗死时，V_7～V_9 导联同时出现坏死型 Q 波，ST 段弓背型抬高，T 波倒置，若不合并前间壁心肌梗死时，对应 V_1 导联 R 波增高。急性后壁心肌梗死容易漏诊，原因是习惯上忽略了加做 $V_7 \sim V_9$ 导联(图 1－27)。

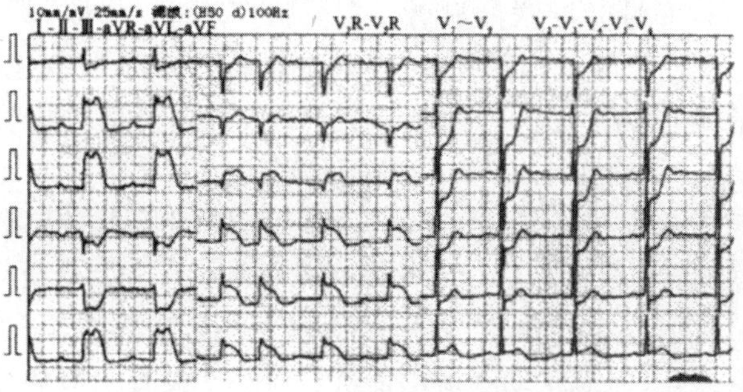

图 1－27　急性后壁心肌梗死

四、特殊类型的心肌梗死

(一)急性无 Q 波型心肌梗死

未出现 Q 波的心肌梗死曾称为非透壁性心肌梗死，在心电图上主要表现为 ST 段抬高及 T 波倒置，QRS 波群变化不明显或有等位性 Q 波变化。等位性 Q 波是指心肌发生梗死，但因某种原因未形成典型的坏死型 Q 波，而产生各种特征性 QRS 波群的形态改变。这种 QRS 波群的形态改变和病理性 Q 波一样，可以用于心肌梗死的诊断。

1. ST 段的改变　心内膜下心肌损伤表现为 ST 段的显著下降。下壁心内膜下心肌损伤时，Ⅱ、Ⅲ、aVF 导联 ST 段急剧下降。前壁心内膜下心肌损伤时，$V_2 \sim V_4$ 导联的 ST 段显著下降。ST 段下降的变化规律是发病开始 ST 段突然下降，然后逐渐加剧，持续数日或数周后，ST 段又逐渐回到基线。

2. T 波改变　在 ST 段显著下降的导联上 T 波由直立转为倒置并逐渐加深，呈冠状 T 波样改变。一般 V_3、V_4 导联 T 波倒置最深，持续数日后波倒置逐渐变浅，QT 间期延长。T 波倒置最深时，QT 间期延长最明显。

3. QRS 波群的改变　急性心内膜下心肌梗死时，相应导联的 QRS 波群可以没有明显的变化，也可出现等位性 Q 波。左心室游离壁心内膜下心肌梗死时，坏死心肌厚度超过左心室壁厚度的 1/2 时才会出现坏死型 Q 波，如果坏死层小于左心室壁的 1/2 厚度时，可能不出现 Q 波，仅出现 R 波振幅显著减小，有时伴 S 波加深。例如左心室侧壁心内膜下心肌梗死时，$V_4 \sim V_6$ 导联的 R 波显著减小。需要注意的是，当急性心肌梗死累及室间隔的左侧面时，不论是透壁性还是非透壁性心肌梗死，在 V_1、V_2 导联 QRS 波群均呈 QS 型。有时，心肌梗死合并左束支阻滞、预激综合征，其坏死型 Q 波能够被掩盖，也表现为无 Q 波型心肌梗死。

(二)右心室梗死

右心室供血多来自右冠状动脉右心室支，但少数患者的右心室前壁心肌由左前降支供血，右心室受累与前壁和下壁(包括后壁)梗死同时发生的概率相等。右心室前壁梗死范围小，约为右心室的 1%，主要位于右心室心尖部附近。左心室前壁梗死患者可并发右心室前壁梗死，右心室梗死伴左心室下壁梗死在临床上多见，亦十分重要。

右心室梗死比较常见，病理上均为片状和多灶性，缺少大片融合的瘢痕组织。右心室壁比左心室壁薄，电位低，发生梗死时心电图表现不典型，且常规 12 导联心电图对其无定位意义。

右心室梗死时，心电图的 QRS 波群改变（呈 Qr 型或 QS 型）和 ST 段急性变化在 V_{3R}～V_{6R}、V_1～V_2 及中胸与右胸骨旁导联最显著。右前胸 V_1～V_3 导联，甚至前胸 V_1～V_5 导联 ST 段的升高可为右心室梗死所致，而并非左心室前壁梗死。ST 段变化幅度由右至左逐渐下降，而前胸导联无异常 Q 波的演变。右前胸导联 ST 段升高持续时间短暂，一半患者在胸痛发作 10h 内即恢复正常。右前胸导联 ST 段升高的幅度大于或等于 0.1mV 时，其诊断的特异性较高，但敏感性相对降低；若按升高 0.05mV 诊断则特异性降低。更有实际意义的是 V_{4R} 导联，有学者认为该导联的 ST 段升高 0.05mV 即有高度敏感性和特异性。有学者观察了 11 例已证实右心室梗死的病例，其中 4 例 V_1～V_3 导联的 QRS 波群为 QS 型，3 例伴有 ST 段升高，提示左心室前间壁梗死，但冠状动脉造影证实左前降支没有明显病变，而右冠状动脉近端均完全闭塞。这说明，右心室梗死的心电图改变也会出现在 V_1～V_3 导联。

综上所述，右心室心肌梗死常常合并左心室下壁心肌梗死。为了防止右心室心肌梗死的漏诊，对于急性下壁心肌梗死的患者，除 12 导联心电图外，还应常规记录 V_{3R}～V_{5R}、V_1～V_9 导联心电图。V_{3R} 和 V_{4R} 导联 QRS 波群出现 QS 型或 Qr 型及 ST 段升高（甚至为弓背向上）不低于 0.05mV 具有高度特异性和敏感性，ST 段的升高持续时间短暂，一般在 24h 内消失，此外，CR4 导联（电极位于右锁骨中线第 5 肋间）的 ST 段升高 0.1mV 亦有诊断意义。

需要注意右前胸导联的电极位置，如果高出 1 个肋间后正常 rS 波变成 QS 波，则 QRS 波群形态只能作为参考。临床上也可遇到右束支阻滞伴右心室梗死，由于右束支阻滞多发生于急性前壁心肌梗死，若在下壁心肌梗死时出现则表明右心室受累；若伴正后壁心肌梗死时，V_1 导联的 ST 段可不升高，因为正后壁梗死时 V_1 导联 ST 段应降低，使二者得以抵消而处于等电位线。

右心室梗死常需结合临床和血流动力学改变方能确定诊断，还应排除心包填塞、缩窄性心包炎及急性肺动脉栓塞等。

（三）心房梗死

心室发生梗死时，心房亦可能受累。但在临床，心房梗死诊断率很低。在两个心房中，右心房梗死比左心房梗死多见，心耳部的梗死又比心房侧壁多，是因为左心房血氧含量高，对左心房壁有保护作用。心房梗死可伴发心房破裂和房性心律失常。如果不伴随心室肌梗死，心房梗死几乎不可能从心电图上独立被进行诊断。

当心室肌梗死合并如下心电图改变及临床背景时，可考虑同时伴有心房梗死。

1. PR 段移位　PR 段移位是心房梗死最具有特异性的心电图特征。Ⅰ导联中 PR 段抬高是诊断心房梗死最有价值的指标，一旦出现，应考虑心房梗死。一般认为，Ⅰ导联 PR 段抬高或压低大于 0.05mV，Ⅱ、Ⅲ导联 PR 段压低大于 0.12mV，应考虑有心房梗死。

2. P 波形态动态改变　特别是 P 波增宽及形态畸形，表现为 M 型、W 型、不规则型或切迹型 P 波时，提示有心房内阻滞的表现。

3. 伴发持续时间较长的房性异位心律　可出现房性期前收缩、房性心动过速、心房扑动或心房颤动，特别是没有心力衰竭情况下出现的房性心律失常。心房梗死伴发房性心动过速的发生率约为 11%，伴发心房扑动或心房颤动的发生率约为 13%。房性快速心律失常的发生机制与心房肌缺血、房内传导速度异常、心房电活动不稳定和左心功能不全等情况有关。

4. 对应性心室梗死的存在　一般情况下，右心房由右冠状动脉供血，左心房由左冠状动脉回旋支供血。因此，如果患者有右心室或左心室侧壁梗死，结合上述表现应考虑存在心房梗死。

（四）再次心肌梗死

再次心肌梗死（简称再梗死）是指心肌梗死发生以后，再次发生了新的心肌梗死。心肌梗死多由病变血管内血栓形成造成血管闭塞引起。血管再通以后，病变部位依然存在着不稳定因素，例如，斑块破裂可再次诱发血栓形成而引发再梗死。冠状动脉粥样硬化病变的迅速进展，也容易引发再梗死。再梗死可以发生在原梗死区的毗邻部位或远离原梗死区的部位，但常发生在原梗死部位。在原陈旧性心肌梗死部位的基础上又发生了急性心肌梗死，原来可能为无 Q 波型（非透壁性）心肌梗死，再次梗死后成为 Q 波型（透壁性）心肌梗死。心肌梗死可有多种不同类型的组合，如原来是前壁心肌梗死，后又发生前侧壁心肌梗死；原为后壁心肌梗死，后又发生下壁心肌梗死等。

再梗死的心电图可有以下表现。

1. 原部位的再梗死　原部位的再梗死主要表现为无 Q 波型心肌梗死变成 Q 波型心肌梗死，原来的 Q 波或 q 波变宽、变深，或原 Q 波已经基本或完全消失后再次显现，同时伴随 ST 段弓背型抬高及 T 波的演变。

2. 新的邻近部位的梗死　心电图上表现为原梗死区附近的导联出现急性心肌梗死的图形变化，如 ST 段弓背型抬高、T 波倒置和 Q 波形成。

3. 对侧部位出现新的心肌梗死　如果梗死面积、深度与原陈旧性心肌梗死大致相同，在心电图上可能表现为原陈旧性心肌梗死的 Q 波消失。如果再梗死的部位与其相对应，但梗死范围较小，那么再梗死的图形特征可被掩盖。

4. 原陈旧性心肌梗死　突然出现肺型 P 波，$PtfV_1$ 异常、QRS 波群低电压、明显切迹、QRS 波群时限延长、ST－T 演变，心律失常等，提示再梗死。

五、陈旧性心肌梗死

与急性心肌梗死相比，心电图对于陈旧性心肌梗死的诊断却困难得多，因为梗死的陈旧期往往只遗留异常 Q 波，ST－T 改变多已恢复，而导致或影响 Q 波产生的因素较多，因此，不能单靠心电图诊断陈旧性心肌梗死，特别是患者既往有急性心肌梗死病史应结合临床和其他检查。

（一）坏死型 Q 波

陈旧性心肌梗死的最主要心电图表现是存在坏死型 Q 波，即心室的初始除极异常，ST－T 异常此时已恢复正常或无特异性。

1. 心电图特点　陈旧性心肌梗死心电图 QRS 波群表现的最初 0.03～0.04s 的初始向量异常（在某些导联上表现为异常 Q 波）与急性心肌梗死相似，因此其分析和判定方法也同急性心肌梗死。根据左心室节段的不同，可分以下三种情况。

（1）V_1、V_2 导联：右侧前胸 V_1、V_2 导联一般认为是诊断前间壁心肌梗死的较好导联，因此出现 Q 波时应考虑该部位的心肌梗死。但这两个导联出现的异常 Q 波或 QS 波可由其他原因引起。除心肌梗死以外，下列情况也可在 V_1、V_2 导联出现 Q 波或 QS 波：①正常初始 0.03～0.04s 的 QRS 向量指向左下方（略向后），右侧胸导联的电极位置稍有变动，即可在 V_1 导联上出现 Q 或 QS 波。②当 QRS 向量指向左后时（如横位心脏、左心室肥大、左束支阻滞），V_1、V_2 导联可记录出 QS 波。③高度肺气肿患者，由于膈肌下降，整个 QRS 环位置下移并指向后方,此时 V_1、V_2 甚至 V_3 导联都可记录出 QS 波。此时,可将记录电极向下移动一个肋间,便可描记出正常的 rS 波形态。④当电轴右偏,右心室肥大及右束支阻滞合并心脏显著转位时,正常的自左向右的室间隔除极向量可能与 V_1 导联轴垂直,或投影其负侧而记录出 qR 波。所以当右前胸导联出现 Q 或 QS 波时,诊断陈旧性前间壁心肌梗死前必须注意除上述情况外。

如果 V_1～V_2 导联的 QRS 波群呈 qRS、qrS 型,甚至 QS 型,特别是 $qv_2>qv_1$ 或 $Qv_2>Qv_1$ 时,不论其 Q 波的振幅、时限如何,都应考虑陈旧性前间壁心肌梗死或瘢痕组织病变,因为心肌梗死或瘢痕组织中可有“岛状”心肌存活,因而可以正常除极出现 r 波。另外,正常的 QRS 波群开始部位的 0.001～0.005s 向量是室间隔左侧中部除极所产生,在 V_1～V_2 导联可产生 r 波。如果这个最初向量消失,不论是因心肌还是传导组织的病变所致,都属于不正常。

总之,只有孤立的 V_1～V_3 导联的 Q 或 QS 波而没有 ST－T 改变诊断为陈旧性前间壁心肌梗死不准确。应排除心脏转位、右心室肥大、高度肺气肿及束支阻滞、电极放置位置的误差等情况。

(2)Ⅰ、aVL、V_5、V_6 导联:Ⅰ、aVL、V_5、V_6 导联 QRS 波群出现 q 波(时限<0.02s、深度小于 R 波的 1/4)时,应首先考虑是室间隔部的正常除极波,而且心电轴显著右偏时 aVL 导联可以出现较宽的 Q 波。但时限≥0.04s、深度≥1/4R 波的坏死型 Q 波出现时,应考虑侧壁心肌梗死。如果这些导联都出现超过 0.03s 时限的 Q 波,除肥厚型心肌病外,则可诊断为陈旧性侧壁心肌梗死。在上述导联中出现异常 Q 波时,诊断陈旧性侧壁心肌梗死的可靠性强。但应指出,肥厚型心肌病由于室间隔心肌异常肥厚,在Ⅰ、aVL 以及左前胸导联心电图可出现较深的 Q 波,但同时可见心室肥大的其他心电图改变。另外,还有一种较少见的 C 型预激综合征,右前胸导联 QRS 波群主波向上,左前胸导联 V_5～V_6 可出现异常 Q 波。如果注意到预激综合征其他心电图的特点,一般不难诊断。单独 aVL 导联出现时限>0.03s 的 Q 波诊断高侧壁心肌梗死时,应同时注意电轴,如电轴右偏(aVL 导联的 QRS 波群主波向下),则该 Q 波可认为正常;如电轴左偏(aVL 导联的 QRS 波群主波向上),则该导联的 Q 波应认为因心肌梗死引起。

(3)Ⅱ、Ⅲ、aVF 导联:心电图学上的下壁相当于解剖学上的左心室膈面,其电活动的异常表现在Ⅱ、Ⅲ、aVF 三个导联上。心脏位置的变化(如呼吸动作引起膈肌升降,平卧或直立对心脏位置的影响等)都可使最早 0.03～0.04s 的 QRS 初始向量投影于Ⅲ导联的负侧而形成 Q 波,因此单纯Ⅲ导联的异常 Q 波多数属于正常范围,不能单独作为陈旧性下壁心肌梗死的依据。如果电轴左偏(aVF 导联的 QRS 波群主波向下)时 aVF 导联出现异常 Q 波,则属正常现象。如Ⅲ、aVF 导联同时出现异常 Q 波,如能除外心脏转位或其他原因(如电轴左偏),则提示存在陈旧性下壁心肌梗死。吸气试验有助于鉴别,试验时在患者深吸气前后做心电图,如果深吸气后Ⅲ、aVF 导联的 Q 波消失或明显缩小,则考虑是心脏转位所致。Ⅱ、Ⅲ、aVF 三个导联都出现异常 Q 波,一般可以诊断为陈旧性下壁心肌梗死,但仍应除外以下情况:①某些急慢性肺心病伴发的右心室扩张、转位所致的显著电轴左偏。②某些预激综合征存在时,可在Ⅱ、Ⅲ、aVF 三个导联中出现异常 Q 波。仅凭Ⅱ、Ⅲ、aVF 导联的 Q 波诊断陈旧性下壁心肌梗死不可靠,必须结合临床资料。

2.坏死型 Q 波的演变

(1)Q 波缩小或消失:心肌梗死发生后,出现的 Q 波可缩小或消失,有时在窦性心律时无

Q 波，而室性期前收缩时反而可能暴露出 Q 波。

(2)Q 波的增宽和变深。

(二)ST－T 改变

一般认为，陈旧性心肌梗死的 ST 段及 T 波已经恢复正常，但部分病例也可残留 ST 段的改变和 T 波的倒置。当心肌梗死合并室壁瘤时，出现 Q 波的导联上可同时存在 ST 段的抬高和 T 波倒置。此外，当陈旧性心肌梗死合并心肌缺血时也可出现 ST 段的压低。一部分陈旧性心肌梗死患者的心电图可以持续存在 T 波的倒置。不论如何，单纯出现的 Q 波对陈旧性心肌梗死的诊断价值有限，如果同时存在 ST－T 改变时，则诊断的可靠性大大提高。

(三)心电图诊断陈旧性心肌梗死的评价

心电图诊断陈旧性心肌梗死主要根据某些导联出现的异常 Q 波。心电图上所显示的 Q 波往往较心肌梗死的病变范围小，因为 QRS 波群是各个部分心肌除极向量的综合结果，不同部位心肌除极的向量彼此影响的情况不可避免。当较多导联出现异常 Q 波时，陈旧性心肌梗死的诊断比较可靠，仅个别导联出现坏死型 Q 波时，诊断心肌梗死的价值较小，必须注意除外一些非心肌梗死的情况。异常 Q 波并不全是心肌梗死或瘢痕组织形成所致。

由于 QRS 波群改变缺乏特异性及 ST 段抬高持续时间的短暂性，如果无既往病史和心电图对比，对于陈旧性右心室心肌梗死心电图不能作出诊断。

六、心肌梗死不典型的心电图改变

有一些心肌梗死由于面积过小(小灶性)，或由于多部位和(或)多次心肌梗死，心电图改变常不典型，给诊断造成一定的困难。

(一)小灶性心肌梗死

心电图不出现典型的坏死型 Q 波，但可出现等位性 Q 波，结合临床也有确诊价值，常见的表现如下。

1. V_3～V_6 导联的 Q 波未达到病理性 Q 波的诊断标准，但其深度和宽度超过下一个胸导联的 Q 波，如 $Qv_3>Qv_4$，$Qv_4>Qv_5$，$Qv_5>Qv_6$。

2. V_5、V_6 导联 R 波起始部位出现大于 0.5mm 的负向波。

3. 胸导联 R 波逆向递增，如 $Rv_1>Rv_2$，$Rv_2>Rv_3$，$Rv_3>Rv_4$，$Rv_4>Rv_5$，$Rv_5>Rv_6$。若伴有 ST－T 变化，则诊断更为可靠。

4. R 波振幅进行性降低。观察过程中，R 波振幅进行性降低，若伴有 ST－T 改变，则诊断更为可靠。注意胸导联电极安放的位置必须前后一致。

5. 出现 Q 波。出现 Q 波导联的上下左右(上一肋间、下一肋间及左、右轻度偏移)均能描记出明显的 Q 波，反映存在 Q 波区，为诊断心肌梗死的有力佐证。许多非坏死型 Q 波，如肺气肿、左前分支传导阻滞降低一个肋间描记，Q 波消失。

6. 进展性 Q 波。观察过程中，Q 波逐渐加深、加宽。注意胸导联电极安放的位置必须前后一致。

(二)多部位和(或)多次发生心肌梗死

1. 相邻的两个部位同时或先后发生心肌梗死　两个部位产生的梗死向量不发生中和或抵消，故各个部位的梗死图形均可表现出来。

2. 对应部位同时或先后发生心肌梗死　两个相互对应的部位发生心肌梗死，产生的梗死向量可发生中和或抵消，致使图形不典型，一般不出现明显的坏死型 Q 波，而仅有 QRS 波群低电压和 ST－T 改变。此时必须结合临床症状和心肌酶变化进行诊断。

3. 同一部位多次发生心肌梗死　在原陈旧性心肌梗死部位再次发生新的心肌梗死，原有的 Q 波可加深、加宽，已经消失的 Q 波可能再度出现，R 波振幅突然降低，同时多出现符合急性心肌梗死演变规律的 ST－T 改变。

七、心肌梗死图形的鉴别诊断

急性心肌梗死可出现坏死型 Q 波、ST 段抬高和 T 波高耸。这些心电图改变均可见于非梗死性疾病，甚至于正常变异，应加以鉴别。

（一）坏死型 Q 波和 QS 型的鉴别诊断

1. 位置性 Q 波　无心脏疾病者由于心脏位置变化等因素可在某些导联出现异常 Q 波（Q 波时限≥0.04s）及（或）深度＞1/4R 波，称为位置性 Q 波。位置性 Q 波容易被误诊为心肌梗死。V_1、V_2 导联出现 QS 型，aVL 导联出现坏死型 Q 波，Ⅲ、aVF 导联出现坏死型 Q 波可能属于正常变异。

（1）V_1、V_2 导联出现 QS 型：正常人由于心脏位置的变化可能在 V_1、V_2 导联出现 QS 型，这可能由于心脏呈横置位而且合并明显顺钟向转位。如仅有 V_1、V_2 导联呈 QS 型，而且具有以下心电图特点，可能属于正常变异：①QS 型仅见于 V_1、V_2 导联，而不出现其他的导联。②QS 型波形光滑锐利，无切迹和顿挫。③无明显的 ST－T 改变。对可疑病例尚需要进一步检查如做超声心动图、核素心室造影，必要时进行冠状动脉造影。

（2）aVL 导联出现异常 Q 波：单独 aVL 导联出现异常 Q 波，而且 P 波与 T 波均呈倒置，可能是由于心脏呈垂直位，额面 QRS 电轴位于＋90°左右，QRS 环大部分投影于 aVL 导联的负侧。此时，aVR 导联出现与 aVL 导联相似的异常 Q 波，Ⅲ、aVF 导联出现高 R 波。单独 aVL 导联出现异常 Q 波，Ⅰ导联和左胸导联无异常的 Q 波，且 aVL 导联无 ST 段抬高及 T 波深倒置（＞5mm），一般属于正常变异而无病理意义。

（3）Ⅲ、aVF 导联出现异常 Q 波（QS 型、Qr 型、QR 型）：Ⅲ、aVF 导联出现异常 Q 波，可能由于体位性因素引起，也可能为病理性。根据吸气时 Q 波缩小作为两者的鉴别诊断依据并不十分可靠。更重要的鉴别依据如下：①Ⅲ、aVF 导联有无明显的 ST－T 改变。②Ⅱ导联有无 Q 波。③aVR 导联的 QRS 波群形态。如果Ⅲ、aVF 导联均出现异常 Q 波，并伴有 ST 段抬高，T 波深倒置，则很可能是下壁心肌梗死。如果Ⅱ导联同时出现 Q 波，即使十分微小的 Q 波，高度提示其为下壁心肌梗死。aVR 导联的 QRS 波群形态变化对鉴别诊断也很有帮助。如果 aVR 导联呈 rS 型（反映起始向量向上），则下壁心肌梗死的可能性较大；如果 aVR 导联出现 QR 型，则提示其为正常变异；如果 aVR 导联出现 QS 型，则无鉴别诊断价值。

2. 左心室肥大　左心室肥大时，V_1、V_2 甚至 V_3 导联出现 QS 型，ST 段抬高，易与前间壁心肌梗死相混淆。左心室肥大的特点如下：①V_4 导联绝不会出现病理性 Q 波或 QS 型。②V_5、V_6 导联的 q 波不消失（前间壁心肌梗死 V_5、V_6 导联的 q 波消失），在舒张期负荷过重型左心室肥大，q 波加深。③V_5、V_6 导联 R 波振幅不是降低，而是增高。④右胸导联出现 ST 段抬高，呈斜直型或凹面向上，长期稳定不变。⑤低一肋间描记 V_1、V_2 导联，可能出现 rS 型。

3. 左束支传导阻滞　左束支传导阻滞时，V_1、V_2 甚至 V_3 导联可出现 QS 型，右胸导联 ST 段抬高，易与前间壁心肌梗死相混淆。左束支传导阻滞的特点如下：①V_4 导联不会出现

QS 型。②右胸导联 ST 段呈斜直型或凹面向上抬高，长期稳定不变。③V_5、V_6 导联 R 波宽大，顶部出现切迹。④各导联 QRS 波群时限均大于 0.12s。

4. 慢性阻塞性肺气肿伴有右心室肥大 V_1～V_4 导联均可出现 rS 型或 QS 型，如伴有右心室肥大，右胸导联 T 波可深倒置，酷似前壁心肌梗死。慢性阻塞性肺气肿伴有右心室肥大的特点如下：①各导联 QRS 波群电压均降低。②额面 QRS 电轴右偏。③可出现肺型 P 波。④低一肋间描记，V_1～V_4 导联可能由 QS 型转为 rS 型。⑤随着病情缓解，右胸导联的 QS 型可转变为 rS 型。⑥临床有慢性阻塞性肺气肿病史及体征。

5. 预激综合征 预激综合征的 δ 波向量可位于－70°～＋120°，其产生的预激波酷似坏死型 Q 波，故可类似各部位的心肌梗死。预激综合征的特点如下：①PR 间期缩短。②QRS 波群时限延长，一般为 0.11～0.12s。③在某些导联，QRS 波群起始部分可见到正向的 δ 波。④出现继发性 ST－T 改变，在以 R 波为主的导联出现 ST 段压低、T 波倒置。

6. 左前分支阻滞 左前分支阻滞在Ⅰ、aVL 导联产生 q 波，不成为鉴别诊断问题，有时 V_1、V_2 导联在 rS 波之前出现 q 波，可误诊为前间壁心肌梗死。q 波反映室间隔前部正常除极向量消失。高一肋间描记 V_1、V_2 导联，此 q 波更加明显，低一肋间描记 V_1、V_2 导联，此 q 波可消失。

7. 急性肺栓塞 急性肺栓塞可引起 $S_Ⅰ$、$Q_Ⅲ$，$T_Ⅲ$ 现象，类似下壁心肌梗死：有时 V_1 导联呈 qR 型，右胸导联 ST 段抬高，又类似前间壁心肌梗死。急性肺栓塞的特点如下：①均出现窦性心动过速或房性快速心律失常(急性心肌梗死可能出现窦性心动过缓)。②坏死型 Q 波通常只出现于Ⅲ导联，很少出现于 aVF 导联，罕见于Ⅱ导联。③下壁导联不出现明显的 ST 段抬高。④aVR 导联出现 qR 或 QR 型，而不是 rS 型(下壁心肌梗死起始向量向上，aVR 导联出现 rS 型)。⑤右胸导联的 ST 段抬高程度较轻，且不会超过 V_4 导联。⑥上述图形改变持续时间短暂，呈一过性，且不符合急性心肌梗死图形的演变规律。

8. 肥厚型心肌病 肥厚型心肌病患者Ⅰ、Ⅱ、Ⅲ、aVF、aVL、V_5、V_6 导联均可能出现坏死型 Q 波，可类似心肌梗死。肥厚型心肌病的特点如下：①Q 波通常深而窄，Q 波时限＜0.04s。②出现 Q 波的导联 T 波多呈直立。③V_1、V_2 导联 R 波可增高。

(二)ST 段抬高的鉴别诊断

1. 急性心包炎 急性心包炎可出现 ST 段抬高，类似损伤型 ST 段抬高。其特点如下：①ST 段抬高的部位广泛，除 V_1、aVR 导联外，其他导联 ST 段均呈抬高。②抬高的程度较轻，一般小于 5mm。③抬高的 ST 段呈凹面向上。④无异常的 Q 波出现。⑤大部分导联可出现 PR 段压低，aVR 导联 PR 段抬高。

2. 变异型心绞痛 变异型心绞痛发作时可引起 ST 段抬高，呈一过性，只出现于相关的几个导联如下壁导联、前壁导联。含化硝酸甘油可使症状消失，心电图改变迅速恢复正常。

3. 高血钾 高血钾患者偶可在右胸导联、aVR 导联出现 ST 段抬高，可能与其引起的室内传导障碍有关。临床有引起高血钾的病因如尿少、无尿、误服大量含钾药物病史等。心电图同时出现 P 波振幅降低或消失，T 波高耸、QRS 波群时限延长等。高血钾矫正之后，抬高的 ST 段可迅速回至基线。

4. Brugada 综合征 Brugada 综合征心电图特点如下：V_1～V_3 导联 ST 段抬高，其他导联 ST 段改变不明显，也无对应性 ST 段压低。V_1～V_3 导联可出现典型的右束支阻滞图形(rSR'型)也可仅出现 J 波或 r'波，类似右束支阻滞，V_5、V_6 导联无宽 S 波，同时 V_1～V_3 导联 T

波倒置。

5.早期复极综合征　早期复极综合征属于正常变异，ST段抬高导联多见于胸导联，呈凹面向上抬高，其后T波多呈正向，若出现J点，可见顿挫，有时出现J波，与ST段分界明显。

6.低温　由于出现明显J波，造成ST段向上牵拉的表现。

（三）T波高耸的鉴别诊断

超急性损伤期心肌梗死常可出现T波高耸，多伴有ST段斜直型抬高，短时间内即可发生变化，一般不会发生误诊。有时可能与下述的病变发生混淆。

1.心肌缺血　前壁心内膜下心肌缺血或后壁心外膜下心肌缺血，均可出现胸导联T波高耸，可能伴有ST段压低、U波倒置等，持续时间短暂，为一过性。

2.高血钾　临床有引起高血钾的病因，心电图改变特点如下：T波高尖，基底部变窄，随着病情发展，T波可能增宽；T波高耸在下壁导联、左胸导联最明显；ST段大部分与T波升支融合，使其不易分辨；P波低平甚至消失；QRS波群时限增宽，可与增高的T波形成正弦波；U波不明显，QT间期正常或缩短。

3.早期复极综合征　在ST段抬高的导联可出现T波高耸，见ST段抬高的鉴别诊断。

4.舒张期负荷过重型左心室肥大　患者患有室间隔缺损、动脉导管未闭、二尖瓣关闭不全等引起左心室舒张期负荷过重的病因。心电图改变特点如下：左胸导联T波高耸，伴有ST段轻度抬高，凹面向上；左胸导联R波增高，q波加深。

5.左束支传导阻滞　右胸导联可出现ST段抬高和T波高耸，为左胸导联继发性复极变化的对应性改变，见坏死型Q波的鉴别诊断。

6.尼加拉瀑布样T波　常见的改变为T波深倒置，有时可出现T波高耸，其特点：T波宽阔，双肢对称或不对称；T波高耸多见于右胸导联，也可见于其他导联；U波明显，直立或倒置；QT间期明显延长。

八、心电图诊断心肌梗死的评价

心电图是目前诊断心肌梗死的最常用、最实用和最普及的方法，对心肌梗死的诊断具有很高的敏感性和特异性（心电图诊断心肌梗死的总敏感性为48%～82%，对急性心肌梗死诊断的假阴性率较低，为6%～25%）。前壁心肌梗死比下壁或正后壁心肌梗死更容易诊断，即使在急性期，侧壁心肌梗死的心电图诊断仍有明显局限性。陈旧性心肌梗死更容易疏漏，80%的陈旧性心肌梗死没有确切的心电图征象。陈旧性心肌梗死的范围亦常常难以测定，另一个部位的再梗死可以抵消第一次梗死的征象。左心室肥大常能掩盖陈旧性心肌梗死的心电图表现。而无Q波型心肌梗死更易引起假阴性的诊断。

心电图诊断心肌梗死的局限性，在无Q波型心肌梗死上更为突出。此外，许多因素可以影响心电图诊断心肌梗死的准确性，包括如下几个方面。

1.梗死的部位和范围。

2.梗死的时间。

3.梗死部位心室壁的相对厚度（透壁性或非透壁性）。

4.有无多部位梗死。

5.有无合并心室肥大和室内传导异常。

6.有无动态追踪的心电图记录和梗死前心电图。

7. 心电图仪的性能。

临床上若存在提示心肌损伤和缺血型 ST 段和 T 波改变时，即使无典型的 QRS 波群变化，急性心肌梗死亦应受到怀疑。若导联 R 波幅度缺乏从右至左顺序升高或者反而降低时，又伴有 ST 段和 T 波变化，可能存在前壁心肌梗死；新出现的 Q 波即使时限不是 0.04s 也有高度诊断意义，这种情况常见于下壁心肌梗死，若不与原来心电图做仔细比较则容易出现诊断疏漏。下壁心肌梗死后Ⅱ、Ⅲ和 aVF 导联可以保留微小的 R 波，其后可跟随 1 个有切迹的向下的 S 波。不管怎样，对于心肌梗死的诊断，除了观察心电图波形的变化外，一定要进行心电图的动态记录和观察，并与心肌梗死前的心电图进行比较，同时还要结合临床资料和其他检查技术的检查结果进行综合考虑。

（郭冰丽）

第二章　心血管系统药物

第一节　强心苷类和非洋地黄类正性肌力药

一、概述

强心苷存在于许多有毒的植物体内，其中洋地黄、铃兰、毒毛旋花子、黄花夹竹桃等强心苷的含量较高。强心苷种类较多，临床上应用的强心苷类药物主要有洋地黄毒苷(Digitoxin)和地高辛(Digoxin)等。此类药物小剂量使用时有强心作用，能使心肌收缩力加强，但大剂量能使心脏中毒而停止搏动，安全范围小。

强心苷类虽不失为一种主要的、可长期使用的抗充血性心力衰竭的正性肌力药，但因其易中毒，变力性效应有限，难以满足难治性心力衰竭的需求。经过临床药理学家、医学家的共同努力，一批高效低毒的非洋地黄正性肌力药相继问世，较大地改善了充血性心力衰竭的预后。

(一)分类

1.强心苷类　强心苷类药物属于Na,K－ATP酶抑制剂，与酶结合后，导致酶的构象变化，适度影响酶的功能。强心苷类药物由糖苷基和配糖基两部分组成，配糖基甾核的立体结构对于活性影响较大，其中A/B环和C/D环是顺式，B/C环为反式，同时甾环上的5β－H、3β－羟基与酶的结合是必要的。C_{17}位上的内酯环是强心苷的重要结构特征，由于来源不同，内酯环的结构有所差异，一般植物来源的为五元环的α,β－不饱和内酯(卡烯内酯，Cardenolide)，动物来源的为含两个双键的六元环(蟾二烯羟酸内酯，Bufadienolide)。C_{17}位上的内酯环应取β构型。强心苷的糖基多连接在甾核的3－位羟基上。虽然糖苷基部分不具有强心作用，但可影响配糖基的药代动力学性质。

2.非苷类

(1)磷酸二酯酶抑制剂(Phosphodiesteraseinhibitors,PDEI)磷酸二酯酶抑制剂对磷酸二酯酶(Phosphodiesterase,PDE)的抑制能使cAMP水平增高。cAMP对心肌功能的维持具有重要作用，cAMP水平增高能导致强心作用。

氨力农(Amrinone)是第一个用于临床的磷酸二酯酶抑制剂，但其不良反应较多。米力农(Milrinone)化学名为1,6－二氢－2－甲基－6－氧－[3,4′－双吡啶－5－甲腈]，对PDE－Ⅲ的选择性更高，强心活性为氨力农的10～20倍，具有显著的正性肌力作用和扩血管作用，可以口服，不良反应少。

(2)钙敏化剂(Calciumsensitizer)钙敏化剂可以增强肌纤维丝对钙离子的敏感性，在不增加细胞内钙离子浓度的条件下，增强心肌收缩力。多数钙敏化剂都兼有PDEI的作用，其代表药物为苯并咪唑－哒嗪酮衍生物匹莫苯(Pimobendan)等。

(3)β受体激动剂：多巴胺有强心利尿作用，多巴胺衍生物例如多巴酚丁胺(Dobutamine)为心脏$β_1$受体激动剂，能激活腺苷环化酶，使ATP转化为cAMP，从而增强心肌收缩力，增加心排血量。

（二）临床应用

主要用于充血性心力衰竭及某些心律失常的治疗。

1. 充血性心力衰竭　强心苷通过正性肌力作用及对神经内分泌的影响，增加心排血量和回心血量，缓解动脉系统供血不足和静脉系统瘀血，对衰竭心脏功能的改善是有益的。临床疗效因充血性心力衰竭的病因不同而有异：①对充血性心力衰竭伴心房颤动者疗效最佳。②对高血压、先天性心脏病、心瓣膜病等引起的充血性心力衰竭有效。③对继发于严重贫血、甲状腺功能亢进、维生素 B_1 缺乏症的充血性心力衰竭，因强心苷不能改善这些病理状态下的能量障碍，疗效较差。④对肺源性心脏病、严重心肌损伤或活动性心肌炎的充血性心力衰竭，因心肌缺氧且能量产生障碍，强心苷疗效差且易发生中毒。⑤对严重二尖瓣狭窄及缩窄性心包炎等左心室充盈障碍的充血性心力衰竭，强心苷难以缓解症状，甚至无效。

2. 心律失常　根据对心肌电生理活动的特点，强心苷可用于治疗心房颤动、心房扑动及阵发性室上性心动过速。

（1）心房颤动：为首选治疗药物。心房颤动的直接危险是过多心房冲动可通过房室结到达心室，引起心室频率过快，导致严重循环障碍。临床治疗以恢复正常窦性心律或维持心室率于正常范围，保证供血为目标。强心苷可通过兴奋迷走神经及直接抑制窦房结，使较多的心房冲动消失在房室结，并留下不应期，减少到达心室的兴奋，降低心室率，纠正循环障碍。

（2）心房扑动：为常用药物。心房扑动时，源于心房的冲动较心房颤动时少但强，易于传入心室，使心室率过快且较难控制。强心苷通过缩短心房不应期，使心房扑动转为心房颤动，然后再发挥治疗心房颤动的作用。与心房颤动治疗不同的是，部分患者在转为心房颤动后，停用强心苷，不应期相对延长，有可能恢复窦性节律。

（3）阵发性室上性心动过速：此类心律失常主要的治疗措施是降低交感神经兴奋性，提高迷走神经对心脏的抑制作用。强心苷通过兴奋迷走神经，降低心房兴奋性的作用，而达到治疗目的。

二、常用口服药

（一）地高辛片 Digoxin Tablets

1. 商品名　可力。

2. 主要成分　地高辛。

3. 性状　白色片。

4. 规格　0.25mg/片。

5. 适应证

（1）用于高血压、瓣膜性心脏病、先天性心脏病等疾病引起的急性和慢性心功能不全，尤其适用于伴有快速心室率的心房颤动的心功能不全。对于肺源性心脏病、心肌严重缺血、活动性心肌炎及心外因素（如严重贫血、甲状腺功能低下及维生素 B_1，缺乏症）的心功能不全疗效差。

（2）控制伴有快速心室率的心房颤动、心房扑动患者的心室率及室上性心动过速。

6. 禁忌证

（1）与钙注射剂合用。

（2）任何洋地黄类制剂中毒。

（3）室性心动过速、心室颤动。

（4）梗阻性肥厚型心肌病（若伴收缩功能不全或心房颤动仍可考虑）。

（5）预激综合征伴心房颤动或扑动。

7. 药理作用　治疗剂量时有两方面作用。

（1）增加心肌收缩力和速度：由于本品抑制细胞膜上的 Na^{+}，K^{+}－ATP 酶，减少钠钾交换，细胞内钠离子增加，从而导致肌膜上钠钙离子交换趋于活跃，使钙外流减少，细胞内钙离子增多，作用于收缩蛋白，增加心肌收缩力和速度。

（2）增加心脏组织电生理性质：由于钠钾离子交换抑制，除反射性兴奋迷走神经外，尚涉及交感和副交感神经对心脏组织的间接作用，使房室和窦房结传导速度减慢，增加心室敏感性。

8. 用法和用量　口服。

（1）成人常用量：常用 0.125～0.500mg 即（1/2～2 片），1 次/1d，7d 可达稳态血药浓度。若达快速负荷量，可每 6～8h 给药 0.250mg，总剂量 0.750～1.250mg/d。维持量，1 次/d，0.125～0.500mg/次。

（2）小儿常用量：总量：早产儿，0.02～0.03mg/kg；1 个月以下新生儿，0.03～0.04mg/kg；1 个月～2 岁，0.05～0.06mg/kg；2～5 岁，0.03～0.04mg/kg；5～10 岁，0.02～0.035mg/kg；10 岁或 10 岁以上，按照成人常用量。本品总量分 3 次或每 6～8h 给予。维持量为总量的 1/5～1/3，分 2 次，1 次/（12h）或 1 次/d。在婴幼儿（尤其早产儿）须仔细滴定剂量，密切监测血药浓度和心电图。近年研究结果证明，地高辛逐日给予一定剂量，经 6～7d 能在体内达到稳定的浓度而发挥全效作用，因此，病情不急而又易中毒者，可逐日按 5.5μg/kg 给药，也能获得满意的治疗效果，并能降低中毒发生率。

9. 不良反应

（1）常见不良反应：促心律失常作用、胃纳不佳或恶心、呕吐（刺激延髓中枢）、下腹痛、异常的无力和软弱。

（2）少见不良反应：视力模糊或色视（如黄视、绿视）、腹泻、中枢神经系统反应（如精神抑郁或错乱）。

（3）罕见不良反应：嗜睡、头痛及皮疹、荨麻疹（过敏反应）。

在洋地黄的中毒表现中，促心律失常最重要，最常见者为室性期前收缩，约占促心律失常不良反应的 33%；其次为房室传导阻滞、阵发性或加速性交界性心动过速、阵发性房性心动过速伴房室传导阻滞、室性心动过速、窦性停搏、心室颤动等。儿童中心律失常比其他反应多见，但室性心律失常比成人少见，新生儿可有 P－R 间期延长。

10. 药物相互作用

（1）与两性霉素 B、皮质激素或失钾利尿药（如布美他尼、依他尼酸等）同用时，可引起低血钾而致洋地黄中毒。

（2）与制酸药（尤其三硅酸镁）或止泻吸附药（如白陶土与果胶）、考来烯胺和其他阴离子交换树脂、柳氮磺胺吡啶或新霉素同用时，洋地黄类强心苷吸收被抑制而导致强心苷作用减弱。

（3）与抗心律失常药、钙盐注射剂、可卡因、泮库溴铵、萝芙木碱、琥珀胆碱或拟肾上腺素类药同用时，可因作用相加而导致心律失常。

(4)β受体阻滞药与地高辛同用可导致房室传导阻滞而发生严重心动过缓，但并不排除用于单用洋地黄不能控制心室率的室上性心动过速。

(5)与奎尼丁同用，可使地高辛血药浓度提高 1 倍，甚至达到中毒浓度，提高程度与奎尼丁用量相关。合用后即使停用地高辛，其血药浓度仍继续上升，这是奎尼丁从组织结合处置换出地高辛，减少其分布容积所致。一般两药合用时应酌减地高辛用量。

(6)与维拉帕米、地尔硫䓬或胺碘酮同用，由于降低肾及全身对地高辛的清除率而提高其血药浓度，可引起严重心动过缓。

(7)螺内酯可延长地高辛半衰期，故合用时须调整剂量或给药期间随访地高辛的血药浓度。

(8)依酚氯铵与地高辛同用可致明显心动过缓。

(9)卡托普利亦可使地高辛血药浓度增高。

(10)吲哚美辛可减少地高辛的肾清除，使地高辛半衰期延长，有洋地黄中毒的危险，须监测血药浓度及心电图。

(11)与肝素同用时，由于地高辛可能部分抵消肝素的抗凝作用，故须调整肝素用量。

(12)洋地黄化时静脉用硫酸镁应极其谨慎，尤其是同时静脉注射钙盐时，可发生心脏传导变化和阻滞。

(13)红霉素可改变胃肠道菌群，可增加地高辛在胃肠道的吸收。

(14)甲氧氯普胺因促进肠运动而降低地高辛的生物利用度约 25%，溴丙胺太林因抑制肠蠕动而提高地高辛生物利用度约 25%。

11. 注意事项

(1)对窦性心律中的轻、中度充血性心力衰竭患者，地高辛能增加射血分数，改善左心室功能，防止病情恶化。急性心肌梗死后的左心力衰竭患者应少用或慎用。地高辛的主要缺点是缺乏正性心肌松弛作用，不能纠正舒张功能障碍。

(2)地高辛可通过胎盘，故妊娠后期母体用量可能增加，分娩后 6 周剂量须渐减。

(3)地高辛可排入乳汁，哺乳期女性应用须权衡利弊。

(4)新生儿对地高辛的耐受性不确定，其肾清除减少。早产儿与未成熟儿对地高辛敏感，剂量须减少，按其不成熟程度适当减小剂量。按体重或体表面积，1 个月以上婴儿比成人需用量略大。

(5)老年人肝肾功能不全、表观分布容积减小或电解质平衡失调者，对地高辛耐受性低，须用较小剂量。

(6)下列情况应慎用：①低钾血症。②不完全性房室传导阻滞。③高钙血症。④甲状腺功能低下。⑤缺血性心脏病。⑥急性心肌梗死。⑦心肌炎。⑧肾功能损害(洋地黄毒苷可例外)。

(7)用药期间应注意随访检查：①心电图。②血压。③心率及心律。④心功能监测。⑤血电解质，尤其钾、钙和镁。⑥肾功能。⑦疑有洋地黄中毒时应做地高辛血药浓度测定。

(8)有严重或完全性房室传导阻滞且伴正常血钾的洋地黄化患者，不应同时应用钾盐。但噻嗪类利尿药与地高辛同用时常需给予钾盐，以防止低钾血症。

(9)地高辛逾量及有毒性反应时，轻度中毒者停用地高辛，并进行利尿治疗。如有低钾血症而肾功能尚好，可以给钾盐。

由于蓄积性小，一般于停药后1～2d中毒表现可以消退。

(10)不宜与酸、碱类配伍。①应用时注意监测地高辛血药浓度。②应用地高辛的剂量应个体化。

(二)异波帕明 Inopamil

1.商品名　异波帕明。

2.主要成分　甲多巴胺双异丁酯。

3.性状　白色片剂。

4.规格　100mg/片。

5.适应证　主要用于治疗充血性心力衰竭，尤其适用于NYHA Ⅱ、Ⅲ或Ⅳ级充血性心力衰竭的治疗。也用作利尿药。

6.药理作用　本品为一种新的多巴胺类去氧肾上腺素前体药物，在体内转变为去氧肾上腺素，为多巴胺受体(DA1、DA2)和肾上腺素受体(β_1、β_2)激动剂。在高血药浓度时也可激动肾上腺素α受体，属“正性肌力－血管扩张药(Inodilators)”。激动β_1受体呈现强心作用，激动α受体使血管扩张，激动DA1受体扩张肾动脉，从而增加肾血流量，产生利尿和排钠作用。同时，本品还能显著降低充血性心力衰竭患者的血管儿茶酚胺浓度、去甲肾上腺素浓度、血浆醛固酮浓度和血浆肾素活性，其效应与剂量呈线性关系。

7.用法用量　口服。100～200mg/次，3～4次/d，或遵医嘱。

8.不良反应　较常见的不良反应是，服用本品30min时有轻度一过性肺动脉楔压升高，偶有焦虑、头痛、皮疹、震颤以及轻微的恶心、胃不适等。

三、常用针剂

(一)去乙酰毛花苷注射液 Deslanoside Injection

1.商品名　西地兰。

2.主要成分　去乙酰毛花苷。

3.性状　无色的澄明液体。

4.规格　2mL:0.4mg。

5.适应证

(1)主要用于心力衰竭，由于其作用较快，适用于急性心功能不全或慢性心功能不全急性加重的患者。

(2)亦可用于控制伴快速心室率的心房颤动、心房扑动患者的心室率。

(3)终止室上性心动过速起效慢，已少用。

6.禁忌证

(1)与钙注射剂合用。

(2)任何强心苷制剂中毒。

(3)室性心动过速、心室颤动。

(4)梗阻性肥厚型心肌病(若伴收缩功能不全或心房颤动仍可考虑)。⑤预激综合征伴心房颤动或扑动。

7.药理作用　治疗剂量时有以下作用。

(1)正性肌力作用：本品选择性地与心肌细胞膜Na^+，K^+－ATP酶结合而抑制该酶活性，使心肌细胞膜内外 Na^+-K^+ 主动偶联转运受损，心肌细胞内 Na^+ 浓度升高，从而使肌膜上 Na^+、Ca^{2+} 交换趋于活跃，使细胞质内 Ca^{2+} 增多，肌浆网内 Ca^{2+} 储量亦增多，心肌兴奋时，有较多的 Ca^{2+} 释放；心肌细胞内 Ca^{2+} 浓度升高，激动心肌收缩蛋白从而增加心肌收缩力。

(2)负性频率作用：其正性肌力作用，使衰竭心脏心排血量增加，血流动力学状态改善，消除交感神经张力的反射性增高，并增强迷走神经张力，因而减慢心率、延缓房室传导。此外，小剂量时提高窦房结对迷走神经冲动的敏感性，可增强其减慢心率作用，而其负性频率作用，使舒张期相对延长，有利于增加心肌供血；大剂量(通常接近中毒量)则可直接抑制窦房结、房室结和房室束而呈现窦性心动过缓和不同程度的房室传导阻滞。

(3)心脏电生理作用：通过对心肌电活动的直接作用和对迷走神经的间接作用，降低窦房结自律性，提高浦肯野细胞自律性，减慢房室结传导速度，延长其有效不应期，导致房室结隐匿性传导增加，可减慢心房颤动或心房扑动的心室率。由于本药缩短心房有效不应期，当用于房性心动过速和心房扑动时，可能导致心房率的加速和心房扑动转为心房颤动，缩短浦肯野细胞的有效不应期。

8.用法用量　静脉注射。成人常用量：用5%葡萄糖注射液稀释后缓慢注射，首剂0.4～0.6mg，以后每2～4h可再给0.2～0.4mg，总量1.0～1.6mg。

9.不良反应

(1)胃肠道反应：一般较轻，常见食欲缺乏、恶心、呕吐、腹泻、腹痛。

(2)心律失常：服用洋地黄过程中，心律突然转变是诊断洋地黄中毒的重要依据，如心率突然显著减慢或加速，由不规则转为规则，或由规则转为有特殊规律的不规则。洋地黄中毒的特征性心律失常有：多源性室性过早搏动呈二联律，特别是发生在心房颤动基础上；心房颤动伴完全性房室传导阻滞与房室结性心律；心房颤动伴加速的交界处性自主心律，呈干扰性房室分离；心房颤动频发交界处性逸搏或短阵交界处性心律；室上性心动过速伴房室传导阻滞；双向性交界处性或室性心动过速和双重性心动过速。洋地黄引起的不同程度的窦房和房室传导阻滞也颇常见。应用洋地黄过程中出现室上性心动过速伴房室传导阻滞是洋地黄中毒的特征性表现。

(3)神经系统表现：可有头痛、失眠、抑郁、眩晕，甚至神志错乱。

(4)视觉改变：可出现黄视或绿视以及复视。

10.药物相互作用　不宜与酸、碱类药物配伍。禁与钙注射剂合用。

11.注意事项

(1)过量时，可有恶心、食欲缺乏、头痛、心动过缓、黄视等不良反应。

(2)有蓄积性，可能引起恶心、食欲缺乏、头痛、二联律等中毒现象，故本品应在医生指导下使用。

(3)严重心肌损害及肾功能不全者慎用。

(4)近期用过其他洋地黄类强心药者慎用。

(5)低血钾者慎用。

(二)毒毛花苷K注射液 Strophanthin K Injection

1.商品名　毒毛花苷K注射液。

2.主要成分　毒毛花苷K。

3.性状　无色或微黄色的澄明液体。

4. 规格

(1)1mL:0.25mg。

(2)2mL:0.5mg。

5. 适应证

(1)适用于急性充血性心力衰竭,特别适用于洋地黄无效的患者。

(2)亦可用于心率正常或心率缓慢的心房颤动的急性心力衰竭患者。

6. 禁忌证

(1)任何强心苷制剂中毒。

(2)室性心动过速、心室颤动。

(3)梗阻性肥厚型心肌病(若伴收缩功能不全或心房颤动仍可考虑)。

(4)预激综合征伴心房颤动或扑动。

(5)Ⅱ度以上房室传导阻滞。

7. 药理作用　本品系从康毗毒毛旋花种子中提取的强心苷。其化学极性高,脂溶性低,为常用的高效、速效、短效强心苷。

治疗剂量时有以下作用。

(1)正性肌力作用:本品选择性地与心肌细胞膜 Na^+,K^+－ATP 酶结合而抑制该酶活性,使心肌细胞膜内外 Na^+－K^+ 主动偶联转运受损,心肌细胞内 Na^+ 浓度升高,从而使肌膜上 Na^+、Ca^{2+} 交换趋于活跃,使细胞质内 Ca^{2+} 增多,肌浆网内 Ca^{2+} 储量亦增多,心肌兴奋时,有较多的 Ca^{2+} 释放;心肌细胞内 Ca^{2+} 浓度升高,激动心肌收缩蛋白,增加心肌收缩力。

(2)负性频率作用:由于其正性肌力作用,血流动力学状态改善,消除反射性交感神经张力的增高,增强迷走神经张力,因而减慢心率、延缓房室传导。

(3)心脏电生理作用:降低窦房结自律性;提高浦肯野纤维自律性;减慢房室结传导速度,延长其有效不应期,导致房室结隐匿性传导增加,可减慢心房颤动或心房扑动的心室率;由于本药缩短心房有效不应期,当用于房性心动过速和心房扑动时,可能导致心房率的加速和心房扑动转为心房颤动;缩短浦肯野纤维的有效不应期。

(4)心外作用:中毒量的强心苷可致中枢神经兴奋,头痛、头晕、疲倦和嗜睡,有时可出现神经痛,面部下 1/3 区痛,表现类似三叉神经痛。因兴奋延髓极后区催吐化学感受区而致呕吐,严重者甚至引发行为异常和精神症状,尤其易发生于动脉粥样硬化症的老人,如定向困难、失语、幻觉和谵妄等。由于强心苷影响视神经功能,甚至引发球后视神经炎而发生视神经障碍,如视力模糊、复视及色视(黄视或绿视)。中毒量强心苷对中枢交感神经的兴奋致使交感神经张力过高,是强心苷诱发心律失常的神经性因素。强心苷对人的动脉和静脉有直接收缩作用。

洋地黄毒苷治疗浓度为 15～30μg/L,交叉浓度为 25～35μg/L,中毒浓度为 35μg/L 以上。

中毒浓度强心苷的电生理影响是由于强心苷明显抑制心肌细胞膜 Na^+,K^+－ATP 酶,使 Na^+ 积聚增多,K^+ 浓度明显降低,致使心肌细胞膜最大舒张电位降低,自律性增高,心肌细胞、浦肯野细胞兴奋下降,房室结、浦肯野细胞以及心肌传导速度延缓,呈现不同程度的房室传导阻滞。中毒量强心苷还可使心肌细胞内 Ca^{2+} 浓度过高,Ca^{2+} 呈超负荷状态,使细胞内 Ca^{2+} 贮库振荡性地释出和再摄取 Ca^{2+},同时细胞膜对 Na^+ 通透性增高,激发短暂的内向电流，心肌细胞膜出现迟后去极化，引起心肌触发活动，这是中毒量强心苷诱发心律失常的机制之一。

8. 用法用量　静脉注射。成人常用量：首剂 0.125～0.250mg，加入等渗葡萄糖液 20～40mL 内缓慢注入（时间不短于 5min），2h 后按需要重复再给一次 0.125～0.250mg，总量 0.25～0.50mg/d。

9. 不良反应

（1）常见的不良反应包括新出现的心律失常、胃纳不佳或恶心、呕吐（刺激延髓中枢）、下腹痛、明显的无力、软弱。

（2）少见的不良反应包括视力模糊或黄视（中毒症状）、腹泻、中枢神经系统反应（如精神抑郁或错乱）。

（3）罕见的不良反应包括嗜睡、头痛及皮疹、荨麻疹（过敏反应）等。

（4）中毒表现中，心律失常最重要。其中，最常见的为室性期前收缩，约占心脏不良反应的 33%；其次为房室传导阻滞、阵发性或加速性交界性心动过速、阵发性房性心动过速伴房室传导阻滞、室性心动过速、心室颤动、窦性停搏等。儿童中心律失常比其他反应多见，但室性心律失常比成人少见。新生儿可有 P—R 间期延长。

（5）皮下注射可以引起局部炎症反应。

10. 药物相互作用

（1）与两性霉素 B、皮质激素或失钾利尿药（如布美他尼、依他尼酸等）同用时，可引起低血钾而致洋地黄中毒。

（2）与抗心律失常药、钙盐注射剂、可卡因、泮库溴铵、萝芙木碱、琥珀胆碱或拟肾上腺素类药同用时，可因作用相加而导致心律失常。

（3）血钾正常的严重或完全性房室传导阻滞的洋地黄化患者，不应同时应用钾盐、噻嗪类利尿药与毒毛花苷 K 注射液，同用时常需给予钾盐，以防止低钾血症。

（4）β 受体阻滞药与、毒毛花苷 K 注射液同用有导致房室传导阻滞，发生严重心动过缓的可能，但并不排除洋地黄不能控制心室率的室上性心动过速时应用 β 受体阻滞药。

（5）与奎尼丁同用可使毒毛花苷 K 注射液血药浓度提高约 1 倍，提高程度与奎尼丁用量相关，甚至可达到中毒浓度。

（6）与维拉帕米、地尔硫䓬、胺碘酮合用，由于降低肾及全身对强心苷的清除率而提高其血药浓度，可引起严重心动过缓。

（7）螺内酯可延长毒毛花苷 K 注射液的半衰期，须调整剂量，或给药间隔期监测毒毛花苷 K 注射液的血药浓度。

（8）ACEI 及其受体拮抗药，可使毒毛花苷 K 注射液血药浓度增高。

（9）依酚氯胺与毒毛花苷 K 注射液合用可致明显心动过缓。

（10）吲哚美辛可减少毒毛花苷 K 注射液的肾清除，使毒毛花苷 K 注射液半衰期延长，有中毒危险，需监测血药浓度及心电图。

（11）与肝素同用时，由于毒毛花苷 K 注射液可能部分抵消肝素的抗凝作用，需调整肝素用量。

（12）应用毒毛花苷 K 注射液时，静脉注射硫酸镁应极其谨慎，尤其是静脉注射钙盐时可发生心脏传导阻滞。

11.注意事项　毒毛花苷K注射液毒性剧烈，过量时可引起严重心律失常。

(1)近1周内用过洋地黄制剂者，不宜应用，以免发生中毒危险。

(2)已用全效量洋地黄者禁用，停药7d后慎用。

(3)不宜与碱性溶液配伍。

(4)急性心肌炎、感染性心内膜炎、晚期心肌硬化等患者忌用。

(5)毒毛花苷K注射液慎用于：①低钾血症。②不完全性房室传导阻滞。③高钙血症。④甲状腺功能低下。⑤缺血性心脏病。⑥急性心肌梗死早期。⑦活动性心肌炎。⑧肾功能损害。⑨房、室期前收缩。

(6)皮下注射或肌内注射可以引起局部炎症反应，所以一般仅用于静脉注射。

(7)强心苷中毒，一般会有恶心、呕吐、厌食、头痛、眩晕等，首先应鉴别是由于心功能不全加重，还是强心苷过量所致，因前者须调整剂量，后者则宜停药。

(8)用药期间忌用钙剂。

(9)用药期间应注意随访检查：①血压、心率及心律。②心电图。③心功能监测。④电解质，尤其钾、钙、镁。⑤肾功能。⑥疑有洋地黄中毒时，应做洋地黄血药浓度测定。

(三)米力农注射液 Milrinone Injection

1.商品名　米力农注射液。

2.主要成分　米力农。

3.性状　无色澄明液体。

4.规格

(1)5mL：5mg。

(2)10mL：10mg。

5.适应证　适用于对洋地黄、利尿药、血管扩张剂治疗无效或效果欠佳的各种原因引起的急、慢性顽固性充血性心力衰竭。

6.禁忌证

(1)低血压、心动过速、心肌梗死者慎用。

(2)肾功能不全者宜减量。

7.药理作用　本品是磷酸二酯酶抑制剂，作用机制与氨力农相同。口服和静脉注射均有效，兼有正性肌力作用和血管扩张作用，但其作用较氨力农强10～30倍。耐受性较好。

正性肌力作用主要是通过抑制磷酸二酯酶，使心肌细胞内环磷酸腺苷(cAMP)浓度增高，细胞内钙增加，心肌收缩力加强，心排血量增加，而与肾上腺素 α_1，受体或心肌细胞 Na^+，K^+—ATP酶无关。血管扩张作用可能是直接作用于小动脉所致，从而可降低心脏前、后负荷，降低左心室充盈压，改善左心室功能，增加心排血指数，但对平均动脉压和心率无明显影响。

米力农的心血管效应与剂量有关，小剂量时主要表现为正性肌力作用，当剂量加大，逐渐达到稳态的最大正性肌力效应时，其扩张血管作用也可随剂量的增加而逐渐加强。米力农对伴有传导阻滞的患者较安全。

8.用法用量

(1)静脉注射：负荷量25～75μg/kg，5～10min缓慢静脉注射，以后0.25～1.00μg/(kg·min)维持。每日最大剂量不超过1.13mg/kg。

(2)口服：2.5～7.5mg/次，4次/d。

9.不良反应 少数有头痛、室性心律失常、无力、血小板计数减少等。过量时可有低血压、心动过速。长期口服者因不良反应大,可导致远期死亡率升高,已不再应用。

10.药物相互作用

(1)与丙吡胺同用可导致血压过低。

(2)与常用强心、利尿、扩血管药合用,尚未见不良相互作用。

(3)与硝酸酯类合用有相加效应。

(4)加强洋地黄的正性肌力作用,故应用期间不必停用洋地黄。

11.注意事项

(1)用药期间应监测心率、心律、血压,必要时调整剂量。

(2)不宜用于严重瓣膜狭窄病变及梗阻性肥厚型心肌病患者。急性缺血性心脏病患者慎用。

(3)合用强效利尿药时,可使左心室充盈压过度下降,且易引起水、电解质失衡。

(4)对心房扑动:心房颤动患者,因可增加房室传导作用导致心室率增快,宜先用洋地黄制剂控制心室率。

(5)肝肾功能损害者慎用。

(6)尚无用于心肌梗死、孕妇及哺乳期女性、儿童的资料,应慎重。

(7)与呋塞米混合立即产生沉淀。

(四)注射用氨力农 Amrinone for Injection

1.商品名 注射用氨力农。

2.主要成分 氨力农。

3.性状 黄色疏松冻干块状物。

4.规格 50mg/支。

5.适应证 适用于对洋地黄、利尿药、血管扩张剂治疗无效或效果欠佳的各种原因引起的急、慢性顽固性充血性心力衰竭。

6.禁忌证 严重低血压。

7.药理作用 氨力农为磷酸二酯酶抑制剂,兼有正性肌力作用和血管扩张作用。正性肌力作用主要是通过抑制磷酸二酯酶,使心肌细胞内环磷酸腺苷浓度增高,细胞内钙增加,心肌收缩力加强,心排血量增加,与肾上腺素 β_1 受体或心肌细胞 Na^+,K^+—ATP 酶无关。血管扩张作用可能是直接作用于小动脉所致,从而可降低心脏前、后负荷,降低左心室充盈压,改善左心室功能,增加心排血指数,但对平均动脉压和心率无明显影响。

氨力农对伴有传导阻滞的患者较安全。口服时不良反应较重,长期用药强心疗效不明显,不良反应却增加,故不宜口服。

8.用法用量 氨力农静脉注射粉针,每支加注射用氨力农溶剂 1 支温热,振摇,完全溶解后再用适量的生理盐水稀释后使用。

负荷量:0.5～1.0mg/kg,5～10min 缓慢静脉注射,继续以 0.5～1.0μg/(kg·min)静脉滴注,单次剂量最大不超过 2.5mg/kg,每日最大量小于 10mg/kg。疗程不超过 2 周。

应用期间不增加洋地黄的毒性,不增加心肌氧耗量,未见对缺血性心脏病增加心肌缺血的征象,故不必停用洋地黄、利尿药及血管扩张剂。

9.不良反应 可有胃肠逆反应、血小板减少(用药后 2～4 周)、室性心律失常、低血压及肝肾功能损害。偶可见过敏反应，出现发热、皮疹。偶有胸痛、呕血、肌痛、精神症状、静脉炎及注射局部刺激。

长期口服不良反应大，甚至导致死亡率增加，故口服制剂已不再应用。

10. 药物相互作用

(1)与丙吡胺合用可导致血压过低。

(2)与常用强心、利尿、扩血管药合用，尚未见不良相互作用。

(3)与硝酸酯类合用有相加效应。

(4)加强洋地黄的正性肌力作用，故应用期间不必停用洋地黄。

(5)本品必须先用氨力农注射溶剂溶解，再以生理盐水稀释后使用，不能用含右旋糖酐或葡萄糖的溶液稀释。

(6)与呋塞米混合立即产生沉淀。

11. 注意事项

(1)氨力农在溶剂中成盐速度较慢，需 40～60℃，温热、振摇，待溶解完全后，方可稀释使用。静脉注射用生理盐水稀释成 1～3g/L。

(2)用药期间应监测心率、心律、血压，必要时调整剂量。

(3)不宜用于严重瓣膜狭窄病变及梗阻性肥厚型心肌病患者。急性心肌梗死或其他急性缺血性心脏病患者慎用。

(4)合用强效利尿药时，可使左心室充盈压过度下降，且易引起水、电解质失衡。

(5)对心房扑动、心房颤动患者，因可增加房室传导作用导致心室率增快，宜先用洋地黄制剂控制心室率。

(6)肝肾功能损害者慎用。

(7)尚无用于心肌梗死的经验，应慎重。应监测血小板计数和肝肾功能变化。

(五)冻干重组人脑利钠肽 Lyophilized Recombinant Human Brain Natriuretic Peptide

1. 商品名　新活素。

2. 主要成分　重组人脑利钠肽。

3. 性状　白色粉末或块状物。

4. 规格　0.5mg/支。

5. 适应证　用于休息或轻微活动时呼吸困难的急性失代偿性心力衰竭患者的静脉治疗。按 NYHA 分级大于Ⅱ级。

6. 禁忌证

(1)禁用于对重组人脑利钠肽中的任何一种成分过敏的患者和有心源性休克或收缩压低于 90mmHg 的患者。

(2)应避免在被怀疑有或已知有低心脏充盈压的患者中使用重组人脑利钠肽。

7. 药理作用

(1)药物类别：人脑利钠肽是 B 型利钠肽，为人体分泌的一种内源性多肽，在病因诱导下发生心力衰竭后人体应激大量产生的一种补充代偿的机制。本品为一种通过重组 DNA 技术用大肠杆菌生产的无菌冻干制剂，与心室肌产生的内源性脑利钠肽有相同的氨基酸序列。

(2)作用机制：人脑利钠肽与特异性的利钠肽受体(该受体与鸟苷酸环化酶相偶联)相结合，引起细胞内环单磷酸鸟苷(cGMP)的浓度升高和平滑肌细胞的舒张。作为第二信使，

cGMP 能扩张动脉和静脉，迅速降低全身动脉压、右心房压和肺毛细血管楔压，从而降低心脏的前、后负荷，并迅速减轻心力衰竭患者的呼吸困难程度和全身症状。

脑利钠肽是肾素－血管紧张素－醛固酮系统的天然拮抗药，可以拮抗心肌细胞、心纤维原细胞和血管平滑肌细胞内的内皮素、去甲肾上腺素和醛固酮。可以提高肾小球滤过率，增强钠的排泄，减少肾素和醛固酮的分泌，亦抵制后叶加压素及交感神经的保钠保水、升高血压作用。脑利钠肽参与血压、血容量以及水盐平衡的调节，增加血管通透性，降低体循环血管阻力及血浆容量，从而降低心脏前、后负荷，并增加心排血量。没有正性肌力作用，不增加心肌的氧耗。

(3)临床药理：整个试验共在全国 12 家心血管临床研究基地进行，共计 209 例受试者随机入组并接受药物治疗(本品组 105 例，对照组 104 例)，其中导管组 103 例(本品组 51 例，对照组 52 例)，非导管组 106 例(本品组 54 例，对照组 52 例)。

疗效分析方面，血流动力学指标评估、用药前后肺毛细血管楔压比较、意向性治疗人群分析，本品组和对照组在用药后均呈现下降趋势。本品组在用药 24h 结束时肺毛细血管楔压平均下降 9.13mmHg，对照组在用药 24h 结束时肺毛细血管楔压平均下降 4.56mmHg，两组间变化值比较，具有显著差异($P=0.0368$)。符合方案人群分析，两组间变化值比较，具有显著差异($P=0.0368$)。

本品组肺动脉压检测值的调整平均值在用药 30min、1h、2h 及 24h，与对照组相比均有显著差异($P<0.05$)。在用药 24h，试验组和对照组的肺动脉压检测均值分别下降 10.82mmHg 及 4.09mmHg。两组间其他时间点的肺动脉压检测值无统计学差异($P>0.05$)。

心脏指数(CI)检测值的均值变化：重组人脑利钠肽组在用药 1h 及用药 24h 各上升 0.05L/(min · m^2)，对照组分别上升 0.11L(min · m^2)与 0.10L(min · m^2)，但试验组和对照组在用药 1h 及用药 24h 的 Cl 检测均值变化值的统计学比较，均无显著差异。

肺动脉压检测值的均值变化：本品组在用药 1h 和用药 24h，分别下降 2.55mmHg 与 4.83mmHg，对照组用药 1h 上升 2.57mmHg，用药 24h 下降 1.9mmHg。但本品组和对照组在用药 1h 及用药 24h 的肺动脉压调整平均值的统计学比较，均无显著差异。

血流动力学结果显示，在 24h 用药期间，对血流动力学功能的改善明显优于硝酸甘油的作用。两组间用药 24h 结束时呼吸困难及全身临床状况好转率的比较，意向性治疗人群和符合方案人群分析，本品组的呼吸困难及全身临床状况好转率明显高于对照组($P<0.05$)。在用药 30min、1h、2h、4h、8h、12h 时间点的两组间呼吸困难好转率比较，重组人脑利钠肽组亦明显高于对照组($P<0.05$)。

8. 用法用量

(1)使用方法：按照负荷剂量静脉注射，随后按维持剂量静脉滴注。

推荐的常用剂量：首先以 1.5μg/kg 静脉冲击后，以 0.0075μg/(kg · min)的速度连续静脉滴注。

(2)剂量范围：负荷剂量为 1.5～2.0μg/kg，维持剂量速度为 0.0075～0.0100μg/(kg · min)。建议开始静脉滴注的维持剂量速度为 0.0075μg/(kg · min)。调整增加滴注给药速度须谨慎。

(3)用药方式：国内临床采用连续静脉滴注 24h 的给药方式。

(4)剂量调整的最佳方法：在给药期间应密切监视血压变化。如果在给药期间发生低血压，则应降低给药剂量或停止给药并进行其他恢复血压的措施（如输液、改变体位等）。由于重组人脑利钠肽引起的低血压作用的持续时间可能较长（平均 2.2h），所以在重新给药前，必须设置一个观察期。

（5）静脉用药液的制备：不得与其他厂家同类产品混用。尽量使用同批号产品。

从装有 250mL 稀释液的输液袋中分 3 次抽取稀释液（推荐稀释液：5%葡萄糖注射液、生理盐水、含 5%葡萄糖和 0.45%NaCl 的注射液、含 5%葡萄糖和 0.2%NaCl 的注射液），每次抽出 1.5mL，分别加入 3 个重组人脑利钠肽的制剂瓶中。

注意：若患者的体重比较轻，没有必要同时稀释 3 支药物时，可以从装有 100mL 稀释液的输液袋中抽取稀释液 16.7mL 弃用，并再从该输液袋中抽出 1.5mL，加入其中的一支重组人脑利钠肽的制剂瓶中。需要第二支药品时，再按照上述方法进行稀释。

勿振摇药瓶。轻轻地摇动药瓶，使瓶中包括瓶塞在内的所有部分都能与稀释液接触，保证药物充分溶解，只可使用清澈无色的溶液。

从 3 个药瓶中分别抽出溶解后的重组人脑利钠肽药液，全部注入容量为 250mL 的静脉输液袋中，此时在输液袋中本品的药物浓度大约为 6mg/L。反复翻转输液袋，使药物充分混匀（对采用 100mL 输液袋的体重较轻患者，从已经初步稀释的 1 个药瓶中抽出溶解后的重组人脑利钠肽药液，全部注入上述已经弃用 16.7mL 稀释液、规格为 100mL 的静脉输液袋中，此时在输液袋中本品的药物浓度大约为 6mg/L，反复翻转输液袋，使药物充分混匀）。

在患者建立静脉通路进行静脉注射和滴注之前，准备一个 25mL 的输液针筒。

按照上述方法准备好输液袋后，抽取给予静脉冲击量的重组人脑利钠肽药液，以大约 60s 的时间将输液针筒中的药液通过静脉注射入血管，然后以 0.075mL(kg・h)的速度静脉滴注，即滴注的剂量为 0.0075μg/(kg・min)。

（6）药物配制后的稳定性：药物中不含防腐剂，所以必须在 24h 内使用溶解后的药液。任何情况下，在使用非胃肠道途径的药品之前，应该肉眼观察药液中是否存在微粒、变色等情况。溶解后的本品，无论在室温（20～25℃）或在冷藏（2～8℃）条件下的最长放置时间均不得超过 24h。

9. 不良反应　重组人脑利钠肽给药后最常见的不良反应是低血压，其他不良反应多表现为头痛、恶心、室性心动过速、血清肌酐升高等。

10. 药物相互作用　重组人脑利钠肽在物理性质和化学性质上与肝素、胰岛素、布美他尼、依那普利拉、依他尼酸、肼屈嗪和呋塞米这类注射剂相排斥，不允许将重组人脑利钠肽与这些药物在同一条静脉导管中同时输注。防腐剂偏亚硫酸氢钠与重组人脑利钠肽相排斥，因此，含有偏亚硫酸氢钠的注射药物不能与重组人脑利钠肽在相同的输液管中同时使用。在重组人脑利钠肽和这些与之相排斥的药物使用的间期，必须对导管进行冲洗。重组人脑利钠肽能与肝素结合，能够与被肝素包被过的导管的内层结合，从而就有可能降低重组人脑利钠肽进入患者体内的量。因此，禁止采用肝素包被过的导管输注重组人脑利钠肽，但分别采用单独的导管同时输注肝素是允许的。

11. 注意事项

（1）一般注意事项：应适当预防注射给药时可能发生的过敏等反应。目前还没有在采用重组人脑利钠肽治疗时出现严重过敏反应的报道。不建议不适合使用扩血管药物的患者使用，如有严重瓣膜狭窄、限制性或阻塞性心肌病、限制性心包炎、心包填塞或其他心输出依赖静脉回流或被怀疑存在心脏低充盈压的患者。

(2)肾功能：在一些敏感人群中，重组人脑利钠肽可能对肾功能有影响。在肾功能可能依赖于肾素－血管紧张素－醛固酮系统的严重心力衰竭患者中，采用重组人脑利钠肽治疗可能引起高氮血症。急性肾衰竭和需要进行肾透析时，应监测血液生化指标，特别是血清肌酐升高情况。

(3)心血管：在国内外进行的临床试验中，采用重组人脑利钠肽治疗均有低血压的发生。当出现低血压时，重组人脑利钠肽治疗组症状性低血压的持续时间(平均2.2h)比硝酸甘油治疗组更长(平均0.7h)。因此，在采用重组人脑利钠肽治疗时，应密切监测血压。当低血压发生时，应减少给药剂量或停止给药。基线期血压低于100mmHg的患者出现低血压的发生率更高，因此，对这类患者采用重组人脑利钠肽治疗应更加谨慎。当重组人脑利钠肽与其他可能造成低血压的药物合用时，低血压的发生率可能升高。

(4)过敏试验：目前在国内外的临床试验中均未发生过有关本品过敏反应的报道，而在上市后的实际应用中也没有对患者进行过敏试验。

(5)实验室检查：在临床试验中，仅发现过1例患者有一过性血肌酐升高的现象。

(6)对死亡率的影响：尚待临床进一步研究。

(7)药物滥用和依赖：目前国内外均未专门进行过这方面的研究。

(六)左西孟旦注射液 Levosimendan Injection

1.商品名　悦文。

2.主要成分　左西孟旦。

3.性状　黄色或橙黄色澄明液体。

4.规格　5mL:12.5mg。

5.适应证　适用于传统治疗(利尿药、ACEI和洋地黄类)疗效不佳，并且需要增加心肌收缩力的急性失代偿性心力衰竭的短期治疗。

6.禁忌证

(1)对左西孟旦或其他任何辅料过敏的患者。

(2)显著影响心室充盈或(和)射血功能的机械性阻塞性疾病患者。

(3)严重的肝、肾(肌酸酐清除率低于30mL/min)功能损伤的患者。

(4)严重低血压和心动过速患者。

(5)有尖端扭转型室性心动过速(TDP)病史的患者。

7.药理作用　本品是钙增敏剂，以钙离子浓度依赖的方式与心肌肌钙蛋白结合而产生正性肌力作用，增强心肌收缩力，但并不影响心室舒张。同时，本品可通过使ATP敏感的K^+通道(KATP)开放而产生血管舒张作用，使冠状动脉阻力血管和静脉容量血管舒张，从而改善冠状动脉的血液供应。另外，它还可抑制磷酸二酯酶Ⅲ。在心力衰竭患者中，左西孟旦的正性肌力和扩血管作用可以使心肌收缩力增强，降低前、后负荷，而不影响其舒张功能。

8.用法用量　仅用于住院患者，使用时应当有适当的医疗监测设备，并且具有使用正性肌力药物的经验。

在给药前须稀释。本品仅用于静脉滴注，可通过外周或中央静脉滴注给药。治疗剂量和持续时间应根据患者的一般情况和临床表现进行调整。

治疗的初始负荷剂量为6～12μg/kg，时间应在10min以上，之后应持续滴注0.1μg(kg·

min)。对于同时应用血管扩张剂或(和)正性肌力药物的患者,治疗初期的推荐负荷剂量为6μg/kg。较高的负荷剂量会产生较强的血流动力学效应,并可能导致不良反应发生率短暂升高。在负荷剂量给药时以及持续给药开始30～60min,应密切观察患者的反应。如反应过度(低血压、心动过速),应将输注速度减至0.05μg/(kg·min)或停止给药。如初始剂量耐受性好且需要增强血流动力学效应,则输注速度可增至0.2μg(kg·min)。

对处于急性失代偿期的严重慢性心力衰竭患者,持续给药时间通常为24h。在左西孟旦停药后,未发现有耐药和反跳现象。血流动力学效应至少可持续24h,停药后,此效应可能持续9d。

重复使用左西孟旦的经验有限。伴随其他血管扩张剂如心肌收缩剂(地高辛除外)使用的经验也很有限,与血管活性药物联合应用时需较低的负荷剂量(6μg/kg)。

使用前,应观察稀释液中是否含有微粒杂质和变色情况。稀释后的左西孟旦溶液单独输注。溶液配制后应在24h内使用。

0.025g/L溶液的配制方法:将5mL左西孟旦注射液与500mL5%葡萄糖注射液混合。

0.050g/L溶液的配制方法:将10mL左西孟旦注射液与500mL5%葡萄糖注射液混合。

9.不良反应　最常见的不良反应是头痛、低血压和室性心动过速,常见的不良反应有低钾血症、失眠、头晕、心动过速、室性期前收缩、心力衰竭、心肌缺血、恶心、便秘、腹泻、呕吐、血红蛋白减少。

10.药物相互作用　由于左西孟旦有引起低血压的风险,与其他血管活性药物同时输注时应谨慎。同时输注左西孟旦和地高辛的患者,未发现药代动力学的相互影响。使用β受体阻滞药的患者同时应用本品并不影响疗效。健康志愿者同时使用左西孟旦与单硝酸异山梨酯时发生体位性低血压的反应明显增强。

11.注意事项

(1)左西孟旦初期的血流动力学效应可能引起心脏收缩压和舒张压的降低,因此,对于基础收缩压或舒张压较低的患者,或存在低血压风险的患者应谨慎使用,推荐使用较保守的剂量范围,并应根据患者的自身状况和反应来调整剂量和用药时间。

(2)左西孟旦用药前应纠正严重的血容量减少症状,如果出现血压或心率过度变化,应降低滴注速度或停止滴注。

(3)左西孟旦血流动力学效应确切的持续时间尚未确定,一般持续7～10d。部分归因于活性代谢物的存在,其在停止滴注后48h达到最大血药浓度。滴注结束后,无创监测至少应持续4～5d,直到血压降至最低值并开始升高。如果出现血压持续下降的迹象则须监测5d以上;如果患者的临床症状稳定,监测期可少于5d。轻、中度肾功能损伤和肝功能损伤患者需要延长监测期。

(4)肾功能损伤患者体内活性代谢物消除的数据有限,因此,左西孟旦在用于有轻、中度肾功能损伤的患者时要特别谨慎。肾功能损伤可能导致活性代谢物浓度增加,从而引起更明显、更持久的血流动力学效应。严重肾功能损伤(肌酐清除率低于30mL/min)的患者禁止使用。

用于轻、中度肝功能损伤的患者时要特别谨慎。肝功能损伤可能导致活性代谢物暴露时间延长,从而引起更明显、更持久的血流动力学效应。严重肝功能损伤患者禁止使用。

(5)左西孟旦可能引起钾浓度的降低,因此,在用药前应纠正血钾浓度异常,且在治疗中应监测血钾浓度。与其他治疗心力衰竭药物同时应用时，滴注左西孟旦可能引起血红蛋白和血细胞比容降低，因此，缺血性心脏病合并贫血的患者应谨慎使用。

(6)心动过速、心房颤动或致命性心律失常的患者应谨慎使用左西孟旦。

(7)重复使用左西孟旦的经验有限，左西孟旦与其他心血管活性药物包括血管收缩剂（地高辛除外）共同使用的经验也有限。应对患者进行获益/风险评价后确定用药方案。

(8)对于冠状动脉缺血发病期、任何原因的长 QTc 间期患者，或同时使用延长 QTc 间期的药物者，应谨慎使用左西孟旦，并应进行心电图监测。

(9)用于心源性休克的研究尚未进行。没有以下疾病使用左西孟旦的信息：限制型心肌病、肥厚型心肌病、严重二尖瓣关闭不全、心肌破裂、心脏压塞、右心室梗死和 3 个月内有潜在致命性心律失常的患者。

(10)用于儿童和 18 岁以下青少年的经验非常有限，因此，左西孟旦不能用于儿童。

(11)用于术后心力衰竭、待进行心脏移植的严重心力衰竭患者的经验较少。

（付艳）

第二节　周围血管扩张药

一、概述

周围血管扩张药是指直接扩张小血管平滑肌或通过作用于肾上腺素能受体而舒张周围血管的药物。现已把 ACEI 也看作血管扩张药。周围血管扩张药在临床上主要用于周围循环障碍性疾病，如肢端动脉痉挛症、偏头痛、梅尼埃病、闭塞性脉管炎、脑血栓形成，也用以抗心力衰竭。

(一)分类

1. 直接舒张血管药

(1)肼苯哒嗪：直接松弛小动脉平滑肌，降低外周阻力而降血压。可引起反射性心率增快，心排血量增加。久用可致肾素分泌增加，醛固酮增加，水钠潴留而降低效用。其特点在于，舒张压下降较明显，并能增加肾血流量，多用于肾性高血压及舒张压较高的患者。用药途径为口服。不良反应有头痛、眩晕、呕吐、心悸等。长期大剂量使用本药，可引起类风湿性关节炎和红斑狼疮样反应。对冠心病及心功能不全者慎用。

(2)硝普钠：直接松弛小动脉及小静脉平滑肌，降血压，减轻前、后负荷，因而使心肌负荷减轻，氧需要量减少，肺动脉压力亦明显降低。作用强而迅速，给药后 5min 见效，停药后作用能维持 2～15min。用于高血压急症，包括高血压危象、高血压脑病和恶性高血压以及心力衰竭。一般为静脉滴注给药。用药期间，应严密监测血压、心率，以便随时调节给药剂量。停药时应逐渐减量，并增加口服血管扩张药，以免出现症状反跳。长期或大剂量使用可出现险峻的低血压症。硝普钠溶液须临用前配制，12h 内用完。由于见光易变质，滴注瓶应用黑纸遮住。在用药过程中可出现恶心、呕吐、精神不安、肌肉痉挛、头痛、厌食、皮疹、出汗、发热等。长期应用者，由于硫氰化物蓄积，可导致氰化物中毒（表现为甲状腺功能低下）。

(3)米诺地尔：直接作用于血管壁，扩张小动脉，降低外周阻力，降血压，对容量血管没有影响，故能增加静脉回流。对心肌血流可显著增加。作用原理与肼苯哒嗪相似，其降压作用比肼屈嗪强。可用于顽固性高血压及肾性高血压。与普萘洛尔合用有协同作用。用药途径为口服。不良反应常见水钠潴留、心动过速，常伴以 ST 段降低，T 波平坦或倒置。少数患者出现皮疹、血小板减少症。久用可致多毛。

2.钾通道开放药

(1)尼可地尔。

(2)米诺地尔。

(二)临床应用

适用于中、重度高血压。常与利尿药和β受体阻滞药合用，以增强疗效，减少不良反应。

二、常用口服药

(一)肼苯哒嗪 Hydralazine

1.商品名　肼苯哒嗪。

2.主要成分　肼苯哒嗪。

3.性状　白色或几乎白色片。

4.规格

(1)10mg/片。

(2)25mg/片。

(3)50mg/片。

5.适应证

(1)肾性高血压及舒张压较高的患者。

(2)妊娠毒血症和急性肾小球肾炎所致高血压。

6.禁忌证　心动过速、冠状动脉粥样硬化、脑血管硬化及心力衰竭。

7.药理作用　能直接扩张周围血管，以扩张小动脉为主，降压作用强，降低外周总阻力而降压，可改善肾、子宫和脑血流量。降低舒张压的作用较降低收缩压的作用强。

8.用法用量　口服。起始剂量为 10mg/次，3～4 次/d，以后可逐渐增加。一般口服不宜超过 150mg/d。

9.不良反应　不良反应有头痛、面红、心悸、心绞痛、恶心、腹泻、结膜炎、寒战、发热、眩晕、呼吸困难、乏力、肌肉痉挛、鼻塞、周围神经炎、荨麻疹。偶尔发生肝炎、水肿、尿潴留、肠麻痹、抑郁、焦虑不安、震颤。长期大剂量使用，可引起类风湿性关节炎和红斑狼疮。

10.药物相互作用　易产生耐受性，故可与其他降压药合用。

11.注意事项　易产生耐药性。

(二)长压定 Minoxidil

1.商品名　敏乐定。

2.主要成分　米诺地尔。

3.性状　白色片。

4.规格

(1)2.5mg/片。

(2)5.0mg/片。

5.适应证　顽固性高血压及肾性高血压。

6. 禁忌证　脑血管病、非高血压所致的心力衰竭、冠心病、心绞痛、心肌梗死、心包积液、嗜铬细胞瘤、肾功能障碍慎用。

7. 药理作用　米诺地尔的作用性质与肼苯哒嗪相似，但作用较强且持久。它直接作用于血管平滑肌，舒张小动脉，降低外周阻力，从而使血压下降，对容量血管无明显作用。在降压时也能反射性兴奋交感神经而使心率加快、心排血量增加、血浆肾素活性增加和水钠潴留。心率加快还与该品对心脏有直接的正性肌力作用有关。其水钠潴留作用，部分是由于肾素分泌增加，部分是由于直接作用于肾小管，使肾小管对钠和水的再吸收增加所致。水钠潴留和心排血量增加可减弱米诺地尔的降压效力，因此常不单独应用而与利尿药和β受体阻滞药合用于严重高血压患者。其作用机制可能为，在体内代谢成米诺地尔硫酸盐，后者增加血管平滑肌细胞膜对 K^+ 的通透性，促进细胞内 K^+ 外流，引起血管平滑肌细胞膜超极化，从而使血管平滑肌松弛和血压下降。

8. 用法用量

(1)高血压：首剂 2.5～5.0mg，2～4 次/d，逐渐增至 5.0～10.0mg/次，直至血压控制在满意水平。最高量不超过 40.0mg/d。维持量 10.0～40.0mg/d，分 1～2 次口服。

(2)慢性充血性心力衰竭：40.0mg/d，分 2 次服。

(3)脱发：用 1%～5%洗剂 1mL，局部涂抹，2 次/d，直至疗效满意。

9. 不良反应　较少而轻。最常见为水钠潴留，合用氢氯噻嗪可减轻。其他还有心率加快、偏头痛、多毛症等。

10. 药物相互作用

(1)与其他降压药、硝酸盐类药同用，可使降压作用加强。

(2)与非甾体消炎药、拟交感胺类药同用，降压作用减弱。

11. 注意事项

(1)使用米诺地尔治疗后，初期血尿素氮及肌酐增高，但继续治疗后可下降至用药前水平。

(2)血浆肾素活性、血清碱性磷酸酶、血钠可能增高。

(3)血细胞计数及血红蛋白可能因血液稀释而降低。

(4)应用米诺地尔时应定时测量血压、体重。

(5)突然停药可致血压反跳，故宜逐渐撤药。

(三)达纳康 Ginkgo Biloba Leaves Extract Tablets

1. 商品名　达纳康。

2. 主要成分　银杏叶提取物。

3. 性状　糖衣片或薄膜衣片，除去包衣后显浅棕黄色至棕褐色，味微苦。

4. 规格　19.2mg/片。

5. 同类产品　依康宁、金纳多、银杏天宝、银杏叶滴丸。

6. 适应证

(1)治疗老年人慢性神经感觉和认知的病理性缺陷的症状(不包括阿尔茨海默病和其他类型的痴呆)。

(2)治疗下肢慢性阻塞性动脉疾病所致间歇性跛行(2 期)。

(3)用于血管性原因所致视力下降和视野损害，以及血管性原因所致听力下降和眩晕综合征和(或)耳鸣的辅助性治疗,改善雷诺现象。

7.禁忌证　对药片的任一成分过敏者。

8.药理作用　银杏叶片的药理学特性主要是对细胞代谢、微循环流变学及大血管的舒缩能力作用的结果。银杏叶提取物(EGb)对整个血管树(动脉、毛细血管、静脉)具有调节作用。具有剂量依赖性,并依血管的性质、管径大小和组织起源的不同而异,也与血管壁状况和基底膜紧张度有关。它可刺激内皮细胞衍生舒张因子(EDRF)的分泌。

银杏叶提取物可消除动脉痉挛,对小动脉有血管扩张作用,而对静脉则有血管收缩作用。它能调节因体位改变而引起的静脉容量变化,降低毛细血管的高渗透性并加强毛细血管的耐受力。银杏叶提取物在脑和外周水平均有强力抗水肿作用,保护血一脑脊液屏障和血一视网膜屏障,而且对多种病理现象引起的血清蛋白水解作用增强有强力抑制作用。

银杏叶片对血小板和红细胞的高凝状态的流变学作用以及对微循环的凝血过程的流变学作用已经在体内外进行了研究。其特性基于膜的稳定作用,干扰前列腺素代谢,抑制某些活性物质(组胺、缓激肽等)以及对血小板活化因子(PAF)的抑制作用。研究显示,银杏叶片对细胞代谢,特别是脑神经和神经感觉细胞代谢具有保护作用。在动物实验中,这种保护作用可体现在存活率、皮质水平的 ATP 的增加和乳酸化水平的变化,以及改善葡萄糖和氧的摄取。

银杏叶片参与神经递质的释放、再摄取和分解代谢(去甲肾上腺素、多巴胺、乙酰胆碱等),或干扰这些物质与膜受体的结合能力。它对细胞膜自由基和的产生具有强力拮抗作用。

9.用法用量　口服。3 次/d,1 片/次,餐时服用。

10.不良反应　消化道反应、皮肤反应、头痛,较罕见。

11.药物相互作用　尚缺乏药物相互作用的研究资料。

12.注意事项

(1)银杏叶片不是抗高血压药,不能替代对动脉性高血压病的特异性药物治疗或作为其补充治疗。

(2)因本制剂含有乳糖,患有先天性半乳糖血症、葡萄糖或半乳糖吸收障碍综合征、乳糖酶缺乏的患者禁用。

(四)盐酸丁咯地尔 Buflomedil Hydrochloride Tablets

1.商品名　麦道可兰(Medochemie)。

2.主要成分　盐酸丁咯地尔。

3.性状　白色片。

4.规格　150mg/片。

5.适应证

(1)外周血管疾病,如间歇性跛行、雷诺综合征、血栓闭塞性脉管炎等。

(2)慢性脑血管供血不足引起的症状,如眩晕、耳鸣、智力减退、记忆力或注意力减退、定向障碍等。

6.禁忌证　对本品过敏者、急性心肌梗死、心绞痛、甲状腺功能亢进、阵发性心动过速、脑出血,有其他出血倾向或近期内大量失血的患者禁用。

7.药理作用　本品为 α 肾上腺素能受体抑制药,并具有较弱的非特异性钙离子拮抗作用。通过抑制毛细血管前括约肌痉挛而改善大脑及四肢微循环血流。本品还具有抑制血小板聚集和改善红细胞变形性的功能。

8. 用法用量　300～600mg/d，分 2 次口服。

9. 不良反应　胃肠不适（胃灼热感、胃痛、恶心）、头晕、嗜睡、失眠、四肢灼热感、皮肤潮红或瘙痒。

10. 药物相互作用　正在服用降压药的患者慎用。

11. 注意事项

（1）肝、肾功能不全者应慎用。

（2）本品可引起头晕或嗜睡，因此，驾驶车辆及操作机器者不宜服用。

三、常用针剂

（一）注射用硝普钠 Nitroprusside for Injection

1. 商品名　硝普钠。

2. 主要成分　硝普钠。

3. 性状　粉红色结晶粉末，水溶液放置不稳定，光照射下加速分解。

4. 规格　50mg/支。

5. 适应证

（1）高血压急症，如高血压危象、高血压脑病、恶性高血压、嗜铬细胞瘤手术前后阵发性高血压的紧急降压，也可用于外科麻醉期间的控制性降压。

（2）急性心力衰竭，包括急性肺水肿。

（3）急性心肌梗死或瓣膜（二尖瓣或主动脉瓣）关闭不全时的急性心力衰竭。

6. 禁忌证

（1）下列情况慎用：①脑血管或冠状动脉供血不足时，对低血压的耐受性降低。②麻醉中控制性降压时，如有贫血或低血容量，应先予以纠正再给药。③脑病或其他颅内压增高时，扩张脑血管可进一步增高颅内压。④肝功能损害时，本品可能加重病情。⑤甲状腺功能过低时，本品的代谢产物硫氰酸盐可抑制碘的摄取和结合，因而可能加重病情。⑥肺功能不全时，本品可能加重低氧血症。⑦维生素 B_{12} 缺乏时使用本品，可能使病情加重。

（2）代偿性高血压，如动静脉分流或主动脉缩窄时禁用本品。

（3）肝肾功能减退的患者不宜用此药。

7. 药理作用　硝普钠是一种速效和短时作用的血管扩张药，对动脉和静脉平滑肌均有直接扩张作用，但不影响子宫、十二指肠或心肌的收缩；改变局部血流分布不多。血管扩张使周围血管阻力降低，因而有降血压作用。血管扩张使心脏前、后负荷均减低，心排血量改善，故对心力衰竭患者有益。后负荷减低可减少瓣膜关闭不全时主动脉和左心室的阻抗，而减轻反流。静脉滴注后立即达血药浓度峰值，其水平随剂量而定。

本品由红细胞代谢为氰化物，在肝内氰化物代谢为硫氰酸盐，代谢物无扩张血管活性；氰化物也可参与到维生素 B_{12} 的代谢过程中。

本品给药后几乎立即起作用并达作用高峰，静脉滴注停止后作用维持 1～10min。

肾功能正常者半衰期为 7d（由硫氰酸盐测定），肾功能不良或血钠过低时延长，经肾排泄。

8. 用法用量　将本品 25～50mg 溶解于 5％葡萄糖溶液中，在避光输液瓶中静脉滴注。

（1）成人常用量：静脉滴注，开始 0.5μg/（kg・min），根据治疗反应以 0.5μg/（kg・min）

递增，逐渐调整剂量。常用剂量为 3μg/(kg·min)，极量为 10μg/(kg·min)，总量为3.5mg/kg。

(2)小儿常用量：静脉滴注，1.4μg/(kg·min)，按效应逐渐调整用量。

9.不良反应　短期应用适量，不致发生不良反应。毒性反应来自其代谢产物氰化物和硫氰酸盐。氰化物是中间代谢产物，硫氰酸盐为最终代谢产物。如氰化物不能正常转换为硫氰酸盐，则硫氰酸盐血浓度虽正常也可发生中毒。

(1)手术时控制降压时，突然停药，尤其血药浓度较高而突然停药时，可能发生反跳性血压升高。

(2)血压下降过快过剧，出现眩晕、大汗、头痛、肌肉抽搐、神经紧张或焦虑、烦躁、胃痛、反射性心动过速或心律失常，症状的发生与静脉滴注给药速度有关，与总量关系不大。

(3)硫氰酸盐中毒或逾量时，可出现运动失调、视力模糊、谵妄、眩晕、头痛、意识丧失、恶心、呕吐、耳鸣、气短。

(4)氰化物中毒或超极量时，可出现反射消失、昏迷、心音遥远、低血压、脉搏消失、皮肤粉红色、呼吸浅、瞳孔散大、恶心、呕吐、头痛、食欲缺乏、皮疹、出汗，剂量过大出现血压下降，可引起重要器官供血不足。

长期使用有硫氰酸盐中毒症状，严重过量可致昏迷、死亡。过量则出现严重的低血压并可引起冠状动脉或脑血管灌注减低而产生严重后果。因此，在不能连续监测心脏的情况下，用此药是不明智的。其他不良反应与此药降解为氰化物有关。假若剂量大或长期高速滴入，则氰化物蓄积可导致组织缺氧、代谢性酸中毒及死亡，特别是肾功能减退的患者。如同时输入维生素 B_{12}，则可防止这些不良反应。小剂量长期用此药几天后，可导致硫氰酸盐中毒，表现为甲状腺功能低下、头痛、食欲缺乏、恶心、呕吐及无力，并发展为昏迷及死亡。正铁血红蛋白血症是很少见的并发症。

10.药物相互作用

(1)与其他降压药同用可使血压剧降。

(2)与多巴酚丁胺同用，可使心排血量增多而肺毛细血管楔压降低。

(3)与拟交感胺类同用，本品的降压作用减弱。

11.注意事项

(1)肾功能不全而本品应用超过 48～72h 者，每日须测定血浆中氰化物或硫氰酸盐，保持硫氰酸盐不超过 100mg/L，氰化物不超过 3mmol/L。

(2)下列情况慎用：脑血管或冠状动脉供血不足；麻醉中控制性降压时，应先纠正贫血或低血容量；脑病或其他颅内压增高；肝、肾功能不全；甲状腺功能过低；肺功能不全；维生素 B_{12} 缺乏。

(3)老年人用硝普钠须注意增龄时肾功能减退对硝普钠排泄的影响，老年人对降压反应也比较敏感，故用量酌减。

(4)硝普钠不可静脉注射，应缓慢滴注或使用微量输液泵。

(5)在用药期间，应经常监测血压，急性心肌梗死患者使用硝普钠时须监测肺动脉舒张压或楔压。

(6)药液有局部刺激性，谨防外渗。

(7)如静脉滴注已达 10μg/(kg·min)，经 10min 降压仍不满意，应考虑停用。

(8)左心衰竭者伴低血压时,应用硝普钠须同时加用心肌正性肌力药如多巴胺或多巴酚丁胺。

(9)偶尔出现耐药性,视为氰化物中毒先兆,减慢滴速即可消失。

(10)有关本品致癌、致畸、对孕妇和哺乳期女性的影响尚缺乏人体研究。在儿童中应用的研究也未进行。

(二)烟酸占替诺葡萄糖注射液 Xanthinol Nicotinate and Glucose Injection

1. 商品名　烟酸占替诺葡萄糖注射液。

2. 主要成分　烟酸占替诺。

3. 性状　无色澄明液体。

4. 规格　250mL/瓶。

5. 同类产品　麦利占替诺,脑栓通,脑康,文治通尔,烟胺羟丙胺醇茶碱,烟胺羟丙茶碱。

6. 适应证　缺血性脑血管病。

7. 禁忌证

(1)对本品和(或)本品中任何成分过敏。

(2)发作期的心肌梗死、出血性脑血管病的急性期。

(3)急性出血及脱水。

(4)二尖瓣狭窄及明显心功能不全。

8. 药理作用　血管扩张剂,能改善血液流变学,减少周围血管的阻力。能促进葡萄糖透过血一脑脊液屏障,增强脑细胞的葡萄糖和氧的利用,改善大脑的糖代谢和大脑功能。

9. 用法用量　静脉滴注。起始剂量为 0.3g/d,逐渐增加至 0.6～0.9g/d。

10. 不良反应　用药后有面部潮红、口干、胸闷、皮疹、四肢红斑、风团、血压下降、唇发麻及皮肤瘙痒等。极个别患者出现脑出血及脑疝。

11. 药物相互作用　不宜与神经节阻断剂及抗交感神经药同时应用。

12. 注意事项

(1)静脉滴注时应控制滴速,以 30～40 滴/min 为宜,不得超过 50 滴/min。观察患者的自觉症状及血压、心率、脉率的变化。

(2)消化性溃疡及血压不稳定的患者慎用。

(3)临床应用时应密切注意患者颅压的变化情况。

(4)若发生过敏,应立即停药,并根据临床具体情况采取以下药物和方法治疗:肾上腺素及其他抢救措施,包括吸氧、静脉输液、抗组胺药、皮质类固醇等。

(三)盐酸法舒地尔注射液 Fasudil Hydrochloride Injection

1. 商品名　依立卢。

2. 主要成分　盐酸法舒地尔。

3. 性状　无色或微黄色澄明液体。

4. 规格　2mL:30mg。

5. 同类产品　川威、祺利。

6. 适应证　改善及预防蛛网膜下腔出血术后的脑血管痉挛及随之引起的脑缺血症状。

7. 禁忌证

(1)出血患者,如颅内出血。

(2)可能发生颅内出血的患者，如动脉瘤等。

(3)低血压患者。

8.药理作用　本剂的下述作用，可能为抑制蛋白磷酸化酶的 Rho 激酶所致。Rho 激酶抑制肌球蛋白磷酸酶，并抑制磷酸化肌球蛋白轻链的脱磷酸化。Rho 激酶参与血管收缩、炎症细胞活化、血管内皮细胞损伤等与蛛网膜下腔出血引起脑血管痉挛及脑缺血障碍发生原因相关的体内各种反应。

(1)预防及缓解脑血管痉挛：预防及缓解犬迟发性脑血管痉挛模型的痉挛。

(2)改善脑循环：①改善犬迟发性脑血管痉挛模型的大脑皮质血流。②改善大鼠脑缺血模型的血液黏度。③改善低氧负荷引起人血管内皮细胞的内皮细胞损害(体外)。

(3)抑制中性粒细胞浸润：抑制犬迟发性脑血管痉挛模型的中性粒细胞向蛛网膜下隙浸润。

(4)抑制脑梗死病灶的发生：抑制沙鼠脑缺血模型的迟发性神经细胞变性；抑制大鼠脑缺血模型的脑水肿及脑梗死病灶的发生，改善神经症状。

(5)其他：抑制人中性粒细胞及单核细胞游走(体外)，抑制人中性粒细胞产生活性氧(体外)。

9.用法用量　通常，成人以盐酸法舒地尔计，一次将 30mg 用 50～100mL 的电解质溶液或葡萄糖溶液稀释，2～3 次/d，约用 30min/次静脉滴注。在蛛网膜下腔出血术后早期开始应用，一般服用 2 周为宜。

10.不良反应　有如下重大不良反应。

(1)有时会出现颅内出血(发生率 1.72%)。

(2)有时会出现消化道出血、肺出血、鼻出血、皮下出血(0.27%)，故应注意观察。若出现异常，应停药并适当处置。

(3)有引起休克的可能性(发生率 0.02%)，故应注意观察。若出现症状，应停药并适当处置。

(4)有时会出现麻痹性肠梗阻(发生率 0.04%)，故应注意观察。若出现严重便秘、腹胀等症状，应停药并适当处置。

(付艳)

第三节　硝酸酯类药

一、概述

硝酸酯类药主要用于抗心绞痛和抗心肌缺血。硝酸酯类药的主要作用机制是：扩张静脉和适当扩张中等动脉，减轻心脏的前负荷和后负荷；扩张冠状动脉(包括狭窄处血管)，同时扩张侧支血管，增加缺血区心肌的血流供应。因此，硝酸酯类药可减轻心脏的做功和心肌氧耗量，改善心肌供血，缓解心绞痛和心力衰竭症状。

(一)分类

常用的硝酸酯类药物主要有硝酸甘油(Nitroglycerol，NG)、硝酸异山梨酯(Isosorbide dinitrate，ISDN，消心痛)、单硝酸异山梨酯(Isosorbide mononitrate，ISMN)。亚硝酸异戊酯及戊四醇酯临床上已基本不用。

常用的3种硝酸酯类药物可用于不同的给药途径，形成不同的制剂，以满足终止和预防心绞痛发作的需要。通常有5种给药途径：①舌下含服（NG，ISDN）。②口腔喷雾（NG，ISDN）。③口服（ISDN，ISMN，NG）。④静脉（NG，ISDN）。⑤皮肤（NG，ISDN）。

硝酸甘油的生物利用度极低，普通制剂很少用于口服，偶见缓释剂型。

硝酸异山梨酯的生物利用度为20%～30%，半衰期仅30min，常有峰形作用（浓度很快升高后又很快下降），所以普通剂型如消心痛普通片效果并不理想。缓释剂国外应用较多。

单硝酸异山梨酯是ISDN的代谢产物，口服无首过效应，生物利用度几乎达100%，半衰期4～5h。有3种剂型，包括普通、缓释和控释剂型，普通制剂服药2次/d，缓释剂型服药1次/d，是较理想的口服药。

单硝酸异山梨酯是较理想的口服制剂，那么是否有必要制成静脉制剂？ISMN无肝首过效应，生物利用度为100%，半衰期长达4～5h，作用时间长。ISMN无生物利用度的问题，静脉达稳态浓度时间长（24h），常需弹丸注射，调整用药较困难。另外，5－单硝酸异山梨醇酯口服和静脉用药有相同的生物利用度，静脉4mg/h需要1.5～2.0h才能达到有效的治疗浓度，起效落后于一次性口服10mg。由此可见，单硝酸异山梨酯静脉给药价值不大，而且不如硝酸甘油和硝酸异山梨酯静脉制剂更能满足临床治疗需要。

（二）临床应用

硝酸甘油适用于各种类型心绞痛治疗，是目前临床首选药物。

1.预防、治疗心绞痛发作　对各型心绞痛均有效，用药后能中止发作，也可预防发作。对预计即刻可能发作或已发作的患者应选用作用产生快的剂型，如气雾剂、口含片等。对频繁发作的患者可用口颊、皮肤贴剂或控释片等作用持续期较长的制剂。

2.急性心肌梗死　通过降低心肌氧耗量、增加缺血区血液供应、抑制血小板聚集等作用，缩小梗死范围。临床多采用静脉内给药途径，但须注意限制用量，以免血压过低导致冠状动脉灌注不足，加重缺血。

3.治疗充血性心力衰竭　硝酸甘油的临床效果有较明显的个体差异，以往认为是耐药性所致，研究发现个体差异的产生可能与基因突变有关。人体细胞中的线粒体乙醛脱氢酶2是硝酸甘油释放氧化亚氮（NO）的关键，如果患者ALDH2（aldehyde dehydrogenase2，醛脱氢酶2）基因中携带有Lys－504的基因突变，将无法代谢硝酸甘油，从而无法产生氧化亚氮发挥药效。

二、常用口服药

（一）硝酸甘油片 Nitroglycerin Tablets

1.商品名　硝酸甘油片。

2.主要成分　硝酸甘油。

3.性状　白色片。

4.规格　0.50mg/片。

5.适应证　用于冠心病心绞痛的治疗及预防，也可用于降低血压或治疗充血性心力衰竭。

6.禁忌证　禁用于心肌梗死早期（有严重低血压及心动过速时）、严重贫血、青光眼、颅内压增高和已知对硝酸甘油过敏的患者。还禁用于使用枸橼酸西地那非(万艾可)的患者,后者增强硝酸甘油的降压作用。

7.药理作用　主要药理作用是松弛血管平滑肌。硝酸甘油释放氧化亚氮,激活鸟苷酸环化酶,使平滑肌和其他组织内的环鸟苷酸增多,导致肌球蛋白轻链去磷酸化,调节平滑肌收缩状态,引起血管扩张。

硝酸甘油扩张动静脉血管床,以扩张静脉为主,其作用强度呈剂量相关性。外周静脉扩张,使血液潴留在外周,回心血量减少,左心室舒张末压(前负荷)降低。扩张动脉使外周阻力(后负荷)降低。动静脉扩张使心肌氧耗量减少,缓解心绞痛。对心外膜冠状动脉分支也有扩张作用。

治疗剂量可降低收缩压、舒张压和平均动脉压,常能维持有效冠状动脉灌注压,但血压过度降低或心率增快使舒张期充盈时间缩短时,有效冠状动脉灌注压则降低。

可使增高的中心静脉压与肺毛细血管楔压、肺血管阻力与体循环血管阻力降低。心率通常稍增快,可能是血压下降的反射性作用。心排血指数可增加、降低或不变。左心室充盈压和外周阻力增高伴心排血指数低的患者,心排血指数可能会有增高。相反,左心室充盈压和心排血指数正常者,静脉注射用药可使心排血指数稍有降低。

8.用法用量　成人一次用0.25～0.50mg舌下含服。每5min可重复1片,直至疼痛缓解。如果15min内总量达3片后疼痛持续存在,应立即就医。在活动或大便之前5～10min预防性使用,可避免诱发心绞痛。

9.不良反应

(1)头痛,可于用药后立即发生,可为剧痛,呈持续性。

(2)偶可发生眩晕、虚弱、心悸和其他体位性低血压,尤其在直立、制动的患者。

(3)治疗剂量可发生明显的低血压反应,表现为恶心、呕吐、虚弱、出汗、苍白和虚脱。

(4)晕厥、面红、药疹和剥脱性皮炎均有报道。

10.药物相互作用

(1)中度或过量饮酒时,使用本药可致低血压。

(2)与降压药或血管扩张药合用可增强硝酸盐的致体位性低血压作用。

(3)阿司匹林可减少舌下含服硝酸甘油的清除,并增强其血流动力学效应。

(4)使用长效硝酸盐可降低舌下用药的治疗作用。

(5)枸橼酸西地那非(万艾可)可加强有机硝酸盐的降压作用。

(6)与乙酰胆碱、组胺及拟交感胺类药合用时,疗效可能减弱。

11.注意事项

(1)应使用能有效缓解急性心绞痛的最小剂量,过量可能导致耐受现象。片剂用于舌下含服,不可吞服。

(2)小剂量可能发生严重低血压,尤其在直立位时。舌下含服用药时患者应尽可能取坐位,以免因头晕而摔倒。

(3)应慎用于血容量不足或收缩压低的患者。

(4)诱发低血压时可合并反常性心动过缓和心绞痛加重。

(5)可使肥厚梗阻型心肌病引起的心绞痛恶化。

(6)可发生对血管作用和抗心绞痛作用的耐受性。

(7)如果出现视力模糊或口干,应停药。

(8)剂量过大可引起剧烈头痛。

(二)硝酸异山梨酯片 Isosorbide Dinitrate Tablets

1.商品名　消心痛。

2.主要成分　硝酸异山梨酯。

3.性状　白色片。

4.规格

(1)2.5mg/片。

(2)5mg/片。

(3)10mg/片。

5.适应证

(1)冠心病的长期治疗。

(2)心绞痛的预防。

(3)心肌梗死后持续心绞痛的治疗。

(4)与洋地黄和(或)利尿药联合应用,治疗慢性充血性心力衰竭。

(5)肺动脉高压的治疗。

6.禁忌证　①急性循环衰竭(休克、循环性虚脱)。②严重低血压(收缩压低于90mmHg)。③急性心肌梗死伴低充盈压(除非在有持续血流动力学监测的条件下)。④梗阻性肥厚型心肌病。⑤缩窄性心包炎或心包填塞。⑥严重贫血。⑦青光眼。⑧颅内压增高。⑨原发性肺动脉高压。⑩对硝基化合物过敏者。⑪孕妇。

7.药理作用　主要药理作用是松弛血管平滑肌。硝酸异山梨酯释放一氧化氮,激活鸟苷酸环化酶,使平滑肌和其他组织内的环鸟苷酸增多,导致肌球蛋白轻链去磷酸化,调节平滑肌收缩状态,引起血管扩张。

8.用法用量

(1)口服:预防心绞痛,5～10mg/次,2～3次/d,总量10～30mg/d。由于个体反应不同,须个体化调整剂量。

(2)舌下给药5mg/次,缓解症状。

9.不良反应　用药初期可能会出现硝酸酯引起的血管扩张性头痛,还可能出现面部潮红、眩晕、体位性低血压和反射性心动过速。偶见血压明显降低、心动过缓和心绞痛加重,罕见虚脱及晕厥。

10.药物相互作用　与其他降血压药合用,可增强降压作用。

11.注意事项

(1)可有头痛反应,应由小剂量开始,以后逐渐增量。

(2)可见面部潮红、灼热感、恶心、眩晕、出汗甚至虚脱等反应。

(3)偶可发生皮疹,甚至剥脱性皮炎。酒精常可增加其不良反应。

(4)青光眼患者禁用。

(5)长期应用可发生耐受性,和其他硝酸酯有交叉耐药性。

(6)舌下含服见效快、口服用于预防发作。常与普萘洛尔合用。

(7)其他同硝酸甘油。

(三)单硝酸异山梨酯分散片 Isosorbide Mononitrate Dispersible Tablets、

1. 商品名 欣康。

2. 主要成分 单硝酸异山梨酯。

3. 性状 白色片。

4. 规格 20mg/片。

5. 适应证 ①冠心病的长期治疗。②劳力型心绞痛、变异型心绞痛及混合型心绞痛发作的预防。③心肌梗死后心绞痛、无症状心肌缺血及慢性心力衰竭的长期治疗。

6. 禁忌证 ①急性循环衰竭(休克、循环性虚脱)。②严重低血压(收缩压低于90mmHg)。③急性心肌梗死伴低充盈压(除非在有持续血流动力学监测的条件下)。④梗阻性肥厚型心肌病。⑤缩窄性心包炎或心包填塞。⑥严重贫血。⑦青光眼。⑧颅内压增高。⑨对硝基化合物过敏。

7. 药理作用 单硝酸异山梨酯为二硝酸异山梨酯的主要生物活性代谢物,与其他有机硝酸酯一样,主要药理作用是松弛血管平滑肌。单硝酸异山梨酯释放氧化亚氮,氧化亚氮激活鸟苷酸环化酶,使平滑肌细胞内的环鸟苷酸增多,从而松弛血管平滑肌,使外周动脉和静脉扩张,对静脉的扩张作用更强。静脉扩张使血液潴留在外周,回心血量减少,左心室舒张末压和肺毛细血管楔压(前负荷)降低。动脉扩张使外周血管阻力、收缩期动脉压和平均动脉压(后负荷)降低。冠状动脉扩张,使冠状动脉灌注量增加。总的效应是使心肌氧耗量减少,供氧量增多,心绞痛得以缓解。

8. 用法用量 含服或吞服,也可加水分散后口服,10mg/次,2 次/d。

9. 不良反应 一般无严重不良反应,可见头痛、头胀、心悸、头晕、面红、恶心、皮疹、胃肠不适、步态不稳等反应。头痛等现象可在继续服用后逐渐消失。偶有低血压。

10. 药物相互作用 与其他血管扩张剂、钙拮抗药、β受体阻滞药、抗高血压药、三环抗抑郁药及酒精合用,可强化本类药物的降血压效应。

11. 注意事项

(1)低充盈压的急性心肌梗死患者,应避免收缩压低于 90mmHg。主动脉和(或)二尖瓣狭窄、体位性低血压及肾功能不全者慎用。

(2)孕妇及哺乳期女性慎重用药。动物实验中未观察到对胚胎的毒性效应,也不清楚单硝酸异山梨酯是否经乳汁分泌,但由于缺少孕妇及哺乳期女性用药的经验,故须慎用。

(3)这类药物的研究均在成人中进行,无比较儿童与成人用药情况的资料,故不推荐用于儿童。

(4)老年患者对本类药物的敏感性可能更高,更易发生头晕等反应。

(四)单硝酸异山梨酯缓释片 Isosorbide Mononitrate Sustained－release Tablets

1. 商品名 依姆多。

2. 主要成分 单硝酸异山梨酯。

3. 性状 薄膜衣片,除去包衣后显白色或黄白色。

4. 规格

(1)30mg/片。

(2)60mg/片。

5. 同类产品 延诺信,40mg/片;富欣恬,60mg/片。

6. 适应证　①冠心病的长期治疗。②血管痉挛型和混合型心绞痛的预防。③心肌梗死后的治疗及慢性心力衰竭的长期治疗。

7. 禁忌证　①对本品任一成分过敏者。②梗阻性肥厚型心肌病。③缩窄性心包炎。④限制型心肌病。⑤心包填塞。⑥急性循环衰竭(休克,血管性虚脱)。⑦心源性休克(除采用适当措施保证舒张末压足够高外)。⑧严重低血压(收缩压低于 90mmHg)。⑨颅内压增高者。⑩严重贫血患者。⑪青光眼患者。⑫硝酸盐治疗期间,禁忌使用 5 型磷酸二酯酶抑制剂(如西地那非)。⑬急性心肌梗死伴低充盈压(除非在有持续血流动力学监护条件下的监护病室使用)。

8. 药理作用　单硝酸异山梨酯为硝酸异山梨酯的主要活性代谢产物。可通过扩张外周血管,特别是增加静脉血容量,减少回流量,降低心脏前后负荷,而减少心肌氧耗量;同时还可通过促进心肌血流重新分布而改善缺血区血流供应。可能通过这两方面发挥抗心肌缺血作用。

9. 用法用量　口服。剂量应个体化,并根据临床反应做相应调整,服药应在清晨。

为了避免发生头痛,可以在最初 2～4d 起始使用 30mg,1 次/d。正常剂量为 60mg,1 次/d,必要时可增加至 120mg,1 次/d。

药品可沿刻槽掰开,服用半片。整片或半片服用前应保持完整,用半杯水吞服,不可咀嚼或碾碎服用。

10. 不良反应

(1)开始治疗时可能会发生头痛,但通常在继续治疗 1～2 周后消失。通过起始使用 30mg(最初 2～4d),然后逐渐递增剂量,可使头痛发生的可能性降到最低。

(2)血压下降可导致反射性心动过速、头晕和晕厥。

(3)有使用有机硝酸盐出现严重低血压的报道,包括恶心、呕吐、坐立不安、苍白、多汗。

(4)罕见严重低血压导致心绞痛症状加重现象。

11. 药物相互作用　尚不明确。

12. 注意事项

(1)急性心肌梗死伴心室充盈压过低时慎用。

(2)体位性循环调节障碍时慎用。

(3)不用于心绞痛急性发作。

(五)单硝酸异山梨酯缓释胶囊(Ⅳ) Isosorbide Mononitrate Sustained－release Capsules(Ⅳ)

1. 商品名　异乐定。

2. 主要成分　单硝酸异山梨酯。

3. 性状　胶囊剂,内容物为白色粉末。

4. 规格　50mg/粒。

5. 同类产品　德脉宁缓释胶囊,20mg/粒;艾狄莫尼,40mg/粒;艾欣,60mg/粒。

6. 适应证　①冠心病的长期治疗。②心绞痛(包括心肌梗死后)的长期治疗和预防。③与洋地黄及(或)利尿药合用治疗慢性充血性心力衰竭。

7. 禁忌证　①对本品中任一成分过敏者。②急性循环衰竭(休克,血管性虚脱)。③心源性休克(除采用适当措施保证舒张末压足够高外)。④严重低血压(收缩压低于 90mmHg)。

⑤硝酸盐治疗期间，不能使用西地那非。⑥急性心肌梗死伴低充盈压(除非在有持续血流动力学监护条件下的监护病室使用)。

8.药理作用　单硝酸异山梨酯为硝酸异山梨酯的主要活性代谢产物。可通过扩张外周血管，特别是增加静脉血容量，减少回心血量，降低心脏前后负荷，从而减少心肌氧耗量；同时还可以通过促进心肌血流重新分布，改善缺血区血流供应。可能通过这两方面发挥抗心肌缺血作用。

9.用法用量　除另有医嘱，否则 1 次/d，1 粒/次，用适量温水整粒吞服(不可咀嚼)。对循环不稳定的患者，首次服药可能引起血管性虚脱症状，也可能产生硝酸盐性头痛。可在开始治疗时服用非长效制剂单硝酸异山梨酯(如艾复咛 20mg)早晚各半片，以明显减少上述症状。

10.不良反应

(1)最常见的不良反应为头痛(10%以上患者)，但随着时间的推移和持续应用，症状会逐渐减退。

(2)在首次用药或增加剂量时，常可见直立位低血压和(或)轻度头痛。这些症状可能与头昏、嗜睡、反射性心动过速和乏力有关。

(3)罕见(1%以下的患者)恶心、呕吐、潮红和皮肤过敏反应(如红斑)，有时可能很严重。

(4)个别病例出现剥脱性皮炎。

(5)有使用有机硝酸盐出现严重低血压的报道，包括恶心、呕吐、坐立不安、苍白、多汗。

(6)罕见虚脱现象(常伴有心动过缓和晕厥)。

(7)罕见严重低血压导致心绞痛症状加重现象。

(8)有几例硝酸盐诱导的括约肌松弛引起的心口灼热的报道。

(9)使用本品治疗期间，因可使换气不良肺泡的血供增加(形成肺“旁路”)而导致一过性低氧血症。特别是冠心病患者，可导致心肌缺氧。

11.药物相互作用

(1)同时服用具有降血压作用的药物，如 β 受体阻滞药、钙通道阻滞药、血管扩张药和(或)酒精、精神安定剂、三环类抗抑郁药可增强本品的降血压作用。

(2)和治疗勃起功能障碍的西地那非合用会增加本品的降压作用，可能引起致命的心血管并发症，因此，使用本品时不能使用西地那非。

(3)同时服用二氢麦角胺，可能会提高其血药浓度而增强升压作用。

12.注意事项

(1)下列患者的用药需医生特别监护；梗阻性肥厚型心肌病、缩窄性心包炎、急性心脏压塞、低充盈压、急性心肌梗死、左心室功能损伤(左心室衰竭)、主动脉和(或)二尖瓣狭窄、伴有颅内压升高的疾病、体位性循环调节障碍。

(2)本品不适用于急性心绞痛发作。尽管本品的释放分两个阶段进行，如服药后 30%的有效成分迅速释放，但对于急性心绞痛发作并不能马上奏效。

(3)有耐药性，且与其他硝基化合物有交叉耐药现象。

(4)应告知持续使用本品的患者，不能同时使用含西地那非的产品。使用本品进行治疗时不应因使用含西地那非的产品而中断，因为容易增加心绞痛发作的危险。

(5)本品可在一定程度上影响人的反应速度，例如驾驶及操作机械的能力受到影响。若同时饮用酒精，这种情况会更显著。

（六）复方单硝酸异山梨酯缓释片 Compound Isosorbide Mononitrate Sustained－release Tablets

1.商品名　佳伊可。

2.主要成分　单硝酸异山梨酯。

3.性状　类白色薄膜衣片，去包衣后显白色。

4.规格　每片含单硝酸异山梨酯 60mg、阿司匹林 75mg。

5.同类产品　司悦、美兰特。

6.适应证　心绞痛，用于预防心绞痛初发后的再次发作。

7.禁忌证　①对本品活性成分或同类药物（非甾体消炎药）过敏。②哮喘。③脑出血。④出、凝血功能障碍。⑤16 岁以下儿童。⑥颅脑损伤。⑦由心脏其他原因导致的心脏病发作。⑧低血压。⑨血容量减少。⑩消化性溃疡。⑪严重贫血。⑫严重脑血管供血不足。⑬急性心肌梗死伴有左心室充盈压降低已有证据显示，西地那非可以加强硝酸酯类药的降血压反应，因此禁忌两者合用。

8.药理作用　本品含有两种有效成分，分别为单硝酸异山梨酯和阿司匹林。

单硝酸异山梨酯为硝酸异山梨酯的主要活性代谢产物。可通过扩张外周血管，特别是增加静脉血容量，减少回心血量，降低心脏前后负荷，从而减少心肌氧耗量；同时还可以促进心肌血流重新分布，改善缺血区血流供应。单硝酸异山梨酯可能通过这两方面发挥抗心肌缺血作用。

阿司匹林使血小板的环氧合酶（即前列腺素合成酶）乙酰化，从而减少血栓素 A_2（TXA_2）的生成，对 TXA_2 诱导的血小板聚集产生不可逆的抑制作用，对 ADP 或肾上腺素诱导的Ⅱ相聚集也有阻抑作用，并可抑制低浓度胶原、凝血酶、抗体—抗原复合物、某些病毒和细菌所致的血小板聚集和释放反应及自发性聚集，由此预防血栓的形成。高浓度时，阿司匹林也能抑制血管壁中 PG 合成酶，减少前列环素（PGI_2）的合成，而 PGI_2 是 TXA_2 的生理对抗剂，它的合成减少可能促进血栓的形成。

9.用法用量　口服，整片吞服，勿嚼碎。每日早晨同一时间服用。起始常用剂量为 1 片/d，遵医嘱调整剂量。停药应向医生咨询，漏服后不宜加量服用。

10.不良反应

（1）常见的不良反应为胃肠道反应，如胃痛和胃肠道轻微出血。偶尔出现恶心、呕吐和腹泻。胃出血、胃溃疡以及主要在哮喘患者中出现的过敏反应（呼吸困难和皮肤反应）极少见，有报道个别病例出现肝肾功能障碍、低血糖以及特别严重的皮肤病变（多形性渗出性红斑）。小剂量阿司匹林能减少尿酸的排泄，对易感者可引起痛风的发作。极少数病例长期服用阿司匹林后由于胃肠道隐匿性出血导致贫血，出现黑便（严重胃出血的症状）。有报道阿司匹林可导致血液系统障碍，尤其是血小板减少，更为罕见的是粒细胞缺乏症。

（2）在治疗初期，可能产生硝酸盐性头痛和皮肤血管扩张。但经验证明，通常在连续服用数日后.此症状可以消失。

在治疗的最初几天可能产生血压降低、头晕、心率加快等。其他可能的不良反应有恶心、呕吐及面红。这些症状在长期治疗过程中会逐渐消失。在治疗期间饮酒会强化不良反应，适应能力下降。

（3）其他主要的不良反应有皮疹、出凝血功能障碍、血管性水肿、支气管痉挛等。出现眩晕和耳鸣时(特别是儿童和老人)可能是严重的中毒症状。

11.药物相互作用　本品不适合与西地那非合用,因为会导致血压大幅度突降,从而出现头晕、晕厥的症状。与西地那非合用还可能会降低心脏供血量,导致心脏病发作。

阿司匹林增强以下药物的作用:①抗凝血药(如香豆素衍生物、肝素)。②同时饮酒可引起胃肠道出血的危险。③某些降血糖药(磺酰脲)。④地高辛、巴比妥类和锂。⑤某些镇痛药、抗炎药和抗风湿药(非甾体消炎药)以及一般抗风湿药。⑥某些抗生素(磺胺和磺胺复合物,如磺胺甲噁唑/甲氧苄啶)。⑦碘塞罗宁。

阿司匹林能够降低甲氨蝶呤在体内的消除速度,使甲氨蝶呤的作用显著增加,同时毒性增强,因此这两种药物通常不宜合用。

在服用米非司酮的8～12d之内,不宜服用本品,因为阿司匹林会降低米非司酮的药效。

在用低剂量阿司匹林抗凝血时,不宜与其他任何非甾体消炎药合用,因为会导致胃溃疡及出血。

当阿司匹林与皮质激素合用时,也有导致胃溃疡及出血的危险。

阿司匹林能够降低某些抗高血压药物的降压作用,如依那普利。

阿司匹林也可抑制利尿酸药如丙磺舒的作用,降低利尿药如螺内酯、噻嗪类药物的治疗效果。

单硝酸异山梨酯能够增强治疗高血压药物的降压作用。如与其他血管扩张剂、钙拮抗药、降压药、三环类抗抑郁药及酒精类液体同时使用,应注意对血压的影响。

12.注意事项

(1)阿司匹林可引起哮喘发作,故支气管哮喘、花粉性鼻炎、鼻息肉或慢性呼吸道感染(特别是过敏性症状)患者,对所有类型的镇痛药、抗炎药和抗风湿药过敏及对其他物质有过敏反应(如皮肤反应、瘙痒、风疹)的患者应慎用本品。

(2)同时使用抗凝药物(如香豆素衍生物、肝素)者慎用,低剂量肝素治疗者例外。

(3)除医生指导用药外,16岁以下的患者禁用此药。因为儿童服用此药后有可能导致雷耶综合征。

(4)本药不适合用于急性心绞痛症状的缓解,因为它起效较慢。急性心绞痛应当使用快速起效的硝酸酯类药。

(5)拔牙和手术前服用本品须告知医生。

(6)有以下症状者慎用:①慢性或复发性胃或十二指肠病变。②有形成闭角型青光眼倾向者。③体温过低。④肾功能不全。⑤肝功能不全。⑥甲状腺功能减退。⑦6－磷酸葡萄糖脱氢酶(G－6－PD)缺乏。⑧营养不良。⑨体位性循环调节障碍。

(七)单硝酸异山梨酯缓释胶囊(Ⅱ) Isosorbide Mononitrate Sustaind－release Capsules(Ⅱ)

1.商品名　德瑞宁。

2.主要成分　单硝酸异山梨酯。

3.性状　胶囊剂,内容物为白色或微黄色的球形小丸。

4.规格　40mg/粒。

5.适应证　①冠心病的长期治疗。②心绞痛的预防。③心肌梗死后持续心绞痛的治疗。④与洋地黄和(或)利尿药联合应用,治疗慢性充血性心力衰竭。

6.禁忌证　①急性循环衰竭(休克、循环性虚脱)。②严重低血压(收缩压低于

90mmHg)。③急性心肌梗死伴低充盈压(除非在有持续血流动力学监测的条件下)。④梗阻性肥厚型心肌病。⑤缩窄性心包炎或心包填塞。⑥严重贫血。⑦青光眼。⑧颅内压增高。⑨对硝基化合物过敏者。

7.药理作用　单硝酸异山梨酯(ISMN)为二硝酸异山梨酯的主要生物活性代谢物,其主要药理作用是松弛血管平滑肌。通过释放氧化亚氮,激活鸟苷酸环化酶,使平滑肌细胞内的环鸟苷酸增多,从而松弛血管平滑肌,使外周动脉和静脉扩张,对静脉的扩张作用更强。静脉扩张使血液潴留在外周,回心血量减少,左心室舒张末压和肺毛细血管楔压(前负荷)下降。动脉扩张使外周血管阻力、收缩期动脉压和平均动脉压(后负荷)下降。冠状动脉扩张,使冠状动脉灌注量增加。总的效应是使心肌氧耗量减少,供氧量增多,心绞痛得以缓解。

8.用法用量　口服,每日早饭后服用。1次/d,40mg/次。

9.不良反应　用药初期可能会出现硝酸酯引起的血管扩张性头痛,通常连续服用数日后,症状可消失。还可能出现面部潮红、眩晕、体位性低血压和反射性心动过速。偶见血压明显降低、心动过缓、心绞痛加重和晕厥。

10.药物相互作用　与其他血管扩张剂、钙拮抗药、β受体阻滞药、抗高血压药、三环类抗抑郁药及酒精合用,可强化本类药物的降血压效应。

11.注意事项　低充盈压的急性心肌梗死患者,应避免收缩压低于90mmHg。主动脉和(或)二尖瓣狭窄、体位性低血压及肾功能不全者慎用。

(八)复方硝酸戊四醇酯片 Compound Pentaerythritol Tetranitrate Tablets

1.商品名　复方硝酸戊四醇酯片。

2.主要成分　硝酸甘油、硝酸戊四醇酯。

3.性状　白色片。

4.规格　每片含硝酸甘油0.5mg、硝酸戊四醇酯20mg。

5.适应证　防治心绞痛。

6.禁忌证　①心肌梗死早期(有严重低血压及心动过速时)。②严重贫血。③青光眼、颅内压增高。④对本品过敏。

7.药理作用　硝酸戊四醇酯的药理作用与硝酸甘油类似,但作用缓慢、持久。治疗剂量可降低收缩压、舒张压和平均动脉压,常能维持有效冠状动脉灌注压,但血压过度降低或心率增快使舒张期充盈时间缩短时,有效冠状动脉灌注压则降低。

可使增高的中心静脉压与肺毛细血管楔压、肺血管阻力与体循环血管阻力降低。心率通常稍增快,可能是血压下降的反射性作用。心排血指数可增加、降低或不变。左心室充盈压和外周阻力增高伴心排血指数低的患者,心排血指数可能会有增高。

8.用法用量　口服。1片/次,需要时服用。

9.不良反应

(1)头痛,可于用药后立即发生,可为剧痛或呈持续性疼痛。

(2)偶可发生眩晕、虚弱、心悸和其他体位性低血压,尤其在直立的患者。

(3)治疗剂量可发生明显的低血压反应,表现为恶心、呕吐、虚弱、出汗、苍白和虚脱。

(4)晕厥、面红、药疹和剥脱性皮炎均有报道。

10.药物相互作用

(1)中度或过量饮酒时,使用本药可致低血压。

(2)与降压药或血管扩张药合用可增强硝酸盐的致体位性低血压作用。

(3)与枸橼酸西地那非(万艾可)合用可加强有机硝酸盐的降压作用。

(4)与乙酰胆碱、组胺及拟交感胺类药合用时,疗效可能减弱。

11. 注意事项

(1)用药期间从卧位或坐位突然站起时须谨慎,以免突发体位性降压。

(2)如发生晕厥或低血压,应采用卧姿并使头部放低。

(3)诱发低血压时可合并反常性心动过缓和心绞痛加重。

(4)可使梗阻性肥厚型心肌病引起的心绞痛恶化。

(5)可发生对血管作用和抗心绞痛作用的耐受性。

(6)如果出现视力模糊或口干,应停药。剂量过大可引起剧烈头痛。

(7)有严重肝肾功能损害的患者慎用。

(8)有交叉过敏反应,即对其他硝酸酯或亚硝酸酯过敏的患者也可能对本品过敏,但属罕见。

(9)当药品性状发生改变时禁止使用。

三、常用针剂

(一)硝酸甘油注射液 Nitroglycerin Injection

1. 商品名　硝酸甘油注射液。

2. 主要成分　硝酸甘油。

3. 性状　无色澄明液体。

4. 规格　1mL:5mg。

5. 适应证　①治疗及预防冠心病心绞痛。②降低血压或治疗充血性心力衰竭。

6. 禁忌证　①心肌梗死早期(有严重低血压及心动过速时)、严重贫血、青光眼、颅内压增高和已知对硝酸甘油过敏的患者。②使用枸橼酸西地那非(万艾可)的患者(后者增强硝酸甘油的降压作用)。

7. 药理作用　主要药理作用是松弛血管的平滑肌。硝酸甘油释放氧化亚氮,激活鸟苷酸环化酶,使平滑肌和其他组织内的环鸟苷酸(cGMP)增多,导致肌球蛋白轻链去磷酸化,调节平滑肌的收缩状态,引起血管扩张。

硝酸甘油扩张动静脉血管床,以扩张静脉为主,其作用强度呈剂量相关性。外周静脉扩张,使血液潴留在外周,回心血量减少,左心室舒张末压(前负荷)降低。扩张动脉使外周阻力(后负荷)降低。动静脉扩张使心肌氧耗量减少,缓解心绞痛。对心外膜冠状动脉分支也有扩张作用。

治疗剂量可降低收缩压、舒张压和平均动脉压,常能维持有效冠状动脉灌注压,但血压过度降低或心率增快使舒张期充盈时间缩短时,有效冠状动脉灌注压则降低。可使增高的中心静脉压与肺毛细血管楔压、肺血管阻力与体循环血管阻力降低。心率通常稍增快,可能是血压下降的反射性作用。心排血指数可增加、降低或不变。左心室充盈压和外周阻力增高伴心排血指数低的患者,心排血指数可能会有增高。相反,左心室充盈压和心排血指数正常者,静脉注射用药可使心排血指数稍有降低。

8. 用法用量　用5%葡萄糖注射液或氯化钠注射液稀释后静脉滴注,开始剂量为5μg/

min，最好用输液泵恒速输入。用于降低血压或治疗心力衰竭，可每3～5min增加5μg/min。如在20μg/min时无效，则可以10μg/min递增，以后可20μg/min。患者对本药的个体差异很大，静脉滴注无固定适合剂量，应根据个体的血压、心率和其他血流动力学参数来调整用量。

9.不良反应

(1)头痛，可于用药后立即发生，可为剧痛，呈持续性。

(2)偶可发生眩晕、虚弱、心悸和其他体位性低血压，尤其在直立、制动的患者。

(3)治疗剂量可发生明显的低血压反应，表现为恶心、呕吐、虚弱、出汗、苍白和虚脱。

(4)晕厥、面红、药疹和剥脱性皮炎均有报道。

(5)逾量时的临床表现，按发生率的多少，依次为口唇及指甲青紫、眩晕欲倒、头胀、气短、高度乏力、心搏快而弱、发热，甚至抽搐。

10.药物相互作用

(1)中度或过量饮酒时，使用本药可致低血压。

(2)与降压药或血管扩张药合用，可增强硝酸盐的致体位性低血压作用。

(3)阿司匹林可减少硝酸甘油的清除，并增强其血流动力学效应。

(4)枸橼酸西地那非(万艾可)加强有机硝酸盐的降压作用。

(5)与乙酰胆碱、组胺及拟交感胺类药合用时，疗效可能减弱。

11.注意事项

(1)应使用能有效缓解急性心绞痛的最小剂量，过量可能导致耐受现象。

(2)小剂量可能发生严重低血压，尤其在直立位时。

(3)应慎用于血容量不足或收缩压低的患者。

(4)发生低血压时可合并心动过缓，加重心绞痛。

(5)加重梗阻性肥厚型心肌病引起的心绞痛。

(6)易出现药物耐受性。

(7)如果出现视力模糊或口干，应停药。

(8)剂量过大可引起剧烈头痛。

(9)许多塑料输液器可吸附硝酸甘油，因此静脉滴注本品时，应采用不吸附本品的输液装置，如玻璃输液瓶等。

(10)静脉使用本品时须采用避光措施。

(11)尚不知是否引起胎儿损害或者影响生育能力，故仅在确有必要时方可用于孕妇。

(12)尚不知是否从人乳汁中排泌，故哺乳期女性静脉用药时应谨慎。

(二)硝酸异山梨酯注射液 Isosorbide Dinitrate Injection

1.商品名　异舒吉。

2.主要成分　二硝酸异山梨酯。

3.性状　无色澄明液体。

4.规格　10mL:10mg。

5.适应证　①急性心肌梗死后继发左心室衰竭。②各种不同病因所致左心室衰竭及严重性或不稳定型心绞痛。

6.禁忌证　①已知对硝酸盐过敏的患者。②心源性休克(除非能够维持适当的舒张压，例如合并应用增强心肌收缩力的药物)患者。③循环衰竭及严重低血压的患者。④有明显贫血、头部创伤、脑出血、严重低血压或低血容量的患者。⑤合并使用西地那非、伐地那非或他达那非的患者(会导致严重的血压降低)。

7.药理作用　与硝酸甘油相似,但较持久(能维持 4h 以上)。

8.用法用量

(1)剂量:必须根据病情需要和临床反应调整剂量,并监测血流动力学参数。初始剂量可以从 1～2mg/h 开始,然后根据患者个体需要进行调整,最大剂量通常不超过 8～10mg/h。但当患者患有心力衰竭时,可能需要加大剂量,可达到 10mg/h,个别病例甚至可高达 50mg/h。

(2)用法:1g/L(0.1%)异舒吉注射液经稀释后可利用自动输液装置静脉连续滴注,或在医院持续心电监护下不经稀释直接通过输液泵给药。

根据病种和病情的严重程度,须通过无创性血流动力学检测手段进行常规检查(症状、血压、心率、尿量)。

异舒吉注射液打开后应立即在无菌条件下稀释。

1)稀释至 100mg/L(0.01%):取 1g/L(0.1%)异舒吉注射液 50mL(10mL/瓶×5 瓶或 50mL/瓶×1 瓶)稀释至 500mL。

2)稀释至 200mg/L(0.02%):取 1g/L(0.1%)异舒吉注射液 100mL(10mL/瓶×10 瓶或 50mL/瓶×2 瓶)稀释至 500mL。

9.不良反应　一般不良反应为头痛(发生率低于 10%),持续使用后症状通常会减弱。治疗初期或增加剂量时,会出现低血压和(或)直立性头晕(发生率 1%～10%),并伴有头晕、瞌睡、反射性心动过速和乏力。若出现严重的低血压,必须立即停止给药。如果症状不能自行消失,必须进行适当的治疗(如抬高下肢,给予扩容药物)。

偶见(发生率低于 1%)恶心、呕吐、面部潮红、皮肤过敏(如皮疹)、剥脱性皮炎。

有机硝酸酯类可引起严重低血压反应,包括恶心、呕吐、烦躁、苍白和过度换气。罕见虚脱(有时伴随心律失常和昏厥)。因严重低血压导致心绞痛加重的现象也较罕见。数例患者出现胃痛,可能与硝酸盐类物质松弛括约肌有关。

用异舒吉治疗期间,可出现暂时的低氧血症,这是血流在肺换气不足的肺泡区重新分布所致。尤其对于有冠状动脉疾病的患者,可导致心肌缺氧。

10.药物相互作用　同时使用抗高血压药物、钙通道阻滞药、血管扩张剂、三环类抗抑郁药或酒精可能会增强本药的降压作用。

11.注意事项

(1)青光眼禁用。

(2)长期应用可发生耐受性。

(3)和其他硝酸酯有交叉耐药性。

(三)硝酸异山梨酯注射液 Isosorbide Dinitrate Injection

1.商品名　爱倍。

2.主要成分　二硝酸异山梨酯。

3.性状　无色澄明液体。

4.规格　①5mL:5mg。②10mL:10mg。

5.适应证　主要用于心绞痛和充血性心力衰竭的治疗。

6. 禁忌证　①贫血、头部创伤、脑出血、严重低血压或血容量不足。②对硝酸盐类药物过敏。

7. 药理作用　本品的基本药理作用是直接松弛平滑肌，尤其是血管平滑肌。对毛细血管和静脉血管的舒张作用较小，对动脉的作用更为持久，对心肌无明显直接作用。由于容量血管舒张，静脉回心血量减少，降低心脏的前负荷，同时外周阻力血管扩张，血压下降，使左心室射血阻力减小，又使心脏后负荷下降。心脏前、后负荷的降低使心肌氧耗量减少。

8. 用法用量　静脉滴注。

最适浓度：1 支 10mL 安瓿注入 200mL 0.9％氯化钠注射液或 5％葡萄糖注射液中，或者 5 支 5mL 安瓿注入 500mL 0.9％氯化钠注射液或 5％葡萄糖注射液中，振摇数次，得到 50mg/L 的浓度；亦可用 10mL 安瓿 5 支注入 500mL 溶液中，得到 100mg/L 的浓度。

药物剂量可根据患者的反应调整，静脉滴注起始剂量 30μg/min，观察 0.5～1.0h，如无不良反应可加倍，1 次/d，10d 为一个疗程。

9. 不良反应　和其他硝酸盐类药物一样，在使用过程中特别是在给药初期可能会因血管扩张，出现头痛、恶心等症状。

10. 药物相互作用　尚不明确。

11. 注意事项　使用过程中应严密观察患者的心率和血压。对甲状腺功能减退、营养不良、严重的肝或肾疾病及体重过低者也应谨慎。

(四)注射用单硝酸异山梨酯 Isosorbide Mononitrate for Injection

1. 商品名　欣康。

2. 主要成分　单硝酸异山梨酯。

3. 性状　无色澄明液体。

4. 规格　5mL：20mg。

5. 适应证　①治疗心绞痛。②与洋地黄和(或)利尿药合用治疗慢性心力衰竭。

6. 禁忌证　①对硝基化合物过敏。②急性心肌梗死合并低充盈压。③左心室功能不全合并低充盈压。④休克状态。⑤严重低血压(收缩压低于 90mmHg)。⑥心肌疾病合并心内容积受限(梗阻性肥厚型心肌病)。⑦缩窄性心包炎。⑧心包填塞。⑨合并使用西地那非(因西地那非可明显增强单硝酸异山梨酯的降血压作用)。

7. 药理作用　有机硝酸酯类，主要释放氧化亚氮，氧化亚氮与内皮释放的舒张因子相同，刺激鸟苷酸环化酶，使环鸟苷酸增加而导致血管扩张。单硝酸异山梨酯为硝酸异山梨酯的主要活性代谢产物，对血管平滑肌具有直接的松弛作用，可引起血管扩张，对静脉血管的扩张作用较强，因而可减少回心血量，降低心脏的前负荷。对于心绞痛患者，前负荷降低可使左、右心室已经升高的充盈压降低，因而减小心室直径、室壁张力，减少心肌氧耗量。单硝酸异山梨酯也可扩张动脉，降低后负荷，并引起血压降低。单硝酸异山梨酯对冠状动脉也有扩张作用。

8. 用法用量　静脉滴注。临用前加 0.9％氯化钠注射液或 5％葡萄糖注射液溶解并稀释。药物剂量可根据患者的反应调整，一般有效剂量为 2～7mg/h。开始给药速度为 60μg/min，一般速度为 60～120μg/min，1 次/d，10d 为一个疗程。

9. 不良反应

(1)用药初期常发生头痛(硝酸盐性头痛)，通常可在继续用药几天后消失。

(2)初次给药或剂量增加时，常有血压降低和(或)体位性低血压，并伴有反射性脉率增加以及乏力、头晕，有时会有恶心、呕吐、瞬间皮肤发热和皮肤过敏反应。

(3)在少数情况下，可出现严重的血压降低并伴有心绞痛症状加重(硝酸盐的矛盾效应)和(或)显著的矛盾性心动过缓。

(4)偶见虚脱和昏厥(突然丧失知觉)。

(5)在个别情况下可能发生剥脱性皮炎。有人报道持续长期使用高剂量单硝酸异山梨酯产生耐药性和与其他硝基化合物的交叉耐药性，应当避免持续高剂量使用，以防止效用的减弱或丧失。

(6)服用本品后，因血流相对重新分布，进入换气不足的肺小泡区域，会出现短暂性动脉血供氧不足，冠心病患者可因此导致心肌缺血。

10. 药物相互作用　同时应用降低血压的药物(抗高血压药)、β受体阻滞药、钙拮抗药、其他扩血管药、安定药或三环类抗抑郁药或酒精，可能增加本品的降血压效应。

同时应用一氧化二氮供体，如本品中的活性成分和西地那非，抗高血压作用可明显加强。

本品可增强二氢麦角胺的升血压效应。同时服用非甾醇类抗风湿药可能会使本品的药效降低。

11. 注意事项

(1)给不明原因的肺循环高压(原发性肺动脉高压)的患者服用本品时，对肺通气不足部分血液供应相对增加的结果，可以导致动脉血氧含量的暂时性降低(低氧血症)。多见于心脏冠状血管循环紊乱(冠心病)的患者。

(2)本品可增高眼内压，青光眼患者慎用。

(3)在下列情况下需要进行医疗监护：①主动脉瓣狭窄和(或)二尖瓣狭窄。②有循环调节紊乱倾向(体位性低血压)。③伴有颅内压升高的疾病(到目前为止进一步压力增加只见于静脉输入高剂量硝酸甘油后)。④严重肝、肾功能损害。⑤甲状腺功能减退、营养不良及体重过低。

(葛晓静)

第四节　抗栓药

一、概述

在动脉粥样硬化斑块破裂基础上，血小板黏附、聚集，是动脉粥样硬化血栓形成，从而导致心肌梗死、脑卒中等缺血事件的始动因素。抗血小板药(antiplatelet agents)可抑制血小板黏附、聚集以及释放，从而抑制动脉中血栓形成。抗凝血药(anticoagulants)通过影响凝血因子来阻止血液凝固过程，二者均是预防和治疗动脉血栓性疾病的重要药物。抗血小板药和抗凝血药统称为抗栓药。

(一)分类

1. 抗血小板药　阿司匹林、氯吡格雷、替格瑞洛、盐酸替罗非班氯化钠注射液等。

2. 抗凝血药　华法林、肝素、低分子量肝素、依诺肝素钠、磺达肝癸钠、沙班类等。

(二)临床应用

抗血小板药、抗凝血药主要应用于预防及治疗血栓栓塞、心肌梗死、脑梗死、心血管手术及外周静脉术后血栓形成、凝血功能障碍等疾病。

二、常用口服药

（一）阿司匹林肠溶片

1. 商品名　肠溶阿司匹林。

2. 主要成分　阿司匹林。

3. 性状　肠溶包衣片，除去包衣后显白色。

4. 规格　①75mg/片。②100mg/片。

5. 同类产品　肠溶阿司匹林，25mg/片，75mg/片。拜阿司匹林；100mg/片。

6. 适应证　①镇痛、解热，缓解轻度或中度疼痛。②抗炎、抗风湿，治疗关节炎等。③预防一过性脑缺血发作、心肌梗死、心房颤动、人工心脏瓣膜、动静脉瘘或其他手术后的血栓形成。④治疗不稳定型心绞痛。

7. 禁忌证　①对本品过敏。②活动性溃疡病或其他原因引起的消化道出血。③血友病或血小板减少症。④有阿司匹林或其他非甾体消炎药过敏史，尤其是出现哮喘、神经血管性水肿或休克者。

8. 药理作用　阿司匹林通过抑制环氧化酶，使血栓素和前列环素生成减少。血栓素具有促进血小板聚集和收缩血管的作用，前列环素的药理作用与血栓素相反。小剂量阿司匹林只抑制血栓素生成，对前列环素无影响，因此具有抗血小板和预防血栓形成的作用。阿司匹林口服易吸收，大剂量对胃有刺激作用，小剂量时此种不良反应减少，因此可以长期用于预防血栓形成。

9. 用法用量　宜在饭后用温水送服。

（1）不稳定型心绞痛：阿司匹林的剂量为100mg/d。

（2）急性心肌梗死：阿司匹林的剂量为300mg，捣碎或嚼碎后服用。以后100mg/d，长期服用。

（3）预防心肌梗死复发：建议的阿司匹林剂量为100mg/d。

（4）动脉血管手术后（动脉外科手术或介入手术后，如主动脉冠状动脉静脉搭桥术）：阿司匹林的剂量为100～300mg/d，建议的阿司匹林剂量为100mg/d。开始使用阿司匹林肠溶片的最佳时间为术后24h。

（5）预防大脑一过性血流减少（TIA：短暂性脑缺血发作）和已出现早期症状后预防脑梗死：阿司匹林的剂量为100～300mg/d，建议的剂量为100mg/d。

10. 不良反应　一般用于解热镇痛的剂量很少引起不良反应。长期大量用药（如治疗风湿热），尤其当血药浓度高于0.2g/L时较易出现不良反应。血药浓度愈高，不良反应愈明显。

（1）胃肠道反应（发生率3%～9%）：常见的有恶心、呕吐、上腹部不适或疼痛（本品对胃黏膜的直接刺激引起）等，停药后多可消失。长期或大剂量服用可有胃肠道出血或溃疡。

（2）中枢神经表现：出现可逆性耳鸣、听力下降，多在服用一定疗程、血药浓度达200～300g/L后出现。

（3）过敏反应：0.2%的患者出现，表现为哮喘、荨麻疹、血管神经性水肿或休克。多为易感者，服药后迅速出现呼吸困难，严重者可致死亡，称之为阿司匹.林哮喘。有的是阿司匹林过敏、哮喘和鼻息肉三联征，往往与遗传和环境因素有关。

(4)肝、肾功能损害:与剂量大小有关,尤其是剂量过大使血药浓度达 250mg/L 时易发生。损害均是可逆性的,停药后可恢复,但有引起肾乳头坏死的报道。

(5)过量或中毒表现

1)轻度:即水杨酸反应(salicylism),表现为头痛、头晕、耳鸣、耳聋、恶心、呕吐、腹泻、嗜睡、精神紊乱、多汗、呼吸深快、烦渴、手足不自主运动(多见于老年人)及视力障碍等。

2)重度:可出现血尿、抽搐、幻觉、精神紊乱、呼吸困难及无名热等,儿童患者精神及呼吸障碍更明显。过量时实验室检查可有脑电图异常、酸碱平衡改变(呼吸性碱中毒及代谢性酸中毒)、低血糖或高血糖、尿酮体增加、低钠血症、低钾血症及蛋白尿。

11. 药物相互作用

(1)本药可降低其他非甾体消炎药的生物利用度,与其他非甾体消炎药同用时疗效并不加强,但由于对血小板聚集的抑制作用加强,还可增加其他部位出血的危险。与对乙酰氨基酚长期大量同用,有引起肾病变(包括肾乳头坏死、肾癌)或膀胱癌的可能。

(2)与任何可引起低凝血酶原血症、血小板减少、血小板聚集功能降低或胃肠道溃疡出血的药物同用时,有加重凝血障碍及引起出血的危险。

(3)与抗凝药(双香豆素、肝素等)、溶栓药(链激酶、尿激酶)同用,可增加出血的危险。

(4)尿碱化药(碳酸氢钠等)、抗酸药(长期大量应用)可增加本药从尿中的排泄,使血药浓度下降。但如本药血药浓度已达稳定状态而停用碱性药物,又可使其血药浓度升高到毒性水平。碳酸酐酶抑制药可使尿碱化,但可引起代谢性酸中毒,不仅能使血药浓度降低,而且可使该药透入脑组织中的量增多,从而增加毒性反应。

(5)尿酸化药可减少本药的排泄,使其血药浓度升高。血药浓度已达稳定状态的患者加用尿酸化药后可能导致血药浓度升高,毒性反应增加。

(6)糖皮质激素(简称激素)可增加水杨酸盐的排泄,同用时为了维持血药浓度,必要时可增加药物的剂量。与激素长期同用,尤其是大量应用时,有增加胃肠溃疡和出血的危险。为此,目前临床上不主张同时应用这两种药物。

(7)胰岛素或口服降糖药物的降糖效果可因与该药同用而加强和加速。

(8)与甲氨蝶呤同用时,可减少甲氨蝶呤与蛋白的结合,减少其从肾的排泄,使血药浓度升高而增加毒性反应。

(9)丙磺舒或磺吡酮的排尿酸作用可因与该药同时应用而降低,当水杨酸盐的血药浓度为 50mg/L 时即明显降低,超过 100mg/L 时更甚。此外,丙磺舒可降低水杨酸盐自肾的清除率,从而使后者的血药浓度升高。

12. 注意事项

(1)交叉过敏反应:对阿司匹林过敏时也可能对另一种水杨酸类药或另一种非水杨酸类的非甾体消炎药过敏,但非绝对,须警惕。

(2)对诊断的干扰

1)用量超过 2.4g/d 时,硫酸铜尿糖试验可出现假阳性,葡萄糖酶尿糖试验可出现假阴性。

2)可干扰尿酮体试验。

3)当血药浓度超过 130mg/L 时,用比色法测定血尿酸可得假性高值,但用尿酸氧化酶法则不受影响。

4)用荧光法测定尿 5－羟吲哚醋酸(5－HIAA)时可受本品干扰。

5)尿香草基杏仁酸(VMA)的测定,由于所用方法不同,结果可高可低。

6)阿司匹林抑制血小板聚集,可使出血时间延长。剂量小到 40mg/d 也会影响血小板功能,但是临床上尚未见小剂量(小于 150mg/d)引起出血的报道。

7)肝功能试验,当血药浓度大于 250mg/L 时,丙氨酸氨基转移酶、门冬氨酸氨基转移酶及血清碱性磷酸酶可有异常改变,剂量减少时可恢复正常。

8)大剂量应用,尤其是血药浓度大于 300mg/L 时凝血酶原时间可延长。

9)用量超过 5g/d,血清胆固醇降低。

10)本品作用于肾小管,使钾排泄增多,可导致血钾降低。

11)大剂量应用本品时,用放射免疫法测定血清 T_4 及 T_3 可得较低结果。

12)本品与酚磺酞在肾小管竞争性排泄,而使酚磺酞排泄减少(即 PSP 排泄试验)。

(3)应慎用者

1)有哮喘及其他过敏性反应时。

2)葡萄糖－6－磷酸脱氢酶缺陷者(本品偶见引起溶血性贫血)。

3)痛风(本品可影响其他排尿酸药的作用,小剂量时可能引起尿酸滞留)。

4)肝功能减退时可加重肝毒性反应,加重出血倾向。肝功能不全和肝硬化患者易出现肾不良反应。

5)心功能不全或高血压,大量用药时可能引起心力衰竭或肺水肿。

6)肾功能不全时有加重肾毒性的危险。

7)血小板减少者。

8)慢性或复发性胃或十二指肠病变。

9)孕妇及哺乳期女性。

(4)长期大量用药:应定期检查血细胞比容、肝功能及血清水杨酸含量。

(5)有严重的肝功能损害,少服或忘记服用药物　下次不可加倍服用。

(二)硫酸氯吡格雷片

1.商品名　波立维(Plavix)。

2.主要成分　硫酸氯吡格雷。

3.性状　白色或类白色片。

4.规格　75mg/片。

5.同类产品　泰嘉,25mg/片。

6.适应证　①心肌梗死(从几天到 35d)、缺血性脑卒中(从 7d 到 6 个月)或确诊为外周动脉性疾病的患者。②急性冠状动脉综合征患者:非 ST 段抬高性急性冠状动脉综合征(包括不稳定型心绞痛或非 Q 波心肌梗死),包括经皮冠状动脉介入术后置入支架的患者,与阿司匹林合用;ST 段抬高性急性冠状动脉综合征患者,与阿司匹林联合,可合并在溶栓治疗中使用。

7.禁忌证　①对本品任一成分过敏。②严重的肝损伤。③活动性病理性出血(如消化性溃疡或颅内出血等)。④哺乳期女性。

8.药理作用　氯吡格雷是一种血小板聚集抑制剂,属于 ADP 受体拮抗药,能选择性地抑制腺苷二磷酸(ADP)与它的血小板受体的结合及继发的 ADP 介导的糖蛋白 GPⅡb/Ⅲa 复合物的活化,因此可抑制血小板聚集。

氯吡格雷必须经生物转化才能抑制血小板的聚集。此药还能阻断其他激动剂,通过释放ADP引起的血小板聚集。氯吡格雷对血小板ADP受体的作用是不可逆的,因此,暴露于氯吡格雷的血小板的整个生命周期都受到影响,血小板正常功能的恢复速度与血小板的更新一致。

氯吡格雷75mg、1次/d重复给药,从第1天开始明显抑制ADP诱导的血小板聚集,抑制作用逐步增强并在3～7d达到稳态。

在稳态时,服用氯吡格雷75mg/d的平均抑制水平为40％～60％,一般在中止治疗后5d内血小板聚集和出、凝血时间逐渐回到基线水平。

9.用法用量　推荐剂量为75mg/d,可与或不与食物同服。对于急性冠状动脉综合征的患者:①非ST段抬高性急性冠状动脉综合征(不稳定型心绞痛或非Q波心肌梗死),应以单次负荷剂量氯吡格雷300mg开始,然后以75mg、1次/d连续服药(合用阿司匹林75～325mg/d)。由于服用较高剂量的阿司匹林伴随有较高的出血危险性,故推荐阿司匹林的剂量不应超过100mg。②ST段抬高性急性心肌梗死,应以负荷剂量氯吡格雷开始,然后以75mg、1次/d服用,合用阿司匹林,可合用或不合用溶栓剂。对于年龄超过75岁的患者,不使用氯吡格雷负荷剂量。在症状出现后应尽早开始联合治疗,并至少用药4周。

10.不良反应

(1)出血,如紫癜、挫伤、血肿、血尿、鼻出血和眼部出血(主要是结膜出血)。

(2)胃肠道反应,如腹痛、腹泻、消化不良。

(3)中枢和周围神经系统反应,如头痛、眩晕和感觉异常等。

11.药物相互作用　不推荐与华法林合用,慎与糖蛋白Ⅱb/Ⅲa拮抗药、溶栓药、肝素、非甾体消炎药合用,不推荐与CYP 2C19抑制剂(如奥美拉唑)合用。

12.注意事项

(1)由于出血和血液学不良反应的危险性,在治疗过程中一旦出现出血的临床症状,应立即考虑进行血细胞计数和(或)其他适当的检查。

(2)创伤、外科手术或其他病理状态使出血危险性增加的患者和接受阿司匹林、非甾体消炎药、肝素、血小板糖蛋白Ⅱb/Ⅲa拮抗药或溶栓药治疗患者慎用氯吡格雷。应密切随访患者,注意出血(包括隐性出血)的任何体征,特别是在治疗的最初几周和(或)心脏介入治疗、外科手术之后。

(3)需要进行择期手术的患者,如抗血小板治疗并非必需,则应在术前停用氯吡格雷7d以上。

(4)患者应知道服用氯吡格雷止血时间可能比往常长,应随时向医生报告异常出血情况。手术前和服用其他新药前,患者应告知医生自己在服用氯吡格雷。

(5)服用华法林也有出血倾向,所以不推荐这两种药物同时使用。

(6)孕妇慎用。

(三)普拉格雷

1.商品名　盐酸普拉格雷片(Effient)。

2.主要成分　普拉格雷。

3.性状　薄膜包衣片。

4.规格　①5mg/片。②10mg/片。

5.适应证　急性冠状动脉综合征。

6.禁忌证　本品属妊娠期用药安全性B类，孕妇与哺乳期女性应权衡利弊后使用。

7.药理作用　普拉格雷是第3代抑制ADP激活的血小板聚集的药物。与氯吡格雷相似，普拉格雷选择性、不可逆地抑制ADP诱导的血小板聚集，从而发挥抗血小板作用。普拉格雷通过抑制ADP与血小板膜上P_2Y_{12}受体的结合，使血小板细胞膜糖蛋白上Ⅱb/Ⅲa受体不被暴露，从而抑制血小板聚集。普拉格雷本身无活性，口服吸收后迅速转化为活性成分R－138727。研究表明，R－138727可有效抑制ADP与P_2Y_{12}受体的结合，抑制强度与剂量有关。进一步研究表明，R－138727可与P_2Y_{12}受体上半胱氨酸97和半胱氨酸之间的双硫键结合，使P_2Y_{12}受体不可逆地失去功能。

尚无普拉格雷在孕妇中充分、良好的对照研究。在生殖和发育毒理学动物研究中，没有发现对胎儿有伤害的证据，在母体毒性剂量有轻微降低胎儿体重作用，但没有结构畸形的发生。因此，仅当普拉格雷对母亲的潜在益处大于其对胎儿的风险时才可用于孕妇。

儿童用药的安全性和有效性尚未确定。

老年患者服用普拉格雷后，会增加出血的风险，同时由于75岁以上老年人应用本品后作用的不确定性，因此不建议75岁以上老年人使用，但伴有糖尿病、心肌梗死病史的高危人群可以考虑使用本品。

8.用法用量　口服。推荐负荷剂量为60mg，维持剂量10mg/次，1次/d。75岁及以上的老年人或体重低于60kg的患者维持剂量可降至5mg/次，1次/d。

9.不良反应　出血是普拉格雷最常见的不良反应(2%～5%)。其他不良反应还包括严重的血小板减少、贫血、肝功能异常、过敏反应、血管性水肿、血栓性血小板减少性紫癜、高血压、高脂血症、头痛、呼吸困难、恶心、头昏、低血压、疲劳、非心性胸痛、心房颤动、心动过缓、白细胞减少、皮疹、发热、外周性水肿、指端疼痛、腹泻等。

10.临床研究　对健康受试者进行的药效学研究表明，普拉格雷在LD/MD为20/5mg、30/7.5mg，40/10mg、60/15mg范围内具有剂量依赖性的抗血小板作用，血小板凝集抑制(IPA)程度分别为39%、53%、55%、60%，显著优于氯吡格雷300/75mg(36%，$P<0.05$)。

一项随机、双盲、平行对照研究显示，冠状动脉疾病患者接受普拉格雷(60/10mg)后各时间点的最大血小板凝集(MPA)水平和血小板活性指数(PRI)均显著低于氯吡格雷(600/75mg)。这表明普拉格雷能够更快更强地抑制P_2Y_{12}受体介导的血小板凝集。两组的不良反应总发生率相似。普拉格雷组的出血相关事件(主要是静脉穿刺小出血和擦伤)发生率(58.2%)较氯吡格雷组(23.6%)高。没有受试者由于不良反应中断治疗。

另外一项大规模随机、双盲研究(TRITON－TIMI38)中，中危至高危UA或NSTEMI患者及STEMI患者在进行PCI前分别接受普拉格雷60/10mg或氯吡格雷300/75mg。分析结果显示，普拉格雷组的一级终点事件(心血管原因导致的死亡、非致死性心肌梗死、非致死性中风)发生率(9.9%)、MI发生率(7.4%)及MI引起心血管性死亡的发生率(0.4%)均显著低于氯吡格雷组(12.1%、9.7%、0.7%)。普拉格雷组的大出血发生率(2.4%)和危及生命的出血发生率(1.4%)均高于氯吡格雷组(1.8%、0.9%)。

上述3项研究的受试者均同时接受阿司匹林治疗。

11.药物相互作用

(1)其他药物对普拉格雷的影响：临床研究表明，CYP3A抑制剂和诱导剂、其他细胞色素

P450 诱导剂及 CYP3A4 底物对普拉格雷活性代谢物的药动学没有显著影响。合用升高胃 pH 值的药物如雷尼替丁或兰索拉唑时，普拉格雷活性代谢物的 p_{max} 分别减少 14％和 29％，但 AUC 和 t_{max} 无变化，临床上可以合用。肝素、阿司匹林（150mg/d）、华法林（15mg/d）不影响普拉格雷活性代谢物的药动学及其血小板凝集抑制作用，可与其合用，但应警惕出血时间延长。

（2）普拉格雷对其他药物的影响：体外试验证实，普拉格雷的主要循环代谢产物不会引起具有临床意义的 CYP1A2、CYP2C9、CYP2C19、CYP2D6、CYP3A 抑制或 CYP1A2、CYP3A 诱导作用。普拉格雷是弱的 CYP2B6 抑制剂，对主要由 CYP2B6 代谢的药物的药动学预期没有显著影响。普拉格雷作为 P 糖蛋白底物的潜在作用尚未评价。对 P 糖蛋白无抑制作用，不改变地高辛的清除。

12. 注意事项　请参考氯吡格雷。

（四）替格瑞洛片

1. 商品名　倍林达（Brilinta）。

2. 主要成分　替格瑞洛。

3. 性状　黄色薄膜衣片，除去包衣后显白色或类白色。

4. 规格　90mg/片。

5. 适应证　用于急性冠状动脉综合征（不稳定型心绞痛、非 ST 段抬高心肌梗死或 ST 段抬高心肌梗死）患者，包括接受药物治疗和经皮冠状动脉介入（PCI）治疗的患者，降低血栓性心血管事件的发生率。

6. 禁忌证　①对替格瑞洛或倍林达任何辅料成分过敏。②活动性病理性出血（如消化性溃疡或颅内出血）。③有颅内出血病史。④中、重度肝损害。⑤因联合用药可导致替格瑞洛的暴露量大幅度增加，禁止替格瑞洛片与强效 CYP3A4 抑制剂（如酮康唑、克拉霉素、奈法唑酮、利托那韦和阿扎那韦）联合用药。

7. 药理作用　替格瑞洛是一种环戊三唑嘧啶（CPTP）类化合物。替格瑞洛及其主要代谢产物能可逆性地与血小板 P_2Y_{12} ADP 受体相互作用，阻断信号传导和血小板活化。替格瑞洛与其活性代谢产物的活性相当。

由氯吡格雷换成替格瑞洛，会使 IPA（血小板聚集抑制率）绝对增加 26.4％，而由替格瑞洛换成氯吡格雷时，会使 IPA 绝对下降 24.5％。患者可将氯吡格雷换成替格瑞洛，抗血小板作用不会中断。

8. 毒理

（1）遗传毒性：替格瑞洛 Ames 实验、小鼠淋巴瘤实验、大鼠微核实验结果均为阴性。替格瑞洛活性 O—脱甲基代谢产物 Ames 实验与小鼠淋巴瘤实验结果均为阴性。

（2）生殖毒性：雄性大鼠和雌性大鼠经口给予替格瑞洛，剂量分别达 180mg/（kg・d）与 200mg/（kg・d）时，未见对生育能力的明显影响。雌性大鼠在剂量不低于 10mg/（kg・d）时可见动情周期异常发生率升高。

妊娠大鼠胚胎胎仔发育毒性实验中，经口给予替格瑞洛 20～300mg/（kg・d），300mg/（kg・d）剂量组可见子代异常，包括肝叶与肋骨增多、胸骨骨化不完全、盆骨关节错位以及胸骨畸形。

妊娠家兔给予替格瑞洛 21～63mg/（kg・d），高剂量下可见胆囊发育延迟以及舌骨、耻骨与胸骨骨化不完全。

围生期毒性实验中，妊娠大鼠给予替格瑞洛 10～180mg/(kg·d)，高剂量下可见幼仔死亡和对幼仔生长的影响。10mg/(kg·d)与 60mg/(kg·d)可见相对轻微的影响，包括耳郭张开、眼睁开时间延迟。

(3)致癌性：小鼠与雄性大鼠经口给予替格瑞洛剂量分别达 250mg/(kg·d)和 120mg/(kg·d)，未见给药相关的肿瘤发生率上升。

雌性大鼠在剂量为 180mg/(kg·d)时可见子宫癌、子宫腺癌和肝细胞腺瘤发生率上升，剂量为 60mg/(kg·d)时未见肿瘤发生率上升。

9. 药代动力学　替格瑞洛的药代动力学呈线性。替格瑞洛及其活性代谢产物(AR－C124910XX)的暴露量与用药剂量大致成比例。

(1)吸收：替格瑞洛吸收迅速，中位 t_{max} 约为 1.5h。在所研究的剂量范围(30～1260mg)内，替格瑞洛与其活性代谢产物的 c_{max} 和 AUC 与用药剂量大致成比例增加。

替格瑞洛的平均绝对生物利用度约为 36.0%(范围为 25.4%～64.0%)。摄食高脂肪食物可使替格瑞洛的 AUC 增加 21%，活性代谢物的 c_{max} 下降 22%，但对替格瑞洛的 c_{max} 或活性代谢物的 AUC 无影响。一般认为这些微小变化的临床意义不大，因此替格瑞洛可在饭前或饭后服用。

(2)分布：替格瑞洛的稳态分布容积为 87.5L。替格瑞洛及其代谢产物与人血浆蛋白广泛结合(结合率高于 99%)。

(3)代谢：替格瑞洛主要经 CYP3A4 代谢，少部分由 CYP3A5 代谢。替格瑞洛的主要代谢产物为 AR－C124910XX，体外试验评估显示其亦具有活性，可与血小板 P_2Y_{12} ADP 受体结合。活性代谢产物的全身暴露为替格瑞洛的 30%～40%。

(4)排泄：替格瑞洛主要通过肝代谢消除。通过替格瑞洛放射示踪测得放射物的平均回收率约为 84%(粪便中含 57.8%，尿液中含 26.5%)。替格瑞洛及其活性代谢产物在尿液中的回收率均小于给药剂量的 1%。活性代谢产物的主要消除途径是经胆汁分泌。替格瑞洛的平均 $t_{1/2}$ 约为 7h，活性代谢产物为 9h。

10. 用法用量　可在饭前或饭后服用。起始剂量为单次负荷剂量 180mg，此后 90mg/次，2 次/d。除非有明确禁忌，替格瑞洛应与阿司匹林联合用药。在服用首剂负荷阿司匹林后，阿司匹林的维持剂量为 1 次/d，75～100mg/次。

已经接受过负荷剂量氯吡格雷的急性冠状动脉综合征患者，可以开始使用替格瑞洛。治疗中应尽量避免漏服。如果患者漏服了 1 剂，应在预定的下次服药时间服用 90mg 剂量(患者的下一个剂量)。

替格瑞洛的治疗时间可长达 12 个月，除非有临床指征需要中止治疗。超过 12 个月的用药经验目前尚有限。

急性冠状动脉综合征患者过早中止任何抗血小板药物(包括替格瑞洛)治疗，都可能使基础病引起的心血管死亡或心肌梗死的风险增加，因此，应避免过早中止治疗。

替格瑞洛在 18 岁以下患者中的安全性和有效性尚未确定。老年患者无须调整剂量。

肾功能损害患者也无须调整剂量。尚无替格瑞洛用于肾透析患者的相关信息。

轻度肝功能损害患者无须调整剂量。尚未在中、重度肝功能损害患者中对替格瑞洛进行研究，因此，替格瑞洛禁用于中、重度肝损害患者。

11.不良反应　在10000例患者中对替格瑞洛片的安全性进行了评价，其中包括治疗期超过1年的3000多例患者。在替格瑞洛治疗的患者中，最常报道的不良反应为呼吸困难、挫伤和鼻出血。这些事件的发生率高于氯吡格雷组患者。

(1)出血

1)主要出血：显著的功能丧失(如眼内出血伴永久性失明)，临床显著或明显与出血有关的血红蛋白下降(30～50g/L)，或因出血而输血2～3个单位(全血或PRBC)等。

2)次要出血：需要医学干预止血或治疗出血(如需要到医院进行填塞治疗的鼻出血)。

3)轻微出血：其他所有无须干预或治疗的出血事件(例如擦伤、牙龈出血、注射部位渗血等)。

4)冠状动脉旁路移植术(CABG)相关出血：在PLATO研究中，1584例(队列的12%)患者进行了CABG手术，其中有42%发生了PLATO主要致命/危及生命的出血，且在两个治疗组间无差异。每组中有6例患者发生了致命性CABG出血。

5)非CABG相关出血和非操作相关出血：替格瑞洛与氯吡格雷组的非CABG相关的PLATO定义的主要致命/危及生命的出血发生率无差异，但PLATO定义的总体主要出血、TIMI主要出血和TIMI主要和次要出血在替格瑞洛组更为常见。

6)去掉所有的操作相关出血：替格瑞洛组发生的出血多于氯吡格雷组。替格瑞洛组由于非操作相关出血而导致停止治疗的发生率(2.9%)高于氯吡格雷组(1.2%，P＜0.001)。

7)颅内出血：替格瑞洛组发生的颅内非操作性出血的数量(26例患者发生27例次出血)多于氯吡格雷组(14例次出血)，其中，替格瑞洛组的11例出血和氯吡格雷组的1例出血是致命的。两组的总体致命性出血无差异。

(2)呼吸困难：应用替格瑞洛治疗的患者中有呼吸困难(感觉呼吸急促)的报道。在PLATO研究中，替格瑞洛组和氯吡格雷组分别有13.8%和7.8%的患者有呼吸困难的不良反应(包括静息时呼吸困难、劳累性呼吸困难、阵发性夜间呼吸困难和夜间呼吸困难)。

研究者认为，替格瑞洛组2.2%的患者和氯吡格雷组0.6%的患者发生的呼吸困难与接受的治疗有因果关系，其中少数为严重不良反应(替格瑞洛组0.14%，氯吡格雷组0.02%)。呼吸困难症状多为轻度至中度，多数在治疗开始后早期单次发作。

与氯吡格雷相比，接受替格瑞洛治疗的哮喘/慢性阻塞性肺病患者发生非严重呼吸困难(替格瑞洛组3.29%，氯吡格雷组0.53%)和严重呼吸困难(替格瑞洛组0.38%，氯吡格雷组0.00%)的风险加大。在绝对值方面，该组的风险高于总体PLATO人群的风险。

这些呼吸困难事件中约有30%在7d内消除。PLATO中包括了基线即有充血性心力衰竭、慢性阻塞性肺病或哮喘的患者，这些患者和老年患者中报告呼吸困难者更多。替格瑞洛组0.9%的患者因呼吸困难停用研究药物，氯吡格雷组为0.1%。替格瑞洛组较高的呼吸困难发生率与新发或恶化的心肺疾病无关。替格瑞洛对肺功能检查无影响。

(3)实验室检查

1)肌酐水平升高：在PLATO研究中，替格瑞洛组、氯吡格雷组分别有25.5%，21.3%的患者血清肌酐浓度增加30%以上，分别有8.3%、6.7%的患者血清肌酐浓度增加50%以上。肌酐升高50%以上的情况在75岁以上的患者(替格瑞洛13.6%相比氯吡格雷8.8%)、基线时即有重度肾损伤(替格瑞洛17.8%相比氯吡格雷12.5%)和接受ARB合并用药治疗的患者(替格瑞洛11.2%相比氯吡格雷7.1%)中更为显著。

在这些亚组人群中，两组中导致停用研究药物的肾相关严重不良事件和不良事件相似。替格瑞洛组报道的肾不良事件总数为 4.9%，氯吡格雷组为 3.8%。但研究者认为与治疗有因果关系的事件发生率两组相似：替格瑞洛组有 0.6%，氯吡格雷组有 0.5%。

2)尿酸水平升高：在 PLATO 研究中，替格瑞洛组、氯吡格雷组分别有 22%，13%患者的血清尿酸浓度升高超出正常上限，替格瑞洛组平均血清尿酸浓度约升高 15%，氯吡格雷组约为 7.5%，而在停止治疗后，替格瑞洛组约下降至 7%，而氯吡格雷组没有下降。替格瑞洛组报道的高尿酸血症不良事件的发生率为 0.5%，氯吡格雷组为 0.2%。在这些不良事件中，研究者认为，替格瑞洛组有 0.05%与治疗有因果关系，氯吡格雷组为 0.02%。

替格瑞洛组报道的痛风性关节炎不良事件为 0.2%，氯吡格雷组为 0.1%，研究者评估认为这些不良事件均与治疗无因果关系。

(4)心动过缓：临床研究显示，替格瑞洛可增加 Holter 检出的缓慢性心律失常(包括室性间歇)。

PLATO 排除了心动过缓事件风险增加的患者(例如患有病态窦房结综合征、二度或三度房室传导阻滞或心动过缓所致晕厥而无起搏器保护的患者)。

在 PLATO 研究中，替格瑞洛治疗的患者和氯吡格雷治疗的患者中分别有 1.7%，1.5%报告有晕厥、先兆晕厥和意识丧失。PLATO 研究的 Holter 亚组(约 3000 位患者)中，在急性期，替格瑞洛组出现室性间歇的患者(6.0%)多于氯吡格雷组(3.5%)；1 个月后，替格瑞洛组室性间歇的发生率为 2.2%，氯吡格雷组为 1.6%。

(5)男子乳腺发育：PLATO 研究显示，替格瑞洛组男性患者有 0.23%报道有男子乳腺发育，而氯吡格雷组为 0.05%。两个治疗组间其他性激素相关不良反应(包括性器官恶性肿瘤)并无差异。

(6)上市后经验：在替格瑞洛片上市后使用过程中出现了一些不良反应的报道。由于这些反应都是自发报道，来自样本量不确定的人群，因此无法可靠估计这些不良反应的发生率。

12.孕妇及哺乳期女性用药

(1)妊娠期：尚无有关怀孕女性使用替格瑞洛治疗的对照研究。动物研究显示，母体接受 5～7 倍人体最大推荐用药剂量(MRHD，根据体表面积)时，替格瑞洛会引发胎儿畸形。只有潜在获益大于对胎儿的风险时，才能在怀孕期间使用替格瑞洛。

(2)哺乳期：替格瑞洛或其活性代谢产物是否会通过人乳汁分泌仍未知。替格瑞洛可通过大鼠乳汁分泌。许多药物通过人乳汁分泌，且替格瑞洛对哺乳婴儿有潜在严重不良反应可能，因此，应在考虑替格瑞洛对母亲的重要性后，再决定是停止哺乳还是中止药物。

13.儿童用药　对 18 岁以下年龄人群的安全性和有效性尚未确立。

14.老年人用药　老年患者无须调整剂量。在 PLATO 研究中，43%的患者不小于 65 岁，15%的患者不小于 75 岁。各治疗组和年龄组的相对出血风险是相似的。

老年患者与年轻患者的安全性或有效性总体无差异。然而，根据临床经验并不能确定老年患者与年轻患者之间的药效差异是一致的，某些老年患者对药物更为敏感的情况不能排除。

15.药物相互作用　替格瑞洛主要经 CYP3A4 代谢，少部分由 CYP3A5 代谢。

(1)其他药物对替格瑞洛的影响

1)CYP3A 抑制剂：合并使用酮康唑可使替格瑞洛的 c_{max} 和 AUC 分别增加 2.4 倍和 7.3

倍,活性代谢产物的 c_{max} 和 AUC 分别下降 89%和 56%;其他 CYP3A 强效抑制剂也会有相似的影响。替格瑞洛应避免与 CYP3A 强效抑制剂(酮康唑、伊曲康唑、伏立康唑、克拉霉素、萘法唑酮、利托那韦、沙奎那韦、奈非那韦、茚地那韦、阿扎那韦和泰利霉素等)联合使用。

2)CYP3A 诱导剂:合并使用利福平可使替格瑞洛的 c_{max} 和 AUC 分别降低 73%和 86%,活性代谢产物的 c_{max} 未发生改变,AUC 降低 46%。预期其他 CYP3A 诱导剂(如地塞米松、苯妥英、卡马西平和苯巴比妥)也会降低替格瑞洛的暴露。替格瑞洛应避免与 CYP3A 强效诱导剂联合使用。

3)阿司匹林:与超过 100mg 维持剂量的阿司匹林合用,会降低替格瑞洛减少复合终点事件的临床疗效。

4)其他:临床药理学相互作用研究显示,与替格瑞洛单独用药相比,替格瑞洛与肝素、依诺肝素和阿司匹林或去氨加压素合用时,对替格瑞洛或其活性代谢产物的药代动力学、ADP 诱导的血小板聚集没有任何影响。

(2)替格瑞洛对其他药物的影响:替格瑞洛是 CYP3A4/5 和 P—糖蛋白转运体的抑制剂。

1)辛伐他汀、洛伐他汀:因为通过 CYP3A4 代谢,替格瑞洛可使其血清浓度升高。替格瑞洛使辛伐他汀的 c_{max} 增加 81%、AUC 增加 56%,辛伐他汀酸的 c_{max} 增加 64%、AUC 增加 52%,有些患者会增加至 2～3 倍。

辛伐他汀对替格瑞洛的血浆浓度无影响。替格瑞洛可能对洛伐他汀有相似的影响。在与替格瑞洛合用时,辛伐他汀、洛伐他汀的给药剂量不得大于 40mg。

2)阿托伐他汀:阿托伐他汀和替格瑞洛联合用药,可使阿托伐他汀酸的增加 23%、AUC 增加 36%。所有阿托伐他汀代谢产物的 AUC 和 c_{max} 也会出现类似增加,这些增加没有临床显著意义。

3)口服避孕:药替格瑞洛与左炔诺孕酮和炔雌醇合用时会使炔雌醇的暴露增加约 20%,但不会改变左炔诺孕酮的药代动力学。当替格瑞洛与左炔诺孕酮和炔雌醇合并使用时,预期不会对口服避孕药的有效性产生具有临床意义的影响。

4)地高辛(P—gp 底物):替格瑞洛和地高辛联合用药可使后者的 c_{max} 增加 75%、AUC 增加 28%。因此,替格瑞洛与治疗指数较窄的 P—gp 依赖性药物(如地高辛、环孢菌素)联合使用时,应进行适当的临床和(或)实验室监测。

(3)与其他药物联合治疗:由于观察到无症状的室性间歇和心动过缓,所以在替格瑞洛与已知可诱导心动过缓的药物联合应用时应谨慎。

在 PLATO 研究中,常将替格瑞洛与阿司匹林、质子泵抑制剂、他汀类药物、β 受体阻滞药、ACEI 和血管紧张素受体阻滞药联合用于伴随疾病的长期治疗,与肝素、低分子肝素和静脉 GPⅡb/Ⅲa 抑制剂联合用于伴随疾病的短期治疗。未观察到与这些药物有关的有临床意义的不良作用出现。

替格瑞洛与肝素、依诺肝素或去氨加压素联合应用,对活化部分凝血酶时间(APIT)、活化凝血时间(ACT)或Ⅹa 因子含量测定无影响。但是,由于潜在的药效学相互作用,当替格瑞洛与已知可改变止血的药物合用时应谨慎。

由于赛乐特(盐酸帕罗西汀片)治疗中报道有出血异常,选择性的 5—羟色胺重摄取抑制剂(如帕罗西汀、舍曲林和西酞普兰)应慎与替格瑞洛合用,合用可能会增加出血风险。

16. 药物过量　目前还没有逆转替格瑞洛作用的解毒药,预计替格瑞洛不可通过透析清除。应根据当地标准医疗实践处置用药过量。出血为可以预期的药物过量药理效应，如发生出血，应采取适当的支持性治疗措施。

替格瑞洛片单剂量给药高达900mg可很好耐受。单剂量递增研究结果显示，替格瑞洛片的剂量限制反应为胃肠道毒性（包括恶心、呕吐、腹泻等）。药物过量可能引起的具有临床意义的其他不良反应包括呼吸困难和室性停搏，应进行心电图监测。

17. 注意事项

（1）出血风险：关键排除标准包括过去6个月内发生出血风险增加、具有临床意义的血小板减少或贫血、既往颅内出血、胃肠道出血或过去30d内接受了大手术。

在用替格瑞洛和阿司匹林联合治疗的急性冠状动脉综合征患者中，非CABG主要出血的风险增加，需要临床关注的出血（非致死或危及生命的"主要和次要PLATO出血"）亦更多见。因此，应衡量替格瑞洛用药对患者带来的已知出血风险增加与预防动脉粥样硬化血栓事件获益之间的平衡。

如有临床指征，以下患者应注意：①有出血倾向（例如近期创伤、近期手术、凝血功能障碍、活动性或近期胃肠道出血）者慎用。②有活动性病理性出血、颅内出血病史、中重度肝损害的患者禁用。③在服用替格瑞洛片后24h内联合使用其他可能增加出血风险药品（如用非甾体消炎药、口服抗凝血药和或纤溶剂）的患者，慎用。

目前尚无有关替格瑞洛对血小板成分输血时止血作用的数据，循环中的替格瑞洛可能会抑制已输注的血小板。合并使用替格瑞洛和去氨加压素不会降低模板法出血时间，因此去氨加压素可能对治疗临床出血事件没有作用。

抗纤维蛋白溶解疗法（氨基己酸或氨甲环酸）和（或）重组因子Ⅶa可能会增强止血作用。在确定出血原因且控制出血后，可重新使用替格瑞洛片。

（2）手术：应告知患者，在接受任何预定的手术和服用任何新药之前，应告诉医师和药师其正在使用替格瑞洛。

在PLATO研究中，对于进行CABG的患者，当在手术前1d停药时，替格瑞洛引起的出血事件多于氯吡格雷；但是，在手术前2d或更多天停药时，两组的主要出血事件发生率相当。对于实施择期手术的患者，如果抗血小板药物治疗不是必需的，则应在术前7d停止使用替格瑞洛。

（3）心动过缓：在早期临床研究中经常观察到无症状的室性间歇，因此在评估替格瑞洛的安全性和有效性的主要研究PLATO中，均排除了心动过缓事件风险很大的患者（例如患有病态窦房结综合征、二度或三度房室传导阻滞或心动过缓相关晕厥但未装起搏器的患者）。在这些患者中的临床经验有限，因此需要谨慎使用替格瑞洛。

在替格瑞洛与已知可引起心动过缓的药物联合应用时也应该小心。但在PLATO试验中，在与一种或多种已知可引起心动过缓的药物（例如96%β受体阻滞药、33%钙通道阻滞药地尔硫䓬和维拉帕米，以及4%地高辛）合用后，却未观察到具有临床意义的不良事件发生。

PLATO的Holter亚组研究期间，在急性冠状动脉综合征的急性期，替格瑞洛组发生室性间歇超过3s的患者多于氯吡格雷组。在急性冠状动脉综合征的急性期内，在替格瑞洛治疗组中，Holter监测发现慢性心力衰竭选择性的5－羟色胺重摄取抑制剂患者室性间歇的增加多于总体研究人群，但是在用替格瑞洛治疗1个月或与氯吡格雷相比却未出现此类状况。在此患者人群中，未出现与此不平衡情况（包括晕厥和起搏器植入术）相关的不良临床结果。

(4)呼吸困难：替格瑞洛治疗的患者中有13.8%报道有呼吸困难，氯吡格雷治疗的患者中有7.8%。研究者认为，有2.2%的患者发生的呼吸困难与替格瑞洛有因果关系。通常为轻、中度呼吸困难，无须停药即可缓解。

哮喘/COPD患者在替格瑞洛治疗中发生呼吸困难的绝对风险可能加大，有哮喘和(或)COPD病史的患者应慎用替格瑞洛。替格瑞洛导致呼吸困难的机制目前仍不清楚。如果患者报告出现了新的、持续的或加重的呼吸困难，应该对其进行仔细研究。如果无法耐受，则应停止替格瑞洛治疗。

在一项亚组研究中，对PLATO试验中的199例患者(无论是否报告有呼吸困难)进行了肺功能检查，结果发现两个治疗组之间的一秒用力呼气量(FEV_1)不存在显著差异。对1个月或至少6个月长期治疗后测得的肺功能无不良影响。

(5)停药：应避免中断替格瑞洛片治疗。如果必须暂时停用替格瑞洛(如治疗出血或择期外科手术)，则应尽快重新开始给予治疗。停用替格瑞洛将会增加心肌梗死、支架血栓和死亡的风险。

(6)肌酐水平：在替格瑞洛治疗期间肌酐水平可能会升高，其发病机制目前仍不清楚。治疗1个月后须对肾功能进行检查，以后则根据常规治疗需要检查肾功能。需要特别关注年龄大于75岁的患者、中度和重度肾损害患者以及接受ARB合并治疗的患者。

(7)血尿酸：在PLATO研究中，替格瑞洛治疗患者的高尿酸血症发病风险高于氯吡格雷治疗患者。对于既往有高尿酸血症或痛风性关节炎的患者应慎用替格瑞洛。不建议尿酸性肾病患者使用替格瑞洛。

(8)其他

1)基于在PLATO试验中观察到的阿司匹林维持剂量对于替格瑞洛相较于氯吡格雷疗效的关系，不推荐替格瑞洛与维持剂量超过100mg的阿司匹林联合用药。

2)应避免替格瑞洛与CYP3A4强效抑制剂(如酮康唑、克拉霉素、萘法唑酮、利托那韦和阿扎那韦)合并使用，因为合并用药可能会使替格瑞洛的暴露量显著增加。

3)不建议替格瑞洛与CYP3A4强效诱导剂(如利福平、地塞米松、苯妥英、卡马西平和苯巴比妥)联合用药，因为合并用药可能会导致替格瑞洛的暴露量和有效性下降。

4)不建议替格瑞洛与治疗指数窄的CYP3A4底物(如西沙必利和麦角生物碱类)联合用药，因为替格瑞洛可能会使这些药物的暴露量增加。

5)不建议替格瑞洛与超过40mg的辛伐他汀或洛伐他汀联合用药。

6)在地高辛与替格瑞洛合并用药时，建议进行密切的临床和实验室监测。尚无替格瑞洛与强效P—糖蛋白抑制剂(如维拉帕米、奎尼丁、环孢菌素)联合用药可能会增加替格瑞洛暴露量的数据。如果无法避免联合用药，则用药时应谨慎。

(9)对驾驶和操作机器能力的影响　目前还无替格瑞洛对驾驶和机器操作能力影响的研究。据报道，在急性冠状动脉综合征治疗期间会出现头晕和意识模糊症状，因此，出现这些症状的患者在驾驶或操作机器时应格外小心。

18.警告

(1)出血风险：与其他抗血小板药物相同，替格瑞洛可导致显著的有时甚至是致命的出血。

不要在患有活动性病理性出血或具有颅内出血病史的患者中使用替格瑞洛。

不要在计划接受急诊冠状动脉旁路移植术的患者中使用替格瑞洛，如可能，应在任何手术前至少 7d 停用替格瑞洛。

对于在近期接受冠状动脉血管造影术、经皮冠状动脉介入疗法、冠状动脉旁路移植术或其他外科手术过程中应用替格瑞洛的任何患者，如出现低血压，则怀疑有出血。

如可能，应在不停用替格瑞洛的情况下对出血进行治疗。停用替格瑞洛会增加后续心血管事件的风险。

(2)阿司匹林剂量和替格瑞洛的疗效：阿司匹林维持剂量大于 100mg 会降低替格瑞洛减少复合终点事件的临床疗效，因此，在给予任何初始剂量后，阿司匹林维持剂量为 75～100mg/d。

(五)华法林钠片

1. 商品名　华法林。

2. 主要成分　华法林钠。

3. 性状　糖衣片，除去糖衣后显白色。

4. 规格　①2.5mg/片。②5mg/片。③7.5mg/片。④10mg/片。

5. 适应证　适用于需长期持续抗凝的患者：①可防止血栓的形成及发展，用于治疗血栓栓塞性疾病。②降低手术后或创伤后的静脉血栓发生率，并可作为心肌梗死的辅助用药。③对曾有血栓栓塞病及有术后血栓并发症危险者，可作为预防性用药。

6. 禁忌证　①肝肾功能损害、严重高血压、凝血功能障碍伴有出血倾向、活动性溃疡、外伤、先兆流产、近期手术者。②妊娠期女性。

7. 药理作用　华法林通过抑制凝血因子的活化抑制新的血栓形成，限制血栓的扩大和延展，抑制在血栓的基础上形成新的血栓，抑制血栓脱落和栓塞的发生，有利于机体纤溶系统清除已经形成的血栓。

华法林没有溶栓(化栓)的作用，使用华法林后血栓减小甚至消失是华法林在抑制新的血栓形成的同时，机体清除血栓的机制(纤溶)作用的结果。

8. 用法用量　口服。第 1 日 0.5～2.0mg，次日起用维持量，2.5～7.5mg/d。

最初 1～2d 的凝血酶原活性，主要反映短寿命凝血因子Ⅶ的消失程度，这时的抗凝作用不稳定。约 3d 后，因子Ⅱ、Ⅸ、Ⅹ均耗尽，才能充分显示抗凝效应。凝血酶原时间能更确切反映维生素 K 依赖性凝血因子的减少程度，可据此确定维持量。

9. 不良反应　过量易致各种出血。早期表现有瘀斑、紫癜、牙龈出血、鼻出血、伤口出血经久不愈、月经量过多等。出血可发生在任何部位，特别是泌尿系统和消化道。肠壁血肿可致亚急性肠梗阻，也可见硬膜下颅内血肿和穿刺部位血肿。偶见不良反应有恶心、呕吐、腹泻、瘙痒性皮疹、过敏反应及皮肤坏死。大量口服甚至出现双侧乳房坏死、微血管病或溶血性贫血以及大范围皮肤坏疽，一次量过大时尤其危险。

10. 药物相互作用

(1)与阿司匹林、保泰松、羟基保泰松、水合氯醛、双硫醒、利尿酸、奎尼丁、甲苯磺丁脲、氯贝丁酯、消炎痛、甲灭酸、奎宁、蛋白同化激素、四环素类、磺胺类等同用，能增强本品抗凝血作用，从而增加出血倾向。

(2)苯巴比妥、格鲁米特和苯妥英钠能加速本品的代谢，减弱其抗凝血作用。

11. 注意事项

(1)华法林钠片的主要不良反应是出血，无测定凝血酶原时间或凝血酶原活性的条件时，切勿随便使用本品，以防过量引起低凝血酶原血症，导致出血。凝血酶原时间超过正常的2.5倍（正常值为12s）、凝血酶原活性降至正常值的15%以下或出现出血时，应立即停药。严重时可口服维生素K（4～20mg）或缓慢静脉注射维生素K（10～20mg），用药后6h凝血酶原时间可恢复至安全水平。必要时，也可输入新鲜全血、血浆或凝血酶原复合物。

(2)有出血倾向的患者，如血友病、血小板减少性紫癜、严重肝肾疾病、活动性消化性溃疡、脑手术、脊髓手术及眼科手术患者禁用。

(3)以下情况慎用：恶病质、衰弱、发热、慢性酒精中毒、活动性肺结核、充血性心力衰竭、重度高血压、亚急性细菌性心内膜炎、月经过多、先兆流产等。

(4)在长期应用最低维持量期间，如需进行手术，可先静脉注射维生素 K_1 注射液50mg，但进行中枢神经系统及眼科手术前，应先停药。胃肠手术后，应查大便潜血。

(5)阿司匹林、保泰松、羟基保泰松、水合氯醛、双硫醒、利尿酸、奎尼丁、甲苯磺丁脲、氯贝丁酯、消炎痛、甲灭酸、奎宁、蛋白同化激素、四环素类、磺胺类等，能增强本品抗凝血作用，从而增加出血倾向，应注意。

(6)苯巴比妥、格鲁米特和苯妥英钠能加速本品的代谢，减弱其抗凝血作用。

(7)如有下列情形，应先停药，并立即到医院诊治：刷牙时或割伤后流血不止；无故瘀伤，且范围扩大；咯血、吐血、血尿、血便或黑便；严重头痛、胃痛；女性月经期、月经量过多。

(8)女性若有怀孕计划，要先告知医师。

(9)本品起效缓慢，治疗最初3d由于血浆抗凝蛋白细胞被抑制，可以存在短暂高凝状态。如需立即产生抗凝作用，可在开始治疗时同时应用肝素，待本品充分发挥抗凝效果后再停用肝素。

（六）利伐沙班片

1. 商品名　拜瑞妥（Xarelto）。

2. 主要成分　利伐沙班。

3. 性状　红色薄膜衣片。

4. 规格　10mg/片。

5. 适应证　用于择期髋关节或膝关节置换手术成年患者，以预防静脉血栓形成（VTE）。

6. 禁忌证　①对利伐沙班或片剂中任何辅料过敏的患者。②有临床明显活动性出血的患者。③具有凝血异常和临床相关出血风险的肝病患者。④孕妇及哺乳期女性。

7. 药理作用　利伐沙班是一种高选择性、直接抑制因子Ⅹa的口服药物。通过抑制因子Ⅹa可以中断凝血瀑布的内源性和外源性途径，抑制凝血酶的产生和血栓形成。利伐沙班并不抑制凝血酶（活化因子Ⅱ），也未证明其对血小板有影响。

在人体中观察到利伐沙班对因子Ⅹa活性呈剂量依赖性抑制的作用。利伐沙班对凝血酶原时间（PT）的影响具有量效关系，若用NeopLastin进行含量测定，则与血浆浓度密切相关（相关系数为0.98）。使用其他试剂会出现不同的结果。读取PT应在数秒内完成，因为国际标准化比率（INR）仅对香豆素类进行了校准和验证，不能用于其他抗凝药。在接受骨科大手术的患者中，服用片剂后2～4h（作用最强时），5/95（百分位数）的PT（NeopLastin）为13～25s（手术前的基线值为12～15s）。

活化的部分凝血激酶时间（APTT）和HepTest延长也具有剂量依赖性，但不推荐将其用于评估利伐沙班的药效。利伐沙班对抗因子Ⅹa 活性也有影响，然而，目前尚无校准的标准。

在临床常规使用利伐沙班时不需要监测凝血参数。

8.毒理　基于传统的安全性药理学、单剂量毒性、光毒性和遗传毒性研究，非临床数据显示对人体无特殊危害。

在重复剂量毒性研究中所观察到的效应主要是由利伐沙班的扩大药效学活性导致的。在大鼠中，在有临床意义的血药浓度水平下，观察到免疫球蛋白 G 和免疫球蛋白 A 血药浓度升高。

动物研究显示了生殖毒性与利伐沙班的药理学作用机制相关（例如出血并发症）。在有临床意义的血药浓度下，观察到胚胎－胎儿毒性（植入后丢失、骨化延迟/进展、肝脏多发性浅色斑点）和常见畸形发生率升高以及胎盘改变。在对大鼠进行的出生前和出生后研究中，在对母体有毒性的剂量下，观察到后代生存力降低。

9.药代动力学

（1）吸收：10mg 的利伐沙班的绝对生物利用度较高（80%～100%）。利伐沙班吸收迅速，服用后 2～4h 达到最大浓度（c_{max}）。进食对利伐沙班 10mg 片剂的 AUC 或 c_{max} 无明显影响，因此服用利伐沙班 10mg 片剂的时间不受就餐时间的限制。利伐沙班的药代动力学基本呈线性，直至达到约 1 次/d、15mg/次剂量。更高剂量时，利伐沙班显示出溶出限制性吸收，生物利用度和吸收随着剂量增高而下降。这一现象在空腹状态下比在饱食状态下更为明显。利伐沙班药代动力学的变异性中等，个体间变异性范围是 30%～40%，但在手术当日和术后第 1 天暴露中变异性较高（70%）。

（2）分布：利伐沙班与血浆蛋白（主要是血清白蛋白）的结合率比较高，在人体中为 92%～95%。分布容积中等，稳态下分布容积约为 50L。

（3）代谢和清除：利伐沙班约有 2/3 通过代谢降解，其中一半通过肾排出，另外一半通过粪便途径排出。其余 1/3 以活性药物原形的形式直接通过肾在尿液中排泄，主要通过肾主动分泌的方式。

利伐沙班通过 CYP3A4、CYP2J2 和不依赖 CYP 机制进行代谢。吗啉酮部分的氧化降解和酰胺键的水解是主要的生物转化部位。体外研究表明，利伐沙班是转运蛋白 P－gp 和 Bcrp（乳腺癌耐药蛋白）的底物。

利伐沙班原形是人体血浆内最重要的化合物，尚未发现主要的或具有活性的循环代谢产物。利伐沙班全身率约为 10L/h，为低清除率药物。以 1mg 剂量静脉给药后的消除半衰期约为 4.5h。以 10mg 剂量口服给药后的清除率受到吸收率的限制，平均消除半衰期为 7～11h。

（4）老年人（65 岁以上）用药：老年患者的血药浓度比年轻患者高，其平均 AUC 值约为年轻患者的 1.5 倍，主要是由于老年患者总清除率和肾脏清除率（明显）降低。无须调整剂量。

（5）性别：药代动力学和药效学无性别差异。

（6）体重：极端体重（低于 50kg 或高于 120kg）对于利伐沙班的血浆浓度仅有轻微影响（小于 25%），无须调整剂量。

（7）种族差异：未观察到利伐沙班药代动力学和药效学具有临床意义的种族间差异。

（8）肝损害：在轻度肝损害（Child Pugh A 级）的肝硬化患者中，利伐沙班药代动力学仅发生轻微变化（平均 AUC 升高 1.2 倍），与健康对照组相近。在中度肝损害（Child Pugh B 级）的肝硬化患者中，利伐沙班的平均 AUC 与健康志愿者相比显著升高（升高了 2.3 倍）。非结合 AUC 升高了 2.6 倍。这些患者中，利伐沙班肾脏清除率也有所下降。尚无重度肝损害患者的数据。

与健康志愿者相比,在中度肝损害患者中对于因子Ⅹa活性的抑制作用升高了2.6倍;与之类似,PT也延长了2.1倍。中度肝损害患者对利伐沙班更加敏感,导致浓度和PT之间PK/PD关系的斜率更高。

利伐沙班禁用于伴有凝血异常和临床相关出血风险的肝病患者。对于中度肝损害(Child Pugh B)的肝硬化患者,如果不伴有凝血异常,可以谨慎使用利伐沙班。对于患有其他肝脏疾病的患者,无须调整剂量。

(9)肾损害:通过对肌酐清除率的测定,发现利伐沙班血药浓度的增加与肾功能的减退呈负相关。利伐沙班AUC在轻度(肌酐清除率50～80mL/min)、中度(肌酐清除率30～49mL/min)和重度(肌酐清除率15～29mL/min)肾损害患者中分别升高1.4、1.5和1.6倍,药效增强更为明显。与健康受试者相比,轻度、中度和重度肾损害患者对因子Ⅹa的总抑制率分别增加了1.5、1.9和2.0倍;与之类似,凝血酶原时间分别延长了1.3、2.2和2.4倍。尚无肌酐清除率小于15mL/min的患者的数据。

利伐沙班的血浆蛋白结合率较高,因此利伐沙班不可透析。

对轻度(肌酐清除率50～80mL/min)或中度肾损害(肌酐清除率30～49mL/min)患者,无须调整利伐沙班剂量。

关于严重肾功能损害(肌酐清除率15～29mL/min)患者的有限临床资料表明,利伐沙班的血药浓度在这一患者人群中明显升高。因此,这些患者使用利伐沙班必须谨慎。不建议肌酐清除率小于15mL/min的患者使用利伐沙班。

(10)药代动力学/药效学关系:宽范围剂量(5～30mg,2次/d)给药之后评价了利伐沙班血药浓度与多个药效学终点(因子Ⅹa抑制、PT、APTT、HepTest)之间的药代动力学/药效学(PK/PD)关系。利伐沙班10mg/次,1次/d给药后的稳态c_{max}约为125μg/L。通过Emax模型可以最佳地描述利伐沙班浓度和因子Ⅹa活性之间的关系。对于PT,使用线性截距模型通常可以更好地描述数据。根据所使用的PT试剂不同,斜率有相当大的差异。使用NeopLastin PT时,基线PT约为13s,斜率为3～4s/(100μg·L)。Ⅱ期研究中PK/PD分析结果与在健康受试者中所确定的数据一致。在患者中,基线因子Ⅹa和PT会受到手术影响,导致手术后第1天和稳态之间的浓度－PT斜率有差异。

10.用法用量　口服利伐沙班的推荐剂量为10mg/次,1次/d。如伤口已止血,首次用药时间应为手术后6～10h。

疗程长短依据每个患者发生静脉血栓栓塞事件的风险而定,即由患者所接受的骨科手术类型而定:对于接受髋关节大手术的患者,推荐1个疗程为5周;对于接受膝关节大手术的患者,推荐1个疗程为2周。

如果漏服1次,应立即服用,并于次日起继续服药,1次/d。

患者可以在进餐时服用利伐沙班,也可以单独服用。

11.不良反应　3项Ⅲ期研究评价了利伐沙班10mg的安全性。这3项研究中接受下肢骨科大手术(全髋关节置换术或全膝关节置换术)的4571例患者接受了最长39d的利伐沙班治疗。

接受治疗的患者中,约14%发生了不良反应。分别有大约3.3%和1.0%的患者发生了出血和贫血。其他常见不良反应包括恶心、GGT升高和转氨酶升高。

在手术背景下,利伐沙班可能会引起一些组织或器官的隐性或显性出血风险升高,可能导致出血后贫血。由于出血部位、程度或范围不同，出血的体征、症状和严重程度（包括可能的致死性结果）也有差异。出血风险在特定患者群中可能升高，例如没有控制的重度动脉高血压患者和（或）合并使用其他影响止血作用的药物的患者。

出血性并发症可能表现为虚弱、无力、苍白、头晕、头痛或原因不明的肿胀。因此，在评估使用抗凝药的患者时，应考虑出血可能性。

表2－1依照系统器官分类（MedDRA）和发生频率列出了3项Ⅲ期研究中的不良反应。

表2－1　治疗中出现的不良反应

系统器官分类	常见不良反应（≥1/100，<1/10）	少见不良反应（≥1/1000，<1/100）	罕见不良反应（≥1/10000，<1/1000）	未知不良反应（无法根据现有数据做出估计）[a]
检查	γ－谷氨酰转肽酶升高、转氨酶升高（包括丙氨酸转氨酶升高、天冬氨酸转氨酶升高）	脂肪酶升高、淀粉酶升高、血液胆红素升高、乳酸脱氢酶升高、碱性磷酸酶升高	结合胆红素升高（伴或不伴丙氨酸转氨酶升高）	
心脏异常		心动过速		
血液和淋巴系统异常	贫血（包括相应的实验室参数）	血小板增多（包括血小板计数升高）		
神经系统异常		晕厥（包括意识丧失）、头晕、头痛		
胃肠道异常	恶心	便秘、腹泻、腹部和胃肠疼痛（包括上腹痛、胃部不适）、消化不良（包括上腹部不适）、口干、呕吐		
泌尿系统异常		肾损害（包括血肌酐升高、血尿素氮升高）		
皮肤和皮下组织异常		瘙痒（包括罕见的全身瘙痒）、皮疹、荨麻疹（包括罕见的全身荨麻疹）、挫伤		
肌肉骨骼系统异常		肢端疼痛		
受伤、中毒及手术的并发症		伤口分泌物		
血管异常	术后出血（包括术后贫血和伤口出血）	出血（包括血肿和罕见的肌肉出血）、胃肠道出血（包括牙龈出血、直肠出血、呕血）、血尿症（包括出现血尿）、生殖道出血（包括月经过多）、低血压（包括血压下降、手术引起的低血压）、鼻出血		关键器官（例如脑）内出血、肾上腺出血、结膜出血、咯血
全身和给药部位异常		局部水肿、外周性水肿、感觉不适（包括疲乏、无力）、发热		
免疫系统异常			过敏性皮炎	超敏反应
肝胆异常			肝功能异常	黄疸

*对下肢接受大型骨科手术的患者实施的3项Ⅲ期研究以外的其他临床研究中报告的不良事件

12. 孕妇及哺乳期女性用药

(1)妊娠期：尚无利伐沙班用于妊娠期女性的充分数据。动物研究的数据显示有生殖毒性。由于潜在的生殖毒性、固有的出血风险以及利伐沙班可以通过胎盘，所以，利伐沙班禁用于妊娠期女性。

育龄女性在接受利伐沙班治疗期间应避孕。

(2)哺乳期：尚无哺乳期女性使用利伐沙班的资料。动物研究的数据显示利伐沙班能进入母乳，因此，利伐沙班禁用于哺乳期女性。

13. 儿童用药　由于缺乏安全性和疗效方面的数据，不推荐将利伐沙班用于 18 岁以下的青少年或儿童。

14. 老年人用药　对老年患者(大于 65 岁)无须调整剂量。

15. 药物相互作用

(1)CYP3A4 和 P－gp 抑制剂：将利伐沙班和酮康唑(400mg/次，1 次/d)或利托那韦(600mg/次，2 次/d)合用时，利伐沙班的平均 AUC 升高了 2.6 倍/2.5 倍，利伐沙班的平均 c_{max}升高了 1.7 倍/1.6 倍，同时药效显著提高，可能导致出血风险升高。因此，不建议将利伐沙班与吡咯抗真菌剂(如酮康唑、伊曲康唑、伏立康唑和泊沙康唑)或 HIV 蛋白酶抑制剂合用。这些活性物质是 CYP3A4 和 P－gp 的强效抑制剂。氟康唑对于利伐沙班血药浓度的影响较小，可以谨慎地合并用药。

作用于利伐沙班两条消除途径之一(CYP3A4 或 P－gp)的强效抑制剂将使利伐沙班的血药浓度轻度升高，例如被视为强效 CYP3A4 抑制剂和中度 P－gp 抑制剂的克拉霉素(500mg/次，2 次/d)使利伐沙班的平均 AUC 升高了 1.5 倍，使 c_{max}升高了 1.4 倍。以上升高并不视为具有临床相关性。

中度抑制 CYP3A4 和 P－gp 的红霉素(500mg/次，3 次/d)使利伐沙班的平均 AUC 和 c_{max}自升高了 1.3 倍。以上升高并不视为具有临床相关性。

(2)抗凝血药：合用依诺肝素(40mg，单次给药)和利伐沙班(10mg，单次给药)，在抗因子Ⅹa 活性上有相加作用，而对凝血试验(PT、APTT)无任何相加作用。依诺肝素不影响利伐沙班的药代动力学。如果患者同时接受任何其他抗凝血药治疗，由于出血风险升高，应该特别谨慎。

(3)非甾体消炎药/血小板聚集抑制剂：将利伐沙班和 500mg 萘普生合用，未观察到出血时间有临床意义的延长。尽管如此，某些个体可能产生更加明显的药效学作用。

将利伐沙班与 500mg 阿司匹林合用，并未观察到有临床显著性的药代动力学或药效学相互作用。

氯吡格雷(300mg 负荷剂量，随后 75mg 维持剂量)并未显示出药代动力学相互作用，但是在一个亚组的患者中观察到了相关的出血时间的延长，它与血小板聚集、P 选择蛋白或 GPⅡb/Ⅲa 受体水平无关。

当使用利伐沙班的患者合用非甾体消炎药(包括阿司匹林)和血小板聚集抑制剂时，应小心使用，因为这些药物通常会提高出血风险。

(4)CYP3A4 诱导剂：合用利伐沙班与强效 CYP3A4 诱导剂利福平，使利伐沙班的平均 AUC 下降约 50%，同时药效也平行降低。将利伐沙班与其他强效 CYP3A4 诱导剂(如苯妥英、卡马西平、苯巴比妥或圣约翰草)合用，也可能使利伐沙班血药浓度降低。合用强效

CYP3A4 诱导剂时，应谨慎。

(5)其他合并用药：利伐沙班与咪达唑仑(CYP3A4 底物)、地高辛(P－gp 底物)或阿托伐他汀(CYP3A4 和 P－gp 底物)合用时，未观察到有临床显著性的药代动力学或药效学相互作用。利伐沙班对于任何主要 CYP 亚型(例如 CYP3A4)既无抑制作用，也无诱导作用。

未观察到与食物之间有临床意义的相互作用。

(6)实验室参数：正如预期，凝血参数(如 PT、APTT、HepTest)受到利伐沙班作用方式的影响。

16. 药物过量　由于利伐沙班的药效学性质，用药过量可能导致出血并发症。尚无对抗利伐沙班药效的特异性解毒剂。如果发生利伐沙班用药过量，可以考虑使用活性炭来减少吸收。

如果发生出血，对出血的处理可采取以下步骤：①推迟下次利伐沙班的给药时间或适时终止治疗。利伐沙班的平均终末半衰期为 7～11h。②适当对症治疗，如机械性压迫、外科手术、补液以及血流动力学支持。应当考虑输注血制品或成分输血。

如果采用上述措施无法控制危及生命的出血，可以考虑给予重组因子Ⅶa。但是，目前尚无将重组因子Ⅶa 用于服用利伐沙班的患者的经验。此建议是基于有限的非临床数据。应考虑重组因子Ⅶa 重复给药，并根据出血改善情况调整剂量。

硫酸鱼精蛋白和维生素 K 不会影响利伐沙班的抗凝活性。对服用利伐沙班的患者使用全身止血剂(如去氨加压素、抑肽酶、氨甲环酸、氨基己酸)的获益或经验缺乏科学依据。利伐沙班的血浆蛋白结合率较高，因此利伐沙班是不可透析的。

17. 临床试验　设计临床试验是为了验证利伐沙班预防下肢骨科大手术患者中静脉血栓栓塞事件(VTE)的疗效，即近端和远端深静脉血栓形成(DVT)和肺栓塞(PE)。在随机、对照、双盲的Ⅲ期临床研究(RECORD 研究)中，对 9581 例患者(7050 例接受全髋关节置换术，2531 例接受全膝关节置换术)进行了研究。

研究中，患者服用利伐沙班 10mg/次、1 次/d(术后至少 6h 后开始给药)，或注射依诺肝素 40mg/次、1 次/d(术前 12h 开始给药)，比较两者疗效。

在全部 3 项Ⅲ期研究中，利伐沙班显著降低所有 VTE(所有通过静脉造影术检测到的或症状性 DVT、非致死性 PE 及死亡)以及重大 VTE 事件(近端 DVT、非致死性 PE 和 VTE 相关的死亡)的发生率，这些都是预先设定的主要和次要疗效终点。此外，在所有 3 项研究中，利伐沙班组症状性 VTE 的发生率(症状性 DVT、非致死性 PE 以及 VTE 相关的死亡)低于依诺肝素组。

利伐沙班 10mg 治疗组与依诺肝素 40mg 治疗组的主要安全终点——大出血的发生率相当。

对Ⅲ期临床研究的合并分析进一步确认了在单个研究中获得的数据：与依诺肝素 40mg/次、1 次/d 相比，利伐沙班 10mg/次、1 次/d 明显减少了总 VTE、重大 VTE 和症状性 VTE。

18. 注意事项

(1)出血风险：一些亚群的患者出血风险较高。治疗开始后，要对这些患者实施密切监测，观察是否有出血并发症征象。这可以通过定期对患者进行体格检查、对外科伤口引流液进行密切观察以及定期测定血红蛋白来实现。对于任何不明原因的血红蛋白或血压降低都应寻找出血部位。

(2)肾损害:在重度肾损害(肌酐清除率低于 30mL/min)患者中,利伐沙班的血药浓度可能显著升高,进而导致出血风险升高。不建议将利伐沙班用于肌酐清除率低于 15mL/min 的患者。肌酐清除率为 15～29mL/min 的患者应慎用利伐沙班。

当合并使用可以升高利伐沙班血药浓度的其他药物时,中度肾损害(肌酐清除率 30～49mL/min)患者应该慎用利伐沙班。

(3)肝损害:在中度肝损害(Child Pugh B 类)的肝硬化患者中,利伐沙班血药浓度可能显著升高,进而导致出血风险升高。利伐沙班禁用于伴有凝血异常和临床相关出血风险的肝病患者。对于中度肝损害的肝硬化患者,如果不伴有凝血异常,应谨慎使用利伐沙班。

(4)其他出血风险:与其他抗血栓药一样,伴有以下出血风险的患者应慎用利伐沙班:①先天性或后天性出血障碍。②没有控制的严重动脉高血压。③活动期胃肠溃疡性疾病。④近期胃肠溃疡。⑤血管源性视网膜病。⑥近期的颅内或脑内出血。⑦脊柱内或脑内血管异常。⑧近期接受脑、脊柱或眼科手术。⑨髋部骨折手术。

对于这些患者,髋部骨折手术用利伐沙班治疗,尚未进行循证医学研究(如有效性和安全性)的临床试验。尚无证据推荐在这些患者中使用利伐沙班。

(5)脊柱/硬膜外麻醉或穿刺:在采用轴索麻醉(脊柱/硬膜外麻醉)或脊柱/硬膜外穿刺时,接受抗血栓药预防血栓形成并发症的患者有发生硬膜外或脊柱血肿的风险,这可能导致长期或永久性瘫痪。术后使用硬膜外留置导管或伴随使用影响止血作用的药物可能提高发生上述事件的风险。创伤或重复硬膜外或脊柱穿刺也可能提高上述风险。应对患者实施经常性监测,观察是否有神经功能损伤症状和体征(例如腿部麻木或无力、肠或膀胱功能障碍)。如果观察到神经功能损伤,必须立即进行诊断和治疗。对于接受抗凝治疗的患者和为了预防血栓计划接受抗凝治疗的患者,在实施轴索介入之前,应衡量潜在的获益和风险。

利伐沙班末次给药 18h 后才能取出硬膜外导管。取出导管 6h 后才能服用利伐沙班。如果实施微创穿刺,利伐沙班给药须延迟 24h。

(6)辅料信息:利伐沙班片内含有乳糖。有罕见的遗传性半乳糖不耐受、Lapp 糖酶缺乏或葡萄糖一半乳糖吸收不良问题的患者不能服用该药物。

(7)对驾驶及操作机器能力的影响:尚无对驾驶和操作机器能力的影响的研究。在术后有过晕厥和头晕报道,可能影响驾驶和操作机器能力。报道指出,这些不良反应并不常见。出现这些不良反应的患者不应驾驶或操作机器。

(七)阿哌沙班

1. 商品名　阿哌沙班。

2. 主要成分　阿哌沙班。

3. 性状　黄色薄膜衣片,除去包衣后显白色或类白色。

4. 规格　2.5mg/片。

5. 适应证　用于髋关节或膝关节择期置换术的成年患者,预防静脉血栓栓塞事件。

6. 禁忌证　①对活性成分或片剂中任何辅料过敏者。②有临床明显活动性出血者。③伴有凝血异常和临床相关出血风险的肝病患者。

7. 药理作用　阿哌沙班是一种强效、口服有效的可逆、直接、高选择性的Ⅹa 因子活性位点抑制剂,其抗血栓活性不依赖抗凝血酶Ⅲ。阿哌沙班可以抑制游离及与血栓结合的Ⅹa 因子,并抑制凝血酶原酶活性。阿哌沙班对血小板聚集无直接影响,但间接抑制凝血酶诱导的血小板聚集。通过对Ⅹa因子的抑制，阿哌沙班抑制凝血酶的产生，并抑制血栓形成。在动物模型中进行的临床前实验结果显示，阿哌沙班在不影响止血功能的剂量水平下，具有抗栓作用，可预防动脉及静脉血栓。

阿哌沙班的药效作用，是其作用机制（抑制Ⅹa因子）的体现。由于阿哌沙班抑制了Ⅹa因子，所以可延长凝血试验的参数，如凝血酶原时间（PT）、INR及活化部分凝血活酶时间（APTT）。在预期治疗剂量下，这些凝血参数的变化幅度很小，且变异大，不建议用这些参数来评价阿哌沙班的药效作用。

在利用多种市售的抗Ⅹa因子试剂盒进行的体外研究中，可见阿哌沙班降低Ⅹa因子的酶活性，也提示了其抗Ⅹa因子活性，但不同试剂盒间研究结果不同。仅Rotachrom肝素发色分析法有临床试验数据，结果发现阿哌沙班的抗Ⅹa因子活性与其血浆浓度存在密切的直接线性关系，当血浆浓度达到高峰时，抗Ⅹa因子活性达到最大值。在一个很大的剂量范围内，阿哌沙班的浓度与其抗Ⅹa因子活性都呈线性关系，Rotachrom测试的精确度达到临床实验室的要求。服用阿哌沙班后，其剂量及浓度变化引起的抗Ⅹa因子活性的变化较凝血参数变化更显著，变异更小。

服用阿哌沙班2.5mg/次、2次/d后，预测其抗Ⅹa因子活性的稳态波峰与波谷数值分别为1.30U/mL（第5/第95百分位数为0.67～2.40U/mL）及0.84U/mL（第5/第95百分位数为0.37～1.80U/mL），即在给药间隔内抗Ⅹa因子活性的波峰/波谷比值小于1.6。

虽然服用阿哌沙班时不需要对暴露量进行常规监测，但Rotachrom抗Ⅹa因子分析在需要了解阿哌沙班的暴露量来帮助临床决策的特殊情况下可能有用，如药物过量和急诊手术。

8. 毒理

（1）遗传毒性：阿哌沙班Ames实验、中国仓鼠卵巢细胞染色体畸变实验、大鼠骨髓微核实验结果均为阴性。

（2）生殖毒性：大鼠生育力及早期胚胎发育毒性实验结果显示，阿哌沙班给药剂量达600mg/kg，母体毒性可见对凝血参数值的影响，未见对母体生育力的明显影响，未见对子代生长发育的明显影响。

妊娠大鼠和妊娠家兔分别经口给予阿哌沙班3000mg/（kg·d）和1500mg/（kg·d），未见与药物相关的子代生长发育的明显异常。

大鼠围生期生殖毒性实验结果显示，对母体生殖功能影响无明显毒性反应的剂量（NOAEL）为1000mg/（kg·d），对子代生长发育影响的NOAEL为25mg/（kg·d）。

（3）致癌性：小鼠和大鼠经口给予阿哌沙班104周致癌性实验，雄性和雌性小鼠给药剂量分别达1500mg/（kg·d）和3000mg/（kg·d），未见与药物相关的肿瘤发生率升高；大鼠经口给予阿哌沙班剂量达600mg/（kg·d），未见与药物相关的肿瘤发生率升高。

9. 药代动力学

（1）吸收：在10mg剂量范围内，阿哌沙班的绝对生物利用度约为50%。阿哌沙班吸收迅速，服用后3～4h达到最大浓度（c_{max}）。进食对阿哌沙班10mg的AUC或c_{max}无影响。阿哌沙班可以在进餐时或非进餐时服用。

在10mg剂量范围内，阿哌沙班呈线性药代动力学特征，具有剂量依赖性。当阿哌沙班剂量大于25mg时，显示为溶出限制性吸收，生物利用度下降。阿哌沙班的暴露参数表现为低至中度变异，其个体内变异系数（CV）约为20%，个体间约为30%。

(2)分布:在人体内,与血浆蛋白结合率约为87%,分布容积(Vss)约为21L。

(3)代谢:阿哌沙班生物转化的主要位点是3—哌啶酮基的O—脱甲基或羟基化。阿哌沙班主要通过CYP3A4/5代谢,很少部分通过CYP1A2、CYP2C8、CYP2C9、CYP2C19及CYP2J2代谢。原形阿哌沙班是人血浆中的主要药物相关成分,未发现具有活性的循环代谢产物。阿哌沙班是转运蛋白P—gp及乳腺癌耐药蛋白(BCRP)的底物。

(4)排泄:阿哌沙班可通过多种途径清除。人体给予阿哌沙班后,约25%以代谢产物形式出现,绝大多数在粪便中检测出。肾的排泄量约占总清除率的27%。此外,临床试验还发现额外的胆汁排泄,非临床试验发现额外的直接肠道排泄。阿哌沙班的总清除率约为3.3L/h,半衰期约为12h。

(5)肾损害:肾损害对阿哌沙班的最大血浆浓度无影响。阿哌沙班暴露量随肾功能(以肌酐清除率评估)的下降而增加。与肌酐清除率正常者相比,肾轻度损害(肌酐清除率51～80mL/min),中度损害(肌酐清除率30～50mL/min)及重度损害(肌酐清除率15～29mL/min)患者的阿哌沙班AUC分别升高16%、29%及44%。肾损害对阿哌沙班血浆浓度与抗FⅩa活性的关系无明显影响。

(6)肝损害:在一项比较轻度肝损害(Child Pugh A级,其中评分为5分的6例,评分为6分的2例)、中度肝损害(Child Pugh B级,其中评分为7分的6例,评分为8分的2例)患者和健康受试者(16例)的研究中,单次给予阿哌沙班5mg后,肝损害患者阿哌沙班的药代动力学及药效学无变化,轻度或中度肝损害患者抗FⅩa活性及INR的变化与健康受试者相当。

(7)老年患者:老年患者(大于65岁)的血浆浓度比年轻患者高,平均AUC大约升高32%。

(8)性别:女性的阿哌沙班暴露量约比男性高18%。无须调整剂量。

(9)人种及种族:Ⅰ期临床试验的结果显示,在白种人/高加索人、亚洲人和黑人/非洲裔美国人之间,阿哌沙班的药代动力学无明显差异。对接受择期髋关节或膝关节置换术后服用阿哌沙班的患者进行群体药代动力学分析,结果与上述Ⅰ期试验结论一致。

(10)体重:与体重在65～85kg的患者相比,体重超过120kg者阿哌沙班暴露量约降低30%,体重低于50kg者暴露量约升高30%。无须调整剂量。

(11)药代动力学/药效学关系:已对阿哌沙班血药浓度与几个药效学终点(抗Ⅹa因子活性、INR、PT、APTT)之间的药代动力学/药效学(PK/PD)关系进行了评价,阿哌沙班的给药剂量范围为0.5～50.0mg。阿哌沙班浓度与Ⅹa因子活性之间的关系最符合线性模型。接受择期髋或膝关节置换术的患者中的PK/PD关系,与健康受试者的结果一致。

10.用法用量　推荐剂量为2.5mg/次,2次/d口服,以水送服,不受进餐影响。首次服药时间应在手术后12～24h。在这个时间段里决定服药具体时间点时,须同时考虑早期抗凝预防VTE的潜在益处和手术后出血的风险。

对于接受髋关节置换术的患者,推荐疗程为32～38d;对于接受膝关节置换术的患者,推荐疗程为10～14d。

如果发生一次漏服,患者应立即服用本品,随后继续服药,2次/d。由注射用抗凝药转换为本品治疗时,可从下次给药时间点开始(反之亦然)。

11.不良反应　在1项Ⅱ期临床试验和3项Ⅲ期临床试验中评价了阿哌沙班的安全性。这些试验中共有5924例接受下肢骨科大手术(择期髋关节置换术或膝关节置换术)的患者,服用阿哌沙班 2.5mg/次，2 次/d，最长接受 38d 的治疗。

接受 2 次/d、2.5mg/次阿哌沙班治疗的患者中，共有 11%发生了不良反应。与其他抗凝药物一样，当存在相关的危险因素，如易导致出血的器官损伤时，阿哌沙班治疗过程中可能出现出血。常见的不良反应包括贫血、出血、挫伤及恶心。应结合手术背景对不良反应做出解释。

与其他抗凝药物一样，阿哌沙班可能会引起一些组织或器官隐性或显性出血风险升高，从而可能导致出血后贫血。由于出血部位、程度或范围不同，出血的体征、症状和严重程度也有所差异。

择期髋关节或膝关节置换术患者治疗过程中出现的不良反应如下。

(1)常见不良反应：①贫血(包括术后贫血和出血性贫血，以及相应的实验室参数)。②出血(包括血肿、阴道及尿道出血)。③恶心。④挫伤。

(2)少见不良反应：①血小板减少症(包括血小板计数减少)。②低血压(包括术后低血压)。③鼻出血。④胃肠道出血(包括呕血及黑便)，便血。⑤转氨酶(包括丙氨酸转氨酶及谷氨酸转氨酶)水平升高，天冬氨酸转氨酶升高，谷氨酰转肽酶升高，肝功能检查异常，血碱性磷酸酶水平升高，血胆红素水平升高。⑥血尿(包括相应的实验室参数异常)。⑦术后出血(包括术后血肿、伤口出血、血管穿刺部位血肿及导管部位出血)，伤口分泌物，切开部位出血(包括切开部位血肿)，手术出血。

(3)罕见的不良反应：①过敏反应。②眼出血(包括结膜出血)。③咯血。④直肠出血，牙龈出血。⑤肌肉出血。

12. 孕妇及哺乳期女性用药

(1)妊娠期：动物研究未发现有直接或间接的生殖毒性。目前尚无妊娠期女性应用阿哌沙班的资料，妊娠期间不推荐应用阿哌沙班。

(2)哺乳期：尚不清楚阿哌沙班或其代谢产物是否进入人乳。现有的动物实验数据显示，阿哌沙班能进入母乳，在大鼠乳汁中发现阿哌沙班。母体血浆药物浓度比很高约(c_{max}为 8，AUC 约为 30)，可能是因为药物向乳汁中主动转运。对新生儿及婴儿的风险不能被排除。必须决定究竟是停止母乳喂养还是停止/避免阿哌沙班治疗。

13. 儿童用药　目前尚无在 18 岁以下患者中使用阿哌沙班的安全性和有效性方面的数据。

14. 老年人用药　无须调整剂量。

15. 药物相互作用

(1)CYP3A4 及 P－gp 抑制剂：当阿哌沙班与 CYP3A4 及 P－gp 强效抑制剂酮康唑(400mg/次，1 次/d)合用时，阿哌沙班的平均 AUC 升高 2 倍，平均 c_{max} 升高 1.6 倍。服用强效 CYP3A4 及 P－gp 抑制剂进行全身性治疗的患者不推荐服用阿哌沙班。

中度抑制阿哌沙班的消除途径(CYP3A4 及 P－gp)的活性物质可使阿哌沙班的血药浓度轻度升高。如地尔硫䓬(360mg/次，1 次/d)，一种中度 CYP3A4 及弱 P－gp 抑制剂，可使阿哌沙班的平均 AUC 升高 1.4 倍，平均 c_{max}升高 1.3 倍。萘普生(500mg，单次给药)，一种 P－gp 抑制剂，但不抑制 CYP3A4，可使阿哌沙班的平均 AUC 升高 1.5 倍，平均升高 1.6 倍。当阿哌沙班与非强效 CYP3A4 和(或)P－gp 抑制剂合用时，无须调整剂量。

(2)CYP3A4 及 P－gp 诱导剂

1)地高辛：同时服用阿哌沙班(20mg/次，1 次/d)和 P－gp 底物地高辛(0.25mg/次，1 次/

d)，对地高辛的 AUC 或 c_{max} 无影响。因此，阿哌沙班不会抑制 P－gp 介导底物的转运。

2)萘普生：同时单剂服用阿哌沙班(10mg)及一种常用的非甾体消炎药萘普生(500mg)，对萘普生的 AUC 或 c_{max} 无任何患响。

3)阿替洛尔：同时单剂服用阿哌沙班(10mg)与一种常用的 β 受体阻滞药阿替洛尔(100mg)，未改变阿替洛尔的药代动力学。

16.药物过量　尚无针对阿哌沙班的任何解毒剂。阿哌沙班过量可能导致出血风险升高。当出现出血并发症时，应立即停药，并查明出血原因。应考虑采取恰当的治疗措施，如外科手术止血、输入新鲜冰冻血浆等。

在一项对照临床试验中，健康志愿者口服高达 50mg/d 的阿哌沙班 3～7d(25mg/次，2次/d，服用 7d；或 50mg/次，1 次/d，服用 3d)(相当于人每日最大推荐剂量的 10 倍)，未出现有临床意义的不良反应。

一项用犬进行的临床试验发现，阿哌沙班给药后 3h 内口服活性炭可以降低阿哌沙班的暴露量。因此，在处理阿哌沙班过量时可以考虑使用活性炭。

如果采用上述治疗措施无法控制危及生命的出血，可以考虑给予重组凝血因子Ⅶa，但目前尚无将重组因子Ⅶa 用于服用阿哌沙班患者的经验。可以考虑重组凝血因子Ⅶa 重复给药，并根据出血改善情况调整剂量。

17.注意事项

(1)出血风险：与其他抗凝药物一样，对服用阿哌沙班的患者，要严密监测出血征象。阿哌沙班应慎用于伴有以下出血风险的患者：先天性或获得性出血；活动期胃肠道溃疡；细菌性心内膜炎；血小板减少；血小板功能异常；有出血性脑卒中病史；未控制的重度高血压；近期接受脑、脊柱或眼科手术。如果发生严重出血，应停用阿哌沙班。

(2)肾损害：轻度或中度肾损害患者无须调整剂量。在重度肾损害(肌酐清除率为 15～29mL/min)患者中的有限临床数据表明，该患者人群的阿哌沙班血浆浓度升高。由于可能增加出血风险，阿哌沙班单独或联合阿司匹林用于这些患者时应谨慎。

由于尚无肌酐清除率低于 15mL/min 的患者或透析患者的临床资料，因此不推荐这些患者服用阿哌沙班。

(3)老年患者：阿哌沙班与阿司匹林联合用于老年患者的临床经验有限。因可能增加出血风险，老年患者联合服用这两种药物应谨慎。

(4)肝损害：阿哌沙班禁用于伴有凝血异常和临床相关出血风险的肝病患者。

不推荐重度肝损害的患者服用阿哌沙班。轻度及中度肝损害(Child Pugh A 及 B 级)的患者，应当谨慎服用阿哌沙班。

由于肝酶升高(ALT/AST 高于正常上限 2 倍或总胆红素升高不小于正常上限 1.5 倍)的患者未入选临床试验，因此，阿哌沙班用于这些人群时应谨慎。术前应常规检测 ALT。

(5)CYP3A4 及 P－gp 抑制剂：服用强效 CYP3A4 及 P－gp 抑制剂进行全身性治疗的患者不推荐服用阿哌沙班。此类抑制剂包括吡咯类抗真菌药(如酮康唑、伊曲康唑、伏立康唑及泊沙康唑)和 HIV 蛋白酶抑制剂(如利托那韦)。

这些药物可以使阿哌沙班的平均 AUC 提高 2 倍。若同时存在造成阿哌沙班暴露量增加的其他因素(如重度肾损害)，则阿哌沙班的平均 AUC 会有更大幅度的升高。

(6)CYP3A4 及 P－gp 诱导剂：阿哌沙班与 CYP3A4 及 P－gp 强诱导剂(如利福平、苯妥英、苯巴比妥或圣约翰草）合用时，可使阿哌沙班的平均暴露量降低约 50%。当与 CYP3A4 及 P—gp 强诱导剂合用时，应谨慎。

（7）其他影响止血的药物：当患者同时服用非甾体消炎药（包括阿司匹林）时，应小心服用阿哌沙班。不推荐阿哌沙班与其他血小板聚集抑制剂或其他抗血栓药物联合使用。

（8）脊髓/硬膜外麻醉或穿刺：接受抗血栓药预防血栓形成的患者，在采用脊髓/硬膜外麻醉或穿刺时，有发生硬膜外或脊髓血肿并发症的风险，这可能导致长期或永久性瘫痪。术后使用硬膜外留置导管或伴随使用影响止血的药物，可能使上述事件的风险增加。取出硬膜外或鞘内留置导管至少 5h 后才能服用首剂阿哌沙班。

创伤或重复硬膜外或脊髓穿刺也可能使上述风险增加。应对患者进行频繁监测，观察是否有神经功能损伤的症状和体征（例如腿部麻木或无力、肠道或膀胱功能障碍）。如果观察到神经功能损伤，必须立即进行诊断和治疗。对于已接受抗凝治疗的患者或为了预防血栓准备接受抗凝治疗的患者，在进行脊髓/硬膜外麻醉或穿刺之前，医师应衡量潜在的获益和风险。

尚无鞘内或硬膜外留置导管同时服用阿哌沙班的临床经验。如果有需要，根据 PK 数据，阿哌沙班末次服药与拔除导管之间应间隔 20～30h（即 2 个半衰期），拔除导管前至少应停药 1 次。导管拔除后至少 5h 才能服用阿哌沙班。与所有新型抗凝药相似，在采用脊髓/硬膜外麻醉的患者中服药经验有限，因此，采用脊髓/硬膜外麻醉的患者服用阿哌沙班时应极其谨慎。

（9）髋骨骨折手术：目前尚无临床试验评价接受髋骨骨折手术患者服用阿哌沙班的有效性和安全性，因此，不推荐这些患者服用阿哌沙班。

（10）实验室参数：基于阿哌沙班的作用机制，其对凝血参数（如 PT、INR、APTT）的影响与预期一致。当使用预期的治疗剂量时，这些凝血参数的变化幅度很小，并有高度变异性。

（11）辅料信息：本品中含有乳糖。有罕见的遗传性半乳糖不耐受、Lapp 乳糖酶缺乏症或葡萄糖—半乳糖吸收不良的患者，不应服用。

（12）对驾驶及机器操作能力的影响：阿哌沙班对驾驶及机器操作能力无影响或影响可忽略。

（八）甲磺酸达比加群酯胶囊

1. 商品名　泰毕全（Pradaxa）。

2. 主要成分　甲磺酸达比加群酯。

3. 性状　胶囊剂，内容物为黄色颗粒。

4. 规格　以达比加群酯计：①110mg/粒。②150mg/粒。

5. 适应证　预防存在以下一个或多个危险因素的成人非瓣膜性房颤患者的卒中和全身性栓塞（SEE）：①先前曾有脑卒中、短暂性脑缺血发作或全身性栓塞。②左心室射血分数小于 40%。③伴有症状的心力衰竭，NYHA 心功能分级不低于 2 级。④年龄不小于 75 岁。⑤年龄不小于 65 岁，且伴有糖尿病、冠心病或高血压。

6. 禁忌证　①已知对活性成分或任一辅料过敏。②重度肾功能不全（肌酐清除率低于 30mL/min）。③临床上显著的活动性出血。④有大出血显著风险的病变或状况，如当前或近期消化道溃疡，高出血风险的恶性赘生物，近期脑或脊髓损伤，近期脑、脊髓或眼部手术，近期颅内出血，已知或可疑的食管静脉曲张、动静脉畸形、血管动脉瘤、脊柱内或脑内主要血管异常。⑤联合应用任何其他抗凝药物/如普通肝素（UFH）、低分子肝素（依诺肝素、达肝素等）、肝素衍生物(磺达肝癸钠等)、口服抗凝药(华法林、利伐沙班、阿哌沙班等),除非在由该种治疗转换至本品或由本品转换至该种治疗,以及普通肝素用于维持中心静脉或动脉置管通畅的必要剂量的情况下。⑥有预期会影响存活时间的肝功能不全或肝病。⑦联合使用全身性酮康唑、环孢菌素、伊曲康唑、他克莫司和决奈达隆。⑧机械人工瓣膜。

7. 药理作用　达比加群酯作为小分子前体药物,未显示有任何药理学活性。口服给药后可被迅速吸收,并在血浆和肝脏经由酯酶催化水解转化为达比加群。达比加群是强效、竞争性、可逆性、直接凝血酶抑制剂,也是血浆中的主要活性成分。

在凝血级联反应中,凝血酶(丝氨酸蛋白酶)使纤维蛋白原转化为纤维蛋白,因此,抑制凝血酶可预防血栓形成。达比加群还可抑制游离凝血酶、与纤维蛋白结合的凝血酶和凝血酶诱导的血小板聚集。

基于动物的体内、体外实验显示,不同血栓形成动物模型中已经证实了达比加群静脉给药和达比加群酯口服给药后的抗血栓形成疗效和抗凝活性。

2 次/d、150mg/次达比加群酯给药后约 2h 测量的稳态几何平均达比加群峰浓度为 175μg/L,范围为 117～275μg/L(第 25～75 百分位数范围)。给药间隔结束时(即 150mg 达比加群晚上剂量给药后 12h)在早晨测量的达比加群几何平均谷浓度为 91.0μg/L,范围为 61.0～143.0μg/L(第 25～75 百分位数范围)。

对于使用 150mg 达比加群酯 2 次/d 预防脑卒中和 SEE 的非瓣膜性房颤患者,第 90 百分位的谷值时(前次剂量 10～16h 后)测定的达比加群血浆浓度约为 200μg/L;谷值时(前次剂量 10～16h 后)的 ECT 超过 3 倍正常上限,该升高相当于观察到的第 90 百分位的 ECT 延长,其值为 103s;谷值时(前次剂量 10～16h 后)APTT 比值大于 2 倍正常上限,相当于观察到的第 90 百分位 AFIT 延长,其值大约为 80s。

8. 毒理　根据安全性药理学、重复剂量毒性和遗传毒性的常规研究,非临床数据表明本品对人体无特殊危害。

对雌性动物生育力的影响表现为 70mg/kg(相当于患者血浆暴露水平的 5 倍)时着床数下降和着床前损失增加。在对母体产生毒性的剂量下(相当于患者血浆暴露水平的 5～10 倍),观察到大鼠和家兔的胎仔体重和胚胎胎仔存活能力下降,而且胎仔变异性增加。在出生前和出生后的研究中,在对母体产生毒性的剂量水平下(高于在患者中观察到的血浆暴露水平的 4 倍),观察到胎仔死亡率上升。

在大鼠和小鼠中开展的终生毒理学研究中,在达比加群最大剂量达到 200mg/kg 时,也未发现潜在致瘤性证据。

9. 药代动力学　口服给药后,达比加群酯迅速且完全转化为达比加群。前体药物达比加群酯通过酯酶催化水解形成有效成分达比加群是主要代谢反应。口服给药后达比加群的绝对生物利用度约为 6.5%。健康志愿者口服本品后,达比加群在血浆中的药代动力学特点表现为血药浓度迅速增高,给药后 0.5～2.0h 达到峰浓度(c_{max})。

(1)吸收:有研究评估了达比加群酯的术后吸收情况,结果显示,与健康志愿者相比,手术后 1～3h 的吸收速度相对较慢,血浆浓度一时间曲线平缓,且无明显的血药浓度峰值出现。

在手术后阶段,与口服药物制剂无关的麻醉、胃肠道麻痹和外科手术效应等影响因素,导致服药后 6h 达到血药浓度峰值。进一步研究结果显示,吸收减缓和延迟通常仅出现在手术当天。在此之后,达比加群吸收迅速,在给药后 2h 达到血药浓度峰值水平。

进食不会影响达比加群酯的生物利用度，但会使血药浓度达峰时间延后 2h。

与参比胶囊剂型相比，在去除羟丙基甲基纤维素（HPMC）胶囊外壳直接服用其中的颗粒时的口服生物利用度可能会出现最高达 75%的增加量。因此，在临床使用过程中应始终注意保持 HPMC 胶囊的完整性，以避免无意导致达比加群酯生物利用度的增高。应告知患者，不可打开胶囊而单独服用其中的颗粒（例如分散在食物或置于饮料中服用）。

（2）分布：曾观察到达比加群非浓度依赖性的较低的（34%～35%）人血浆蛋白结合率。达比加群的分布容积为 60～70L，后者超过了人体体液总量，提示达比加群具有中度的组织分布特性。

c_{max}和 AUC 呈剂量依赖性。平均终末半衰期在健康老年人中约为 11h。在多次给药后观察到的终末半衰期为 12～14h。半衰期不依赖于给药剂量，但半衰期在肾功能不全时会出现延长。

（3）代谢和消除：在健康男性的试验中评估了单剂静脉给予放射性标记达比加群后其代谢和排泄情况。

静脉给药后，达比加群相关的放射性主要经由尿液排泄（85%），粪便排泄占给药剂量的 6%。

总体放射性回收量在给药后 168h 达到给药剂量的 88%～94%。达比加群可经由共轭反应形成具有药理学活性的乙酰葡萄糖醛酸苷共轭产物。共有 1－O、2－O、3－O 和 4－O－乙酰葡萄糖醛酸苷 4 种位置异构体，血浆中每种成分占达比加群总量的比例低于 10%。仅可通过高敏分析方法测得存在微量的其他代谢产物。达比加群主要以原形经由尿液清除，清除率与肾小球滤过率相应，约为 100mL/min。

（4）特殊人群

1）肾功能不全：在一项Ⅰ期临床研究中，与不伴有肾功能不全的志愿者相比，中度肾功能不全（肌酐清除率 30～50mL/min）的志愿者口服本品后达比加群暴露量（AUC）大约可增高 2.7 倍。

与不伴有肾功能不全者相比，少数伴有重度肾功能不全（肌酐清除率 10～30mL/min）的志愿者达比加群暴露量（AUC）可增高约 6 倍，半衰期大约延长 2 倍。

达比加群的透析清除已在 7 例终末期肾病（ESRD）且无房颤的患者中进行了研究。透析速度为 700mL/min，时间为 4h，血流速度为 200mL/min 或 350～390mL/min。结果是达比加群浓度的 50%～60%分别被清除。当血流速度升高至 300mL/min 时，透析清除的药物量与血流速度呈等比例。达比加群的抗凝活性随着血浆浓度的下降而下降，而 PK/PD 关系未受影响。

RE－LY 研究中的中位肌酐清除率为 68.4mL/min。近一半（45.8%）RE－LY 患者的肌酐清除率在 50～80mL/min。与无肾功能不全的患者（肌酐清除率≥80mL/min）相比，中度肾功能不全（肌酐清除率 30～50mL/min）的患者在给药前和给药后达比加群血药浓度分别平均高 2.29 倍和 1.81 倍。

2）老年人：Ⅰ期研究中，老年人的 AUC 较年轻人增加 40%～60%，c_{max}增高超过 25%。

RE－LY 研究显示，与年龄在 65～75 岁的受试者相比，年龄在 75 岁及以上者的血药浓度谷值约增高 31%，年龄小于 65 岁者的血药浓度谷值约降低 22%。

3）肝功能不全：与 12 例对照者相比，12 名伴有中度肝功能不全（Child Pugh B 级）患者的达比加群暴露量无改变。

4)体重:与体重在50～100kg的患者相比,体重超过100kg的患者的达比加群血药浓度谷值约降低20%。大多数(80.8%)受试者体重在50～100kg范围内,并未发现明显差异。体重低于50kg的患者的相关数据有限。

5)性别:在房颤患者中,女性的谷浓度和给药后浓度平均高出30%。不需要进行剂量调整。

6)种族白种人、非洲裔美国人、西班牙人、日本人或中国人之间在达比加群药代动力学和药效学方面未观察到临床上相关的种族差异。

(5)药代动力学相互作用:前体药物达比加群酯是外流转运体P－gp的底物,而达比加群则不是它的底物。因此,已对与P－gp转运蛋白抑制剂(胺碘酮、维拉帕米、克拉霉素、奎尼丁、决奈达隆和酮康唑)和诱导剂(利福平)的联合用药进行过研究。

体外相互作用研究未发现对细胞色素P450主要同工酶的任何抑制或诱导。这也通过健康志愿者的体内研究得到了确认,未发现本品和阿托伐他汀、地高辛、双氯芬酸有相互作用。

10.用法用量　用水送服,餐时或餐后服用均可。请勿打开胶囊。成人的推荐剂量为150mg/次,2次/d。应维持终生治疗。

(1)特殊人群

1)存在出血风险的患者:增加出血风险的因素有:年龄在75岁及以上、中度肾功能不全(肌酐清除率30～50mL/min),或接受强效P－gp抑制剂联合治疗,抗血小板药物联合治疗或之前曾发生胃肠道出血等。

存在上述一种或多种风险因素的患者,可将剂量减少为220mg/d,即110mg/次,2次/d。

2)肾功能不全患者:在开始本品治疗前应通过计算肌酐清除率对肾功能进行评估,并以此排除重度肾功能不全(肌酐清除率低于30mL/min)的患者。尚无数据支持在重度肾功能不全患者中用药,不推荐在这些人群中使用。

轻、中度肾功能不全患者无须调整剂量。对于中度肾功能不全患者,应当每年至少进行1次肾功能评估。在治疗过程中,当存在肾功能可能下降或恶化的临床状况(如血容量不足、脱水,以及有一些特定的合并用药)时,应当对肾功能进行评估。

达比加群可经透析清除,但应用于临床的经验有限。

3)老年患者80岁及以上年龄的患者治疗剂量为220mg/d,即110mg/次,2次/d。

在老年人中的药代动力学研究显示,年龄相关的肾功能下降的患者中,药物暴露会增加。由于肾功能损伤在老年患者中很常见,在开始本品治疗前应通过计算肌酐清除率对肾功能进行评估,并以此排除重度肾功能不全的患者。

(2)与其他药物的转换治疗

1)从本品转换为肠道外抗凝治疗:应在本品末次给药12h之后进行。

2)从肠道外抗凝治疗转换为本品治疗:应在下一次治疗时间前2h内服用本品。如果患者正在接受维持治疗(如静脉给予普通肝素),则应在停药时服用本品。

3)从维生素K拮抗药转换为本品治疗:应停用维生素K拮抗药。当凝血酶原国际标准化比值(INR)小于2.0时,可立即给予本品治疗。

4)从本品转换为维生素K拮抗药(VKA)治疗:应当根据患者的肌酐清除率决定何时开始维生素K拮抗药治疗。当肌酐清除率为50mL/min及以上时,在达比加群酯停药前3d开始给予 VKA 治疗；当肌酐清除率为 30～50mL/min 时，在达比加群酯停药前 2d 给予 VKA 治疗。

(3)其他

1)心脏复律：心脏复律过程中，可维持本品治疗。

2)遗漏服药：如果距下次用药时间超过 6h，仍能服用本品漏服的剂量；如果距下次用药不足 6h，则应忽略漏服的剂量。不可为弥补漏服剂量而使用双倍剂量的药物。

11. 不良反应　在考察达比加群酯在房颤患者中预防卒中和 SEE 的效果的关键研究中，共随机入组 12091 例患者，其中 12042 例患者接受达比加群酯治疗：6059 例患者接受达比加群酯 150mg/次、2 次/d 的治疗，5983 例患者接受 110mg/次、2 次/d 的治疗。

共有 22%接受卒中或 SEE 预防的房颤患者(长期治疗时间最长达 3 年)出现不良反应。最常报告的不良反应是出血，大约 16.5%接受卒中和 SEE 预防治疗的房颤患者发生不同程度的出血。虽然临床试验中发生频率很低，但大出血或严重出血仍有可能发生，任何位置出血均有可能导致残疾、危及生命或致命性结果。

满足以下一项或一项以上标准可称为大出血：①出血伴有血红蛋白水平至少下降 20g/L，或导致需要输血或血细胞至少达 2 个单位的出血。②在关键部位或器官发生症状性出血，如眼内、颅内、椎管内或伴有骨筋膜室综合征的肌肉内出血、腹膜后出血、关节内出血或心包出血。

满足以下一项或一项以上标准的大出血被称为危及生命的出血：①致死性出血、症状性颅内出血。②伴有血红蛋白至少下降 50g/L 的出血。③需要输血或血细胞至少达 4 个单位的出血，伴有低血压而需静脉使用升压药的出血。④必须外科手术治疗的出血。

与接受华法林治疗者相比，随机接受达比加群酯 110mg/次、2 次/d 和 150mg/次、2 次/d 的患者，总体出血、危及生命的出血和颅内出血风险呈显著下降($P<0.05$)。与华法林相比，随机接受达比加群酯 110mg/次、2 次/d 的受试者的大出血风险显著降低(危险比 0.80，$P=0.0026$)。与华法林相比，随机接受达比加群酯 150mg/次、2 次/d 的受试者的胃肠道大出血风险显著增加(危险比 1.47，$P=0.0008$)，这种情况主要出现在 75 岁及以上年龄的患者中。

各亚组(如肾功能损害、年龄、抗血小板药物或 P－gp 抑制剂等联合用药)均表现出达比加群与华法林相比在预防卒中和 SEE 方面的益处，以及颅内出血风险的下降。

在使用抗凝血药治疗时大出血风险增加的特定患者亚组中，达比加群的过高出血风险由胃肠道出血所导致，一般出现在达比加群酯治疗开始后的前 3～6 个月。

在 RE－LY 研究中，达比加群酯的年心肌梗死年化事件率为 0.82%(达比加群酯 110mg/次、2 次/d)和 0.81%(达比加群酯 150mg/次、2 次/d)，华法林为 0.64%。

12. 孕妇及哺乳期女性用药

(1)妊娠期：尚无妊娠期女性暴露于本品的充分数据。动物研究已表明有生殖毒性，是否存在对人类的潜在风险未知。正在接受达比加群酯治疗的育龄女性应避免妊娠。除非确实必需，否则妊娠女性不应接受本品治疗。

(2)哺乳期：尚无达比加群酯对哺乳期婴儿影响的临床数据。使用本品治疗期间应停止哺乳。

13. 儿童用药　缺乏 18 岁以下患者使用本品的安全性和有效性数据，所以不推荐用于 18 岁以下患者。

14. 老年人用药　80 岁及以上年龄的患者治疗剂量为 220mg/d，即 110mg/次，2 次/d。

15. 药物相互作用

(1)抗凝血药和抗血小板聚集药相互作用：以下与本品联合使用时可能会增加出血风险的治疗缺乏经验或经验有限：抗凝药物，如普通肝素、低分子肝素、肝素衍生物(磺达肝癸钠、地西卢定)、溶栓药、维生素 K 拮抗药、利伐沙班或其他口服抗凝药；抗血小板聚集药物，如 GPⅡb/Ⅲa 受体拮抗药、噻氯匹定、普拉格雷、替格瑞洛、右旋糖酐、磺吡酮。

从Ⅲ期研究 RE－LY 收集的房颤患者的有限数据观察到，无论达比加群酯还是华法林，联合使用其他口服或注射用抗凝药物均增加大出血发生率约 2.5 倍，主要存在于从一种抗凝药物换至另一种的情况。

保持中央静脉或动脉导管通畅所需剂量的普通肝素可使用。

从Ⅲ期研究 RE－LY 收集的房颤患者的数据观察到，无论达比加群酯还是华法林，联合使用抗血小板药物阿司匹林或氯吡格雷均可导致大出血发生率加倍。

在一项纳入健康年轻男性志愿者的临床Ⅰ期研究中，与氯吡格雷单药治疗相比，联合使用达比加群酯和氯吡格雷并未导致毛细血管出血时间的进一步延长。此外，与两者的单药治疗相比，在联合用药时，达比加群 AUC_T，ss 和 c_{max}，ss，用于评估达比加群效应的凝血指标或用于评估氯吡格雷效应的指标血小板聚集抑制作用等指标基本保持不变。在使用 300mg 或 600mg 氯吡格雷负荷剂量时，达比加群 AUC_T，ss 和 c_{max}，ss 出现 30%～40%的增加。

曾有一项临床Ⅱ期研究在房颤患者中考察了达比加群酯和阿司匹林联合使用对患者出血风险的影响，在此项研究中随机联合使用阿司匹林。基于 Logistic 回归分析，81mg 或 325mg 阿司匹林和达比加群酯 150mg/次、2 次/d 联合使用，可能会使出血风险从 12%分别增至 18%和 24%。

用于围术期短期镇痛治疗的非甾体消炎药与达比加群酯联合给药，已显示与出血风险增高无关。在 RE－LY 研究中，长期使用非甾体消炎药会使达比加群酯和华法林的出血风险增加约 50%。因此，由于出血的风险，尤其是使用消除半衰期超过 12h 的非甾体消炎药时，建议对出血的体征进行密切观察。

未对 LMWH(如依诺肝素)和达比加群酯的联合使用进行专门研究。从 1 次/d、40mg/次依诺肝素皮下给药 3d 转为达比加群酯，依诺肝素最后一次给药 24h 后的达比加群暴露量稍微低于达比加群酯单独给药后(单次剂量 220mg)。依诺肝素预治疗后给予达比加群酯，观察到的抗 FⅩa/FⅡa 活性高于达比加群酯单独给药后。这可能是由于依诺肝素治疗的后遗作用，被认为无临床相关性。依诺肝素预治疗未使其他达比加群相关抗凝血检查产生显著变化。

(2)达比加群酯和达比加群代谢特性相关的相互作用：达比加群酯和达比加群不通过细胞色素 P450 系统代谢，而且对人细胞色素 P450 无体外作用。因此，预期不会发生与达比加群相关的药物相互作用。

(3)转运蛋白相互作用

1)P－gp 抑制剂：达比加群酯是外流转运体 P－gp 的底物。预计与强效 P－gp 抑制剂(如胺碘酮、维拉帕米、奎尼丁、酮康唑、决奈达隆和克拉霉素)的联合使用会导致达比加群血药浓度升高。当达比加群与强效 P－gp 抑制剂联合使用时，要求进行密切的临床监测(监测出血或贫血的体征)。

凝血检查有助于发现因达比加群暴露量增加而导致出血风险增加的患者。

酮康唑：酮康唑单次 400mg 给药可使达比加群总体 $AUC_{0-\infty}$ 和 c_{max} 分别增加 138%和 135%，酮康唑 400mg/次、1 次/d 连续给药可使达比加群总体 $AUC_{0-\infty}$ 和 c_{max} 分别增加 153%和 149%。酮康唑不影响本品达峰时间、终末半衰期和平均停留时间。禁止本品与全身性酮康唑联合使用。

决奈达隆：当同时给予本品和决奈达隆时，决奈达隆 400mg/次、2 次/d 连续给药可使达比加群总体 $AUC_{0-\infty}$ 和 c_{max} 分别增加 2.4 倍和 2.3 倍(136%和 125%)，决奈达隆 400mg 单次给药可使达比加群总体 $AUC_{0-\infty}$ 和 c_{max} 分别增加 2.1 倍和 1.9 倍(114%和 87%)。达比加群的终末半衰期和肾脏清除率不受决奈达隆的影响。当服用达比加群 2h 后单剂量和多剂量给予决奈达隆，达比加群 $AUC_{0-\infty}$ 分别增加 1.3 倍和 1.6 倍。禁止本品与决奈达隆联合使用。

胺碘酮：当本品与单剂 600mg 胺碘酮口服联合使用时，胺碘酮及其活性代谢产物 DEA 吸收程度和吸收率基本无改变，达比加群的 AUC 和 c_{max} 则分别增高约 60%和 50%。相互作用的机制尚未完全阐明。鉴于胺碘酮的半衰期较长，在胺碘酮停药后数周还存在药物相互作用的可能性。当达比加群酯与胺碘酮联合使用时，尤其在发生出血时，建议进行密切的临床监测，轻度至中度肾功能不全患者尤其需要进行监测。

奎尼丁：奎尼丁 200mg/次、每 2h 给药一次至总剂量为 1000mg，达比加群酯 2 次/d 连续用药超过 3d，在第 3 天与奎尼丁联用或不联用。以上联合使用奎尼丁的情况下，达比加群的 AUC_{T}，ss 和 c_{max}，ss 分别平均增加 53%和 56%。当达比加群酯与奎尼丁联合使用时，尤其在发生出血时，建议进行密切的临床监测，对轻度至中度肾功能不全患者尤其需要进行监测。

维拉帕米：当达比加群酯(150mg)与口服维拉帕米联合使用时，达比加群的 c_{max} 和 AUC 增高，但其变化幅度因维拉帕米给药时间和剂型不同而存在差异。

在达比加群酯给药前 1h 口服给予首剂维拉帕米速释剂型，达比加群暴露量出现最大增高(c_{max} 增高约 180%，AUC 增加约 150%)。给予缓释剂型(c_{max} 增高约 90%，AUC 增加约 70%)或维拉帕米多次给药(c_{max} 增高约 60%，AUC 增加约 50%)，该效应则依次下降。

当达比加群酯与维拉帕米联合使用时，尤其在发生出血时，建议进行密切的临床监测。对于轻度至中度肾功能损害患者尤其需要进行监测。

在达比加群酯给药 2h 后给予维拉帕米则未观察到有意义的相互作用(c_{max} 增高约 10%，AUC 增加约 20%)。这可以解释为达比加群在给药 2h 后已被完全吸收。

克拉霉素：当健康志愿者联合使用克拉霉素 500mg/次、2 次/d 与达比加群酯时，观察到 AUC 增加约 19%，c_{max} 增高约 15%，无任何临床安全性问题。但是，服用达比加群酯的患者联合使用克拉霉素时，不能排除临床相关相互作用。因此，当达比加群酯与克拉霉素联合使用时，尤其在发生出血时，应进行密切的监测。对于轻度至中度肾功能不全患者尤其需要进行密切监测。

未对以下强效 P－gp 抑制剂进行临床研究，但根据体外研究结果，预计与酮康唑有相似效果：①伊曲康唑、他克莫司和环孢菌素，这些药物禁止与本品同时使用。②未获得泊沙康唑的临床和体外研究结果，不建议泊沙康唑与本品联合使用。

2)P－gp 诱导物：预计与 P－gp 诱导物(如利福平、贯叶连翘、卡马西平或苯妥英等)联合使用会降低达比加群血药浓度，因此应该避免联合使用。

在达比加群酯给药前给予诱导物利福平 600mg/次、1 次/d 连续 7d，可使达比加群暴露峰值和暴露总量分别降低65.5%和67.0%。在利福平停药后第7天,诱导效应减小,从而使得达比加群暴露量接近参比值。再过7d之后,未发现生物利用度出现进一步的增高。

3)影响P－gp的其他药物:蛋白酶抑制剂(包括利托那韦及其与其他蛋白酶抑制剂的复方制剂)会影响P－gp(作为抑制剂或诱导物)。未对它们进行过研究,因此不建议与本品联合使用。

4)P－gp底物(如地高辛):在一项纳入24名健康人的研究中,当本品与地高辛联合使用时,未观察到对地高辛产生影响,也未观察到达比加群暴露量产生具有临床相关性的改变。

(4)联合应用选择性5－羟色胺再摄取抑制剂(SSRIs)或选择性5－羟色胺去甲肾上腺素再摄取抑制剂(SNRIs):RE－LY的所有治疗组中,SSRIs和SNRIs均增加出血风险。

(5)胃内pH值

1)泮托拉唑:当达比加群酯与泮托拉唑联合使用时,曾经观察到达比加群血药浓度一时间曲线下面积出现大约30%的下降。临床研究中曾经将泮托拉唑和其他质子泵抑制剂(PPI)与本品联合使用,并未观察到对本品疗效方面的影响。

2)雷尼替丁:雷尼替丁与达比加群酯联合使用未对达比加群吸收程度产生临床上相关性影响。

16.药物过量　达比加群酯超出推荐剂量会使患者的出血风险增加。在疑似药物过量的情况下,凝血检查有助于测定出血风险。校准定量(dTT)检查或重复性dTT检查可预测达到特定达比加群水平的时间,即使已经开始采取其他措施(如透析)。

如果出现过度抗凝,可能需要中断本品治疗。尚无针对达比加群的特定解毒剂。如果发生出血并发症,必须终止治疗,并查找出血来源。达比加群主要经由肾脏途径排泄,所以必须维持适度利尿。应该在医师的指导下采取合适的支持性治疗,例如外科止血和补充血容量。

可考虑使用活化的凝血酶原复合浓缩物(如FEIBA)或重组Ⅶa因子,或凝血因子Ⅱ、Ⅸ或Ⅹ浓缩物。有一些实验证据支持这些药物逆转达比加群抗凝效果的作用,但其在临床实践中的有效性以及导致血栓栓塞反跳的潜在风险数据有限。给予这些逆转药物后,抗凝检测可能不可靠,因此进行这些检测时应谨慎。对于存在血小板减少症或已经使用长效抗血小板药物的病例,应考虑给予血小板浓缩物。所有对症治疗应根据医生的判断给予。

如有条件,大出血发生时应考虑请抗凝专家会诊。

因其蛋白结合率较低,达比加群可经透析清除,但在此情况下使用透析治疗的临床经验有限。

17.注意事项

(1)肝功能不全:房颤相关性卒中和SEE预防的临床试验中排除了肝酶增高超过正常值上限2倍的患者。对这一患者亚组无治疗经验,所以不推荐该人群使用本品。

(2)出血风险:与其他所有抗凝药物一样,出血风险增高时,应谨慎使用达比加群酯。在接受达比加群酯治疗的过程中,任何部位都可能发生出血。如果出现难以解释的血红蛋白和(或)血细胞比容、血压的下降,应注意寻找出血部位。

以下因素与达比加群血药浓度增高有关:肾功能下降(肌酐清除率30～50mL/min)、年龄在75岁及以上、低体重(低于50kg)或联合使用强效P－gp抑制剂(如胺碘酮、奎尼丁或维拉帕米)。

在一项预防非瓣膜性房颤成人患者的卒中和SEE研究中,达比加群与胃肠道大出血发生率较高相关。达比加群酯 150mg/次、2 次/d 给药后，大出血发生率出现有统计学意义的增加，这种风险增加出现于老年患者(75 岁及以上)中。使用阿司匹林、氯吡格雷或非甾体消炎药及存在食管炎、胃炎或需要使用质子泵抑制剂(PPI)或组胺 2(H_2)受体阻滞药治疗的胃食管反流会增加胃肠道出血的风险。在这些房颤患者中，应考虑达比加群酯的剂量为 220mg/d，即服用 1 粒 110mg 的胶囊，2 次/d。

可考虑使用 PPI 预防胃肠道出血。

联合应用选择性 5－羟色胺再摄取抑制剂(SSRIs)或选择性 5－羟色胺去甲肾上腺素再摄取抑制剂(SNRIs)的患者，出血风险可能增加。

建议在整个治疗期内进行密切临床监测(监测出血或贫血的体征)，尤其是当存在合并危险因素时。

当存在显著增大出血风险的病变、状况、操作和(或)药物治疗(例如非甾体消炎药、抗血小板药物、SSRIs 和 SNRIs)时，须谨慎地进行风险获益评估。本品仅用于获益大于出血风险时。

本品不需要常规抗凝监测。但是，达比加群相关抗凝作用检测可能有助于避免在其他危险因素存在时达比加群的过高暴露。服用本品的患者可能会有 INR 升高的假阳性报告，因此不应进行 INR 检测。稀释凝血酶时间(dTT)、蛇静脉酶凝结时间(ECT)和活化部分凝血活酶时间(APTT)可能提供有效的信息，但这些检查未标准化，解释结果时应谨慎。

发生急性肾衰竭的患者应停用本品。

体重低于 50kg 的患者数据有限，应慎重。

如发生严重出血，应停止治疗，并调查出血来源。

可能导致出血风险增加的药物不应与本品联合给予，或应谨慎给予。

(3)急性缺血性卒中治疗中溶栓药的使用：治疗急性缺血性卒中时，如果患者的 dTT、ECT 或 APTT 未超过当地参考值的正常上限，可考虑使用溶栓药。

(4)与 P－gp 诱导物的相互作用：预计本品与 P－gp 诱导物(如利福平、贯叶连翘、卡马西平或苯妥英等)联合使用会降低达比加群血药浓度，因此应该避免联合使用。

(5)手术和操作：手术或有创操作会增加使用达比加群酯患者的出血风险，因此，接受外科手术时可能需要暂时停用达比加群酯。

当因为手术操作而暂时停用本品治疗时，应谨慎，并进行抗凝监测。肾功能不全患者的达比加群清除可能需要花费较长时间。在任何操作之前必须考虑到这一点。在这类情况下，凝血检查可能有助于测定止血功能是否仍然受损。

(6)手术前：表 2－2 总结了有创或手术操作前停药的标准。

表 2－2 有创或手术操作前停药标准

肾功能(血清肌酐，mL/min)	半衰期估计值(h)	择期手术前停用达比加群的时间	
		出血风险高或大手术	标准风险
≥80	～13	2d 前	24h 前
＞50，＜80	～15	2～3d 前	1～2d 前
＞30，＜50	～18	4d 前	2～3d 前(＞48h)

如需进行紧急操作，应暂时停用达比加群酯。在可能的情况下应延迟手术或操作至末次给药后至少 12h。如果不能推迟手术，可能会存在出血风险增加。应就出血风险与操作的紧

迫性进行权衡。

(7)椎管内麻醉/硬膜外麻醉/腰椎穿刺:椎管内麻醉等操作可能需要彻底止血。外伤或反复穿刺以及硬膜外导管使用时间延长可能增加椎管或硬膜外血肿的发生风险。在拔除导管后,应至少间隔2h方可给予首剂达比加群酯。需要密切监测这些患者的神经系统体征和椎管或硬膜外血肿症状。

(8)出血风险增加的手术后患者:有出血风险的患者或有过量暴露风险的患者,尤其是中度肾功能不全的患者(血清肌酐30～50mL/min),治疗时应谨慎。应在完全止血后重新开始治疗。

(9)高手术死亡风险和存在血栓栓塞事件的内在危险因素的患者:这些患者使用达比加群酯的有效性和安全性数据有限,使用时应谨慎。

(10)心肌梗死:在Ⅲ期研究RE－LY中,达比加群酯110mg/次、2次/d,达比加群酯150mg/次、2次/d和华法林,心肌梗死的总体年化事件率分别为0.82%、0.81%和0.64%。既往曾有心肌梗死的患者、65岁及以上年龄且伴有糖尿病或冠状动脉疾病的患者、左心室射血分数小于40%的患者和中度肾功能不全的患者,心肌梗死的风险较高(与治疗药物无关),各组间无差异。此外,联合服用阿司匹林和氯吡格雷或仅服用氯吡格雷的患者,也观察到较高的心肌梗死风险。

(11)人工心脏瓣膜患者的血栓栓塞和出血事件:采用机械人工心脏瓣膜的患者禁用本品。

尚未对有其他瓣膜性心脏病(包括存在的生物心脏瓣膜)的房颤患者使用达比加群酯预防血栓事件进行研究,因此在这些患者中不推荐使用本品。

(12)着色剂:本品硬胶囊包含着色剂,颜色变黄可能引起过敏反应。

(13)对驾驶和操作机器能力的影响:尚未进行研究。

三、常用针剂

(一)盐酸替罗非班氯化钠注射液

1.商品名　欣维宁。

2.主要成分　盐酸替罗非班。

3.性状　无色澄明液体。

4.规格　100mL:5mg。

5.适应证　盐酸替罗非班氯化钠注射液与肝素联用,适用于不稳定型心绞痛或非ST段抬高心肌梗死患者,预防心脏缺血事件,同时也适用于冠状动脉缺血患者进行冠状动脉血管成形术或冠状动脉内斑块切除术,以预防与经治冠状动脉突然闭塞有关的心脏缺血并发症。

6.禁忌证　①对其任何成分过敏。②有活动性内出血、颅内出血史、颅内肿瘤、动静脉畸形及动脉瘤。③以前使用盐酸替罗非班出现血小板减少。

7.药理作用　盐酸替罗非班是一种非肽类的血小板糖蛋白Ⅱb/Ⅲa受体的可逆性拮抗药。它阻止纤维蛋白原与糖蛋白Ⅱb/Ⅲa结合,因而阻断血小板的交联及血小板的聚集。

8.用法用量

(1)本品仅供静脉使用,可与肝素联用,从同一输液路径输入。

(2)对不稳定型心绞痛或非ST段抬高心肌梗死患者,盐酸替罗非班氯化钠注射液与肝素联用由静脉输注，起始 30min 滴注速度为 0.4μg/(kg·min)，起始输注量完成后，继续以 0.1μg/(kg·min)的速度维持滴注。

(3)血管成形术/动脉内斑块切除术患者开始接受本品时，本品应与肝素联用，由静脉输注，起始推注剂量为 10μg/kg，在 3min 内推注完毕，而后以 0.15μg/(kg·min)的速度维持滴注。

(4)本品维持量滴注应持续 36h。以后，如果患者激活凝血时间短于 180s，则应撤掉动脉鞘管。

(5)对于严重肾功能不全的患者(肌肝清除率低于 30mL/min)，本品的剂量应减少 50%。

9.不良反应

(1)血红蛋白下降超过 50g/L，伴有或不伴有一个确定部位的出血、颅内出血或心包填塞。

(2)血红蛋白下降超过 30g/L，伴有已知部位的出血、自发性肉眼血尿、呕血或咯血。

(3)颅内出血、腹膜后出血、心包积血、肺(肺泡)出血和脊柱硬膜外血肿。致死性出血罕见。

(4)急性及(或)严重血小板计数减少，可伴有寒战、轻度发热或出血并发症。

(5)机体超敏感性，表现为严重变应性反应，包括过敏性反应。

10.药物相互作用　盐酸替罗非班与肝素、阿司匹林、华法林等联用时，出血的发生率提高。

11.注意事项

(1)应慎用的患者

1)近期(1 年内)出血，包括胃肠道出血或有临床意义的泌尿生殖道出血。

2)已知的凝血障碍、血小板异常或血小板减少病史。

3)血小板计数少于 150×10^9/L。

4)1 年内的脑血管病史。

5)1 个月内的大外科手术或严重躯体创伤史。

6)近期硬膜外手术。

7)病史、症状或检查结果为壁间动脉瘤。

8)严重的未控制的高血压，即收缩压高于 180mmHg 和(或)舒张压高于 110mmHg。

9)急性心包炎。

10)出血性视网膜病。

11)慢性血液透析。

(2)出血的预防

1)盐酸替罗非班抑制血小板聚集，所以与其他影响止血的药物合用时应当谨慎。

2)盐酸替罗非班治疗期间，应监测患者有无潜在出血。当出血需要治疗时，应考虑停止使用盐酸替罗非班，也要考虑是否需要输血。

3)盐酸替罗非班可轻度提高出血的发生率，特别是在股动脉鞘管穿刺部位。当进行血管穿刺时要确保只穿刺股动脉的前壁，避免用穿透(Seldinger)技术使鞘管进入。鞘管拔出后要正确止血，并密切观察。

4)在盐酸替罗非班治疗前、推注或负荷输注后 6h 内以及治疗期间，至少要每日监测血小板计数、血红蛋白和血细胞比容(如果证实有显著下降,需更频繁)。原先接受过血小板糖蛋白Ⅱb/Ⅲa受体拮抗药的患者应当考虑尽早监测血小板计数。如果患者的血小板计数下降到90×10^9/L以下,则需要再进行血小板计数以排除假性血小板减少。如果已证实有血小板减少,则须停用盐酸替罗非班和肝素,并进行适当监测和治疗。

5)在治疗前应测定活化部分凝血酶原时间(APIT),并且应当反复测定APTT,仔细监测肝素的抗凝效应并据此调整剂量。有可能发生潜在致命性出血,特别在肝素与影响止血的其他产品(如血小板糖蛋白Ⅱb/Ⅲa受体拮抗药)联用时尤其可能。

(3)严重肾功能不全:在临床研究中已证明,有严重肾功能不全(肌酐清除率低于30mL/min)的患者,其替罗非班血浆清除率下降。对于这样的患者,应减少本品的剂量(表2－3、表2－4)。

表2－3　盐酸替罗非班用法用量(1)

ACS(UA/NSTEMI/AMI)PCI介入治疗

患者体重(kg)	大多数患者		严重肾功能不全患者	
	3min推注量(mL)	维持滴注速度(mL/h)	3min推注量(mL)	维持滴注速度(mL/h)
38～45	8	8	4	4
46～54	10	9	5	5
55～62	12	11	6	6
63～70	13	12	7	6
71～79	15	14	8	7
80～87	17	15	9	8
88～95	18	17	9	8

表2－4　盐酸替罗非班用法用量(2)

NSTE－ACS(UA/NSTE－MI)保守药物治疗

患者体重(kg)	大多数患者		严重肾功能不全患者	
	30min负荷滴注速度(mL/h)	维持滴注速度(mL/h)	30min负荷滴注速度(mL/h)	维持滴注速度(mL/h)
38～45	20	5	10	3
46～54	24	6	12	3
55～62	28	7	14	4
63～70	32	8	16	4
71～79	36	9	18	5
80～87	40	10	20	5
88～95	44	11	22	6

(二)盐酸替罗非班注射液

1.商品名　艾卡特(Aggrastat)。

2.主要成分　盐酸替罗非班。

3.性状　无色澄明液体。

4.规格　50mL:12.5mg。

5.同类产品　鲁南恒康:50mL(12.5mg)。

6. 适应证　盐酸替罗非班注射液与肝素联用，适用于不稳定型心绞痛或非 Q 波心肌梗死患者，预防心肌缺血事件，同时也适用于冠状动脉缺血综合征患者进行冠状动脉血管成形术或冠状动脉内斑块切除术，以预防与经治冠状动脉突然闭塞有关的心脏缺血并发症。

7. 禁忌证　①对其任何成分过敏者。②有活动性内出血、颅内出血史、颅内肿瘤、动静脉畸形及动脉瘤者。③以前使用本品出现血小板减少者。

8. 药理作用　血小板激活、黏附和聚集是粥样斑块破裂表面动脉血栓形成的关键性起始步骤，血栓形成是急性冠状动脉缺血综合征（即不稳定型心绞痛及心肌梗死）以及冠状动脉血管成形术后心脏缺血性并发症的主要病理生理学问题。

盐酸替罗非班是非肽类血小板糖蛋白Ⅱb/Ⅲa 受体的可逆性拮抗药，该受体是与血小板聚集过程有关的主要血小板表面受体。盐酸替罗非班阻止纤维蛋白原与糖蛋白Ⅱb/Ⅲa 结合，因而阻断血小板的交联及血小板的聚集。

体外试验显示，盐酸替罗非班可抑制腺苷二磷酸（ADP）诱导的血小板聚集并延长健康人与冠心病患者的出血时间（BT），这表明盐酸替罗非班可强效抑制血小板功能。抑制的时间与药物的血浆浓度相平行。停用盐酸替罗非班注射液后，血小板功能迅速恢复到基线水平。

盐酸替罗非班注射液以 0.15μg/(kg·min)的速度输注 4h，与阿司匹林合用可最大限度地抑制血小板聚集，对延长出血时间有轻度的相加作用。

在不稳定型心绞痛患者中，盐酸替罗非班两步静脉输注方案[在肝素及阿司匹林应用条件下负荷输入 0.4μg/(kg·min)30min，而后以 0.1μg/(kg·min)维持至 48h]，于输注期间可以抑制约 90%的体外 ADP 诱导的血小板聚集及延长出血时间 2.9 倍。在 30min 负荷输注时可迅速抑制并在输注期间保持这种抑制程度。

在冠状动脉血管成形术患者中应用盐酸替罗非班，两步静脉输注方案[负荷量 10μg/kg 静脉推注，在 5min 内推注完毕，而后以 0.15μg/(kg·min)维持输注 16～24h]，与肝素及阿司匹林联用，几乎对所有患者都可抑制 90%以上的体外 ADP 诱导的血小板聚集。5min 推注并维持输注可快速达到几乎最大程度的抑制。停止输注替罗非班后，血小板功能迅速恢复到基线水平。

9. 毒理　盐酸替罗非班对小鼠或大鼠单次静脉用的半数致死量在 5mg/kg 以上。5mg/kg 的最大剂量（为推荐每日人体用剂量的 22 倍）受化合物溶解度和最大可接受剂量容积的限制。盐酸替罗非班对小鼠的单次口服用半数致死量在 500mg/kg 以上。在静脉或口服给药的研究中，未见到死亡、异常体征或与药物相关的体重改变。

盐酸替罗非班的潜在致癌危险性尚未做过评估。

盐酸替罗非班在微生物及 V－79 哺乳类细胞的致突变实验为阴性。此外，在实验室碱性洗出液及染色体畸变实验中未见直接遗传毒性。

在雄性及雌性大鼠用盐酸替罗非班静脉剂量至 5mg/(kg·d)的一项研究中，未见对生育及生殖能力有何影响。这些剂量是推荐用于人体每日最高剂量的 22 倍以上。

大鼠及兔的发育毒性研究也未见对母体或幼胎有毒性证据。再有，通过宫内接触及哺乳对大鼠性成熟的一项潜在发育毒性研究表明，关于死亡、生长、发育及第一代性成熟未见与药物相关的影响。在有关发育毒性研究中，静脉输注盐酸替罗非班的最高剂量达 5mg/(kg·d)

(推荐用于人体每日最大剂量的22倍)。

10.药代动力学　在0.01～25.00mg/L的浓度范围内,替罗非班与血浆蛋白结合率不高,其结合率与药物浓度无关。人体血浆不结合部分为35%。替罗非班的稳态分布容积范围为22～42L。替罗非班可以通过大鼠及兔的胎盘。

分析以^{14}C标记替罗非班在尿液及粪便中的代谢产物情况,表明其放射性主要来自未改变的替罗非班,循环血浆放射性主要来自未改变的替罗非班(用药后达10h)。这些资料提示替罗非班的代谢有限。

在健康人中以^{14}C标记替罗非班,给予1次静脉剂量后,从尿液中可发现放射性66%,而在粪便中为23%,总的放射性发现约为91%。替罗非班主要从尿路及胆道排出。

在健康人中替罗非班血浆清除率范围为213～314mL/min。肾脏清除率占血浆清除率的39%～69%,半衰期范围为1.4～1.8h。

在冠心病患者中替罗非班血浆清除率范围为152～267mL/min。肾脏清除率占血浆清除率的39%,半衰期范围为1.9～2.2h。

在大鼠中,替罗非班可分泌入乳汁。

患者的特点:①冠心病患者中替罗非班的血浆清除率男女相似。②年龄大于65岁的老年冠心病患者比65岁及其以下的较年轻患者的替罗非班血浆清除率降低19%～26%。③不同种族患者未见血浆清除率有差异。④在轻中度肝功能不全患者中,替罗非班的血浆清除率与健康人没有明显差别。⑤在血浆肌酐清除率低于30mL/min的患者(包括需要血液透析的患者)中,替罗非班的血浆清除率降低(>50%)到有临床意义的程度。替罗非班可以通过血液透析清除。

11.用法用量　本品仅供静脉使用,需有无菌设备。在使用之前应肉眼检查颗粒及有无变色。

小瓶装盐酸替罗非班注射液使用前必须稀释。由盐酸替罗非班注射液配制输注溶液的步骤:从一袋250mL的无菌生理盐水或5%的葡萄糖溶液中抽出50mL,然后注入50mL的本品(从一个50mL小瓶中抽取),得到的浓度为50mg/L。在使用前要充分混匀。建议用有刻度的输液器输入本品。必须注意避免长时间负荷输入,还应注意根据患者的体重计算静脉推注剂量和滴注速度。

另外需要注意的是,未用完的静脉溶液都须丢弃。

本品可以与下列注射药物在同一条静脉输液管路中使用:硫酸阿托品、多巴酚丁胺、多巴胺、盐酸肾上腺素、呋塞米、利多卡因、盐酸咪达唑仑、硫酸吗啡、硝酸甘油、氯化钾、盐酸普萘洛尔及法莫替丁。但是本品不能与地西泮在同一条静脉输液管路中使用。

本品可与肝素联用,从同一输液路径输入。

临床研究中的患者除有禁忌证外,均服用了阿司匹林。

不稳定型心绞痛或非Q波心肌梗死:盐酸替罗非班注射液与肝素联用,由静脉输注,起始30min滴注速度为0.4μg/(kg・min),起始输注量完成后,继续以0.1μg/(kg・min)的速度维持滴注。表2-5可作为按体重调整剂量的指南。

表 2－5　盐酸替罗非班(艾卡特)按体重调整剂量指南

患者体重(kg)	大多数患者		严重肾功能不全患者	
	30min 负荷滴注速度(mL/h)	维持滴注速度(mL/h)	30min 负荷滴注速度(mL/h)	维持滴注速度(mL/h)
30～37	16	4	8	2
38～45	20	5	10	3
46～54	24	6	12	3
55～62	28	7	14	4
63～70	32	8	16	4
71～79	36	9	18	5
80～87	40	10	20	5
88～95	44	11	22	6
96～104	48	12	24	6
105～112	52	13	26	7
113～120	56	14	28	7
121～128	60	15	30	8
129～137	64	16	32	8
138～145	68	17	34	9
146～153	72	18	36	9

在验证疗效的研究中，本品与肝素联用滴注一般至少持续 48h，并可达 108h，患者平均接受本品 71.3h。在血管造影术期间可持续滴注，并在血管成形术/动脉内斑块切除术后持续滴注 12～24h。当患者激活凝血时间短于 180s 或停用肝素后 2～6h 应撤去动脉鞘管。

血管成形术/动脉内斑块切除术患者开始接受本品时，应与肝素联用由静脉输注，起始推注剂量为 10μg/kg，推注时间应在 3min 以上，而后以 0.15μg/(kg・min)的速度维持滴注。表 2－6 可作为按体重调整剂量的指南。

表 2－6　冠状动脉介入术患者盐酸替罗非班(其卡特)按体重调整剂量指南

患者体重(kg)	大多数患者		严重肾功能不全患者	
	3min 内推注量(mL)	维持滴注速度(mL/h)	3min 内推注量(mL)	维持滴注速度(mL/h)
30～37	7	6	4	3
38～45	8	8	4	4
46～54	10	9	5	5
55～62	12	11	6	6
63～70	13	12	7	6
71～79	15	14	8	7
80～87	17	15	9	8
88～95	18	17	9	9
96～104	20	18	10	9
105～112	22	20	11	10
113～120	23	21	12	11
121～128	25	23	13	12
129～137	26	24	13	12
138～145	28	26	14	13
146～153	30	27	15	14

本品维持量滴注应持续 36h，此后停用肝素。如果患者激活凝血时间短于 180s，应撤掉动脉鞘管。

对于严重肾功能不全(肌酐清除率低于 30mL/min)的患者,本品的剂量应减少 50%。

老年患者或女性患者不推荐调整剂量。

12. 不良反应　本品与肝素和阿司匹林联合治疗时,与药物有关的最常见不良事件是出血(研究者的报告通常是渗血或轻度出血)。在 PRISM—PLUS(血小板受体抑制对缺血综合征的治疗一限于有不稳定的症状和体征的患者)和 RESTORE(替罗非班对结果和再狭窄的随机疗效)研究中用 TIMI 标准判定的严重和轻度出血的发生率如表 2—7 所示。

表 2—7　在 PRISM—PLUS 和 RESTORE 研究中用 TIMI 标准制定的严重和轻度出血的发生率%

出血	PRISM—PLUS①(不稳定型心绞痛/非Q波心肌梗死研究)		RESTORE②(血管成形术/动脉内斑块切除术研究)	
	盐酸替罗非班＋肝素(71=773)	肝素(n=797)	盐酸替罗非班＋肝素(n=1071)	肝素(n=1070)
严重出血(TIMI 标准)②	1.4	0.8	2.2	1.6
轻度出血(TIMI 标准)③	10.5	8.0	12.0	6.3
输血	4.0	2.8	4.3	2.5

注:①除有禁忌证外,患者均接受阿司匹林治疗。

②血红蛋白下降超过 50g/L,伴有或不伴有一个确定部位的出血、颅内出血或心包填塞。

③血红蛋白下降超过 30g/L,伴有已知部位的出血、自发性肉眼血尿、呕血或咯血。

在 PRISM—PLUS 研究中,本品与肝素联合治疗组或对照组(接受肝素治疗)均未报告有颅内出血。在 RESTORE 研究中,颅内出血的发生率在盐酸替罗非班与肝素联合治疗组为 0.1%,而对照组(接受肝素治疗)为 0.3%。在 PRISM—PLUS 研究中,腹膜后出血的发生率在盐酸替罗非班与肝素联合治疗组和对照组分别为 0 和 0.1%。在 RESTORE 研究中,腹膜后出血的发生率在盐酸替罗非班与肝素联合治疗组和对照组分别为 0.6%和 0.3%。

接受本品与肝素联合治疗或肝素单独治疗的女性和老年患者分别较男性和年轻患者有较高的出血并发症。不考虑年龄和性别因素,接受本品和肝素联合治疗的患者与肝素单独治疗的患者相比,其出血的危险性增加相似。对这些人群无须调整剂量。

接受本品和肝素联合治疗的患者较对照组更易出现血小板计数下降。这种下降在中断本品治疗后可以逆转。血小板下降到 90×10^9/L 以下的患者为 1.5%,下降到 50×10^9/L 以下的患者为 0.3%。血小板下降见于无血小板减少症病史并再次使用血小板糖蛋白Ⅱb/Ⅲa 受体拮抗药的患者。

在本品和肝素联合治疗组最常见的(发生率高于 1.0%)与药物相关的非出血性不良反应有恶心(1.7%)、发热(1.5%)和头痛(1.1%),在对照组中它们的发生率分别为 1.4%、1.1%和 1.2%。

在临床研究中,不良事件的发生率在不同种族,有无高血压、糖尿病或高胆固醇血症的患者中通常是相似的。

非出血性不良事件的总发生率在女性患者(与男性患者相比)和老年患者(与年轻患者相比)中较高。但是,这些患者的非出血性不良事件的发生率在本品与肝素联合治疗组和肝素单独治疗组是相似的。

以下不良反应在上市后也有报道。①颅内出血、腹膜后出血、心包积血、肺(肺泡)出血和脊柱硬膜外血肿。致命性出血罕见。②急性和(或)严重血小板计数减少,可伴有寒战、轻度发热或出血并发症。③严重变应性反应(包括过敏性反应)。在替罗非班输注第1天,初次治疗时以及再次使用时均有过敏性病例发生的报道。有些病例伴有严重的血小板减少症(血小板计数在 10×10^9/L以下)。

在TARGET试验(替罗非班与阿昔单抗有效性对比试验)中,采用TIMI标准,AGGRASTAT治疗患者出现大出血的总体发生率并不显著高于活性药物对照组。在TARGET试验中,患者接受阿司匹林(除非禁忌)和肝素治疗。在该试验中,采用TIMI标准,AGGRASTAT组出现大出血的发生率为0.9%,阿昔单抗组为0.7%。采用TIMI标准,AGGRASTAT组出现少量出血的发生率为2.8%,阿昔单抗组为4.3%。AGGRASTAT组出现颅内出血的发生率为0.04%,阿昔单抗组为0.04%。AGGRASTAT组和阿昔单抗组报道的腹膜后出血发生率分别为0.460%和0.25%。AGGRASTAT治疗患者接受输血的为1.3%,阿昔单抗治疗患者接受输血的为1.7%。

接受本品与肝素联合治疗的患者最常见的实验室不良事件与出血相关。发现有血红蛋白、血细胞比容和血小板计数下降,也可见尿和大便隐血增加。

13.孕妇及哺乳期女性用药　对妊娠女性尚没有进行适当且对照良好的研究。在妊娠期间本品只可用于已证明对胎儿潜在的益处大于潜在的危险时。

尚不知本品是否从人的乳汁分泌。因许多药物可以分泌到人乳汁中,而且可能对哺乳的婴儿产生不良影响,所以要根据此药对母亲的重要性来决定是中断哺乳还是中断药物治疗。

14.儿童用药　儿童用药的安全性和有效性尚未确立。

15.老年人用药　在临床研究中,本品对老年患者(65岁及以上)的有效性与对年轻患者(65岁以下)的相似。老年患者接受本品和肝素联合治疗或者肝素单独治疗比年轻患者有较高的出血发生率。不考虑年龄因素,接受本品与肝素联合治疗的患者与单独应用肝素的患者相比,其出血危险性的增加相似。非出血性不良事件的总发生率在老年患者要高一些(与年轻患者相比);但在老年患者中,本品与肝素联合治疗和肝素单独治疗相比,非出血性不良事件的发生率相似。不需要调整剂量。

16.药物相互作用　对于本品与阿司匹林和肝素的相互作用已进行了研究。本品与肝素和阿司匹林联用时,比单独使用肝素和阿司匹林出血的发生率高。当本品与其他影响止血的药物(如华法林)合用时应谨慎。

在临床研究中本品已与β受体阻滞药、钙拮抗药、非甾体消炎药及硝酸酯类联用,未见有临床意义的不良相互作用。

在PRISM研究(血小板受体抑制对缺血综合征的治疗)一个亚组的患者(762例)中,接受下列药物之一的患者的替罗非班血浆清除率与未接受这些药物的患者的血浆清除率相似。这些药物对替罗非班的血浆清除率没有具临床意义的相互作用。这些药物是:醋丁洛尔、醋氨酚、阿普唑仑、氨氯地平、阿司匹林、阿替洛尔、溴西泮、卡托普利、地西泮、地高辛、地尔硫䓬、多库酯钠、依那普利、呋塞米、优降糖、肝素、胰岛素、异山梨酯、左甲状腺素、劳拉西泮、洛伐他汀、甲氧氯普胺、美托洛尔、吗啡、硝苯地平、硝酸酯类、奥美拉唑、奥沙西泮、氯化钾、普萘洛尔、雷尼替丁、辛伐他汀、硫糖铝和替马西泮。

17.药物过量　临床试验中,曾由于疏忽导致替罗非班过量,分别发生在推注和负荷滴注时,为推荐剂量的5倍和2倍,及0.15μg/(kg·min)的维持滴注速度的9.8倍。过量用药最常见的表现是出血,主要是轻度的黏膜、皮肤出血和心导管部位的轻度出血。过量使用替罗非班时，应根据患者的临床情况适当中断治疗或调整滴注剂量。本品可通过血液透析清除。

18. 注意事项

(1)应慎用的患者：①近期(1年内)出血，包括胃肠道出血或有临床意义的泌尿生殖道出血。②已知的凝血障碍、血小板异常或血小板减少病史。③血小板计数低于 150×10^9/L。④1年内的脑血管病史。⑤1个月内的大的外科手术或严重躯体创伤史。⑥近期硬膜外的手术。⑦病史、症状或检查结果为壁间动脉瘤。⑧严重的未控制的高血压，即收缩压高于 180mmHg 和(或)舒张压高于 110mmHg。⑨急性心包炎。⑩出血性视网膜病。⑪慢性血液透析。

(2)出血的预防：本品抑制血小板聚集，所以与其他影响止血的药物合用时应当谨慎。本品与溶栓药联用的安全性尚未确定。

本品治疗期间，应监测患者有无潜在的出血。当出血需要治疗时，应考虑停止使用本品，也要考虑是否需要输血。

曾有发生致命性出血的报道。

本品可轻度升高出血的发生率，特别是在股动脉鞘管穿刺部位。当进行血管穿刺时要确保只穿刺股动脉的前壁，避免用 Seldinger(穿透)技术使鞘管进入。鞘管拔出后要正确止血并密切观察。

在本品治疗前、推注或负荷输注后 6h 内以及治疗期间，至少要每天监测血小板计数、血红蛋白和血细胞比容(如果证实有显著下降须更频繁)。在原先接受过血小板糖蛋白Ⅱb/Ⅲa 受体拮抗药的患者应当考虑尽早监测血小板计数。如果患者的血小板计数下降到 90×10^9/L 以下，则须再进行血小板计数以排除假性血小板减少。如果已证实有血小板减少，则须停用本品和肝素，并进行适当监测和治疗。

此外，在治疗前应测定 APTT，并且应当反复测定 APTT，仔细监测肝素的抗凝效应并据此调整剂量。有可能发生潜在致命性出血，特别是肝素与影响止血的其他产品(如血小板糖蛋白Ⅱb/Ⅲa 受体拮抗药)联用时尤其可能。

(3)严重肾功能不全：在临床研究中，已证明有严重肾功能不全(肌酐清除率低于 30mL/min)的患者，其替罗非班血浆清除率下降。对于这样的患者应减少盐酸替罗非班的剂量。

(三)肝素钠注射液

1. 商品名　肝素钠注射液。

2. 主要成分　肝素钠。

3. 性状　无色或淡黄色的澄明液体。

4. 规格　①2mL：1000U。②2mL：5000U。③2mL：12500U。

5. 适应证　①血栓形成或栓塞性疾病(如心肌梗死、血栓性静脉炎、肺栓塞等)。②各种原因引起的弥散性血管内凝血(DIC)。③血液透析、体外循环、导管术、微血管手术等操作及某些血液标本或器械的抗凝处理。

6. 禁忌证　对肝素过敏、有自发出血倾向、血液凝固迟缓(如血友病、紫癜、血小板减少)、溃疡病、创伤、产后出血及严重肝功能不全。

7. 药理作用　肝素钠具有带强负电荷的理化特性，能干扰血凝过程的许多环节，在体内外都有抗凝血作用。其作用机制比较复杂，主要通过与抗凝血酶Ⅲ(ATⅢ)结合，而增强后者对活化的Ⅱ、Ⅸ、Ⅹ、Ⅺ和Ⅻ凝血因子的抑制作用。其后果涉及阻止血小板凝集和破坏，妨碍凝血激活酶的形成，阻止凝血酶原变为凝血酶，抑制凝血酶，从而阻止纤维蛋白原变成纤维蛋白。

8. 用法用量

(1)深部皮下注射：首次 5000～10000U，以后每 8h 8000～10000U 或每 12h 15000～20000U，每 24h 总量为 30000～40000U，一般均能达到满意效果。

(2)静脉注射：首次 5000～10000U，随后按体重每 4h 100U/kg，用氯化钠注射液稀释后应用。

(3)静脉滴注：20000～40000U/d，加至氯化钠注射液 1000mL 中持续滴注。滴注前可先静脉注射 5000U 作为初始剂量。

(4)预防性治疗：高危血栓形成患者，大多是用于腹部手术之后，以防止深部静脉血栓。在外科手术前 2h 先给 5000U 肝素皮下注射，但麻醉方式应避免硬膜外麻醉，然后每隔 8～12h 给 5000U，共用 7d 左右。

9. 不良反应　该药毒性较低，主要不良反应是用药过多导致自发性出血，故每次注射前应测定凝血时间。如注射后有严重出血，可静脉注射硫酸鱼精蛋白进行急救。

偶可引起过敏反应及血小板减少，常发生在用药初 5～9d，故开始治疗 1 个月内应定期监测血小板计数。偶见一次性脱发和腹泻。尚可引起骨质疏松和自发性骨折。肝功能不良者长期使用可引起抗凝血酶Ⅲ耗竭而致血栓形成倾向。

10. 药物相互作用

(1)肝素与下列药物合用，可加重出血危险：①香豆素及其衍生物，可导致严重的因子Ⅸ缺乏而致出血。②阿司匹林及非甾体消炎药，包括甲芬那酸、水杨酸等，均能抑制血小板功能，并能诱发胃肠道溃疡出血。③双嘧达莫、右旋糖酐等，可能抑制血小板功能。④肾上腺皮质激素、促肾上腺皮质激素等，易诱发胃肠道溃疡出血。⑤其他尚有利尿酸、组织纤溶酶原激活物(t－PA)、尿激酶、链激酶等。

(2)碳酸氢钠、乳酸钠等纠正酸中毒的药物可促进肝素的抗凝作用。

(3)肝素与透明质酸酶混合注射，既能减轻肌内注射痛，又可促进肝素吸收。但肝素可抑制透明质酸酶活性，故两者应临时配伍使用，药物混合后不宜久置。

(4)肝素可与胰岛素受体作用，从而改变胰岛素的结合和作用。已有肝素致低血糖的报道。

(5)下列药物与肝素有配伍禁忌：卡那霉素、阿米卡星、柔红霉素、乳糖酸红霉素、硫酸庆大霉素、氢化可的松琥珀酸钠、多黏菌素 B、阿霉素、妥布霉素、万古霉素、头孢孟多、头孢哌酮、头孢噻吩钠、氯喹、氯丙嗪、异丙嗪、麻醉性镇痛药。

11. 注意事项

(1)用药期间应定时测定凝血时间，观察有无自发性出血。

(2)下列情况慎用：有过敏性疾病及哮喘病史、口腔手术等易致出血的操作、已口服足量的抗凝血药及月经量过多。

(3)临床上一般均按部分凝血活酶时间调整用量。凝血时间要求保持在治疗前的 1.5～3.0 倍，部分凝血时间为治疗前的 1.5～2.5 倍，随时调整肝素用量及给药间隔时间。

(4)60 岁以上老年人，尤其是老年女性对该药较敏感，用药期间容易出血，应减量并加强用药随访。

（四）低分子肝素钠注射液

1. 商品名　克赛。

2. 主要成分　低分子肝素钠。

3. 性状　无色或淡黄色的澄明液体。

4. 规格　①0.2mL：2000U。②0.4mL：4000U。③0.6mL：6000U。④0.8mL：8000U。⑤1.0mL：10000U。

5. 适应证　①预防深静脉血栓形成及肺栓塞。②治疗已形成的静脉血栓。③预防血液透析时体外循环中血栓的形成。④治疗不稳定型心绞痛和非Q波心肌梗死。

6. 禁忌证　①对肝素及低分子肝素过敏严重的凝血障碍。②有低分子肝素或肝素诱导的血小板减少症史（以往有血小板计数明显下降）。③活动性消化道溃疡或有出血倾向的器官损伤。④急性感染性心内膜炎（心脏瓣膜置换术所致的感染除外）。

7. 药理作用　本品为具有高抗Ⅹa（100U/mg）活性和较低抗Ⅱa或抗凝血酶（28U/mg）活性的低分子肝素。在不同适应证所需的剂量下，本品并不延长出血时间。在预防剂量时，本品对激活的部分凝血酶时间（APTT）没有明显改变，既不影响血小板聚集，也不影响纤维蛋白原与血小板的结合。

8. 用法用量　为预防及治疗目的而使用低分子肝素时应采用深部皮下注射给药，用于血液透析体外循环时采用血管内途径给药，禁止肌内注射。

（1）预防静脉血栓栓塞性疾病　低分子肝素钠推荐剂量为1次/d皮下给药4000U（0.4mL）。低分子肝素钠治疗最短应为6d，直至患者无须卧床为止，最长为14d。

（2）治疗伴有或不伴有肺栓塞的深静脉血栓　低分子肝素钠可用于皮下1次/d注射150U/kg或2次/d注射100U/kg。当患者合并栓塞性疾病时，推荐2次/d给药100U/kg。低分子肝素钠治疗一般为10d，应在适当时间开始口服抗凝剂治疗，并应持续低分子肝素钠治疗，直至达到抗凝治疗效果。

（3）治疗不稳定型心绞痛及非Q波心肌梗死　皮下注射低分子肝素钠推荐剂量为100U/(kg·次)，每12h给药1次，应与阿司匹林同用（1次/d口服100～325mg）。

在以上患者中推荐疗程最短为2d，至临床症状稳定。一般疗程为2～8d。

（4）用于血液透析体外循环中，预防血栓形成　推荐剂量为100U/kg。对于有高度出血倾向的血液透析患者，应减量至双侧血管通路给予低分子肝素50U/kg或单侧血管通路给予75U/kg。应于血液透析开始时，在动脉血管通路给予低分子肝素钠。上述剂量药物的作用时间一般为4h。当出现纤维蛋白环时，应再给予50～100U/kg的剂量。

9. 不良反应

（1）出血：有出血倾向的器官损伤，腹膜后及颅内出血，某些情况是致命的。

（2）部分注射部位瘀点、瘀斑，几天后缓解，无须停止治疗。

（3）局部或全身过敏反应，如皮肤（疱疹）或全身过敏等，极少出现。

（4）在极少病例中，发生免疫性血小板减少症（血小板计数异常降低）伴有血栓形成（静脉中有凝块）。

（5）偶见氨基转移酶及碱性磷酸酶变化。

（6）使用本品治疗几个月后可能出现骨质疏松倾向（骨脱矿质导致的骨脆症）。

10.药物相互作用

(1)不推荐联合使用下述药物(合用可增加出血倾向):用于解热镇痛剂量的阿司匹林(及其衍生物)、非甾体消炎药(全身用药)、噻氯匹定、右旋糖酐40(肠道外使用)。

(2)当本品与下列药物共同使用时应注意观察出血症状:口服抗凝剂、溶栓剂,用于抗血小板凝集剂量的阿司匹林(用于治疗不稳定型心绞痛及非Q波心肌梗死)、糖皮质激素(全身用药)。

11.注意事项

(1)无论因何适应证使用本品或使用何种剂量,都应进行血小板计数监测。建议在使用低分子肝素钠治疗前进行血小板计数,并在治疗中进行常规计数监测。如果血小板计数显著下降(低于原值的30%～50%),应停用本品。

(2)在下述情况中应慎用本品:止血障碍,肝肾功能不全,有消化道溃疡史或有出血倾向的器官损伤史,近期缺血栓脑卒中,难以控制的严重高血压,糖尿病性视网膜病变,近期接受神经或眼科手术和蛛网膜下隙/硬膜外麻醉。

在老年患者特别是80岁以上的患者,未发现预防剂量的低分子肝素钠引起出血事件增加,而治疗剂量则可引起出血并发症,建议密切观察。

肾功能损害的患者,用低分子肝素钠的暴露量增加导致出血危险性增大,所以严重肾功能不全的患者须调整用药剂量。推荐的预防剂量为1次/d,2000U/次,推荐的治疗剂量为1次/d,100U/(kg・次)。

中度及轻度肾功能不全患者治疗时应严密监测。

肝功能不全患者治疗时应给予特别注意。

低体重(女性低于45kg,男性低于57kg)患者使用预防剂量低分子肝素时的暴露量增加,可导致出血危险性增大,应严密监测。

在蛛网膜下隙/硬膜外麻醉中,同时使用低分子肝素,有椎管内血肿导致长期或永久性瘫痪的报道。当使用本品剂量低于1次/d、4000U/次时,以上事件非常罕见。当术后保留硬膜外导管时,可能增大出现上述症状的危险,须进行神经学监测。外伤或反复穿刺也可增加以上事件的发生。

使用低分子肝素钠剂量在4000U/d时,应于10～12h后放置或拔除导管,并于导管拔除2h后再次给药;使用较高剂量(100U/kg、2次/d或150U/kg、1次/d)时,应于24h后放置或拔除导管,并于导管拔除2h后再次给药。应提高警惕并进行神经学监测,如紧急诊断神经性血肿,治疗应包括脊髓减压。

在治疗不稳定型心绞痛使用动脉导管时,为了将出血的危险降至最小,应保留鞘管至给药后6～8h,下一次治疗时间应在拔鞘管后6～8h。

(3)妊娠期女性仅在医师认为确实需要时才可使用,哺乳期女性接受本品治疗时应停止哺乳。

(4)特殊警告:禁止肌内给药。

(五)低分子肝素钠注射液

1.商品名　希弗全。

2.主要成分　低分子肝素钠。

3.性状　无色或淡棕黄色澄明液体。

4.规格　①0.3mL:3200U。②0.4mL:4250U。③0.6mL:6400U。

5.适应证　①预防血栓栓塞性疾病,特别是普通外科手术或骨科手术中的高危患者。②治疗血栓栓塞性疾病。③在血液透析中预防血凝块形成。

6.禁忌证　①有与使用低分子肝素钠有关的血小板减少症病史。②发生或有倾向发生与止血障碍有关的出血,与肝素无关的消耗性凝血病除外。③有出血危险的器官损伤(消化性溃疡、视网膜病变、出血综合征、出血性脑血管意外等)。④急性细菌性心内膜炎(与人工假肢有关的除外)。⑤对本品过敏。⑥患有严重的肾病和胰腺病变、严重高血压、严重颅脑损伤和术后期。⑦正在使用 Kantivitamins 进行治疗。

7.药理作用　希弗全是一种具有快速和持续的抗血栓形成作用的药物,其抗栓活性(以对Ⅹa 的测量计)与抗凝活性(以部分活化凝血酶时间和凝血酶时间表示)的比值大于 4。此值可用作治疗或安全指数。

8.用法用量　皮下注射,通常的注射部位是腹壁的前外侧,左右交替。针头应垂直刺入捏起皮肤所形成的褶皱,注射完毕后松开手指。

治疗血栓栓塞性疾病,2 次/d 皮下给药,4200～6400U/次,通常疗程为 10d。

9.不良反应

(1)可能出现不同部位的出血表现。

(2)偶见血小板减少症,偶有严重的血小板减少症。

(3)偶见皮肤坏死,一般出现在注射部位,先兆表现为紫癜、浸润或疼痛性红斑,此时有或无全身症状。应立即停药。使用未分级肝素和低分子肝素均观察到此类不良反应。

(4)少见皮肤、全身过敏或转氨酶升高。

(5)极个别情况下,注射部位出现血肿。

10.药物相互作用

(1)希弗全与以下药物合用,可增加患者出血的可能性:乙酰水杨酸盐和其他水杨酸盐(全身给药)、非甾体消炎药(全身给药)、噻氯匹定、抗血小板药物(如双嘧达莫、苯磺唑酮等)、口服抗凝剂、糖皮质激素(全身给药)、右旋糖酐(非肠道给药)等。如联合应用,须证明其合理性并加强临床监测。

(2)同时服用维生素 C、抗组胺剂、洋地黄、青霉素(静脉给药)、四环素或硫代二苯胺,可能会抑制本品的作用。

11.注意事项

(1)严禁肌内注射。

(2)应在治疗前进行血小板计数检查,治疗过程中应每周检查 2 次。如预期将进行长期治疗,上述监测的频率应至少保持到治疗开始的第 1 个月,此后再酌情减少。

(3)如果有其他肝素治疗引起的血小板减少症病史,应加强临床监测并每日进行血小板计数检查。

(4)使用未分级肝素治疗引起血小板减少症时,用低分子肝素替代是可能的解决方法。此时应每日监测血小板计数。如果血小板减少症持续,应尽快停止治疗。已有即便使用低分子肝素进行替代,血小板减少症仍维持起始水平的报道。

(5)如有以下情况应慎用:肝功能不全、肾功能不全、高血压、胃十二指肠溃疡或其他任何可能出血的器质性损害病史、脉络膜和视网膜的血管疾病。

(6)脑或脊髓手术后须慎用。

(7)低分子肝素的分子量可能因生产方法的不同而不同,因此治疗过程中不建议更换产品的品牌。

(六)达肝素钠注射液

1.商品名　法安明。

2.主要成分　达肝素钠。

3.性状　无色或黄色澄明液体。

4.规格　①0.2mL:2500U。②0.2mL:5000U。③0.3mL:7500U。

5.适应证　①治疗急性深静脉血栓。②进行血液透析和血液过滤期间防止在体外循环系统中发生凝血。③治疗不稳定型冠状动脉疾病,如不稳定型心绞痛和非Q波型心肌梗死。④预防与手术有关的血栓形成。

6.禁忌证　①妊娠。②对达肝素钠或其他低分子肝素和(或)肝素过敏。③有明确病史或怀疑患有肝素诱导的免疫介导型血小板减少症。④急性胃十二指肠溃疡。⑤脑出血。⑥严重的凝血系统疾病。⑦脓毒性心内膜炎。⑧中枢神经系统、眼部及耳部的损伤或进行手术。⑨进行急性深静脉血栓治疗伴用局部麻醉(因可增加出血危险)。

7.药理作用　达肝素钠主要通过抗凝血酶(AT)增强其对凝血因子Ⅹa和凝血酶的抑制,从而发挥抗血栓形成的作用。

8.用法用量

(1)急性深静脉血栓的治疗　达肝素钠可以皮下注射,1次/d,也可2次/d。

1)1次/d用法:200U/(kg·次),皮下注射,1次/d。不需要监测抗凝血作用。总量不可超过18000U/d。

2)2次/d用法:100U/(kg·次),每12h可重复给药。该剂量适用于出血危险性较高的患者。通常治疗中无须监测,但可进行功能性抗Ⅹa测定。皮下注射后3～4h取血样,可测得最大血药浓度。推荐的血药浓度范围为0.5～1.0U(抗Ⅹa)/mL。

(2)预防与手术有关的血栓形成

1)伴有血栓栓塞并发症危险的大手术,术前1～2h皮下注射2500U,术后每日早晨皮下注射2500U,直到患者可活动。一般需5～7d或更长。

2)具有其他危险因素的大手术和矫形手术,术前晚间皮下注射5000U,术后每晚皮下注射5000U。治疗须持续到患者可活动为止,一般需5～7d或更长。另外也可术前1～2h皮下注射2500U,术后8～12h皮下注射2500U,然后每日早晨皮下注射5000U。

9.不良反应　可能引起出血,尤其在大剂量时。常见报道的不良反应为注射部位的皮下血肿和暂时性轻微的且在治疗中可逆的血小板减少症(Ⅰ型)。观察到暂时性轻至中度肝转氨酶(ASAT、ALAT)增高。罕见皮肤坏死、过敏反应和注射部位以外的出血。很少见过敏样反应和严重的免疫介导型血小板减少症(Ⅱ型)伴动脉和(或)静脉血栓或血栓栓塞。

10.药物相互作用　同时应用对止血有影响的药物,例如阿司匹林、非甾体消炎药、维生素K拮抗药和葡聚糖,可能加强达肝素钠的抗凝血作用。但除了不稳定型冠状动脉疾病(如不稳定型心绞痛、非Q波型心肌梗死)的患者有特殊禁忌证外,一般患者可口服低剂量的阿司匹林。

11.注意事项

(1)慎用于血小板减少症和血小板缺陷、严重肝肾功能不全、未能控制的高血压、高血压性或糖尿病性视网膜病的患者。近期手术的患者在使用大剂量达肝素钠时亦应慎重。

(2)在开始达肝素钠治疗前应做血小板计数检查并定期监测。

(3)对于发展迅速的血小板减少症,以及与使用本品或其他低分子肝素和(或)肝素有关的体外试验显示抗血小板抗体阳性或结果未知的严重血小板减少症(低于 100×10^9/L),须特别注意。

(4)达肝素钠对凝血时间只有轻微程度的延长作用,如血浆凝血时间(APTT)或凝血酶时间。测定抗Ⅹa活性可用于实验室监测。为延长 APTT 而增加剂量可能导致药物过量和出血。一般情况下,长期血液透析的患者应用本品时,需要调整剂量的次数很少,因而检测抗Ⅹa浓度的次数也很少。进行急性血液透析的患者治疗间歇较短,应对抗Ⅹa浓度进行全面监测。

(5)哺乳期患者慎用。

(于鲁志)

第五节　溶栓药

一、概述

纤维蛋白溶解药(fibrinolytics)可使纤维蛋白溶酶原(plasminogen,又称纤溶酶原)转变为纤维蛋白溶酶(plasmin,又称纤溶酶),纤溶酶通过降解纤维蛋白和纤维蛋白原而限制血栓增大和溶解血栓,故纤维蛋白溶解药又称血栓溶解药(thrombolytic),简称溶栓药。临床应用于血栓栓塞性疾病的溶栓治疗。

二、常用针剂

(一)尿激酶 Urokinase

1.商品名　注射用尿激酶(Urokinase for injection)。

2.主要成分　从新鲜人尿中提取的一种能激活纤维蛋白溶酶原的酶。

3.性状　白色或类白色冻干块状物或粉末。

4.规格　每瓶:①500U。②1000U。③5000U。④1 万 U。⑤2 万 U。⑥5 万 U。⑦10 万 U。⑧20 万 U。⑨25 万 U。

5.适应证

(1)血栓栓塞性疾病的溶栓治疗,包括急性广泛性肺栓塞、胸痛 6～12h 内的冠状动脉栓塞和心肌梗死、症状短于 3～6h 的急性期脑血管栓塞、视网膜动脉栓塞和其他外周动脉栓塞、症状严重的髂一股静脉血栓形成者。

(2)人工心脏瓣膜手术后预防血栓形成。

(3)保持血管插管和胸腔及心包腔引流管的通畅。

6.禁忌证

(1)绝对禁忌证:①有出血素质、活动性出血或出血性疾病的患者。②近 2 个月内有颅、脊部手术及外伤的患者。③颅内动脉瘤、动静脉畸形、颅内肿瘤及可能蛛网膜下腔出血的患者。④手术、创伤、分娩后 10d 以内的患者。⑤活动性溃疡病及结核病患者。⑥严重高血压患者(血压高于200/120mmHg)。

(2)相对禁忌证:①年龄大于75岁,且病情危重的患者。②近6周内有手术、外伤、分娩、组织器官活检者。③近3个月内有急性心肌梗死、细菌性心内膜炎、心包炎、严重心力衰竭者。④近6个月有脑梗死、消化道和泌尿道出血者。⑤孕妇、严重肝肾功能不全者。⑥败血症、出血性视网膜炎患者。⑦应用抗凝治疗者。⑧血压高于180/110mmHg而难以下降者。⑨新近进行心肺复苏者。

(3)急性心肌梗死时溶栓禁忌证:①心肺复苏术后。②血压高于200/120mmHg者。③不能排除主动脉夹层分离者。④近期有活动性出血、出血性疾病或出血倾向者,特别是有脑出血史者。⑤近期曾有过各类手术或外伤者。⑥妊娠者。⑦各种心房颤动疑有心腔血栓者。⑧有严重肝肾功能损害者。

7.药理作用　尿激酶通过激活体内纤溶酶原转为纤溶酶,进而裂解纤维蛋白及纤维蛋白原,发挥溶栓作用。

8.用法用量　本品应于临用前以氯化钠注射液或5%葡萄糖注射液配制。

(1)肺栓塞:初次剂量按体重4400U/kg,以氯化钠注射液或5%葡萄糖注射液配制,以90mL/h速度10min内滴完;其后以4400U/(kg·h)的给药速度,连续静脉滴注2h或12h。也可按体重15000U/kg,以氯化钠注射液配制后由肺动脉内注入,必要时,可根据情况调整剂量,间隔24h重复1次,最多使用3次。

(2)心肌梗死:建议以氯化钠注射液配制后,按6000U/min速度冠状动脉内连续滴注2h,滴注前应先行静脉给予肝素2500～10000U。也可将本品150万U配制后静脉滴注,30min滴完。

(3)外周动脉血栓:以氯化钠注射液配制本品(浓度2500U/mL),以4000U/min的速度经导管注入血凝块中,每2h夹闭导管1次。可调整滴入速度为1000U/min,直至血块溶解。

(4)防治心脏瓣膜替换术后的血栓形成:可用本品4400U/kg,0.9%氯化钠注射液配制后10～15min滴完,然后以4400U/(kg·h)的速度静脉滴注维持,当瓣膜功能正常后即停止用药。如用药24h仍无效或发生严重出血倾向,应停药。

(5)脓胸或心包积脓:常用抗生素和脓液引流术治疗。引流管常因纤维蛋白形成凝块而阻塞。此时可在胸腔或心包腔内注入灭菌注射用水配制的本品(5000U/mL)10000～250000U,既可保持引流管通畅,又可防止胸膜或心包粘连或形成心包缩窄。

(6)眼科应用:用于溶解眼内出血引起的前房血凝块,使血块崩解,以利于手术取出。常用5000U本品以2mL氯化钠注射液配制后冲洗前房。

9.不良反应　可见发热、寒战、恶心、呕吐、肩背痛、过敏性皮疹、低血压(静脉滴注)、出血(穿刺部位出血,皮肤瘀斑,胃肠道、泌尿道或呼吸道出血、脑出血)、再灌注心律失常;偶见缓慢心律失常、加速性室性自搏性心律、室性期前收缩或心室颤动等;偶见溶血性贫血、黄疸及丙氨酸转移酶(ALT)升高;溶栓后继发性栓塞(肺栓塞、脑栓塞或胆固醇栓塞等)。

10.药物相互作用　不宜与影响血小板功能的药物,如阿司匹林、吲哚美辛、保太松等合用。肝素和口服抗凝血药与大剂量本品同时使用时,出血危险增加。

11.注意事项

(1)控制好注入速度,过快有可能引起过敏反应。

(2)溶解时,不可剧烈振荡,以免使其活力降低。溶液在5℃左右可保持12h,室温下要即时应用，放置稍久活力即可能减失。

(3)此药是一种酶制剂，许多化学品如蛋白质沉淀剂、生物碱、消毒灭菌剂，都会使其活力降低，故不宜配伍使用。

(4)给予尿激酶期间、即将开始前或停药后，避免任何血管穿刺或侵入性操作。如果不能避免，则应非常谨慎。

(5)左心血栓、亚急性细菌性心内膜炎、凝血障碍、心血管系统疾病、糖尿病视网膜病变、出血性疾病患者慎用。

(6)治疗心肌梗死时，需监测再灌注性心律失常的发生。

(7)尿激酶无抗原性，不引起过敏反应，可用于对链激酶过敏者。

(二)链激酶 Streptokinase

1. 商品名　链激酶。

2. 主要成分　链激酶。

3. 性状　白色或类白色冻干粉。

4. 规格　①10 万 U/支。②50 万 U/支。③150 万 U/支。

5. 适应证　①血栓栓塞性疾病的溶栓治疗，包括急性广泛性肺栓塞、胸痛 6～12h 内的冠状动脉栓塞和心肌梗死、症状短于 3～6h 的急性期脑血管栓塞、视网膜动脉栓塞和其他外周动脉栓塞、症状严重的髂一股静脉血栓形成者。②人工心脏瓣膜手术后预防血栓形成。③保持血管插管和胸腔及心包腔引流管的通畅。

6. 禁忌证　对该药过敏者禁用，其余同尿激酶。

7. 药理作用　链激酶与内源性纤维蛋白溶酶原结合成复合物，并促使纤维蛋白溶酶原转变为纤溶酶，纤溶酶迅速水解血栓中的纤维蛋白，使血栓溶解。

8. 用法用量　急性心肌梗死静脉溶栓治疗：150 万 U 溶解于 5%葡萄糖溶液 100mL，静脉滴注 1h。应尽早开始，争取发病 12h 内开始治疗。对于特殊患者(如体重过低或明显超重)，可根据具体情况适当增减剂量(按 2 万 U/kg)。

9. 不良反应　罕见过敏反应，其余同尿激酶。

10. 药物相互作用

(1)给予链激酶后，会导致高水平抗体生成。若间隔一段时间后再次给药，溶栓效果降低。

(2)严重的药物相互作用：血小板抑制剂，如阿司匹林和吲哚美辛会增强链激酶的作用而引起出血。肝素和口服抗凝剂增加出血的风险。

11. 注意事项　同尿激酶。

(三)注射用阿替普酶 Alteplase for Injection

1. 商品名　爱通立(Actilyse)。

2. 主要成分　阿替普酶。

3. 性状　白色至类白色冻干粉末。

4. 规格　①20mg/支。②50mg/支。

5. 适应证　急性心肌梗死、血流不稳定的急性大面积肺栓塞、急性缺血性脑卒中的溶栓治疗。

6. 禁忌证

(1)禁用于如下情况：①有高危出血倾向，如已知出血体质。②口服抗凝药，如华法林。

③目前或近期有严重或危险的出血。④已知有颅内出血史或疑有颅内出血。⑤疑有蛛网膜下隙出血或处于因动脉瘤而导致蛛网膜下隙出血状态。⑥有中枢神经系统病变史或创伤史（如肿瘤、动脉瘤以及颅内或椎管内手术）。⑦最近（10d 内）曾进行有创的心外按压、分娩或非压力性血管穿刺（如锁骨下或颈静脉穿刺）。⑧严重的未得到控制的动脉高血压。⑨细菌性心内膜炎或心包炎。⑩急性胰腺炎。⑪最近 3 个月有胃肠溃疡史、食管静脉曲张、动脉瘤或动脉/静脉畸形史。⑫有出血倾向的肿瘤。⑬严重的肝病，包括肝功能衰竭、肝硬化、门静脉高压（食管静脉曲张）及活动性肝炎。⑭最近 3 个月有严重的创伤或大手术。

(2)治疗急性心肌梗死、急性肺栓塞时的补充禁忌：有脑卒中史。

(3)治疗急性缺血性脑卒中的补充禁忌：①缺血性脑卒中症状发生已超过 3h 尚未开始静脉滴注治疗或无法确知症状发生时间。②开始静脉滴注治疗前神经学指征不足或症状迅速改善。③经临床（脑卒中量表＞25）或影像学检查评定为严重脑卒中。④脑卒中发作时伴随癫痫发作。⑤CT 扫描显示有颅内出血迹象。⑥尽管 CT 扫描未显示异常，仍怀疑有蛛网膜下隙出血。⑦48h 内曾使用肝素且凝血酶原时间高于实验室正常值上限。⑧有脑卒中史并伴有糖尿病。⑨近 3 个月内有脑卒中发作。⑩血小板计数＜100×10^9/L。⑪收缩压高于 185mmHg 或舒张压高于 110mmHg，或需要强力（静脉内用药）治疗手段以控制血压。⑫血糖低于 2.8mmol/L 或高于 22.2mmol/L。

(4)此药不能用于 18 岁以下及 80 岁以上的急性脑卒中患者的治疗，妊娠及哺乳期女性慎用。

7. 药理作用　本品是一种重组人体组织纤维蛋白溶酶原激活剂（rt－PA）。当静脉给药时，本品在循环系统中只有与纤维蛋白结合才表现出活性，其纤维蛋白亲和性很高。当和纤维蛋白结合后，该药被启动，诱导纤溶酶原转化为纤溶酶，溶解血块，但对整个凝血系统各组分的系统性作用轻微，因而出血倾向小。本品不具有抗原性，可以重复使用。

8. 用法用量

(1)心肌梗死

1)对于症状发生 6h 以内的患者，采取 90min 加速给药法：15mg 静脉注射，随后 30min 持续静脉滴注 50mg，剩余 35mg 于 60min 内持续静脉滴注，直至最大剂量达 100mg。

体重在 65kg 以下的患者，给药总剂量应按体重调整，即：15mg 静脉注射，然后按 0.75mg/kg的剂量持续静脉滴注 30min（最大剂量 50mg），剩余的按 0.5mg/kg 的剂量持续静脉滴注 60min（最大剂量 35mg）。

2)对于症状发生 6～12h 的患者，采取 3h 给药法：10mg 静脉注射，其后 1h 持续静脉滴注 50mg，剩余剂量每 30min 静脉滴注 10mg，至 3h 末滴完，最大剂量为 100mg。

体重在 65kg 以下的患者，给药总剂量不应超过 1.5mg/kg，最大剂量为 100mg。

3)辅助治疗：症状发生后尽快给予阿司匹林，并在心肌梗死发生后的第 1 个月内持续给药，推荐剂量为 75～150mg/d。同时给予肝素 24h 或更长时间（加速给药法中至少应伴随给药 48h），建议在溶栓治疗前静脉注射 5000U，然后以 1000U/h 的剂量持续静脉滴注。肝素剂量应根据反复测定的活化部分凝血活酶时间（APTT）值调整，APTT 值应为用药前的 1.5～2.5倍。

(2)肺栓塞：本品 100mg 应持续 2h 静脉滴注。最常用的给药方法为：10mg 在 1～2min 内静脉注射，90mg 在随后 2h 持续静脉滴注。体重不足 65kg 的患者，给药总剂量不应超过1.5mg/kg。

辅助治疗：静脉滴注本品后，当APTT值低于正常上限2倍时，应给予（或再次给予）肝素。静脉滴注肝素剂量应根据APTT值调整，APTT值应为用药前的1.5～2.5倍。

(3)急性缺血性脑卒中：治疗应在症状发生后的3h内开始，推荐剂量为0.9mg/kg（最大剂量为90mg）。总剂量的10%先从静脉推入，剩余剂量在随后60min内持续静脉滴注。

辅助治疗：在症状发生的最初24h内，此治疗方案与肝素和阿司匹林合用的安全性和有效性尚未进行系统研究，故在该药治疗后的24h以内应避免使用阿司匹林或静脉给予肝素。若须给予肝素以防治其他症状（如防止深静脉栓塞发生），则剂量不得超过10000U，并应由皮下注射给药。

9.不良反应

(1)血液系统：出血最常见。与溶栓治疗相关的出血可分成2种类型：表面出血，常为穿刺部位或血管损伤处出血；内出血，为胃肠道、泌尿生殖道、后腹膜、中枢神经系统或实质脏器出血。另外，有出现硬膜外血肿和筋膜下血肿的报道。全身性纤维蛋白溶解比用链激酶时少见，但出血的发生率相似。

(2)心血管系统：①心律失常：使用本药治疗急性心肌梗死时，血管再通期间可出现再灌注心律失常，如加速性室性自主心律、心动过缓或室性期前收缩等。这些反应通常为良性，通过标准的抗心律失常治疗可以控制，但有可能引起再次心肌梗死和梗死面积扩大。心律失常的发生率和静脉滴注链激酶时相似。②血管再闭塞：血管开通后，须继续用肝素抗凝，否则可能再次形成血栓，造成血管再闭塞。有报道称用本药进行溶栓治疗后发生了胆固醇结晶栓塞。

(3)中枢神经系统：常见颅内出血、癫痫发作，颅内出血以症状性脑内出血为主（可多至10%的患者）。

(4)免疫系统：过敏样反应，不常见，通常为轻度，但个别病例可危及生命。其表现可以是皮疹、荨麻疹、支气管痉挛、血管源性水肿、低血压、休克和其他与过敏反应有关的症状。一旦出现上述异常，应给予常规抗过敏治疗。

(5)运动系统：可出现膝部出血性滑膜囊炎。

(6)其他：鼻出血、血压下降、体温升高等。

10.药物相互作用

(1)在应用本品治疗前、治疗同时或治疗后24h内，使用香豆素类衍生物、口服抗凝剂、血小板聚集抑制剂、普通肝素、低分子肝素和其他影响凝血的药物，可增加出血危险。

(2)同时使用血管紧张素转换酶抑制剂可能增加过敏样反应的危险。

(3)硝酸甘油可增加肝的血流量，从而增加本药的清除率，使人体的血浆浓度降低及冠状动脉的再灌注减少、再灌注时间延长、再闭塞增多。

(4)须注意，配制的溶液可用灭菌生理盐水按1∶5稀释，但是不能继续使用注射用水或糖类注射液（如葡萄糖）对配制的溶液进一步稀释。

(5)本品不能与其他药物混合，既不能用于同一输液瓶，也不能应用同一输液管道（肝素亦不可以）。

11.注意事项

(1)必须有足够的监测手段才能进行溶栓治疗，只有经过适当培训且有溶栓治疗经验的医生才能使用该药，并且需有适当的设备来监测使用情况。要在备有标准复苏装置和药物的地点使用本品。

(2)如同其他所有溶栓剂，应该慎重权衡预期治疗收益和可能出现的危险，特别是对于以下患者：①老年患者。②收缩压高于 160mmHg 的患者。③较小的近期损伤，如活组织检查、主要血管的穿刺、肌内注射及心外按压。④在禁忌证中未曾提及的出血倾向。

(3)避免使用硬质导管。

(4)严格按照规定的剂量用药。治疗急性心肌梗死、急性肺栓塞时，本品用量不应超过100mg，否则颅内出血的发生率可能增高。

(5)该药重复用药的经验有限，使用时一般不引起过敏反应。如发生过敏样反应，应停止用药并给予相应的治疗。

(6)治疗缺血性脑卒中时要注意：①只有神经专科已经过培训且有经验的医生才能进行相应治疗。②与治疗其他适应证相比，本品用于急性缺血性脑卒中治疗时颅内出血的风险明显增加，因为出血主要发生在梗死部位。需特别注意以下情况：所有禁忌证可能增加出血风险的情况；微小的尚无症状的脑动脉瘤；预先经阿司匹林治疗且症状发生后没有及时给予本品治疗的患者可能有更大的脑出血的风险。在这些情况下，本品的用量不得超过 0.9mg/kg(最大剂量 90mg)。③如果症状发生已超过 3h，则患者不得再用本品治疗，因为不良的收益/风险比值主要基于以下情况：随着时间推移，预期的阳性治疗效果会下降；预先经阿司匹林治疗的患者，其死亡率上升；症状性出血的风险增加。④在治疗过程中应进行血压监测且需延长至 24h。如果收缩压高于 180mmHg 或舒张压高于 105mmHg，建议进行静脉内抗高血压治疗。⑤广泛性梗死的患者预后不良的风险很高，包括可能出现严重出血和死亡。对这些患者，应仔细权衡收益/风险比。⑥随着患者年龄、脑卒中严重性和血糖水平的增高，其预后良好的可能性下降而发生严重功能缺陷、死亡或脑出血的可能性增加，与治疗本身无关。⑦缺血鄉位的再灌注可诱发梗死区域的脑水肿。⑧由于可能导致出血风险增加，在本品溶栓后的 24h 内不得使用血小板聚集抑制剂治疗。

(四)注射用瑞替普酶 Reteplase for Injection

1. 商品名　注射用瑞替普酶。

2. 主要成分　重组人组织型纤溶酶原激酶衍生物。

3. 性状　白色或类白色冻干粉剂。

4. 规格　5.0MU/支。

5. 同类产品　瑞通力。

6. 适应证　第三代溶栓药。用于急性心肌梗死、肺栓塞的抢救，外周血管血栓性疾病的治疗。

7. 禁忌证　①活动性内出血。②有脑血管意外史。③新近(2 个月内)颅脑或脊柱的手术及外伤史。④颅内肿瘤、动静脉畸形或动脉瘤。⑤已知的出血体质。⑥严重的未控制的高血压。

8. 药理作用　可使溶酶原激活为有活性的纤溶酶，以降解血栓中的纤维蛋白，发挥溶栓作用。

9. 毒理　①家兔给予人用剂量 3 倍(0.86MU/kg)时，有致流产作用；大鼠剂量达人用剂量 15 倍(4.31MU/kg)时，对胎鼠未见引起异常；但妊娠家兔可引起生殖道出血而致妊娠中期流产。②多项染色体畸变、基因突变、微核试验，结果均为阴性。

10. 用法用量　只能静脉使用。应该 10MU＋10MU 分两次静脉注射，每次缓慢推注 2min 以上，两次间隔为 30min。注射时应使用单独的静脉通路，不能与其他药物混合后给药，也不能与其他药物使用共同的静脉通路。没有多于两次给药的重复用药的经验。尽管没有足够的资料表明在用药中或用药后合并使用抗凝或抗血小板药是否有利，但 99％的患者在溶栓治疗期间同时使用肝素，用药期间或用肝素后可合并使用阿司匹林。关于不合并使用肝素或阿司匹林对本品安全性及效果的影响的研究还未进行。当配制溶液时，肝素和本品有配伍禁忌，不能在同一静脉通路给药。如需共用一条静脉通路先后注射，则在使用两种药之间，应该用生理盐水或 5％葡萄糖溶液冲洗管道。

11. 不良反应

(1)最常见出血，包括颅内腹膜后或消化道、呼吸道、穿刺或破损部位出血。

(2)可引起再灌注心律失常。

(3)恶心、呕吐、发热、呼吸困难及低血压过敏反应。

(4)其他不良反应，如心源性休克、心律失常、肺水肿、心力衰竭、心脏停搏、再发性心绞痛、再梗死、心脏穿孔、二尖瓣反流、心包渗出、心包炎、急性心脏压塞、静脉血栓形成及栓塞和电机械分离。

12. 儿童用药　尚无儿童使用时安全性及疗效的研究资料。

13. 老年人用药　在患者≥70 岁时，尤其是收缩压高于 160mmHg 时，使用本品应特别注意。

14. 药物相互作用　尚未研究本品与其他心脏活性药物的相互作用。在本品治疗前及治疗后使用肝素、维生素 K 拮抗药及抗血小板药(阿司匹林，双嘧达莫等)可能增加出血的危险。

15. 药物过量　没有本品过量的经验。使用本品时纤维蛋白原水平降低，可以预先监测纤维蛋白原的水平。纤维蛋白原及其他凝血成分的减少增加了出血的危险。如有严重出血发生，应立即停用肝素及其他抗凝、抗栓药，必要时输入新鲜全血或血浆及抗纤溶药物。可使用鱼精蛋白对抗肝素的作用。

16. 注意事项　与葡萄糖注射液配伍可使效价降低，故宜用少量注射用水溶解，而不宜用葡萄糖溶液稀释。

(五)注射用重组人尿激酶原 Recombinant Human Prourokinase for Injection

1. 商品名　普佑克。

2. 主要成分　重组人尿激酶原(简称 rhPro－UK)。

3. 性状　白色疏松体，复溶后为澄清、无色透明液体。

4. 规格　5mg(50 万 U)/支。

5. 适应证　急性 ST 段抬高性心肌梗死的溶栓治疗。应在症状发生后时间窗内尽可能早期使用。

6. 禁忌证　注射用重组人尿激酶原不可用于有高危出血倾向者，如：近期(30d 内)有活动性出血(胃肠溃疡、咯血、痔疮、便血等)患者；3 个月内做过手术或活体组织检查，心肺复苏(体外心脏按压、心内注射、气管插管)，不能实施压迫部位的血管穿刺及外伤史者；控制不满意的高血压(血压≥180/110mmHg)或不能排除主动脉夹层动脉瘤者；有出血性脑卒中和血管栓塞病史(包括短暂性脑缺血发作)者；对扩容治疗和血管加压药无反应的休克者；妊娠、细菌性心内膜炎、二尖瓣病变并有房颤且高度怀疑左心腔内有血栓者；出血性疾病或出血倾向、严重的肝肾功能障碍及进展性疾病者；糖尿病合并视网膜病变者；意识障碍患者。

7. 药理作用　注射用重组人尿激酶原是一种纤溶酶原激活剂，能够直接激活血栓表面的纤溶酶原使其转变为纤溶酶。静脉给予该药时，在循环系统中 rhPro－UK 表现为相对非活性状态，对血浆内源性纤溶酶原影响很小，只有在血栓表面，被激肽酶或纤溶酶激活，部分变成双链 UK，后者激活结合在血栓表面构型有所改变的纤溶酶原使之变成纤溶酶，才使血栓纤维蛋白部分溶解。当血栓纤维蛋白暴露出 E－片段时，rhPro－UK 能直接激活结合在该片段 C－端两个赖氨酸残基上的纤溶酶原，其活性增加 500 倍，产生大量纤溶酶，使血栓纤维蛋白迅速降解，血栓溶解。rhPro－UK 是特异性的纤溶酶原激活剂，可以特异性地溶解体内血栓。药效学试验结果显示，rhPro－UK 对实验动物的冠状动脉血栓和肺血栓有明显的溶栓作用，而对其体内的纤溶系统无明显影响。

8. 毒理

(1)安全毒理学：药理学研究表明，rhPro－UK 对动物的一般行为、状态，对中枢神经系统、心血管系统、呼吸系统及消化系统均无明显影响。

(2)长期毒性试验：采用二级 Wistar 大白鼠，每天静脉注射本品 3、10 及 30mg/kg(人用剂量的 30 倍)，并以生理盐水做对照组，连续 7d 给药并持续观测 3 周的方案，进行本品长期毒性试验，结果显示：①3 个剂量组动物均未发生毒性反应症状，食量、体重增长正常。②组织病理学检查及脏器系数测定均未发现与本品有关的具有毒理学意义的改变。③血液学指标检测，未见到与药物有关的改变。血液生化指标检测表明，总胆固醇(Tchol)、总蛋白(TP)和白蛋白(Alb)含量有升高的趋势，在恢复期回复到正常水平。凝血酶原时间(PT)、凝血酶时间(TT)和活化部分凝血酶原时间(APTT)3 项指标明显延长，24h 后均恢复正常。

9. 药代动力学　注射用重组人尿激酶原主要在肝内清除，从尿中排出。Ⅰ期临床试验显示，健康志愿者接受 20、35、50、65、75 和 85mg 注射用重组人尿激酶原后，系统清除率分别为(92.0±25.0)、(61.0±19.0)、(46.0±5.0)、(57.4±14.5)、(57.8±13.0)和(55.7±10.0)L/h，随剂量增加逐渐减慢。其半衰期分别为 2.6、2.4、1.9、0.67、0.66 和 0.59h，随剂量增加而减少，表明 rhPro－UK 在体内存在非线性动力学过程。

10. 用法用量　用于急性 ST 段抬高性心肌梗死治疗，一次用量 50mg。先将 20mg 注射用重组人尿激酶原用 10mL 生理盐水溶解后，3min 内静脉推注完毕，其余 30mg 溶于 90mL 生理盐水，30min 内静脉滴注完毕。

注意：加入生理盐水后轻轻翻倒 1～2 次，不可剧烈摇荡，以免注射用重组人尿激酶原溶液产生泡沫，降低疗效。

治疗过程中同时使用肝素者，应注意肝素滴注剂量，并监测 APTT 值。APTT 值应控制在肝素给药前的 1.5～2.5 倍。

11. 不良反应

(1)使用注射用重组人尿激酶原的最常见不良反应是出血。与溶栓相关的出血反应分为两种：①皮肤表面出血或在穿刺部位出血。②内出血，常见为胃肠道、泌尿生殖道、后腹膜、中枢神经系统或实质器官出血。

注射用重组人尿激酶原的临床研究表明，只有少部分患者出现瘀斑、鼻出血和牙龈出血，但不需要特殊治疗。胃肠道、泌尿生殖器或腹膜后腔出血极少，罕有颅内出血报告(＜1%)。

如果出现明显内脏出血尤其是脑出血时，应该停止溶栓治疗。rhPro－UK 是一种对纤维蛋白有选择的溶栓药，因此对凝血系统影响轻微，一般不用给予凝血因子。

(2)使用注射用重组人尿激酶原一般不会引起过敏反应。如发生过敏反应，应停止滴注并给予相应的治疗。

(3)偶见心律失常，可用标准抗心律失常措施处理。

12.孕妇及哺乳期女性用药　动物实验显示，小鼠给药剂量为 1mg/kg 时，未见母鼠流产、死亡及畸形，但个别动物仍见宫内轻度出血。因此，与其他溶栓药一样，孕妇禁用。哺乳期女性用药未做相关试验，谨慎使用。

13.儿童用药　未做相关试验。

14.老年人用药　年龄大于 75 周岁的患者慎用。

15.药物相互作用　注射用重组人尿激酶原不能与其他药物混合，既不能用于同一输液瓶，也不能应用同一输液管道(包括肝素)。

16.药物过量　健康受试者给药剂量为 85mg 时，未见严重不良反应。临床研究表明，急性心肌梗死患者使用注射用重组人尿激酶原 50mg 和 60mg 时，安全性和开通率都较好，两组间无统计学差异。推荐使用剂量为 50mg/次，给药剂量不应超过 60mg/次。

17.临床试验　本品自 2001 年至 2005 年 6 月在 18 家综合性医院协作完成了Ⅰ期、Ⅱ期、Ⅲ期临床试验。试验的主要研究对象为发病在 6h 内的急性 ST 段抬高性心肌梗死患者。给药方法分为两步：首先用 10mL 生理盐水溶解注射用重组人尿激酶原 20mg，在 3min 内静脉推注；然后，其余剂量用 90mL 生理盐水溶解，在 30min 内静脉滴注。主要观察指标包括冠状动脉造影显示梗死相关动脉开通情况、心电图改变、凝血系统指标检测、肝肾功能等。

(1)药物有效性结果：Ⅱ期临床试验中，注射用重组人尿激酶原组共计 155 例，对照药尿激酶(UK)组 67 例。研究结果显示，注射用重组人尿激酶原的溶栓治疗效果随着药物总剂量的提高有所提高，对总给药剂量有一定的依从关系，对给药方案，即给药方法和实施方式(时间)也有一定的相关性。Ⅱ期试验显示出该溶栓药有较好的安全性和有效性，其中 50mg 组(20mg＋30mg；30min 滴注)心肌梗死溶栓(2＋3)级开通率达 78.26％，心肌梗死溶栓 3 级达 60.8％；60mg 组(20mg＋40mg；30min 滴注)心肌梗死溶栓(2＋3)级开通率达 64.71％，心肌梗死溶栓 3 级达 64.71％。

Ⅲ期临床试验为随机、单盲、多中心、阳性药平行对照试验，分注射用重组人尿激酶原 50mg、注射用重组人尿激酶原 60mg 和尿激酶 150 万 U 三组，共进行 328 例试验，其中注射用重组人尿激酶原 50mg 组 110 例，注射用重组人尿激酶原 60mg 组 115 例，尿激酶 150 万 U 组 103 例。研究结果显示，应用注射用重组人尿激酶原 50mg 和 60mg 为发病 6h 内的急性 ST 段抬高心肌梗死患者进行静脉溶栓，相关梗死动脉有较高的开通率，注射用重组人尿激酶原 50mg 组冠状动脉造影开通率心肌梗死溶栓(2＋3)级达到 78.5％，其中心肌梗死溶栓 3 级开通率达到 59.1％，显著高于对照组尿激酶 150 万 U 梗死冠状动脉造影开通率[心肌梗死溶栓(2＋3)级为 51.6％，心肌梗死溶栓 3 级开通率为 36.8％]。

(2)药物安全性结果：注射用重组人尿激酶原Ⅰ期临床耐受性试验结果显示，健康受试者在给药剂量为 5、20、35、50、65、75、85mg 时都具有良好的耐受性，均未观察到明显的毒性反应。注射用重组人尿激酶原对正常人体的血液生化指标、肝肾功能和体内纤溶系统无明显影响，对活化部分凝血活酶时间有一定延长作用。

Ⅱ、Ⅲ期试验研究结果显示，急性心肌梗死患者应用注射用重组人尿激酶原进行静脉溶栓治疗后，在住院期间和之后的随访期间有良好的安全性。溶栓治疗对于患者的血液系统和肝肾功能等全身重要脏器功能均未显示有任何不良影响，溶栓治疗后的偶发严重出血（例如脑出血等）、死亡等严重并发症和一般并发症的出现很少。对照的尿激酶组的相关出血率和死亡率都高于两组注射用重组人尿激酶原组。

（3）药物不良反应：本品属于纤溶酶原激活剂类溶解血栓药，使用中有可能发生的最常见的并发症是出血，用药前后应密切检测凝血指标。试验过程中本品曾发生的出血类型有：①内出血（涉及颅内、胃肠道、泌尿生殖道或呼吸道）。②浅表或表面出血（主要在静脉穿刺和取血部位，动脉穿刺或近期手术干预部位）。多数出血反应的研究者判断认为，出血与溶栓药不相关，肝素可能使注射用重组人尿激酶原的出血危险性增高，建议发生出血反应时立即停用合并使用的肝素或抗血小板等药物。治疗后前数小时内应尽量避免肌内注射和非重要处置。试验中发现，溶栓后静脉穿刺点皮下血肿发生率较高，建议在治疗后的几小时内进行动静脉穿刺时，最好在手工压迫血管后，加压绷带止血至少 30min，并经常核查穿刺部位有无出血。试验中患者发生血尿较多，可能与患者卧床后使用导尿术有关系。

另外发现，冠状动脉溶栓可能伴随再灌注心律失常，如窦性心动过缓、加速心室自身节律、心室早期去极化作用、心室心动过速等，与急性心肌梗死常见心律去常不能区别，而且可用标准抗心律失常措施处理。

18. 注意事项

（1）用药时要权衡预期治疗效果和可能出现的危险。例如，老年患者颅内出血危险性增加，而老年患者治疗效益也会增加，因此要权衡治疗利弊。

（2）如有禁忌证中未曾提及的出血倾向，则注射用重组人尿激酶原的用量不要超过 50mg，否则可使颅内出血的概率增高。

（3）建议在使用注射用重组人尿激酶原前检测凝血时间、凝血酶原时间、活化的部分凝血活酶时间。

（葛晓静）

第六节 调血脂药

一、概述

血脂是血清或血浆中所含的脂类。血脂与载脂蛋白（apoprotein，Apo）结合形成脂蛋白（lipoprotein，LP）后能溶于血浆，并进行运转和代谢。各种脂蛋白在血浆中有基本恒定的浓度以维持相互间的平衡，若比例失调则为脂代谢失常。某些血脂或脂蛋白高出正常范围，称为高脂血症。

高脂血症根据发生异常改变的血脂成分的不同，可分为以下 4 种：①单纯性高胆固醇血症（正常人的血总胆固醇应低于 5.2mmol/L，如超过 5.7mmol/L，即可诊断为高胆固醇血症）。②单纯性高三酰甘油血症（指血三酰甘油超过 1.7mmol/L）。③混合型高脂血症（既有血浆胆固醇水平升高，又有血浆三酰甘油水平升高）。④低高密度脂蛋白血症（血中高密度脂蛋白低于 0.9mmol/L）。

(一)分类

目前,在临床上常用的调血脂药有五大类。

1.他汀类　现已有6种他汀类药物可供临床选用:瑞舒伐他汀、辛伐他汀、氟伐他汀、普伐他汀、阿托伐他汀及洛伐他汀。他汀类药物是目前治疗高胆固醇血症的主要药物。该类药物最常见的不良反应主要是轻度胃肠反应、头痛,与其他降脂药物合用时可能出现肌肉毒性。

2.贝特类　主要适应证为高三酰甘油血症或以三酰甘油升高为主的混合型高脂血症。目前临床应用的贝特类药物主要有非诺贝特、苯扎贝特、环丙贝特及吉非贝齐。该药常见的不良反应为胃肠道反应(如恶心、腹泻),严重者可导致肝损害。

3.烟酸类　属B族维生素。当用量超过其作为维生素作用的剂量时,可有明显的降脂作用。该类药物的适用范围较广,可用于除纯合子家族性高胆固醇血症及Ⅰ型高脂蛋白血症以外的任何类型高脂血症。但是,该药的速释制剂不良反应大,一般不单独应用。

4.胆酸螯合剂　这类药物也称为胆酸隔置剂,如考来烯胺等。该药常见的不良反应为头痛、胃肠反应(如恶心)、便秘或腹泻、肠梗阻等。

5.胆固醇吸收抑制剂　此类药物主要通过抑制肠道内饮食和胆汁中胆固醇的吸收,达到降低血脂的目的,如依折麦布片(益适纯)。

总之,调脂治疗应在非药物治疗基础上,根据血脂异常类型、药物的作用机制以及调脂治疗的目标来选择调脂药物。在治疗中应充分发挥他汀类药物的作用,做到早期、足量、合理使用,尽早使用调脂药,起始剂量应充分。对于介入术后或搭桥患者,强化降低胆固醇治疗,比常规剂量有更大益处。在治疗达标后,只要没有特殊情况,就应继续使用他汀类药物。只要低密度脂蛋白胆固醇(LDL－Ch)不低于1.30mmol/L,就不必减量。

(二)作用机制

调血脂药对血脂代谢的作用机制主要有以下几方面。

1.阻止胆酸或胆固醇从肠道吸收,促进胆酸或胆固醇随粪便排出。

2.抑制胆固醇的体内合成或促进胆固醇的转化。

3.促进细胞膜上低密度脂蛋白胆固醇(LDL－Ch)受体兴奋,使其功能加强,从而加速脂蛋白的分解。

4.激活脂蛋白代谢酶类,促进三酰甘油的分解。

5.抑制其他脂质的体内合成,或促进其他血脂代谢。

(三)临床应用

调血脂药主要用于高脂血症,亦可作为心、脑血管病的预防、治疗及辅助用药。

二、常用口服药

(一)他汀类

他汀类调血脂药主要包括瑞舒伐他汀(可定)、辛伐他汀(舒降之)、氟伐他汀(来适可)、普伐他汀(美百乐镇、普拉固)、阿托伐他汀(立普妥、阿乐)等。

1.瑞舒伐他汀钙片 Rosuvastatin Calcium Tablets

(1)商品名:可定(Crestor)。

(2)主要成分:瑞舒伐他汀钙。

(3)性状:薄膜衣片,除去包衣后显白色或类白色。

(4)规格:以瑞舒伐他汀计:①5mg/片。②10mg/片。③20mg/片。

(5)适应证:①经饮食控制和其他非药物治疗(如运动治疗、减轻体重)仍不能适当控制血脂异常的原发性高胆固醇血症(包括杂合子家族性高胆固醇血症)或混合型血脂异常症(FredricksonⅡb型及Ⅱa型)。②纯合子家族性高胆固醇血症,作为饮食控制和其他降脂措施(如低密度脂蛋白去除疗法)的辅助治疗,或在上述方法不适用时使用。

(6)禁忌证:①对瑞舒伐他汀或本品中任何成分过敏者。②活动性肝病患者,包括原因不明的血清转氨酶持续升高和任何血清转氨酶升高超过正常值上限(ULN)3倍的患者。③严重肾功能损害(肌酐清除率<30mL/min)的患者。④肌病患者。⑤同时使用环孢素的患者。⑥妊娠期间、哺乳期间以及有可能怀孕而未采用适当避孕措施的女性。

(7)药理作用:瑞舒伐他汀是一种选择性、竞争性的3-羟基-3-甲基戊二酰辅酶A(HMG-CoA)还原酶抑制剂,能增加细胞表面的肝低密度脂蛋白(LDL)受体数量,由此增强对低密度脂蛋白的摄取和分解代谢,并抑制肝极低密度脂蛋白(VLDL)合成,从而减少VLDL和LDL颗粒的总数量。

对于纯合子与杂合子家族性高胆固醇血症患者、非家族性高胆固醇血症患者、混合型血脂异常患者,瑞舒伐他汀能降低总胆固醇、低密度脂蛋白胆固醇、载脂蛋白B、非高密度脂蛋白胆固醇(HDL-Ch)水平。瑞舒伐他汀也能降低三酰甘油(TG)、升高高密度脂蛋白胆固醇水平。

对于单纯高三酰甘油血症患者,瑞舒伐他汀能降低总胆固醇、低密度脂蛋白胆固醇、极低密度脂蛋白胆固醇、载脂蛋白B、非高密度脂蛋白胆固醇、三酰甘油水平,并升高高密度脂蛋白胆固醇水平。尚未确定瑞舒伐他汀对心血管疾病发病率与死亡率的影响。

(8)用法用量:在治疗开始前,应给予患者标准的降胆固醇饮食控制,并在治疗期间保持饮食控制。本品的使用应遵循个体化原则,综合考虑患者个体的胆固醇水平、预期的心血管危险性以及不良反应的潜在危险性。

口服给药。常用起始剂量为5mg,1次/d。起始剂量的选择也应综合考虑患者个体的胆固醇水平、预期的心血管危险性以及发生不良反应的潜在危险性。对于需要更强效地降低低密度脂蛋白胆固醇的患者,可以考虑10mg/次、1次/d作为起始剂量,该剂量能控制大多数患者的血脂水平。如有必要,可在治疗4周后调整剂量至高一级的剂量水平。本品每日最大剂量为20mg。

本品可在一天中任何时候给药。

轻度和中度肾功能损害的患者无须调整剂量,重度肾功能损害的患者禁用本品。

(9)不良反应

1)神经系统:头痛、头晕。

2)胃肠道:便秘、恶心、腹痛。

3)皮肤和皮下组织:瘙痒、皮疹和荨麻疹。

4)骨骼肌、关节和骨骼:肌痛、肌病(包括肌炎)和横纹肌溶解。

5)其他:精力不集中、烦躁不安等。

(10)药物相互作用

1)环孢菌素:与环孢菌素合并使用时,瑞舒伐他汀的浓度-时间曲线下面积(AUC)比在健康志愿者中所观察到的平均高7倍(与服用本品同样剂量相比)。合用不影响环孢菌素的血浆浓度。

2)维生素K拮抗药：同其他HMG－CoA还原酶抑制剂一样，对同时使用维生素K拮抗药(如华法林)的患者，开始使用本品或逐渐增加本品剂量可能导致国际标准化比率(INR)升高，停用本品或逐渐降低本品剂量可导致INR降低。在这种情况下，适当检测INR是必要的。

3)吉非贝齐和其他降脂产品：与吉非贝齐同时使用，瑞舒伐他汀的c_{max}和AUC可增加2倍。吉非贝齐、非诺贝特、其他贝特类和降脂剂量≥1g/d的烟酸与他汀类合用使肌病发生的危险性增加，这可能是由于它们单独给药时能引起肌病。

4)抗酸药：同时给予本品和一种含氢氧化铝、氢氧化镁的抗酸药混悬液，可使瑞舒伐他汀的血浆浓度降低约50%。如果在服用本品2h后再给予抗酸药，这种影响可减轻。这种相互作用的临床意义尚未研究。

5)红霉素：与红霉素合用，瑞舒伐他汀的AUC(0－t)下降20%、c_{max}下降30%。这种相互作用可能是红霉素引起的胃肠运动增强所致。

6)口服避孕药/激素替代治疗(HRT)：同时使用本品和口服避孕药，炔雌醇和炔诺孕酮的AUC分别增加26%和34%。在选择口服避孕药剂量时应考虑这些血药浓度的升高。尚无同时使用本品和HRT的受试者的药代动力学数据，因此，不能排除存在类似的相互作用。但是，在临床试验中，这种联合用药很广泛，且被患者良好耐受。

7)其他药物：根据来自专门的药物相互作用研究的数据，估计本品与地高辛不存在有临床相关性的相互作用。

(11)注意事项

1)肌酸激酶检测：不应在剧烈运动后或存在引起肌酸激酶(CK)升高的似是而非的因素时检测CK，这样会混淆对结果的解释。若CK基础值明显升高(超过正常上限的5倍)，应在5～7d内再进行检测确认。若重复检测确认患者CK基础值超过正常上限的5倍，则不可以开始治疗。

2)对骨骼肌的作用：有文献报道，在接受本品各种剂量治疗的患着中均有对骨骼肌产生的影响，如肌痛、肌病以及罕见的横纹肌溶解，特别是在使用剂量大于20mg的患者中。

①治疗前：有肌病、横纹肌溶解症易患因素的患者使用本品时应慎重。这些因素包括肾功能损害、甲状腺功能减退、本人或家族史中有遗传性肌肉疾病、既往有其他HMG－CoA还原酶抑制剂或贝特类的肌肉毒性史、酒精滥用、年龄＞70岁、可能发生血药浓度升高的情况、同时使用贝特类。对这些患者，应考虑治疗的可能利益与潜在危险的关系，建议给予临床监测。若患者CK基础值明显升高(超过正常上限的5倍)，则不应开始治疗。

②治疗中：应要求患者立即报告原因不明的肌肉疼痛、无力或痉挛，特别是在伴有不适和发热时，应检测这些患者的CK水平。若CK值明显升高(超过正常上限的5倍)或肌肉症状严重并引起整天的不适(即使CK不超过正常上限的5倍)，应中止治疗。若症状消除且CK水平恢复正常，可考虑重新给予本品或换用其他HMG－CoA还原酶抑制剂的最低剂量，并密切观察。对无症状的患者不需要定期检测CK水平。

③合并用药：在其他HMG－CoA还原酶抑制剂与贝酸类衍生物(包括吉非贝齐)、环孢菌素、烟酸、吡咯类抗真菌药、蛋白酶抑制剂或大环内酯类抗生素合并使用的患者中，肌炎和肌病的发生率增高。吉非贝齐与一些HMG－CoA还原酶抑制剂同时使用，可增加肌病发生

的危险。因此,不建议本品与吉非贝齐合用。应慎重权衡本品与贝特类或烟酸合用以进一步改善脂质水平的益处与这种合用的潜在危险。

④肾衰竭:对任何伴有提示为肌病的急性重症或易于发生继发于横纹肌溶解的肾衰竭(如败血症、低血压、大手术、外伤、严重的代谢和内分泌及电解质异常,或未经控制的癫痫)的患者,不可使用本品。

3)对肾的作用:在高剂量特别是 40mg 治疗的患者中,观察到蛋白尿(试纸法检测),蛋白质大多数来源于肾小管。在大多数病例中,蛋白尿是短暂的或断断续续的。

4)对肝的影响:过量饮酒或有肝病史者应慎用本品。建议在开始治疗前及开始后第 3 个月进行肝功能检测。若血清转氨酶升高超过正常上限的 3 倍,本品应停用或降低剂量。

5)高胆固醇血症:对继发于甲状腺功能低下或肾病综合征的高胆固醇血症,应在开始本品治疗前治疗原发疾病。

6)驾驶车辆和操纵机器:在驾驶车辆和操纵机器时,应考虑到治疗中可能会发生眩晕。

2. 辛伐他汀片 Simvastatin Tablets

(1)商品名:舒降之。

(2)主要成分:辛伐他汀。

(3)性状:薄膜衣片,除去薄膜衣后显白色或类白色。

(4)规格:①20mg/片。②40mg/片。

(5)适应证

1)高脂血症:①对于原发性高胆固醇血症、杂合子家族性高胆固醇血症或混合性高胆固醇血症的患者,当饮食控制及其他非药物治疗不理想时,辛伐他汀可用于降低升高的总胆固醇、低密度脂蛋白胆固醇、载脂蛋白 B 和三酰甘油,且辛伐他汀升高高密度脂蛋白胆固醇,从而降低 LDL－Ch/HDL－Ch 和总胆固醇/HDL－Ch 的比率。②对于纯合子家族性高胆固醇血症患者,当饮食控制及非饮食疗法不理想时,辛伐他汀可用于降低升高的总胆固醇、低密度脂蛋白胆固醇和载脂蛋白 B 水平。

2)对冠心病患者,辛伐他汀用于:①减少死亡的危险性。②减少冠心病死亡及非致死性心肌梗死的危险性。③减少脑卒中和短暂性脑缺血的危险性。④减少心肌血管再通手术(冠状动脉搭桥术及经皮气囊冠状动脉成形术)的危险性。⑤延缓动脉粥样硬化的进展,包括新病灶及全堵塞的发生。

3)对于患有杂合子家族性高胆固醇血症的 10～17 岁的青春期男孩和女孩(至少初潮 1 年后),结合饮食控制,该品可用于降低总胆固醇、低密度脂蛋白胆固醇、载脂蛋白 B 和三酰甘油水平。

(6)禁忌证:①对本品中任何成分过敏者。②活动性肝炎或无法解释的持续血清氨基转移酶升高者。③与四氢萘酚类钙通道阻滞药米贝地尔合用。

(7)药理作用:辛伐他汀能降低正常及升高的 LDL－Ch 的浓度。LDL 由 VLDL 形成,主要通过高亲和力的 LDL 受体分解代谢。辛伐他汀降低 LDL－Ch 的机制主要包括:降低 VLDL－Ch,诱导 LDL 受体,导致 LDL－Ch 的减少并增加 LDL－Ch 的分解代谢。辛伐他汀治疗期间,载脂蛋白 B 的水平也显著下降。由于每个 LDL 微粒含有一分子的载脂蛋白 B,而且载脂蛋白 B 也很少会出现在其他的脂蛋白中,这也提示辛伐他汀不仅能使胆固醇从 LDL 中丢失,同时还能降低循环中的 LDL 微粒的浓度。此外,辛伐他汀能升高 HDL－Ch 的浓度和降低血浆三酰甘油。这些均可以导致总胆固醇/HDL－Ch 及 LDL－Ch/HDL－Ch 的降低。

(8)用法用量:患者在接受本品治疗以前,应接受标准的低胆固醇饮食并在治疗过程中继续维持。

推荐的起始剂量为 20mg/d,晚间一次服用。

对于因存在冠心病、糖尿病、周围血管疾病、脑卒中或其他脑血管疾病史而属于冠状动脉粥样硬化性心脏病(CHD)高危人群的患者,推荐的起始剂量为 20～40mg/d。

对于只需中度降低 LDL－Ch 的患者,起始剂量为 10mg/d。

对于同时服用环孢菌素、达那唑、贝特类(非诺贝特除外)或烟酸类药物,胺碘酮、维拉帕米以及严重肾功能不全的患者,推荐剂量范围为 5～80mg/d,晚间一次服用,所用剂量应根据基础 LDL－Ch 水平、推荐的治疗目标和患者的反应进行个体化调整。调整剂量应间隔 4 周或以上。

对于肾功能不全的患者,由于本品经肾排泄不明显,故轻、中度肾功能不全患者不需调整剂量。此类患者的起始剂量应为 5mg/d,并密切监测。然而,对于严重肾功能不全的患者(肌酐清除率低于 30mL/min)应慎用本品。

对杂合子家族性高胆固醇血症 10～17 岁的患者,本品推荐的起始剂量为 10mg/d,晚间一次服用。推荐的剂量范围为 10～40mg/d,推荐的最大剂量为 40mg/d,所用剂量应根据推荐的治疗目标进行个体化调整。

用药过程中定期监测胆固醇水平,当 LDL－Ch 水平降至 1.94mmol/L 或血浆总胆固醇水平降至 3.6mmol/L 以下时,应考虑减少本品的服用剂量。

(9)不良反应:本品一般耐受性良好,大部分不良反应轻微且为一过性。在上市前的临床对照研究中,研究者认为与药物有关(分为可能、很可能或肯定)且发生率≥1%的不良反应有腹痛、便秘、胃肠胀气,发生率在 0.5%～0.9%的不良反应有疲乏无力和头痛。肌病的报道很罕见。血清转氨酶显著和持续性升高的情况罕有报道。下列不良反应的报道曾出现在无对照组临床试验或上市后的应用中:恶心、腹泻、皮疹、消化不良、瘙痒、脱发、眩晕、肌肉痉挛、肌痛、胰腺炎、感觉异常、外周神经病变、呕吐和贫血。

(10)药物相互作用

1)CYP3A4 抑制剂:有效的 CYP3A4 抑制剂通过减少辛伐他汀的消除而增加肌病的危险性:这些药物包括依曲康唑、酮康唑、红霉素、克拉霉素、泰利霉素(Telithromycin)、人体免疫缺陷病毒(HIV)蛋白酶抑制剂、奈法唑酮。

2)其他单独应用能引起肌病的降脂药物:与下列药物合用时肌病的危险增加:吉非贝齐、其他贝特类(非诺贝特除外,当非诺贝特与辛伐他汀合用时,没有证据显示肌病的危险超过它们单独使用时发生的危险总和)和烟酸(≥1g/d)。这些药物虽不是有效的 CYP3A4 抑制剂,但单独应用能引起肌病。

3)其他引起肌病/横纹肌溶解的危险增加的情况:辛伐他汀与环孢菌素或达那唑合用;大剂量辛伐他汀与胺碘酮或维拉帕米合用;同时服用地尔硫䓬和辛伐他汀 80mg;辛伐他汀与夫西地酸同服;在辛伐他汀治疗期间,大量饮用葡萄柚汁(>1L/d)。

4)香豆素衍生物:同时服用香豆素衍生物和辛伐他汀 20～40mg,能中度提高香豆素类抗凝剂的抗凝效果,故对于使用香豆素抗凝剂的患者,应在使用辛伐他汀之前测定其凝血酶原时间，并在治疗初期经常测量，以保血酶原时间无明显变化。一旦记录下稳定的凝血酶原时间，应建议患者在服用香豆素类抗凝剂期间定期监测凝血酶原时间。如调整辛伐他汀剂量或停药，应重复以上步骤。对于未服用香豆素类抗凝剂的患者，出血或凝血酶原时间的变化与服用辛伐他汀无关。

（11）注意事项

1）使用辛伐他汀时，要避免同时应用 CYP3A4 抑制剂。

2）同时服用环孢菌素、达那唑、吉非贝齐、其他贝特类（非诺贝特除外）或降脂剂量（≥1g/d）的烟酸的患者，辛伐他汀的剂量不能超过 10mg/d。应避免辛伐他汀与吉非贝齐联合应用，除非联合治疗的益处超过增加的危险。

3）同时服用胺碘酮或维拉帕米的患者，辛伐他汀的剂量不应超过 20mg/d。联合应用时，除非带来的临床益处超过肌病增加的危险，应该避免辛伐他汀的剂量超过 20mg/d。

4）同时服用夫西地酸和辛伐他汀的患者应该密切监测，可能要考虑暂时中止辛伐他汀治疗。

5）所有患者在开始辛伐他汀治疗或增加辛伐他汀剂量时，医生要告知患者引起肌病的危险性，若有不能解释的肌肉痛、触痛或乏力，要及时向医生报告。如果诊断或疑为肌病，要立即中止辛伐他汀治疗。存在这些症状和（或）CK 水平超过正常值上限 10 倍提示为肌病。在多数病例中，当患者及时中止治疗后，肌病症状和 CK 增加会恢复。开始用辛伐他汀治疗或增加剂量的患者，要定期测定 CK 水平，但这样的监测不能保证防止肌病的发生。

6）许多用辛伐他汀治疗发展为横纹肌溶解的患者病史复杂，如肾功能不全，通常是长期糖尿病的后果，这样的患者应密切监测。用辛伐他汀治疗的患者在进行择期大手术之前和任何其他比较严重的内科或外科情况变化下，应暂时停用几天。

7）建议在治疗开始前和随后有临床指征时进行肝功能检查。对剂量调整到 80mg 的患者应在增量开始前、增量至 80mg 后的 3 个月以及随后的第 1 年治疗中定期（比如半年）增加一次检查。对剂量调整到 80mg 的患者在 3 个月时应增加一次检查。应特别注意血清转氨酶升高的患者，对这些患者应及时重复测定并于此后增加肝功能检查的频率。如果血清转氨酶水平表现为上升趋势，尤其是血清转氨酶值上升到正常值上限 3 倍并持续不降时，应停药。

8）过量饮酒或有既往肝病史的患者，应谨慎使用该药。辛伐他汀禁用于活动性肝疾病或原因不明的转氨酶升高的患者。

9）与其他降脂药一样，辛伐他汀治疗后有血清转氨酶中度升高（低于正常值上限 3 倍）的报道。这些变化在辛伐他汀治疗开始后很快出现，但往往是暂时的，不伴有任何症状并且不需要中断治疗。

3. 氟伐他汀钠缓释片 Fluvastatin Sodium Extended－release Tablets

（1）商品名：来适可。

（2）主要成分：氟伐他汀钠。

（3）性状：类白色片。

（4）规格：80mg/片。

（5）适应证：饮食未能完全控制的原发性高胆固醇血症和混合型血脂异常（Fredrickson Ⅱa 及Ⅱb 型）。

（6）禁忌证：①过量饮酒和（或）曾有肝病史者慎用。②治疗前氟伐他汀慎用于易感横纹肌溶解症的患者。下列情况应在治疗前测定CK：肾功能异常；甲状腺功能低下；个人或家族遗传性肌病史；既往他汀或贝特类药物肌损伤史；既往肝病史和（或）大量饮酒；对于70岁以上的老年人，可根据是否存在其他横纹肌溶解症易感因素，来判断该项检查的必要性。③孕妇、无适当避孕措施的育龄女性、哺乳女性禁用。④氟伐他汀与环孢菌素、红霉素等药物合用可增加发生横纹肌溶解的危险性，须谨慎。

（7）药理作用：此药是一种全合成的亲水性降胆固醇药物，是HMG－CoA还原酶的竞争性抑制剂，可将HMG－CoA转化为3－甲基－3，5－二羟基戊酸（一种包括胆固醇的固醇类前体），主要作用部位在肝。胆固醇合成的减少可降低肝细胞内胆固醇量，该过程可刺激低密度脂蛋白受体的合成，并由此增加低密度脂蛋白微粒的摄取，最终使血浆胆固醇浓度降低。

（8）用法用量：成人患者在开始治疗前，应采用标准的降低胆固醇的饮食控制，在整个治疗期间应继续饮食控制。

推荐的起始剂量为20mg或40mg常释胶囊，1次/d。可以根据治疗效果和推荐需达到的治疗目标调整剂量。对于严重的高胆固醇血症或者40mg常释胶囊治疗效果不满意的患者，可以使用氟伐他汀钠缓释片80mg/d。推荐的每日最大剂量为80mg。

本品可在任意时间服用，无论进食与否。

（9）不良反应：常见不良反应为轻的微胃肠道症状、失眠和头痛。使用氟伐他汀可能出现肝功能的生化检查异常。少数患者（1%～2%）经复查显示转氨酶超过正常值上限3倍，极少数患者（0.3%～1.0%）的肌酸激酶超过正常值上限5倍。

（10）药物相互作用：与胆酸结合剂、利福平合用会降低本药的生物利用度。与西咪替丁、雷尼替丁、奥美拉唑合用会提高本药的生物利用度，但无临床意义。

（11）注意事项

1）治疗前应做肝功能检查，用药后定期复查。若谷草转氨酶（AST）或谷丙转氨酶（ALT）持续超过正常值上限3倍，应中止治疗。

2）有肝病及过量饮酒史者慎用。

3）对伴有无法解释的弥漫性肌痛、肌触痛、肌无力以及肌酸磷酸激酶明显升高（超过正常值上限10倍）的患者，应考虑肌病的可能性。患者被诊断或怀疑为肌病时，应停止治疗。

4）对易造成继发于横纹肌溶解的肾衰竭的急性或严重情况的患者，必须暂停治疗。严重肾功能不全患者（肌酐＞260μmol/L，肌酐清除率＜30mL/min）不推荐应用本药。

5）孕妇、无适当避孕措施的育龄女性、哺乳女性禁用。若患者在用药期间怀孕，则应中止治疗。不推荐用于18岁以下患者。

4.普伐他汀钠片 Pravastatin Sodium Tablets

（1）商品名：美百乐镇。

（2）主要成分：普伐他汀钠。

（3）性状：白色或类白色片。

（4）规格：①10mg/片。②20mg/片。③30mg/片。

（5）适应证：高脂血症、家族性高胆固醇血症。

（6）禁忌证：①过敏者。②活动性肝炎或肝功能试验值持续升高者。③妊娠及哺乳期的女性。

（7）药理作用：本品为3－羟基－3－甲基戊二酰辅酶A（HMG－CoA）还原酶抑制剂，选择性地作用于合成胆固醇的主要脏器肝和小肠，迅速且强力降低血清胆固醇值，改善血清脂质。

本品从两个方面发挥其降脂作用：一是可逆性抑制 HMG－CoA 还原酶活性，使细胞内胆固醇的量有一定程度的降低，导致细胞表面的低密度脂蛋白受体数增加，从而加强由受体介导的 LDL－Ch 的分解代谢和血液中 LDL－Ch 的清除；二是通过抑制 LDL－Ch 的前体 VLDL－Ch 在肝中的合成，抑制 LDL－Ch 的生成。

临床研究表明，对伴有不同程度胆固醇升高的患者，本品能降低心血管疾病的发病率和死亡率。

(8)用法用量：成人开始剂量为 10～20mg，1 次/d，临睡前服用。应随年龄及症状适当增减。最高剂量为 40mg/d。

(9)不良反应

1)横纹肌溶解症：出现以肌肉痛、乏力、CK 上升、血中及尿中肌红蛋白上升为特征的横纹肌溶解症，随之引起急性肾衰竭等严重肾损害。若出现此类症状，应立即停药。

2)肝功能障碍：可能出现伴有黄疸、显著 GOT 及 ALT 上升等肝功能障碍，故应注意观察。发现此种情况，应立即停药，并给予适当处理。

3)血小板减少：可能出现血小板减少，故应注意观察，并采取适当的处理准备。有伴有紫癜和皮下出血症的血小板减少的报道。

4)实验室检查：①GOT 上升、ALT 上升、AL－P 上升、LDH 上升、γ－GTP 上升等肝功能异常，胆红素上升。②血尿素氮上升，血肌酐上升。

(10)药物相互作用：普伐他汀钠与吉非贝齐合用，CK 水平升高和因骨骼肌病症状而停药的发生率，与安慰剂对照组、单用吉非贝齐组、单用普伐他汀钠组相比，有升高的趋势，普伐他汀的尿排泄量及其蛋白结合均减少。普伐他汀钠不要和吉非贝齐联合使用。

单用普伐他汀钠或普伐他汀钠与西咪替汀合用时的 AUC 与普伐他汀钠与抗酸药合用时的 AUC 具显著差异。

(11)注意事项

1)与其他 HMG－CoA 还原酶抑制剂类似，本品可能升高碱性磷酸酶及转氨酶的水平。在治疗前、调整剂量或其他需要时，应测定肝功能。伴有活动性肝病或不明原因的持续性转氨酶升高的患者，禁用本品。对近期患过肝病、提示有肝病（如不明原因的持续转氨酶升高、黄疸）、酗酒的患者，谨慎使用。对于这些患者，宜从最小推荐剂量开始，逐步调整到有效治疗剂量，并需密切观察。治疗期间，患者若出现转氨酶升高或肝病的症状或体征，需复检肝功能，直到肝功能恢复正常。若 AST 或 ALT 持续超过正常值上限 3 倍，则应停用本品。

2)本品罕见引起横纹肌溶解伴继发于肌红蛋白尿的急性肾衰竭，可引起无并发症的肌痛。肌病表现为肌肉压痛或者关节附近肌无力，并有 CK 升高超过正常值上限 10 倍。有弥散性肌痛、肌肉压痛或肌无力或 CK 显著升高的患者，需考虑肌病的可能性。若出现肌肉疼痛、压痛或肌肉无力，特别是伴有乏力或发热，需立即向医生报告。CK 明显升高，怀疑有肌病或者确诊有肌病的患者，应停用本品。若患者出现急性或严重的会导致发生继发于横纹肌溶解的急性肾衰竭，如败血症、低血压、大手术、创伤，重症代谢性、内分泌疾病，电解质紊乱，未控制的癫痫等情况，暂停使用本品。当本品与氯贝特类药物合用时，临床上可能出现肾功能异常，因此仅在临床确有必要时方可应用。

3)下述患者应慎重用药:①有严重肝损害或既往史者。②有严重肾损害或既往史者。③正在服用贝特类药物(苯扎贝特等)、免疫抑制剂(环孢霉素等)、烟酸的患者。

5.普伐他汀钠片 Pravastatin Sodium Tablets

(1)商品名:普拉固。

(2)主要成分:普伐他汀钠。

(3)性状:白色或类白色片。

(4)规格:①10mg/片。②20mg/片。

(5)适应证:饮食限制不能控制的原发性高胆固醇血症或合并有高三酰甘油血症(Ⅱa、Ⅱb型)。

(6)禁忌证:①对本品过敏者。②活动性肝炎或肝功能试验持续异常者。③妊娠及哺乳期女性。

(7)药理作用:本药为HMG－CoA还原酶的竞争性抑制剂。HMG－CoA还原酶是胆固醇生物合成初期阶段的限速酶,本药可逆性地抑制HMG－CoA还原酶,从而抑制胆固醇的生物合成。本药从两个方面发挥其降血脂作用:一是通过可逆性抑制HMG－CoA还原酶的活性,使细胞内胆固醇的量有一定程度的降低,导致细胞表面LDL受体数增加,从而加强由受体介导的LDL－Ch的分解代谢及血液中LDL－Ch的清除;二是通过抑制LDL－Ch的前体VLDL－Ch在肝中的合成,抑制LDL－Ch的生成。

(8)用法用量:成人开始剂量10～20mg/次,1次/d,最高剂量40mg/d。

(9)不良反应:轻度氨基转移酶升高、皮疹、肌痛、头痛、胸痛、恶心、呕吐、腹泻、疲乏等。

(10)药物相互作用:与考来烯胺或考来替泊同时服用,本品生物利用度下降40%～50%。应在服用考来烯胺前1h或后4h服用本药。同时服用制酸剂及西咪替丁后可改变本药的血药浓度,但并不影响疗效。

(11)注意事项

1)对纯合子家族性高胆固醇血症疗效差。

2)治疗期间应定期检查肝功能,如AST和AST增高超过正常值上限3倍且为持续性的,应停止治疗。

3)有肝病史或饮酒史的患者慎用。

4)使用HMG－CoA还原酶抑制剂类降血脂药偶尔可引起CK升高,如升高值为正常值上限的10倍,应暂停使用。告知患者,在使用过程中,如出现不明原因的肌痛、触痛、无力,特别是伴有不适和发热时,应立即报告医生。

6.阿托伐他汀钙片 Atorvastatin Calcium Tablets

(1)商品名:立普妥(Lipitor)。

(2)主要成分:阿托伐他汀钙。

(3)性状:白色薄膜衣片,除去薄膜衣后显白色。

(4)规格;20mg/片。

(5)适应证:用于降低原发性高胆固醇血症(杂合子家族性或非家族性)和混合型高脂血症(Ⅱa和Ⅱb)患者的总胆固醇、LDL－Ch、载脂蛋白B和三酰甘油,也用于治疗纯合子家族性高胆固醇血症、冠心病或冠心病等危症合并高胆固醇血症或混合型血脂异常。

(6)禁忌证:①对本品所含的任何成分过敏者。②活动性肝病患者、血清转氨酶持续升高超过正常值上限 3 倍且原因不明者。③肌病。④孕期、哺乳期及任何未采取适当避孕措施的育龄女性。

(7)药理作用:本药是 HMG－CoA 还原酶的选择性、竞争性抑制剂。HMG－CoA 的作用是将羟甲基戊二酸单酰辅酶 A 转化成甲羟戊酸,即包括胆固醇在内的固醇前体。本药通过抑制肝内 HMG－CoA 还原酶及胆固醇的合成而降低血浆胆固醇和脂蛋白水平,并通过增加肝细胞表面的 LDL 受体数以增强 LDL 的摄取和分解代谢,也降低 LDL 生成和 LDU 颗粒数。本药可以降低某些纯合子家族性高胆固醇血症患者的 LDL－Ch 水平,通常其他降脂类药物对此类患者很少有临床疗效。

本药降低纯合子和杂合子家族性高胆固醇血症、非家族性高胆固醇血症和混合型血脂异常患者的总胆固醇、LDL－Ch 和载脂蛋白 B 水平;降低 VLDL－Ch 和三酰甘油水平,并可使 HDL－Ch 和载脂蛋白 A－1 水平升高;降低单纯高三酰甘油血症患者的总胆固醇、LDL－Ch、VLDL－Ch、载脂蛋白 B、三酰甘油和非高密度脂蛋白胆固醇水平,并增高 HDL－Ch 水平;还可降低 β－脂蛋白异常血症患者的中间密度脂蛋白胆固醇水平。

(8)用法用量

1)在开始本品治疗前,应进行标准的低胆固醇饮食控制,在整个治疗期间也应进行饮食控制。应根据 LDL－Ch 基线水平、治疗目标和患者的治疗效果进行剂量的个体化调整。

2)常用的起始剂量为 10mg/次,1 次/d。剂量调整时间间隔应为 4 周或更长。最大剂量为 80mg/次,1 次/d。每日用量可在一天内的任何时间一次服用,并不受进餐影响。

3)对于确诊的冠心病患者或缺血事件危险性增加的其他患者,治疗目标是 LDL－Ch 低于 3mmol/L 和总胆固醇低于 5mmol/L。

4)原发性高胆固醇血症和混合型高脂血症的治疗剂量为 1 次/d,10mg/次。

5)杂合子家族性高胆固醇血症的治疗,初始剂量为 10mg/d。应遵循剂量的个体化原则,并以每 4 周为时间间隔,逐步调整剂量至 40mg/d。如果仍然未达到满意疗效,可将剂量调整至最大剂量 80mg/d,或以 40mg/d 本品配用胆酸螯合剂治疗。

6)纯合子家族性高胆固醇血症的治疗,推荐剂量为 10～80mg/d。本品应作为其他降脂治疗措施(如 LDL 血浆透析法)的辅助治疗。当无这些治疗条件时,本品可单独使用。

(9)不良反应

1)胃肠道反应为最常见的不良反应,表现为便秘、腹胀、消化不良和腹痛,通常在继续用药后缓解。

2)变态反应。

3)头痛、头晕、感觉异常、感觉迟钝。

4)皮疹、瘙痒。

5)失眠、神经衰弱、胸痛、背痛、外周水肿。

(10)药物相互作用:与下列药物合用可增加发生肌病的危险性:纤维酸衍生物、调脂剂量的烟酸、环孢霉素或 CYP3A4 强抑制剂(如克拉霉素、HIV 蛋白酶抑制剂及伊曲康唑)。

(11)注意事项

1)定期测定肝功能,对大量饮酒和(或)有肝病史的患者慎用。

2)本药可能引起肌痛、肌炎、肌病、横纹肌溶解症,下列情况应注意监测 CK:肾功能异常,甲状腺功能低下,个人或家族遗传性肌病史,既往他汀或贝特类药物肌损伤史,既往肝病史或大量饮酒,治疗过程中易出现肌痛、抽筋或无力。

7. 阿托伐他汀钙片 Atorvastatin Calcium Tablets

(1)商品名:阿乐。

(2)主要成分:阿托伐他汀钙。

(3)性状:白色薄膜衣片,除去薄膜衣后显白色。

(4)规格:10mg/片。

(5)同类产品:尤佳。

(6)适应证:高胆固醇血症。

(7)禁忌证:①对本品所含的任何成分过敏者。②活动性肝病患者、血清转氨酶持续升高超过正常值上限3倍且原因不明者。③肌病。④孕期、哺乳期及任何未采取适当避孕措施的育龄女性。

(8)药理作用:本药是HMG－CoA还原酶的选择性、竞争性抑制剂。HMG－CoA的作用是将羟甲基戊二酸单酰辅酶A转化成甲羟戊酸,即包括胆固醇在内的固醇前体。本药通过抑制肝内HMG－CoA还原酶及胆固醇的合成而降低血浆胆固醇和脂蛋白水平,并通过增加肝细胞表面的LDL受体数以增强LDL的摄取和分解代谢,也降低LDL生成和LDL颗粒数。本药可以降低某些纯合子家族性高胆固醇血症患者的LDL－Ch水平,通常其他降脂类药物对此类患者很少有临床疗效。

本药降低纯合子和杂合子家族性高胆固醇血症、非家族性高胆固醇血症和混合型血脂异常患者的总胆固醇、LDL－Ch和载脂蛋白B水平;降低VLDL－Ch和三酰甘油水平,并可使HDL－Ch和载脂蛋白A－1水平升高;降低单纯高三酰甘油血症患者的总胆固醇、LDL－Ch、VLDL－Ch、载脂蛋白B、三酰甘油和非高密度脂蛋白胆固醇水平,并增高HDL－Ch水平;还可降低β－脂蛋白异常血症患者的中间密度脂蛋白胆固醇水平。

(9)用法用量:患者在接受本药治疗前及治疗过程中都要进行标准低胆固醇饮食。本药的推荐起始剂量为10mg/d,剂量范围10～60mg/d,在2～4周内应监测血脂水平,剂量根据治疗目标和疗效反应进行相应调整。服药不受进食影响。

(10)不良反应

1)最常见的不良反应是便秘、胃肠胀气、消化不良和腹痛,偶有血清氨基转移酶、CK轻度升高。一般不需停药。

2)少于2%的患者有如下不良反应:胃炎、胃肠炎、口干、厌食、下肢痉挛、肌炎、肌无力、发热、不适、光过敏反应、嗜睡、健忘、多梦、性欲下降、体位性低血压、心悸等。

(11)药物相互作用

1)与环孢菌素、纤维酸衍生物、大环内酯类抗生素、康唑类抗真菌药或烟酸合用时,发生肌病的危险性增加。

2)与蛋白酶抑制剂合用时,本药的血药浓度增加。服药期间不应同时摄入大量柚子汁。

3)与口服避孕药合用时,炔诺酮和炔雌醇的血浆浓度增高。

4)与华法林合用时,凝血酶原时间在最初几日内轻度下降。

(12)注意事项

1)开始治疗前应检查肝功能并定期复查,如转氨酶持续超过正常值上限3倍,建议减量或停用。

2)过量饮酒、曾有肝病史和以下易患横纹肌溶解症的患者慎用,并在治疗前测定 CK:肾功能异常、甲状腺功能低下、个人或家族遗传性肌病史、既往他汀或贝特类药物肌损伤史。若基线 CK 超过正常值上限 5 倍,不应开始治疗。治疗期间 CK 超过正常值上限 10 倍或确诊、疑诊为横纹肌溶解症时,必须停用。

3. 年龄在 4 岁及以上的儿童慎用,4 岁以下儿童不宜使用。

(二)贝特类

贝特类调血脂药主要有非诺贝特、吉非贝齐、苯扎贝特 3 种。

1. 非诺贝特胶囊 Fenofibrate Capsules

(1)商品名:力平之。

(2)主要成分:非诺贝特。

(3)性状:胶囊剂,内容物的白色粉末。

(4)规格:200mg/粒。

(5)适应证:成人饮食控制疗法不理想的高胆固醇血症和(或)高三酰甘油血症,尤其适用于以 HDL 降低和 LDL 中度升高为特征的血脂异常患者,及Ⅱ型糖尿病合并高脂血症的患者。

(6)禁忌证:①对非诺贝特过敏者。②有胆囊疾病史、患胆石症的患者。③严重肾功能不全、肝功能不全、原发性胆汁性肝硬化或不明原因的肝功能持续异常的患者。④已知在治疗过程中使用非诺贝特或与之结构相似的药物,尤其是酮洛芬时,会出现光毒性或光敏反应者。⑤儿童。

(7)药理作用:微粒化非诺贝特 200mg 胶囊是一种新型制剂,含有高生物利用度非诺贝特。非诺贝特可降低血清胆固醇 20%~25%,降低三酰甘油 40%~50%。胆固醇的降低是通过降低低密度动脉粥样化成分(VLDL 和 LDL),并且通过降低总胆固醇/HDL-Ch 比率取得的(该比率在动脉粥样化高脂血症中升高),从而改善了血浆中胆固醇的分布。

在高脂血症患者中非诺贝特有利尿酸的作用,可使血浆中尿酸平均降低 25%。

非诺贝特治疗增加 ApoA-1、降低 ApoB,从而改善 ApoA-1/ApoB 比率。该比值被认为是动脉粥样化的标志。

非诺贝特具有抗血小板凝集的作用。该作用是通过降低腺苷二磷酸、花生四烯酸和肾上腺素所致的凝集反应而实现的。

非诺贝特通过激活过氧化物酶增殖体激活受体 α(PPARα),激活脂解酶和减少载脂蛋白 C-3 合成,使血浆中脂肪降解和三酰甘油清除明显增加。PPARα 的激活也导致载脂蛋白 A-1 和 A-2 合成的增加。

(8)用法用量:口服。成人常用量为 200mg/次,1 次/d,维持量为 200mg/次,1 次/d。为减少胃部不适,可与饮食同服。肾功能不全及老年患者用药应减量。治疗 2 个月后无效应停药。

(9)不良反应

1)胃肠道反应,以腹部不适、腹泻、便秘最常见(约 5%)。

2)乏力、头痛、性欲丧失、阳痿、眩晕、失眠(3%~4%)。

3)有可能引起肌炎、肌病和横纹肌溶解症,导致血肌酸磷酸激酶升高。发生横纹肌溶解时,主要表现为肌痛合并血肌酸磷酸激酶升高、肌红蛋白尿,并可导致肾衰竭,但较罕见。在患有肾病综合征及其他肾损害而导致血白蛋白减少的患者或甲状腺功能亢进的患者，发生肌病的危险性增加(约 1%)。

4)有使胆石增加的趋向，可引起胆囊疾病，乃至需要手术。

5)在治疗初期可引起轻度至中度血液学改变，如血红蛋白、血细胞比容和白细胞降低等。

6)偶有血清转氨酶增高，包括谷丙转氨酶及谷草转氨酶。

(10)药物相互作用

1)不建议合用的药物：HMG－CoA 还原酶抑制剂和其他贝特类。若非诺贝特与 HMG－CoA 还原酶抑制剂或其他贝特类合用，严重的肌肉毒性发生的风险将增加。合并用药时应多加注意，并严密观察肌肉毒性迹象。

2)需谨慎合用的药物：①口服抗凝剂：与口服抗凝剂合用后，增加出血的危险性(由于它们与血浆蛋白发生了置换反应)。②环孢菌素：与环孢菌素合用增加肾毒性。在合用期间及之后，应对肾功能进行临床观察和实验室检查的监测。

(11)注意事项

1)本药与 HMG－CoA 还原酶抑制剂(如普伐他汀、氟伐他汀、辛伐他汀等)合用，可引起肌痛、横纹肌溶解、血肌酸磷酸激酶增高等肌病。合用应慎重，严重时应停药。

2)本药与胆汁酸结合树脂(如考来烯胺等)合用，至少应在服用这些药物之前 1h 或之后 4～6h 再服用非诺贝特。因胆汁酸结合药物还可结合同时服用的其他药物，进而影响其他药的吸收。

3)本药有增强香豆素类抗凝剂疗效的作用，同时使用可使凝血酶原时间延长，故合用时应减少口服抗凝药剂量，对国际标准化比率(INR)进行更频繁的检查和监控，以后再按检查结果调整用量。

4)本药主要经肾排泄，在与免疫抑制剂(如环孢菌素)或其他具肾毒性的药物合用时，可能有导致肾功能恶化的危险，应减量或停药。

5)本药与其他高蛋白结合率的药物合用时，可使它们的游离型增加，药效增强，如甲苯磺丁脲及其他磺脲类降糖药、苯妥英、呋塞米等。在降血脂治疗期间服用上述药物，应调整降糖药及其他药的剂量。

2. 非诺贝特缓释胶囊 Fenofibrate Sustained－release Capsules

(1)商品名：利必非。

(2)主要成分：非诺贝特。

(3)性状：硬胶囊，内容物为白色小丸。

(4)规格：0.25g/粒。

(5)适应证：成人高胆固醇血症(Ⅱa 型)、内源性高三酰甘油血症、单纯型(Ⅳ型)和混合型(Ⅱb 和Ⅲ型)血脂异常，特别是饮食控制后血中胆固醇仍持续升高或有其他并发的危险因素时。

(6)禁忌证：①肝、肾功能不全者。②胆结石患者。③儿童及哺乳期女性。④先天性半乳糖症、葡萄糖或半乳糖吸收障碍综合征、乳糖酶缺乏症的患者。⑤已知在使用本药或与之结构相似的药物会出现光毒性或光敏反应者。

(7)药理作用：非诺贝特可降低血清胆固醇 20%～5%，降低三酰甘油 40%～50%。胆固醇的降低是通过降低低密度动脉粥样化成分(VLDL 和 LDL)，并且通过降低总胆固醇/HDL

—Ch 比率取得的(该比率在动脉粥样化高脂血症中升高),从而改善了血浆中胆固醇的分布。

在高脂血症患者中非诺贝特有利尿酸的作用,可使血浆中尿酸平均降低 25%。

非诺贝特治疗增加 ApoA—1、降低 ApoB,从而改善 ApoA—1/ApoB 比率。该比值被认为是动脉粥样化的标志。

非诺贝特具有抗血小板凝集的作用,该作用是通过降低腺苷二磷酸、花生四烯酸和肾上腺素所致的凝集反应而实现的。

非诺贝特通过激活过氧化物酶增殖体激活受体 α(PPARα),激活脂解酶和减少载脂蛋白 C—3 合成,使血浆中脂肪降解和三酰甘油清除明显增加。PPARα 的激活也导致载脂蛋白 A—1 和 A—2 合成的增加。

(8)用法用量:成人 1 次/d,250mg/次。当胆固醇水平正常时,建议减少剂量。

(9)不良反应:少数患者服药后有胃肠道不适、嗳气或一过性血清转氨酶及血尿素氮升高。偶有口干、胃纳减退、大便次数增加、腹胀、皮疹、头痛、眩晕及疲乏,罕见肌炎、肌痛和明显的血肌酸磷酸激酶增高。

(10)药物相互作用:不要与其他贝特类或他汀类药物合用。在用本药期间和停药 8d 内,应调节与之合用的口服抗凝剂的剂量。

(11)注意事项

1)肾功能障碍患者及老年人应依据肾肌酐清除率减量使用。

2)使用该药时血小板计数、血尿素氮、转氨酶、血钙等可能增高,血碱性磷酸酶、γ 谷氨酰转肽酶及胆红素可能降低,从而对诊断造成干扰。

3)用药期间定期检查血常规及血小板计数、肝功能、血胆固醇、三酰甘油或 LDL 与 VLDL。

(三)烟酸类

烟酸片 Nicotinic Acid Tablets

1.商品名　烟酸片。

2.主要成分　烟酸。

3.性状　白色片。

4.规格　①50mg/片。②100mg/片。

5.适应证　①糙皮病等烟酸缺乏病。②高脂血症。

6.禁忌证　肝疾病、活动性消化性溃疡、严重低血压、动脉出血患者。

7.药理作用　烟酸是维生素 B_3 衍生物,能与辅酶烟酰胺腺嘌呤二核苷酸(NAD)和烟酰胺腺嘌呤二核苷酸磷酸(NADP)结合,参与多种细胞代谢。烟酸还具有降低血清总胆固醇、LDL—Ch、VLDL—Ch 和三酰甘油,升高 HDL—Ch 的作用。烟酸的抗血脂作用可能与其抑制肝 VLDL 的合成有关,其确切作用机制尚不清楚,但与维生素本身的作用无关。

8.用法用量

(1)治疗和预防烟酸缺乏:口服给药,成人用量高达 500mg/d,分次给药,100～200mg/次。

(2)高脂血症:成人,口服给药。①速释剂:初始剂量为 600mg/d,分 3 次服用。在 2～4 周内缓慢增加至最大剂量 6g/d(常用剂量为 1～2g,2～3 次/d)。②缓释剂:初始剂量为 375mg/d 或 500mg/d,夜间服。然后,根据患者反应,在 4 周内增加不超过 500mg。维持剂量为1～2g/d,睡前服。

(3)扩血管:成人,口服给药。①速释剂:100～150mg,3～5次/d。②缓释剂:300～400mg,每12h一次。

9.不良反应

(1)烟酸在肾功能正常时几乎不会发生毒性反应。

(2)烟酸的一般反应有感觉温热、皮肤发红,特别是面部和颈部,头痛。

(3)大量烟酸可导致腹泻、头晕、乏力、皮肤干燥、瘙痒、眼干燥、恶心、呕吐、胃痛等。

(4)偶尔大量应用烟酸可致高血糖、高尿酸、心律失常、肝毒性反应。

(5)一般服用烟酸2周后,血管扩张及胃肠道不适可逐渐缓解,逐渐增加用量可避免上述反应。如有严重皮肤潮红、瘙痒、胃肠道不适,应减小剂量。

10.药物相互作用

(1)增强神经节阻滞药和血管活性药物的作用,导致体位性低血压。

(2)与HMG－CoA还原酶抑制剂合用,发生横纹肌溶解的风险增加。

(3)异烟肼可阻止烟酸与辅酶Ⅰ结合,而致烟酸缺少。

(4)酒精或热饮料会使脸红和瘙痒加重,服药期间应避免。

11.注意事项

(1)用缓释烟酸代替速释烟酸(等剂量)的患者会发生严重肝中毒,包括爆发性肝坏死。糖尿病患者会出现剂量相关性葡萄糖不耐受。痛风患者、儿童患者、青春期患者、妊娠及哺乳期女性(禁止高剂量)患者慎用。

(2)推荐膳食每日烟酸摄入量:0～3岁为5～9mg,4～6岁为12mg,7～10岁为13mg,男性青少年及成人为15～20mg,女性青少年及成人为13～15mg,孕妇为17mg,乳母为20mg。

(四)胆酸螯合剂

胆酸螯合剂主要有考来烯胺、考来替泊。

考来烯胺散 Colestyramine Powder:

1.商品名　消胆胺。

2.主要成分　考来烯胺。

3.性状　白色粉末,有刺激臭及异味。水内不溶。

4.规格　①4g/包。②5g/包。

5.适应证　①Ⅱa型高脂血症。②高胆固醇血症。③胆管不完全阻塞所致的瘙痒。

6.禁忌证　①完全性胆管阻塞。②对本药过敏。

7.药理作用　考来烯胺可与胆酸结合形成不溶性复合物,经粪便排出,增加胆酸的排出量,促进胆固醇向胆酸的转化,达到降低胆固醇、缓解因胆酸过多而沉积于皮肤所致的瘙痒。

8.用法用量　口服给药。

(1)高脂血症:成人,12～24g/d,1次或分4次服;6岁以上儿童,240mg/(kg·d),分次服。

(2)胆汁性腹泻:成人,12～24g/d,1次或分4次服;6岁以上儿童,240mg/(kg·d),分次服。

(3)部分胆管阻塞或原发性胆汁性肝硬化引起的瘙痒:成人,4～8g/d;6岁以上儿童,240mg/(kg·d),分次服。

9. 不良反应

(1)长期服用可引起脂肪吸收不良，应适当补充维生素A、维生素D、维生素K及钙盐。

(2)大约有50%应用此药的患者主诉轻度或中度便秘，甚至出现粪便嵌塞，尤其是老年人，因而须用轻泻药。还有不少人主诉食欲缺乏、呕吐、腹胀、胃灼热和肌肉痉挛，偶尔也出现腹泻。剂量高于常用量10～16g时出现。

(3)偶尔会引起脂肪泻，偶有报道称发生胰腺炎。

(4)幼儿可出现低氯血症性酸中毒，但成人似无此现象。

(5)干扰维生素D的吸收，可产生一定程度的骨质疏松或骨软化，对老年人用药时应注意。

(6)可出现瘙痒和皮疹。

10. 药物相互作用　考来烯胺可延缓或降低其他与之同服的药物的吸收，特别是酸性药物，减少肝肠循环。这些药物包括噻嗪类利尿药、普萘洛尔、地高辛和其他生物碱类药物、洛哌丁胺、保泰松、巴比妥酸盐、雄激素、孕激素、甲状腺激素、华法林及某些抗生素。为避免药物相互作用的发生，可在本品服用前1h或服用后4～6h再服用其他药物。

11. 注意事项

(1)便秘患者慎用。

(2)合并甲状腺功能减退症、糖尿病、肾病、血蛋白异常或阻塞性肝病的患者，若服用本品应同时对上述疾病进行治疗。

(3)长期服用应注意出血倾向。年轻患者用较大剂量易产生高氯性酸中毒。

(4)长期服用本品应同时补充脂溶性维生素(以肠道外给药途径为佳)。

(5)可提高大鼠在服用强效致癌物质时的小肠肿瘤发生率。

(6)对孕妇的影响还缺乏人体研究。口服后几乎不被吸收，但可能影响孕妇对维生素及其他营养物质的吸收，对胎儿产生不良作用。

(7)对哺乳期婴儿的影响尚缺乏人体研究。口服后几乎不被吸收，但可能影响乳母对维生素及其他营养物质的吸收，对乳儿产生不利影响。

(五)胆固醇吸收抑制剂

1. 依折麦布片 Ezetimibe Tablets

(1)商品名：益适纯。

(2)主要成分：依折麦布。

(3)性状：白色或类白色片。

(4)规格：10mg/片。

(5)适应证：①原发性高胆固醇血症。②纯合子家族性高胆固醇血症。③纯合子家族性谷甾醇血症(或植物甾醇血症)。

(6)禁忌证：①对本品任何成分过敏。②活动性肝病或不明原因的血清转氨酶持续升高。

(7)药理作用：本药是一种口服、强效的降脂药物，通过附着于小肠绒毛刷状缘，抑制胆固醇的吸收，从而降低小肠中的胆固醇向肝脏中的转运，使得肝胆固醇贮量降低，从而增加血液中胆固醇的清除。本药不增加胆汁分泌(如胆酸螯合剂)，也不抑制胆固醇在肝中的合成(如他汀类)。

(8)用法用量

1)患者在接受本品治疗的过程中,应坚持适当的低脂饮食。

2)本品推荐剂量为 1 次/d,10mg/次。可单独服用,或与他汀类联合应用,或与非诺贝特联合应用。本品可在 1d 之内任何时间服用。

3)若与胆酸螯合剂合用,应在服用胆酸螯合剂之前 2h 以上或在服用之后 4h 以上服用本品。

(9)不良反应

1)单独应用本品:头痛、腹痛、腹泻。

2)与他汀类联合应用:头痛、乏力;腹痛、便秘、腹泻、腹胀、恶心;ALT、AST 升高;肌痛。

(10)药物相互作用:与环孢菌素合用期间应监测本药的血药浓度。与考来烯胺合用以增强降低 LDL－Ch 的作用时,其增强效果可能会因为两者的相互作用而降低。

(11)注意事项

1)与他汀类合用时,治疗前应进行肝功能测定。

2)在开始本品治疗时,应告知患者肌病发生的危险性,并要求迅速向医生报告不明原因的肌痛、触痛或无力。诊断或疑似肌病时,应立即停用本品及正在合用的他汀类药物。

3)中度或重度肝功能不全患者不推荐应用,孕妇及哺乳女性慎用。

2.普罗布考片 Probucol Tablets

(1)商品名:之乐。

(2)主要成分:普罗布考。

(3)性状:薄膜衣片,除去包衣后显白色或类白色。

(4)规格:0.125g/片。

(5)适应证:①动脉粥样硬化及其引发的心血管疾病(经皮腔内冠状动脉成形术、支架植入术后再狭窄)。②脂肪肝。③脂肪瘤。④高脂血症。

(6)禁忌证:①对普罗布考过敏。②近期心肌损害。③严重室性心律失常。④有心源性晕厥或有不明原因晕厥。⑤Q－T 间期延长或正在使用延长 Q－T 间期的药物。⑥血钾或血镁过低。

(7)用法用量:早、晚餐时服或餐后服用。成人 500mg/次,2 次/d,预防用量减半。儿童 10mg/(kg·d)。疗程 3 个月。

(8)不良反应:常见胃肠道不适、腹泻、腹胀、恶心、呕吐,少见头痛、头晕、失眠、耳鸣,罕见 Q－T 间期延长。

(9)药物相互作用:与三环类抗抑郁药、Ⅰ类及Ⅲ类抗心律失常药、吩噻嗪类药物合用时,发生心律失常的危险性增加。本品能加强香豆素类药物的抗凝血作用和降糖药的作用,降低环孢菌素的血药浓度。

(10)注意事项

1)本品可使血清转氨酶、胆红素、CK、尿酸、尿素氮短暂升高。

2)服用本品期间应定期检查心电图。

3)儿童不宜应用,孕妇及哺乳女性慎用。

(王茜)

第七节　抗心律失常药

一、概述

心律失常是指心脏电活动的起源部位、频率、节律或传导发生异常及障碍。抗心律失常药主要是通过影响心肌细胞膜的钠离子、钙离子及钾离子转运，影响心肌细胞动作电位各时期，抑制自律性或中止折返而纠正心律失常。

(一)分类

抗心律失常药根据电生理作用常分为4类(Vaughan Willians分类)。

Ⅰ类：阻断心肌和心脏传导系统的钠通道，具有膜稳定作用，降低单相动作电位(0相)去极化上升速度和幅度，减慢传导速度，延长动作电位时程(APD)和有效不应期(ERP)，对静息膜电位无影响。根据药物对钠通道阻滞作用的不同，又分为3个亚类，即Ⅰa、Ⅰb、Ⅰc。

Ⅰa类：适度阻滞钠通道，复活时间常数1～10s，以延长ERP最为显著。药物包括奎尼丁、普鲁卡因胺、丙吡胺等。

Ⅰb类：轻度阻滞钠通道，复活时间常数<1s，降低自律性。药物包括利多卡因、苯妥英钠、美西律、阿普林定等。

Ⅰc类：明显阻滞钠通道，复活时间常数>10s，减慢传导性的作用最强。药物包括普罗帕酮、恩卡尼、氟卡尼等。

Ⅱ类：β受体阻滞药，抑制交感神经兴奋所致的起搏电流、钠电流和L－型钙电流增加，表现为减慢4相舒张期去极化速度而降低自律性，降低动作电位0相上升速度而减慢传导性。药物包括普萘洛尔、阿替洛尔、美托洛尔等。

Ⅲ类：延长动作电位时程的药物，抑制多种钾电流。药物包括胺碘酮、索他洛尔、溴苄铵、依布替利和多非替利等。

Ⅳ类：钙通道阻滞药。药物包括维拉帕米、地尔硫䓬等。

(二)临床应用

1.窦性心律失常窦性心动过速，窦性心动过缓，窦性停搏，病态窦房结综合征。

2.房性心律失常房性期前收缩，房性心动过速，心房扑动，心房颤动。

3.房室交界区性心律失常交界区性期前收缩，阵发性室上性心动过速(PSVT)，预激综合征。

4.室性心律失常室性期前收缩，室性心动过速，心室扑动，心室颤动。

5.心脏传导阻滞房室传导阻滞(AVB)，包括Ⅰ度、Ⅱ度、Ⅲ度房室传导阻滞。

二、常用口服药

(一)奎尼丁 Quinidine

1.商品名　奎尼丁。

2.主要成分　奎尼丁。

3.性状　糖衣片，除去糖衣后显白色。

4.规格　200mg/片。

5.适应证　适用于房性期前收缩、心房颤动、阵发性室上性心动过速、预激综合征合并室上性心律失常、室性期前收缩、室性心动过速及颤动或心房扑动经电转复后的维持治疗。

6.禁忌证　①洋地黄中毒。②Ⅱ、Ⅲ度房室传导阻滞(除非已有起搏器)。③病态窦房结综合征。④心源性休克。⑤严重肝或肾功能损害。⑥对奎宁或其衍生物过敏者。⑦血小板减少症(包括有既往史者)。

7.药理作用　奎尼丁是从金鸡纳树皮中提取分离出的一种生物碱,常用其硫酸盐。奎尼丁抑制0相动作电位,降低心肌兴奋性,减慢传导及传导速度。抑制去极化期钠离子内流和复极化期钾离子外流,阻止钙的跨膜弥散。降低心肌动作电位去极化的速度,减慢去极化和延长不应期。阻断迷走神经,控制心房颤动、室性和室上性心动过速。

8.用法用量　口服。

(1)成人常用量

1)房性和室性期前收缩:硫酸盐200～300mg/次,3～4次/d。

2)单纯性恶性疟疾:硫酸盐300～600mg/次,8h一次4～7d。

3)阵发性室上性心动过速:400～600mg/次,2～3h一次,直到发作终止。

4)逆转心房颤动:200mg/次,2～3h一次,5～8次。可每日增加剂量,直到恢复正常窦性节律或出现毒性。

(2)维持剂量:200～300mg/次,3～4次/d。

(3)最大剂量:3～4g/d。

9.不良反应

(1)心血管系统:本品有促心律失常作用,产生心脏停搏及传导阻滞,较多见于原有心脏病的患者。也可在服用后发生室性期前收缩,诱发室性心动过速(扭转性室性心动过速)或心室颤动。可反复自发自停,发作时伴晕厥现象,此作用与剂量无关,可发生于血药浓度尚在治疗范围内或以下时。可使血管扩张产生低血压,个别患者可发生脉管炎。

(2)胃肠道反应:很常见,包括恶心、呕吐、痛性痉挛、腹泻、食欲下降。

(3)金鸡纳反应:可产生耳鸣、胃肠道障碍、心悸、惊厥、头痛及面红。视力障碍,如视物模糊、畏光、复视、色觉障碍、瞳孔散大、暗点及夜盲。听力障碍、发热、局部水肿、眩晕、震颤、兴奋、昏迷、忧虑,甚至死亡。一般与剂量有关。

(4)特异质反应:头晕、恶心、呕吐、冷汗、休克、青紫、呼吸抑制或停止。与剂量无关。

(5)过敏反应:各种皮疹,尤以荨麻疹、瘙痒多见。发热、哮喘、肝炎及虚脱。与剂量无关。

(6)肌肉:使重症肌无力加重。

(7)血液系统:血小板减少、急性溶血性贫血、粒细胞减少、白细胞分类左移、中性粒细胞减少。

10.药物相互作用

(1)增强抗高血压药、血管搌张剂、心肌抑制剂、口服抗凝剂和非去极化型肌肉松弛剂的作用。

(2)与尿液碱化剂(如噻嗪类利尿药)合用,本药的清除率降低。

(3)与西咪替丁或胺碘酮合用,本药的血药浓度升高。

(4)与酶诱导剂如苯巴比妥类、苯妥英或利福平合用,本药代谢加快。

(5)与维拉帕米合用,本药代谢减慢。

(6)本药会导致普鲁卡因胺或氟哌啶醇的血药浓度升高。

(7)严重药物相互作用:导致洋地黄类药物的血药浓度升高。

11.注意事项

(1)注意交叉过敏反应,对奎宁过敏者也可能对奎尼丁过敏。

(2)奎尼丁可阻滞迷走神经,使房室传导加快。对心房颤动或扑动和阵发性心动过速患者,用药后心率可进一步加快,加重循环障碍。对此类患者必须在应用足量强心苷的基础上应用奎尼丁。

(3)奎尼丁可减少地高辛的经肾排泄而增加地高辛的血药浓度,故奎尼丁与地高辛联合应用时应减少地高辛的用量。

(4)每次给药前应仔细观察心律和血压改变,并避免夜间给药。在白天给药量较大时,夜间也应注意心律及血压。

(5)心房颤动患者用药过程中,当心律转至正常时,可能诱发心房内血栓脱落,产生栓塞性病变,如脑栓塞、肠系膜动脉栓塞等,应严密观察。

(6)对于有应用奎尼丁的指征,但血压偏低或处于休克状态的患者,应先提高血压、纠正休克,然后再用奎尼丁。如血压偏低是由心动过速、心排血量小所造成,则应一边提高血压,一边使用奎尼丁。

(7)鉴于人体资料较少,而与奎尼丁密切相关的药一奎宁可产生胎儿中枢神经系统及肢体畸形、新生儿耳毒性及催产作用,孕妇使用时应权衡利弊。奎尼丁可通过乳汁排泄,随母乳进入小儿体内,尽管婴儿接受的量远远低于治疗用量,但由于其肝脏发育不成熟,代谢药物能力差,可能导致药物蓄积。老年人因清除能力下降,用时要适当减量。

(8)有下列情况的患者应慎用:过敏。肝或肾功能损害。未经治疗的心力衰竭。Ⅰ度房室传导阻滞。极度心动过缓。低血钾。严重心肌损害等。

(二)美西律 Mexiletine

1.商品名　慢心律。

2.主要成分　美西律。

3.性状　白色片。

4.规格　①50mg/片。②100mg/片。

5.适应证　主要用于急性室性心律失常,如持续性室性心动过速。应避免用于无症状的室性期前收缩。

6.禁忌证　心源性休克、有Ⅱ度或Ⅲ度房室传导阻滞、病态窦房结综合征者。

7.药理作用　美西律能抑制钠离子内流,降低动作电位0相去极化速度,相对延长动作电位有效不应期。

8.用法用量　口服给药。成人,负荷剂量400mg,2h后200～250mg,3～4次/d。维持剂量600～900mg/d,分次给药。最大剂量1200mg/d。对心肌梗死患者,可给予较高的负荷剂量,如600mg,特别是同时给予阿片类镇痛药时。

9.不良反应　有恶心、呕吐、嗜睡、心动过缓、低血压、震颤、头痛、眩晕等,大剂量可引起低血压、心动过缓、传导阻滞等。

10.药物相互作用

(1)与CYP1A2诱导剂(如氨鲁米特、卡马西平、苯巴比妥类、利福平)合用,本药血浓度/

作用降低。

(2)与 CYP1A2 抑制剂(如环丙沙星、酮康唑、诺氟沙星、氧氟沙星、罗非昔布)、CYP2D6 抑制剂(如氯丙嗪、地拉韦啶、氟西汀、咪康唑、帕罗西汀、培高利特、奎尼丁、奎宁、利托那韦、罗匹尼罗)和尿液碱化剂(如抗酸剂、碳酸氢钠、乙酰唑胺)合用,本药血浓度/作用增加,增加 CYP1A2 底物(如氨茶碱、氟伏沙明、米氮平、罗匹尼罗、茶碱、三氟拉嗪)的血浓度/作用。

(3)与氟伏沙明合用,本药清除率降低。

(4)与阿片类止痛剂合用,本药吸收延迟。

(5)严重的药物相互作用:与其他抗心律失常药合用,发生心律失常的风险增加。如与利多卡因合用,增加利多卡因的毒性。

11. 注意事项

(1)急性心肌梗死、窦房结功能障碍、心脏传导障碍、心搏徐缓、低血压、心力衰竭、肝损害患者和妊娠期女性慎用。

(2)用药期间注意监测心电图和血压。

(3)治疗前和治疗期间纠正电解质紊乱。

(三)阿普林定 Aprindine

1. 商品名　阿普林定。

2. 主要成分　阿普林定。

3. 性状　糖衣片,除去糖衣显类白色。

4. 规格　①25mg/片。②50mg/片。

5. 适应证　①频发的室性、房性期前收缩。②阵发性心动过速。③预激综合征合并心动过速。

6. 禁忌证　①中、重度心脏传导阻滞。②有癫痫样发作史。③黄疸。④血常规异常。⑤严重心功能不全。

7. 药理作用　阿普林定为Ⅰb 类抗心律失常药,通过阻止钠离子快速内流入心肌细胞,影响细胞膜去极化。它对动作电位去极化速度的影响有限。可缩短复极化时间和 Q－T 间期,提高心肌纤维颤动的阈值。

8. 用法用量　口服。首次 100mg,其后 50～100mg/次,每 6h 一次,日最大量 300mg。第 2～3d 各 100～150mg,分 2～3 次服。此后维持量 50～100mg/d。

9. 不良反应　眩晕、共济失调、感觉异常、幻视、复视、记忆障碍、手颤,严重的可发生癫痫样抽搐,亦可见恶心、呕吐、腹泻。偶见 ALT 升高、胆汁淤积性黄疸、粒细胞缺乏症。

10. 药物相互作用　服用本药同时应用普鲁卡因或利多卡因作浸润麻醉时,应停药或减量治疗 2～3d。本药不得与其他抗心律失常药并用。

11. 注意事项

(1)有器质性心脏病、肝或肾功能不全、帕金森病、精神病史者慎用。

(2)给药过程中定期检查血常规、肝功能、肾功能,心电图出现异常应停药。

(3)孕妇及哺乳女性慎用。

(四)盐酸胺碘酮片 Amiodarone Hydrochloride Tablets

1. 商品名　可达龙(Cordarone)。

2. 主要成分　盐酸胺碘酮。

3.性状　类白色片。

4.规格　0.2g/片。

5.适应证　胺碘酮适用于下述心律失常，尤其是合并器质性心脏病（冠状动脉供血不足及心力衰竭）的患者：①房性心律失常（心房扑动、心房纤颤转律和转律后窦性心律的维持）。②结性心律失常。③室性心律失常（用于治疗危及生命的室性期前收缩和室性心动过速以及心室纤颤的预防）。④伴有预激综合征的心律失常。

6.禁忌证　①严重窦房结功能异常、Ⅱ度或Ⅲ度房室传导阻滞、心动过缓引起晕厥、对碘或本药任一成分过敏者。②妊娠的中期和后期。

7.药理作用　延长心肌细胞的动作电位时程，减慢窦性心律，减慢心房和房室的传导，并能非竞争性阻滞 α 和 β 肾上腺素受体，增加冠状动脉血流，减少心肌氧耗量，维持心排血量。

8.用法用量　口服。

(1)负荷量：通常 0.6g/d(3 片)，可以连续应用 8～10d。

(2)维持量：宜应用最小有效量。根据个体反应，可给药 0.1～0.4g/d。由于胺碘酮的延长治疗作用，可隔日 0.2g 或 0.1g/d 给药。已有推荐每周停药 2d 的间歇性治疗方法。

9.不良反应　可见心动过缓，甲状腺功能亢进或低下，胃肠道反应，疗程及剂量相关性角膜黄棕色色素沉着、皮肤光敏感和色素沉着、肝酶增高。少见震颤、共济失调、睡眠异常、肺毒性。

10.药物相互作用　联合应用以下药物，有诱导尖端扭转性室性心动过速的倾向：①Ⅰa类抗心律失常药（奎尼丁、氢化奎尼丁、丙吡胺）。②Ⅲ类抗心律失常药（索他洛尔、多非利特、伊布利特）。③舒托必利。④精神抑制剂，如喷他脒（注射用药时）。⑤其他药物，如苄普地尔、西沙比利、二苯美伦、红霉素（静脉内给药）、咪唑斯汀、莫西沙星、螺旋霉素（静脉内给药）、长春胺（静脉内给药）等。

11.注意事项

(1)窦性心动过缓、Q－T 延长综合征、低血压、肝或肺功能不全、严重充血性心力衰竭患者慎用。

(2)片剂的半衰期长，故停药后换用其他抗心律失常药时应注意相互作用。

(3)给药前应纠正低钾血症，用药期间定期检查肝功能和心电图，酌情监测甲状腺功能。

(五)酒石酸美托洛尔 Metoprolol Tartrate Tablets

1.商品名　倍他乐克(Betaloc)。

2.主要成分　酒石酸美托洛尔。

3.性状　白色片。

4.规格　①25mg/片。②50mg/片。

5.同类产品　倍他乐克缓释片，47.5mg/片。

6.适应证　可用于治疗室上性快速心律失常、室性心律失常、洋地黄类及儿茶酚胺引起的快速心律失常，对高血压、冠心病和儿茶酚胺增多所致的快速性心律失常更有效。能拮抗儿茶酚胺效应，可治疗甲状腺功能亢进引起的心律失常。

7.禁忌证　①Ⅱ度或Ⅲ度房室传导阻滞、失代偿性心力衰竭（肺水肿、低灌注或低血压）。②有临床意义的窦性心动过缓、病态窦房结综合征、心源性休克。③末梢循环灌注不良、严重的周围血管疾病。

8. 药理作用　美托洛尔是一种选择性的 β_1 受体阻滞药，其对心脏 β_1 受体产生作用所需剂量低于其对外周血管和支气管上的 β_2 受体产生作用所需剂量。随剂量增加，β_1 受体选择性可能降低。美托洛尔无 β_2 受体激动作用，几乎无膜激活作用。

(1)美托洛尔的治疗可减弱与生理和心理负荷有关的儿茶酚胺的作用，降低心率、心排血量及血压。

(2)对于高血压患者，美托洛尔可明显降低其直立位、平卧位及运动时的血压，作用持续 24h 以上。

(3)对快速型心律失常的患者，美托洛尔可阻断交感神经活性增加的作用，使心率减慢。这主要通过降低起搏细胞的自律性及延长室上性传导时间来实现。

(4)美托洛尔快速有效地缓解甲状腺毒症的症状。高剂量的美托洛尔可降低升高的 T_3 值，T_4 水平不受影响。

(5)美托洛尔可减少再次心肌梗死的危险，减少心源性死亡特别是心肌梗死后猝死的危险。

9. 用法用量

(1)高血压患者，100～200mg/d，分 1～2 次服用。

(2)急性心肌梗死患者，主张在早期，即最初的几小时内使用。因为，即刻使用在未能溶栓的患者中可减小梗死范围，降低短期(15d)死亡率(此作用在用药后 24h 即出现)。在已经溶栓的患者中可降低再梗死率与再缺血率，若在 2h 内用药还可以降低死亡率。一般用法：可先静脉注射美托洛尔 2.5～5.0mg/次(2min 内)，每 5min1 次，共 3 次，总剂量为 10～15mg。之后 15min 开始口服，25～50mg/次，每 6～12h1 次，共 24～48h，然后口服 50～100mg/次，2 次/d。

(3)对不稳定型心绞痛患者，也主张早期使用，用法与用量可参照急性心肌梗死。

(4)心肌梗死后，若无禁忌证，应长期使用，一般 50～100mg/次，2 次/d。

(5)在治疗高血压、心绞痛、心律失常、肥厚型心肌病、甲状腺功能亢进等症时，一般 25～50mg/次，2～3 次/d，或 100mg/次，2 次/d。

(6)心力衰竭患者，应在使用洋地黄或利尿药等抗心力衰竭的治疗基础上使用本药。起初 6.25mg/次，2～3 次/d，以后视临床情况每数日至 1 周可增加 6.25～12.5mg，2～3 次/d，最大剂量可用至 50～100mg/次，2 次/d。最大剂量不应超过 300～400mg/d。

(7)外科手术前拟停用本品的患者，至少应在手术前 24h 就停用。特殊病例，如甲状腺功能亢进或嗜铬细胞瘤患者可以例外。

10. 不良反应

(1)心血管系统，表现为心率减慢、传导阻滞、血压降低、心力衰竭加重、外周血管痉挛导致的四肢冰冷或脉搏不能触及、雷诺病。

(2)消化系统，表现为恶心、胃痛。

(3)疲乏和眩晕(占 10%)，抑郁(占 5%)。

11. 药物相互作用

(1)美托洛尔是一种 CYP2D6 的作用底物，抑制 CYP2D6 的药物可影响美托洛尔的血浆浓度。抑制 CYP2D6 的药物有奎尼丁、特比萘芬、帕罗西汀、氟西汀、舍曲林、塞来昔布、普罗帕酮和苯海拉明等。服用美托洛尔的患者，在开始上述药物的治疗时应减少美托洛尔的剂量。

(2)美托洛尔应避免与下列药物合并使用。

1)巴比妥类药物:巴比妥类药物(对戊巴比妥做过研究)可通过酶诱导作用使美托洛尔的代谢增加。

2)普罗帕酮:普罗帕酮与奎尼丁相似,可通过 CYP2D6 途径抑制美托洛尔的代谢。普罗帕酮也具有β受体阻滞药效应,其与美托洛尔的联合使用很难掌握。

3)维拉帕米:维拉帕米与美托洛尔合用时,有可能引起心动过缓和血压下降。维拉帕米和美托洛尔对于房室传导和窦房结功能有相加的抑制作用。

(3)美托洛尔与下列药物合并使用时可能需要调整剂量。

1)胺碘酮:同时使用胺碘酮和美托洛尔,有可能发生明显的窦性心动过缓。

2)Ⅰ类抗心律失常药物:Ⅰ类抗心律失常药物与β受体阻滞药有相加的负性肌力作用,故在左心室功能受损的患者中,有可能引起严重的血流动力学不良反应。病态窦房结综合征和病理性房室传导阻滞的患者,也应避免同时使用美托洛尔和Ⅰ类抗心律失常药物。

3)非甾体消炎/抗风湿药:已发现非甾体消炎药可抵消β受体阻滞药的抗高血压作用。

4)苯海拉明:在快速羟化代谢人群中,苯海拉明使美托洛尔通过 CYP2D6 转化代谢成α一羟美托洛尔的清除降低,因而美托洛尔的作用增强。

5)地尔硫䓬:钙离子拮抗药和β受体阻滞药对于房室传导和窦房结功能有相加的抑制作用。已经有β受体阻滞药与地尔硫䓬合并使用时发生明显心动过缓的病例报道。

6)肾上腺素:约有 10 例报道显示,接受非选择性β受体阻滞药治疗的患者,在给予肾上腺素后发生明显的高血压和心动过缓。这些临床观察结果已经在对健康志愿者的研究中得到证实。局部麻醉药中的肾上腺素在血管内给药时有可能引起这种反应。根据推测,使用心脏选择性的β受体阻滞药时,发生这种反应的危险性较低。

7)苯丙醇胺苯丙醇胺 50mg 单剂给药能使健康志愿者的舒张压升高到病理的水平。在接受大剂量苯丙醇胺治疗的患者中,β受体阻滞药可反常地引起高血压反应。

8)奎尼丁:奎尼丁在快速羟化者中可抑制美托洛尔的代谢,使后者的血浆浓度显著升高、β受体阻滞作用增强。

9)可乐定:美托洛尔有可能加重可乐定突然停用时所发生的反跳性高血压。如欲终止与可乐定的联合治疗,应在停用可乐定前数日停用美托洛尔。

10)利福平:利福平可诱导美托洛尔的代谢,导致后者的血药浓度降低。

(4)应严密监控同时接受其他β受体阻滞药(如滴眼液)或单胺氧化酶(MAO)抑制剂的患者。接受美托洛尔治疗的患者,吸入麻醉药会增加心脏抑制作用。

(5)接受美托洛尔治疗的患者应重新调整口服降糖药的剂量。若与西咪替丁或肼屈嗪合用,美托洛尔的血浆浓度会增加。

12.注意事项

(1)肾功能对美托洛尔的清除率无明显影响,因此肾功能损害患者无须调整剂量。

(2)肝硬化患者所用美托洛尔的剂量通常与肝功能正常者相同,仅在肝功能损害非常严重(如旁路手术患者)时才需考虑减少剂量。

(3)接受美托洛尔治疗的患者不可静脉给予维拉帕米。

(4)美托洛尔可能使外周血管循环障碍疾病的症状(如间歇性跛行)加重。对严重的肾功能损害、伴代谢性酸中毒的严重急症及合用洋地黄时，必须慎重。

(5)在没有伴随治疗的情况下，美托洛尔不可用于潜在的或有症状的心功能不全的患者。

(6)患变异型心绞痛的患者，在使用β受体阻滞药后可能会由于α受体介导的冠状血管收缩而导致心绞痛发作的频率加大和程度加重。因此，此类患者使用美托洛尔必须慎重。

(7)美托洛尔的治疗对糖代谢的影响或掩盖低血糖的危险低于非选择性β受体阻滞药的治疗。

(8)在罕见的情况下，原有的中度房室传导异常可能加重(可能导致房室传导阻滞)。

(9)β受体阻滞药的治疗可能会妨碍对过敏反应的治疗，常规剂量的肾上腺素治疗并不总能得到预期的疗效。嗜铬细胞瘤患者若使用美托洛尔，应考虑合并使用α受体阻滞药。

(10)美托洛尔应尽可能逐步撤药，整个撤药过程至少用2周时间，剂量逐渐减少，直至减到25mg。在此期间，特别是对于已知伴有缺血性心脏病的患者应进行密切监测。在撤除美托洛尔期间，冠状动脉事件，包括心脏猝死的危险可能会增加。

(11)在手术前应告知麻醉医师患者正在服用本品。对接受手术的患者，不推荐停用美托洛尔。

(12)在用美托洛尔治疗的过程中可能会发生眩晕和疲劳，因此在需要集中注意力时，如驾驶和操作机械时应慎用。运动员慎用。

(13)对支气管哮喘或其他慢性阻塞性肺病患者，应同时给予足够的扩支气管治疗，$β_2$受体激动药的剂量可能需要增加。

(六)盐酸普萘洛尔片 Propranolol Hydrochloride Tablets

1.商品名　心得安。

2.主要成分　普萘洛尔。

3.性状　白色片。

4.规格　10mg/片。

5.适应证　①作为二级预防，降低心肌梗死死亡率。②高血压(单独或与其他抗高血压药合用)。③劳力型心绞痛。④控制室上性快速心律失常、室性心律失常，特别是与儿茶酚胺有关或洋地黄引起的心律失常，可用于洋地黄疗效不佳的心房扑动、心房颤动心室率的控制，也可用于顽固性期前收缩，改善患者的症状。⑤降低肥厚型心肌病流出道压差，减轻心绞痛、心悸与昏厥等症状。⑥配合α受体阻滞药，用于嗜铬细胞瘤患者，控制心动过速。⑦用于控制甲状腺功能亢进症的心率过快，也可用于治疗甲状腺危象。

6.禁忌证　①窦性心动过缓。②心源性休克。③肺水肿。④严重高反应性气道疾病。⑤代偿性心力衰竭。⑥雷诺病。⑦低血糖。⑧严重出血。⑨代谢性酸中毒。⑩严重周围动脉疾病。⑪Ⅱ度或Ⅲ度房室传导阻滞。⑫第2期和第3期妊娠。

7.药理作用

(1)普萘洛尔为非选择性竞争抑制肾上腺素β受体阻滞药，阻断心脏上的$β_1$、$β_2$受体，拮抗交感神经兴奋和儿茶酚胺作用，降低心脏的收缩力与收缩速度，同时抑制血管平滑肌收缩，降低心肌氧耗量，使缺血心肌的氧供需关系在低水平上恢复平衡，可用于治疗心绞痛。

(2)抑制心脏起搏点电位的肾上腺素能兴奋，用于治疗心律失常。

(3)普萘洛尔可通过中枢、肾上腺素能神经元阻滞、抑制肾素释放以及使心排血量降低等作用，用于治疗高血压。

(4)竞争性拮抗异丙肾上腺素和去甲肾上腺素的作用，阻断 β_2 受体，降低血浆肾素活性，可致支气管痉挛。

(5)抑制胰岛素分泌，使血糖升高，掩盖低血糖症状，延迟低血糖的恢复。

(6)有明显的抗血小板聚集作用，这主要与药物的膜稳定作用及抑制血小板膜钙离子转运有关。

8. 用法用量

(1)高血压：口服，初始剂量 10mg/次，3～4 次/d，可单独使用或与利尿药合用。剂量应逐渐增加，最大剂量 200mg/d。

(2)心绞痛：开始时 5～10mg/次，3～4 次/d。每 3d 可增加 10～20mg，可渐增至 200mg/d，分次服。

(3)心律失常：10～30mg/次，3～4 次/d。饭前、睡前服用。

(4)心肌梗死：10～30mg/次，3～4 次/d。

(5)肥厚型心肌病：10～20mg/次，3～4 次/d。按需要及耐受程度调整剂量。

(6)嗜铬细胞瘤：10～20mg/次，3～4 次/d。术前用 3d，一般应先用 α 受体阻滞药，待药效稳定后加用普萘洛尔。

9. 不良反应

(1)四肢发凉，失眠，疲乏，头晕，多梦，恶心，便秘或腹泻，呕吐，食欲减退，胃部不适，阳痿，无力，感觉异常，喘鸣，咽炎。高剂量时会出现中枢神经系统异常，情绪改变，血小板减少性紫癜，粒细胞缺乏，非血小板减少性紫癜，血小板减少症，抑郁，意识混乱，认知功能障碍，情绪不稳，疲乏，幻觉。

(2)严重不良反应，主要有心力衰竭、心脏传导阻滞和支气管痉挛。

10. 孕妇及哺乳期女性用药　普萘洛尔可通过胎盘进入胎儿体内。有报道称，妊娠高血压者用后可导致胎儿发育迟缓，分娩时无力而造成难产，新生儿可出现低血压、低血糖、呼吸抑制及心率减慢。尽管有报道称对母亲及胎儿均无影响，但必须慎用，不宜作为孕妇第一线治疗用药。普萘洛尔可从乳汁中少量分泌，故哺乳期女性慎用。

11. 儿童用药　尚未确定，一般按体重 0.5～1.0mg/(kg·d)，分次口服。根据体重计算儿童用量，普萘洛尔的血药浓度治疗范围与成人相似。但是按体表面积计算的儿童剂量，血药浓度治疗范围高于成人。有报道认为，先天愚型患者服用普萘洛尔时，血药浓度升高，从而提高生物利用度。

12. 老年人用药　老年患者对药物代谢与排泄能力低，使用普萘洛尔时应适当调整剂量。

13. 药物相互作用

(1)与抗高血压药物相互作用：普萘洛尔与利血平合用，可导致体位性低血压、心动过缓、头晕、晕厥。与单胺氧化酶抑制剂合用，可致极度低血压。

(2)与洋地黄合用，可发生房室传导阻滞而使心率减慢，需严密观察。

(3)与钙拮抗药合用，特别是静脉注射维拉帕米，要特别警惕普萘洛尔对心肌和传导系统的抑制。

(4)与肾上腺素、苯福林或拟交感胺类合用，可引起显著高血压、心率过慢，也可出现房室传导阻滞。

(5)与异丙肾上腺素或黄嘌呤合用，可使后者疗效减弱。

(6)与氟哌啶醇合用,可导致低血压及心脏停搏。

(7)与氢氧化铝凝胶合用,可降低普萘洛尔的肠吸收。

(8)与酒精合用,可减缓普萘洛尔吸收速度。

(9)与苯妥英钠、苯巴比妥和利福平合用,可加速普萘洛尔清除。

(10)与氯丙嗪合用,可增加两者的血药浓度。

(11)与安替比林、茶碱类和利多卡因合用,可降低普萘洛尔的清除率。

(12)与甲状腺素合用,可导致 T_3 浓度的降低。

(13)与西咪替丁合用,可降低普萘洛尔肝代谢,延缓消除,增加普萘洛尔血药浓度。

(14)可影响血糖水平,故与降糖药同用时,需调整后者的剂量。

14. 注意事项

(1)普萘洛尔口服,可空腹或与食物共进。后者可延缓药物在肝内代谢,提高生物利用度。

(2)β受体阻滞药的耐受量个体差异大,用量必须个体化。首次用普萘洛尔时需从小剂量开始,逐渐增加剂量,并密切观察患者的反应,以免发生意外。

(3)普萘洛尔的血药浓度不能完全预示药理效应,故还应根据心率及血压等临床征象指导临床用药。

(4)冠心病患者使用普萘洛尔不宜骤停,否则可出现心绞痛、心肌梗死或室性心动过速。

(5)甲状腺功能亢进患者用普萘洛尔也不可骤停,否则使甲状腺功能亢进症状加重。

(6)长期使用普萘洛尔者撤药须递减剂量,至少经过3d,一般为2周。

(7)长期应用普萘洛尔可能有少数患者出现心力衰竭。倘若出现,可用洋地黄苷类或利尿药纠正,并逐渐减少剂量,最后停用。

(8)普萘洛尔可引起糖尿病患者血糖降低,但对非糖尿病患者无降糖作用。故糖尿病患者应定期检查血糖。

(9)服用普萘洛尔期间应定期检查血常规、血压、心功能、肝肾功能等。

(10)服用普萘洛尔时,测定血尿素氮、脂蛋白、肌酐、钾、三酰甘油、尿酸等都有可能提高,而血糖降低,但糖尿病患者有时会增高。肾功能不全者本品的代谢产物可蓄积于血液中,干扰测定血清胆红素的重氮反应,出现假阳性。

(11)下列情况慎用普萘洛尔:有过敏史、充血性心力衰竭、糖尿病、肺气肿或非过敏性支气管哮喘、肝功能不全、甲状腺功能低下、雷诺综合征或其他周围血管疾病、肾功能衰退等。

(七)盐酸普罗帕酮片 Propafenone Hydrochloride Tablets

1. 商品名　心律平。

2. 主要成分　盐酸普罗帕酮。

3. 性状　白色或类白色片。

4. 规格　50mg/片。

5. 适应证　阵发性室性心动过速及室上性心动过速(包括伴预激综合征者)。

6. 禁忌证　①无起搏器保护的窦房结功能障碍、严重房室传导阻滞、双束支传导阻滞患者。②严重充血性心力衰竭、心源性休克、严重低血压及对该药过敏者。

7. 药理作用

(1)本品属于Ⅰc类(即直接作用于细胞膜)抗心律失常药。它既作用于心房、心室(主要影响浦肯野纤维，对心肌的影响较小)，也作用于兴奋的形成及传导过程。临床资料表明，治疗剂量(口服 300mg 及静脉注射 30mg)时可降低心肌的应激性，作用持久，PQ 及 QRS 均增加，延长心房及房室结的有效不应期，对各种类型的实验性心律失常均有对抗作用。抗心律失常作用与其膜稳定作用及竞争性 β 阻断作用有关。

(2)普罗帕酮有微弱的钙拮抗作用(比维拉帕米弱 100 倍)，有轻度的抑制心肌作用，增加末期舒张压，减少搏出量，其作用均与用药的剂量成正比。此外还有轻度的降压和减慢心率作用。

(3)离体实验表明，普罗帕酮能松弛冠状动脉及支气管平滑肌。

(4)具有与普鲁卡因相似的局部麻醉作用。

8. 毒理　大鼠口服 180～360mg/(kg·d)(相当于成人推荐用药最大剂量的 12～24 倍)，6 个月后发生肾功能异常。肾小管和间质可见炎症和非炎症性反应。长期给予大鼠 19 倍于成人推荐最大用量时可发现肝脂肪变性。

9. 药代动力学　口服后自胃肠道吸收良好，服后 2～3h 抗心律常作用达峰效，作用可持续 8h 以上。其生物利用度呈剂量依赖性，如 100mg 普罗帕酮生物利用度为 3.4%，而 300mg 的生物利用度为 10.6%。普罗帕酮与血浆蛋白结合率高，达 93%，剂量增加，生物利用度还会提高。肝功能下降也会增加药物的生物利用度，严重肝功能损害时普罗帕酮的清除减慢。普罗帕酮的药代动力学曲线为非线性，其半衰期($t_{1/2}$)为 3.5～4.0h。普罗帕酮经肾排泄，主要为代谢产物，小部分(小于 1%)为原形物，不能经过透析排出。

10. 用法用量　口服，宜在饭后与饮料或食物同时吞服，不得嚼碎。成人 100～200mg/次，3～4 次/d。治疗量为 300～900mg/d，分 4～6 次服用。维持量为 300～600mg/d，分 2～4 次服用。

11. 不良反应

(1)不良反应较少，主要为口干、舌唇麻木，可能由其局部麻醉作用所致。此外，早期的不良反应还有头痛、头晕、闪耀，其后可出现胃肠道障碍，如恶心、呕吐、便秘等，也有出现房室阻断症状者。有两例在连续服用 2 周后出现胆汁淤积性肝损伤的报道，停药后 2～4 周各酶的活性均恢复正常。这一病理变化可能属于过敏反应或由个体因素所致。

(2)在试用过程中未见肺、肝及造血系统的损害，有少数患者出现上述口干、头痛、眩晕、胃肠道不适等轻微反应，一般都在停药后或减量后症状消失。有报道称，个别患者出现房室传导阻滞、Q－T 间期延长、P－R 间期轻度延长、QRS 时间延长等。

12. 孕妇及哺乳期女性用药　在孕妇中应用的安全性和有效性尚不确定，因此仅用于药物作用对胎儿有利的情况下。尚不知该药是否存在于母乳中，建议哺乳期女性停用。

13. 儿童用药　在儿童中使用的安全性和有效性尚不明确。

14. 老年人用药　在老年患者中应用并无与年龄相关的不良反应增加现象，但老年患者用药后可能出现血压下降。而且老年患者易发生肝、肾功能损害，因此要谨慎应用。老年患者的有效药物剂量较正常低。

15. 药物相互作用

(1)与奎尼丁合用可以减慢代谢过程。

(2)与局部麻醉药合用增加中枢神经系统不良反应的发生。

(3)普罗帕酮可增加血清地高辛浓度，并呈剂量依赖型。

(4)与普萘洛尔、美托洛尔合用可显著增加其血浆浓度,延长清除半衰期,而对普罗帕酮没有影响。

(5)与华法林合用可增加华法林血药浓度,延长凝血酶原时间。

(6)与西咪替丁合用可使普罗帕酮血药稳态水平提高,但对其电生理参数没有影响。

16.药物过量　药物过量摄入后3h症状最明显,包括低血压、嗜睡、心动过缓、房内和室内传导阻滞,偶尔发生抽搐或严重室性心律失常。

17.注意事项

(1)心肌严重损害者慎用。

(2)严重的心动过缓,肝、肾功能不全,明显低血压患者慎用。

(3)出现窦房性或房室性传导高度阻滞时,可静脉注射乳酸钠、阿托品、异丙肾上腺素或间羟肾上腺素等解救。

(八)盐酸莫雷西嗪片 Moricizine Hydrochloride Tablets

1.商品名　盐酸莫雷西嗪片。

2.主要成分　盐酸莫雷西嗪。

3.性状　糖衣片,除去糖衣显白色。

4.规格　50mg/片。

5.适应证　口服主要用于室性心律失常,包括室性期前收缩及室性心动过速。

6.禁忌证　①Ⅱ度或Ⅲ度房室传导阻滞及双束支传导阻滞且无起搏器者。②心源性休克与过敏者。

7.药理作用　属Ⅰ类抗心律失常药,具体分类尚有不同意见。可抑制钠离子内流,具有膜稳定作用,缩短2相和3相复极及动作电位时间,缩短有效不应期。对窦房结自律性影响很小,但可延长房室及希浦系统的传导。血流动力学作用轻微,用于严重器质性心脏病患者可使心力衰竭加重。

8.药代动力学　口服生物利用度38%。饭后30min服用影响吸收速度,使峰浓度下降,但不影响吸收量。表观分布容积>300L/kg。蛋白结合率约95%,约60%经肝脏生物转化,至少有2种代谢产物具药理活性,半衰期为1.5～3.5h。口服后0.5～2.0h达血药浓度峰值,抗心律失常作用与血药浓度的高低和时程无关。服用剂量的56%从粪便排出。

9.用法用量　剂量应个体化。在应用莫雷西嗪前,应停用其他抗心律失常药物1～2个半衰期。口服,成人常用量150～300mg/d,每8h一次,极量为900mg/d。

10.不良反应　有头晕、恶心、头痛、乏力、嗜睡、腹痛、消化不良、呕吐、出汗、感觉异常、口干、复视等。致心律失常作用的发生率约3.7%。

11.妊娠及哺乳期女性用药　对孕妇和胎儿的安全性不详。可通过乳汁排泄。

12.儿童用药　尚无在18岁以下儿童应用的报道。

13.老年人用药　老年人因心脏以外的不良反应停药者多。

14.药物相互作用

(1)西咪替丁可使莫雷西嗪血药浓度增加1.4倍,同时应用时莫雷西嗪应减少剂量。

(2)莫雷西嗪可使茶碱类药物清除增加、半衰期缩短。

(3)与华法林共用时可改变华法林对凝血酶原时间的作用。在用华法林稳定抗凝的患者开始或停用莫雷西嗪时应进行监测。

15.用药过量 用药过量表现为恶心、嗜睡、昏迷、晕厥、低血压状态、心力衰竭恶化、心肌梗死、窦性停搏、心律失常(包括结性心动过缓、室性心律失常、室颤、心脏停搏)和呼吸衰竭。有莫雷西嗪用量超过2250mg和10000mg致死的报道。

16.注意事项

(1)心律失常抑制试验(CAST试验)证实,莫雷西嗪在心肌梗死后无症状的非致命性室性心律失常患者中,可增加2周内的死亡率,长期应用也未见对改善生存有益,故应慎用于此类患者。

(2)注意促心律失常作用与原有心律失常加重的鉴别,用药早期最好能进行监测。

(3)下列情况应慎用:①Ⅰ度房室传导阻滞和室内传导阻滞。②肝或肾功能不全。③严重心力衰竭。

(4)用药期间应随访检查血压、心电图和肝功能。

(九)盐酸索他洛尔片 Sotalol Hydrochloride Tablets

1.商品名 伟特。

2.主要成分 盐酸索他洛尔。

3.性状 白色片。

4.规格 80mg/片。

5.适应证 ①转复,预防室上性心动过速,特别是房室结折返性心动过速,也可用于预激综合征伴室上性心动过速。②心房扑动,心房颤动。③各种室性心律失常,包括室性期前收缩,持续性及非持续性室性心动过速。④急性心肌梗死并发严重心律失常。

6.禁忌证 ①心动过缓,心率慢于60次/min,病态窦房结综合征。②Ⅱ度或Ⅲ度房室传导阻滞,室内传导阻滞。③低血压,休克。④Q-T间期延长。⑤未控制的心力衰竭及过敏者。

7.药理作用 索他洛尔兼有第Ⅱ类和第Ⅲ类抗心律失常药物特性,是非心脏选择性、无内在的拟交感活性类β受体阻滞药,有β_1和β_2受体阻滞作用,并能延长心肌动作电位、有效不应期及Q-T间期,缩短窦房结、房室结传导时间,延长房室旁路的传导时间。心电图表现为P-R间期延长,QRS时限轻度增宽,Q-T间期显著延长。

索他洛尔有轻度正性肌力作用,可能由动作电位延长、钙离子内流时间增加、胞质内钙离子增高所致。

8.药代动力学 口服吸收近100%,2~3h达血药浓度峰值,无肝首关效应,生物利用度达95%。主要由肾排泄,肾功能正常时$t_{1/2}$为15~20h,肾功能受损时$t_{1/2}$明显延长。

9.用法用量 口服。80~160mg/d,分2次服用。从小剂量开始,逐渐加量。室性心动过速者160~480mg/d。肾功能不全者应减少剂量。

10.不良反应 可见乏力、气短、眩晕、恶心、呕吐、皮疹等。与β受体阻滞药作用相关的不良反应有心动过缓、低血压、支气管痉挛。

严重的不良反应主要是致心律失常作用,可表现为原有心律失常加重或出现新的心律失常,严重时可出现扭转性室性心动过速、多源性室性心动过速、心室颤动,多与剂量大、低钾、Q-T间期延长、严重心脏病变等有关。

11.孕妇及哺乳期女性用药 孕妇、哺乳期女性慎用。

12.儿童用药 未进行该项实验,且无可靠参考文献。

13. 老年人用药　需慎用,特别是肾功能不全、电解质紊乱者。

14. 药物相互作用

(1)与其他Ⅰa、Ⅱ、Ⅲ类抗心律失常药同用时有协同作用。

(2)与钙拮抗药同用时可加重传导障碍,进一步抑制心室功能,降低血压。

(3)与儿茶酚胺类药(如利血平、胍乙啶)同用产生低血压和严重心动过缓。

(4)有血糖增高,需增加胰岛素和降糖药的报道。

15. 药物过量　过量可致血压下降、心动过慢、Q—T间期延长,并可出现严重的致命性心律失常。

16. 注意事项

(1)用药前及用药过程中要检查电解质,注意有无低钾、低镁。若有,需及时纠正。

(2)用药过程中需注意心率及血压变化。

(3)应监测心电图QTc变化,QTc超过500ms应停药。

(4)肾功能不全者,需慎用或减量。

(5)运动员慎用。

三、常用针剂

(一)盐酸利多卡因注射液 Lidocaine Hydrochloride Injection

1. 商品名　盐酸利多卡因注射液。

2. 主要成分　盐酸利多卡因。

3. 性状　无色澄明液体。

4. 规格　①5mL∶50mg。②5mL∶100mg。③10mL∶200mg。

5. 适应证　本品为局部麻醉药及抗心律失常药。主要用于浸润麻醉、硬膜外麻醉、表面麻醉(包括在胸腔镜检查或腹腔手术时作黏膜麻醉用)及神经传导阻滞。可用于急性心肌梗死后室性期前收缩和室性心动过速,亦可用于洋地黄类中毒、心脏外科手术及心导管引起的室性心律失常。本品对室上性心律失常通常无效。

6. 禁忌证　①对局部麻醉药过敏者禁用。②阿—斯综合征(急性心源性脑缺血综合征)、预激综合征、严重心传导阻滞(包括窦房、房室及心室内传导阻滞)患者禁用于静脉。

7. 药理作用　本品在低剂量时,可促进心肌细胞内钾离子外流,降低心肌的自律性,而具有抗室性心律失常作用。在治疗剂量时,对心肌细胞的电活动、房室传导和心肌的收缩无明显影响。血药浓度进一步升高,可引起心脏传导速度减慢,房室传导阻滞,抑制心肌收缩力,使心排血量下降。

8. 用法用量

(1)麻醉

1)成人常用量:①表面麻醉:2%～4%溶液,一次不超过100mg。注射给药时一次量不超过4.5mg/kg(不用肾上腺素)或7mg/kg(用1∶200000的肾上腺素)。②骶管阻滞用于分娩镇痛:用1.0%溶液,以200mg为限。③硬脊膜外阻滞:胸腰段用1.5%～2.0%溶液,250～300mg。④浸润麻醉或静脉注射区域阻滞:用0.25%～0.5%溶液,50～300mg。⑤外周神经阻滞:臂丛(单侧)用1.5%溶液,250～300mg。牙科用2.0%溶液,20～100mg。肋间神经(每支)用1.0%溶液,30mg,300mg为限。宫颈旁浸润用0.5%～1.0%溶液,左右侧各100mg。

椎旁脊神经阻滞(每支)用1.0%溶液,30~50mg,300mg为限。阴部神经用0.5%~1.0%溶液,左右侧各100mg。⑥交感神经节阻滞:颈星状神经用1.0%溶液,50mg。腰麻用1.0%溶液,50~100mg。⑦一次限量,不加肾上腺素为4.0mg/kg(200mg),加肾上腺素为6.0mg/kg(300~350mg)。静脉注射区域阻滞,极量4.0mg/kg。治疗用静脉注射,初量1~2mg/kg,极量4mg/kg,成人静脉滴注以1mg/min为限。反复多次给药,间隔时间不得短于45min。

2)小儿常用量:随个体而异,一次给药总量不得超过4.0mg/kg,常用0.25%~0.5%溶液,特殊情况用1.0%溶液。

(2)抗心律失常

1)常用量:①静脉注射:1.0~1.5mg/kg(一般用50~100mg)作首次负荷量静脉注射2~3min,必要时每5min后可重复静脉注射1~2次,但1h之内的总量不得超过300mg。②静脉滴注:一般以0.05g/mL葡萄糖注射液配成1~4g/L药液滴注或用输液泵给药。在用负荷量后可继续以1~4mg/min速度静脉滴注维持,或以0.015~0.030mg/(kg·min)速度静脉滴注。老年人及心力衰竭、心源性休克、肝血流量减少、肝或肾功能障碍者应减少用量,以0.5~1.0mg/min静脉滴注,也可用本品0.1%溶液静脉滴注,不超过100mg/h。

2)极量:静脉注射1h内最大负荷量4.5mg/kg(300mg)。最大维持量为4mg/min。

9.不良反应

(1)作用于中枢神经系统,引起嗜睡、感觉异常、肌肉震颤、惊厥、昏迷及呼吸抑制等反应。

(2)引起低血压及心动过缓。血药浓度过高,可引起心房传导速度减慢、房室传导阻滞以及抑制心肌收缩力和使心排血量下降。

10.药物相互作用

(1)与西咪替丁以及与β受体阻滞药(如普萘洛尔、美托洛尔、纳多洛尔)合用,利多卡因经肝代谢受抑制,利多卡因血浓度增加,可发生心脏和神经系统不良反应。应调整利多卡因剂量,并应监测心电图和利多卡因血药浓度。

(2)巴比妥类药物可促进多卡因代谢,两药合用可引起心动过缓、窦性停搏。

(3)与普鲁卡因胺合用,可产生一过性谵妄及幻觉,但不影响本品血药浓度。

(4)异丙肾上腺素因增加肝血流量,可使本品的总清除率升高。去甲肾上腺素因减少肝血流量,可使本品总清除率下降。

(5)与下列药品有配伍禁忌:苯巴比妥、硫喷妥钠、硝普钠、甘露醇、两性霉素B、氨苄西林、美索比妥、磺胺嘧啶钠。

11.注意事项

(1)防止误入血管,注意局麻醉药中毒症状的诊治。

(2)肝或肾功能障碍、肝血流量减少、充血性心力衰竭、严重心肌受损、低血容量及休克等患者慎用。

(3)对其他局部麻醉药过敏者,可能对本品也过敏,但利多卡因与普鲁卡因胺、奎尼丁间尚无交叉过敏反应的报道。

(4)严格掌握本品浓度和用药总量,超量可引起惊厥及心搏骤停。

(5)利多卡因体内代谢较普鲁卡因慢,有蓄积作用,可引起中毒而发生惊厥。

(6)某些疾病,如急性心肌梗死患者常伴有酸性蛋白及蛋白结合率升高,利多卡因蛋白结合率也升高,从而降低了游离血药浓度。

(7)用药期间应注意检查血压、监测心电图，并备好抢救设备。心电图 P－R 间期延长或 QRS 波增宽，出现其他心律失常或原有心律失常加重者应立即停药。

(8)本品透过胎盘，且与胎儿蛋白结合率高于成人，孕妇用药后可导致胎儿心动过缓或过速，亦可导致新生儿高铁血红蛋白血症。

(9)新生儿用药可引起中毒，早产儿较正常儿半衰期长(3.16h∶1.80h)，故应慎用。

(二)盐酸普罗帕酮注射液 Propafenone Hydrochloride Injection

1.商品名　盐酸普罗帕酮注射液。

2.主要成分　盐酸普罗帕酮。

3.性状　无色澄明液体。

4.规格　①5mL∶17.5mg。②10mL∶35mg。

5.适应证　用于阵发性室性心动过速、阵发性室上性心动过速及预激综合征伴室上性心动过速、心房扑动或心房颤动的预防，也可用于各种期前收缩的治疗。

6.禁忌证　无起搏器保护的窦房结功能障碍、严重房室传导阻滞、双束支传导阻滞、严重充血性心力衰竭、心源性休克、严重低血压、严重电解质紊乱、严重阻塞性呼吸道疾病、重症肌无力及对该药过敏者禁用。

7.药理作用　普罗帕酮是具有局部麻醉作用的Ⅰc 类抗心律失常药，对心肌细胞膜有直接的稳定作用。电生理试验显示，普罗帕酮能降低 0 相动作电位上升速度。普罗帕酮主要作用于浦肯野纤维，对心肌纤维的作用较弱。能抑制钠离子的快速内流，提高舒张期兴奋阈值，延长有效不应期，还能降低心肌细胞的自律性，抑制触发活动。

8.用法用量　静脉注射，成人常用量为 1.0～1.5mg/kg，或以 70mg 加 5%葡萄糖溶液稀释，于 10min 内缓慢注射，必要时 10～20min 后可重复一次，总量不超过 210mg。静脉注射起效后改为静脉滴注，滴速 0.5～1.0mg/min，或口服维持。

9.不良反应

(1)不良反应较少，主要为口干、舌唇麻木，可能是其局部麻醉作用所致。此外，早期的不良反应还有头痛、头晕、目眩，其后可出现胃肠道反应，如恶心、呕吐、便秘等。也有出现房室阻断症状者。有 2 例在连续服用 2 周后出现胆汁淤积性肝损伤的报道，停药后 2～4 周各酶的活性均恢复正常。有人认为，这一病理变化属于过敏反应及个体因素。

(2)在试用过程中未见肺、肝及造血系统的损害，有少数患者出现上述口干、头痛、眩晕、胃肠道不适等轻微反应，一般都在停药或减量后症状消失。有报道称，个别患者出现房室传导阻滞、Q－T 间期延长、P－R 间期轻度延长、QRS 波增宽等。

10.药物相互作用

(1)与奎尼丁合用可以减慢代谢过程。

(2)与局部麻醉药合用增加中枢神经系统不良反应的发生。

(3)普罗帕酮可以增加血清地高辛浓度，并呈剂量依赖型。

(4)与普萘洛尔、美托洛尔合用可以显著增加其血浆浓度，延长清除半衰期，而对普罗帕酮没有影响。

(5)与华法林合用可增加华法林血药浓度，延长凝血酶原时间。

(6)与西咪替丁合用可使普罗帕酮血药稳态水平提高，但对其电生理参数没有影响。

11.注意事项

(1)心肌严重损害者、严重心动过缓者、明显低血压患者、儿童、妊娠及哺乳期女性慎用，肝、肾功能不全患者慎用。

(2)带有起搏器的患者，用药期间应检查起搏器功能，必要时可重新设定起搏器程序。

(3)如出现窦房性或房室性传导高度阻滞，可静脉注射乳酸钠、阿托品、异丙肾上腺素或间羟肾上腺素等解救。

(三)盐酸胺碘酮注射液　Amiodarone Hydrochloride Injection

1.商品名　盐酸胺碘酮注射液。

2.主要成分　盐酸胺磺酮。

3.性状　淡黄色澄明液体。

4.规格　3mL：0.15g。

5.适应证　当不宜口服给药时应用本品治疗严重的心律失常，尤其适用于下列情况：①房性心律失常伴快速室性心律。②W－P－W综合征的心动过速。③严重的室性心律失常。

6.禁忌证　①窦性心动过缓和窦房阻滞且未安置人工起搏器的患者。②病窦综合征且未安置人工起搏器的患者(有窦房结停搏的危险)。③高度传导障碍且未安置人工起搏器的患者。④甲状腺功能亢进患者，因为胺碘酮可能加重症状。⑤已知对碘或胺碘酮过敏者。⑥各种原因引起弥漫性肺间质纤维化者。⑦与某些可导致尖端扭转性室性心动过速的药物合用：Ⅰa类抗心律失常药，如奎尼丁、氢化奎尼丁、丙吡胺等。Ⅲ类抗心律失常药，如索他洛尔、多非利特、伊布利特等。某些安定类药物，如甲硫达嗪、氯丙嗪、左美丙嗪、三氟拉嗪、氰美马嗪、舒必利、舒托必利、硫必利、哌咪嗪、氟哌啶醇、氟哌啶等。其他药物，如苄普地尔，西沙必利，二苯马尼，静脉注射红霉素、咪唑斯汀、司氟沙星，静脉注射长春胺等。

7.药理作用　本品属Ⅲ类抗心律失常药。主要电生理效应是延长各部分心肌组织的动作电位时程及有效不应期，减慢传导，有利于消除折返激动。同时具有轻度非竞争性的肾上腺素受体阻滞和轻度Ⅰ及Ⅳ类抗心律失常药性质。降低窦房结自律性，对静息膜电位及动作电位高度无影响，对房室旁路前向传导的抑制关于逆向。短时间静脉注射时复极过度延长作用不明显，静脉注射有轻度负性肌力作用，但通常不抑制左心室功能。原为心绞痛药，具有选择性对冠状动脉及周围血管的直接扩张作用，能增加冠状动脉血流量，降低心肌氧耗量。可影响甲状腺素代谢。

8.用法用量

(1)由于药学原因，500mL中少于2安瓿注射液的浓度不宜使用，仅使用等渗葡萄糖溶液配制，不要向输注的液体中加入任何其他制剂。静脉滴注用法如下。

1)负荷剂量通常剂量为5mg/kg，稀释于葡萄糖溶液中，用电子泵输注20min～2h，24h内可重复2～3次。本品的作用时间短，应持续滴注。滴注速度参见表2－8。

表2－8　胺碘酮微量泵注射速度(mL/h)

胺碘酮(共50mL)	医嘱剂量			
	0.5mg/min	1.0mg/min	1.5mg/min	2.0mg/min
150mg	10.0	20.0	30.0	40.0
300mg	5.0	10.0	15.0	20.0
450mg	3.3	2.7	10.0	13.3
600mg	2.5	5.0	7.5	10.0

2)维持剂量10～20mg/(kg·d)(通常600～800mg/24h，可增至1.2g/24h)，加入250mL

葡萄糖溶液维持数日。

(2)从静脉滴注第1d起同时接受口服治疗(3片/d)。剂量可增至4～5片/d。

9.不良反应

(1)心血管系统:本品对心血管的不良反应较其他抗心律失常药多。主要包括:①窦性心动过缓、一过性窦性停搏或窦房阻滞,阿托品不能对抗此反应。②房室传导阻滞。③偶有Q—T间期延长伴扭转性室性心动过速。④促心律失常作用,特别是长期大剂量和伴有低钾血症时易发生。⑤静脉注射时产生低血压。以上情况均应停药,可用升压药、异丙肾上腺素、碳酸氢钠(或乳酸钠)或起搏器治疗,注意纠正电解质紊乱,扭转性室性心动过速发展成心室颤动时可用直流电转复。该品半衰期长,治疗不良反应需持续5～10d。

(2)甲状腺:①甲状腺功能亢进,可发生在停药后,可出现除突眼征以外典型的甲状腺功能亢进征象,也可出现其他的心律失常,T_3、T_4均增高,促甲状腺激素(TSH)下降。发病率约2%,停药数周至数月上述表现可完全消失,少数需用抗甲状腺药、普萘洛尔或肾上腺皮质激素治疗。②甲状腺功能低下,发生率1.0%～4.0%,老年人较多见,可出现典型的甲状腺功能低下征象,TSH下降,停药后数月可消退,但黏液性水肿可遗留不消,必要时可用甲状腺素治疗。

(3)胃肠道:便秘,少数人有恶心、呕吐、食欲下降,负荷量时明显。

(4)神经系统:不多见,与剂量及疗程有关,可出现震颤、共济失调、近端肌无力、锥体外体征。

(5)皮肤:光敏感与疗程及剂量有关,皮肤石板蓝样色素沉着,停药后经较长时间(1～2年)才渐退。其他过敏性皮疹,停药后消退较快。

(6)肝:肝炎或脂肪浸润、氨基转移酶增高,与疗程及剂量有关。

(7)肺:肺部不良反应多发生在长期大量服药者(0.8～1.2g/d)中。主要产生过敏性肺炎、致纤维化性肺泡炎。病变表现为肺泡及间质有泡沫样巨噬细胞及2型肺细胞增生,并有纤维化,小支气管腔闭塞。临床表现有胸闷、气短、干咳及胸痛等,严重者可致死。实验室检查可显示限制性肺通气功能障碍,血沉增快及血液白细胞增高。肺部发生上述病症者,停药并用肾上腺皮质激素治疗。

(8)其他:偶可发生低血钙及血清肌酐升高。静脉用药时局部刺激产生静脉炎,宜用氯化钠注射液或注射用水稀释,或采用中心静脉用药。

10.药物相互作用

(1)增加华法林的抗凝作用。该作用可自加用该品后4～6d,持续至停药后数周或数月。合用时应减抗凝药1/3～1/2,并应密切监测凝血酶原时间。

(2)增强其他抗心律失常药对心脏的作用。该品可增高血浆中奎尼丁、普鲁卡因胺、氟卡尼及苯妥英钠的浓度。与Ⅰa类药合用可加重Q—T间期延长,极少数可致扭转性室性心动过速,故应特别小心。从加用该品起,原抗心律失常药应减少30%～50%剂量,并逐渐停药。如必须合用,则通常推荐剂量减少一半。

(3)与β受体阻滞药或钙通道阻滞药合用可加重窦性心动过缓、窦性停搏及房室传导阻滞。如果发生,则该品或前两类药应减量。

(4)增加血清地高辛浓度,亦可能增高其他洋地黄制剂的浓度达中毒水平。当开始用本品时洋地黄类药应停药或减少50%。如合用,应仔细监测其血清中药物浓度。本品可加强洋地黄类药对窦房结及房室结的抑制作用。

(5)与排钾利尿药合用,可增加低血钾所致的心律失常。

(6)增加日光敏感性药物作用。

(7)可抑制甲状腺摄取^{131}I及^{99m}Tc。

11. 注意事项

(1)交叉过敏反应:对碘过敏者对该品可能过敏。

(2)下列情况应慎用:①窦性心动过缓。②Q－T间期延长综合征。③低血压。④肝功能不全。⑤肺功能不全。⑥严重充血性心力衰竭。⑦儿童、妊娠及哺乳期者。

(3)对诊断的干扰:①心电图变化,例如P－R及Q－T间期延长,用药后患者可能有T波降低伴增宽及双向出现u波,此并非停药指征。②极少数有谷草转氨酶、丙氨酸转氨酶及碱性磷酸酶增高。③甲状腺功能变化,本品抑制周围T_4转化为T_3,导致T_4及rT_3增高和血清T_3轻度下降,甲状腺功能检查通常不正常,但临床并无甲状腺功能障碍。甲状腺功能检查不正常可持续至停药后数周或数月。

(4)用药期间需监测血压及心电图,应注意随访检查肝功能、甲状腺功能(包括T_3、T_4及促甲状腺激素,每3～6个月1次)、肺功能和胸部X射线片(每6～12个月1次)及做眼科检查。

(5)本品半衰期长,故停药后换用其他抗心律失常药时应注意相互作用。

(四)盐酸维拉帕米注射液 Verapamil Hydrochloride Injection

1. 商品名　盐酸维拉帕米注射液。

2. 主要成分　盐酸维拉帕米。

3. 性状　无色澄明液体。

4. 规格　2mL∶5mg。

5. 适应证　①快速阵发性室上性心动过速的转复,应用维拉帕米之前应首选抑制迷走神经的手法治疗。②心房扑动或心房颤动心室率的暂时控制。心房扑动或心房颤动合并房室旁路通道(预激综合征和LGL综合征)时除外。③经桡动脉途径行冠状动脉介入诊断和治疗时,预防桡动脉痉挛。

6. 禁忌证　①重度充血性心力衰竭(继发于室上性心动过速且可被维拉帕米纠正者除外)。②严重低血压(收缩压＜90mmHg)或心源性休克。③病窦综合征(已安装心脏起搏器并行使功能的患者除外)。④Ⅱ度或Ⅲ度房室传导阻滞(已安装心脏起搏器并行使功能的患者除外)。⑤心房扑动或心房颤动患者合并有房室旁路通道。⑥已用β受体阻滞药或洋地黄中毒的患者。⑦室性心动过速。QRS增宽(≥0.12s)的室性心动过速患者静脉用维拉帕米,可能导致显著的血流动力学恶化和心室颤动,用药前需鉴别宽QRS心动过速为室上性或室性。⑧已知对盐酸维拉帕米过敏的患者。

7. 药理作用

(1)盐酸维拉帕米为钙离子拮抗药,通过调节心肌传导细胞、心肌收缩细胞以及动脉血管平滑肌细胞细胞膜上的钙离子内流,发挥其药理作用,但不改变血清钙浓度。

(2)盐酸维拉帕米扩张心脏正常部位和缺血部位的冠状动脉主干和小动脉,拮抗自发的或麦角新碱诱发的冠状动脉痉挛,增加冠状动脉痉挛患者心肌氧的递送,解除和预防冠状动脉痉挛。维拉帕米减少总外周阻力,降低心肌氧耗量。可用于治疗变异型心绞痛和不稳定型心绞痛。

(3)维拉帕米减少钙离子内流,延长房室结的有效不应期,减慢传导,可降低慢性心房颤动和心房扑动患者的心室率,减少阵发性室上性心动过速发作的频率。通常维拉帕米不影响正常的窦性心率,但可导致病窦综合征患者窦性停搏或窦房阻滞。维拉帕米不改变正常心房的动作电位或室内传导时间,但它降低被抑制的心房纤维去极化的振幅、速度以及传导的速度,可能缩短附加旁路通道的前向有效不应期,加速房室旁路合并心房扑动或心房颤动患者的心室率,甚至会诱发心室颤动。

(4)维拉帕米通过降低体循环的血管阻力产生降低血压作用,一般不引起体位性低血压或反射性心动过速。

(5)维拉帕米减轻后负荷,抑制心肌收缩,可改善左心室舒张功能。在心肌等长或动力性运动中,维拉帕米不改变心室功能正常患者的心肌收缩功能。器质性心脏病患者,维拉帕米的负性肌力作用可被降低后负荷的作用抵消,心排血指数无下降。但在严重左心室功能不全的患者(例如肺楔压高于 20mmHg 或射血分数小于 30%),或服用β受体阻滞药或其他心肌抑制药物的患者,可能出现心功能恶化。

(6)动物实验提示,维拉帕米的局部麻醉作用,是普鲁卡因等摩尔的 1.6 倍。

8.用法用量　必须在持续心电监测和血压监测下,缓慢静脉注射至少 2min。因无法确定重复静脉给药的最佳给药间隔,必须个体化治疗。一般起始剂量为 5～10mg 或按体重 0.075～0.150mg/kg,稀释后缓慢静脉注射至少 2min。如果对初反应不满意,可在首剂 15～30min 后再给一次 5～10mg 或 0.15mg/kg,静脉滴注给药,5～10mg/h,加入氯化钠注射液或 5%葡萄糖注射液静脉滴注,每日总量不超过 50～100mg。用于经桡动脉途径介入诊断和治疗时的预防用药,可术前常规经动脉鞘管推注 5mg,以防止桡动脉痉挛。

9.不良反应　常见口干、恶心、腹胀、腹泻、头痛、头晕等。静脉注射过快可出现血压下降、心动过缓,严重者可致心脏停搏。

10.孕妇及哺乳期女性用药　维拉帕米可通过胎盘,仅用于明确需要且利大于对胎儿的危害的孕妇。维拉帕米可通过乳汁分泌,服用维拉帕米期间应中断哺乳。

11.儿童用药　非对照性研究提示,新生儿使用静脉给药治疗的效果与成人相似,但是,极少数新生儿和婴儿发生严重的可致命的血流动力学不良反应。因此,儿童患者给药时必须十分小心。0～1 岁,起始剂量 0.1～0.2mg/kg(通常单剂 0.75～2.00mg),持续心电监测下,稀释后静脉注射至少 2min。如果对初反应不满意,可在持续心电监测下,首剂 30min 后再给 0.1～0.2mg/kg。1～15 岁,起始剂量 0.1～0.3mg/kg(通常单剂 2～5mg),总量不超过 5mg,静脉注射至少 2min。如果对初反应不满意,可在首剂 30min 后再给一次 0.1～0.3mg/kg(通常单剂 2～5mg)。

12.老年人用药　老年人应用起始剂量应较低,且宜缓慢,静脉给药至少 3min。

13.药物相互作用

(1)环磷酰胺、长春新碱、甲基苄肼、泼尼松、长春碱酰胺、阿霉素、顺铂等细胞毒性药物减少维拉帕米的吸收。

(2)苯巴比妥增加维拉帕米的清除率。

(3)雷米封显著降低口服维拉帕米的生物利用度。

(4)健康志愿者合用西咪替丁的急性研究结果不一,维拉帕米的清除率下降或不变。

(5)维拉帕米抑制乙醇的清除率，导致血中乙醇浓度增加，可能延长乙醇的毒性作用。

(6)与β受体阻滞药联合使用，可能增强对房室传导、心率或心脏收缩的抑制作用。

(7)长期服用维拉帕米，会使地高辛血药浓度提高50%～75%。维拉帕米明显影响肝硬化患者地高辛的药代动力学，使地高辛的总清除率和肾外清除率分别下降27%和29%。因此，服用维拉帕米时，须减少地高辛和洋地黄的剂量。

(8)与血管扩张剂、ACEI、利尿药等抗高血压药合用时，降压作用叠加，故应适当监测联合降压治疗的患者。

(9)与胺碘酮合用可能增加心脏毒性。

(10)与氟卡胺合用，可使负性肌力作用叠加，房室传导延长。

(11)可增加卡马西平、环孢素、茶碱的血药浓度。

(12)有报道称，维拉帕米增加患者对锂的敏感性(神经毒性)，两药合用时需密切监测。

(13)服用维拉帕米前48h内或服用后24h不得服用丙吡胺。

(14)动物实验提示，吸入性麻醉剂通过减少钙离子内流抑制心血管活动，与钙离子拮抗药如维拉帕米同时使用时，需仔细调整两药剂量，避免过度抑制心脏。

(15)临床资料和动物实验研究表明，维拉帕米可能增强神经肌肉阻滞药的活性。与神经肌肉阻滞药联合使用时维拉帕米或神经肌肉阻滞药应减量。

(16)两项动物实验研究表明，与舍曲林伴随使用，可导致心血管虚脱。

14.注意事项

(1)低血压：静脉注射维拉帕米引起的血压下降一般是一过性和无症状的，但也可能发生眩晕。静脉注射维拉帕米之前静脉给予钙剂可预防该血流动力学反应。

(2)极度心动过缓/心脏停搏：维拉帕米影响房室结和窦房结，罕见导致Ⅱ或Ⅲ度房室传导阻滞、心动过缓。更甚者引起心脏停搏，易发生在病窦综合征患者中，这类疾病老年人多发，需立即采，取适当的治疗。

(3)心力衰竭：轻度心力衰竭的患者如有可能必须在使用维拉帕米治疗之前已由洋地黄类或利尿药所控制。中到重度心功能不全者可能会出现心力衰竭急性恶化。

(4)房室旁路通道(预激综合征或LGL综合征)：房室旁路通道合并心房扑动或心房颤动的患者静脉用维拉帕米治疗，会通过加速房室旁路的前向传导，引起心室率加快，甚至诱发心室颤动。此类患者禁止使用。

(5)肝或肾功能损害：严重肝肾功能不全可能不增强维拉帕米的药效，但可能延长其作用时间。反复静脉给药可能会导致蓄积，产生过度药效。如果必须重复静脉给药，必须严密监测血压和P－R间期或药效过度的其他表现。

(6)肌肉萎缩：静脉给维拉帕米可诱发呼吸肌衰竭，肌肉萎缩患者慎用。

(7)颅内压增高：静脉给维拉帕米升高幕上肿瘤患者的颅内压，颅内压增高者应用时要小心。

(五)盐酸艾司洛尔注射液 Esmolol Hydrochloride Injection

1.商品名　盐酸艾司洛尔注射液。

2.主要成分　盐酸艾司洛尔。

3.性状　无色或带黄色的澄明液体。

4.规格　2mL∶0.2g。

5.适应证　①用于心房颤动、心房扑动时控制心室率。②围术期高血压。③窦性心动过速。

6.禁忌证　①有支气管哮喘或有支气管哮喘病史。②严重慢性阻塞性肺病。③窦性心动过缓。④Ⅱ度或Ⅲ度房室传导阻滞。⑤难治性心功能不全。⑥心源性休克。⑦对本品过敏。

7.药理作用

(1)盐酸艾司洛尔注射液是一种起效快、作用时间短的选择性 β_1 肾上腺素受体阻滞药。其主要作用于心肌的 β_1 肾上腺素受体,大剂量时对气管和血管平滑肌的 β_2 肾上腺素受体也有阻滞作用,在治疗剂量无内在拟交感作用或膜稳定作用。它可降低正常人运动及静息时的心率,对抗异丙肾上腺素引起的心率增快。其降血压作用与β肾上腺素受体阻滞程度呈相关性。静脉注射停止后 10～20minβ 肾上腺素受体阻滞作用基本消失。

(2)电生理研究提示,盐酸艾司洛尔注射液具有典型的β肾上腺素受体阻滞药作用:降低心率,降低窦房结自律性,延长窦房结恢复时间,延长窦性心律及房性心律时的 A－H 间期,延长前向的文式传导周期。

(3)放射性核素心血池造影提示,在 0.2mg/(kg・min)的剂量下,盐酸艾司洛尔可降低静息态心率、收缩压、心率血压乘积、左右心室射血分数和心排血指数,其效果与静脉注射 4mg 普萘洛尔(心得安)相似。运动状态下,盐酸艾司洛尔注射液与心得安相似,均可减慢心率,降低心率血压乘积和心排血指数,但对收缩压的降低作用更明显。

(4)心血管造影提示,在 0.3mg/(kg・min)的剂量下,盐酸艾司洛尔除引起上述作用外,还可引起左心室舒张末压和肺动脉楔压的轻度升高,停药 30min 后血流动力学参数即完全恢复。

8.用法用量　静脉给药。

(1)快速控制室上性心律失常的心室率成人,盐酸艾司洛尔负荷剂量 500μg/kg,静脉滴注 1min,然后继续以维持量 50μg/(kg・min)滴注 4min。若出现满意效果,可继续滴注。若 5min 内未获得满意效果,再给予第二次负荷剂量 500μg/kg,静脉滴注 1min,然后再给予维持量 100μg/(kg・min)滴注 4min。如需要,可重复上述治疗 1～2 次。维持剂量可每次增加 50μg/(kg・min),至最大 200μg/(kg・min)。一旦出现满意效果,就以维持量滴注,必要时可以持续滴注达 48h。

(2)控制围术期高血压和心动过速成人,盐酸艾司洛尔:①麻醉期间,负荷剂量 80mg,静脉输注 15～30s,然后以 150μg/(kg・min)的速度滴注,必要时可增加剂量至 300μg/(kg・min)。②麻醉后,500μg/(kg・min)滴注 4min,需要时继续以 30μg/(kg・min)的速度滴注。③手术后,负荷剂量 500μg/kg,维持剂量 50μg/(kg・min)滴注 4min。如果效果满意,继续维持滴注。如果滴注 5min 后效果不满意,给予第 2 剂负荷剂量 500μg/kg,然后以 100μg(kg・min)的速度滴注 4min。如需要,可再重复上述治疗 1～2 次。维持剂量每次增加 50μg/(kg・min),至最大 300μg/(kg・min)。一旦获得满意效果,就以维持剂量持续滴注达 48h。

9.不良反应

(1)主要不良反应为注射时低血压,停止用药后持续低血压。

(2)注射部位反应包括炎症和不耐受。

(3)其他尚有外周缺血、神志不清、头痛、易激惹、乏力、恶心、呕吐、眩晕、嗜睡等表现。

10. 药物相互作用

(1)与交感神经节阻断剂合用,会有协同作用,应防止发生低血压、心动过缓、晕厥。

(2)与华法林合用,盐酸艾司洛尔的血药浓度似会升高,但临床意义不大。

(3)与地高辛合用时,地高辛血药浓度可升高 10%～20%。

(4)与吗啡合用时,盐酸艾司洛尔的稳态血药浓度会升高 46%。

(5)与琥珀胆碱合用时,可延长琥珀胆碱的神经肌肉阻滞作用 5～8min。

(6)盐酸艾司洛尔会降低肾上腺素的药效。

(7)盐酸艾司洛尔与维拉帕米合用于心功能不良患者会导致心脏停搏。

11. 注意事项

(1)高浓度给药,10g/L 会造成严重的静脉反应,包括血栓性静脉炎,20g/L 的浓度在血管外可造成严重的局部反应,甚至坏死,故应尽量经大静脉给药。

(2)盐酸艾司洛尔酸性代谢产物经肾消除,半衰期约 3.7h,肾衰竭患者则为正常的 10 倍左右,故肾衰竭患者使用盐酸艾司洛尔需注意监测。

(3)糖尿病患者应用时应小心,因盐酸艾司洛尔可掩盖低血糖反应。

(4)支气管哮喘患者应慎用。

(5)用药期间需监测血压、心率、心功能变化。

(六)富马酸伊布利特注射液 Ibutilide Fumarate Injection

1. 商品名　富马酸伊布利特注射液。

2. 主要成分　富马酸伊布利特。

3. 性状　无色或几乎无色的澄明液体。

4. 规格　10mL∶1mg。

5. 适应证　用于近期发作的心房颤动或心房扑动逆转成窦性心律。长期房性心律失常的患者对富马酸伊布利特不敏感。

6. 禁忌证　对本品成分有过敏史者。

7. 药理作用　静脉注射伊布利特能延长离体或在体心肌细胞的动作电位,延长心房和心室的不应期,即发挥Ⅲ类抗心律失常药物的作用。然而,电压钳的研究表明,在纳摩尔浓度水平(10^{-9}),伊布利特主要通过激活缓慢内向电流(主要是钠电流)使复极延迟,这与其他Ⅲ类抗心律失常药物阻断外向钾电流的作用明显不同。通过上述作用,即伊布利特延长心房和心室肌细胞的动作电位时程和不应期,在人体起到抗心律失常的作用。

8. 用法用量

(1)对体重为 60kg 及以上的患者,推荐剂量为 1mg,首次注射 10min 以上。如无效,隔 10min 后再以相同剂量静脉注射,注射时间持续 10min。对体重不足 60kg 的患者,两次剂量均应为 0.01mg/kg。

(2)注射完本品后,患者应当用连续心电图监测观察至少 4h,或者等到 QTc 恢复到基线。如果出现明显的心律失常现象,应当延长监测时间。在本品给药及随后对患者的监测过程中,必须配备有经验的人员和合适的仪器设备,如心复律器/除颤器以及治疗连续性室性心动过速(包括多形性室性心动过速)的药物。

(3)富马酸伊布利特注射液可以未经稀释直接给药,也可以在 50mL 稀释液中稀释后给药。富马酸伊布利特注射液可在给药前加到 0.9%的氯化钠注射液或 5%的葡萄糖注射液中。本品 1 支 10mL 的包装(0.1g/L)可以加到 50mL 的输液包中,形成含有约 0.017g/L 富马酸伊布利特注射液的混合物。

(4)本品为非经肠道药物,在溶液或容器的有效期内的任何时间,使用前都应当检查是否有颗粒状物体以及是否变色。

9.不良反应　富马酸伊布利特注射液在临床试验中,患者没有明显的不适感。在临床Ⅱ期或Ⅲ期研究中,586 名因心房颤动或心房扑动接受富马酸伊布利特注射液治疗的患者中,149 人(25%)出现与心血管系统有关的不良反应,包括连续性多形性室性心动过速(1.7%)和间歇性多形性室性心动过速(2.7%)。

其他有重要临床意义但与富马酸伊布利特关系不确定的不良反应如下:连续性单形性室性心动过速(0.2%),间歇性单形性室性心动过速(4.9%),房室传导阻滞(1.5%),束支传导阻滞(1.9%),室性期前收缩(5.1%),室上性期前收缩(0.9%),低血压或体位性低血压(2.0%),心动过缓或窦性心动过缓(1.2%),节性心律失常(0.7%),充血性心力衰竭(0.5%),心动过速或窦性心动过速或室上性心动过速(2.7%),室性心律(0.2%),昏厥(0.3%),肾衰竭(0.3%),心悸(1.0%),高血压(1.2%),Q－T 期间延长(1.2%),头痛(3.6%)。以上不良反应的发生率除了昏厥外,在富马酸伊布利特治疗组比安慰剂组高。

另外,可能与使用富马酸伊布利特注射液有关的不良反应有恶心,出现频率高于 1.0%。使用富马酸伊布利特注射液治疗的患者发生恶心比使用安慰剂治疗的患者多。

10.孕妇及哺乳期女性用药　本品不能用于怀孕女性,除非临床意义大于对胎儿的潜在危险。伊布利特分泌到乳汁的研究尚未开展。因此,使用伊布利特注射液治疗过程中应中断母乳喂养。

11.儿童用药　本品治疗心房颤动或心房扑动的临床试验对象不包括年龄在 18 岁以下的患者。因此,伊布利特的安全性和有效性在儿童患者中还不明确。

12.老年人用药　一般来说,对老年患者,剂量选择要慎重,通常从最低剂量开始,因为在老年患者中药物降低心、肝、肾功能以及引起并发症或需其他药物治疗的概率较大。

13.药物相互作用

(1)抗心律失常药:Ⅰa 类抗心律失常药,如丙吡胺、奎尼丁、普鲁卡因胺,以及其他的Ⅲ类药物,如胺碘酮、索他洛尔,因可能延长不应期,均不能和伊布利特注射液同时使用或注射后 4h 内使用。在临床试验中,使用伊布利特前,Ⅰ类或其他Ⅲ类抗心律失常药物停用至少 5 个半衰期,其他药物服药后 4h,然后在医生的指导下使用本品。

(2)其他延长 Q－T 间期的药物:正在服用延长 Q－T 间期的药物(如酚噻嗪)、三环类抗抑郁剂、四环类抗抑郁剂和某些抗组胺类药物(H_1 受体拮抗药)的患者,使用伊布利特注射液可能增加尖端扭转性室性心动过速发生的概率。

(3)地高辛:室上性心律失常能掩盖地高辛过量造成的心脏毒性作用,因而,在地高辛血药浓度超过或可能超过普通治疗范围的患者中应用地高辛要十分谨慎,以防地高辛中毒。在临床试验中,伊布利特与地高辛联合应用时,对伊布利特的安全性和有效性没有影响。

(4)钙通道阻滞药:伊布利特与钙通道阻滞药联合应用时,对伊布利特的安全性和有效性没有影响。

(5)β 肾上腺素受体阻滞药:伊布利特与 β 肾上腺素受体阻滞药联合应用时,对伊布利特的安全性和有效性没有影响。

14. 注意事项

(1)和其他抗心律失常药一样，伊布利特注射液可能诱发或加重某些患者室性心律失常症状，可导致有潜在致命性的后果，故用药前心律失常预兆必须被充分估计到。

(2)在使用伊布利特过程中及之后，必须配备有经验的医护人员和合适的设备，包括心脏监护装备、心内起搏设备、心复律器或除颤器以及治疗连续性室性心动过速(包括多形性室性心动过速)的药品。

(3)使用伊布利特之前，应纠正低钾和低镁血症，以降低心律失常前兆的可能性。

(4)注射完本品后，患者应当用连续心电图监测观察至少 4h，或者等到 QTc 恢复到基线。如发现任何不规则的心脏活动，需延长监控时间。

(5)多形性室性心动过速的处理包括停止伊布利特、纠正电解质紊乱(特别是血钾和血镁)、加速人工心脏起搏、电复律或电击除颤、药物治疗(包括静脉给予硫酸镁)，一般避免抗心律失常治疗。

(6)心脏传导阻滞：有报道称在 9 名使用伊布利特治疗有可逆性心脏传导阻滞发生的患者中(1.5%)，5 人产生Ⅰ度传导阻滞，3 人Ⅱ度传导阻滞，1 人完全性心脏传导阻滞。

(七)腺苷注射液 Adenosine Injection

1. 商品名　艾文。

2. 主要成分　腺苷。

3. 性状　无色澄明液体。

4. 规格　2mL∶6mg。

5. 适应证　①治疗阵发性室上性心动过速：腺苷不能转复心房扑动、心房颤动或室性心动过速为窦性心律，但房室传导的减慢有助于诊断心房活动。②心脏保护作用：急性心肌梗死血运重建前、心绞痛患者择期行经皮腔内冠状动脉成形术(PTCA)前、心脏手术体外循环前应用。

6. 禁忌证　①Ⅱ度或Ⅲ度房室传导阻滞(使用人工起搏器的患者除外)。②病态窦房结综合征(使用人工起搏器的患者除外)。③已知或估计有支气管狭窄或支气管痉挛的肺部疾病(如哮喘)。④已知对腺苷有过敏反应。

7. 药理作用

(1)腺苷通过作用于房室结 A_1 受体，使窦房结传导速度迅速减慢。也可通过刺激 A_2 受体，扩张外周和冠状血管。

(2)腺苷经冠状动脉注入后迅速进入缺血区血管床，导致微血管扩张，增加冠状动脉血流量，保护内皮细胞，使心肌对缺血的耐受性增加。腺苷可以抑制中性粒细胞介导的反应，减轻缺血再灌注损伤，还可能通过诱发“心肌冬眠”起到保护心肌作用。

(3)腺苷血浆半衰期极短(10s)，可 1～2min 静脉注射一次，无须顾虑重复给药引起的药物蓄积效应。

8. 用法用量　静脉给药。

(1)室上性心动过速

1)成人：初始剂量 3mg，中心静脉或大周围静脉注射 2s，同时给予心脏监护。如果需要，1～2min 后注射 6mg，再过 1～2min 注射 12mg。如果出现重度房室传导阻滞，则停止增加剂量。

2)儿童:初始剂量 50～100μg/kg。如需要,每 1～2min 增加 50～100μg/kg,或直到心律失常得到控制。最大剂量 300μg/kg。

(2)阵发性室上性心动过速

1)成人:初始剂量 3mg,中心静脉或大周围静脉注射 2s,同时给予心脏监护。如果需要,1～2min 后注射 6mg,再过 1～2min 注射 12mg。如果出现重度房室传导阻滞,则停止增加剂量。

2)儿童:初始剂量 50～100μg/kg。如需要,每 1～2min 增加 50～100μg/kg,或直到心律失常得到控制。最大剂量 300μg/kg。

(3)心肌造影成像:成人,140μg/(kg·min),滴注 6min,滴注后 3min 注射放射性核素。

当 QRS 波增宽的心动过速发生时,用腺苷较为安全。因为如果是室上性心动过速,则腺苷有效。如果是室性心动过速,腺苷虽然无效,但不会引起明显的血流动力学障碍。

9.不良反应　面部潮红、呼吸困难、支气管痉挛、胸部紧压感、恶心和头晕等较常见。较罕见的有不适感,出汗,心悸,过度换气,头部压迫感,焦虑,视力模糊,灼热感,心动过缓,心脏停搏,胸痛,头痛,眩晕,手臂沉重感,手臂、背部、颈部疼痛,金属味等。

10.药物相互作用

(1)甲基黄嘌呤类药物(如咖啡因和茶碱等)可拮抗腺苷的作用。

(2)与卡马西平合用增加心脏传导阻滞的风险。

(3)双嘧达莫可增强腺苷的药效,一般不宜在至少 5 个半衰期内使用。

11.注意事项

(1)心房颤动、心房扑动及有旁路传导的患者可能增加异常旁路的下行传导。由于可能有引起尖端扭转性室性心动过速的危险,对 Q－T 间期延长的患者,不管是先天性、药物引起的或代谢性的,均应慎用腺苷。

(2)慢性阻塞性肺疾病患者,腺苷可能促使或加重支气管痉挛。

(3)外源性腺苷既不在肾也不在肝中降解,故腺苷的作用不受肝或肾功能不全的影响。

12.特别警告　在室上性心动过速转复为窦性心律时可出现暂时的电生理现象,故必须在医院心电监护下给药。

(八)酒石酸美托洛尔注射液 Metoprolol Tartrate Injection

1.商品名　倍他乐克。

2.主要成分　酒石酸美托洛尔。

3.性状　无色的澄明液体。

4.规格　5mL∶5mg。

5.适应证　①室上性快速心律失常。②预防和治疗确诊或可疑急性心肌梗死患者的心肌缺血、快速心律失常和胸痛。

6.禁忌证　Ⅱ度和Ⅲ度房室传导阻滞、心源性休克、严重心动过缓(心率慢于 60 次/min)、收缩期血压低于 90mmHg、心功能不全、病态窦房结综合征患者及孕妇。

7.药理作用　本品有肾上腺素β受体部位竞争性抑制儿茶酚胺的作用,主要为选择性抑制心脏 β_1 受体,使其呈现抑制状态,但它对 β_2 受体作用较弱。①降低静息时和运动时的心率和心排血量。②降低运动时的收缩期血压。③抑制异丙肾上腺素引起的心动过速。④抑制反射性直立性心动过速。⑤在哮喘患者中本品降低 1s 用力呼出量(FEV_1)和用力肺活量

(FVC)的作用明显小于非选择性β受体阻滞药(如心得安)。

8.药代动力学　本品主要在肝代谢，静脉给药后大约95%在72h内以原形及无活性代谢产物由尿液排出，清除率为92.4L/h。本品在血浆中约12%与血浆蛋白结合，能通过血一脑脊液屏障，亦能穿过胎盘及经过乳汁排泄，脑脊液中的浓度为血浆浓度的70%。静脉注射本品分布半衰期大约是12min。健康志愿者静脉注射本品大约在20min时达到最大药效。用5mg和15mg剂量注射时产生的心率降低最大幅度分别是10%和15%。对心率的影响，两个剂量以同样速度与时间直线下降。5mg和10mg剂量对心率的影响分别在5h和8h消失。

9.用法用量　本品易出现心律、血压及心搏出量的急剧变化，故应在心电监护中谨慎使用。①紧急治疗快速心律失常：成人剂量5mg，用葡萄糖溶液稀释后缓慢静脉注射。如病情需要，可间隔10min重复注射，视病情而定，总剂量10mg。静脉注射后4～6h，心律失常已经控制者，用口服胶囊维持，2～3次/d，每次剂量不超过50mg。②诱导麻醉或麻醉期间治疗心律失常：缓慢静脉注射，成人2mg，可以重复注射2mg，必要时最大总量为10mg。

10.不良反应　本品能透过神经系统而引起眩晕、头昏、失眠、多梦以及精神抑郁、迟钝，个别病例有低血压、心动过缓、头晕、不适感，少见的反应有腹泻、恶心、哮喘、皮疹、血小板减少等。

11.孕妇及哺乳期女性用药

(1)本品可能通过胎盘进入胎儿体内。有报道称，妊娠高血压者用后可致胎儿发育迟缓，分娩时无力造成难产。新生儿可发生低血压、低血糖、呼吸抑制及心率减慢。因此，必须权衡利弊，不宜作为孕妇第一线治疗药物。

(2)可从乳汁分泌少量，故哺乳期女性应用时必须权衡利弊。

12.老年人用药　老年人对本品的代谢与排泄能力低，应适当调整剂量。

13.药物相互作用

(1)儿茶酚胺耗竭者(如利血平)与本品合用时会引起晕眩或体位性低血压。

(2)硝苯地平和硫氮䓬酮抑制心肌收缩，松弛平滑肌，有不同程度降低血压的作用，禁与本品合用。

(3)与可乐定同用而须停药时，应先停用本品，数天后再逐步停用可乐定，以免血压波动。

(4)与洋地黄苷类同用，可发生房室传导阻滞而致心率过慢，故须严密观察。

(5)与肾上腺素、苯福林或拟交感胺类同用，可引起显著高血压、心率过慢，也可能出现房室传导阻滞，故须严密观察。

(6)可使非去极化肌松药如氯化筒箭毒碱、加拉碘铵等增效，时效也延长。

(7)可影响血糖水平，故与降糖药同用时，须调整后者的剂量。

(8)与异丙肾上腺素或黄嘌呤同用，可使后两者疗效减弱。

(9)与单胺氧化酶抑制剂同用，可致极度低血压，故禁止同用。

(10)与吩噻嗪类同用，可使两者的血药浓度均升高。

(11)与利血平同用，两者作用相加，β受体阻滞作用增强，有可能出现心动过缓及低血压。

14.注意事项

(1)本品静脉给药，必须缓慢，以0.5～1.0mg/min速度注射，并在心电图与血压的密切观察下使用。

静脉注射时易引起严重的心动过缓与低血压，甚至虚脱和心脏停搏，必须十分谨慎。应严格掌握适应证、剂量和注射速度。出现明显的心动过缓与低血压时即须停止注射，可用阿托品 1～2mg 静脉注射，必要时可使用升压药如间羟胺或去甲肾上腺素，亦可用高血糖素 1～5mg 静脉注射。

(2)糖尿病患者使用本品应特别小心，因为β受体阻滞药可掩盖心动过速及低血糖。

(3)本品治疗结束时，不要突然停药，尤其重症心绞痛患者突然停药时会诱发室性心动过速和猝死，应逐渐地减量停药。

(4)疑有甲状腺功能亢进的患者，未确诊者不宜使用，以免掩盖症状，导致甲状腺危象发生。

(5)肝肾功能不全、心力衰竭、慢性支气管炎、肺气肿、甲状腺功能低下者慎用。

(6)运动员慎用。

(九)盐酸索他洛尔注射液 Sotalol Hydrochloride Injection

1.商品名　坦释。

2.主要成分　盐酸索他洛尔。

3.性状　无色澄明液体。

4.规格　2mL：20mg。

5.适应证　各种危及生命的室性快速心律失常。

6.禁忌证　支气管哮喘、窦性心动过缓、Ⅱ度或Ⅲ度房室传导阻滞(除非安放了有效的心脏起搏器)、先天性或获得性 Q－T 间期延长综合征、心源性休克、未得到控制的充血性心力衰竭以及对本品过敏的患者。

7.药理作用　本品是一种β肾上腺素受体阻断药，不具有内在的拟交感神经活性，膜稳定作用及心脏选择性。能延长所有心肌组织动作电位的有效不应期，抑制窦房结及浦肯野纤维异常自律性，延长窦房结、房室结传导时间，并延长房室旁路的传导，心电图表现为 P－R 间期延长、QRS 时限轻度增宽、Q－T 间期显著延长。本品兼具Ⅱ(阻断β受体)、Ⅲ(延长心肌动作电位时程)类抗心律失常药物的特性。

8.药代动力学　盐酸索他洛尔不与血浆蛋白结合，且无代谢过程，消除的主要途径是肾，80％～90％的药物以原形由尿液排出，其余由粪便排出。

9.用法用量　本品同其他β受体阻滞药一样，具有明显种族差异，用药剂量必须根据患者的治疗反应和耐受性而定，致心律失常可能发生在治疗开始时。

推荐剂量为 0.5～1.5mg/kg，稀释于 5％葡萄糖溶液 20mL 中，10min 内缓慢注射。如有必要，可在 6h 后重复。

10.不良反应　静脉注射常见的不良反应为低血压、心动过缓、传导阻滞，其他不良反应为疲倦、呼吸困难、无力、眩晕。

与其他抗心律失常药物相似，本品在某些患者中可产生致心律失常的不良反应，即可以诱发新的心律失常或使已有的心律失常加重，其中包括诱发尖端扭转型室性心动过速。

11.药物相互作用

(1)本品能使 Q－T 间期延长，故已知能延长 Q－T 间期的药物如Ⅰ类抗心律失常药、酚噻嗪类、三环类抗抑郁药、特非那定等不宜与本品合用。

(2)本品对地高辛血清浓度无明显影响，但两者合用引起致心律失常作用较为常见。

(3)本品与钙拮抗药合用可产生相加作用导致低血压，应慎用。

(4)本品与利血平、胍乙啶及其他有β受体阻滞作用的药物合用可降低交感神经张力，导致低血压和严重心动过缓，甚至昏厥。

(5)本品与异丙肾上腺素等β受体激动剂合用时，可能需要增加用药剂量。

12.注意事项

(1)避免与能延长Q—T间期的药物合用。

(2)应用本品前应做电解质检查，低血钾和低血镁患者应在纠正后再用本品治疗，对于长期腹泻或同时用利尿剂的患者尤需注意。与排钾利尿剂合用时应注意补钾。

(3)有支气管痉挛性疾病的患者避免使用本品。

(4)伴有病窦综合征的患者用本品时应特别谨慎，谨防引起窦性心动过缓、窦性间歇或窦性停搏。

(5)本品具有β受体阻滞作用，故可抑制心肌收缩力或引发心力衰竭。因此，心功能不全的患者在用洋地黄或利尿剂控制心功能不全后，方可慎用本品。另外，洋地黄和索他洛尔均能使房室传导时间延长、减慢心率，应警惕其致心律失常作用。

（王晓燕）

第三章 心血管系统常见症状

第一节 胸痛

胸痛是一种常见的临床症状，是心内科门诊、急诊常见主诉之一，其病因繁杂，涵盖了心血管、呼吸、消化、运动、神经和精神等系统以及心脏、主动脉、肺、食管、纵隔和胸壁各层等器官的众多疾病，不同原因所致胸痛的危险性有较大差异，迅速筛选可能致命的疾病以及避免因胸痛导致的过度检查和治疗，是临床医生面临的巨大挑战。

一、胸痛分类

引起胸痛的疾病种类很多，故存在多种不同的病因分类方法。由于约有50%的病例是由心源性病因引起的，而另外50%的病例是由非心源性病因引起的，因此从急诊处理和临床实用的角度出发，可将引起急性胸痛的疾病分为心源性胸痛和非心源性胸痛相关疾病两大类，进一步将心源性胸痛分为缺血性和非缺血性两类。了解急性胸痛的病因，提高早期诊断和鉴别诊断的水平，减少漏诊误诊，有助于不同病因的患者得到及时正确的处理。胸痛病因见表3—1。

表3—1 胸痛病因分类

心源性	缺血性胸痛	急性冠状动脉综合征、稳定型心绞痛
胸痛	非缺血性胸痛	主动脉夹层、心脏压塞、急性心包炎、梗阻性肥厚型心肌病、二尖瓣脱垂、主动脉瓣疾病、心脏挤压伤(冲击伤)等
非心源性胸痛	胸壁疾病	肋软骨炎、肋间神经炎、带状疱疹、急性皮炎、皮下蜂窝织炎、肌炎、肋骨骨折、血液系统疾病所致的骨痛(急性白血病、多发性骨髓瘤)等
	呼吸系统疾病	肺栓塞、胸膜炎、自发性气胸、肺炎、急性气管—支气管炎、胸膜肿瘤、肺癌等
	纵隔疾病	纵隔脓肿、纵隔肿瘤、纵隔气肿
	消化系统疾病	胃食管反流病(包括反流性食管炎)、食管痉挛、食管裂孔疝、食管癌、急性胰腺炎、胆囊炎、溃疡穿孔等
	心理—精神性疾病	抑郁症、焦虑症、惊恐障碍等
	其他	过度通气综合征、痛风、外伤、颈椎病

二、胸痛问诊

胸痛病史对诊断非常重要，需要了解患者年龄，胸痛的部位、性质、程度、持续时间、诱发和加重因素、缓解方式、有无放射痛及其伴随症状。

1.发病年龄　青壮年胸痛首先考虑自发性气胸、心肌炎、主动脉夹层、神经痛，40岁以上则须注意心绞痛、心肌梗死、肺栓塞。

2.胸痛部位和放射　大部分疾病引起的胸痛常有一定部位。例如：胸壁疾病所致的胸痛常固定在病变部位，且局部有压痛；若为胸壁皮肤的炎症性病变，局部可有红、肿、热、痛表现；

带状疱疹所致胸痛，可见成簇的水泡沿一侧肋间神经分布伴剧痛，且疱疹不超过体表中线；肋软骨炎引起胸痛，常在第1、2肋软骨处见单个或多个隆起，高部有压痛，但无红肿表现；心绞痛及心肌梗死的疼痛多在胸骨后方和心前区或剑突下，可向左肩和左臂内侧放射，甚至达小指，也可放射至左颈或面颊部，误认为牙痛；夹层动脉瘤引起疼痛多位于胸背部，向下放射至下腹、腰部与两侧腹股沟和下肢；胸膜炎引起的疼痛多在胸侧部；食管及纵隔病变引起的胸痛多在胸骨后；肝胆疾病及膈下脓肿引起的胸痛多在右下胸，侵犯膈肌中心部时疼痛放射至右肩部；肺尖部肺癌（肺上沟癌、Pancoast 癌）引起疼痛多以肩部、腋下为主，向上肢内侧放射。

3. 胸痛程度和性质　胸痛的程度可呈剧烈、轻微和隐痛。胸痛的性质可有多种多样。例如：带状疱疹呈刀割样或灼热样剧痛；食管炎多呈烧灼痛；肋间神经痛为阵发性灼痛或刺痛；心绞痛呈压榨样或闷痛或烧灼痛并有窒息感；心肌梗死则疼痛更为剧烈并有恐惧、濒死感；气胸在发病初期有撕裂样疼痛；胸膜炎常呈隐痛、钝痛和刺痛；夹层动脉瘤常呈突然发生胸背部撕裂样剧痛或锥刺痛；肺梗死亦可突然发生胸部剧痛或绞痛，常伴呼吸困难与发绀。

4. 疼痛持续时间　肌肉痉挛或血管狭窄缺血所致的疼痛为阵发性，炎症、肿瘤、栓塞或梗死所致疼痛呈持续性。如：心绞痛发作时间短暂（持续 1～15min），休息或含服硝酸甘油可缓解，而心肌梗死疼痛持续时间长（20min 以上至数小时）且不易缓解。

5. 影响疼痛因素

（1）深吸气或咳嗽：肌肉骨骼疾病、气胸、胸膜痛（如肺栓塞造成的胸膜炎）、心包炎之疼痛皆可因深吸气或咳嗽而加重。心肌缺氧、食管痉挛引起的疼痛不随呼吸或咳嗽加重。

（2）姿势的改变：肌肉骨骼疼痛会因胸廓或上臂的运动而加剧。心包炎疼痛于卧位时会加剧，坐姿时有所减轻。胃食管反流于卧位时加剧，甚至可能于夜间痛醒。

（3）饮食、运动或药物：消化道疾病以抑酸剂或改善胃动力治疗可以缓解。心肌缺氧引起的胸痛给予抑酸剂无法改善，且运动会加剧疼痛；而休息或舌下含服硝酸甘油多可缓解。

三、体格检查

1. 一般情况　两上肢血压和脉搏、呼吸次数、体温、心率，面色是否苍白，有无大汗（常见于心肌梗死、主动脉夹层或肺栓塞），是否新出现偏身轻瘫（怀疑主动脉夹层）。

2. 脉搏　触诊桡动脉和股动脉脉搏，检查双侧桡动脉脉搏是否一致，股动脉搏动是否存在。

3. 血压　双上肢血压是否一致，下肢血压和上肢血压比值是否大于1。如双上肢血压不一致，或下肢血压低于上肢血压，提示主动脉夹层。

4. 触诊　胸壁、低位颈椎和胸椎检查是否存在高限性触痛、病理性骨折、脊柱功能障碍，是否有带状疱疹之皮肤病灶，有无胸壁高限性压痛、骨折。

5. 胸部听诊　双侧呼吸音是否一致，听诊一侧呼吸音减低，叩诊为过清音和触觉语颤增强，提示气胸。有胸部摩擦音，提示胸膜炎。双下肺湿啰音，提示心力衰竭。

6. 心脏检查　心音是否低钝，各瓣膜区是否存在杂音。

7. 上腹部触诊　检查腹部有无触痛，可提示胆囊疾病或消化性溃疡。

8. 双下肢　有无静脉曲张，有无水肿。

四、实验室检查

1.血常规、血气分析、D－二聚体　如存在低氧血症（PaO_2＜60mmHg，$PaCO_2$＜40mmHg），同时D－二聚体高于500μg/L提示肺动脉栓塞。

2.心肌坏死标志物　目前常用的心肌坏死标志物包括肌钙蛋白I（troponin I，TnI）、肌酸激酶同工酶MB（creatine kinase isoenzyme，CK－MB）和肌红蛋白（myoglobin，Mb），是心肌梗死重要诊断指标。TnI一般在胸痛后3h升高，24h达高峰，持续10～14天恢复正常。CK－MB一般在胸痛后3～4h升高，24h达高峰，持续72h恢复正常。TnI＞0.1μg/ml而CK－MB不增高提示存在心肌微小梗死灶。CK－MB升高1倍以上提示存在较大范围心肌坏死。上述两指标作为诊断心肌梗死的标志。Mb阳性诊断价值小，Mb阴性可除外心肌梗死。

五、辅助检查

1.心电图　对诊断心绞痛和心肌梗死非常重要，心绞痛的心电图表现为胸痛伴相应导联ST段水平或下斜型下移0.1mV以上或胸痛伴T波倒置，胸痛缓解时ST段或T波恢复正常。心肌梗死心电图表现为相应导联ST段弓背向上抬高0.1mV以上。需特别注意的是，一方面，发生心绞痛或心肌梗死时，心电图可能没有明显ST－T改变，另一方面，无症状的心电图ST－T改变不能作为冠心病心绞痛的诊断依据。心电图有助于鉴别心肌梗死、心包炎和肺栓塞。肺栓塞时，心电图表现为电轴右偏、Ⅰ导联有S波、Ⅲ导联有Q波和T波倒置（即所谓$S_{Ⅰ}Q_{Ⅲ}T_{Ⅲ}$图形）。心包炎的特征性表现为低电压和广泛导联鞍型ST段抬高。

2.运动试验　包括运动平板试验、核素心肌显像、负荷超声心动图。需结合受检时运动耐受力、症状、收缩压与心率反应进行判读，若心电图各对应导联发生ST段下降或上升大于1mm，持续1分钟以上，则判读为阳性，考虑有心肌缺血。对冠心症的诊断、预后、冠状动脉血运重建的评估均可提供可靠参考。注意：急性胸痛发作、急性冠状动脉综合征、急性心力衰竭患者不可进行此项检查。

3.动态心电图　对无症状心肌缺血、变异型心绞痛、心律失常尤其有用。

4.X线　X线胸片用于诊断气胸、骨折、肺梗死、肺炎、胸膜炎。立位成像在消化性溃疡并发穿孔时，可发现横膈下有游离气体。

5.超声心动图　用于诊断心包疾病、心脏瓣膜功能失常、心肌肥厚、室壁运动异常、心内膜感染、房室间隔缺损等各类先天性或后天性心脏疾患；也可作为主动脉夹层和肺栓塞的筛查方法。

6.计算机化断层显像（CT）　包括肺CT、冠状动脉CT、肺动脉CT、主动脉CT等。用于诊断肺肿瘤、低中危人群冠心病、肺栓塞、主动脉夹层。

7.食管检查　包括胃镜检查、钡餐透视、食管测压法等。

8.脊柱X线检查　检查颈椎、胸椎等。

9.冠状动脉造影　了解冠状动脉病变情况，并评估施行经皮腔内冠状动脉成形术（PTCA）、支架置入术的可行性。

六、急性胸痛诊治流程

（一）评估病情和稳定生命体征

对急性胸痛就诊的患者，立即评估病情严重程度，尽早识别出致命性胸痛非常重要。首先应该想到的致命性胸痛相关疾病包括急性冠状动脉综合征[acute coronary syndrome，ACS，主要包括：ST 段抬高型心肌梗死（ST segment elevation myocardial infarction，STEMI）、非 ST 段抬高型心肌梗死（non ST segment elevation myocardial infarction，NSTEMI）、不稳定型心绞痛（unstable angina，UA）]、主动脉夹层、肺栓塞、张力性气胸。具体措施如下：

1. 5min 内完成第一份 18 导联心电图，测量血压、心率，评估患者精神状态及皮肤是否湿冷。

2. 判断是否存在危及生命的症状和体征（包括：突发晕厥或呼吸困难，血压＜90/60mmHg，心率＞100 次/分，皮肤湿冷、胸痛伴出汗），有上述症状或体征之一，立即建立静脉通路、给予心电监护及吸氧等，稳定生命体征。

3. 体格检查 包括颈静脉有无充盈，双肺呼吸音是否一致，双肺有无啰音，双上肢血压是否一致，心音是否可闻及，心脏瓣膜有无杂音，腹部有无压痛和肌紧张。

4. 了解病史 包括此次胸痛发作的时间、诱因、部位和性质，胸痛与呼吸的关系，含服硝酸甘油的效果，既往胸痛病史，既往冠心病、糖尿病和高血压病史，既往治疗史。

5. 尽快完善血气分析、心肌损伤标志物、肾功能、血常规、床旁胸片和超声心动图检查。

6. 经上述检查，明确诊断 ACS 的患者按 ACS 诊治相关指南处理，高度怀疑主动脉夹层、肺栓塞等非缺血性疾病患者，接受主动脉 CT 或肺动脉 CT 检查明确诊断，分别请相关专科会诊，给予相应治疗。

经上述检查，明确诊断 ACS 的患者按 ACS 诊治相关指南处理，高度怀疑主动脉夹层、肺栓塞等非缺血性疾病患者，给予对症治疗（包括吸氧，低血压时给予升压治疗，高血压时给予扩血管治疗），并尽快请相关科室会诊，明确诊断，进行相应治疗。

常见致命性胸痛相关疾病的鉴别诊断思路：

提示高危 ACS 的胸痛特征：

· 症状：胸痛于静息或轻微活动时发作，伴呼吸困难、大汗、意识丧失，持续 20min 以上，过去 48h 内反复发作；

· 体征：低血压，心率增快，心音低钝，奔马律，心脏杂音；

· 心电图：病理性 Q 波，ST－T 改变；

· 生化检查：肌钙蛋白升高超过正常值 99 百分位；

· 超声心动图：节段性室壁运动减弱或消失。

提示肺栓塞的胸痛特征：

· 症状：呼吸困难、呼吸急促、类胸膜痛、晕厥；

· 体征：发热、低血压、心率增快；

· 心电图：完全性右束支传导；

· 阻滞、顺钟向转位、$S_{Ⅰ}Q_{Ⅲ}T_{Ⅲ}$ 改变、胸前导联非特异性 ST－T 改变；

· 胸部 X 线：正常或胸腔积液或楔形渗出影像；

· 动脉血气：顽固性低氧血症；D－二聚体≥500μg/L；

· 超声心动图：右室增大、肺动脉高压、右室负荷重表现；

· 有下肢深静脉血栓，长期卧床病史。

提示主动脉夹层的胸痛特征：

· 胸痛为撕裂样；

·胸痛向颈部、背部、臀部或下肢放射；

·体征：高血压伴休克体征，双上肢血压相差 20mmHg 以上或下肢血压较上肢血压低 10mmHg 以上，心脏杂音，脉搏减弱或消失；

·胸部 X 线：升主动脉增宽；

·超声心动图或主动脉 CT 提示主动脉夹层。

提示心脏压塞的胸痛待征：

·症状：胸部压迫感伴气短；

·体征：低血压、心动过速、颈静脉怒张、脉压减小、奇脉；

·心电图示低电压、电交替；

·胸部 X 线示心界增大；

·超声心动图提示心包积液。

（二）中低危缺血性胸痛诊断评估流程

1. 就诊时心电图和肌钙蛋白正常患者，须重复观察 6h 后心电图或肌钙蛋白变化。如果患者持续胸痛，或需要应用硝酸甘油缓解，提示高危，建议 15～30min 内复查心电图，并连续监测。

2. 如果患者复查心电图 ST－T 动态变化或肌钙蛋白升高或血流动力学异常提示 UA 或 NSTEMI。请按照 UA/NSTEMI 相关指南处理。

3. 如果患者就诊后间隔 6h 或胸痛后 6～12h 心电图无 ST－T 动态改变或肌钙蛋白没有升高，提示患者近期发生心肌梗死或死亡风险为低危或中危，危险分层可使用 TIMI 评分或 GRACE 评分。

（1）对于低危患者，如没有其他引起胸痛的明确病因，可出院后 72h 内进行心脏负荷试验或冠状动脉 CT 检查并门诊就诊。

（2）对中危患者建议行超声心动图检查、心脏负荷试验或冠状动脉 CT 检查，并请心内科医生会诊。

（3）经上述检查，症状提示为非缺血性胸痛，要注意除外其他非缺血性胸痛相关疾病。

典型缺血性胸痛特征：

·胸痛与劳力程度相关，位于胸骨后，或牙齿、耳朵、颈部、下颌、肩部、背部、上臂或上腹；

·持续时间一般小于 10min；

·休息或含服硝酸甘油 3～5mm 内可缓解可能为缺血性胸痛特征；

·符合上述 3 点中的两点。

非缺血性胸痛特征：符合上述 3 点中的 1 点，或全部不符合。

非典型胸痛不能完全除外 ACS。女性、糖尿病患者和老年患者有时症状不典型。

（三）非缺血性胸痛的诊断评估思路

非缺血性胸痛是指经过适当的评估手段（如冠状动脉造影）排除冠心病后，其他疾病引起的反复发作的心绞痛样胸部不适。引起非缺血性胸痛的病因较多（见表 3－1），其中临床最常见的是胃食管反流病、胸壁综合征、急性心包炎、惊恐发作、颈椎病等。详细了解患者的症状、体征和病史对判断胸痛病因至关重要。

常见非缺血性胸痛相关疾病鉴别诊断思路：

提示胃食管反流病(GERD)的胸痛特征：

·胸骨后疼痛伴反酸、烧心，多在夜间或凌晨发作，与运动无关，平卧位或进食后加重，硝酸甘油可缓解症状；

·胃镜提示食管炎症及溃疡，食管下段 24h pH 值监测有助于诊断；

·质子泵抑制剂(proton—pump inhibitor，PPI)试验：足量服用 PPI，如胸痛症状明显缓解，考虑为 GERD，无效则考虑非 GERD 相关胸痛。

提示急性心包炎的胸痛特征：

·症状：胸痛随呼吸、咳嗽、体位改变或吞咽加重，伴发热；

·体征：心包摩擦感，心包摩擦音；

·心电图提示广泛导联 ST 段弓背向下抬高。

提示惊恐发作的胸痛特征：

·发作无明确诱因或有精神因素参与；

·突发胸痛、呼吸困难、濒死感、四肢麻木、无力、出汗，伴多个系统自主神经功能紊乱表现。每次持续约十余分钟可自行缓解，一般不超过 1h，恢复后如常；

·体格检查：表情紧张，血压升高，心率增快；

·心电图无 ST－T 动态变化，心肌生化标志物正常，胸片正常，血气分析正常。

提示为颈椎病的胸痛特征：

·心前区疼痛持续时间较长，一般持续 2～3h。疼痛往往先从肩部、肩胛间再转至心前区，颈臂活动、咳嗽时疼痛加重，同时可伴有颈椎病的其他症状，如颈部酸痛、肢体发麻等；

·抗心绞痛药物无明显效果；

·人为压迫颈椎旁压痛区可诱发心绞痛样发作；

·按颈椎病治疗可减少心前区疼痛发作；

·胸痛发作时心电图无 ST－T 动态改变，心肌生化标志物正常。

（胡玲爱）

第二节　晕厥

晕厥无处不在。每个人、每种场合都可能出现晕厥。美国波士顿大学弗莱明翰心脏研究中心的统计显示，约 40％的人一生会经历至少一次晕厥，住院和急诊患者中分别有 1％～6％和 3％为晕厥患者。因此，基层医生认识晕厥、掌握晕厥的诊断与危险分层极为重要。

一、概念与分类

什么是晕厥？晕厥是由于短暂的全脑组织缺血而引发的短暂意识丧失。晕厥有四大特征，即一过性；发作迅速；持续时间短；自行恢复。意识的丧失不等于晕厥。晕厥只是短暂的意识丧失。晕厥需要与其他意识障碍相鉴别(图 3－1)，它与休克的区别在于能够自然恢复。

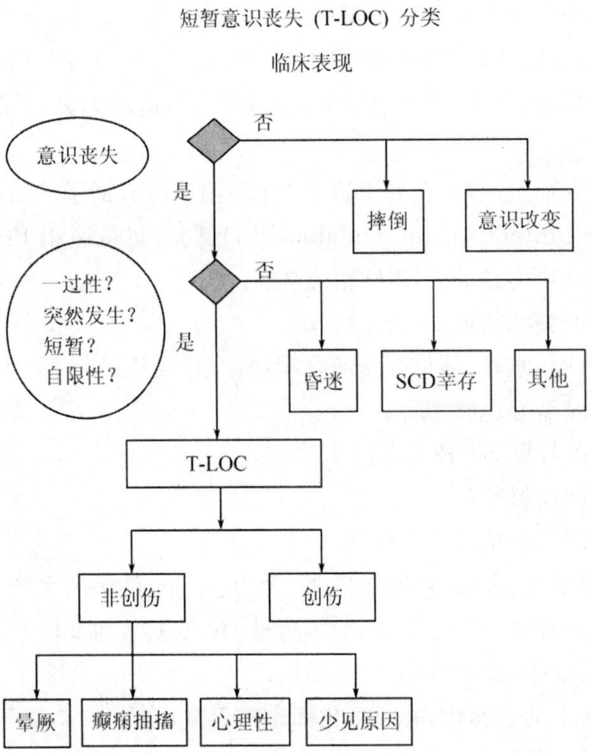

图 3－1　短暂意识丧失（T－LOC）。SCD：心脏性猝死

晕厥分为三大类：反射性晕厥、直立性晕厥、心源性晕厥。其中，反射性晕厥中的血管迷走神经性晕厥（即常说的晕倒，由情绪或长时间站立等刺激引起，常伴有出汗、面色苍白、恶心等）是导致晕厥的最主要原因。心源性晕厥，即心律失常和器质性心脏病导致的晕厥，是导致晕厥的第二位原因，心源性晕厥的患病、发病情况差别很大，老年住院患者心源性晕厥发病率较高。自主神经功能障碍（ANF）引起的直立性低血压（OH）又分为早期 OH、典型 OH（典型自主神经调节失常）、延迟（进行性）OH。

二、诊断流程

对出现短暂意识丧失的患者进行初步评估，除了详细询问病史、体格检查（包括测量不同体位血压）以及心电图等检查内容外，提出在此基础上，可以适当增加其他的检查以保证诊断准确：①40 岁以上患者建议首先进行颈动脉窦按摩。②对于有心脏病病史或怀疑此次晕厥与结构性心脏病或其他心血管疾病有关的患者，建议进行超声心动图检查。③对于怀疑因心律失常而导致晕厥的患者，应给予实时心电监测。④若晕厥与体位变化有关或怀疑反射性晕厥时，则应进行相关检查，如卧立位试验和（或）直立倾斜试验等。⑤仅在怀疑非晕厥原因造成的短暂意识丧失的情况下，进行神经科检查或血液检查。

当初步评估后尚无法明确晕厥原因时，要求立即对患者的主要心血管事件及心脏性猝死的风险进行评估。具体流程如图 3－2 所示。

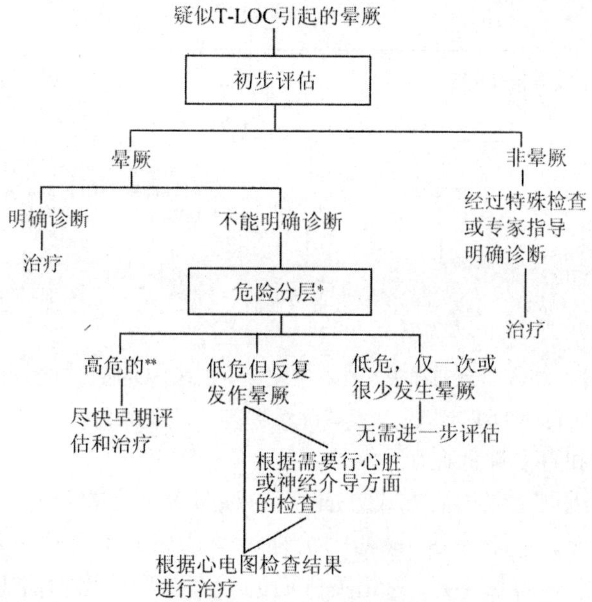

图 3－2　疑似 T－LOC 患者的诊断流程图

＊可能盖要实验室检查

＊＊短期发生严重事件的风险

三、危险分层与表现

晕厥危险分层：需要立即住院和详细评估短期内有高度风险的指标包括严重的结构性心脏病或冠状动脉粥样硬化性心脏病（心力衰竭、左室射血分数降低或陈旧性心肌梗死）。

提示心律失常性晕厥的临床和心电图表现：劳力或卧位时发生晕厥；晕厥之前感觉心悸；有家族性心脏性猝死家族史；非持续性室性心动过速；双束支阻滞（完全性左束支传导阻滞或完全性右束支传导阻滞合并左前分支或左后分支阻滞）或其他室内传导阻滞 QRS 波时限≥120ms；在没有应用负性变时性药物和体育训练的情况下，严重窦性心动过缓（＜50 次/分）或窦房传导阻滞；预激综合征；QT 间期延长或缩短；伴 $V_1 \sim V_3$ 导联 ST 段抬高的右束支传导阻滞（Brugada 综合征）；右胸导联 T 波倒置，ε 波和心室晚电位提示致心律失常性右室心肌病（ARVC）。

严重并发症：严重贫血：电解质紊乱。

四、治疗

（一）晕厥治疗的一般原则

晕厥治疗的一般原则是延长生命，预防复发，防治躯体损伤。根据晕厥不同病因、发病机制和危险分层采取不同的治疗策略。治疗流程图见图 3－3。

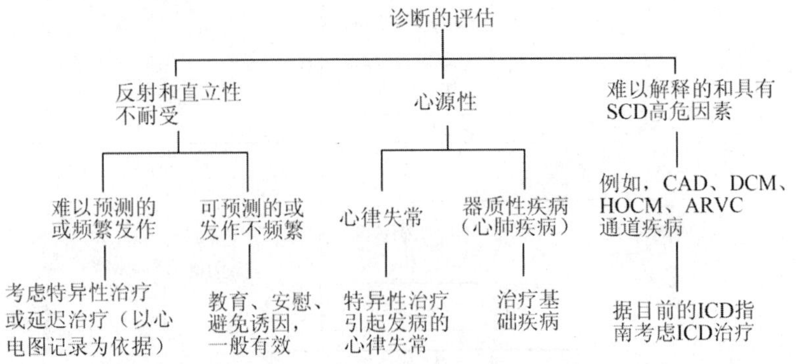

图3—3　晕厥的治疗。ARVC：致心律失常性右室发育不良；CAD：冠状动脉疾病；DCM：扩张型心肌病；HOCM：梗阻性肥厚型心肌病；ICD：埋藏式心脏复律除颤器；SCD：心脏性猝死

（二）反射性晕厥和直立性低血压

治疗方面最大的进展是在生活方式方面，反射性晕厥非药物治疗的基石是教育，让患者相信这是一种良性情况。一般来讲，最初的治疗涉及让患者了解这一疾病及如何避免诱因（如闷热而拥挤的环境，血容量不足）等相关方面的教育。早期识别前驱症状，采取某些动作以终止发作[如仰卧位、物理反压练习（PCM）]。避免引起血压降低的药物（包括α受体阻滞剂、利尿剂和酒精）。

对于不可预测的频繁发作的晕厥需给予其他治疗。特别是非常频繁发作影响到生活质量、反复晕厥（没有或仅有非常短的晕厥先兆）有外伤的危险、晕厥发生在高危作业时（如驾驶、操作机器、飞行、竞技性体育运动等）。

1.反射性晕厥　“物理反压练习”为反射性晕厥的一线治疗。“物理反压练习”即双腿肌肉等长收缩PCM（双腿交叉），或双上肢肌肉等长收缩PCM（双手紧握和上肢紧绷），在反射性晕厥发作时能够显著升高血压，多数情况下可使患者避免或延迟意识丧失。多中心前瞻性研究证实了这一结果。倾斜训练可能会减少晕厥复发。但是患者依从性较差，治疗受到影响。

许多试图用于治疗反射性晕厥的药物结果都令人失望。这些药物包括β受体阻滞剂、丙吡胺、东莨菪碱、茶碱、麻黄碱、依替福林、米多君、可乐定和5羟色胺重吸收抑制剂。由于在反射性晕厥时外周血管常常不能得到适当的收缩，α受体激动剂（依替福林和米多君）曾被使用。但是，治疗效果不一致。专家组认为，在反射性晕厥患者长期单独使用α受体激动剂治疗可能有一些作用，对于偶发患者不建议长期治疗。除了生活方式和物理反压练习，在长时间站立或从事常常诱发晕厥的活动前一小时服用单剂量的药物，在有些患者可能有用。

起搏治疗反射性晕厥的随机对照试验得出的结果相反。专家组认为迷走神经性晕厥中血管减压部分通常起主要作用，所以得出欠佳的结果并不奇怪。而颈动脉窦晕厥心脏起搏治疗可能有效，双腔起搏一般优于单腔心室起搏。

2.直立性低血压和直立性不耐受综合征　教育和生活方式的改变同样可以显著改善直立性低血压的症状，即使血压的升高幅度很小（10～15mmHg）。药物诱发的自主神经衰竭的治疗原则是消除药物作用。扩张细胞外容量是重要的治疗目标。对无高血压的患者，应指导摄入足够的盐和水。每天达到2～3L液体和10g NaCl。生活方式如睡眠时床头抬高（10°）可预防夜间多尿，可维持更好的体液分布，改善夜间高血压。老年患者可使用腹带或弹力袜治疗。有先兆症状的患者应鼓励他们进行“物理反压练习”如下肢交叉和蹲坐。

与反射性晕厥相比，在慢性自主神经衰竭患者中一线治疗结合使用 α 受体激动剂米多君是有用的。但是不能治愈，也不是对所有患者都有效，只是对有些患者效果特别明显。毫无疑问米多君可升高卧位和直立位血压，从而减缓 OH 的症状。三项随机安慰剂对照试验中证实米多君(5～20mg，每天 3 次)有效。

氟氢可的松(0.1～0.3mg/d)可以扩充液体容量。两项小型的观察性研究(与头高位睡眠联合)和一项包含 60 例患者的单盲研究，表明血流动力学改善，并且，在该研究中，接受治疗的患者症状少且血压较高。

(三)心律失常性晕厥

治疗目标是预防症状复发，改善生活质量，延长生存期。

窦房结功能异常和房室传导系统疾病导致的晕厥，应该进行起搏治疗。同时指出，永久右室心尖部起搏的不良作用近来受到重视，但是替代的起搏位置的选择还存在争议。对于那些合并左室射血分数(LVEF)受损、心力衰竭以及 QRS 波延长的房室传导阻滞的患者，应该行双心室起搏。

对房室结折返性心动过速、房室折返性心动过速以及典型房扑相关性晕厥的患者治疗上首选导管消融。对于这些患者，药物治疗仅限于准备消融前或者消融失败的患者。对于与心房颤动(房颤)或者非典型心房扑动(房扑)有关的晕厥的治疗应该个体化。

尖端扭转型室性心动过速导致的晕厥并不少见，如果是药物引起的获得性 QT 间期延长所致，应立即终止应用可疑药物。对心脏正常或仅有心功能轻度受损的心脏病患者，室性心动过速(室速，VT)引起的晕厥，可选择导管消融或药物治疗。对于心功能受损且有晕厥的患者、非可逆性原因导致的室速或室颤的患者，应植入埋藏式心脏复律除颤器(ICD)。尽管 ICD 常不能防止晕厥的复发，但是可以减少心脏性猝死。

(四)继发于器质性心脏病或心血管疾病的晕厥

对于继发于器质性心脏病的晕厥患者，包括先天性心脏畸形或者心肺疾病，治疗目标不仅仅是防止晕厥再发，而且要治疗基础疾病和减少心脏性猝死的风险。

有些晕厥患者，即使全面检查后其发生机制仍不清楚或不肯定，这种情况下，对于心脏性猝死高危患者仍应针对疾病进行特异性治疗，以减少死亡率或威胁生命的不良事件的发生。对这些患者的治疗目标主要是降低死亡风险。然而，即使进行了基础疾病的有效治疗，患者仍然有晕厥再发的风险，对此，医生要心中有数。比如，ICD 植入后患者仍可能发生意识丧失，这是因为 ICD 可防止发生心脏性猝死而不能治疗晕厥的病因。对于心力衰竭(心衰)的心脏性猝死研究(SCD－HeFT)进行分析表明，与胺碘酮或安慰剂相比，ICD 不能防止晕厥再发。这意味着需要对晕厥的机制进一步研究并尽可能找到特定的治疗方法。

1.缺血或非缺血性心肌病　急性或慢性冠心病且左室射血分数受损的患者的死亡风险是增加的，必须进行缺血评价，如果符合指征应进行再血管化治疗。除此之外必须进行心律失常评价，包括心室刺激在内的电生理检查，因为再血管化治疗并不能改善发生恶性室性心律失常的病理基础。对于心衰患者如果符合目前指南中 ICD 植入指征，无论晕厥发生机制如何均应安装 ICD。包括缺血性或扩张型心肌病左室射血分数减低(LVEF＜35％，NYHA＞Ⅱ级)的患者。

如果晕厥患者左室功能有一定储备并且电生理检查阴性，不必积极予以 ICD 治疗。对于充血性心力衰竭，左室射血分数明显降低的患者应予 ICD 治疗。即使不能预防晕厥，但是能预防猝死，有晕厥的患者比没有晕厥的患者猝死率要高。

2.肥厚型心肌病　晕厥是肥厚型心肌病发生心脏性猝死的一个主要危险因素，特别是近期发生过晕厥（<6月）。相反，年龄较大（>40岁）且为远期晕厥史（大于5年）的患者以及有典型血管迷走性晕厥的患者发生心脏性猝死的风险低。然而，除了自限性室性心动过速外，还有其他许多机制能导致肥厚型心肌病患者出现晕厥，包括室上性心动过速、严重流出道梗阻、心动过缓、运动时血压不能相应升高以及反射性晕厥。有无其他心脏性猝死危险因素如家族性心脏猝死史、非持续性室速的发生频率、运动低血压以及显著心肌肥厚有助于危险性评估，研究表明ICD对有高危因素的肥厚型心肌病患者有效。

3.致心律失常性右室心肌病/发育不良　大约有三分之一的致心律失常性右室心肌病（ARVC）患者发生晕厥。青年、广泛右室功能异常、累及左室、多形性室速、晚电位、ε波以及有家族性心脏猝死史的患者，应予以ICD治疗，在一项多中心研究中，对132例安装了ICD的患者观察了预防心脏性猝死的作用。安装了ICD，不明原因晕厥的患者每年死亡率为15%，与那些有心脏骤停或血流动力学改变的室速患者类似。

4.原发性心电疾病患者　晕厥被看作是遗传性心脏离子通道异常患者的不良预兆。在没有其他原因可以解释或者不能除外晕厥是由室性心动过速引起时，应该考虑安装ICD。尽管晕厥的机制是多种多样的，一些是由威胁生命的心律失常引起，而大多数则为良性原因所致，如反射性晕厥等等。因此，在这种情况下，晕厥并不意味着会出现危及生命的心脏事件，其敏感程度远不及有明确心脏骤停史。在长QT间期综合征（LQTS）中，特别是LQTS2和LQTS3型，18岁前心脏事件的次数、QT间期显著延长以及女性均预示预后不良。自发性1型心电图改变的Brugada综合征患者的预后比2型心电图改变或者由药物诱发的患者要差。ICD对晕厥患者的使用仍存争议，比在心脏性猝死中使用ICD的问题要多。基于传统检查的遗传性疾病在良性与恶性之间的鉴别诊断上往往十分困难。因此，在一些患者考虑安装ICD之前理论上应该进行更详尽、更准确的检查（比如植入心电记录器）以明确晕厥的发生机制。

（胡玲爱）

第三节　呼吸困难

呼吸困难是一种主观上觉得空气不足、呼吸费力和胸部窒息的感觉。而客观上表现为呼吸频率、深度和节律的改变。可以出现在生理状态下，如重体力负荷，也可以是一些病理生理状态的临床表现。病理性的呼吸困难是指在一般情况下，不应该出现呼吸困难的体力活动时出现的呼吸困难。本节将重点围绕心源性呼吸困难的病因、病理生理机制、表现形式、体格检查特征、特异性的辅助检查、诊断和鉴别诊断进行阐述。

一、病理性呼吸困难的常见原因

多种疾病均可以表现为呼吸困难，临床上以心源性和肺源性呼吸困难最常见，二者可以有相似的症状和体征，容易混淆，因此需要医生根据患者的基础疾病、呼吸困难的诱因、辅助检查结果等综合判断，最终确定呼吸困难的原因。心源性呼吸困难主要见于左心衰竭，高血压性心脏病、冠心病、心肌病、心脏瓣膜疾病、心律失常等终末期均可以出现左心衰竭。心包积液、缩窄性心包炎、先天性心脏病也可以引起呼吸困难。肺源性疾病、代谢性和脑血管疾病等也可以出现呼吸困难的表现，因此，确定心源性呼吸困难前需排除下列所述的引起呼吸困难的原因：

1.肺源性　影响呼吸运动、气道通畅，气体交换的所有肺部疾病都可以引起呼吸困难，主要表现为以下三种形式：

（1）吸气性呼吸困难：表现为喘鸣，吸气时胸骨、锁骨上窝及肋间隙凹陷（三凹征）。常见于喉、气管狭窄，胸廓畸形等。

（2）呼气性呼吸困难：呼气相延长，伴有哮鸣音，见于支气管哮喘和慢性阻塞性肺疾病。

（3）混合性呼吸困难：见于肺炎、支气管扩张、肺脓肿、肺结核、肺癌、肺间质纤维化、大量胸腔积液、气胸等。

2.急性呼吸窘迫综合征　见于严重感染，创伤，大量输血，急性坏死性胰腺炎等。多种炎症细胞介导肺部炎症反应.肺微血管通透性增高，肺泡渗出增多，肺气体交换受损。

3.中毒性　糖尿病或尿毒症引起的代谢性酸中毒，pH值降低，刺激外周化学感受器或直接兴奋呼吸中枢，增加呼吸通气量，表现为深而大的呼吸。呼吸抑制剂如吗啡、巴比妥类等中毒时，也可抑制呼吸中枢，使呼吸浅而慢。一氧化碳和亚硝酸盐中毒，使血红蛋白携氧能力丧失，引起呼吸困难。

4.血源性　重度贫血和大出血时红细胞数目减少，红细胞携氧减少，导致血氧不足。

5.脑源性　见于呼吸中枢受影响的疾病，如脑炎、脑血管病变、脑肿瘤、脑外伤。

6.精神性　精神创伤、癔症也可有呼吸困难发作，其特点是呼吸快而表浅，因呼吸性碱中毒常伴有手足抽搐、麻木。

二、心源性呼吸困难的病理生理机制

左心衰竭引起呼吸困难的主要病理生理机制是肺循环瘀血。左室收缩功能降低，左室舒张末压力增加，左房压升高，肺静脉回流障碍，肺循环毛细血管压力升高，造成肺瘀血。

心包积液引起呼吸困难的病理生理机制是心包腔内压力升高到一定程度，心室舒张受限，引起肺静脉压升高和肺循环瘀血。缩窄性心包炎引起呼吸困难的病理生理机制是增厚致密的心包固缩和压迫心脏，心脏舒张受限，舒张期回心血量减少，一方面体循环瘀血，造成胸腔积液和腹水，肺脏受压，有效气体交换面积减少；另一方面肺循环瘀血。限制型心肌病引起呼吸困难的病理生理机制是心肌本身病变，心脏舒张功能受限，引起一系列病理生理反应类似于缩窄性心包炎。

左向右分流的先天性心脏病（室间隔缺损、房间隔缺损、动脉导管未闭）引起呼吸困难的主要病理机制是肺内血流量增多；右向左分流的先天性心脏病引起呼吸困难的主要病理机制是低氧血症。

三、心源性呼吸困难的表现形式

1.劳力性呼吸困难　随体力活动发生的呼吸困难，休息可以减轻或消失，是左心衰竭和二尖瓣病变的最早和最常见症状。

一些劳力性呼吸困难发作实际上是心绞痛发作，原因是体力活动造成心肌缺血，导致心脏收缩功能下降，射血减少，血液回流入心脏减少，肺循环瘀血，而呼吸困难的表现较胸痛症状更明显，这常见于老年人和糖尿病患者。

2.夜间阵发性呼吸困难　患者入睡后因憋气而惊醒，坐位后缓解，症状缓解后平卧入睡，可能再次出现憋气采取坐位。这是左心衰竭的典型表现。

3 端坐呼吸　平卧即出现呼吸困难，患者被迫采取坐位或半卧位以减轻呼吸困难。各种心脏病发展到一定程度都可能出现端坐呼吸。

4 急性呼吸窘迫　患者突发喘憋，不能平卧，患者处于濒死状态，有粉红色泡沫痰从口、鼻涌出，见于急性左心衰竭。

突然发生的呼吸困难是急性心肌梗死不典型症状的最常见类型。当呼吸困难掩盖了急性心肌梗死的其他临床表现，临床医生常常只考虑在原有疾病的基础上发生了急性左心衰竭，忽视急性心肌梗死的可能性，造成误诊和漏诊。

四、查体

心源性呼吸困难听诊时往往在肺底部于吸气末闻及细湿啰音，P2 可亢进，可闻及收缩早期奔马律，心脏体征与引起心源性呼吸困难的原发病相关，重度心力衰竭因每搏量下降，表现为脉压变小，脉搏快而且细弱。

五、辅助检查

1.超声心动图　超声心动图有助于诊断心脏原发病及测定心功能，左心衰竭的患者左室射血分数降低，低于 50%。但是超声心动图的射血分数代表左室收缩功能，舒张性心力衰竭的患者左室射血分数正常。

2.X 线胸片　心源性呼吸困难（左心衰竭）患者的 X 线胸片上表现为肺血管瘀血和肺水肿的征象，即两肺纹理增多、增粗、模糊，两肺上野静脉影显著，下野血管变细，两肺门有呈放射状分布的大片云雾状阴影。胸片可以发现肺部原发病，有助于肺源性呼吸困难的诊断，从而帮助心源性呼吸困难的鉴别诊断。

3.B 型利钠肽（BNP）和 N 端前体－B 型利钠肽（NT－pro－BNP）　BNP 是人体内一种神经激素，主要在心室容量负荷和压力负荷增大时，BNP 的生成及释放增多。BNP 和 NT－pro－BNP 对于心力衰竭导致的呼吸困难阴性预测值较高。如果 BNP＜100pg/ml 或者 NT－pro－BNP＜300pg/ml，意味着心力衰竭的可能性非常小，应该更多地考虑非心源性因素导致的呼吸困难。但是，急性左心衰竭发生 1～2h 内，BNP 或者 NT－pro－BNP 可能正常。血浆 BNP 水平对于诊断和鉴别心源性呼吸困难和非心源性呼吸困难有着既安全方便，又准确及时，灵敏度、特异度高的优点。因此在临床上被广泛用于呼吸困难的鉴别诊断，很多医院可以床旁检测 BNP 或 NT－pro－BNP。

六、左心衰竭所致呼吸困难

临床上左心衰竭所致的呼吸困难最常见，其临床特点有：

1.患者有严重的心脏病史。

2.呈混合性呼吸困难，卧位及夜间明显。

3.肺底部可出现中、小湿啰音，并随体位而变化。

4. X线检查 心影有异常改变；肺门及其附近充血或兼有肺水肿征。

5. 超声心动图 左室射血分数降低。

6. BNP BNP＞300pg/ml 或者 NT－pro－BNP＞1500pg/ml。

七、心源性呼吸困难的诊断和鉴别诊断

1. 心源性呼吸困难(左心衰竭)最容易与肺源性呼吸困难(慢性阻塞性肺疾病、支气管哮喘)相混淆，两者鉴别见表3－2、3－3：

表3－2 心源性呼吸困难与肺源性呼吸困难的鉴别

呼吸困难	心源性(左心衰竭)	肺源性(慢性阻塞性肺疾病)
病史	心脏原发病	慢性咳嗽、咳痰史
病理生理基础	肺瘀血	气体交换异常
呼吸特点	浅表、快，不以呼气性呼吸困难为主，坐位呼吸困难缓解	深大，频率正常，以呼气性呼吸困难为主，咳嗽、咳痰后呼吸困难缓解
肺部体征	常出现湿啰音	常出现干啰音，呼气相延长
劳力性呼吸困难	有	有
夜间阵发性呼吸困难、端坐呼吸	常见	不常见
心脏体征	心界扩大，心脏杂音，奔马律	心界正常，无心脏杂音，无奔马律
X线胸片	心影扩大，肺纹理增强，两肺上野静脉影显著，下野血管变细，肺门影增大，可出现KerleyB线	心影狭长，肋间隙增宽，肺野透光度增力口，肺野外带纹理纤细、稀疏、变直，内带增粗、紊乱
超声心动图	左室射血分数降低	左室射血分数正常
BNP或NT－pro－BNP(pg/ml)	BNP＞300；NT－pro－BNP＞1500	常BNP＜100；NT－pro－BNP＜300
血气	除发生急性肺水肿伴肺泡渗液出现时 PaO_2 降低，其他情况 PaO_2 一般正常	PaO_2 降低和(或) $PaCO_2$ 升高
肺功能	正常	异常

表3－3 心源性呼吸困难与支气管哮喘的鉴别

	心源性呼吸困难	支气管哮喘
发病年龄	40岁以后起病	多于儿童青少年起病
病史	心脏病史	家族或个人过敏史
发作时间	夜间发作	多于季节交替时发作
肺部体征	散在或弥漫哮鸣音	广泛哮鸣音和湿啰音
心脏体征	心界扩大，奔马律，器质性杂音	正常
胸片	肺瘀血，左心扩大	肺野清晰，肺充气过度表现
治疗	强心、利尿、扩血管，吗啡治疗有效	支气管扩张药、激素治疗有效

2. 心源性急性呼吸困难和急性呼吸窘迫综合征起病急骤、凶险，需要快速、准确识别，两者鉴别见表3－4：

表 3－4 心源性急性呼吸困难与急性呼吸窘迫综合征的鉴别

	心源性急性呼吸困难	急性呼吸窘迫综合征
病史	心脏原发病	肺损伤、脓毒症、重症胰腺炎、大量输血
呼吸困难	与体位相关，卧位加重	与体位无关
痰	粉红色泡沫状	稀水样
湿啰音	肺底部	分布广泛，且高调
胸片	胸片表现与症状同时出现和消失	胸片表现类似于肺泡性水肿，治疗后变化缓慢
肺毛细血管楔压	＞18mmHg	≤18mmHg
治疗	对强心、利尿、扩血管治疗反应好	对强心、利尿、扩血管治疗反应差

（胡玲爱）

第四节 心悸

心悸是一种患者在主观上对心脏搏动的不适感觉，患者自己感觉到心慌、心跳的一种症状，多伴有心前区不适感。临床表现为心搏增强，心率加快或减慢，心律失常等。若发生在缓慢心率时，常被描述为“心跳增强而有力”；若发生在快速心率时，则被描述为“心跳剧烈得要从口中蹦出”，常有奔马感。目前对心悸发生机制尚无满意解释，多与心动过速、心律不齐和每搏量的增多有关，但也与不同个体的神经类型和敏感程度有明显关系。

一、发病机制和病因

引起心悸原因很多，部分属于病理性，亦有不少是生理性。一般来说，在重体力劳动、剧烈运动，过度兴奋和紧张时可感到明显心悸不适，这是一种生理现象。临床上，患者以心慌或心悸就诊的原因常为以下情况。

（一）心律失常所致心悸

1.心动过速　心率快于平时心跳范围（正常成人每分钟心跳 60～100 次，一般很少超过 90 次）。一旦心率＞100 次/分，就会感到心慌或心悸不适。也有一些老年人（或有迷走神经张力增高或病态窦房结综合征等），平时心率 60 次/分左右，一旦心率快于 80 次/分，也可产生心慌的感觉。心动过速常见于窦性心动过速，快速房颤、房扑，室速等。尤其是心律失常突然发作时更易引起心悸，其原因是心率增加，心室舒张期缩短，充盈不足引起心瓣膜及心室肌收缩力增高，导致心搏增强而引起心悸。心动过速类型的诊断有赖于心电图及电生理检查。

2.心动过缓　在心率＜60 次/分（如窦性心动过缓、房室传导阻滞）时，一些患者可出现心悸感。常见于窦性心动过缓、高度房室传导阻滞、房室交界性心律、自发性室性心律、病态窦房结综合征、房颤转复成窦性心律后、迷走神经兴奋性增高等。心悸的原因是由于心率缓慢，心室充盈度增加，舒张期延长，每搏量增加，心搏增强所致。

3.心律不齐　最常见的是期前收缩及房颤。由于过早搏动，在一个较长的代偿间期后出现的心室收缩强而有力，使患者心前区突然跳动而感到心悸。而代偿间歇时患者常诉心脏停搏。也有一些期前收缩（早搏），患者无明显感觉，尤其是房性早搏。

（二）高动力状态所致的心脏收缩增强

1.生理性心悸　可见于健康人过度体力活动或情绪激动、紧张、恐惧、焦虑时，心悸的发生也可与生活习惯（如大量吸烟，饮酒，饮浓茶、咖啡）等及应用某些药物有关。

2.病理性心悸　是由病理性心搏增强所致，见于：

（1）心脏疾病：由于心脏本身病变导致心脏收缩力增强，心脏血流量增加，以致引起心脏负荷过重，心脏增大，而产生心悸。如先天性心脏病（包括室间隔缺损、动脉导管未闭）、风湿性心脏病（主动脉瓣狭窄及关闭不全、二尖瓣狭窄及关闭不全）、高血压性心脏改变、冠心病、脚气病性心脏病、克山病、原发性心肌病及体动静脉瘘所致者，心悸常为首发症状，劳累后尤为明显。

（2）心脏排血增加

1）甲状腺功能亢进：由于基础代谢率增高，交感神经兴奋性增强，心率增快，心排血量增加而导致心悸。

2）贫血：轻度贫血者活动后常感心悸，严重贫血者休息时也会感到心悸。慢性贫血时心悸症状可不明显，但心脏听诊可闻及收缩期杂音。贫血时血红蛋白含氧量减少，组织器官通过机体代偿功能来保证供氧。急性失血性贫血时可出现明显的心悸。

3）高热：急性感染时因发热，机体代谢率增高，组织耗氧量增加，机体通过增加心率而提高心排血量，以保证供氧，故可感心悸。

4）低血糖：由于低血糖时释放过多肾上腺素，可产生心悸。

5）嗜铬细胞瘤：血中儿茶酚胺水平可能会突然增高，肾上腺素和去甲肾上腺素水平增高，可使血压阵发性增高而引起心悸。

6）此外，结核病活动期、急性风湿热、亚急性心内膜炎、布鲁菌病等也常引起心悸。

（三）药物和食物

一些药物如肾上腺素、麻黄碱、氨茶碱、阿托品、甲状腺制剂、单胺氧化酶抑制剂等也可引起心搏增强或心律不齐而感到心悸。除了这些药物，大量吸烟和饮酒，饮浓茶、咖啡，以及吸食摇头丸和冰毒等也都会出现心悸。

（四）心脏神经官能症

多见于青、中年，女性多见。除心悸外，往往伴有头晕、头痛、失眠、乏力、注意力不集中等。心悸发作时常有情绪激动的诱因或近期生活压力过大，伴有过度换气（大喘气），主诉中还有胸痛、憋气和呼吸困难等。本病是自主神经功能失调致心脏血管功能紊乱而引起的临床综合征，发病多与精神、情绪、过度疲劳有关。

二、评估要点

（一）对心悸的患者，病史询问中既要关注与心脏疾病有关的因素，同时也要注意患者的生活、饮食习惯，以及近期的一些情感因素，应包括以下几个方面：

1.是否与劳累、情绪激动、精神刺激、睡眠差等诱因有关，是否伴有头晕、头痛、健忘和乏力。

2.是否有劳累后呼吸困难、喘憋、不能平卧、尿少、水肿等。

3.是否有多饮、多食、怕热、易出汗、手颤、体重减轻等。

4.是否有头晕、眼黑、出冷汗、呕血及便血史。

5.心悸为阵发性还是持续性，发作时间长短，以及发作和终止是突然还是徐缓的。

6.既往是否有心脏病史，以及高血压、风湿性疾病、甲状腺功能亢进症（甲亢）、肺结核病史。

7.服药史。

8.有否吸烟，饮酒，饮浓茶、咖啡等。

（二）体格检查

1.注意心脏体征，包括心界大小、心率、节律、心音强弱以及各瓣膜听诊区的杂音等。

2.测量四肢血压，注意脉压等。

3.有无周围血管征。

4.有无贫血及内出血体征。

5.甲状腺有无增大，有无眼球突出，甲状腺有无血管杂音等。

（三）辅助检查

根据患者具体情况可考虑完善以下检查：

1.血红蛋白，白细胞计数及分类，血小板计数。

2.心电图注意和以往检查结果进行对照比较，必要时做电生理检查、超声心动图、24h动态心电图（Holter），有时对心脏病的诊断有很大帮助。

3.检查基础代谢率，三碘甲状腺原氨酸（T_3）、四碘甲状腺原氨酸（T_4）、促甲状腺素（TSH）、血清蛋白结合碘等。

4.查血糖、尿糖。

5.怀疑嗜铬细胞瘤时，应检查3－甲氧基4－羟基苦杏仁酸（VMA）、儿茶酚胺。

6.胸部X线检查。

7.查红细胞沉降率（血沉），有指征的做抗链球菌溶血素“O”、C反应蛋白或结核感染的检测。

三、诊断思路

心悸的鉴别诊断步骤首先是明确心悸是否为心脏本身节律紊乱所致，然后进一步确定器质性疾病所致的心悸或是属于生理性心悸。

步骤一：如患者就诊时，仍然有心悸不适，则可通过心脏听诊和心电图，了解心率、心律和心音，常能做出心悸是否由心律失常所致的判断。如果患者主诉心悸为间歇性，就诊时并无心悸症状，则可考虑进行动态心电图或心脏电生理检查，以明确是否存在阵发性心律失常。

步骤二：若患者就诊时，自觉心悸，而心脏听诊发现心律和心率基本正常，心电图检查时心律和心率在正常范围，则应考虑患者的心悸为非心律失常原因所致。这时应注意鉴别心悸是病理性或是精神因素所致。一般来说，由心脏疾患所致者，多有器质性心脏杂音及心脏扩大。若属于高动力循环状态，除有原发疾病的临床表现外，常有下列特点：心率相对较快，心音增强，有周围血管征。临床上还要注意心悸的伴随症状，对诊断有重要提示（见下文）。

步骤三：排除了器质性疾病后，方可考虑心悸不适感与精神因素有关（心脏神经官能症）。心脏神经官能症常同时伴有神经衰弱的表现，多见于年轻女性和围绝经期妇女，除心悸外还常有多种心脏方面的症状，如心动过速、胸闷、气短、心前区隐痛或刺痛，并有神经系统和全身不适，如头痛、眩晕、耳鸣、失眠、乏力、注意力不能集中。体格检查常可发现有心动过速、呼吸加快、双手震颤和腱反射亢进。心电图可有一过性 ST－T 改变，且长年看病但诊断不详。

心脏神经官能症患者心电图一过性的改变有时易与冠心病相混淆，普萘洛尔（心得安）试验有助于鉴别诊断，心脏神经官能症患者试验后大多数心电图恢复正常，导致 T 波恢复直立，若非如此这类患者应进行随访或进一步检查评估。

四、鉴别诊断

1. 心悸伴随心率快而规整　窦性心动过速、阵发性心动过速（阵发性室上性心动过速、阵发性室性心动过速）、心房扑动。

2. 心悸伴随心率慢而规整　窦性心动过缓、三度房室传导阻滞、病态窦房结综合征、心房扑动呈 4∶1 下传、室性自主心律。

3. 心悸伴随心律不齐　包括二度房室传导阻滞、窦性心律不齐、窦性心律伴期前收缩、窦性停搏、心房颤动等。

4. 心悸伴有呼吸困难、喘憋不能平卧　常见于心力衰竭、急性心肌梗死、心肌炎、重症贫血或心脏神经官能症。

5. 心悸伴胸痛　常见于心肌炎、心包炎、心绞痛、心脏神经官能症。

6. 心悸伴晕厥、抽搐　常见于高度房室传导阻滞、心室颤动，以及阵发性室速所致的阿－斯综合征发作。

7. 心悸伴出汗　常见于甲状腺功能亢进、低血糖、嗜铬细胞瘤。

8. 心悸伴苍白无力、头晕　多见于各种类型的贫血、出血。

9. 心悸伴发热　常见于风湿热、结核病、心肌炎、感染性心内膜炎、甲亢、贫血和其他发热性疾病。

10. 心悸伴失眠、头晕乏力等神经衰弱征象　常见于心脏神经官能症。

五、临床处理

心悸症状有可能是困扰患者的长期问题，患者反复多处就诊而得不到缓解，也有可能是心悸症状急性发作而到急诊求治，临床上应根据患者的具体情况而进行酌情处置。图 3－4 列出了心悸患者的临床处理流程，主要是根据患者病情是否稳定以及是否为心源性心悸而采取不同的处理方法。

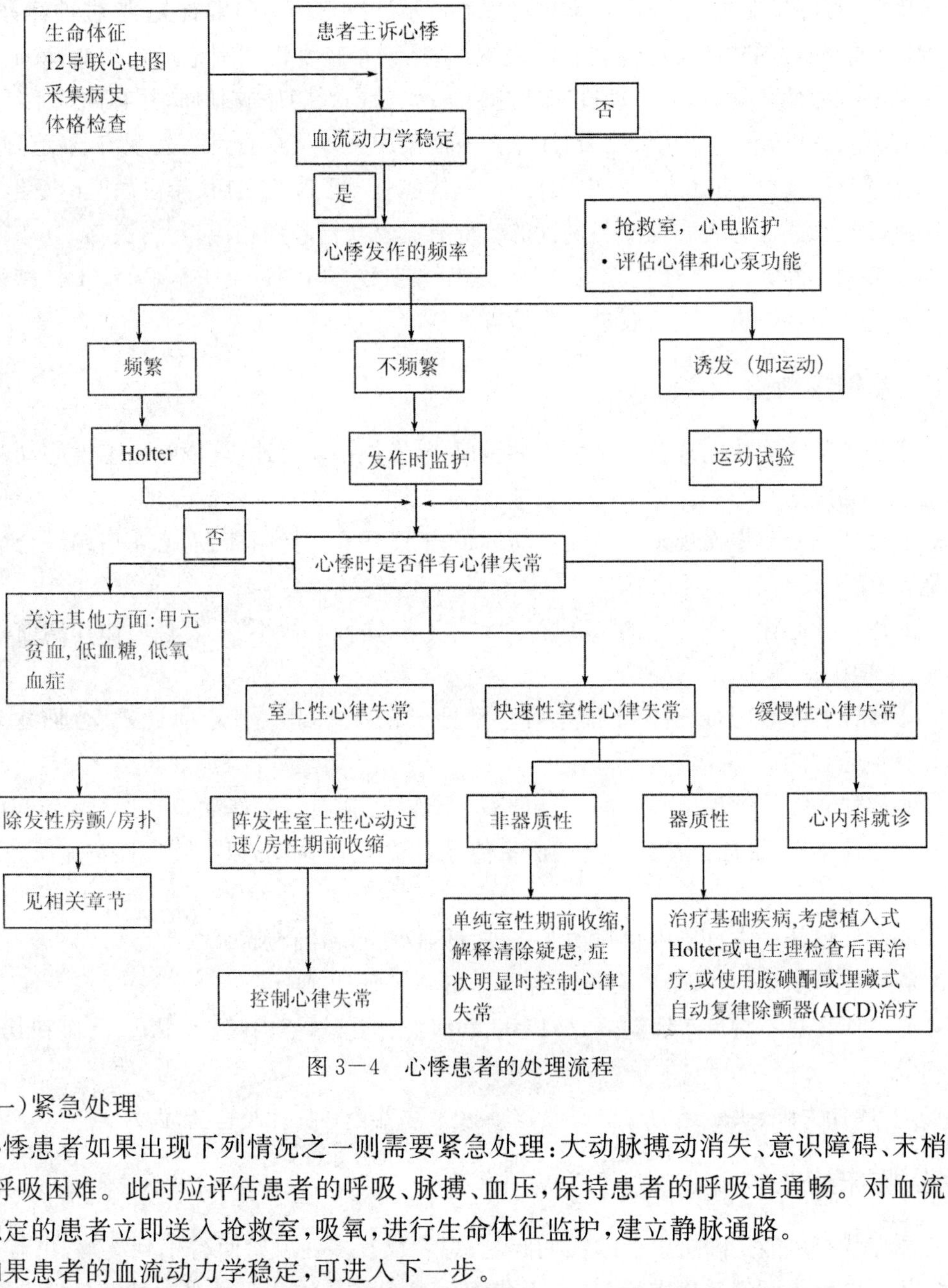

图 3－4　心悸患者的处理流程

(一)紧急处理

心悸患者如果出现下列情况之一则需要紧急处理：大动脉搏动消失、意识障碍、末梢循环障碍、呼吸困难。此时应评估患者的呼吸、脉搏、血压，保持患者的呼吸道通畅。对血流动力学不稳定的患者立即送入抢救室，吸氧，进行生命体征监护，建立静脉通路。

如果患者的血流动力学稳定，可进入下一步。

(二)进一步评估分析引起患者心悸不适的原因

1.询问病史注意点　有无诱因，发病缓急，病程长短；心悸是持续性还是阵发性，是偶发还是频发；有无发热；有无多食、怕热、易出汗、尿少或水肿，患者的服药史和饮食情况；有无心脏疾病史或甲亢病史。

2.体格检查注意点　注意有无贫血貌；心脏边界、心率、节律、有无杂音；有无血管杂音，颈动脉搏动；甲状腺大小、震颤以及血流杂音，有无突眼征等。

3.可能需要的相关检查　全血细胞计数、血电解质、肝肾功能、动脉血气、甲状腺功能测定、胸部X线检查、心电图/Holter检查、超声心动图、腹部B超(肾上腺、胰腺)、运动平板试验以及心脏电生理检查。

(三)对因处理

心悸的对因处理以治疗引起心悸的原发病为主，如纠正心律失常或心力衰竭，纠正缺氧，纠正低血糖，治疗贫血，治疗甲状腺功能亢进等。尤其要注意心率的控制和心律失常的处理。对不明原因的心悸，在排除了严重的心脏疾病和躯体疾病之后，必要时使用抗焦虑和抗抑郁药物，调节自主神经功能。

（金慧）

第五节　水肿

一、概述

水肿(edema)是指血管外的组织间隙中有过多的体液积聚所产生的症状，为临床常见症状之一。水肿的分类方法有：①按分布范围分：可分为全身性水肿和高部水肿。②根据水肿发生原因：分为心源性水肿、肾性水肿、肝性水肿、炎性水肿、营养不良性水肿、淋巴性水肿、特发性水肿(原因不明)等。临床上水肿多指皮下水肿，是全身及高部水肿的重要体征之一，又分为可凹性水肿(压陷性水肿)和非可凹性水肿(非压陷性水肿)。一般情况下，水肿这一术语不包括实质脏器水肿，如脑水肿、肺水肿等。

二、发生机制

在正常人体中，约有 5%的体液存留在组织间隙，穿梭于机体各种细胞和毛细血管之间，担负着转运体内的代谢产物、营养物及其他物质的运载任务。组织间隙也是体液的储备库，在需要时得以调用。组织间液处于不断的交换与更新之中，组织间液量却相对恒定，这依赖于血管内外液体交换平衡和体内外液体交换平衡。如果这两种平衡被破坏，就有可能导致组织间隙或体腔中过多体液积聚。

(一)血管内外液体交换障碍

1. 毛细血管内静水压过高　主要原因是静脉压增高。引起静脉压增高的因素有：①心功能不全：右心功能不全使上、下腔静脉回流受阻，体循环静脉压增高，是心源性水肿的重要原因。②血栓形成或栓塞、肿瘤压迫可使高部静脉压增高，形成高部水肿。③血容量增加也可引起毛细血管流体静压增高，毛细血管流体静压增高将导致有效流体静压增高，平均实际滤过压增大，使组织间液生成增多。

2. 血浆胶体渗透压降低　血浆胶体渗透压降低是由于血浆蛋白减少所致。其中白蛋白是决定血浆胶体渗透压高低的最重要的因素。引起白蛋白减少的原因有①合成减少：见于营养不良致合成原料缺乏或严重肝功能障碍致合成白蛋白的能力低下。②丢失过多：见于肾病综合征，由于肾小球基底膜严重破坏，使大量白蛋白从尿中丢失。③分解增加：恶性肿瘤、慢性感染等使白蛋白分解代谢增强。④血液稀释：见于体内钠、水潴留或输入过多的非胶体溶液使血浆白蛋白浓度降低。血浆胶体渗透压降低使有效胶体渗透压降低，平均实际滤过压增大而致组织间液生成增多。

3. 毛细血管壁通透性增加　当机体出现炎症、酸中毒及过敏时，由于血浆蛋白浓度远远高于组织间液蛋白浓度，因而微血管壁通透性增高使血浆蛋白渗入组织间隙，造成血浆胶体渗透压降低和组织间液胶体渗透压增高，有效胶体渗透压降低，平均实际滤过压增大。

4. 淋巴回流障碍　在某些病理情况下，当淋巴管阻塞使淋巴回流受阻时，可使含蛋白的淋巴液在组织间隙中积聚而引起水肿，这种情况可见于：①淋巴结的摘除，如乳腺癌根治手术时广泛摘除腋部淋巴结引起该侧上肢水肿。②淋巴管堵塞，如恶性肿瘤细胞侵入并堵塞淋巴管，丝虫病时主要淋巴管被丝虫阻塞，可引起下肢和阴囊的慢性水肿。

（二）体内外液体交换障碍

正常人体主要通过肾的滤过和重吸收来调节水和钠盐的摄入量与排出量的动态平衡，从而保证体液总量和组织间隙液量相对恒定。任何原因使肾小球滤过率减少而肾小管重吸收率并未减少，或肾小球滤过率没有明显变化而肾小管重吸收明显增强，再或肾小球滤过率减少而肾小管重吸收增强同时出现，都会导致肾小球、肾小管平衡失调，从而引起水、钠排出减少，在体内潴留。其主要机制为：肾小球滤过率下降；肾小管对钠、水的重吸收增强。

三、病因及临床表现

（一）全身性水肿（anasarca）

当液体在体内组织间隙呈弥漫性分布时呈全身性水肿，常见的原因有：

1. 心源性水肿（cardiac edema）　主要是右心衰竭的表现。常见于冠心病、风湿性心脏病、高血压病、梅毒性心脏病等各种器质性心脏病引起的瓣膜、心肌等病变所造成的充血性心力衰竭，缩窄性心包炎等。发生机制主要为：①心力衰竭时，肾血流量减少，肾小球滤过率下降使原尿生成减少。②心力衰竭时，肾素一血管紧张素系统激活，使醛固酮分泌增多，肾远曲小管对钠的重吸收加强。而且通过血容量感受器反射性地引起抗利尿激素分泌增多。利钠激素和心房肽分泌减少。肾血流重新分布和滤过分数增加，使肾小管对钠、水重吸收增加。上述原因均引起水、钠潴留。③心力衰竭时，心收缩力减弱致排血量减少，静脉回流受阻，再加之钠、水潴留使血容量增多等作用，均使静脉压升高，后者又引起毛细血管流体静压升高和淋巴回流受阻，引起组织水肿。心力衰竭患者由于胃肠道瘀血和肝瘀血，使蛋白质摄入减少、消化吸收障碍和血浆白蛋白合成减少，引起血浆胶体渗透压降低，进一步加重水肿。

心源性水肿的特点是：①水肿逐渐形成，首先表现为尿量减少，体重增加，然后逐渐出现下肢及全身水肿。②水肿先从身体的下垂部位开始，逐渐发展为全身性水肿。一般首先出现下肢可凹性水肿，以踝部最为明显。③伴有右心衰竭和静脉压升高的其他症状和体征，如心悸、气喘、颈静脉怒张、肝大，甚至胸腔积液、腹水等。

2. 肾性水肿（renal edema）　原发于肾损害的全身水肿。肾性水肿产生机制：①肾小球滤过率下降，而肾小管对水、钠重吸收尚好，从而导致水、钠潴留，此时常伴全身毛细血管通透性增加，因此组织间隙中水分潴留，此种情况多见于肾炎，如急性肾小球肾炎、慢性肾小球肾炎、肾盂肾炎肾衰竭期等。②由于大量蛋白尿导致血浆蛋白过低所致，血浆胶体渗透压明显降低。此种情况多见于肾病，如肾病综合征、肾动脉硬化症、肾小管病变等。③肾实质缺血，导致继发性醛固酮增多，加重了水、钠潴留。根据其发生机制的不同，可将肾性水肿分为肾炎性水肿与肾病性水肿两类。

肾性水肿的临床特点：水肿多从眼睑、颜面开始，而后逐步扩展致全身；多以晨起时最明显，活动后逐渐减轻（严重者变化不明显）；常同时伴有蛋白尿、血尿、管型尿、少尿及高血压等其他肾病表现。

3. 肝性水肿(hepaticedema)　原发于肝脏疾病的体液异常积聚称为肝性水肿。其发生的机制主要由于肝蛋白质合成障碍使血浆白蛋白减少,血浆胶体渗透压降低,醛固酮和抗利尿激素等在肝内灭活减少可使钠、水潴留等。常见于肝硬化、肝坏死、肝癌、急性肝炎等。

肝性水肿具有以下特点:首先发生于足踝部,逐渐向上蔓延。头面部及上肢常无水肿。严重时出现腹水、胸腔积液。

4. 营养不良性水肿(nutritional edema)　主要是由于各种原因所导致的蛋白质摄入不足和(或)消化吸收障碍,蛋白质排泄或丢失过多等所造成的,如长期的饥饿、肠道蠕动亢进、吸收面积减少、慢性消耗性疾病、大面积烧伤和渗出、急性或慢性失血、大量蛋白尿等。其特点是水肿发生前常有消瘦、体重减轻等表现。皮下脂肪减少所致组织松弛、组织压降低,加重了水肿液的潴留。水肿常从足部开始逐渐蔓延全身。血液生化检查可见血浆蛋白明显降低。

5. 妊娠性水肿(cyesedema)　部分妇女在妊娠后,随妊娠月份增加而出现水肿,以下肢为明显,体重也可显著增加,常伴高血压、尿少,尿检验可见有蛋白。这种妊娠水肿在妊娠中、晚期多见,与内分泌改变有关。此外,由于妊娠子宫增大,压迫导致淋巴回流受阻,也是造成下肢水肿的原因。

6. 内分泌性水肿(endocrine edema)　由于内分泌与代谢功能紊乱所引起。既可以表现为全身性水肿,也可以表现为局部性水肿。如甲状腺功能减退所引起的黏液性水肿(myxedema),其主要特点表现为颜面及下肢的非可凹性水肿;见于肾上腺皮质功能亢进所引起的醛固酮增多症、皮质醇增多症,垂体前叶功能低下等。部分女性有随月经周期出现的周期性水肿,或在服用避孕药、注射排卵药后可引起水肿。

7. 特发性水肿(idiopathic edema)　该型水肿为一种原因未明或原因尚未确定的(原因可能一种以上)综合征。常见于中年女性。水肿多为轻中度,往往呈周期性,其发生与体位有着密切的关系,在长时间站立或活动、吃盐后出现或加重,平卧位休息后又逐渐减轻至消失。水肿常发生在早晨,颜面及手部比较明显,下午以下肢和足部显著。特发性水肿大多无严重后果,病情常周而复始,一般不会有明显的进展。

(二)局部性水肿(local edema)

液体聚积在局部组织间隙时称为局部性水肿;常见的原因有:

1. 淋巴性　分为原发性淋巴性水肿(先天性淋巴性水肿、早发性淋巴性水肿),继发性淋巴性水肿(肿瘤、感染、外科手术、辐射等)。

2. 静脉阻塞性　见于肿瘤压迫或肿瘤转移,局部炎症,静脉血栓形成,血栓性静脉炎,瘢痕收缩以及创伤等,可分为慢性静脉功能不全、上腔静脉阻塞综合征、下腔静脉阻塞综合征以及其他静脉阻塞。

3. 炎症性　为最常见的局部水肿,见于丹毒、疖肿、卢德维(Ludovici)咽峡炎、蛇毒中毒等。

4. 变态反应性　见于荨麻疹、血清病以及食物、药物等引起的过敏反应等。

5. 血管神经性　属于变态反应性或神经源性,可因昆虫机械刺激、温热刺激或感情激动而诱发,部分病例与遗传有关。

(三)临床分度

临床上根据水肿程度可分为轻、中、重三度。

轻度：水肿仅发生于眼睑、眶下软组织、胫骨前、踝部皮下组织，指压后可出现组织轻度凹陷，平复较快。有时早期水肿，仅有体重迅速增加而无水肿征象出现。

中度：全身疏松组织均有可见性水肿，指压后可出现明显的或较深的组织凹陷，平复缓慢。

重度：全身组织严重水肿，身体低垂部皮肤紧张发亮，甚至可有液体渗出，有时可伴有胸腔、腹腔、鞘膜腔积液。

（四）水肿对机体的影响

水肿对机体具有多种不利的影响，其影响大小取决于水肿的部位、程度、发生速度和持续时间。

1.细胞营养障碍　组织间隙液体积聚使组织细胞与毛细血管之间的距离加大，氧与营养物质运输时间延长；水肿液的堆积还可压迫高部毛细血管，致使血流量减少，造成细胞营养障碍。水肿部位易发生组织损伤、溃疡而不易愈合。

2.器官功能障碍　水肿可导致相应器官功能障碍，如胃肠黏膜水肿可影响消化吸收，肺水肿可引起呼吸功能障碍，心包积液可影响心脏泵血功能，喉头水肿可致气道阻塞甚至窒息，脑水肿可致颅内压增高，甚至形成脑疝，危及生命。生命重要器官急速发生的水肿危害较大，而缓慢发生的非要害部位水肿（如肢体水肿）对机体的影响较小。

四、问诊要点

水肿患者除询问一般病史资料外，对于水肿患者应注意追问以下情况：①过去有无水肿，水肿的发展情况，是持久性或间歇性。②水肿出现的部位，是全身性还是高限性，是否为对称性、可凹陷性，与体位的关系。如为全身性则应注意询问有无心脏病、肾病、肝病及内分泌疾病病史。女性患者还应询问水肿与月经周期的关系。③最近有无接受过某些制剂或药物治疗，如大量盐水、肾上腺皮质激素、睾酮、雌激素等。

（金慧）

第四章　冠状动脉粥样硬化性心脏病

第一节　概述

冠状动脉粥样硬化性心脏病(coronary atherosclerotic heart disease)是指冠状动脉粥样硬化使血管腔狭窄或阻塞,导致心肌缺血、缺氧而引起的心脏病,它和冠状动脉功能性改变即冠状动脉痉挛一起,统称为冠状动脉性心脏病(coronary heart disease,CHD),简称冠心病,亦称缺血性心脏病(ischemic heart disease)。

一、流行病学

据 WHO 的统计,冠心病是世界上最常见的死亡原因之一。冠心病在男性和女性中有明显差异,男性多于女性,男性多在 40～60 岁,女性最常在绝经期后表现症状。本病的发病率按照地域的不同有很大的差异,在欧美发达国家本病常见,美国每年约 50 余万人死于本病,占人口死亡数的 1/3～1/2,占心脏病死亡数的 50%～75%。在我国,本病虽不如欧美多见,但近 30 年来呈增长趋势。另外,我国 MONIKA 研究显示,我国冠心病的发病率和死亡率存在较明显的地区差异,北方省市高于南方省市。

二、病因和发病机制

(一)病因

冠心病的病因尚不完全清楚,大量的研究表明动脉粥样硬化的形成是动脉壁细胞、细胞外基质、血液成分、局部血流动力学、环境和遗传等多因素参与的结果。本病的危险因素主要如下。

1. 血脂异常　血脂在血液循环中以脂蛋白的形式转运,脂蛋白分为乳糜微粒、极低密度脂蛋白(very－low－density lipoprotein,VLDL)、低密度脂蛋白(low－density lipoprotein,LDL)、中等密度脂蛋白(intermediate－density lipoprotein,IDL)及高密度脂蛋白(high－density lipoprotein eholesterol,HDL)。各种脂蛋白导致粥样硬化的危险程度不同,现已明确 VLDL 代谢终末产物 LDL 以及脂蛋白(a)[LP(a)]能导致粥样硬化,而 HDL 则具有心脏保护作用。

血脂异常是指循环血液中的脂质或脂蛋白的组成成分浓度异常,可由遗传基因和/或环境条件引起,使循环血浆中脂蛋白的形成、分解和清除发生改变。降低血脂可以使各种心血管事件(包括非致命性心肌梗死、任何原因所致的死亡、脑血管意外等)的危险性降低;另外,调整血脂治疗后,粥样硬化病灶可以减轻或消退。

2. 高血压　高血压与冠心病和脑卒中的发病率直接相关。高血压患者动脉粥样硬化程度较血压正常者明显,且血压水平越高则动脉硬化程度越重。血压升高不仅加速了动脉粥样硬化,也加速了小动脉硬化,因此高血压患者发生血管闭塞和破裂比正常血压者早约 20 年。

3. 糖尿病　糖尿病是冠心病的等危症。

4. 吸烟　吸烟是动脉粥样硬化的一个独立的危险因素。吸烟引起 CHD 死亡率的增加主要是由于心肌梗死和冠心病猝死。流行病学研究结果表明：吸烟导致冠心病的危险与吸烟量成正比；被动吸烟者受到同样的危害；年纪愈轻，相对危险度愈高；戒烟可使CHD的危险降低。

5.遗传因素　动脉粥样硬化有在家族中聚集发生的倾向，在控制其他危险因素后，家族史是较强的独立危险因素。阳性家族史伴随的危险性增加可能是基因对其他易患因素介导而起作用，如肥胖、高血压、血脂异常和糖尿病。

6.超重和肥胖　超重指体重增加超过某个特定标准，通常用体重指数(BMI)来表示，即体重(kg)/身高^2(m)≥25为超重。肥胖指身体脂肪所占的比例过高，如男性超过体重的25%或女性超过体重的30%。经过大量流行病学研究，目前认为它是冠心病的危险因素，主要是通过影响血压和血清胆固醇水平。

7.缺少体力活动　定期体育活动可减少冠心病事件的危险。

8.年龄　病理研究显示，动脉粥样硬化是从婴儿期就开始的缓慢发展的过程，出现临床症状多见于40岁以上的中老年人，49岁以后进展较快，致死性心肌梗死患者中约4/5是65岁以上的老年人，高胆固醇血症引起的冠心病死亡率随年龄增大而增高。

9.性别　本病多见于男性，男性冠心病患者为女性的2倍，男性发病较女性平均年龄早10岁，但绝经期后女性的冠心病发生率迅速增加。

10.其他因素　其他的危险因素还包括血同型半胱氨酸增高、行为类型和精神应激、凝血危险因子等。

(二)发病机制

本病是冠状动脉粥样硬化所致，冠状动脉之所以易于发生粥样硬化，可能是：①该动脉内膜和部分中膜的血供由管腔直接供给，血中的氧和营养物质直接透入内膜和中膜，因而脂质也容易透入。②该动脉与主动脉的交角几乎呈直角，其近端及主要分支的近端受到血流的冲击力大，因而内膜易受损伤。

动脉粥样硬化始发于内皮损伤，损伤原因不仅包括修饰的脂蛋白，还可能有病毒及其他微生物。动脉粥样硬化病变的形成经历了三个基本的生物学过程：①内膜平滑肌细胞、各种巨噬细胞及T淋巴细胞的局部迁移、堆积和繁殖。②堆积的平滑肌细胞在各种生长调节因子作用下合成较多的细胞外基质包括弹力蛋白、胶原、蛋白聚糖等。③脂质在巨噬细胞和平滑肌细胞以及细胞外基质中堆积，最终内膜增厚。脂质沉积形成动脉粥样硬化病变。血小板在损伤、溃破的内皮表面黏附、聚集可导致内皮细胞进一步损伤，并可促发凝血过程形成血栓加重甚至完全阻塞冠状动脉管腔。

三、病理解剖

动脉粥样硬化是累及体循环系统动脉内膜的疾病。其特征是动脉内膜散在的斑块形成(尽管在严重情况下斑块可以融合)。每个斑块的组成成分不同。脂质是粥样硬化斑块的基本成分。内膜增厚严格地说不属于粥样硬化斑块而是血管内膜对机械损伤的一种适应性反应。

正常动脉壁由内膜、中膜和外膜三层构成，动脉粥样硬化时相继出现脂质点和条纹、粥样和纤维粥样斑块、复合病变三类变化。根据病理解剖可将粥样硬化斑块进程分为六期。

Ⅰ期(初始病变，initial lesion)：单核细胞黏附在内皮细胞表面并从血管腔面迁移到内膜。

Ⅱ期(脂质条纹期,fatty streak):主要由含脂质的单核细胞(泡沫细胞)在内皮细胞下聚集形成。

Ⅲ期(粥样斑块前期,pre—atheroma):Ⅱ期病变基础上出现细胞外脂质池。

Ⅳ期(粥样斑块期,atheroma):四期病变的两个特征是病变处内皮细胞下出现平滑肌细胞及细胞外脂质池融合成脂核。

Ⅴ期(纤维斑块期,fibroatheroma):在病变处脂核表面有明显结缔组织沉着形成斑块的纤维帽。有明显脂核和纤维帽的斑块为Ⅴa型病变;有明显钙盐沉着的斑块为Ⅴb型病变;斑块成分主要由胶原和平滑肌细胞组成的病变为Ⅴc型病变。

Ⅵ期(复杂病变期,complicated lesions):此期又分为三个亚型。Ⅵa型病变为斑块破裂或溃疡,主要由Ⅵ期和Ⅴa型病变破溃而形成。Ⅵb型病变为壁内血肿,是由于粥样硬化斑块中出血所致。Ⅵc型病变为血栓形成,多由于在Ⅵa型病变的基础上并发血栓形成导致管腔完全或不完全堵塞。

四、临床类型

(一)临床特点分类

由于冠状动脉病变的部位、范围和程度的不同,本病有不同的临床特点。1979年WHO将冠心病分为以下5型。

1.无症状性心肌缺血　患者无症状,但静息、动态时或负荷试验心电图示ST段压低,T波降低、变平或倒置等心肌缺血的客观证据;或心肌灌注不足的核素心肌显像表现。心肌无组织形态改变。

2.心绞痛　有发作性胸骨后疼痛,为一过性心肌供血不足引起。心肌多无组织形态改变。

3.心肌梗死　症状严重,由冠状动脉闭塞致心肌急性缺血性坏死所致。

4.缺血性心肌病　表现为心脏增大、心力衰竭和心律失常,为长期心肌缺血或坏死导致心肌纤维化而引起、临床表现与扩张型心肌病类似。

5.猝死　因原发性心脏骤停而猝然死亡,多为缺血心肌局部发生电生理紊乱,引起严重的室性心律失常所致。

(二)临床上提出的两种综合征的分类

1.急性冠状动脉综合征　急性冠状动脉综合征(acute coronary syndrome,ACS)是一组综合征,包括了不稳定型心绞痛(unstable angina,UA)、非ST段抬高性心肌梗死(non—ST—segment elevation myocardial infarction,NSTEMI)和ST段抬高性心肌梗死(ST—segment elevation myocardial infarction,STEMI)。

它们共同的病理基础均为不稳定的粥样斑块,只是伴发了不同程度的继发性病理改变,如斑块内出血使斑块短时间内增大或斑块纤维帽破裂,血小板在局部激活聚集(白色血栓),继续发展形成红色血栓,并有血管痉挛等因素参与。一旦斑块出现继发性病变,患者往往即有胸痛,而当胸痛发作之初并不能确定其最终的结果,是仅仅停留于UA或进展至NSTEMI或STEN11。

统称为ACS有利于提高对这类急性胸痛患者的重视,严格进行观察及危险分层,审慎并及时做出正确的临床判断及选择相应的治疗措施。这样做,一方面可使部分UA患者病情稳定、逆转，更重要的是能及时发现心肌梗死，争取及早实施抢救治疗，以大大降低死亡率。

2. 慢性心肌缺血综合征　与 ACS 相对应，隐匿型冠心病、稳定型心绞痛和缺血性心肌病等病被列入慢性心肌缺血综合征（chronic ischemic syndrome）的范畴。

五、诊断标准和方法

诊断冠心病可以根据其临床表现和各项实验室检查资料，其中最肯定的客观诊断依据是发现心肌有缺血的表现，同时证明患者有冠状动脉粥样硬化性阻塞性病变。

（一）心电图检查

心电图检查是诊断心肌缺血常用的无创性方法。如在静息状态中未见心肌缺血的表现时，还可进行动态心电图记录和/或心脏负荷试验。后者常用活动平板运动、踏车运动等动力性负荷试验，或心房调搏、过度换气试验等非动力性负荷试验。对不能耐受运动试验的患者还可用药物负荷试验，包括双嘧达莫试验、腺苷试验等。

（二）放射性核素心脏显像

放射性核素心脏显像是无创性检查，主要包括心肌灌注显像、心肌代谢显像、核素心室显像等。

（三）超声心动图检查

可通过观察室壁运动有无异常、心腔形态的改变、心室射血分数等来判断心肌缺血。

（四）磁共振成像

可同时获得心脏解剖、心脏灌注与代谢、心室功能及冠状动脉成像的信息。电子束 X 线断层显像最近几年已被用于检测冠状动脉的钙化、预测冠状动脉狭窄存在与否。近年发展迅速的多排 X 线断层显像能建立冠状动脉三维成像以显示其主要分支，在冠状动脉的无创性显像领域显示出很好的发展前景。

（五）冠状动脉造影

冠状动脉造影是显示冠状动脉粥样硬化性病变最有价值的有创性检测手段。选择性冠状动脉造影可分别显影出左、右冠状动脉至直径小到 100μm 的分支。

（金慧）

第二节　动脉粥样硬化

动脉粥样硬化是西方发达国家的流行性疾病，随着我国人民生活水平提高和饮食习惯的改变，该病亦成为我国的主要死亡原因。动脉粥样硬化始发于儿童时代而持续进展，通常在中年或中老年出现临床症状。由于动脉粥样硬化斑块表现为脂质和坏死组织的聚集，因此以往被认为是一种退行性病变。目前认为本病变是多因素共同作用的结果，首先是局部平滑肌细胞、巨噬细胞及 T 淋巴细胞的聚集；其次是包括胶原、弹力纤维及蛋白多糖等结缔组织基质和平滑肌细胞的增生；再者是脂质积聚，其中主要含胆固醇结晶及游离胆固醇和结缔组织。粥样硬化斑块中脂质及结缔组织的含量决定斑块的稳定性以及是否易导致急性缺血事件的发生。

一、病因与发病机制

本病的病因尚不完全清楚，大量的研究表明本病是多因素作用所致，这些因素称为危险因素。

（一）病因

1. 血脂异常　血脂在血液循环中以脂蛋白形式转运，脂蛋白分为乳糜微粒、极低密度脂蛋白（VLDL）、低密度脂蛋白（LDL）、中等密度脂蛋白（IDL）及高密度脂蛋白（HDL）。各种脂蛋白导致粥样硬化的危险程度不同：富含甘油三酯（TG）的脂蛋白如乳糜微粒和 VLDL 被认为不具有致粥样硬化的作用，但它们脂解后的残粒如乳糜微粒残粒和 IDL 能导致粥样硬化。现已明确 VLDL 代谢终末产物 LDL 以及脂蛋白(a)[Lp(a)]能导致粥样硬化，而 HDL 则有心脏保护作用。

血脂异常是指循环血液中的脂质或脂蛋白的组成成分浓度异常，可由遗传基因和（或）环境条件引起，使循环血浆中脂蛋白的形成、分解和清除发生改变，血液中的脂质主要包括总胆固醇（TC）和 TG。采用 3－羟甲基戊二酰辅酶 A（HMG－CoA）还原酶抑制剂（他汀类）降低血脂，可以使各种心血管事件（包括非致命性 MI、全因死亡、脑血管意外等）的危险性降低 30％。其中 MI 危险性下降 60％左右。调整血脂治疗后还可能使部分粥样硬化病灶减轻或消退。

2. 高血压　无论地区或人种，血压和心脑血管事件危险性之间的关系连续一致，持续存在并独立于其他危险因素。年龄在 40～70 岁之间，血压在 15.3/10.0kPa～24.7/15.3kPa（115/75mmHg～185/115mmHg）的个体，收缩压每增加 2.7kPa（20mmHg），舒张压每增加 1.3kPa（10mmHg），其心血管事件的危险性增加一倍，临床研究发现，降压治疗能减少 35％～45％的脑卒中、20％～25％的 MI。

血压增高常伴有其他危险因素，如胰岛素抵抗综合征（或称代谢性 X 综合征），其表现有肥胖、糖耐量减退、高胰岛素血症、高血压、高 TG、HDL－C 降低；患者对胰岛素介导的葡萄糖摄取有抵抗性，可能还有微血管性心绞痛、高尿酸血症和纤溶酶原激活剂抑制物－1（PAI－1）浓度增高。

3. 糖尿病　胰岛素依赖型和非胰岛素依赖型糖尿病是冠心病的重要危险因素，在随访观察 14 年的 Rancho Bemardo 研究中，与无糖尿病者相比，非胰岛素依赖型糖尿病患者的冠心病死亡相对危险度在男性是 1.9，在女性是 3.3。糖尿病患者中粥样硬化发生较早并更为常见，大血管疾病也是糖尿病患者的主要死亡原因，冠心病、脑血管疾病和周围血管疾病在成年糖尿病患者的死亡原因中占 75％～80％。

4. 吸烟　Framingham 心脏研究结果显示，平均每天吸烟 10 支，能使男性心血管死亡率增加 18％，女性心血管死亡率增加 31％。此外，对有其他易患因素的人来说，吸烟对冠心病的死亡率和致残率有协同作用。

5. 遗传因素　动脉粥样硬化有在家族中聚集发生的倾向，家族史是较强的独立危险因素。冠心病患者的亲属比对照组的亲属患冠心病的危险增大 2.0～3.9 倍，双亲中有 70 岁前患 MI 的男性发生 MI 的相对危险性是 2.2。阳性家族史伴随的危险性增加，可能是基因对其他易患因素介导而起作用，如肥胖、高血压、血脂异常和糖尿病等。

6. 体力活动减少　定期体育活动可减少冠心病事件的危险，不同职业的发病率回顾性研究表明，与积极活动的职业相比，久坐的职业人员冠心病的相对危险增加1.9。从事中等度体育活动者中，冠心病死亡率比活动少的人降低1/3。

7.年龄和性别　病理研究显示，动脉粥样硬化是从婴儿期开始的缓慢发展的过程；出现临床症状多见于40岁以上的中、老年人，49岁以后进展较快；致死性MI患者中约4/5是65岁以上的老年人；高胆固醇血症引起的冠心病死亡率随年龄增加而增高。

本病多见于男性，男性的冠心病死亡率为女性的2倍，男性较女性发病年龄平均早10岁，但绝经期后女性的发病率迅速增加。糖尿病对女性产生的危险较大，HDL－C降低和TG增高对女性的危险也较大。

8.酒精　摄入大量观察表明，适量饮酒可以降低冠心病的死亡率。这种保护作用被认为与酒精对血脂及凝血因子的作用有关，适量饮酒可以升高HDL及载脂蛋白(Apo)A1并降低纤维蛋白原浓度，另外还可抑制血小板聚集。以上都与延缓动脉粥样硬化发展、降低心脑血管死亡率有关。但是大量酒精摄入可导致高血压及出血性脑卒中的发生。

9.其他因素　其他的一些危险因素包括：①肥胖，以腹部脂肪过多为特征的腹型肥胖；不良饮食方式，含高热量、较多动物性脂肪和胆固醇、糖等。②A型性格(性情急躁、进取心和竞争性强、强迫自己为成就而奋斗)。③微量元素铬、锰、锌、钒、硒等的摄取减少，铅、镉、钴的摄取增加。④存在缺氧、抗原－抗体复合物沉积、维生素C缺乏、动脉壁内酶的活性降低等能增加血管通透性的因素。⑤一些凝血因子增高，如凝血因子Ⅶ的增加与总胆固醇浓度直接相关。⑥血液中同型半胱氨酸增高，PAI－1、尿酸升高。⑦血管紧张素转换酶基因过度表达。⑧高纤维蛋白原血症。⑨血液中抗氧化物浓度低。

(二)发病机制

曾有多种学说从不同角度来阐述该病的发病机制。最早提出的是脂肪浸润学说，认为血中增高的脂质(包括LDL、VLDL或其残粒)侵入动脉壁，堆积在平滑肌细胞、胶原和弹性纤维之间，引起平滑肌细胞增生。后者与来自血液的单核细胞一样可吞噬大量脂质成为泡沫细胞。脂蛋白降解而释出胆固醇、胆固醇酯、TG和其他脂质，LDL－C还和动脉壁的蛋白多糖结合产生不溶性沉淀，都能刺激纤维组织增生，所有这些成分共同组成粥样斑块。其后又提出血小板聚集和血栓形成学说以及平滑肌细胞克隆学说。前者强调血小板活化因子(PAF)增多，使血小板黏附和聚集在内膜上，释出血栓素A_2(TXA_2)、血小板源生长因子(PDGF)、成纤维细胞生长因子(FGF)、第Ⅷ因子、血小板第4因子(PF4)、PAI－1等，促使内皮细胞损伤、LDL侵入、单核细胞聚集、平滑肌细胞增生和迁移、成纤维细胞增生、血管收缩、纤溶受抑制等，都有利于粥样硬化形成。后者强调平滑肌细胞的单克隆性增殖，使之不断增生并吞噬脂质，形成动脉粥样硬化。

1973年提出动脉粥样硬化形成的损伤—反应学说，由于近些年新资料的不断出现，该学说也不断得到修改。此学说的内容涵盖了上述3种学说的一些论点，目前多数学者支持这种学说。该学说的关键是认为内皮细胞的损伤是发生动脉粥样硬化的始动因素，而粥样斑块的形成是动脉对内膜损伤作出反应的结果。可导致本病的各种危险因素最终都损伤动脉内膜，除修饰的脂蛋白外，能损伤内膜的因素还包括病毒(如疱疹病毒)以及其他可能的微生物(如在斑块中已见到的衣原体)，但微生物存在的因果关系还未确立。

内皮损伤后可表现为多种的内皮功能紊乱，如内膜的渗透屏障作用发生改变而渗透性增加；内皮表面抗血栓形成的特性发生改变，促凝血特性增加；内皮来源的血管收缩因子或扩张因子的释放发生改变，血管易发生痉挛。正常情况下内皮细胞维持内膜表面的连贯性和低转换率，对维持内皮自身稳定状态非常重要，一旦内皮转换加快，就可能导致内皮功能发生一系列改变，包括由内皮细胞合成和分泌的物质如血管活性物质、脂解酶和生长因子等的变化。因此，内皮损伤可引起内皮细胞功能的改变，进而引起严重的细胞间相互作用并逐渐形成动脉粥样硬化病变。图 4－1 演示了动脉粥样硬化斑块的形成。

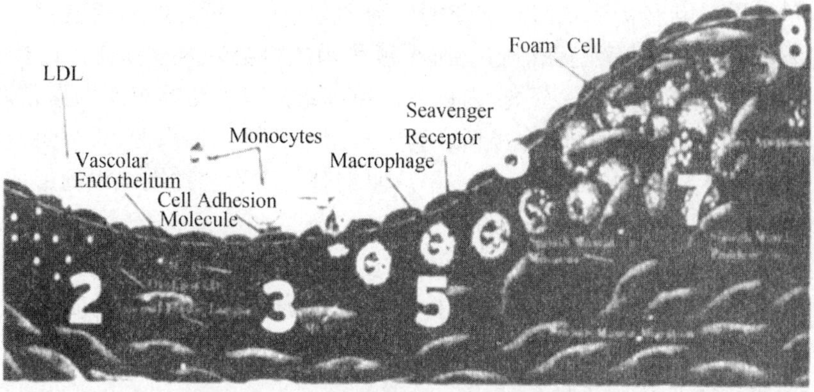

图 4－1　动脉粥样硬化演变过程

注：Vascular Endothelium 血管内皮；Monocytes 单核细胞；Cell Adhesion Molecule 细胞黏附分子；IL－1 白介素－1；Internal Elastic Lamina 内弹力层；Macrophage 巨噬细胞；Scavenger Receptor 清道夫受体；smooth Muscle Mitogens 平滑肌分裂素；Smooth Muscle Migration 平滑肌迁移；Smooth Muscle Proliferation 平滑肌增殖；cell Apoptosis 细胞凋亡；Foam Cell 泡沫细胞；LDL 低密度脂蛋白；Oxidized LDL 氧化低密度脂蛋白

在长期高脂血症情况下，增高的脂蛋白中主要是氧化低密度脂蛋白（ox－LDL）和胆固醇，对动脉内膜产生功能性损伤，使内皮细胞和白细胞表面特性发生改变。高胆固醇血症增加单核细胞对动脉内皮的黏附力，单核细胞黏附在内皮细胞的数量增多，通过趋化吸引，在内皮细胞间迁移，进入内膜后单核细胞转化成有清道夫样作用的巨噬细胞，通过清道夫受体吞噬脂质，主要为内皮下大量沉积的 ox－LDL，巨噬细胞吞噬大量脂质后成为泡沫细胞并形成脂质条纹，巨噬细胞在内膜下的积聚，导致内膜进一步发生改变。ox－LDL 对内皮细胞及微环境中的其他细胞也有毒性作用。

正常情况下，巨噬细胞合成和分泌的大量物质能杀灭吞入的微生物和灭活毒性物质。而异常情况下，巨噬细胞能分泌大量氧化代谢物，如 ox－LDL 和超氧化离子，这些物质能进一步损伤覆盖在其上方的内皮细胞。巨噬细胞的另一重要作用是分泌生长调节因子，已证实，活化的巨噬细胞至少能合成和分泌 4 种重要的生长因子：PDGF、FGF、内皮细胞生长因子样因子和 TGF－β。PDGF 是一种强有力的促平滑肌细胞有丝分裂的物质，在某些情况下，FGF 有类似的作用。这些生长因子协同作用，强烈刺激成纤维细胞的迁移和增生，也可能刺激平滑肌细胞的迁移和增生，并刺激这些细胞形成新的结缔组织。

TGF－β 不仅是结缔组织合成的强刺激剂，并且还是迄今所发现的最强的平滑肌增殖抑制剂。大多数细胞能合成 TGF－β，但其最丰富的来源为血小板和活化的巨噬细胞，细胞分泌的 TGF－β 大多数呈无活性状态，在 pH 值降低或蛋白质水解分裂后才有活性。增生抑制剂如 TGF－β 和增生刺激剂如 PDGF 之间的平衡决定了平滑肌的增生情况及随之而引起的粥样病变。因此当巨噬细胞衍生的泡沫细胞在内皮下间隙被激活，能分泌生长因子，从而趋化吸引平滑肌细胞从中膜向内膜迁移，引起一系列改变并能导致内膜下纤维肌性增生病变，进入内膜下的平滑肌细胞也能吞噬 ox－LDL，从而成为泡沫细胞的另一重要来源。巨噬细胞在粥样硬化形成过程中对诱发和维持平滑肌细胞增生起关键作用，约 20％的巨噬细胞中存在含有 PDGF－β 链的蛋白，PDGF－β 是最强的生长因子，能刺激平滑肌细胞的迁移、趋化和增生。另外病变中富含淋巴细胞提示炎症和免疫应答在动脉粥样硬化的发生发展过程中起重要作用。如反复出现内皮细胞损伤与巨噬细胞积聚和刺激的循环，至少有两种能在内膜下释放生长因子的细胞（活化的内皮细胞和活化的巨噬细胞），可持续导致病变进展。

损伤反应学说还提供了第三种细胞－血小板作用的机会。内皮损伤后内皮细胞与细胞的连接受到影响，引起细胞之间的分离，内皮下泡沫细胞或（和）结缔组织的暴露，血小板发生黏附、聚集并形成附壁血栓。此时，血小板成为生长因子的第三种来源，可分泌与活化巨噬细胞所能分泌的相同的 4 种生长因子，从而在平滑肌细胞的增生和纤维组织的形成中起非常重要的作用。

必须指出，内膜的损伤并不一定需要引起内皮细胞的剥脱，而可仅表现为内皮细胞的功能紊乱，如内皮渗透性的改变、白细胞在内皮上黏附的增加和血管活性物质与生长因子的释放等。另外，从粥样硬化病变中分离出的人平滑肌细胞能表达 PDGF 基因中的一种，在体外培养时能分泌 PDGF，若体内进展病变中的平滑肌细胞也能分泌 PDGF，则它们自身分泌的 PDGF 进一步参与病变进展，形成恶性循环。

二、病理解剖

动脉粥样硬化是累及体循环系统从大型弹力型（如主动脉）到中型肌弹力型（如冠状动脉）动脉内膜的疾病。其特征是动脉内膜散在的斑块形成，严重时这些斑块也可以融合。每个斑块的组成成分不同，脂质是基本成分。内膜增厚严格地说不属于粥样硬化斑块而是血管内膜对机械损伤的一种适应性反应。

正常动脉壁由内膜、中膜和外膜 3 层构成，动脉粥样硬化斑块大体解剖上有的呈扁平的黄斑或线（脂质条纹），有的呈高起内膜表面的白色或黄色椭圆形丘（纤维脂质性斑块）。前者（脂质条纹）见于 5～10 岁的儿童，后者（纤维脂质性斑块）始见于 20 岁以后，在脂质条纹基础上形成。

根据病理解剖，可将粥样硬化斑块进程分为 6 期。

1.第Ⅰ期（初始病变）　单核细胞黏附在内皮细胞表面，并从血管腔面迁移到内皮下。

2.第Ⅱ期（脂质条纹期）　主要由含脂质的巨噬细胞（泡沫细胞）在内皮细胞下聚集而成。

3.第Ⅲ期（粥样斑块前期）　Ⅱ期病变基础上出现细胞外脂质池。

4.第Ⅳ期（粥样斑块期）　两个特征是病变处内皮细胞下出现平滑肌细胞以及细胞外脂质池融合成脂核。

5.第Ⅴ期（纤维斑块期）　在病变处脂核表面有明显结缔组织沉着形成斑块的纤维帽。有明显脂核和纤维帽的斑块为Ⅴa 型病变（图 4－2）；有明显钙盐沉着的斑块为Ⅴb 型病变；主要由胶原和平滑肌细胞组成的病变为Ⅴc 型病变。

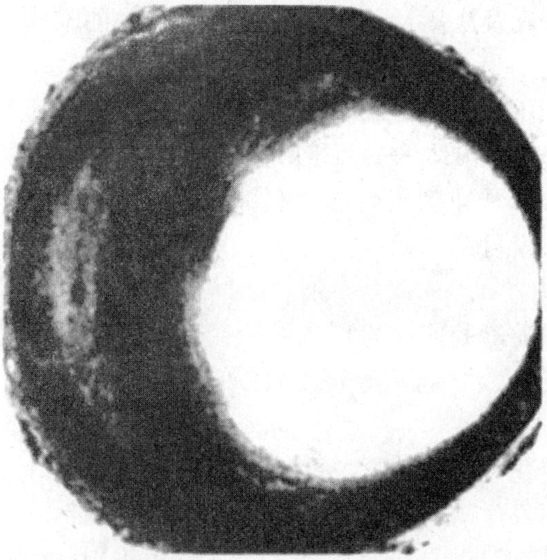

图 4－2　动脉粥样硬化Ⅴa 型病变，可见薄纤维帽和较大的脂核

6. 第Ⅵ期(复杂病变期)　此期又分为 3 个亚型：Ⅵa 型病变为斑块破裂或溃疡，主要由Ⅳ期和Ⅴa 型病变破溃而形成；Ⅵb 型病变为壁内血肿，是由于斑块内出血所致；Ⅵc 型病变指伴血栓形成的病变(图 4－3)，多由于在Ⅵa 型病变的基础上并发血栓形成，可导致管腔完全或不完全堵塞。

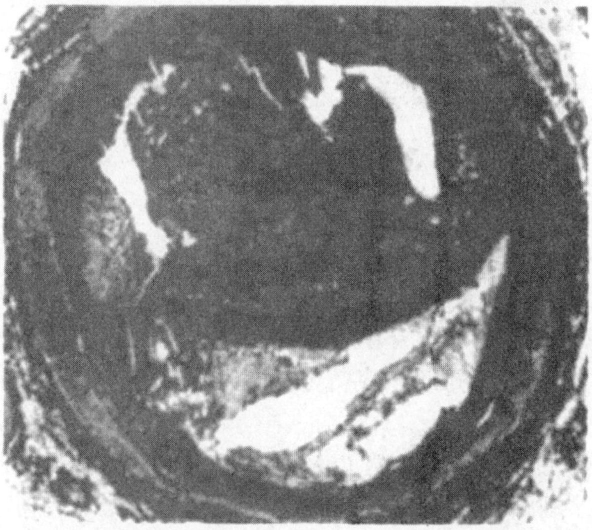

图 4－3　动脉粥样硬化Ⅵc 型病变，斑块破裂引发血栓形成

三、临床表现

根据粥样硬化斑块的进程可将其临床过程分为 4 期。

(一)无症状期或隐匿期

其过程长短不一，对应于Ⅰ～Ⅲ期病变及大部分Ⅳ期和Ⅴa 型病变，粥样硬化斑块已形成，但尚无管腔明显狭窄，因此无组织或器官受累的临床表现。

(二)缺血期

由于动脉粥样硬化斑块导致管腔狭窄、器官缺血所产生。对应于Ⅴb 和Ⅴc 及部分Ⅴa 型病变。根据管腔狭窄的程度及所累及的靶器官不同，所产生的临床表现也有所不同。冠状动脉狭窄导致心肌缺血可表现为心绞痛，长期缺血可导致心肌冬眠及纤维化。肾动脉狭窄可引起顽固性高血压和肾功能不全。在四肢动脉粥样硬化中以下肢较为多见，尤其是腿部动脉。由于血供障碍，引起下肢发凉、麻木和间歇性跛行，即行走时发生腓肠肌麻木、疼痛以至痉挛，休息后消失，再走时又出现，严重时可持续性疼痛，下肢动脉尤其是足背动脉搏动减弱或消失。其他内脏器官血管狭窄可产生靶器官缺血的相应症状。

（三）坏死期

由于动脉管腔堵塞或血管腔内血栓形成而产生靶器官组织坏死的一系列症状。冠状动脉闭塞表现为 AMI。下肢动脉闭塞可表现为肢体的坏疽。

（四）纤维化期

组织坏死后可经纤维化愈合，但不少患者可不经坏死期而因长期缺血而进入纤维化期，而在纤维化期的患者也可发生缺血期的表现。靶器官组织纤维化、萎缩而引起症状。心脏长期缺血纤维化，可导致心脏扩大、心功能不全、心律失常等表现（图 4—4）。长期肾脏缺血可导致肾萎缩并发展为肾衰竭。

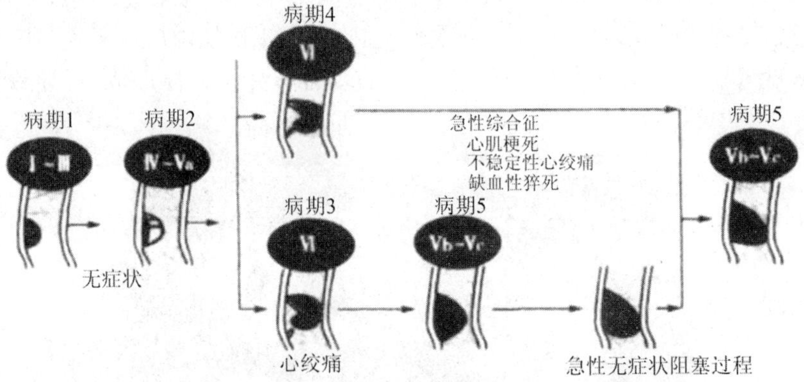

图 4—4　冠状动脉粥样硬化临床表现与病理生理学进展的病期和病变形态学

主动脉粥样硬化大多数无特异症状，叩诊时可发现胸骨柄后主动脉浊音区增宽，主动脉瓣区第二心音亢进而带金属音调，并有收缩期杂音。收缩期血压升高，脉压增宽，桡动脉触诊可类似促脉。X 线检查可见主动脉结向左上方凸出，主动脉影增宽和扭曲，有时可见片状或弧状钙质沉着阴影。

主动脉粥样硬化还可形成主动脉瘤，以发生在肾动脉开口以下的腹主动脉处最为多见，其次在主动脉弓和降主动脉。腹主动脉瘤多在体检时因查见腹部有搏动性肿块而发现，腹壁上相应部位可听到杂音，股动脉搏动可减弱。胸主动脉瘤可引起胸痛、气急、吞咽困难、咯血、声带因喉返神经受压导致声音嘶哑、气管移位或受压、上腔静脉或肺动脉受压等表现。X 线检查可见相应部位血管影增大，

二维超声、多排螺旋 CT 或磁共振成像可显示瘤样主动脉扩张，主动脉瘤一旦破裂，可因急性大量内出血，迅速致命。动脉粥样硬化也可形成动脉夹层分离，但较少见。

四、实验室检查

（一）实验室检查

本病尚缺乏敏感而又特异的早期实验室诊断方法。血液检查有助于危险因素如脂质或

糖代谢异常的检出，其中的脂质代谢异常主要表现为 TC 增高、LDL－C 增高、HDL－C 降低、TG 增高、Apo－A 降低、Apo－B 和 Lp(a)增高。部分动脉的病变(如颈动脉、下肢动脉、肾动脉等)可经体表超声检测到。X 线平片检查可发现主动脉粥样硬化所导致的血管影增宽和钙化等表现。

(二)特殊检查

CT 或磁共振成像有助于判断脑动脉的功能情况以及脑组织的病变情况。电子束 CT 根据钙化的检出来评价冠状动脉病变，而随着技术的进步，多排螺旋 CT 血管造影技术已被广泛用于无创性地评价动脉的病变，包括冠状动脉。静息和负荷状态下的放射性核素心脏检查、超声心动图检查、ECG 检查以及磁共振技术，有助于诊断冠状动脉粥样硬化所导致的心肌缺血。数字减影血管造影(DSA)可显示动脉粥样硬化病变所累及的血管如冠状动脉、脑动脉、肾动脉、肠系膜动脉和四肢动脉的管腔狭窄或动脉瘤样病变以及病变的所在部位、范围和程度，有助于确定介入治疗或外科治疗的适应证和选择施行手术的方式。

血管内超声显像(IVUS)和光学相干断层扫描(OCT)是侵入性检查方法，可直接观察粥样硬化病变，了解病变的性质和组成，因而对病变的检出更敏感和准确。血管镜检查在识别粥样病变基础上的血栓形成方面有独特的应用。

五、诊断和鉴别诊断

本病的早期诊断相当困难。当粥样硬化病变发展引起管腔狭窄甚至闭塞或血栓形成，从而导致靶器官出现明显病变时，诊断并不困难。年长患者有血脂异常，动脉造影发现血管狭窄性病变，应首先考虑诊断本病。

主动脉粥样硬化引起的主动脉变化和主动脉瘤，需与梅毒性主动脉炎和主动脉瘤鉴别，胸片发现主动脉影增宽还应与纵隔肿瘤相鉴别。其他靶器官的缺血或坏死表现需与其他原因的动脉病变所引起者相鉴别。冠状动脉粥样硬化引起的心绞痛和心肌梗死，需与其他原因引起的冠状动脉病变如冠状动脉炎、冠状动脉畸形、冠状动脉栓塞等相鉴别。心肌纤维化需与其他心脏病特别是原发性扩张型心肌病相鉴别。肾动脉粥样硬化所引起的高血压，需与其他原因的高血压相鉴别，肾动脉血栓形成需与肾结石相鉴别。四肢动脉粥样硬化所产生的症状，需与多发性动脉炎等其他可能导致动脉病变的原因鉴别。

六、防治和预后

首先应积极预防其发生，如已发生应积极治疗，防止病变发展并争取逆转。已发生器官功能障碍者，应及时治疗，防止其恶化，延长患者寿命。血运重建治疗可恢复器官的血供，其效果取决于可逆性缺血的范围和残存的器官功能。

(一)一般预防措施

1. 发挥患者的主观能动性配合治疗　经过防治，本病病情可得到控制，病变可能部分消退，患者可维持一定的生活和工作能力。此外，病变本身又可以促使动脉侧支循环的形成，使病情得到改善。因此说服患者耐心接受长期的防治措施至关重要。

2. 合理的膳食

(1)膳食总热量不能过高，以维持正常体重为度，40 岁以上者尤应预防发胖。正常体重的简单计算方法为：身高(cm)－105＝体重(kg)；或 BMI＜24 为正常，可供参考。

(2)超过正常标准体重者，应减少每天饮食的总热量，食用低脂(脂肪摄入量不超过总热量的30%，其中动物性脂肪不超过10%)、低胆固醇每天不超过300mg膳食，并限制摄入蔗糖及含糖食物。

(3)年过40岁者即使血脂无异常，也应避免经常食用过多的动物性脂肪和含胆固醇较高的食物，如：肥肉、肝、脑、肾、肺等内脏，鱿鱼、墨鱼、鳗鱼、骨髓、猪油、蛋黄、蟹黄、鱼子、奶油及其制品、椰子油、可可油等。如血TC、TG等增高，应食用低胆固醇、低动物性脂肪食物，如鱼肉、鸡肉、各种瘦肉、蛋白、豆制品等。

(4)已确诊有冠状动脉粥样硬化者，严禁暴饮暴食，以免诱发心绞痛或心肌梗死。合并有高血压或心衰者，应同时限制盐的摄入。

(5)提倡饮食清淡，多食富含维生素C(如新鲜蔬菜、瓜果)和植物蛋白(如豆类及其制品)的食物，在可能条件下，尽量以豆油、菜子油、麻油、玉米油、茶油、米糠油、红花油等为食用油。

3.适当的体力劳动和体育锻炼　一定的体力劳动和体育活动对预防肥胖、锻炼循环系统的功能和调整血脂代谢均有益，是预防本病的积极措施。体力活动量根据个体的身体情况、体力活动习惯和心脏功能状态来规定，以不过多增加心脏负担和不引起不适感觉为原则。体育活动要循序渐进，不宜勉强做剧烈活动；对老年人提倡散步(每天1h，分次进行)、做保健体操、打太极拳等。

4.合理安排工作和生活　生活要有规律，保持乐观、愉快的情绪，避免过度劳累和情绪激动，注意劳逸结合，保证充分睡眠。

5.提倡不吸烟，不饮烈性酒。

6.积极治疗与本病有关的一些疾病　包括高血压、肥胖症、高脂血症、痛风、糖尿病、肝病、肾病综合征和有关的内分泌病等。

不少学者认为，本病的预防措施应从儿童期开始，即儿童也应避免摄食过量高胆固醇、高动物性脂肪的饮食，防止肥胖。

(二)药物治疗

1.降血脂药　降血脂药又称调脂药物，血脂异常的患者，经上述饮食调节和进行体力活动后仍未正常者，可按血脂的具体情况选用下列调血脂药物。

(1)HMG－CoA还原酶抑制剂(他汀类药物)：HMG－CoA还原酶是胆固醇合成过程中的限速酶，他汀类药物部分结构与HMG－CoA结构相似，可和HMG－CoA竞争与酶的活性部位相结合，从而阻碍HMG－CoA还原酶的作用，因而抑制胆固醇的合成，血胆固醇水平降低。细胞内胆固醇含量减少又可刺激细胞表面LDL受体合成增加，从而促进LDL、VLDL通过受体途径代谢降低血清LDL含量。常见的不良反应有乏力、胃肠道症状、头痛和皮疹等，少数病例出现肝功能损害和肌病的不良反应，也有横纹肌溶解症致死的个别报道，长期用药要注意监测肝、肾功能和肌酸激酶。常用制剂有洛伐他汀20～40mg，普伐他汀20～40mg，辛伐他汀10～40mg，氟伐他汀40～80mg，阿托伐他汀10～40mg，瑞舒伐他汀5～20mg，均为每天1次。一般他汀类药物的安全性高和耐受性好，其疗效远远大于产生不良反应的风险，但对高龄、低体重、基础肾功能不全及严重心功能不全者应密切监测。

(2)氯贝丁酯类：又称贝丁酸或纤维酸类。其降血TG的作用强于降总胆固醇，并使HDL－C增高，且可减少组织胆固醇沉积。可选用以下药物：非诺贝特100mg，3次/d，其微粒型制剂200mg，1次/d；吉非贝齐(吉非罗齐)600mg，2次/d；苯扎贝特200mg，2～3次/d；环丙贝特 50～100mg，1 次/d 等。这类药物有降低血小板黏附性、增加纤维蛋白溶解活性和减低纤维蛋白原浓度、削弱凝血的作用。与抗凝药合用时，要注意抗凝药的用量。少数患者有胃肠道反应、皮肤发痒和荨麻疹以及一过性血清转氨酶增高和肾功能改变。宜定期检查肝、肾功能。

(3)烟酸类：烟酸口服 3 次/d，每次剂量从 0.1g 逐渐增加到最大量 1.0g。有降低血甘油三酯和总胆固醇、增高 HDL－C 以及扩张周围血管的作用。可引起皮肤潮红和发痒、胃部不适等不良反应，故不易耐受；长期应用还要注意检查肝功能。同类药物有阿昔莫司(吡莫酸)，口服 250mg，3 次/d，不良反应较烟酸少，适用于血 TG 水平明显升高、HDL－C 水平明显低者。

(4)胆酸螯合树脂类：为阴离子交换树脂，服后吸附肠内胆酸，阻断胆酸的肠肝循环，加速肝中胆固醇分解为胆酸，与肠内胆酸一起排出体外而使血 TC 下降。有考来烯胺(消胆胺)4～5g，3 次/d；考来替泊 4～5g，3～4 次/d 等。可引起便秘等肠道反应，近年采用微粒型制剂，不良反应减少，患者较易耐受。

(5)其他调节血脂药：①普罗布考 0.5g，2 次/d，有抗氧化作用并可降低胆固醇，但 HDL－C 也降低，主要的不良反应包括胃肠道反应和 Q－T 间期延长。②不饱和脂肪酸类，包括从植物油提取的亚油酸、亚油酸乙酯等和从鱼油中提取的多价 4 不饱和脂肪酸如 20 碳 5 烯酸(EPA)和 22 碳 6 烯酸(DHA)，后两者用量为 3～4g/d。③维生素类，包括维生素 C(口服至少 1g/d)、维生素 B_6(口服 50mg，3 次/d)、泛酸的衍生物泛硫乙胺(口服 200mg，3 次/d)、维生素 E(口服 100mg，3 次/d)等，其降脂作用较弱。

以上调节血脂药多需长期服用，但应注意掌握好用药剂量和不良反应。

2.抗血小板药物　抗血小板黏附和聚集的药物，可防止血栓形成，有助于防止血管阻塞性病变病情发展。可选用：①阿司匹林：主要抑制 TXA_2 的生成，较少影响前列环素的产生，建议剂量 50～300mg/d。②氯吡格雷或噻氯匹定：通过 ADP 受体抑制血小板内 Ca^{2+} 活性，并抑制血小板之间纤维蛋白原桥的形成，氯吡格雷 75mg/d，噻氯匹定 250mg，1～2 次/d，噻氯匹定有骨髓抑制的不良反应，应随访血常规，已较少使用。③血小板糖蛋白Ⅱb/Ⅲa(GPⅡb/Ⅲa)受体阻滞剂，能通过抑制血小板 GPⅡb/Ⅲa 受体与纤维蛋白原的结合而抑制血小板聚集和功能，静脉注射制剂有阿昔单抗(或称 ReoPro)、替罗非班等，主要用于 ACS 患者，口服制剂的疗效不肯定。④双嘧达莫(潘生丁)50mg，3 次/d，可使血小板内环磷酸腺苷增高，抑制 Ca^{2+} 活性，可与阿司匹林合用。⑤西洛他唑是磷酸二酯酶抑制剂，50～100mg，2 次/d。

(三)预后

本病的预后随病变部位、程度、血管狭窄发展速度、受累器官受损情况和有无并发症而不同。重要器官如脑、心、肾动脉病变导致脑卒中、心肌梗死或肾衰竭者，预后不佳。

(宋丽娟)

第三节　急性心肌梗死

急性心肌梗死(AMI)是目前影响公众健康的主要疾病之一。

根据发病后心电图有无 ST 段抬高，目前将 AMI 分为两大类，即 ST 段抬高的 AMI 和非 ST 段抬高的 AMI。本文主要阐述 ST 段抬高的 AMI。

一、AMI的病理学及发病机制

冠脉内血栓形成是AMI的主要发病原因。

冠状动脉内血栓形成是由于冠状动脉粥样硬化斑块的破裂，一些足够数量的致血栓形成的物质暴露，冠状动脉腔就可能被纤维蛋白、血小板凝聚物和红细胞集合而堵塞。如果有丰富的侧支循环可以防止心肌坏死发生，使冠脉闭塞不出现症状。如果冠脉完全闭合而无充足的侧支循环的支持，最终发展到冠状动脉相关的心肌完全或几乎完全坏死（所谓透壁性心肌梗死），在心电图上表现为ST段抬高，往往有Q波产生。使管腔不完全闭塞的血栓和（或）那些由较少比例的稳定纤维蛋白和较大比例的血小板组成的血栓产生不稳定型心绞痛和非Q波AMI，后者在心电图上典型表现为ST段压低和T波倒置。

虽然绝大多数AMI与冠脉粥样硬化有关，但AMI与冠脉粥样硬化所致管腔的狭窄程度之间常无恒定关系。多支较大冠脉及其分支有严重粥样硬化阻塞性病变的患者可长期不发生AMI；相反，有些患者冠脉粥样硬化程度较轻，因粥样斑块出血、破溃和（或）新鲜血栓形成致使管腔急性阻塞，或者冠脉无明显器质性狭窄，可因发生严重痉挛而发生AMI。前者可能是由于粥样硬化的斑块性质不同所造成的，这种轻度狭窄的粥样硬化斑块可能为软斑块或脆性斑块容易破裂、出血引发血栓形成。

冠脉阻塞几秒钟之内，细胞代谢转向无氧糖原酵解。心肌收缩停止、磷酸肌酸盐、ATP等高能贮备耗尽，最后损伤不可逆，细胞死亡前从心内膜扩向心外膜而终致穿壁性心肌坏死。细胞完全坏死所需要的缺血时间平均2～6h；若无再灌注，6～8h内首先从光镜见到细胞损伤，12h内梗死区边缘出现轻度的细胞浸润，而24h发生明显肌细胞断裂及凝固性坏死。在第4d呈现单核细胞浸润及肌细胞迁移，使梗死心肌易于扩展或破裂。在10～12d后开始胶原纤维沉着于梗死周围，而于4～6周大多愈合为致密瘢痕形成，但大面积梗死不在此时限内。

当梗死过程中早期发生再灌注时，恢复的血流使组织水分、钠及钙大大增加，不可逆损伤的肌细胞不可能调控其细胞容量而发生爆炸性断裂。但挽救了心室壁中层及心外膜下层缺血但仍存活的心肌，因而常常只发生心内膜下梗死。

严重缺血一开始，最早引起心肌舒张期僵硬度增加并升高舒张末期压力、受累的心室壁活动消失或活动障碍，进而使收缩功能也降低。但在较小的梗死中，非梗死心肌代偿活动增强可保持心脏排血功能无明显降低。如果梗死面积较大则可进展到严重心脏收缩功能障碍，并且由于梗死节段内室壁张力增高发生心室扩张及心室重塑。

二、临床表现

（一）症状

1. 诱发因素

（1）过于剧烈的运动是诱发AMI的一个因素，尤其是情绪激动的患者，过于剧烈的运动以及高度紧张等可以触发斑块破裂，导致AMI。

（2）不稳定型心绞痛可发展而导致AMI。

（3）急性失血的外科手术也是AMI的诱因。

（4）休克、主动脉瓣狭窄、发热、心动过速和焦虑不安等也可能是心肌梗死的诱因。AMI

的发生也有昼夜周期性，上午 6～12 点是 AMI 发生的高峰。可能与清晨数小时有血浆儿茶酚胺、皮质醇浓度升高和血小板聚集性增加有关。

不稳定型心绞痛可能是 AMI 的前驱症状。在 AMI 前常有全身不适或显著疲倦。

2. 缺血性胸痛　AMI 胸痛强度轻重不一。大部分患者程度严重，有些甚至难以忍受。疼痛时间长，常超过 30min，可达数小时。对于 AMI 患者胸部不适感的性质可有压榨、压迫等描述，患者自觉为窒息、压榨样痛或闷痛较为常见，但也有刺痛、刀割样、钻痛或烧灼痛等。疼痛的部位通常在胸骨后，多向胸廓两侧传播，尤以左侧为甚。这种疼痛常向左臂尺侧放射，在左腕部、手掌及手指部产生刺痛的感觉。有些患者仅仅在腕部有钝痛或者麻木，伴有严重的胸骨后或心前区不适，有些患者疼痛发生在上腹部易误诊为消化道病变。也有一些患者疼痛放射到肩胛部、上肢、颈部、下颌和肩胛间区，通常以左侧为多。对于原有心绞痛的患者，梗死的疼痛部位经常于心绞痛的部位一致，但是疼痛的程度加重，疼痛的时间延长，并不能为休息和服用硝酸甘油所缓解。

在某些患者，特别是老年人，AMI 的临床表现不是胸痛而是急性左心衰和胸腔发紧，也有表现为显著虚弱或症状明显的晕厥。这些症状常伴有出汗、恶心和呕吐。AMI 的疼痛一般镇痛药是难以缓解的。吗啡常可缓解疼痛。这种疼痛是由于围绕坏死中央部位的心肌缺血区神经纤维受刺激而产生，而不是坏死的心肌引起疼痛。因此，疼痛意味着缺血而不是梗死，疼痛可作为心肌缺血的一种标记。

3. 其他症状　50%以上的透壁性 AMI 和严重胸痛患者有恶心、呕吐，这是由于迷走神经反射活动或左室受体作为 Bezold Jarisch 反射弧的一部分受刺激而引起，下壁梗死时更常见。偶尔也有患者伴有腹泻及剧烈的排便感。其他还可以出现显著无力、眩晕、心悸、出冷汗、濒死感。

4. 无痛性 AMI　有的患者发生 AMI 时无明显症状，而仅在以后的心电图检查中发现。未察觉或无痛性 AMI 多见于无前驱心绞痛的患者和并有糖尿病、高血压的老年患者。无痛性 AMI 之后常有无症状心肌缺血。无痛性和有症状的 AMI 患者预后可能相似。

（二）体格检查

1. 一般情况　AMI 患者常有焦虑、痛苦面容，如胸痛严重则可能坐立不安。患者常常按摩或抓紧胸部，用握紧的拳头放在胸骨前描述疼痛。对于左室衰竭和交感兴奋的患者，出冷汗和皮肤苍白明显；典型患者坐位，或撑在床上，屏住呼吸。咳泡沫状粉红色或血丝痰是 AMI 发生急性左心衰的表现心源性休克的患者常有精神疲惫，皮肤湿冷，四肢皮肤有蓝色花斑，面色苍白，口唇和甲床重度青紫。

2. 心率、血压、体温和呼吸

（1）心率变化不一，起初常有心率快，当患者疼痛和焦虑减轻时心率减慢，室性早搏多见。无并发症的 AMI 患者血压大部分正常。

（2）发病前血压正常者发病后偶有高血压反应，由于疼痛、焦虑也可使血压高的患者更高。发病前有高血压的患者，部分患者在 AMI 后不用降压药而血压常可正常，在以后的 3～6 个月部分患者可再次出现血压升高。一般情况下，下壁心梗一半以上患者有副交感神经过度刺激症状，伴有低血压、心动过缓；而前壁心梗中的一半患者显示交感神经兴奋体征，有高血压、心动过速。

（3）大部分广泛 AMI 患者有发热，一般发生在梗死后的 24～48h，也可在 4～8h 开始升高，5～6d 可消退。

(4)AMI 患者在发病后呼吸频率可加快，常与左心衰程度相关。

3.肺部体征　在左室衰竭和(或)左室顺应性下降的 AMI 患者两肺均可出现湿啰音，严重者两肺可满布哮鸣音。

4.心脏检查　即使有严重症状和大面积心梗的心脏检查也可能没有值得重视的异常情况。部分患者出现心脏搏动弥散，少数人可触及收缩期膨出。听诊可有第一心音低钝，常可出现第四心音，但临床意义不大。出现第三心音常反映心室充盈压升高的左室功能不全。一过性或持续性收缩期杂音在 AMI 患者也多见，往往继发于二尖瓣装置功能不全。一个新出现的、心前区伴有震颤的全收缩期杂音提示可能有乳头肌部断裂。室间隔破裂的杂音和震颤沿着胸骨左缘更明显，胸骨右缘也可听见。6%～30%的 AMI 患者有心包摩擦音，透壁性心梗患者发生率较高。可发生在病后 24h 以内以及延迟至 2 周内发现，一般 2～3d 最多见。广泛心肌梗死的心包摩擦音可持续数日。延迟发生的心包摩擦音和伴有心包炎症状(迟至梗死后 3 个月)是心肌梗死后综合征的典型表现。心包摩擦音在胸骨左缘或心尖搏动内侧处最清楚。

(三)实验室检查

心肌细胞坏死时，细胞膜的完整性遭到破坏，细胞内的大分子物质(血清心脏标记物)开始弥散至心脏间质组织并最后进入梗死区的微血管和淋巴管。目前临床所测的血清标记物有如下几种。

1.肌酸磷酸激酶(CK)及其同工酶　血清 CK 升高是一项检出 AMI 的敏感分析方法，CK 升高的量与心肌坏死量有直接定量关系。

CK 可用电泳法分出三种同工酶(MM、BB、MB)。心肌内主要含有 CK－MB，也含有 CK－MM。CK－MB 的升高多考虑心肌受损，这是诊断 AMI 的主要酶学根据。CK－MB 上升及峰值略早 CK 酶，AMI 在胸痛后 1～6h 即升高，6～8h 达峰值，36～72h 内恢复正常。

2.肌红蛋白　血清肌红蛋白在梗死发生后 1～4h 内即可查出，再灌注后，血清肌红蛋白上升更快，所以将其测定数值作为成功再灌注的指标以及梗死范围大小的有价值的指标。但是由于其升高的时间短(＜24h)和缺乏特异性(骨骼肌受损可使其升高)；所以早期检出肌红蛋白后，应再测定 CK－MB，肌钙蛋白 I(cTnI)或肌钙蛋白 T(cTnT)等更具特异性的标记物予以证实。

3.心肌特异性肌钙蛋白　测定 CTnT、CTnI 已作为诊断心肌梗死的新标准，而且对诊断 AMI 的特异性和敏感性均高于其他酶学指标。cTnT、CTnI 在正常情况下周围循环血液中不存在，因此只要比参考值的上限略高即有诊断价值。能够检出非常小量的心肌坏死，cTnT 可能查出用 CK－MB 不能检出的心肌坏死。

4.乳酸脱氢酶(LDH)　此酶在 AMI 后 24～48h 超过正常范围，胸痛后 3～4d 达到峰值，梗死后 8～14d 恢复正常。尽管具有诊断敏感度，但是总 LDH 缺乏特异性。LDH 有 5 种同工酶(LDH1－5)，LDH1 在心肌含量较高。在 AMI 发生 8～24h 血清 LDH1 即早于总 LDH 出现升高。

5.天冬氨酸转氨酶(AST)　由于其假阳性较高，可在大多数肝病(ALT＞AST)、骨骼肌病、肌内注射或肺栓塞以及休克时出现升高，所以目前已不作为常规诊断方法。

AMI 诊断时常规采用的血清心肌标记物及其检测时间见表 4－1。

表 4－1　AMI 的血清心肌标记物及其检测时间

项目	肌红蛋白	心肌肌钙蛋白		CK	CK－MB	AST	LDH
		cTnI	cTnT				
出现时间(h)	1～2	2～4	2～4	6	3～4	6～12	24～48
100%敏感时间(h)	4～8	8～12	8～12		8～12		
峰值时间(h)	4～8	10～24	10－24	24	10～24	24～48	3～6d
持续时间(d)	0.5～1	5～10	5～14	3～4	2～4	3～5	8～14

(四)心电图检查

由于心电图检查方便、无创、广泛用于临床，连续的心电图检测不仅可明确 AMI 的诊断，而且对梗死部位、范围、程度以及心律失常情况作出判断。

AMI 的心电图表现主要特点有坏死性 Q 波、损伤性 ST 波段抬高和缺血性 T 波的直接征象，此外尚有梗死对应导联出现 R 波增高、ST 段压低和 T 波直立增大的间接征象。

1. 据病理变化和心电图改变　可将 AMI 的心电图分为四期，各期心电图特点如下。

(l)AMI 早期心电图改变：①T 波高尖，(胸前导联 T＞1.0mV)两臂对称，这是 AMI 早期最先出现的心电图征象，可以在 ST 段抬高之前出现。②ST 段抬高，先呈上斜型抬高，继之呈弓背向上抬高，当 ST 段抬高至 R 波时，形成 QRS－T 单向曲线。③急性损伤阻滞，呈损伤区除极延缓所形成的心电图表现：有 R 波上升速度缓慢，室壁激动时间延长≥0.045 秒；QRS 增宽，可达 0.12s；QRS 振幅增高；无病理性 Q 波。

(2)AMI 急性期心电图改变：①坏死性 Q 波：常先出现小 Q 波，随着 R 波降低，Q 波增大，最后形成 QS。②ST 段抬高呈弓背型向上或抛物线型，对侧导联的 ST 段呈对应性压低。如在同一导联中有 ST 异常移位，又同时有 QRS 及 T 波改变，几乎都是由 AMI 所引起。③T 波倒置，在 ST 段还处于抬高时，其 T 波则开始倒置。

总之，Q 波、ST 段和 T 波呈现有相关联的动态变化，应结合起来诊断。

(3)新近期的心电图特点：坏死型 Q 波仍存在，ST 段回到等电线，T 波倒置加深，呈冠状 T 波。这种改变常在 2～3 周达高峰，5～9 个月后逐渐消退。

(4)慢性期心电图特点：坏死型 Q 波不变或变浅，有 7%～15%Q 波消失，ST 正常，T 波转直立或倒置变浅。

2. 心电图对 AMI 的定位诊断　AMI 发生的部位不同其心电图改变也不同。体表心电图定位，基本上可反映心室解剖的梗死部位，详见下表 4－2。

表 4－2　心肌梗死心电图定位

心肌梗死部位	心电图改变的导联	
前间壁	V_1、V_2	左前降支近段
前壁心尖部	V_2～V_4	左前降支或其分支
前侧壁	V_4、V_5、V_6、Ⅰ、aVL	左前降支中段或回旋支
广泛前壁	V_1～V_6	左前降支近段
高侧壁	Ⅰ、aVL	左回旋支
下壁	Ⅱ、Ⅲ、aVF	右冠脉回旋支，前降支远端(不常见)
后壁	V_7、V_8、V_9(V_1 及 V_{2R}波增高，ST 段下降，T 高尖)	后降支
后室	V_{3R}、V_{4R}、V_{5R}及 V_1	右冠脉

心肌梗死的典型心电图改变也可被其他心电图异常所掩盖，特别是左束支阻滞。表现对

左束支阻滞时诊断心肌梗死有高度特异性，但不敏感，即：①Ⅰ、aVL、V_3 至 V_6 两个导联有病理 Q 波。②心前导联 R 波逐渐变小。③V_1～V_4 导联的 S 波升支有切迹。④ST 段与 QRS 主波同向偏移。

（五）超声心动图检查

符合 AMI 的胸痛患者，在心电图不能确认是 AMI 时，此时超声心动图的表现对诊断可能有帮助，出现明确的异常收缩区支持心肌缺血诊断。AMI 患者几乎都有室壁运动异常区，对于非透壁性梗死的患者可能较少表现为室壁运动异常。早期行超声检查，对检出可能存活而处于顿抑状态的心肌有收缩功能储备，残留心肌有缺血可能，AMI 后有充血性心衰及 AMI 后有机械性并发症的患者的早期发现都有帮助。

（六）核素显像

放射性核素心血管造影，心肌灌注显像，梗死区核素闪烁显像和正电子发射断层显像已用于检查 AMI 患者。核素心脏显像技术对检出 AMI，估价梗死面积、侧支循环血流量和受损心肌范围有用。可测定 AMI 对心室功能产生的效应，确定 AMI 患者的预后。但是要搬动患者，限制了这项技术的应用。

三、诊断及鉴别诊断

（一）急诊科对疑诊 AMI 患者的诊断

AMI 早期诊断，及时治疗可提高患者存活率改善左室收缩功能。医生对送达的急性缺血性胸痛和疑诊 AMI 的患者，应迅速、准确做出诊断。询问缺血性胸痛史和描记心电图是急诊科医生迅速筛查心肌缺血和 AMI 的主要方法。

1. 缺血性胸痛史　除了注意典型的缺血性胸痛外，还要注意非典型的缺血性胸痛。后者常见于女性患者和老年人。要与急性肺动脉栓塞、急性主动脉夹层、急性心包炎及急性胸膜炎引起的胸痛相鉴别。

2. 迅速评价　初始 18 导联心电图，心电图应在 10min 内完成，18 导联心电图是急诊科诊断的关键，可用以确定即刻处理方案。

（1）对 ST 段抬高或新发左束支传导阻滞的患者，应迅速评价溶栓禁忌证，也开始行缺血治疗，有适应证者尽快开始溶栓或 PTCA 治疗。

（2）对 ST 段明显下移、T 波倒置或有左束支传导阻滞，临床高度提示心肌缺血的患者，应入院抗缺血治疗，并做心肌标记物及常规血液检查。

（3）对心电图正常或呈非特征性心电图改变的患者，应在急诊科继续对病情进行评价和治疗，并进行床旁监测，包括心电监护，迅速测定心肌标记物浓度及二维超声心动图检查等。

（二）诊断及鉴别诊断

1. AMI 的诊断必须至少具备下列三条标准中的两条：

（1）缺血性胸痛的临床病史。

（2）心电图的动态演变。

（3）心肌坏死的血清心肌标记物浓度的动态变化。

部分 AMI 患者心电图不表现为 ST 段抬高，因此血清心肌标记物浓度的测定对 AMI 的诊断起更重要的作用。在应用心电图诊断 AMI 时应注意到超急性期 T 波改变、后壁心肌梗死、右室梗死及非典型心肌梗死的心电图表现，伴有左束支传导阻滞时可造成心电图诊断

AMI 困难。

如果已具备 AMI 的典型表现，即开始紧急处理．如果心电图表现无决定性的诊断意义，早期血液化验结果为阴性，但临床表现高度可疑，则应进行血清心肌标记物连续监测。

2. AMI 的鉴别诊断　AMI 的鉴别诊断详见下表 4—3。

表 4—3　AMI 应与下列疾病鉴别

心绞痛	疼痛持续时间短，程度轻，休息及用硝酸甘油可缓解
主动脉夹层	撕裂样剧痛，放射至背部，常发生神经症候，可有脉搏丧失，可有主动脉瓣关闭不全，胸部及腹部 CT 扫描或主动脉造影可证实诊断
急性肺栓塞	呼吸困难，低血压，发生肺梗死时，可出现胸膜性疼痛，心电图为非特异性，LDH 可升高，但 CK 不高，肺灌注扫描和肺动脉造影可确定诊断
心包炎	可先有病毒感染史，胸部锐痛，体位性和胸膜性疼痛，前倾位可缓解，常有心包摩擦音，广泛 ST 段抬高而不发生 Q 波，CK 一般正常，偶可升高，对抗炎药物有效
心肌炎	有病毒感染史，胸痛轻度、含糊，CK 常升高，偶尔发生 Q 波，常有心律失常
骨髓肌肉病变	包括肋软骨炎、颈椎骨关节炎、脊神经根炎，疼痛不典型、锐痛、局限性、活动可加重，无心电图改变
胃肠道、食管疾病	餐后常发生，可伴有反酸、呕吐，用抗酸药可缓解，饮寒冷液体可诱发痉挛发作，硝酸酯类不缓解，上消化道钡透、内镜或食管压力计可确定诊断，溃疡病、胰腺炎及胆囊炎时在腹部有相应部位的压痛，超声和血清淀粉酶的检查可有助于诊断
气胸	突发胸膜性锐痛及呼吸困难，可有气管移位、病侧呼吸音消失、胸部 X 线检查可确诊
胸膜炎	胸部锐痛，深吸气加重，可有病侧摩擦音和叩浊音，胸部 X 线检查可确定诊断

四、治疗

(一)院前急救

院前急救的主要任务是将 AMI 患者安全、迅速地转运到医院，以便尽早开始再灌注治疗。应使有 AMI 高危因素的患者提高识别 AMI 的能力，以便自己一旦发病立即采取以下急救措施：①停止任何活动，立即卧位或坐位休息。②立即舌下含服硝酸甘油 1 片(0.5mg)，每 5min 可重复含服。如含服 3 片仍无效，应拨打急救电话。由急诊专业医护人员用救护车运送至有条件的医院进行急救治疗。在此过程中专业医护人员应根据患者的病史、查体和心电图结果做出初步诊断和急救处里。AMI 患者被送达急诊室后，应迅速做出诊断并尽早给予再灌注治疗。力争在 10～20min 内完成病史采集、临床检查和记录 18 导联心电图以明确诊断。对 ST 段抬高的 AMI 患者，应在 30min 内收住 CCU 开始溶栓，或 90min 内开始行急诊 PTCA 治疗。

(二)一般治疗

AMI 住院后立即开始持续心电、血压和血氧饱和度的监测，并同时建立静脉通道开始一般治疗。

1. 卧床休息　对无并发症的患者一般卧床休息 1～3d，对病情不稳定及高危患者卧床时间适量延长。

2. 吸氧　AMI 患者初起即使无并发症，也应给予鼻导管吸氧，以纠正因肺瘀血和肺通气/血流比例失调所致的缺氧。在严重左心衰、肺水肿和并发机械并发症的患者，多伴有严重低血氧症，需面罩加压给氧或气管插管机械通气。

3.镇痛　剧烈胸痛可使交感神经过度兴奋，心动过速，血压升高，心肌收缩力增强，从而增加心肌耗氧量，易诱发快速性室性心律失常，应立即给予最有效的镇痛剂。可给吗啡3mg静注，必要时每5min重复1次，总量不宜超过15mg。但要注意其不良反应，有恶心、呕吐、低血压和呼吸抑制，尤其有慢阻肺的老年人。一旦出现呼吸抑制，可立即静脉注射纳洛酮0.4mg，每隔3min 1次（最多3次）以拮抗之。

4.饮食和通便　AMI患者需要禁食至胸痛消失，然后给予流质和半流质饮食，逐步过渡到普通饮食。所有AMI患者均应服用缓泻剂，以防便秘时排便用力导致心脏破裂或引起心律失常、心力衰竭。

（三）再灌注治疗

1.溶栓治疗　冠脉完全闭塞至心肌透壁性坏死有一时间窗，大约为6h。在该时间内使冠脉再通，可挽救濒临坏死的心肌。症状出现后越早溶栓，病死率越低。但对6～12h仍有胸痛及ST段抬高的患者进行溶栓仍可获益。

(1)溶栓适应证：①持续性胸痛≥半小时，含服硝酸甘油不缓解。②两个以上相邻导联ST段抬高（胸导联≥0.2mV，肢导联≥0.1mV）。③发病≤6h者。对于6～12h者如仍有ST段抬高及胸痛者也可溶栓。④年龄<75岁。

对前壁心肌梗死、低血压（SBP<100mmHg）或心率增快（>100次/min）患者治疗意义更大。对于≥75岁的患者无论是否溶栓死亡的危险均很大，应权衡利弊后再行溶栓。AMI发病时血压高[SBP>180mmHg和（或）DBP>110mmHg]的患者进行溶栓发生颅内出血的危险较大，应首先镇痛、降低血压，将血压降至150/90mmHg以下再行溶栓。

(2)溶栓的禁忌证和注意事项：①既往任何时间发生过出血性脑卒中，1年内发生过缺血性脑卒中或脑血管事件。②颅内肿瘤。③近期（2～4周）活动性内脏出血（月经除外）。④可疑主动脉夹层。⑤未控制的高血压（180/110mmHg）或慢性严重高血压病史。⑥目前正在使用治疗量的抗凝药，已知的出血倾向。⑦近期（2～4周）创伤史，包括创伤性心肺复苏或较长时间（>10min）的心肺复苏，外科手术。⑧近期（<2周）在不能压迫部位的大血管穿刺。⑨曾使用链激酶（尤其5d～2年内使用者）或对其过敏的患者，不能重复使用链激酶。⑩妊娠及有活动性消化性溃疡者。

(3)静脉用药的种类和方法：①尿激酶（UK）：为我国应用最广的溶栓药物，目前建议剂量为150万IU（约2.2万IU/kg）用10mL生理盐水溶解，再加入100mL5%或10%的葡萄糖液中于30min内静脉滴入。滴完6h，酌情皮下注射肝素7500IU，每12h一次，或低分子肝素皮下注射，每日2次，持续3～5d。②链激酶或重组链激酶（SK或r－SK）：150万IU用10mL生理盐水溶解，再加入100mL5%或10%的葡萄糖内，于60min内滴入。配合肝素皮下注射7500～10000IU，每12h一次，或低分子肝素皮下注射，每日2次。③重组组织型纤维溶酶原激活剂（rt－PA）国外较为普遍的用法是加速给药方案（即GUSTO方案），首先静注15mg，继之在30min内静脉滴注0.75mg/kg（不超过50mg），再于60min内静滴0.5mg/kg（不超过35mg）。给药前静脉注射肝素5000U，继之以1000U/h的速度静脉滴注，以APTT结果调整肝素的药剂量，使APTT维持在60～80s。

2.介入治疗

(1)直接PTCA：直接PTCA与溶栓治疗比较，梗死相关血管（IRA）再通率高，达到心肌梗死溶栓试验（TIMI）3级血流者明显增多，再闭塞率低，缺血复发少，且出血（尤其脑出血）的危险性低。

直接 PTCA 的适应证：①在 ST 段抬高和新出现或怀疑新出现左束支传导阻滞的 AMI 患者，直接 PTCA 作为溶栓治疗的替代治疗。于发病 12h 内或虽超过 12h 但缺血症状仍持续时，对梗死相关动脉进行 PTCA。②急性 ST 段抬高/Q 波心肌梗死或新出现左束支阻滞的 AMI 并发心源性休克患者，年龄＜75 岁，AMI 发病在 36h 内，并且血管重建术可在休克发生 18h 完成者，应首先直接 PTCA 治疗。③适宜再灌注治疗而有溶栓治疗禁忌者，可直接 PTCA 治疗。④AMI 患者非 ST 段抬高，但 IRA 严重狭窄，血流减慢（TIMI 血流≤2 级），可在发病 12h 内完成 PTCA 治疗。

直接 PTCA 在 AMI 急性期不应对非梗死相关动脉行选择性 PTCA；在发病 12h 以上或已接受溶栓治疗且已无心肌缺血证据者，不应进行 PTCA。直接 PTCA 应迅速完成，时间的延误不能达到理想效果，治疗的重点应放在早期溶栓。

近年来提倡 AMI 行原发性支架置入术，常规置入支架在降低心脏事件的发生率和减少靶血管重建术方面优于直接 PTCA 和仅在夹层、急性闭塞或濒临闭塞时紧急置入支架，因此，支架置入可较广泛用于 AMI 患者的机械性再灌注治疗。

(2)补救性 PTCA：对溶栓治疗未再通的患者使用 PTCA 恢复前向血流即为补救性 PTCA。其目的是尽早开通梗死相关动脉，挽救缺血但仍存活的心肌，从而改善生存率和心功能。对溶栓后仍有胸痛，ST 段抬高无显著回落，应尽快行 PTCA，使梗死相关动脉再通。尤其对发病 12h 内广泛前壁心肌梗死，再次梗死及血流动力学不稳定的高危患者意义更大。

(3)溶栓治疗再通者 PTCA 的选择：对溶栓治疗冠脉再通者不主张立即行 PTCA，因为立即 PTCA 并不能完全挽救心肌及预防再梗死和死亡，且接受 PTCA 者不良心脏事件发生率可能增加。因此，对溶栓成功的患者，若无缺血复发，应在 7～10d 后进行择期冠脉造影，若病变适宜可行 PTCA 或支架置入。

(四)药物治疗

1. 硝酸酯类药物　该药主要作用是松弛血管平滑肌产生血管扩张作用，对静脉的扩张作用明显强于对动脉的扩张作用。扩张静脉和动脉可减轻心脏前后负荷，从而减少心脏做功和心肌耗氧量。还可直接扩张冠状动脉，增加心肌血流，预防和解除冠状动脉痉挛，对已有严重狭窄的冠脉，硝酸酯类药物可扩张侧支血管增加缺血区血流，改善心内膜下心肌缺血，并可预防左室重塑。常用的有硝酸甘油、硝酸异山梨酯和 4－单硝酸异山梨醇酯。

AMI 患者硝酸酯治疗可轻度降低病死率，AMI 早期通常给予硝酸甘油静脉滴注 24～48h。尤其适宜用于 AMI 伴发再发性心肌缺血、充血性心力衰竭和高血压患者。

用法：静脉滴注硝酸甘油应从低剂量开始，即 10μg/min，以后酌情逐渐增加剂量，每 5～10min 增加 5～10μg，直至症状控制、血压正常者 SBP 降低 10mmHg 或高血压患者 SBP 降低 30mmHg 为有效治疗剂量。最高剂量以不超过 100/(μg・min)为宜，过高剂量可增加低血压危险。应用硝酸甘油 24h 内一般不会产生耐药，24h 以后如产生耐药出现疗效减弱或消失可增加滴注剂量。

静脉滴注二硝基异山梨酯的剂量从 30μg/min 开始，观察 30min 以上，如无不良反应可逐渐加量。静脉用药后症状改善可改用口服制剂如硝酸异山梨酯 10～20mg，每日 3 次或 4 次，或 4－单硝酸异山梨醇酯 20～40mg，每日 2 次。

硝酸酯类药物常见的不良反应有头痛、反射性心动过速和低血压等。该药禁忌证为 AMI

合并低血压(SBP≤90mmHg)或心动过速(心率>100 次/min),下壁伴右室梗死时易发生低血压故应慎用。

2.抗血小板治疗　在急性血栓形成中血小板活化起着十分重要的作用,抗血小板治疗已成为 AMI 的常规治疗,溶栓前即应使用。阿司匹林和噻氯匹啶或氯吡格雷是目前临床上常用的抗血小板药物。

(1)阿司匹林:阿司匹林通过抑制血小板内的环氧化酶使血栓素 A_2(TXA_2)合成减少,达至抑制血小板聚集的作用。AMI 急性期,阿司匹林使用剂量应为 300mg/d,首次服用时应选择水溶性阿司匹林或肠溶阿司匹林嚼服以达到迅速吸收的目的,3d 后改为小剂量 50～150mg/d 维持。

(2)噻氯匹啶和氯吡格雷:噻氯匹啶作用机制是抑制 ADP 诱导的血小板聚集。口服后 24～48h 起作用,3～5d 达高峰。开始服用的剂量为 250mg,每日 2 次,1～2 周后改为 250mg,每日 1 次维持。该药起作用慢,不适合急需抗血小板治疗的临床情况(如 AMI 溶栓前),多用于对阿司匹林过敏或禁忌的患者或者与阿司匹林联合用于置入支架的 AMI 患者。该药的主要不良反应是中性粒细胞及血小板减少,应用时需注意经常检查血象,一旦出现上述不良反应立即停药。

氯吡格雷是新型 ADP 受体拮抗剂,其化学结构与噻氯匹啶十分相似,与后者不同的是口服后起效快,不良反应明显低于噻氯匹啶,现已成为噻氯匹啶替代药物。初始剂量 300mg,以后剂量 75mg/d 维持。

3.抗凝治疗　凝血酶是使纤维蛋白原转变为纤维蛋白最终形成血栓的关键环节,因此抑制凝血酶至关重要。

(1)普通肝素:在临床应用最普遍,对于 ST 段抬高的 AMI 肝素作为溶栓治疗的辅助用药,对于非 ST 段抬高的 AMI,静脉滴注肝素为常规治疗。一般使用方法是先静脉推注 5000U 冲击量,继之以 1000U/h 维持静脉滴注,每 4～6h 测定 1 次 APTT 或 ACT,以便于及时调整肝素剂量,保持其凝血时间延长至对照的 1.5～2.0 倍。静脉肝素一般使用时间为 48～72h,以后可改用皮下注射 7500U 每 12h1 次,注射 2～3d。

rt－PA 溶栓前先静脉注射肝素 5000U 冲击量,继之以 1000U/h 维持静脉滴注 48h,根据 APTT 或 ACT 调整肝素剂量(方法同上)。48h 后改用皮下肝素 7500U 每日 2 次,治疗 2～3 天。尿激酶和链激酶溶栓后 6h 开始测定 APTT 或 ACT,待 APTT 恢复到对照时间 2 倍以内时(约 70s)开始给予皮下肝素治疗。对于大面积前壁心肌梗死静脉未再通的患者有增加心脏破裂的倾向,采用皮下注射肝素治疗较为稳妥。

(2)低分子量肝素:其抗因子Ⅹa 的作用是普通肝素的 2～4 倍,但抗Ⅱa 的作用弱于后者。预防血栓形成的总效应优于普通肝素。低分子量肝素有应用方便、不需监测凝血时间、出血并发症低等优点,可代替普通肝素。

4.β阻滞剂　β阻滞剂通过减慢心率,降低血压和减弱心肌收缩力来减少心肌耗氧量,对改善缺血区的氧供需失衡,缩小心肌梗死面积,降低急性期病死率有肯定的疗效。常用的β阻滞剂有美托洛尔 25～50mg,每日 2 次,阿替洛尔 6.25～25mg,每日 2 次。使用剂量必须个体化。

β阻滞剂治疗的禁忌证为:①心率<60 次/min。②动脉收缩压<100mmHg。③中重度左心衰竭(≥KillipⅢ级)。④二、三度房室传导阻滞或 PR 间期>0.24s。⑤严重慢性阻塞性肺部疾病或哮喘。⑥末梢循环灌注不良。相对禁忌证为：①哮喘病史。②周围血管疾病。③胰岛素依赖性糖尿病。

5. 血管紧张素转换酶抑制剂（ACEI）　ACEI 主要作用机制是通过影响心肌重塑、减轻心室过度扩张而减少充盈性心力衰竭的发生率和死亡率。在无禁忌证的情况下，溶栓治疗后血压稳定即可开始使用 ACEI。ACEI 使用的剂量应视患者情况而定，一般来说，AMI 早期 ACEI 应从低剂量开始逐渐增加剂量。对于 4～6 周后无并发症和无左心室功能障碍的 AMI 患者，可停服 ACEI 制剂；若 AMI 特别是前壁心肌梗死合并左心功能不全，ACEI 治疗期应延长。

ACEI 的禁忌证：①AMI 急性期动脉收缩压＜90mmHg。②临床出现严重肾衰竭（血肌酐＞265μmol/L）。③有双侧肾动脉狭窄病史者。④对 ACEI 制剂过敏者。⑤妊娠、哺乳期妇女等。

6. 钙拮抗剂　钙拮抗剂在 AMI 治疗中不作为一线用药。临床试验研究显示，无论是 AMI 早期或晚期、Q 波或非 Q 波心肌梗死、是否合用 β 阻滞剂，给予速效硝苯地平均不能降低再梗死率和死亡率，对部分患者甚至有害，这可能与该药反射性增加心率，抑制心脏收缩力和降低血压有关。因此，在 AMI 常规治疗中钙拮抗剂被视为不宜使用的药物。对于无左心衰竭临床表现的非 Q 波 AMI 患者，服用地尔硫䓬可以降低再梗死发生率，有一定的临床益处。AMI 并发心房颤动伴快速心室率，且无严重左心功能障碍的患者，可使用静脉地尔硫䓬缓慢注射 10mg（5min 内），随之以 5～15μg/（kg·min）维持静脉滴注，静脉滴注过程中需密切观察心率、血压的变化。

7. 洋地黄制剂　AMI 24h 之内一般不使用洋地黄制剂，目前一般认为，AMI 恢复期在 ACEI 和利尿剂治疗下仍存在充血性心力衰竭的患者，可使用地高辛。对于 AMI 左心衰竭并发快速心房颤动的患者，使用洋地黄制剂较为适合，可首次静脉注射西地兰 0.4mg，此后根据情况追加 0.2～0.4mg，然后口服地高辛维持。

（五）并发症及处理

1. 左心功能不全　AMI 时左心功能不全由于病理改变的程度不同，临床表现差异很大。血流动力学监测可为左心功能的评价提供可靠指征。当肺毛细血管压（PCWP）＜18mmHg、心脏指数（CI）＜2.5L/（min·m^2）时为左心功能不全；PCWP＞18mmHg、CI＜2.2L/（min·m^2）、收缩压＜80mmHg 时为心源性休克。

（1）急性左心衰竭：临床上表现为程度不等的呼吸困难，严重者可端坐呼吸，咳粉红色泡沫痰。

急性左心衰竭的处理：①适量利尿剂，KillipⅢ级（肺水肿）时静脉注射速尿 20mg。②静脉滴注硝酸甘油，由 10μg/min 开始，逐渐加量，直到收缩压下降 10%～15%，但不低于 90mmHg。③尽早口服 ACEI，急性期以短效 ACEI 为宜，小剂量开始，根据耐受情况逐渐加量。④肺水肿合并严重高血压时是静脉滴注硝普钠的最佳适应证。小剂量（10μg/min）开始，根据血压逐渐加量并调整至合适剂量。⑤洋地黄制剂在 AMI 发病 24h 内使用有增加室性心律失常的危险，故不主张使用。在合并快速心房颤动时，可用西地兰减慢心室率。在左室收缩功能不全，每搏量下降时，心率宜维持在 90～110 次/min，以维持适当的心排血量。⑥急性肺水肿伴严重低氧血症者可行人工机械通气治疗。

（2）心源性休克：AMI 伴心源性休克时有严重低血压，收缩压＜80mmHg，有组织器官低灌注表现，如四肢凉、少尿或神志模糊等。伴肺瘀血时有呼吸困难。心源性休克可突然发生，为 AMI 发病时的主要表现，也可在入院后逐渐发生。

心源性休克的处理：①在严重低血压时，应静脉滴注多巴胺 5～15μg/(kg・min)，一旦血压升至 90mmHg 以上，则可同时静脉滴注多巴酚丁胺，以减少多巴胺用量。轻度低血压时，可用多巴胺或与多巴酚丁胺合用。②AMI 心源性休克升压治疗无反应的患者，主动脉内囊球反搏(IABP)可有效逆转器官低灌注。IABP 对支持患者接受冠状动脉造影、PTCA 或 CABG 均可起到重要作用。③迅速使完全闭塞的梗死相关血管开通，恢复血流至关重要，AMI 合并心源性休克提倡 PTCA 或 CABG 再灌注治疗，可提高 AMI 合并心源性休克的生存率。

主动脉内球囊反搏适应证：①心源性休克药物治疗难以恢复时，作为冠状动脉造影和急诊血管重建术前的一项稳定措施。②AMI 并发机械性并发症，如乳头肌断裂、室间隔穿孔时，作为冠状动脉造影和修补手术及血管重建术前的一项稳定性治疗手段。③顽固性室性心动过速反复发作伴血流动力学不稳定。④AMI 后顽固性心绞痛在冠状动脉造影和血管重建术前的一种治疗措施。

2. 右室梗死和功能不全　急性下壁心肌梗死中，近一半存在右室梗死，下壁伴右室梗死者死亡率大大增加。右胸导联(尤为 V_{4R})ST 段抬高≥0.1mV 是右室梗死最特异的改变。下壁梗死时出现低血压、无肺部啰音、伴颈静脉充盈或 Kussmaul 征(吸气时颈静脉充盈)是右室梗死的典型三联征。但临床上常因血容量减低而缺乏颈静脉充盈体征，主要表现为低血压。维持右心室前负荷为其主要处理原则。下壁心肌梗死合并低血压时应避免使用硝酸酯和利尿剂，需积极扩容治疗，若补液 1～2L 血压仍不回升，应静脉滴注正性肌力药物多巴酚丁胺。

3. 并发心律失常的处理　急性心肌梗死由于缺血性心电不稳定可出现室性早搏、室性心动过速、心室颤动或加速性心室自主心律；由于泵衰竭或过度交感兴奋可引起窦性心动过速、房性早搏、心房颤动、心房扑动或室上性心动过速；由于缺血或迷走神经反射可引起缓慢性心律失常(如窦性心动过缓、房室传导阻滞)。

首先应加强针对急性心肌梗死、心肌缺血的治疗。溶栓、血管重建术(急诊 PTCA、CABG)、β 阻滞剂、主动脉内球囊反搏、纠正电解质紊乱等均可预防或减少心律失常发生。

(1)AMI 并发室上性快速心律失常的治疗：①房性早搏：与交感兴奋或心功能不全有关，本身不需特殊治疗。②阵发性室上性心动过速：伴快速心室率，必须积极处理：维拉帕米、硫氮革酮或美多洛尔静脉用药；合并心力衰竭、低血压者可用直流电复律或心房起搏治疗。洋地黄制剂有效，但起效时间较慢。③心房扑动：少见且多为暂时性。④心房颤动：常见且与预后有关，治疗如下：血流动力学不稳定的患者，如出现血压降低、脑供血不足、心绞痛或心力衰竭者需迅速做同步电复律；血流动力学稳定的患者，以减慢心室率为首要治疗。无心功能不全、支气管痉挛或房室传导阻滞者，可静脉使用 β 阻滞剂如美多洛尔 2.5～5mg 在 5min 内静脉注入，必要时可重复，15min 内总量不超过 15mg。同时监测心率、血压及心电图，如收缩压＜100mmHg 或心率＜60 次/min，终止治疗。也可使用洋地黄制剂，如西地兰静脉注入，其起效时间较 β 阻滞剂静脉注射慢。心功能不全者应首选洋地黄制剂。无心功能不全者，也可静脉使用维拉帕米或硫氮革酮。维拉帕米 5～10mg(0.075～0.75mg/kg)缓慢静脉注射，必要时可重复；硫氮革酮静脉缓慢注入，然后静脉滴注，用法见前述。以上药物静脉注射时必须同时观察血压及心率；胺碘酮对中止心房颤动、减慢心室率及复律后维持窦性心律均有价值，可静脉用药并随后口服治疗。

(2)AMI 并发室性快速心律失常的治疗:在有良好监护条件的病房不主张常规用利多卡因预防性治疗。①心室颤动、持续性多形室性心动过速,立即非同步直流电复律,起始电能量200J,如不成功可给予300J 重复。②持续性单形室性心动过速伴心绞痛、肺水肿、低血压(<90mmHg),应予同步直流电复律,电能量同上。③持续性单形室性心动过速不伴上述情况,可首先给予药物治疗。如利多卡因 50mg 静脉注射,需要时每 15～20min 可重复,最大负荷剂量 150mg,然后 2～4mg/min 维持静脉滴注,时间不宜超过 24h。或胺碘酮 150mg 于 10min 内静脉注入,必要时可重复,然后 1mg/min 静脉滴注 6h,再 0.5mg/min 维持滴注。④频发室性早搏、成对室性早搏、非持续性室速可严密观察或利多卡因治疗(使用不超过 24h)。⑤偶发室性早搏、加速的心室自主心律可严密观察,不做特殊处理。⑥AMI、心肌缺血也可引起短阵多形室性心动过速,酷似尖端扭转型室性心动过速,但 QT 间期正常,可能与缺血引起的多环路折返机制有关,治疗方法同上,如利多卡因、胺碘酮等。

(3)缓慢性心律失常的治疗:①无症状窦性心动过缓,可暂作观察,不予特殊处理。②症状性窦性心动过缓、二度房室传导阻滞、三度房室传导阻滞伴窄 QRS 波逸搏心律,患者常有低血压、头晕、心功能障碍、心动缓慢<50 次/min 等,可先用阿托品静脉注射治疗。阿托品剂量以 0.5mg,静脉注射开始,3～5min 重复一次,至心率达 60 次/min 左右。最大可用至 2mg。③出现下列情况,需行临时起搏治疗:a. 三度房室传导阻滞伴宽 QRS 波逸搏、心室停搏;b. 症状性窦性心动过缓、窦性停搏(>3s)、二度房室传导阻滞或三度房室传导阻滞伴窄 QRS 波逸搏经阿托品治疗无效;c. 双侧束支传导阻滞,包括交替性左、右束支阻滞或右束支传导阻滞伴交替性左前、左后分支阻滞;d. 新发生的右束支传导阻滞伴左前或左后分支阻滞和新发生的左束支传导阻滞并发一度房室传导阻滞。

4. 机械性并发症　AMI 机械性并发症为心脏破裂,包括左室游离壁破裂、室间隔穿孔、乳头肌和腱索断裂等。常发生在 AMI 发病第一周,多发生在第一次及 Q 波心肌梗死患者。临床表现为突然或进行性血流动力学恶化伴低心排血量、休克和肺水肿。药物治疗死亡率高。

(1)游离壁破裂:左室游离壁破裂引起急性心包填塞时可突然死亡,临床表现为电—机械分离或停搏。亚急性心脏破裂在短时间内破口被血块封住,可发展为亚急性心包填塞或假性室壁瘤。症状和心电图不特异,心脏超声可明确诊断。对亚急性心脏破裂者应争取冠状动脉造影后行手术修补及血管重建术。

(2)室间隔穿孔:病情恶化的同时,在胸骨左缘第 3、4 肋间闻及全收缩期杂音,粗糙、响亮,50%伴震颤。二维超声心动图一般可显示室间隔破口,彩色多普勒可见经室间隔破口左向右分流的血流束。室间隔穿孔伴血流动力学失代偿者提倡在血管扩张剂和利尿剂治疗及 IABP 支持下,早期或急诊手术治疗。如室间隔穿孔较小,无充血性心力衰竭,血流动力学稳定,可保守治疗,6 周后择期手术。

(3)急性二尖瓣关闭不全:乳头肌功能不全或断裂引起急性二尖瓣关闭不全时在心尖部出现全收缩杂音,但在心排血量降低时,杂音不一定可靠。二尖瓣反流还可能由于乳头肌功能不全或左室扩大所致相对性二尖瓣关闭不全所引起。超声心动图和彩色多普勒是明确诊断并确定二尖瓣反流机制及程度的最佳方法。急性乳头肌断裂时突然发生左心衰竭和(或)低血压,主张血管扩张剂、利尿剂及 IABP 治疗,在血流动力学稳定的情况下急诊手术。因左室扩大或乳头肌功能不全引起的二尖瓣反流，应积极药物治疗心力衰竭，改善心肌缺血并主张行血管重建术以改善功能和二尖瓣反流。

（金慧）

第四节　无症状性心肌缺血

无症状性心肌缺血或无痛性心肌缺血，又称隐匿性心肌缺血(Silent myocardial ischimia, SMI)是指有客观证据的心肌缺血，如心电图典型缺血性ST段改变，放射性核素或超声心动图检查所示心肌血流灌注缺损及(或)左室功能异常，但缺乏各种类型心绞痛症状。SMI病例生前冠脉造影或尸检几乎均可证实冠状动脉主要分支有明显狭窄，但有的病例，冠脉无固定狭窄，而是一过性痉挛。SMI存在于各种类型冠心病之中，是冠心病的常见表现形式，SMI不应与不一定产生心肌缺血的隐匿型冠心病(无症状性冠心病)相混淆。无症状性冠心病是指冠脉造影显示冠脉明显狭窄，或尸检有冠脉病变而生前从无心肌缺血的症状者，患者未做动态心电图、心电图负荷试验或核素心肌灌注显像检查，或做了检查而无阳性发现。

SMI是冠心病的常见表现形式。据报告在从未发生过心绞痛或心肌梗死的无症状人群中，其检出率在2.5%～10%不等，DCG表明，慢性稳定型心绞痛患者60%～80%有SMI发作，一次心肌梗死后，常规轻量运动试验约10%能检出SMI，无症状性心肌梗死也较常见，美国一研究中心30年的随访中，心肌梗死在男性有28%，女性有35%是无痛的。

一、发病机制

心肌缺血发生时，有些人发生心绞痛症状，而另一些或同一人在其他时间则表现为无症状心肌缺血。这种现象可能与以下机制有关：①痛觉感受神经异常。②心肌缺血的范围、程度和持续时间。③疼痛介质的作用。

二、临床表现

多为中年以上男性患者。一般无症状和体征，常在查体中发现。如疑为本病，应询问是否有相关的疾病，如高脂血症、高血压病、糖尿病以及吸烟、长期室内工作而少活动及精神紧张等因素。部分患者可突然转为心绞痛、心肌梗死、严重心律失常甚或心脏骤停，也可逐渐发展为心肌硬化。因此，从这个意义上讲，无症状心肌缺血对患者具有更大危险性。体力活动、精神活动及天气变化可以成为其发作的诱因。

三、实验室及其他检查

1. 休息时心电图，可有S—T段压低，T波低平或倒置等心肌缺血改变，或某些其他异常表现。必要时做心电图负荷试验，可示阳性发现。

2. 血清胆固醇或甘油三酯可明显而持续升高。

3. 放射性核素心肌显像和超声心动图等。如条件允许，应进行冠状动脉造影以明确诊断。

四、诊断和鉴别诊断

（一）诊断标准

男性40岁，女性45岁以上患者，休息时心电图有明显心肌缺血表现，或心电图运动试验阳性，无其他原因（各种心脏病、自主神经功能失调、显著贫血、阻塞性肺气肿、服用洋地黄、电解质紊乱）可查，并有下列3项中的2项者：高血压、高胆固醇血症、糖尿病。如无有关临床症状，可诊断为无症状冠心病。

（二）鉴别诊断

1. 自主神经功能失调　此病有一种类型表现为肾上腺素能β受体兴奋性增高，患者心肌耗氧量增加，心电图可出现ST段压低和T波倒置等改变，临床上表现为精神紧张、心率加快、手心和腋下多汗、时有叹息状呼吸。服普萘洛尔10～20mg后2h，待心率减慢后做心电图检查，可见ST段和T波恢复正常，可资鉴别。

另有一种类型主要见于中年妇女，可能与迷走神经张力过高有关，表现为运动试验假阳性。鉴别要点如下。

(1)ST段压低见于运动后立即心电图，恢复很快。

(2)当患者运动后保持直立位时，ST段压低可持续存在，而且还可能进一步压低，卧位后迅速恢复正常。缺血性ST段压低则与体位无关。

(3)aVF导联可见ST段持续压低。

2. 其他　各种心肌炎、心肌病、心包病以及多种心脏病、电解质紊乱、内分泌疾病和某些药物都可引起ST段和T波改变，根据病史及临床表现不难做出鉴别。

五、治疗

采取防治动脉粥样硬化的各种措施，防止粥样病变加重，争取粥样斑块消退，促进冠状动脉侧支循环的建立。

（一）一般治疗措施

1. 发挥患者的主观能动性，配合治疗。

2. 饮食。膳食总量勿过高，以维持正常体重为度，体重的计算方法：身高(cm)－110＝体重(kg)，MBI＝体重(kg)/身高(m)，成人小于25为正常，25～30为轻度肥胖，30～40为中度肥胖，大于40为重度肥胖。提倡清淡饮食，多食含有维生素和植物蛋白的食物，尽量以植物油为食用油，应避免经常食用过多的动物性脂肪和含饱和脂肪酸的植物油，避免多食含有胆固醇过多的食物，严禁暴饮暴食以诱发心绞痛或心肌梗死，合并有高血压或心力衰竭者应限制食盐和含盐食物。

3. 适当的体力活动和体育活动。

4. 合理安排工作和生活，生活要有规律，保持乐观，愉快的情绪，避免过度劳累及情绪激动，注意劳逸结合，要有充足的睡眠。

5. 不吸烟，不饮烈性酒或大量饮酒（少量饮低浓度酒则有提高HDL的作用）。

6. 积极治疗与本病有关的疾病，如高血压、糖尿病、高脂血症、肥胖等。

（二）药物治疗

选用硝酸酯类、β－受体阻滞剂、钙通道阻滞剂。要定期体检。

六、预后

过去一般认为 SMI 较有症状者预后良好，但近年来的研究表明 SMI 与有症状者有同样的预后意义，甚至更为不良。SMI 的实质问题是心肌缺血，与此相关的患者年龄、冠脉病变的程度、范围、心脏功能、冠心病易患因素、SMI 的类型、发病频率等对预后都有不可忽视的重要影响。

据报道，有症状的冠心病患者死亡率较无症状者高两倍。但多数学者认为Ⅰ型 SMI 其猝死率和病死率与有症状者心肌梗死相同。认为Ⅰ型 SMI 的预后与心绞痛患者相似。

（刘海成）

第五节　稳定型心绞痛

稳定型心绞痛是由于劳力引起心肌耗氧量增加，而病变的冠状动脉不能及时调整和增加血流量，从而引起可逆性心肌缺血，但不引起心肌坏死。这是由于心肌供氧与耗氧之间暂时失去平衡而发生心肌缺血的临床症状，是在一定条件下冠状动脉所供应的血液和氧不能满足心肌需要的结果。本病多见于男性，多数患者年龄在 40 岁以上，常合并高血压、吸烟、糖尿病、脂质代谢异常等心血管疾病危险因子。大多数为冠状动脉粥样硬化导致血管狭窄引起，还可由主动脉瓣病变、梅毒性主动脉炎、肥厚型心肌病、先天性冠状动脉畸形、风湿性冠状动脉炎、心肌桥等引起。

一、发病机制

心肌内没有躯体神经分布，因此机械性刺激并不引起疼痛。心肌缺血时产生痛觉的机制仍不明确。当冠状动脉的供氧与心肌的氧耗之间发生矛盾时，心肌急剧的、暂时的缺血缺氧，导致心肌的代谢产物如乳酸、丙酮酸、磷酸等酸性物质以及一些类似激肽的多肽类物质在心肌内大量积聚，刺激心脏内自主神经的传入纤维末梢，经 1～5 胸交感神经节和相应的脊髓段，传至大脑，产生疼痛感觉。因此，与心脏自主神经传入处于相同水平脊髓段的脊神经所分布的区域，如胸骨后、胸骨下段、上腹部、左肩、左上肢内侧等部位可以出现痛觉，这就是牵涉痛产生的可能原因。由于心绞痛并非躯体神经传入，所以常不是锐痛，不能准确定位。

心肌产生能量的过程需要大量的氧供，心肌耗氧量（MVO_2）的增加是引起稳定型心绞痛发作的主要原因之一。心肌耗氧量由心肌张力、心肌收缩强度和心率所决定，常用心率与收缩压的乘积作为评估心肌耗氧程度的指标。在正常情况下，冠状循环有强大的储备力量，在剧烈运动时，其血流量可增加到静息时的 6～7 倍，在缺氧状况下，正常的冠状动脉可以扩张，也能使血流量增加 4～5 倍。动脉粥样硬化而致冠状动脉狭窄或部分分支闭塞时，冠状动脉对应激状态下血流的调节能力明显减弱。在稳定型心绞痛患者，虽然冠状动脉狭窄，心肌的血液供应减少，但在静息状态下，仍然可以满足心脏的需要，故安静时患者无症状；当心脏负荷突然增加，如劳力、激动、寒冷刺激、饱食等，使心肌张力增加（心腔容积增加、心室舒张末期压力增高）、心肌收缩力增加（收缩压增高、心室压力曲线最大压力随时间变化率增加）或心率增快，均可引起心肌耗氧量增加，引起心绞痛的发作。

在其他情况下，如严重贫血、肥厚型心肌病、主动脉瓣狭窄/关闭不全等，由于血液携带氧的能力下降、或心肌肥厚致心肌氧耗增加、或心排血量过少/舒张压过低，均可以造成心肌氧供和氧耗之间的失平衡，心肌血液供给不足，遂引起心绞痛发作。在多数情况下，稳定型心绞痛常在同样的心肌耗氧量的情况下发生，即患者每次在某一固定运动强度的诱发下发生症状，因此症状的出现很具有规律性。当发作的规律性在短期内发生显著变化时（如诱发症状的运动强度明显减低），常提示患者出现了不稳定型心绞痛。

二、病理和病理生理

一般来说，至少1支冠状动脉狭窄程度大于70％才会导致心肌缺血。

（一）心肌缺血、缺氧时的代谢与生化改变

在正常情况下，心肌主要通过脂肪氧化的途径获得能量，供能的效率比较高。但相对于对糖的利用供能来说，对脂肪的利用需要消耗更多的氧。

1.心肌的缺氧代谢及其对能量产生和心肌收缩力的影响　缺血缺氧引起心肌代谢的异常改变。心肌在缺氧状态下无法进行正常的有氧代谢，从三磷腺苷（ATP）或肌酸磷酸（CP）产生的高能磷酸键减少，导致依赖能源的心肌收缩和膜内外离子平衡发生障碍。缺血时由于乳酸和丙酮酸不能进入三羧酸循环进行氧化，无氧糖酵解增强，乳酸在心肌内堆积，冠状静脉窦乳酸含量增高。由于无氧酵解供能效率较低，而且乳酸的堆积限制了无氧糖酵解的进行，心肌能量产生障碍以及乳酸积聚引起心肌内的乳酸性酸中毒，均可导致心肌收缩功能的下降。

2.心肌细胞离子转运的改变对心肌收缩及舒张功能的影响　正常心肌细胞受激动而除极时，细胞内钙离子浓度增高，钙离子与原肌凝蛋白上的肌钙蛋白C结合后，解除了肌钙蛋白Ⅰ的抑制作用，促使肌动蛋白和肌浆球蛋白合成肌动球蛋白，引起心肌收缩。当心肌细胞缺氧时，细胞膜对钠离子的渗透性异常增高，细胞内钠离子增多以及细胞内的酸中毒，使肌浆网内的钙离子流出障碍，细胞内钙离子浓度降低并妨碍钙离子与肌钙蛋白的结合，使心肌收缩功能发生障碍。缺氧也使心肌松弛发生障碍，可能因心肌高能磷酸键的储备降低，导致细胞膜上钠－钙离子交换系统功能的障碍以及肌浆网钙泵对钙离子的主动摄取减少，因此钙离子与肌钙蛋白的解离缓慢，心肌舒张功能下降，左室顺应性减低，心室充盈的阻力增加。

3.心肌缺氧对心肌电生理的影响　肌细胞受缺血性损伤时，钠离子在细胞内积聚而钾离子向细胞外漏出，使细胞膜在静止期处于部分除极化状态，当心肌细胞激动时，由于除极不完全，从而产生损伤电流。在心电图上表现为ST段的偏移。由于心腔内的压力，在冠状动脉血供不足的情况下，心内膜下的心肌更容易发生急性缺血。受急性缺血性损伤的心内膜下心肌，其静息电位较外层为高（部分除极化状态），而在心肌除极后其电位则较外层为低（除极不完全）；因此，在左心室表面记录的心电图上出现ST段的压低。当心肌缺血发作时主要累及心外膜下心肌，则心电图可以表现为ST段抬高。

（二）左心室功能及血流动力学改变

缺血部位心室壁的收缩功能，在心肌缺血发生时明显减弱甚至暂时完全丧失，而正常心肌区域代偿性收缩增强，可以表现为缺血部位收缩期膨出。但存在大面积的心肌缺血时，可影响整个左心室的收缩功能，心室舒张功能受损，充盈阻力增加。在稳定型心绞痛患者，各种心肌代谢和功能障碍是暂时、可逆性的，心绞痛发作时患者自动停止活动，使缺血部位心肌的血液供应恢复平衡，从而减轻或缓解症状。

三、临床表现

稳定型心绞痛通常均为劳力性心绞痛，其发作的性质通常在3个月内并无改变，即每日和每周疼痛发作次数大致相同，诱发疼痛的劳力和情绪激动程度相同，每次发作疼痛的性质和部位无改变，用硝酸甘油后，也在相同时间内发生疗效。

(一)症状

稳定型心绞痛的发作具有其较为特征性的临床表现，对临床的冠心病诊断具有重要价值，可以通过仔细的病史询问获得这些有价值的信息。心绞痛以发作性胸痛为主要临床表现，疼痛的特点有以下几点。

1.性质　心绞痛发作时，患者常无明显的疼痛，而表现为压迫、发闷或紧缩感，也可有烧灼感，但不尖锐，非针刺样或刀割样痛，偶伴濒死、恐惧感。发作时，患者往往不自觉地停止活动，至症状缓解。

2.部位　主要位于心前区、胸骨体上段或胸骨后，界线不清楚，约有手掌大小。常放射至左肩、左上肢内侧达无名指和小指、颈、咽或下颌部，也可以放射至上腹部甚至下腹部。

3.诱因　常由体力劳动或情绪激动(如愤怒、焦急、过度兴奋等)、饱食、寒冷、吸烟、心动过速等诱发。疼痛发生于劳力或激动的当时，而不是在劳累以后。典型的稳定型心绞痛常在类似活动强度的情况下发生。早晨和上午是心肌缺血的好发时段，可能与患者体内神经体液因素在此阶段的激活有关。

4.持续时间和缓解因素　心绞痛出现后常逐步加重，在患者停止活动后3～5min内逐渐消失。舌下含服硝酸甘油症状也能在2～3min内缓解。如果患者在含服硝酸甘油后10min内无法缓解症状，则认为硝酸甘油无效。

5.发作频率　稳定型心绞痛可数天或数星期发作一次，也可一日内发作多次。一般来说发作频率固定，如短时间内发作频率较以前明显增加，应该考虑不稳定型心绞痛(恶化劳力型)。

(二)体征

稳定型心绞痛患者在心绞痛发作时常见心率增快、血压升高。通常无其他特殊发现，但仔细的体格检查可以明确患者存在的心血管病危险因素。体格检查对鉴别诊断有很大的意义，例如在胸骨左缘闻及粗糙的收缩期杂音应考虑主动脉瓣狭窄或梗阻性肥厚心肌病的可能。在胸痛发作期间，体格检查可能发现乳头肌缺血和功能失调引起的二尖瓣关闭不全的收缩期杂音；心肌缺血发作时可能出现左心室功能障碍，听诊时有时可闻及第四或第三心音奔马律、第二心音逆分裂或出现交替脉。

四、辅助检查

(一)心电图

心电图是发现心肌缺血、诊断心绞痛最常用、最便宜的检查方法。

1.静息心电图检查　稳定型心绞痛患者静息心电图多数是正常的，所以静息心电图正常并不能除外冠心病。一些患者可以存在ST－T改变，包括ST段压低(水平型或下斜型)，T波低平或倒置，可伴有或不伴有陈旧性心肌梗死的表现。单纯、持续的ST－T改变对心绞痛并无显著的诊断价值，可以见于高血压、心室肥厚、束支传导阻滞、糖尿病、心肌病变、电解质紊乱、抗心律失常药物或化疗药物治疗、吸烟、心脏神经官能症患者。因此，单纯根据静息心电图诊断心肌缺血很不可靠。虽然冠心病患者可以出现静息心电图 ST－T 异常，并可能与冠状动脉病变的严重程度相关，但绝对不能仅根据心电图存在 ST－T 的异常即诊断冠心病。

心绞痛发作时特征性的心电图异常是 ST－T 较发作前发生明显改变，在发作以后恢复至发作前水平。由于心绞痛发作时心内膜下心肌缺血常见，心电图改变多表现为 ST 段压低(水平型或下斜型)0.1mV 以上，T 波低平或倒置，ST 段改变往往比 T 波改变更具特异性；少数患者在发作时原来低平、倒置的 T 波变为直立(假性正常化)，也支持心肌缺血的诊断。虽然 T 波改变对心肌缺血诊断的特异性不如 ST 段改变，但如果发作时的心电图与发作之前比较有明显差别，发作后恢复，也具有一定的诊断意义。部分稳定型心绞痛患者可以表现为心脏传导系统功能异常，最常见的是左束支传导阻滞和左前分支传导阻滞。此外，心绞痛发作时还可以出现各种心律失常。

2. 心电图负荷试验　心电图负荷试验是对疑有冠心病的患者，通过给心脏增加负荷(运动或药物)而激发心肌缺血来诊断冠心病。运动试验的阳性标准为运动中出现典型心绞痛，运动中或运动后出现 ST 段水平或下斜型下降≥1mm(J 点后 60～80ms)，或运动中出现血压下降者。心电图负荷试验检查的指征为：临床上怀疑冠心病，为进一步明确诊断；对稳定型心绞痛患者进行危险分层；冠状动脉搭桥及心脏介入治疗前后的评价；陈旧性心肌梗死患者对非梗死部位心肌缺血的监测。禁忌证包括：急性心肌梗死；高危的不稳定型心绞痛；急性心肌、心包炎；严重高血压[收缩压≥26.7kPa(200mmHg)和/或舒张压≥14.7kPa(110mmHg)]心功能不全；严重主动脉瓣狭窄；肥厚型梗阻性心肌病；静息状态下有严重心律失常；主动脉夹层。负荷试验终止的指标为 ST－T 降低或抬高≥0.2mV；心绞痛发作；收缩压超过29.3kPa(220mmHg)；血压较负荷前下降；室性心律失常(多源性、连续 3 个室性期前收缩和持续性室性心动过速)。

通常运动负荷心电图的敏感性可达到约 70%，特异性 70%～90%。有典型心绞痛并且负荷心电图阳性，诊断冠心病的准确率达 95%以上。运动负荷试验为最常用的方法，运动方式主要为分级踏板或蹬车，其运动强度可逐步分期升级。目前通常是以达到按年龄预计的最大心率(HRmax)或 85%～90%的最大心率为目标心率，前者为极量运动试验，后者为次极量运动试验。运动中应持续监测心电图、血压的改变并记录，运动终止后即刻和此后每 2min 均应重复心电图记录，直至心率恢复运动前水平。

Duke 活动平板评分是可以用来进行危险分层的指标。

Duke 评分＝运动时间(min)－5×ST 段下降(mm)－(4×心绞痛指数)

心绞痛指数：0：运动中无心绞痛；1：运动中有心绞痛；2：因心绞痛需终止运动试验。

Duke 评分≥5 分低危，1 年病死率 0.25%；－10～＋4 分中危，1 年病死率 1.25%；≤－11 高危，1 年病死率 5.25%。Duke 评分系统适用于 75 岁以下的冠心病患者。

3. 心电图连续监测(动态心电图)　连续记录 24h 的心电图，可从中发现心电图 ST－T 改变和各种心律失常，通过将 ST－T 改变出现的时间与患者症状的对照分析，从而确定患者症状与心电图改变的意义。心电图中显示缺血性 ST－T 改变而当时并无心绞痛发作者称为无痛性心肌缺血，诊断无痛性心肌缺血时，ST 段呈水平或下斜型压低≥0.1mV，并持续 1min 以上。进行 12 导联的动态心电图监测对心肌缺血的诊断价值较大。

（二）超声心动图

稳定型心绞痛患者的静息超声心动图大部分无异常表现，但在心绞痛发作时，如果同时进行超声心动图检查，可以发现节段性室壁运动异常，并可以出现一过性心室收缩与舒张功能障碍的表现。超声心动图负荷试验是诊断冠心病的手段之一，可以帮助识别心肌缺血的范围和程度，敏感性和特异性均高于心电图负荷试验。超声心动图负荷试验按负荷的性质可分为药物负荷试验（常用多巴酚丁胺）、运动负荷试验、心房调搏负荷试验以及冷加压负荷试验。根据负荷后室壁的运动情况，可将室壁运动异常分为运动减弱、运动消失、矛盾运动及室壁瘤。

（三）放射性核素检查

^{201}Tl—静息和负荷心肌灌注显像：^{201}Tl（铊）随冠状动脉血流很快被正常心肌所摄取。静息时铊显像所示灌注缺损主要见于心肌梗死后瘢痕部位；而负荷心肌灌注显像可以在运动诱发心肌缺血时，显示出冠状动脉供血不足导致的灌注缺损。不能运动的患者可做双嘧达莫（潘生丁）试验，静脉注射双嘧达莫使正常或较正常的冠状动脉扩张，引起“冠状动脉窃血”，产生狭窄血管供应的局部心肌缺血，可取得与运动试验相似的效果。近年还用腺苷或多巴酚丁胺做药物负荷试验。近年用^{99m}Tc—MIBI做心肌显像取得良好效果，并已推广，它在心肌内分布随时间变化相对固定，无明显再分布，显像检查可在数小时内进行。

（四）多层CT或电子束CT

多层CT或电子束CT平扫可检出冠状动脉钙化并进行积分。人群研究显示钙化与冠状动脉病变的高危人群相联系，但钙化程度与冠状动脉狭窄程度却并不一致，因此，不推荐将钙化积分常规用于心绞痛患者的诊断。

CT冠状动脉造影（CTA）为显示冠状动脉病变及形态的无创检查方法，具有较高的阴性预测价值，若CTA未见狭窄病变，一般无需进行有创检查。但CT冠状动脉造影对狭窄部位病变程度的判断仍有一定局限性，特别当存在明显的钙化病变时，会显著影响狭窄程度的判断，而冠状动脉钙化在冠心病患者中相当普遍，因此，CTA对冠状动脉狭窄程度的显示仅能作为参考。

（五）左心导管检查

左心导管检查主要包括冠状动脉造影术和左心室造影术，是有创性检查方法，前者目前仍然是诊断冠心病的金标准。左心导管检查通常采用穿刺股动脉（Judkins技术）、肱动脉（Sones技术）或桡动脉的方法。选择性冠状动脉造影将导管插入左、右冠状动脉口，注射造影剂使冠状动脉主支及其分支显影，可以较准确地反映冠状动脉狭窄的程度和部位。左心室造影术是将导管送入左心室，用高压注射器将造影剂以12～15mL/s的速度注入左心室以评价左心室整体收缩功能及局部室壁运动状况。心导管检查的风险与疾病的严重程度以及术者经验直接相关，并发症大约0.1％。根据冠状动脉的灌注范围，将冠状动脉分为左冠状动脉优势型、右冠状动脉优势型和均衡型。“优势型”是指哪一支冠状动脉供应左室间隔和左室后壁；85％为右冠状动脉优势型，7％为右冠状动脉和左冠的回旋支共同支配，即均衡型，8％为左冠状动脉优势型。

五、危险分层

通过危险分层，定义出发生冠心病事件的高危患者，对采取个体化治疗，改善长期预后具有重要意义。根据以下各个方面对稳定型心绞痛患者进行危险分层。

（一）临床评估

患者病史、症状、体格检查及实验室检查可为预后提供重要信息。冠状动脉病变严重、有外周血管疾病、心力衰竭者预后不良。心电图有陈旧性心肌梗死、完全性左束支传导阻滞、左心室肥厚、二至三度房室传导阻滞、心房颤动、分支阻滞者，发生心血管事件的危险性也增高。

（二）负荷试验

Duke 活动平板评分可以用来进行危险分层。此外运动早期出现阳性（ST 段压低＞1mm）、试验过程中 ST 段压低＞2mm、出现严重室律失常时，预示患者高危。超声心动图负荷试验有很好的阴性预测价值，年死亡或心肌梗死发生率＜0.5%。而静息时室壁运动异常、运动引发更严重的室壁运动异常者高危。

核素检查显示运动时心肌灌注正常则预后良好，年心脏性猝死、心肌梗死的发生率＜1%，与正常人群相似；运动灌注明显异常提示有严重的冠状动脉病变，预示患者高危，应动员患者行冠状动脉造影及血运重建治疗。

（三）左心室收缩功能

左心室射血分数（LVEF）＜35%的患者年病死率＞3%。男性稳定型心绞痛伴心功能不全者 5 年存活率仅 58%。

（四）冠状动脉造影

冠状动脉造影显示的病变部位和范围决定患者预后。CASS 注册登记资料显示正常冠状动脉 12 年的存活率 91%，单支病变 74%，双支病变 59%，三支病变 50%，左主干病变预后不良，左前降支近端病变也能降低存活率，但血运重建可以降低病死率。

六、诊断和鉴别诊断

（一）诊断

根据典型的发作特点，结合年龄和存在的其他冠心病危险因素，除外其他疾病所致的胸痛，即可建立诊断。发作时典型的心电图改变为：以 R 波为主的导联中，ST 段压低，T 波平坦或倒置，发作过后数分钟内逐渐恢复。心电图无改变的患者可考虑做心电图负荷试验。发作不典型者，诊断要依靠观察硝酸甘油的疗效和发作时心电图的变化，如仍不能确诊，可以考虑做心电图负荷试验或 24h 的动态心电图连续监测。诊断困难者可考虑行超声心动图负荷试验、放射性核素检查和冠状动脉 CTA。考虑介入治疗或外科手术者必须行选择性冠状动脉造影。在有 CTA 设备的医院，单纯进行冠心病的诊断已经很少使用选择性冠状动脉造影检查。

（二）鉴别诊断

稳定型心绞痛尤其需要与以下疾病进行鉴别。

1. 心脏神经症　患者胸痛常为短暂（几秒钟）的刺痛或持久（几小时）的隐痛，胸痛部位多在左胸乳房下心尖部附近，部位常不固定。症状多在劳力之后出现，而不在劳力的当时发生。患者症状多在安静时出现，体力活动或注意力转移后症状反而缓解，常可以耐受较重的体力活动而不出现症状。含服硝酸甘油无效或在 10 多分钟后才“见效”，常伴有心悸、疲乏及其他神经衰弱的症状，常喜欢叹息性呼吸。

2. 不稳定型心绞痛和急性心肌梗死不稳定型心绞痛　包括初发型心绞痛、恶化劳力型心绞痛、静息型心绞痛等。通常疼痛发作较频繁、持续时间延长、对药物治疗反应差，常伴随出汗、恶心呕吐、濒死感等症状。

3.肋间神经痛　本病疼痛常累及1～2个肋间，沿肋间神经走向，疼痛性质为刺痛或灼痛，持续性而非发作性，咳嗽、用力呼吸和身体转动可使疼痛加剧，局部有压痛。

4.其他疾病　包括主动脉严重狭窄或关闭不全、冠状动脉炎引起的冠状动脉口狭窄或闭塞、肥厚型心肌病、X综合征等疾病均可引起心绞痛，要根据其他临床表现来鉴别。此外，还需与胃食管反流、食管动力障碍、食管裂孔疝等食管疾病以及消化性溃疡、颈椎病等鉴别。

七、治疗

治疗有两个主要目的，一是预防心肌梗死和猝死，改善预后；二是减轻症状，提高生活质量。

（一）一般治疗

症状出现时立刻休息，在停止活动后3～5min症状即可消除。应尽量避免各种确知的诱发因素，如过度的体力活动、情绪激动、饱餐等，冬天注意保暖。调节饮食，特别是一次进食不宜过饱，避免油腻饮食，禁绝烟酒。调整日常生活与工作量；减轻精神负担；同时治疗贫血、甲状腺功能亢进等相关疾病。

（二）药物治疗

药物治疗的目的是预防心肌梗死和猝死，改善生存率；减轻症状和缺血发作，改善生活质量。在选择治疗药物时，应首先考虑预防心肌梗死和死亡。此外，应积极处理心血管病危险因素。

1.预防心肌梗死和死亡的药物治疗

（1）抗血小板治疗：冠状动脉内血栓形成是急性冠心病事件发生的主要特点，而血小板的激活和白色血栓的形成，是冠状动脉内血栓的最早期形式。因此，在冠心病患者，抑制血小板功能对于预防事件、降低心血管死亡具有重要意义。

阿司匹林：通过抑制血小板环氧化酶从而抑制血栓素A_2（TXA_2）诱导的血小板聚集，防止血栓形成。研究表明，阿司匹林治疗能使稳定型心绞痛患者心血管不良事件的相对危险性降低33%，在所有缺血性心脏病的患者，无论有否症状，只要没有禁忌证，应常规、终身服用阿司匹林75～150mg/d。阿司匹林副作用主要是胃肠道症状，并与剂量有关。阿司匹林引起消化道出血的年发生率为1‰～2‰，其禁忌证包括过敏、严重未经治疗的高血压、活动性消化性溃疡、局部出血和出血体质。因胃肠道症状不能耐受阿司匹林的患者，在使用氯吡格雷代替阿司匹林的同时，应使用质子泵抑制药（如奥美拉唑）。

二磷酸腺苷（ADP）受体拮抗药：通过ADP受体抑制血小板内Ca^{2+}活性，从而发挥抗血小板作用，主要抑制ADP诱导的血小板聚集。常用药物包括氯吡格雷和噻氯匹定，氯吡格雷的应用剂量为75mg，每日1次；噻氯匹定为250mg，1～2/d。由于噻氯匹定可以引起白细胞、中性粒细胞和血小板减少，因此要定期做血象检查，目前已经很少使用。在使用阿司匹林有禁忌证时可口服氯吡格雷。在稳定型心绞痛患者，目前尚无足够证据推荐联合使用阿司匹林和氯吡格雷。

（2）β肾上腺素能受体阻滞药（β受体阻滞药）：β受体阻滞药对冠心病病死率影响的荟萃分析显示，心肌梗死后患者长期接受β受体阻滞药治疗，可以使病死率降低24%。而具有内在拟交感活性的β受体阻滞药心脏保护作用较差，故推荐使用无内在拟交感活性的β受体阻滞药（如美托洛尔、比索洛尔、阿罗洛尔、普萘洛尔等）。β受体阻滞药的使用剂量应个体化，从较小剂量开始，逐级增加剂量，以达到缓解症状、改善预后的目的。β受体阻滞药治疗过程中，以清醒时静息心率不低于50/min为宜。

β受体阻滞药长期应用可以显著降低冠心病患者心血管事件的患病率和病死率，为冠心病二级预防的首选药物，应终身服用。如果必须停药时应逐步减量，突然停用可能引起症状反跳，甚至诱发急性心肌梗死。对慢性阻塞性肺部/支气管哮喘、心力衰竭、外周血管病患者，应谨慎使用β受体阻滞药，对显著心动过缓（用药前清醒时心率<50/min），或高度房室传导阻滞者不用为宜。

（3）HMG－CoA还原酶抑制药（他汀类药物）：他汀类药物通过抑制胆固醇合成，在治疗冠状动脉粥样硬化中起重要作用，大量临床研究和荟萃分析均证实，降低胆固醇（主要是低密度脂蛋白胆固醇，LDL－C）治疗与冠心病病死率和总死亡率的降低有明显的相关性。他汀类药物还可以改善血管内皮细胞的功能、抑制炎症反应、稳定斑块、促使动脉粥样硬化斑块消退，从而发挥调脂以外的心血管保护作用。稳定型心绞痛的患者（高危）应长期接受他汀类治疗，建议将LDL－C降低至2.6mmol/L（100mg/dl）以下，对合并糖尿病者（极高危），应将LDL－C降低至2.1mmol/L（80mg/dl）以下。

（4）血管紧张素转换酶抑制药（ACEI）：ACEI治疗在降低稳定型冠心病缺血性事件方面有重要作用。ACEI能逆转左心室肥厚、血管增厚，延缓动脉粥样硬化进展，能减少斑块破裂和血栓形成，另外有利于心肌氧供/氧耗平衡和心脏血流动力学，并降低交感神经活性。推荐用于冠心病患者的二级预防，尤其是合并高血压、糖尿病和心功能不全的患者。HOPE、PEACE和EUROPA研究的荟萃分析显示，ACEI用于稳定型心绞痛患者，与安慰剂相比，可以使所有原因死亡降低14%、非致死性心肌梗死降低18%、所有原因卒中降低23%。下述情况不应使用：收缩压<12.0kPa（90mmHg）、肾衰竭、双侧肾动脉狭窄和过敏者。其副作用包括干咳、低血压和罕见的血管性水肿。

2.抗心绞痛和抗缺血治疗

（1）β受体阻滞药：通过阻断儿茶酚胺对心率和心收缩力的刺激作用。减慢心率、降低血压、抑制心肌收缩力，从而降低心肌氧耗量，预防和缓解心绞痛的发作。由于心率减慢后心室射血时间和舒张期充盈时间均延长，舒张末心室容积（前负荷）增加，在一定程度上抵消了心率减慢引起的心肌耗氧量下降，因此与硝酸酯类药物联合可以减少舒张期静脉回流，而且β受体阻滞药可以抑制硝酸酯给药后对交感神经系统的兴奋作用，获得药物协同作用。

（2）硝酸酯类药物：这类药物通过扩张容量血管，减少静脉回流，降低心室容量、心腔内压和心室壁张力，同时对动脉系统有轻度扩张作用，降低心脏后负荷，从而降低心肌耗氧量。此外，硝酸酯可以扩张冠状动脉，增加心肌供氧，从而改善心肌氧供和氧耗的失平衡，缓解心绞痛症状。近期研究发现，硝酸酯还具有抑制血小板聚集的作用，其临床意义有待于进一步证实。

硝酸甘油：为缓解心绞痛发作，可使用起效较快的硝酸甘油舌下含片，1～2片（0.3～0.6mg），舌下含化，通过口腔黏膜迅速吸收，给药后1～2min即开始起作用，约10min后作用消失。大部分患者在给药3min内见效，如果用药后症状仍持续10min以上，应考虑舌下硝酸甘油无效。延迟见效或无效时，应考虑药物是否过期或未溶解，或应质疑患者的症状是否为稳定型心绞痛。硝酸甘油口腔气雾剂也常用于缓解心绞痛发作，作用方式同舌下含片。用2%硝酸甘油油膏或贴片(含5～10mg)涂或贴在胸前或上臂皮肤而缓慢吸收，适用于预防心绞痛发作。

二硝酸异山梨酯：二硝酸异山梨酯(消心痛)口服3次/d，每次5～20mg，服后半小时起作用，持续3～5h。本药舌下含化后2～5min见效，作用维持2～3h，可用5～10mg/次。口服二硝酸异山梨酯肝脏首过效应明显，生物利用度仅20%～30%。气雾剂通过黏膜直接吸收，起效迅速，生物利用度相对较高。

4－单硝酸异山梨酯：为二硝酸异山梨酯的两种代谢产物之一，半衰期长达4～6h，口服吸收完全，普通剂型每日给药2次，缓释剂型每日给药1次。

硝酸酯药物持续应用的主要问题是产生耐药性，其机制尚未明确，可能与体内巯基过度消耗、肾素－血管紧张素－醛固酮(RAS)系统激活等因素有关。防止发生耐药的最有效方法是偏心给药，保证每天足够长(8～10h)的无硝酸酯期。硝酸酯药物的不良作用有头晕、头胀痛、头部跳动感、面红、心悸等，偶有血压下降(静脉给药时相对多见)。

(3)钙通道阻滞药：本类药物抑制钙离子进入心肌内，抑制心肌细胞兴奋收缩偶联中钙离子的作用。因而抑制心肌收缩；扩张周围血管，降低动脉压，降低心脏后负荷，因此减少心肌耗氧量。钙通道阻滞药可以扩张冠状动脉，解除冠状动脉痉挛，改善心内膜下心肌的供血；此外，实验研究发现钙通道阻滞药还可以降低血黏度，抑制血小板聚集，改善心肌的微循环。常用制剂包括二氢吡啶类钙通道阻滞药(氨氯地平、硝苯地平等)和非二氢吡啶类钙通道阻滞药(硫氮䓬酮等)。

钙通道阻滞药在减轻心肌缺血和缓解心绞痛方面，与β受体阻滞药疗效相当。在单用β受体阻滞药症状控制不满意时，二氢吡啶类钙通道阻滞药可以与β受体阻滞药合用，获得协同的抗心绞痛作用。与硝酸酯联合使用，也有助于缓解症状。应避免将非二氢吡啶类钙通道阻滞药与β受体阻滞药合用，以免两类药物的协同作用导致对心脏的过度抑制。

推荐使用控释、缓释或长效剂型，避免使用短效制剂，以免明显激活交感神经系统。常见的副作用包括胫前水肿、便秘、头痛、面色潮红、嗜睡、心动过缓和房室传导阻滞等。

(三)经皮冠状动脉介入治疗

经皮冠状动脉介入治疗(PCI)包括经皮冠状动脉球囊成形术(PTCA)、冠状动脉支架植入术和粥样斑块消蚀技术。自1977年首例PTCA应用于临床以来，PCI术成为冠心病治疗的重要手段之一。COUR－AGE研究显示，与单纯理想的药物治疗相比，PCI＋理想药物治疗能减少血运重建的次数，提高患者的生活质量(活动耐量增加)，但是心肌梗死的发生和病死率与单纯药物治疗无显著差异。对COURAGE研究进一步分析显示，对左心室缺血面积大于10%的患者，PCI＋理想药物治疗对硬终点的影响优于单纯药物治疗。随着新技术的出现，尤其是药物洗脱支架(DES)及新型抗血小板药物的应用，远期疗效明显提高。冠状动脉介入治疗不仅可以改善生活质量，而且可明显降低高危患者的心肌梗死发生率和病死率。

(四)冠状动脉旁路手术

冠状动脉旁路手术(CABG)是使用患者自身的大隐静脉、内乳动脉或桡动脉作为旁路移植材料，一端吻合在主动脉，另一端吻合在有病变的冠状动脉段的远端，通过引流主动脉血流以改善病变冠状动脉所供血心肌区域的血流供应。CABG术前进行选择性冠状动脉造影，了解冠状动脉病变的程度和范围，以供制定手术计划(包括决定移植血管的根数)的参考。目前在发达的国家和地区，CABG已成为最普通的择期心脏外科手术，对缓解心绞痛、改善冠心病长期预后有很好效果。随着动脉化旁路手术的开展，极大提高了移植血管桥的远期开通率；微创冠状动脉手术及非体外循环的CABG均在一定程度上减少创伤及围手术期并发症的发生，患者能够很快恢复。目前CABG总的手术死亡率在1%～4%。

对于低危（年病死率＜1%）的患者，CABG并不比药物治疗给患者更多的预后获益。因此，CABG的适应证主要包括：①冠状动脉多支血管病变，尤其是合并糖尿病的患者。②冠状动脉左主干病变。③不适合于行介入治疗的严重冠状血管病变患者。④心肌梗死后合并室壁瘤，需要进行室壁瘤切除的患者。⑤闭塞段的远段管腔通畅，血管供应区有存活心肌。

（五）其他治疗措施

1.患者的教育　对患者进行疾病知识的教育，对长期保持病情稳定，改善预后具有重要意义。有效的教育可以使患者全身心参与治疗和预防，并减轻对病情的担心与焦虑，协调患者理解其治疗方案，更好地依从治疗方案和控制危险因素.从而改善和提高患者的生活质量，降低病死率。

2.戒烟　吸烟能使心血管疾病病死率增加50%，心血管死亡的风险与吸烟量直接相关。吸烟还与血栓形成、斑块不稳定及心律失常相关。资料显示，戒烟能降低心血管事件的风险。医务工作者应向患者讲明吸烟的危害，动员并协助患者完全戒烟，并且避免被动吸烟。一些行为及药物治疗措施，如尼古丁替代治疗等，可以协助患者戒烟。

3.运动　运动应与多重危险因素的干预结合起来，成为冠心病患者综合治疗的一部分。研究显示，适当运动能减少心绞痛发作次数、改善运动耐量。建议每日运动30min，每周运动不少于5d。运动强度以不引起心绞痛发作为度。

4.控制血压　目前高血压治疗指南推荐，冠心病患者的降压治疗目标应将血压控制在17.3/10.7kPa（130/80mmHg）以下。选择降压药物时，应优先考虑β受体阻滞药和ACEI。

5.糖尿病　糖尿病合并稳定型心绞痛患者为极高危患者，应在改善生活方式的同时及时使用降糖药物治疗，使糖化血红蛋白（HbA_{1c}）在正常范围（≤7%）。

6.肥胖　按照中国肥胖防治指南定义，体重指数（BMI）24～27.9kg/m^2 为超重，BMI≥28kg/m^2 为肥胖；腹形肥胖指男性腰围≥90cm，女性≥80cm。肥胖多伴随着其他冠心病发病的危险因素，如高血压、胰岛素抵抗、HDL－C降低和TG升高等。减轻体重（控制饮食、活动和锻炼、减少饮酒量）有利于控制其他多种危险因素，也是冠心病二级预防的重要组成部分。

八、预后

稳定型心绞痛患者在接受规律的冠心病二级预防后，大多数患者的冠状动脉粥样斑块能长期保持稳定，患者能够长期存活。决定稳定型心绞痛患者预后的主要因素包括冠状动脉病变的部位和范围、左心室功能、合并的心血管危险因子（如吸烟、糖尿病、高血压等）控制情况、是否坚持规律的冠心病二级预防治疗。一旦患者心绞痛发作在短期内变得频繁、程度严重、对药物治疗反应差，应考虑发生急性冠脉综合征，应采取更积极的药物治疗和血运重建治疗。

（宋丽娟）

第六节　不稳定型心绞痛

一、定义

临床上将原来的初发型心绞痛、恶化型心绞痛和各型自发性心绞痛广义地统称为不稳定型心绞痛(UAP)。其特点是疼痛发作频率增加、程度加重、持续时间延长、发作诱因改变，甚至休息时亦出现持续时间较长的心绞痛。含化硝酸甘油效果差，或无效。本型心绞痛介于稳定型心绞痛和急性心肌梗死之间，易发展为心肌梗死，但无心肌梗死的心电图及血清酶学改变。

不稳定型心绞痛是介于稳定型心绞痛和急性心肌梗死之间的一组临床心绞痛综合征。有学者认为除了稳定的劳力性心绞痛为稳定型心绞痛外，其他所有的心绞痛均属于不稳定型心绞痛，包括初发劳力型心绞痛、恶化劳力型心绞痛、卧位型心绞痛、夜间发作的心绞痛、变异型心绞痛、梗死前心绞痛、梗死后心绞痛和混合型心绞痛。如果劳力性和自发性心绞痛同时发生在一个患者身上，则称为混合型心绞痛。

不稳定型心绞痛具有独特的病理生理机制及临床预后，如果得不到恰当及时的治疗，可能发展为急性心肌梗死。

二、病因及发病机制

目前认为有五种因素与产生不稳定型心绞痛有关，它们相互关联。

(一)冠脉粥样硬化斑块上有非阻塞性血栓

冠脉粥样硬化斑块上有非阻塞性血栓为最常见的发病原因，冠脉内粥样硬化斑块破裂诱发血小板聚集及血栓形成，血栓形成和自溶过程的动态不平衡过程，导致冠脉发生不稳定的不完全性阻塞。

(二)动力性冠脉阻塞

在冠脉器质性狭窄基础上，病变局部的冠脉发生异常收缩、痉挛导致冠脉功能性狭窄，进一步加重心肌缺血，产生不稳定型心绞痛。这种局限性痉挛与内皮细胞功能紊乱、血管收缩反应过度有关，常发生在冠脉粥样硬化的斑块部位。

(三)冠状动脉严重狭窄

冠脉以斑块导致的固定性狭窄为主，不伴有痉挛或血栓形成，见于某些冠脉斑块逐渐增大、管腔狭窄进行性加重的患者，或 PCI 术后再狭窄的患者。

(四)冠状动脉炎症

近年来研究认为斑块发生破裂与其局部的炎症反应有十分密切的关系。在炎症反应中感染因素可能也起一定作用，其感染物可能是巨细胞病毒和肺炎衣原体。这些患者炎症递质标志物水平检测常有明显增高。

(五)全身疾病加重的不稳定型心绞痛

在原有冠脉粥样硬化性狭窄基础上，由于外源性诱发因素影响冠脉血管导致心肌氧的供求失衡，心绞痛恶化加重。常见原因有①心肌需氧增加，如发热、心动过速、甲亢等。②冠脉血流减少，如低血压、休克。③心肌氧释放减少，如贫血、低氧血症。

三、临床表现

(一)症状

临床上不稳定型心绞痛可表现为新近发生(1个月内)的劳力型心绞痛,或原有稳定型心绞痛的主要特征近期内发生了变化,如心前区疼痛发作更频繁、程度更严重、时间也延长,轻微活动甚至在休息也发作。少数不稳定型心绞痛患者可无胸部不适表现,仅表现为颌、耳、颈、臂或上胸部发作性疼痛不适,或表现为发作性呼吸困难,其他还可表现为发作性恶心、呕吐、出汗和不能解释的疲乏症状。

(二)体格检查

一般无特异性体征。心肌缺血发作时可发现反常的左室心尖搏动,听诊有心率增快和第一心音减弱,可闻及第三心音、第四心音或二尖瓣反流性杂音。当心绞痛发作时间较长,或心肌缺血较严重时,可发生左室功能不全的表现,如双肺底细小水泡音,甚至急性肺水肿或伴低血压。也可发生各种心律失常。

体检的主要目的是努力寻找诱发不稳定型心绞痛的原因,如难以控制的高血压、低血压、心律失常、梗阻性肥厚型心肌病、贫血、发热、甲状腺功能亢进、肺部疾病等,并确定心绞痛对患者血流动力学的影响,如对生命体征、心功能、乳头肌功能或二尖瓣功能等的影响,这些体征的存在高度提示预后不良。

体检对胸痛患者的鉴别诊断至关重要,有几种疾病状态如得不到及时准确诊断,即可能出现严重后果。如背痛、胸痛、脉搏不整,心脏听诊发现主动脉瓣关闭不全的杂音,提示主动脉夹层破裂,心包摩擦音提示急性心包炎,而奇脉提示心脏压塞,气胸表现为气管移位、急性呼吸困难、胸膜疼痛和呼吸音改变等。

(三)临床类型

1. 静息心绞痛　心绞痛发生在休息时,发作时间较长,含服硝酸甘油效果欠佳,病程1个月以内。

2. 初发劳力型心绞痛　新近发生的严重心绞痛(发病时间在1个月以内),CCS(加拿大心脏病学会的劳力型心绞痛分级标准,表4－4)分级,Ⅲ级以上的心绞痛为初发性心绞痛,尤其注意近48h内有无静息心绞痛发作及其发作频率变化。

表4－4　加拿大心脏病学会的劳力型心绞痛分级标准

分级	特点
Ⅰ级	一般日常活动例如走路、登楼不引起心绞痛,心绞痛发生在剧烈、速度快或长时间的体力活动或运动后
Ⅱ级	日常活动轻度受限,心绞痛发生在快步行走、登楼、餐后行走、冷空气中行走、逆风行走或情绪波动后活动
Ⅲ级	日常活动明显受限,心绞痛发生在一般速度行走时
Ⅳ级	轻微活动即可诱发心绞痛,患者不能做任何体力活动,但休息时无心绞痛发作

3. 恶化劳力型心绞痛　既往诊断的心绞痛,最近发作次数频繁、持续时间延长或痛阈降低(CCS分级增加Ⅰ级以上或CCS分级Ⅲ级以上)。

4. 心肌梗死后心绞痛　急性心肌梗死24h以后至1个月内发生的心绞痛。

5. 变异型心绞痛　休息或一般活动时发生的心绞痛,发作时ECG显示暂时性ST段抬高。

四、辅助检查

(一)心电图

不稳定型心绞痛患者中,常有伴随症状而出现的短暂的 ST 段偏移伴或不伴有 T 波倒置,但不是所有不稳定型心绞痛患者都发生这种 ECG 改变。ECG 变化随着胸痛的缓解而常完全或部分恢复。症状缓解后,ST 段抬高或降低或 T 波倒置不能完全恢复,是预后不良的标志。伴随症状产生的 ST 段、T 波改变持续超过 12h 者可能提示非 ST 段抬高心肌梗死。此外临床表现拟诊为不稳定型心绞痛的患者,胸导联 T 波呈明显对称性倒置(≥0.2mV),高度提示急性心肌缺血,可能系前降支严重狭窄所致。胸痛患者 ECG 正常也不能排除不稳定型心绞痛可能。若发作时倒置的 T 波呈伪性改变(假正常化),发作后 T 波恢复原倒置状态;或以前心电图正常者近期内出现心前区多导联 T 波深倒,在排除非 Q 波性心肌梗死后结合临床也应考虑不稳定型心绞痛的诊断。

不稳定型心绞痛患者中有 75%~88%的一过性 ST 段改变不伴有相关症状,为无痛性心肌缺血。动态心电图检查不仅有助于检出上述心肌缺血的动态变化,还可用于不稳定型心绞痛患者常规抗心绞痛药物治疗的评估以及是否需要进行冠状动脉造影和血管重建术的参考指标。

(二)心脏生化标记物

心脏肌钙蛋白:肌钙蛋白复合物包括 3 个亚单位,即肌钙蛋白 T(TnT)、肌钙蛋白 I(TnI)和肌钙蛋白 C(TnC),目前只有 TnT 和 TnI 应用于临床。约有 35%不稳定型心绞痛患者显示血清 TnT 水平增高,但其增高的幅度与持续的时间与 AMI 有差别。AMI 患者 TnT >3.0ng/mL者占 88%,非 Q 波心肌梗死中仅占 17%,不稳定型心绞痛中无 TnT>3.0ng/mL 者。因此,TnT 升高的幅度和持续时间可作为不稳定型心绞痛与 AMI 的鉴别诊断之参考。

不稳定型心绞痛患者 TnT 和 TnI 升高者较正常者预后差。临床怀疑不稳定型心绞痛者 TnT 定性试验为阳性结果者表明有心肌损伤(相当于 TnT>0.05μg/L),但如为阴性结果并不能排除不稳定型心绞痛的可能性。

(三)冠状动脉造影

目前仍是诊断冠心病的金标准。在长期稳定型心绞痛的基础上出现的不稳定型心绞痛常提示为多支冠脉病变,而新发的静息心绞痛可能为单支冠脉病变。冠脉造影结果正常提示可能是冠脉痉挛、冠脉内血栓自发性溶解、微循环系统异常等原因引起,或冠脉造影病变漏诊。

不稳定型心绞痛有以下情况时应视为冠脉造影强适应证:①近期内心绞痛反复发作,胸痛持续时间较长,药物治疗效果不满意者可考虑及时行冠状动脉造影,以决定是否急诊介入性治疗或急诊冠状动脉旁路移植术(CABG)。②原有劳力性心绞痛近期内突然出现休息时频繁发作者。③近期活动耐量明显减低,特别是低于 Bruce Ⅱ级或 4METs 者。④梗死后心绞痛原有陈旧性心肌梗死,近期出现由非梗死区缺血所致的劳力性心绞痛。⑥严重心律失常、LVEF<40%或充血性心力衰竭。

(四)螺旋 CT 血管造影(CTA)

近年来,多层螺旋 CT 尤其是 64 排螺旋 CT 冠状动脉成像(CTA)在冠心病诊断中正在推广应用。CTA 能够清晰显示冠脉主干及其分支狭窄、钙化、开口起源异常及桥血管病变。有资料显示，CTA 诊断冠状动脉病变的灵敏度 96.33%、特异度 98.16%、阳性预测值 97.22%、阴性预测值 97.56%。其中对左主干、左前降支病变及大于 75%的病变灵敏度最高，分别达到 100%和 94.4%。CTA 对冠状动脉狭窄病变、桥血管、开口畸形、支架管腔、斑块形态均显影良好，对钙化病变诊断率优于冠状动脉造影，阴性者可排除冠心病，阳性者应进一步行冠状动脉造影检查。另外，CTA 也可以作为冠心病高危人群无创性筛选检查及冠脉支架术后随访手段。

（五）其他

其他非创伤性检查包括运动平板试验、运动放射性核素心肌灌注扫描、药物负荷试验、超声心动图等，也有助于诊断。通过非创伤性检查可以帮助决定冠状动脉造影单支临界性病变是否需要做介入性治疗，明确缺血相关血管，为血运重建治疗提供依据。同时可以提供有否存活心肌的证据，也可作为经皮腔内冠状动脉成形术（PTCA）后判断有否再狭窄的重要对比资料。但不稳定型心绞痛急性期应避免做任何形式的负荷试验，这些检查宜放在病情稳定后进行。

五、诊断

（一）诊断依据

对同时具备下述情形者，应诊断不稳定型心绞痛。

1. 临床新出现或恶化的心肌缺血症状表现（心绞痛、急性左心衰竭）或心电图心肌缺血图形。

2. 无或仅有轻度的心肌酶（肌酸激酶同工酶）或 TnT、TnI 增高（未超过 2 倍正常值），且心电图无 ST 段持续抬高。应根据心绞痛发作的性质、特点、发作时体征和发作时心电图改变以及冠心病危险因素等，结合临床综合判断，以提高诊断的准确性。心绞痛发作时心电图 ST 段抬高或压低的动态变化或左束支阻滞等具有诊断价值。

（二）危险分层

不稳定型心绞痛的诊断确立后，应进一步进行危险分层，以便于对其进行预后评估和干预措施的选择。

1. 中华医学会心血管分会关于不稳定型心绞痛的危险度分层　根据心绞痛发作情况，发作时 ST 段下移程度以及发作时患者的一些特殊体征变化，将不稳定型心绞痛患者分为高、中、低危险组（表 4－5）。

表 4－5　不稳定型心绞痛临床危险度分层

组别	心绞痛类型	发作时 ST 降低幅（mm）	持续时间（min）	肌钙蛋白 T 或 I
低危险组	初发、恶化劳力型，无静息时发作	≤1	＜20	正常
中危险组	1 个月内出现的静息心绞痛，但 48h 内无发作者（多数由劳力型心绞痛进展而来）或梗死后心绞痛	＞1	＜20	正常或轻度升高
高危险组	48h 内反复发作静息心绞痛或梗死后心绞痛	＞1	＞20	升高

注：①陈旧性心肌梗死患者其危险度分层上调一级，若心绞痛是由非梗死区缺血所致时，应视为高危险组。②左心室射血分数（LVEF）＜40%，应视为高危险组。③若心绞痛发作时并发左心功能不全、二尖瓣反流、严重心律失常或低血压[SBP≤12.0kPa(90mmHg)]，应视为高危险组。④当横向指标不一致时，按危险度高的指标归类。例如，心绞痛类型为低危险组，但心绞痛发作时 ST 段压低＞1mm，应归入中危险组

2. 美国 ACC/AHA 关于不稳定型心绞痛/非 ST 段抬高心肌梗死危险分层　见表 4－6。

表 4－6　ACC/AHA 关于不稳定型心绞痛/非 ST 段抬离心肌梗死的危险分层

危险分层	高危(至少有下列特征之一)	中危(无高危特点但有以下特征之一)	低危(无高中危特点但有下列特点之一)
①病史	近 48h 内加重的缺血性胸痛发作	既往 MI、外围血管或脑血管病，或 CABG，曾用过阿司匹林	近 2 周内发生的 CCS 分级Ⅲ级或以上伴有高、中度冠脉病变可能者
②胸痛性质	静息心绞痛＞20min	静息心绞痛＞20min，现已缓解，有高、中度冠脉病变可能性，静息心绞痛＜20min，经休息或含服硝酸甘油缓解	无自发性心绞痛＞20min 持续发作
③临床体征或发现	第三心音、新的或加重的奔马律，左室功能不全(EF＜40%)，二尖瓣反流，严重心律失常或低血压［SBP ≤ 12.0kPa(90mmHg)］或存在与缺血有关的肺水肿，年龄＞75 岁	年龄＞75 岁	
④ECG 变化	休息时胸痛发作伴 ST 段变化＞0.1mV；新出现 Q 波，束支传导阻滞；持续性室性心动过速	T 波倒置＞0.2mV，病理性 Q 波	胸痛期间 ECG 正常或无变化
⑤肌钙蛋白监测	明显增高(TnT 或 TnI＞0.1μg/mL)	轻度升高(即 TnT＞0.01，但＜0.1μg/mL)	正常

六、鉴别诊断

在确定患者为心绞痛发作后，还应对其是否稳定做出判断。

与稳定型心绞痛相比，不稳定型心绞痛症状特点是短期内疼痛发作频率增加、无规律，程度加重、持续时间延长、发作诱因改变或不明显，甚至休息时亦出现持续时间较长的心绞痛，含化硝酸甘油效果差，或无效，或出现了新的症状如呼吸困难、头晕甚至晕厥等。不稳定型心绞痛的常见临床类型包括初发劳力型心绞痛、恶化劳力型心绞痛、卧位型心绞痛、夜间发作的心绞痛、变异型心绞痛、梗死前心绞痛、梗死后心绞痛和混合型心绞痛。

临床上，常将不稳定型心绞痛和非 ST 段抬高心肌梗死(NSTEMI)以及 ST 段抬高心肌梗死(STEMI)统称为急性冠脉综合征。

不稳定型心绞痛和非 ST 段抬高心肌梗死(NSTEMI)是在病因和临床表现上相似、但严重程度不同而又密切相关的两种临床综合征，其主要区别在于缺血是否严重到导致足够量的心肌损害，以至于能检测到心肌损害的标记物肌钙蛋白(TnI、TnT)或肌酸激酶同工酶(CK－MB)水平升高。如果反映心肌坏死的标记物在正常范围内或仅轻微增高(未超过 2 倍正常值)，就诊断为不稳定型心绞痛，而当心肌坏死标记物超过正常值 2 倍时，则诊断为 NSTEMI。

不稳定型心绞痛和 ST 段抬高心肌梗死(STEMI)的区别，在于后者在胸痛发作的同时出现典型的 ST 段抬高并具有相应的动态改变过程和心肌酶学改变。

七、治疗

不稳定型心绞痛的治疗目标是控制心肌缺血发作和预防急性心肌梗死。治疗措施包括内科药物治疗、冠状动脉介入治疗(PCI)和外科冠状动脉旁路移植手术(CABG)。

不稳定型心绞痛的危险分层和治疗过程可以参考下面示意图(图 4－5)。

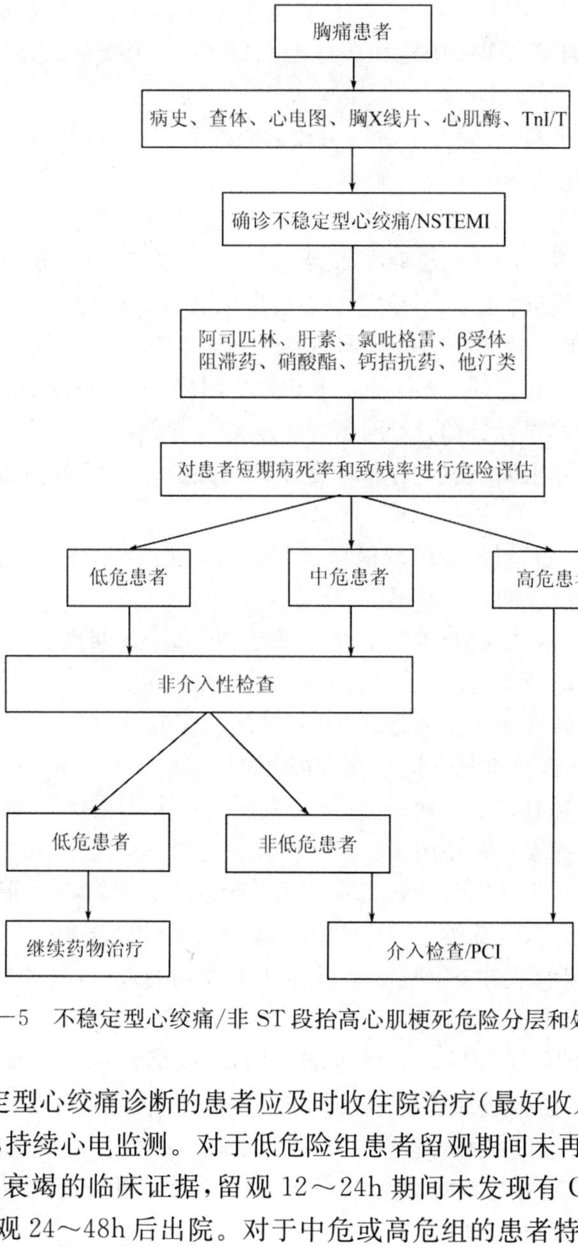

图 4－5　不稳定型心绞痛/非 ST 段抬高心肌梗死危险分层和处理流程

(一)一般治疗

对于符合不稳定型心绞痛诊断的患者应及时收住院治疗(最好收入监护病房),急性期卧床休息 1～3d,吸氧,持续心电监测。对于低危险组患者留观期间未再发生心绞痛,心电图也无缺血改变,无左心衰竭的临床证据,留观 12～24h 期间未发现有 CK－MB 升高,TnT 或 TnI 正常者,可在留观 24～48h 后出院。对于中危或高危组的患者特别是 TnT 或 TnI 升高者,住院时间相对延长,内科治疗亦应强化。

(二)药物治疗

1. 控制心绞痛发作

(1)硝酸酯类。硝酸甘油主要通过扩张静脉,减轻心脏前负荷来缓解心绞痛发作。心绞痛发作时应舌下含化硝酸甘油，初次含硝酸甘油的患者以先含 0.5mg 为宜。对于已有含服经验的患者，心绞痛发作时若含 0.5mg 无效，可在 3～5min 追加 1 次，若连续含硝酸甘油 1.5～2.0mg 仍不能控制疼痛症状，需应用强镇痛药以缓解疼痛，并随即采用硝酸甘油或硝酸异山梨酯静脉滴注，硝酸甘油的剂量以 5μg/min 开始，以后每 5～10min 增加 5μg/min，直至症状缓解或收缩压降低 1.3kPa(10mmHg)，最高剂量一般不超过 80～100μg/min，一旦患者出现头痛或血压降低[SBP<12.0kPa(90mmHg)]应迅速减少静脉滴注的剂量。维持静脉滴注的剂量以 10～30μg/min 为宜。对于中危和高危险组的患者，硝酸甘油持续静脉滴注 24～48h 即可，以免产生耐药性而降低疗效。

常用口服硝酸酯类药物：心绞痛缓解后可改为硝酸酯类口服药物。常用药物有硝酸异山梨酯(消心痛)和 4－单硝酸异山梨酯。硝酸异山梨酯作用的持续时间为 4～5h，故以每日 3～4 次口服为妥，对劳力性心绞痛患者应集中在白天给药。4－单硝酸异山梨酯可采用每日 2 次给药。若白天和夜间或清晨均有心绞痛发作者，硝酸异山梨酯可每 6h 给药 1 次，但宜短期治疗以避免耐药性。对于频繁发作的不稳定型心绞痛患者口服硝酸异山梨酯短效药物的疗效常优于服用 4－单硝类的长效药物。硝酸异山梨酯的使用剂量可以从 10mg/次开始，当症状控制不满意时可逐渐加大剂量，一般不超过 40mg/次，只要患者心绞痛发作时口含硝酸甘油有效，即是增加硝酸异山梨酯剂量的指征，若患者反复口含硝酸甘油不能缓解症状，常提示患者有极为严重的冠状动脉阻塞病变，此时即使加大硝酸异山梨酯剂量也不一定能取得良好效果。

(2)β 受体阻滞药：通过减慢心率、降低血压和抑制心肌收缩力而降低心肌耗氧量，从而缓解心绞痛症状，对改善近、远期预后有益。

对不稳定型心绞痛患者控制心绞痛症状以及改善其近、远期预后均有好处，除有禁忌证外，主张常规服用。首选具有心脏选择性的药物，如阿替洛尔、美托洛尔和比索洛尔等。除少数症状严重者可采用静脉推注 β 受体阻滞药外，一般主张直接口服给药。剂量应个体化，根据症状、心率及血压情况调整剂量。阿替洛尔常用剂量为 12.5～25mg，每日 2 次，美托洛尔常用剂量为 25～50mg，每日 2 或 3 次，比索洛尔常用剂量为 5～10mg 每日 1 次，不伴有劳力性心绞痛的变异性心绞痛不主张使用。

(3)钙拮抗药：通过扩张外周血管和解除冠状动脉痉挛而缓解心绞痛，也能改善心室舒张功能和心室顺应性。非二氢吡啶类有减慢心率和减慢房室传导作用。常用药物有两类：①二氢吡啶类钙拮抗药：硝苯地平对缓解冠状动脉痉挛有独到的效果，故为变异性心绞痛的首选用药，一般剂量为 10～20mg，每 6h1 次，若仍不能有效控制变异性心绞痛的发作还可与地尔硫䓬合用，以产生更强的解除冠状动脉痉挛的作用，当病情稳定后可改为缓释和控释制剂。对合并高血压病者，应与受体阻滞药合用。②非二氢吡啶类钙拮抗药：地尔硫䓬有减慢心率、降低心肌收缩力的作用，故较硝苯地平更常用于控制心绞痛发作。一般使用剂量为 30～60mg，每日 3～4 次。该药可与硝酸酯类合用，亦可与 β 受体阻滞药合用，但与后者合用时需密切注意心率和心功能变化。

如心绞痛反复发作，静脉滴注硝酸甘油不能控制时，可试用地尔硫䓬短期静脉滴注，使用方法为 5～15μg/(kg·min)，可持续静滴 24～48h，在静滴过程中需密切观察心率、血压的变化，如静息心率低于 50/min，应减少剂量或停用。

钙通道阻滞药用于控制下列患者的进行性缺血或复发性缺血症状：①已经使用足量硝酸

酯类和β受体阻滞药的患者。②不能耐受硝酸酯类和β受体阻滞药的患者。③变异性心绞痛的患者。因此，对于严重不稳定型心绞痛患者常需联合应用硝酸酯类、β受体阻滞药和钙拮抗药。

2.抗血小板治疗　阿司匹林为首选药物。急性期剂量应在150～300mg/d，可达到快速抑制血小板聚集的作用，3d后可改为小剂量即50～150mg/d维持治疗，对于存在阿司匹林禁忌证的患者，可采用氯吡格雷替代治疗，使用时应注意经常检查血象，一旦出现明显白细胞或血小板降低应立即停药。

(1)阿司匹林：阿司匹林对不稳定型心绞痛治疗目的是通过抑制血小板的环氧化酶快速阻断血小板中血栓素 A_2 的形成。因小剂量阿司匹林(50～75mg)需数天才能发挥作用。故目前主张：①尽早使用，一般应在急诊室服用第一次。②为尽快达到治疗性血药浓度，第一次应采用咀嚼法，促进药物在口腔颊部黏膜吸收。③剂量300mg，每日1次，3d后改为100mg，每日1次，很可能需终身服用。

(2)氯吡格雷：为第二代抗血小板聚集的药物，通过选择性地与血小板表面腺苷酸环化酶偶联的ADP受体结合而不可逆地抑制血小板的聚集，且不影响阿司匹林阻滞的环氧化酶通道，与阿司匹林合用可明显增加抗凝效果，对阿司匹林过敏者可单独使用。噻氯匹啶的最严重副作用是中性粒细胞减少，见于连续治疗2周以上的患者，易出现血小板减少和出血时间延长，亦可引起血栓性血小板减少性紫癜，而氯吡格雷则不明显，目前在临床上已基本取代噻氯匹啶。目前对于不稳定型心绞痛患者和接受介入治疗的患者多主张强化血小板治疗，即二联抗；血小板治疗，在常规服用阿司匹林的基础上立即给予氯吡格雷治疗至少1个月，亦可延长至9个月。

(3)血小板糖蛋白Ⅱb/Ⅲa受体抑制药：为第三代血小板抑制药，主要通过占据血小板表面的糖蛋白Ⅱb/Ⅲa受体，抑制纤维蛋白原结合而防止血小板聚集。但其口服制剂疗效及安全性令人失望。静脉制剂主要有阿昔单抗和非抗体复合物替洛非班、lamifiban、xemilofiban、eptifiban lafradafiban等，其在注射停止后数小时作用消失。目前临床常用药物有盐酸替罗非班注射液，是一种非肽类的血小板糖蛋白Ⅱb/Ⅲa受体的可逆性拮抗药，能有效地阻止纤维蛋白原与血小板表面的糖蛋白Ⅱb/Ⅲa受体结合，从而阻断血小板的交联和聚集。盐酸替罗非班对血小板功能的抑制的时间与药物的血浆浓度相平行，停药后血小板功能迅速恢复到基线水平。在不稳定型心绞痛患者盐酸替罗非班静脉输注可分两步，在肝素和阿司匹林应用条件下，可先给以负荷量0.4μg/(kg·min)(30min)，而后以0.1μg/(kg·min)维持静脉点滴48h。对于高度血栓倾向的冠脉血管成形术患者盐酸替罗非班两步输注方案为负荷量10μg/kg于5min内静脉推注，然后以0.15μg/(kg·min)维持16～24h。

3.抗凝血酶治疗　目前临床使用的抗凝药物有普通肝素、低分子肝素和水蛭素，其他人工合成或口服的抗凝药正在研究或临床观察中。

(1)普通肝素：是常用的抗凝药，通过激活抗凝血酶而发挥抗栓作用，静脉滴注肝素会迅速产生抗凝作用，但个体差异较大，故临床需化验部分凝血活酶时间(APTT)。一般将APTT延长至60～90s作为治疗窗口。多数学者认为，在ST段不抬高的急性冠状动脉综合征，治疗时间为3～5d，具体用法为75U/kg体重，静脉滴注维持，使APTT在正常的1.5～2倍。

(2)低分子肝素：低分子肝素是由普通肝素裂解制成的小分子复合物，分子量在2500～

7000，具有以下特点：抗凝血酶作用弱于肝素，但保持了抗因子Ⅹa的作用，因而抗因子Ⅹa和凝血酶的作用更加均衡；抗凝效果可以预测，不需要检测APTT；与血浆和组织蛋白的亲和力弱，生物利用度高；皮下注射，给药方便；促进更多的组织因子途径抑制物生成，更好地抑制因子Ⅶ和组织因子复合物，从而增加抗凝效果等。许多研究均表明低分子肝素在不稳定型心绞痛和非ST段抬高心肌梗死的治疗中起作用至少等同或优于经静脉应用普通肝素。低分子肝素因生产厂家不同而规格各异，一般推荐量按不同厂家产品以千克体重计算皮下注射，连用一周或更长。

(3)水蛭素：是从药用水蛭唾液中分离出来的第一个直接抗凝血酶制药，通过重组技术合成的是重组水蛭素。重组水蛭素理论上优点有：无需通过AT－Ⅲ激活凝血酶；不被血浆蛋白中和；能抑制凝血块黏附的凝血酶；对某一剂量有相对稳定的APTT，但主要经肾脏排泄，在肾功能不全者可导致不可预料的蓄积。多数试验证实水蛭素能有效降低死亡与非致死性心肌梗死的发生率，但出血危险有所增加。

(4)抗血栓治疗的联合应用。①阿司匹林加ADP受体拮抗药：阿司匹林与ADP受体拮抗药的抗血小板作用机制不同，一般认为，联合应用可以提高疗效。CURE试验表明，与单用阿司匹林相比，氯吡格雷联合使用阿司匹林可使死亡和非致死性心肌梗死降低20%，减少冠状动脉重建需要和心绞痛复发。②阿司匹林加肝素：RISC试验结果表明，男性非ST段抬高心肌梗死患者使用阿司匹林明显降低死亡或心肌梗死的危险，单独使用肝素没有受益，阿司匹林加普通肝素联合治疗的最初5d事件发生率最低。目前资料显示，普通肝素或低分子肝素与阿司匹林联合使用疗效优于单用阿司匹林；阿司匹林加低分子肝素等同于甚至可能优于阿司匹林加普通肝素。③肝素加血小板GPⅡb/Ⅲa抑制药：PUR－SUTT试验结果显示，与单独应用血小板GPⅡb/Ⅲa抑制药相比，未联合使用肝素的患者事件发生率较高。目前多主张联合应用肝素与血小板GPⅡb/Ⅲa抑制药。由于两者连用可延长APTT，肝素剂量应小于推荐剂量。④阿司匹林加肝素加血小板GPⅡb/Ⅲa抑制药：目前，合并急性缺血的非ST段抬高心肌梗死的高危患者，主张三联抗血栓治疗，是目前最有效的抗血栓治疗方案。持续性或伴有其他高危特征的胸痛患者及准备做早期介入治疗的患者，应给予该方案。

4.调脂治疗　血脂增高的干预治疗除调整饮食、控制体重、体育锻炼、控制精神紧张、戒烟、控制糖尿病等非药物干预手段外，调脂药物治疗是最重要的环节。近代治疗急性冠脉综合征的最大进展之一就是3－羟基－3甲基戊二酰辅酶A(HMGCoA)还原酶抑制药(他汀类)药物的开发和应用，该类药物除降低总胆固醇(TC)、低密度脂蛋白胆固醇(LDL－C)、甘油三酯(TG)和升高高密度脂蛋白胆固醇(HDL－C)外，还有缩小斑块内脂质核、加固斑块纤维帽、改善内皮细胞功能、减少斑块炎性细胞数目、防止斑块破裂等作用，从而减少冠脉事件，另外还能通过改善内皮功能减弱凝血倾向，防止血栓形成，防止脂蛋白氧化，起到了抗动脉粥样硬化和抗血栓作用。随着长期的大样本的实验结果出现，已经显示他汀类强化降脂治疗和PTCA加常规治疗可同样安全有效的减少缺血事件。所有他汀类药物均有相同的不良反应，即胃肠道功能紊乱、肌痛及肝损害，儿童、孕妇及哺乳期妇女不宜应用。常见他汀类降调脂药见表4－7。

表 4—7　临床常见他汀类药物剂量

药物	常用剂量(mg)	用法
阿托伐他汀(立普妥)	10～80	每天 1 次,口服
辛伐他汀(舒将之)	10～80	每天 1 次,口服
洛伐他汀(美将之)	20～80	每天 1 次,口服
普伐他汀(普拉固)	20～40	每天 1 次,口服
氟伐他汀(来适可)	40～80	每天 1 次,口服

5.溶血栓治疗　国际多中心大样本的临床试验(TIMIⅢB)业已证明采用 AMI 的溶栓方法治疗不稳定型心绞痛反而有增加 AMI 发生率的倾向,故已不主张采用。至于小剂量尿激酶与充分抗血小板和抗凝血酶治疗相结合是否对不稳定型心绞痛有益,仍有待临床进一步研究。

6.经皮冠状动脉介入治疗和外科手术治疗　在高危险组患者中如果存在以下情况之一则应考虑行紧急介入性治疗或 CABG。

(1)虽经内科加强治疗,心绞痛仍反复发作。

(2)心绞痛发作时间明显延长超过 1h,药物治疗不能有效缓解上述缺血发作。

(3)心绞痛发作时伴有血流动力学不稳定,如出现低血压、急性左心功能不全或伴有严重心律失常等。不稳定型心绞痛的紧急介入性治疗的风险一般高于择期介入性治疗,故在决定之前应仔细权衡。紧急介入性治疗的主要目标是以迅速开通"罪犯"病变的血管,恢复其远端血流为原则,对于多支病变的患者,可以不必一次完成全部的血管重建。对于血流动力学不稳定的患者最好同时应用主动脉内球囊反搏,力求稳定高危患者的血流动力学。除以上少数不稳定型心绞痛患者外,大多数不稳定型心绞痛患者的介入性治疗宜放在病情稳定至少 48h 后进行。

目前认为,当不稳定型心绞痛患者经积极的药物治疗或 PCI 治疗效果不满意、或由于各种原因不能进行 PCI 时,可考虑冠脉搭桥术(CABG)治疗。对严重的多支病变和严重的主干病变、特别是左心室功能严重障碍的患者,应首先考虑 CABG。

7.不稳定型心绞痛出院后的治疗　不稳定心绞痛患者出院后仍需定期门诊随诊。低危险组的患者 1～2 个月随访 1 次,中、高危险组的患者无论是否行介入性治疗都应 1 个月随访 1 次,如果病情无变化,随访半年即可。

UA 患者出院后仍需继续服阿司匹林、β 受体阻滞药。阿司匹林宜采用小剂量,每日 50～150mg 即可,β 受体阻滞药宜逐渐增量至最大可耐受剂量。在冠心病的二级预防中阿司匹林和降胆固醇治疗是最重要的。降低胆固醇的治疗应参照国内降血脂治疗的建议,即血清胆固醇＞4.68mmol/L(180mg/dl)或低密度脂蛋白胆固醇＞2.60mmol/L(100mg/dl)均应服他汀类降胆固醇药物,并达到有效治疗的目标。血浆甘油三酯＞2.26mmol/L(200mg/dl)的冠心病患者一般也需要服降低甘油三酯的药物。其他二级预防的措施包括向患者宣教戒烟、治疗高血压和糖尿病、控制危险因素、改变不良的生活方式、合理安排膳食、适度增加活动量、减少体重等。

八、影响不稳定型心绞痛预后的因素

1.左心室功能　为最强的独立危险因素,左心室功能越差,预后也越差,因为这些患者的心脏很难耐受进一步的缺血或梗死。

2.冠状动脉病变的部位和范围　左主干病变和右冠开口病变最具危险性，三支冠脉病变的危险性大于双支或单支者，前降支病变危险大于右冠或回旋支病变，近段病变危险性大于远端病变。

3.年龄　是一个独立的危险因素，主要与老年人的心脏储备功能下降和其他重要器官功能降低有关。

4.合并其他器质性疾病或危险因素　不稳定型心绞痛患者如合并肾衰竭、慢性阻塞性肺疾患、糖尿病、高血压、高血脂、脑血管病以及恶性肿瘤等，均可影响不稳定型心绞痛患者的预后。其中肾功能状态还明显与PCI术预后有关。

（宋丽娟）

第七节　冠心病的一级预防

临床医师往往只重视冠心病治疗，而对冠心病预防不感兴趣，认为搞冠心病预防没有前途。而欧美等一些发达国家从20世纪50年代起就注意到冠心病的人群预防工作，所以冠心病的发病率呈下降趋势。近几年来一些大型临床试验证实，积极开展有效预防工作可以改善患者预后，降低发病率，甚至可以使病变逆转，所以冠心病的预防已成为临床医师研究的热点问题，现据目前已有研究和资料，加以介绍。

一、一级预防概念

一级预防指的是对于尚未发生冠心病的人群，采取防治性措施以预防冠心病的发生。其目的在于降低冠心病的患病率。北欧芬兰冠心病死亡率曾居世界之冠。在一个课堂上所做的调查，竟发现1/3的小学生，其父亲或母亲死于冠心病。该国冠心病发生率最高的北加里里地区开展了以社区防治为基础的一级预防，通过膳食结构调整、减少摄入动物脂肪量、控制血压和劝告戒烟等一系列措施，人群的血胆固醇下降5%以上，吸烟率降低16%（女性）至31%（男性），在20年中35～64岁男性心血管病死亡率降低48%，冠心病患病率降低42%，癌症减少32%，总死亡率减少38%，取得了显著的成功。又如美国，冠心病被公认为健康的最大威胁，并占死因的1/3。自20世纪50年代开始加强了一级预防工作，至1965年心血管病死亡率下降38%，脑卒中死亡率降低55%。美国医学杂志1997年2月的文章中指出，1980—1990年美国冠心病死亡率降低中，一级预防可解释其中15%，二级预防解释其中29%，其他治疗进展解释其中43%。现有的资料已明确证实，只有一级预防才能降低冠心病的患病率。WHO心血管计划的负责人Gyarfas指出："没有疫苗可以防治心血管病，只有预防。"

二、一级预防的类型

冠心病的一级预防可分为三种类型：①高危者一级预防，以绝对危险性高但尚未出现冠心病表现者为目标。②中度危险者一级预防，以危险相对高，但近期内尚无发生冠心病危险者为对象。③终身预防，包括除了上述两类以外的其余人群。

高危者一级预防：所谓高危指的是LDL水平明显增高，或LDL水平中等度增高并伴其他冠心病危险因素。此类患者一级预防的方法如下。

(一)降低血胆固醇水平

最近的一项应用他汀类药物降低 LDL 进行一级预防的临床试验表明,高危者的危险性明显降低,长期用药是安全的,耗费/效益比良好。研究还表明,目前采用降低 LDL 药物可使高危者冠心病患病率降低 1/3。

对于一个具体对象,为便于实用可先在血脂测定基础上根据血总胆固醇水平和 HDL 水平做出初步分类;再根据 LDL 水平作进一步分类;然后根据危险因素数量结合 LDL 水平,决定采用何种治疗方法(饮食或药物)。

(二)其他预防措施

1997 年美国心脏学会降低危险专题小组告医务人员书中提出了心血管病一级预防的指导原则。在指导原则中,除降低胆固醇外,还要求戒烟、控制血压、体力活动和减轻体重,对我们也很有参考价值。

(宋丽娟)

第八节　冠心病的二级预防

为改善冠心病患者的长期预后,除了在急性期应积极治疗外,还应加强二级预防。冠心病的二级预防,可减少动脉粥样硬化的危险因素,延缓和逆转冠状动脉病变的进展,防止斑块不稳定等所致的急性冠脉事件,从而大大降低心血管疾病的致残率、病死率。

一、戒烟

吸烟可导致冠状动脉痉挛,降低 β 受体阻滞剂的抗缺血作用,成倍增加 MI 后的病死率。戒烟 1 年能降低再梗死率和病死率,3 年内存活率与从未吸烟的 ACS 患者相似。可采取多种戒烟措施包括药物戒烟、正规的戒烟计划、催眠以及节制吸烟等以尽可能提供戒烟的成功率。最有效治疗尼古丁依赖性的辅助药物治疗是尼古丁替代治疗和缓释型的安非他酮。

二、调脂治疗

大规模随机临床试验表明,调脂治疗能降低冠心病患者的远期病死率和再梗死率。建议所有冠心病患者坚持低饱和脂肪酸及低胆固醇饮食[<7%饱和脂肪酸总热量和<5.2mmol/L(200mg/d)胆固醇]。他汀类药物或贝特类药物对冠心病二级预防均有效。无论最初的胆固醇水平如何,他汀类药物都能使冠心病患者获益。低水平 HDL－C 是发生冠状动脉疾病的一个独立危险因素,因此对 HDL－C<1.04mmol/L(40mg/dl)者要选用能升高 HDL－C 的药物。高甘油三酯的作用尚有争议。目前比较明确的是,不论 LDL－C 和 HDL－C 水平如何,只要甘油三酯水平>5.7mmol/L(500mg/dl),最好加用烟酸或贝特类药物。此时,治疗的靶目标应使非 HDL－C<3.38mmol/L(130mg/dl)。

三、抗血小板治疗

血小板在动脉粥样硬化形成过程中以及在冠状动脉痉挛、血栓形成等所导致的心肌缺血或 MI 中都起着重要作用。长期接受抗血小板治疗可降低再梗死率,减少血管性事件包括非致死性 MI、非致死性脑卒中和心血管死亡的发生风险。因此,所有冠心病患者除有禁忌证者外应长期使用抗血小板制剂。

四、抗凝治疗

心肌梗死后长期抗凝治疗的适应证仍有争议并且在不断变化。临床研究显示，低剂量华法林和低剂量阿司匹林合用并没有在降低联合终点死亡、再梗死或卒中方面有明显效果，而中等强度华法林加低剂量阿司匹林虽然能降低非致死性再梗死和非致死性脑卒中的发生率，但其代价是出血增加和停药率增高。因此 AMI 后无禁忌证时只推荐用阿司匹林，除非有静脉血栓、肺栓塞、左心室附壁血栓、左心功能不全和广泛节段性室壁运动异常、持续性或阵发性心房颤动以及有脑栓塞史才加用口服抗凝剂。

五、β 肾上腺素受体阻滞剂

β 受体阻滞剂是当前公认的 ACS 后二级预防的有效药物。多数临床试验结果证实，β 受体阻滞剂能降低 MI 后非致死性再梗死发生率、猝死发生率、心血管死亡率和总死亡率。β 受体阻滞剂能抗心肌缺血、抗高血压和降低左心室张力。因此，除了低危患者（心功能正常或接近正常、再灌注治疗成功、没有严重室性心律失常）和有禁忌证的患者，所有 ACS 患者应使用 β 受体阻滞剂治疗。对于中重度左心功能衰竭的患者，应当逐渐增加 β 受体阻滞剂的剂量。

六、肾素一血管紧张素一醛固酮系统抑制剂

大规模随机临床试验已证实，ACS 患者恢复期使用 ACEI 可以预防左心室重构，改善血流动力学，减少死亡危险，明显减少心力衰竭发生率，提高长期生存率。因此，ACEI 是 ACS 患者长期治疗中抑制肾素一血管紧张素一醛固酮系统的首选药物，特别是对 LVEF≤40%，有充血性心力衰竭征象者；前壁 MI 以及节段性室壁运动异常者更应长期使用 ACEI 以改善长期预后。如因咳嗽和皮疹（但不是血管神经性水肿或肾功能不全）不能耐受 ACEI，可用血管紧张素Ⅱ受体拮抗剂来替代。

七、雌激素替代治疗

理论上雌激素对血脂状态的有利作用（降低 LDL－C，升高 HDL－C）应当有益于防止冠状动脉粥样硬化。然而，联合应用雌激素和孕激素（激素治疗）可能降低单纯雌激素治疗对血脂的有利作用。此外激素治疗可以升高高敏的 C 反应蛋白水平。因此，绝经后妇女不应联合应用雌激素和孕激素治疗进行冠心病的二级预防。建议女性冠心病患者应停止激素治疗。对于开始激素治疗 1～2 年并且因为其他适应证需要继续治疗的女性，应评估其心血管病危险性，权衡利弊。住院卧床患者不应继续激素治疗。

八、抗氧化剂

尽管早期的流行病学研究观察资料表明，增加摄入脂溶性维生素（维生素 E 和 β 胡萝卜素）与心血管事件包括 MI 的减少有关，但目前的治疗指南并不建议冠心病患者补充抗氧化制剂。而迄今几乎无任何证据支持使用水溶性具有酶活性的抗氧化剂如维生素 C 来预防心血管疾病。

（宋丽娟）